The Cardiovascular Diseases Volume

Interpretation
of Clinical Pathway and Therapeutic Drugs

2022年版

临床路径治疗药物释义

INTERPRETATION OF CLINICAL PATHWAY AND THERAPEUTIC DRUGS

心血管病分册

《临床路径治疗药物释义》专家组 编

 中国协和医科大学出版社
北 京

图书在版编目（CIP）数据

临床路径治疗药物释义·心血管病分册/《临床路径治疗药物释义》专家组
编 .—北京：中国协和医科大学出版社，2022.6
ISBN 978-7-5679-1965-5

Ⅰ.①临…　Ⅱ.①临…　Ⅲ.①心脏血管疾病-用药法　Ⅳ.①R452

中国版本图书馆 CIP 数据核字（2022）第 060955 号

临床路径治疗药物释义·心血管病分册

编　　　者：《临床路径治疗药物释义》专家组
责 任 编 辑： 许进力　王朝霞
丛书总策划： 张晶晶　冯佳佳
本 书 策 划： 边林娜　张晶晶

出版发行：中国协和医科大学出版社
　　　　　　（北京市东城区东单三条9号　邮编100730　电话010-65260431）
网　　　址： www.pumcp.com
经　　　销： 新华书店总店北京发行所
印　　　刷： 北京天恒嘉业印刷有限公司

开　　　本： 787mm×1092mm　　1/16
印　　　张： 55.75
字　　　数： 1490 千字
版　　　次： 2022 年 6 月第 1 版
印　　　次： 2022 年 6 月第 1 次印刷
定　　　价： 326.00 元

ISBN 978-7-5679-1965-5

《心血管病临床路径及相关释义》编审专家名单

（按姓氏笔画排序）

丁燕生	北京大学第一医院
于　波	哈尔滨医科大学附属第二医院
马　为	北京大学第一医院
马长生	首都医科大学附属北京安贞医院
王　华	北京医院
王　亮	中国医学科学院北京协和医院
王　辉	中国医学科学院北京协和医院
王日胜	首都医科大学附属北京同仁医院
王运红	中国医学科学院阜外医院
王建安	浙江大学医学院附属第二医院
王荣欣	首都医科大学宣武医院
王禹川	北京大学第一医院
王祖禄	沈阳军区总医院
方唯一	上海交通大学附属胸科医院
孔祥清	南京医科大学第一临床医学院
史　㤖	南京医科大学第一临床医学院
边　鹏	山东省立医院
朱　俊	中国医学科学院阜外医院
华　伟	中国医学科学院阜外医院
向定成	中国医学科学院阜外医院
刘　婧	沈阳军区总医院
刘小慧	北京大学国际医院
刘爱民	中国医学科学院北京协和医院
刘惠亮	北京电力医院
刘潮中	中国人民解放军空军总医院
许旭东	海军军医大学第一附属医院
孙　宁	北京医院
孙宁玲	北京大学人民医院
杨杰孚	北京医院
杨跃进	中国医学科学院阜外医院
杨新春	首都医科大学附属北京朝阳医院
李　宁	哈尔滨医科大学附属第二医院
李　康	北京大学第一医院

李玉茜　中国人民解放军空军总医院
李学斌　北京大学人民医院
李建平　北京大学第一医院
李南方　新疆维吾尔自治区人民医院
李新立　南京医科大学第一附属医院
肖　华　南方医科大学珠江医院
吴寸草　北京大学人民医院
邹玉宝　中国医学科学院阜外医院
沈卫峰　上海交通大学医学院附属瑞金医院
宋　雷　中国医学科学院阜外医院
张　阳　首都医科大学附属北京安贞医院
张　奇　上海交通大学医学院附属瑞金医院
张　健　中国医学科学院阜外医院
张　澍　中国医学科学院阜外医院
张抒扬　中国医学科学院北京协和医院
张建军　首都医科大学附属北京朝阳医院
张鲁燕　山东大学齐鲁医院
陈　伟　中国医学科学院北京协和医院
陈　茂　四川大学华西医院
陈发东　上海市东方医院
陈海波　浙江大学医学院附属第二医院
陈甜甜　山东大学齐鲁医院
陈韵岱　中国人民解放军总医院第一医学中心
招晓俊　广西医科大学第二附属医院
果　迪　北京医院
罗　瑶　北京医院
赵仙先　海军军医大学第一附属医院
赵振刚　四川大学华西医院
荆志成　中国医学科学院北京协和医院
胡大一　北京大学人民医院
胡盛寿　中国医学科学院阜外医院
段江波　北京大学人民医院
秦安京　首都医科大学附属复兴医院
袁晋清　中国医学科学院阜外医院
钱菊英　复旦大学附属中山医院
高润霖　中国医学科学院阜外医院
郭雪原　首都医科大学附属北京安贞医院
黄　恺　华中科技大学同济医学院附属协和医院
黄德嘉　四川大学华西医院
盛琴慧　北京大学第一医院
崔玲玲　北京医院

彭建军　首都医科大学附属北京世纪坛医院
葛均波　复旦大学附属中山医院
蒋　峻　浙江大学医学院附属第二医院
蒋　捷　北京大学第一医院
蒋世良　中国医学科学院阜外医院
蒋雄京　中国医学科学院阜外医院
韩雅玲　沈阳军区总医院
程冠良　北京大学国际医院
曾　勇　首都医科大学附属北京安贞医院
曾秋堂　华中科技大学同济医学院附属协和医院
霍　勇　北京大学第一医院

序 言

开展临床路径工作是用于医务保健优化、系统化、标准化和质量管理的重要工具之一。临床路径在医疗机构中的实施为医院管理提供标准和依据,是医院管理的抓手,是实实在在的医院内涵建设的基础,是一场重要的医院管理革命。

为更好地贯彻国务院办公厅医药卫生体制改革的有关精神,帮助各级医疗机构开展临床路径管理,保证临床路径试点工作顺利进行,受原卫生部委托,中国医学科学院承担了组织编写《临床路径释义》的工作。中国协和医科大学出版社在组织专家编写《临床路径释义》过程中,根据《临床路径》及《临床路径释义》内容,又组织国内临床药学、药理专家共同编写了《临床路径治疗药物释义》,就临床路径及释义的"治疗方案选择""选择用药方案"中所涉及药物相关信息做了补充说明,本书既是临床路径标准化的参考依据,也是帮助临床医师了解药物知识的最佳平台。

在医院管理实践中,规范医疗行为、提高医疗质量、降低医疗费用、防止过度医疗是世界各国都在努力解决的问题。研究与实践证明,临床路径管理是解决上述问题的有效途径,尤其在整合优化资源、节省成本、避免不必要检查与药物应用、建立较好医疗组合、减少文书作业、减少人为疏失、提高医疗服务质量等诸多方面具有明显优势。因此,实施临床路径管理在医改中扮演着重要角色。原卫生部于 2011 年 1 月公布的《2011 年卫生工作要点》中特别把"继续制定常见病、多发病临床路径,增加实施病种数量,扩大临床路径实施覆盖面"。作为一项公立医院的改革任务来布置。对绝大多数医院而言,这是一项全新的、有挑战性的工作,不可避免地会遇到若干问题,既有临床方面的问题,也有管理方面的问题,尤其对临床路径的理解需要统一思想,在实践中探索解决问题的最佳方案。

由中国协和医科大学出版社出版的临床路径系列丛书,希望可以帮助试行临床路径医疗单位的医护人员和管理人员,能够准确地理解、解读临床路径的每一个具体操作流程,把握和正确运用临床路径,使临床路径的实施真正起到规范医疗行为、提高医疗质量的作用。

中国工程院 院士
国家心血管病中心
中国医学科学院阜外医院

前 言

临床路径是由医院管理人员、医师、护师、药师、医技师等多学科专家共同参与，针对特定病种或病例组合的诊疗流程，整合检查、检验、诊断、治疗和护理等多种诊疗措施而制定的标准化、表格化的诊疗规范。开展临床路径工作是实现医疗保健优化、系统化、标准化和全程质量管理的重要途径。

为更好地贯彻国务院办公厅医药卫生体制改革的有关精神，帮助各级医疗机构开展临床路径管理，保证临床路径工作顺利开展，受国家卫生和计划生育委员会委托，中国医学科学院承担了组织编写《临床路径释义》的工作。在此基础上，中国协和医科大学出版社组织国内临床药学、药理学等领域的专家共同编写了《临床路径治疗药物释义》，就临床路径及相关释义中涉及药物的部分进行了补充释义和拓展阅读。

参加本书编写的专家大多数亲身经历了医院临床路径试点工作。他们根据临床路径各病种的具体特点，设计了便于临床医师在诊疗过程中查阅的药品表单，对药物信息进行了系统、简明阐述。全书涵盖了药品的政策和学术来源，并在临床路径及相关释义中，对"治疗方案选择""选择用药方案""术前、术中、术后"用药"医师表单医嘱用药"等项下涉及相关药物的信息进行了归纳整理。根据最新公布的《医疗机构抗菌药物管理办法》，编者在每个学科分册中附加编写了"手术预防用抗菌药物"和"治疗用抗菌药物"表单，在适应证的基础上增加了抗菌药物的抗菌谱，这将极大地便利临床医师合理选择抗菌药物。

随着医药科技的不断进步，临床路径将根据循证医学的原则动态修正；与此同时，不同地域的不同医疗机构也应根据自身情况，合理制定适合本地区、本院实际情况的临床路径。因时间和条件限制，书中的不足之处难免，欢迎同行诸君批评指正。

编 者
2022 年 2 月

目 录

第一篇

心血管病
临床路径及相关释义

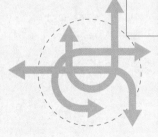

Interpretation
of Clinical Pathway

第一章

心力衰竭临床路径释义

【医疗质量控制指标】

指标一、心力衰竭患者诊断超声心动图评估率。

指标二、心力衰竭患者 BNP 或 NT-proBNP 检测率。

指标三、射血分数下降的心力衰竭患者出院 ACEI/ARB/ARN 治疗率。

指标四、射血分数下降的心力衰竭患者出院 β 受体阻断剂治疗率。

指标五、有适应证的射血分数下降的心力衰竭患者出院醛固酮受体阻断剂治疗率。

指标六、合并房颤的心力衰竭患者抗凝治疗率。

指标七、心力衰竭患者院内死亡率。

指标八、心力衰竭患者出院后 1 年再入院率。

指标九、心力衰竭患者出院后 1 年死亡率。

一、心力衰竭编码

1. 原编码

疾病名称及编码：心力衰竭（ICD-10：I50.900A～F 及 I50.901A～D）

2. 修改编码

疾病名称及编码：心力衰竭（ICD-10：I50）

二、临床路径检索方法

I50

三、国家医疗保障疾病诊断相关分组（CHS-DRG）

MDCF 循环系统疾病及功能障碍

FR1 心力衰竭、休克

四、心力衰竭临床路径标准住院流程

（一）适用对象

第一诊断为心力衰竭（ICD-10：I50.900A～F 及 I50.901A～D）。

> **释义**
>
> ■ 心力衰竭（简称心衰）是多种原因导致心脏结构和/或功能的异常改变，使心室收缩和/或舒张功能发生障碍，从而引起的一组复杂临床综合征，主要表现是活动耐量的下降（呼吸困难、疲乏）和液体潴留（肺淤血、体循环淤血及外周水肿）。
>
> ■ 根据心力衰竭发生的时间、速度分为慢性心力衰竭和急性心力衰竭。慢性心力衰竭是指在原有慢性心脏病基础上逐渐出现心力衰竭症状、体征，是缓慢的进展过程。急性心力衰竭系因急性的严重心肌损害或突然加重的心脏负荷，使心功能正常或处于代偿期的心脏在短时间内发生衰竭或使慢性心力衰竭急剧恶化，心力衰竭症状和体征迅速发生或恶化。严重威胁生命，必须立即进行医疗干预，通常需要紧急

入院。急性心力衰竭包括新发心力衰竭和慢性心力衰竭急性失代偿的患者，急性左心衰竭最常见。多数急性心力衰竭患者经急诊处理后应收入院进一步完善检查和治疗方案的制订，尤其是新发心力衰竭患者。急性心力衰竭患者经治疗后症状部分缓解，而转入慢性心力衰竭，慢性心力衰竭症状、体征稳定1个月以上称为稳定性心力衰竭。慢性稳定性心力衰竭恶化称为失代偿性心力衰竭，如失代偿突然发生则称为急性心力衰竭。

■ 本路径适用于需住院治疗的急性心力衰竭患者和慢性心力衰竭失代偿患者，也适用于拟行有创检查（冠脉造影、心肌活检）、心脏再同步化治疗（cardiac resynchronization therapy, CRT）、植入埋藏式心脏转复除颤仪（implantable cardiovertor defibrillator, ICD）的稳定性心力衰竭患者。

■ 应迅速识别表现为急性心力衰竭的患者是否存在威胁生命的临床情况或诱因（急性冠脉综合征、高血压急症、心律失常、急性机械并发症、急性肺栓塞），并给予指南推荐的针对性治疗，应首先进入相对应的临床路径。

（二）诊断依据

根据ICD-10标准：I50.900A~F及I50.901A~D。心力衰竭（简称心衰）是由于任何心脏结构或功能异常导致心室充盈或射血能力受损所致的一组复杂临床综合征，其主要临床表现为呼吸困难和乏力（活动耐量受限），以及液体潴留（肺淤血和外周水肿）。依据左心室射血分数（LVEF），心力衰竭可分为LVEF降低性心衰即收缩性心力衰竭和LVEF保留性心力衰竭即舒张性心力衰竭。

根据《中国心力衰竭诊断和治疗指南2014》：

收缩性心力衰竭诊断主要依据：①LVEF≤40%；②有心力衰竭典型症状如气短、乏力、夜间咳嗽、劳力性呼吸困难、夜间阵发性呼吸困难、踝部水肿；以及典型体征如颈静脉怒张，肺部啰音、第三心音奔马律，肝颈静脉反流征阳性以及双下肢水肿等；③NT-proBNP或BNP升高。

舒张性心力衰竭诊断主要依据：①LVEF≥45%，且左心室不大；②有典型心力衰竭的症状和体征；③有相关结构性心脏病存在的证据（如左心室肥厚、左心房扩大）和/或舒张功能不全；④超声心动图检查无心瓣膜病，并可排除心包疾病、肥厚型心肌病、限制性（浸润性）心肌病等；⑤NT-proBNP或BNP升高。

释义

■ 心力衰竭的诊断依据：症状和/或体征、实验室检查、心脏影像学检查。

■ 慢性心力衰竭诊断流程见图1-1，首先，根据病史、体格检查、心电图、胸片判断有无心力衰竭的可能性。然后，通过利钠肽检测和超声心动图明确是否存在心力衰竭（诊断标准见表1-1），接下来进一步确定心力衰竭的病因和诱因。最后，还需评估病情的严重程度及预后，以及是否存在并发症及合并症。

■ 心力衰竭的诊断和临床评估依赖于病史、体格检查、实验室检查、心脏影像学检查和功能检查，完整准确的病史采集和全面仔细的体格检查是临床评估的基础，全面准确的诊断是心力衰竭患者有效治疗的前提和基础。

■《中国心力衰竭诊断和治疗指南》（中华医学会心血管病分会，2018年）根据左心室射血分数（left ventricular ejection fraction，LVEF），心力衰竭分为射血分数降低的心力衰竭（heart failure with reduced ejection fraction，HFrEF）、射血分数保留的心力衰竭（heart failure with preserved ejection fraction，HFpEF）和射血分数中间值的心力衰竭（heart failure with mid-range ejection fraction，HFmrEF）其诊断标准见表1-1。

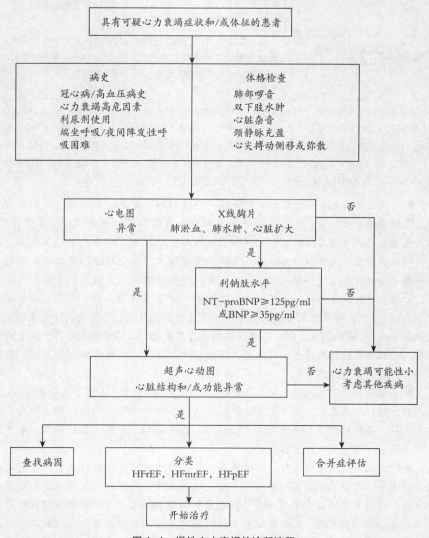

图1-1 慢性心力衰竭的诊断流程

表1-1 《中国心力衰竭诊断和治疗指南》（中华医学会心血管病分会，2018年）关于心力衰竭的分类及诊断标准

诊断标准	HFrEF	HFmrEF	HFpEF
1	症状和/或体征	症状和/或体征	症状和/或体征
2	LVEF＜40%	LVEF 40%~49%	LVEF≥50%

续表

诊断标准	HFrEF	HFmrEF	HFpEF
3		利钠肽升高；并符合以下至少1条： ①左心室肥厚和/或左心房扩大 ②心脏舒张功能异常	利钠肽升高；并符合以下至少1条： ①左心室肥厚和/或左心房扩大 ②心脏舒张功能异常
备注	随机临床试验主要纳入此类患者，有效的治疗已得到证实	此组患者临床特征、病理生理、治疗和预后尚不清楚，单列此组有利于对其开展相关研究	需要排除患者的症状是由非心脏疾病引起的，有效的治疗尚未明确

注：利钠肽升高为BNP＞35ng/L和/或NT-proBNP＞125ng/L，HFrEF为射血分数降低的心力衰竭，HFpEF为射血分数保留的心力衰竭，HFmrEF为射血分数中间值的心力衰竭，LVEF为左心室射血分数；HFpEF主要的心脏结构异常包括左心房容积指数＞34ml/m^2、左心室质量指数≥115g/m^2（男性）或95g/m^2（女性）；主要的心脏舒张功能异常指标包括E/e'≥13、e'平均值（室间隔和游离壁）＜9cm/s；其他间接指标包括纵向应变或三尖瓣反流速度。

■ 心力衰竭主要表现为运动耐量降低（呼吸困难、疲乏）和水肿，最常见和最早的表现为劳力性呼吸困难，当病情加重可出现夜间阵发性呼吸困难、端坐呼吸。心力衰竭患者也可因其他心源性或非心源性疾病就诊，也有部分患者症状隐匿。病史询问时应注意：大多数心力衰竭患者除心力衰竭表现外还存在引起心力衰竭的基础疾病、各种并发症（如糖尿病、心律失常、慢性肾脏病、贫血、慢性阻塞性肺疾病、心理和精神障碍等）以及其他心血管危险因素等（高脂血症、肥胖、高尿酸血症、高龄）。注意有无累及心脏的全身性疾病（如淀粉样变、结节病、遗传性神经肌肉疾病等）、近期病毒感染或人类免疫缺陷病毒感染史、心力衰竭或心源性猝死的家族史、心脏毒性药物使用史、吸毒史、可能影响心脏的非心脏疾病（如贫血、甲状腺功能亢进、动静脉瘘等）。

■ 查体除基础心脏病的体征，可有心动过速、心律失常、心脏扩大、第三心音、低血压、颈静脉充盈或怒张、肝-颈静脉回流征、肺部啰音、胸腔积液、肝大、腹水、水肿。查体时需注意评估患者生命体征、容量状态、体重、颈静脉压、水肿及严重程度、呼吸困难及严重程度。

■ 心力衰竭临床表现复杂，病情多变，并且心力衰竭患者的症状和体征有较大的个体差异，可以表现为不同的临床类型，这是由于心力衰竭的代偿程度和受累心室不同，代偿良好的心力衰竭患者可以无症状和体征。左心衰竭主要为肺循环淤血和心排血量降低的表现。右心衰竭主要为体循环淤血为主的表现。全心衰竭同时有左心衰竭和右心衰竭的症状和体征，临床多见于心脏病的晚期，左心衰竭继发右心衰竭，也可见于心肌病变同时影响左右心室。

■ 心力衰竭症状体征分为典型、非典型、特异、非特异（表1-2）。在临床评估中要特别注意与容量负荷增加有关的症状体征，下肢水肿在运用利尿剂后能很快消失，而颈静脉压升高和心尖搏动位置改变更为特异。在老年、肥胖、慢性肺部疾病的患者中，对这些症状和体征进行鉴别诊断有时会比较困难。年轻的心力衰竭患者往往与老年患者存在不同的病因、临床表现、预后。患者的症状和体征是患者对治疗反应的重要监测指标和评价病情是否稳定的指标。若治疗后患者仍有持续症状，临床医师应给予患者更进一步的治疗。心力衰竭症状恶化往往提示患者病情严重，预后差，需要急诊治疗或者住院治疗，临床医师应给予尽早地处理。

表1-2　心力衰竭的症状和体征

症　状	体　征
典型症状	特异性强的体征
呼吸困难	颈静脉充盈压增高
端坐呼吸	肝颈回流征阳性
夜间阵发性呼吸困难	第三心音
活动耐力降低	心尖搏动向左或左下移位
疲乏、无力、运动后恢复时间延长	
踝部水肿	
不典型症状	特异性较弱的体征
夜间发作的咳嗽	体重增加（大于2kg/w）
喘息	体重降低（终末期心力衰竭患者）
肿胀的感觉	恶病质
食欲减退	心脏杂音
意识模糊（尤其是老年人）	周围水肿（踝、骶、阴囊）
抑郁	肺部捻发音或胸腔积液
心悸	心动过速、心律不规则
头晕	呼吸过速或陈-施呼吸
晕厥	肝大、腹水
俯身呼吸困难	四肢发凉
	少尿

■ 血浆利钠肽：利钠肽主要由心室肌合成和分泌，当心室容量和压力负荷增加时，心肌受到牵张，心肌细胞内储存的proBNP即被释放出来，并很快分解为无活性的NT-proBNP和有活性的BNP。除心脏壁张力增加外，其他因素，如缺血、缺氧、神经激素（如血管紧张素Ⅱ）和生理因素（如随年龄增加，男性比女性更高，肾功能降低患者更高）也调控其分泌，引起血浆利钠肽升高的原因见表1-3。NT-ProBNP和BNP可用于心力衰竭筛查、诊断和鉴别诊断、病情严重程度及预后评价。BNP＜100ng/L、NT-proBNP＜300ng/L时通常可排除急性心力衰竭。BNP＜35ng/L，NT-proBNP＜125ng/L时通常可排除慢性心力衰竭，但敏感度和特异度较急性心力衰竭低。诊断急性心力衰竭时NT-proBNP水平应根据年龄和肾功能不全进行分层：50岁以下的成人血浆NT-proBNP水平＞450pg/ml，50岁以上血浆水平＞900pg/ml，75岁以上应＞1800pg/ml。肾功能不全（肾小球滤过率＜60ml/min）时应＞1200pg/ml。利钠肽水平升高与慢性心力衰竭纽约心脏学会（NYHA）心功能分级相关。

在监测和指导心力衰竭治疗方面，经各项治疗后利钠肽水平较基线值明显下降，即 NT-proBNP 较基线值降幅≥30%或绝对值＜4000pg/ml；BNP 较基线值降幅＞50%或绝对值＜350~400pg/ml，提示治疗有效。建议在综合判断临床病情基础上，至少监测包括基线（发作/住院时）和病情稳定（出院前）2 个时间点的 BNP/NT-proBNP 水平；如果患者病情变化或极度危重，又缺乏血流动力学监测条件，也可检测利钠肽水平。需要注意的是，临床医师不应单纯依靠 BNP/NT-proBNP 水平进行心力衰竭诊疗，应结合患者整体临床情况作出判断。

在预后或危险评估方面，急性心力衰竭患者入院时 BNP/NT-proBNP 水平越高，短期和长期的不良临床事件（包括全因/心血管病死亡、全因/心力衰竭/心血管病再住院）发生风险越高。BNP/NT-proBNP 水平测定有助于判断慢性心力衰竭患者预后（包括全因/心血管疾病死亡、全因/心力衰竭/心血管病再住院）或病情严重程度，慢性心力衰竭患者应定期连续监测 BNP/NT-proBNP 水平，检测值长期稳定提示心力衰竭进展风险低，检测值升高提示心力衰竭恶化，需更密切的临床监测和随访。

表 1-3　血浆利钠肽升高的常见原因

心脏疾病	非心血管情况
心力衰竭	高龄
急性冠状动脉综合征	贫血
心肌病变，如左室肥厚	肾衰竭
心脏瓣膜病	睡眠呼吸暂停、重症肺炎、肺高血压
心包疾病	肺栓塞
心房颤动	严重全身性疾病
心肌炎	败血症
心脏手术	严重烧伤
电复律	心肌毒性损伤

（三）进入路径标准

1. 第一诊断必须符合心力衰竭疾病编码（ICD-10：I50.900A~F 及 I50.901A~D）。
2. 当患者同时具有其他疾病诊断，但在住院期间不需要特殊处理也不影响第一诊断的临床路径流程实施时，可以进入路径。

释义

■进入路径的标准必须是明确诊断为心力衰竭的患者。

■当患者同时患有其他疾病，本次住院期间不需要检查和治疗，且本次入院第一诊断为心力衰竭，也可以进入路径。

■急性心力衰竭住院是老年患者住院的主要原因之一，伴有高死亡率和高再住院风险。应迅速识别表现为急性心力衰竭的患者是否存在威胁生命的临床情况或诱因（急性冠脉综合征、高血压急症、心律失常、急性机械并发症、急性肺栓塞），需首先积极处理原发病，给予指南推荐的针对性治疗，应优先进入相对应的临床路径（图 1-2）。

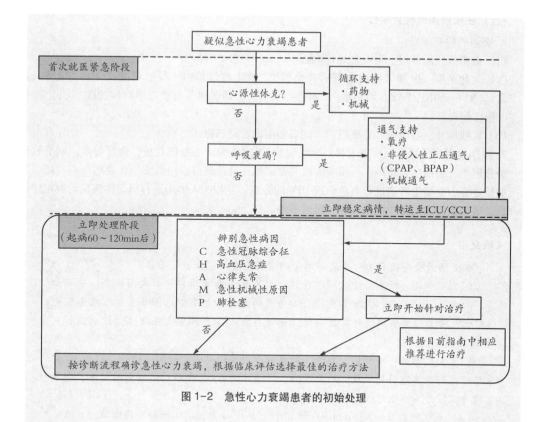

图 1-2 急性心力衰竭患者的初始处理

（四）标准住院日

根据病情轻重及复杂程度，平均约 10 天。

> **释义**
>
> ■ 心力衰竭患者所处的心衰发展阶段、心功能状态、严重程度、基础的心血管疾病及其严重程度、并发症及其严重程度、既往的治疗和疗效决定了心力衰竭的病情轻重和复杂程度。
>
> ■ 因急性入院的患者，首先改善血流动力学和器官灌注；恢复氧合；缓解症状；减少心脏和肾损伤；预防血栓栓塞；尽量缩短重症监护室停留时间为 2~4 天。
>
> ■ 血流动力学稳定后转入普通病房后，确定病因、诱因、合并症；逐步调整治疗方案，缓解症状，减轻容量负荷，优化血压水平；根据病情逐步调整药物治疗；评估患者是否有心力衰竭器械治疗的适应证，一般 2~4 天。
>
> ■ 拟行 CRT 或植入 ICD 的稳定性心力衰竭患者，完善诊断和临床评估 3~4 天，植入 ICD 或 CRT 术后恢复 5~7 天。
>
> ■ 出院前评估和患者教育，调整药物治疗，观察不良反应，进行出院评估，复查肾功能、电解质、BNP/NT-proBNP 等，进行患者教育和培训，一般 1~2 天。
>
> ■ 总住院时间不超过 10 天均符合路径要求。

（五）住院期间的检查项目

1. 必须的检查项目

（1）血常规、尿常规、大便常规+隐血。

（2）生化全项、血糖（空腹和餐后 2 小时）、糖化血红蛋白、凝血功能、CRP（C 反应蛋白）、NT-proBNP/BNP、肌钙蛋白 T/I、心肌酶谱、动脉血气分析、甲状腺功能三项、24 小时尿白蛋白。

（3）X 线胸片、心电图、心脏超声、动态心电图、动态血压。

2. 根据患者病情进行的检查项目：冠状动脉 CT 或造影、心脏磁共振、腹部超声、双下肢动静脉超声、颈部血管超声、心肌灌注磁共振成像、负荷超声心动图或经食管超声心动图、某些特定心力衰竭患者应进行血色病或 HIV 的筛查、在相关人群中进行风湿性疾病、淀粉样变性、嗜铬细胞瘤的诊断性检查、心肌活检等。

释义

■ 必须的检查项目为心力衰竭患者的常规检查，包括如下项目。

（1）心电图：所有心力衰竭以及怀疑心力衰竭患者均应行心电图检查，明确心律、心率、QRS 形态、QRS 宽度等。心力衰竭患者一般有心电图异常，心电图完全正常的患者患心力衰竭的可能性极低。怀疑存在心律失常或无症状性心肌缺血时应行 24 小时动态心电图。

（2）X 线胸片：对疑似、急性、新发的心力衰竭患者应行胸片检查，以识别/排除肺部疾病或其他引起呼吸困难的疾病，提供肺淤血/水肿和心脏增大的信息，但 X 线胸片正常并不能除外心力衰竭。

（3）血浆利钠肽：NT-proBNP 和 BNP 可用于心力衰竭诊断和鉴别诊断、危险分层、预后评价。

（4）超声心动图：经胸超声心动图是评估心脏结构和功能的首选方法，可提供房室容量、左右心室收缩和舒张功能、室壁厚度、瓣膜功能和肺动脉高压的信息。LVEF 可反映左心室收缩功能，推荐改良双平面 Simpson 法。在图像质量差时，建议使用声学对比剂以清晰显示心内膜轮廓。组织多普勒和应变成像的可重复性和可行性已证实，对于存在发生心力衰竭风险的患者，应考虑采用以识别临床前的心肌收缩功能异常。建议采用多参数综合评估心脏舒张功能，HFpEF 主要的心脏结构异常包括左心房容积指数 $> 34ml/m^2$、左心室质量指数 $\geqslant 115g/m^2$（男性）或 $95g/m^2$（女性）；主要的心脏舒张功能异常指标包括 $E/e' \geqslant 13$、e'平均值（室间隔和游离壁）$< 9cm/s$；其他间接指标包括纵向应变或三尖瓣反流速度。

（5）心力衰竭评估实验室检查：心力衰竭患者的初始检查包括血常规、血钠、血钾、血糖、尿素氮、肌酐或估算的肾小球滤过率（estimated glomerular filtration rate，eGFR）、肝酶和胆红素、血清铁、铁蛋白、总铁结合力、血脂、糖化血红蛋白、促甲状腺激素、利钠肽。在治疗中还需要重复测定电解质、肾功能等。肌钙蛋白 T 和肌钙蛋白 I 是心肌细胞损伤的指标，可用于诊断心力衰竭的基础病因［如急性冠脉综合征（acute coronary syndrome，ACS）］，亦可以对心力衰竭患者行进一步的危险分级。严重心力衰竭患者肌钙蛋白水平可能会升高，是由于心肌供氧和需氧之间的不平衡，心肌局部发生缺血损伤，肌钙蛋白水平升高的心力衰竭患者死亡风险增加。

■ 根据患者病情进行的检查项目用于需要进一步明确病因和病情评估的患者，包括以下几方面。

（1）冠状动脉造影：适用于经药物治疗后仍有心绞痛的患者，合并有症状的室性心律失常或有心脏停搏史患者，有冠心病危险因素、无创检查提示存在心肌缺血的心力衰竭患者。

（2）心脏磁共振（cardiac magnetic resonance，CMR）：CMR是测量左右心室容量、质量和射血分数的金标准，当超声心动图未能作出诊断时，CMR是最好的替代影像检查。CMR也是复杂性先天性心脏病的首选检查方法。对于扩张型心肌病患者，在临床和其他影像学检查不能明确诊断的情况下，应考虑采用延迟钆增强（late gadolinium enhancement，LGE），以鉴别缺血性与非缺血性心肌损害。LGE和T1加权成像是评估心肌纤维化的首选影像检查。对于疑似心肌炎、淀粉样变、结节病、美洲锥虫（Chagas）病、法布里（Fabry）病、致密化不全心肌病和血色病的患者，推荐采用CMR来显示心肌组织的特征。

（3）心脏CT：对低中度可疑的冠心病或负荷试验未能明确诊断心肌缺血的心力衰竭患者，可考虑行心脏CT以排除冠状动脉狭窄。

（4）负荷超声心动图：运动或药物负荷超声心动图可用于心肌缺血和/或存活心肌、部分瓣膜性心脏病患者的评估。对于存在劳力性呼吸困难，LVEF正常但静息舒张功能参数未能做出诊断的患者，负荷超声心动图有一定辅助作用。

（5）核素心室造影及核素心肌灌注和/或代谢显像：当超声心动图未能作出诊断时，可建议使用核素心室造影评估左心室容量和LVEF。核素心肌灌注显像包括单光子发射计算机断层成像（single-photon emission computed tomography，SPECT）和正电子发射断层成像（positron emission tomography，PET），可用于诊断心肌缺血。代谢显像可判断心肌存活情况。对心力衰竭合并冠心病的患者，在决定行血运重建前，可考虑采用心脏影像学检查（CMR、负荷超声心动图、SPECT、PET）评估心肌缺血和心肌存活情况。

（6）6分钟步行试验：用于评估患者的运动耐力。6分钟步行距离>450m为轻度心力衰竭，150~450m为中度心力衰竭，<150m为重度心力衰竭。

（7）心肺运动试验：心肺运动试验能量化运动能力，可用于心脏移植和/或机械循环支持的临床评估，指导运动训练处方的优化，原因不明呼吸困难的鉴别诊断。心肺运动试验适用于临床症状稳定2周以上的慢性心力衰竭患者。

（8）心肌活检：仅推荐用于经规范治疗病情仍快速进展，临床怀疑心力衰竭是由可治疗的特殊病因所致且只能通过心肌活检明确诊断的患者。不推荐用于心力衰竭患者的常规评价。

（9）基因检测：对肥厚型心肌病、特发性扩张型心肌病、致心律失常性右心室心肌病患者，推荐基因检测和遗传咨询。限制型心肌病和孤立的致密化不全心肌病亦可能具有遗传起源，也可考虑基因检测。家族性心肌病（即有两位及以上亲属符合特发性扩张型心肌病的诊断标准）患者应建议行基因检测。

（10）生活质量评估：生活质量评估运用心理学量表，对心理健康、躯体健康和社会功能等进行多维度量化评估。生活质量量表可分为普适性量表和疾病特异性量表，前者最常使用的是36条简明健康问卷（SF-36）、SF-12、SF-6、世界卫生组织幸福指数-5（WHO-5）、欧洲5维健康指数（EQ-5D）。心力衰竭特异性生活质量评估工具较常使用的有明尼苏达心力衰竭生活质量量表（MLHFQ）和堪萨斯城心肌病患者生活质量量表（KCCQ）。

(11) 有创血流动力学检查：在慢性心力衰竭患者中右心导管和肺动脉导管检查适用于：考虑心脏移植或机械循环支持的重症心力衰竭患者的术前评估；超声心动图提示肺动脉高压的患者，在瓣膜性或结构性心脏病干预治疗前评估肺动脉高压及其可逆性；对经规范治疗后仍存在严重症状或血流动力学状态不清楚的患者，为调整治疗方案可考虑行此检查。

(12) 其他：怀疑有肺栓塞或深静脉血栓形成时需查 D-二聚体、双下肢静脉超声。寻找心力衰竭的可能病因时，对某些患者应进行血色病、HIV 的筛查，当疑有风湿性疾病、淀粉样变性、嗜铬细胞瘤可能时，应进行相关诊断性检查。

（六）治疗方案的选择

1. 一般治疗：心电血压监护，吸氧等治疗。

2. 药物治疗

(1) 病因治疗：高血压、冠心病、糖尿病、瓣膜病、先心病等病因治疗，治疗前后负荷增加或心肌病变等病因引起的心力衰竭。

(2) 诱因治疗：抗感染、抗心律失常、控制血压，改善心肌缺血等。

(3) 适当利尿：袢利尿剂、噻嗪类利尿剂、静脉利尿剂（急性心力衰竭或慢性心力衰竭急性发作期）。

(4) 拮抗神经内分泌的过度激活：β 受体阻断剂、ACEI 或 ARB、螺内酯。

(5) 正性肌力药：地高辛主要用于收缩性心力衰竭和/或心房颤动；静脉正性肌力药用于急性心力衰竭。

(6) 静脉血管扩张剂：急性心力衰竭或慢性心力衰竭急性发作期。

(7) 其他伴随疾病和合并症的治疗：如心律失常、肾病、呼吸系统疾病等。

3. 非药物治疗：CRT 或 CRT-D；无创、有创呼吸机治疗；超滤及血液滤过治疗；机械辅助治疗。

> **释义**
>
> ■ 治疗方案的选择和治疗依据可参考最新指南《中国心力衰竭诊断和治疗指南》（中华医学会心血管病分会，2018 年）。
>
> ■ 持续测量心率、呼吸、血压、心律失常、血氧饱和度，监测体温、出入量、体重，急性期每日监测电解质、肾功能。静息时明显呼吸困难者应半卧位或端坐位，双腿下垂以减少回心血量，降低心脏前负荷。
>
> ■ 调整生活方式：肺淤血、体循环淤血及水肿明显者应严格限制饮水量和静脉输液速度，液体量限制在 1.5~2.0L/d，保持每天出入量负平衡约 500ml，严重肺水肿者水负平衡为 1000~2000ml/d，3~5 天后，如肺淤血、水肿明显消退，应减少水负平衡量，逐渐过渡到出入量大体平衡。在负平衡下应注意防止发生低血容量、低血钾和低血钠等情况。限钠（＜3g/d）对控制心功能 III~IV 级患者的淤血症状和体征有帮助。因氯化钠中有大约 40% 的钠和 60% 的氯，将盐的重量转化为等价的钠需乘以 0.393。对于使用袢利尿剂者，则应适当放宽。不主张严格限制钠摄入和将限钠扩大至轻度或稳定期心力衰竭患者，因限钠对血流动力学和神经内分泌系统有不利的影响，并且可能与慢性代偿性 HFrEF 患者较差的预后相关。严重心力衰竭患者液体摄入

量限制在 1.5~2.0L/d 有助于减轻症状和充血。严重低钠血症（血钠＜130mmol/L）患者液体摄入量应＜2L/d。轻、中度症状患者常规限制液体并无益处。肥胖患者应减轻体重。严重心力衰竭伴明显消瘦（心脏恶病质）者，应给予营养支持。戒烟、限酒，对怀疑有酒精性心肌病的患者应戒酒。

■ 休息和适度运动：失代偿期需卧床休息，多做被动运动以预防深静脉血栓形成。临床情况改善后，在不引起症状的情况下，应鼓励体力活动，以防止肌肉的"去适应状态"（失用性萎缩）。NYHA 心功能分级Ⅱ~Ⅲ级患者，可在康复专业人员指导下进行运动训练，能改善症状、提高生活质量。

■ 吸氧：适用于低氧血症和呼吸困难明显，尤其指端血氧饱和度＜90%的患者，应尽早使用，使患者 SaO_2≥95%（伴慢性阻塞性肺疾病者 SaO_2＞90%）。无低氧血症的患者不应常规应用，可能导致血管收缩和心输出量下降。吸氧方式：①鼻导管吸氧，低氧流量（1~2L/min）开始，若无 CO_2 潴留，可根据 SaO_2 调整氧流量达 6~8L/min。②面罩吸氧，适用于伴呼吸性碱中毒患者。必要时还可采用无创性或气管插管呼吸机辅助通气治疗，早期应用无创呼吸机可以降低气管插管的风险。

■ 治疗病因：初诊者应尽可能寻找致心力衰竭的病因，积极处理原发疾病。原发性心肌损害和异常是引起心力衰竭最主要的病因（表1-4）。除心血管疾病外，非心血管疾病也可导致心力衰竭。识别这些病因是心力衰竭诊断的重要部分，从而能尽早采取某些特异性或有针对性的治疗。冠心病是最常见的心力衰竭原因，其次是高血压，高血压常与冠心病同时存在。随着高龄老年患者的增加，老年退行性瓣膜病在老年心力衰竭病因中的比例增加。

表1-4　心力衰竭的病因

病因分类	具体病因或疾病
心肌病变	
缺血性心脏病	心肌梗死（心肌瘢痕、心肌顿抑或冬眠）、冠状动脉病变、冠状动脉微循环异常、内皮功能障碍
心脏毒性损伤	
心脏毒性药物	抗肿瘤药（如蒽环类、曲妥珠单抗）、抗抑郁药、抗心律失常药、非甾体抗炎药、麻醉药
药物滥用	酒精、可卡因、苯丙胺、合成代谢类固醇等
重金属中毒	铜、铁、铅、钴等
放射性心肌损伤	
免疫及炎症介导的心肌损害	
感染性疾病	细菌、病毒、真菌、寄生虫［美洲锥虫病（Chagas 病）］、螺旋体、立克次体
自身免疫性疾病	巨细胞性心肌炎、自身免疫病（如系统性红斑狼疮）、嗜酸性粒细胞性心肌炎（变应性肉芽肿性血管炎）
心肌浸润性病变	
非恶性肿瘤相关	系统性浸润性疾病（心肌淀粉样变、结节病）、贮积性疾病（血色病、糖原贮积病）
恶性肿瘤相关	肿瘤转移或浸润

续表

病因分类	具体病因或疾病
内分泌代谢性疾病	
激素相关	糖尿病、甲状腺疾病、甲状旁腺疾病、肢端肥大症、生长激素缺乏、皮质醇增多症、醛固酮增多症、肾上腺皮质功能减退症、代谢综合征、嗜铬细胞瘤、妊娠及围生期相关疾病
营养相关	肥胖；缺乏维生素 B_1、L-肉毒碱、硒、铁、磷、钙；营养不良
遗传学异常	遗传因素相关的肥厚型心肌病、扩张型心肌病及限制型心肌病、致心律失常右室心肌病、左心室致密化不全、核纤层蛋白病、肌营养不良症
应激	应激性心肌病
心脏负荷异常	
高血压	原发性高血压、继发性高血压
瓣膜和心脏结构的异常	二尖瓣、三尖瓣、主动脉瓣、肺动脉瓣狭窄或关闭不全、先天性心脏病（先天性心内或心外分流）
心包及心内膜疾病	缩窄性心包炎、心包积液、嗜酸性粒细胞增多症、心内膜纤维化
高心排血量状态	动静脉瘘、慢性贫血、甲状腺功能亢进症
容量负荷过度	肾衰竭、输液过多及过快
肺部疾病	肺源性心脏病、肺血管疾病
心律失常	
心动过速	房性心动过速、房室结折返性心动过速、房室折返性心动过速、心房颤动、室性心律失常
心动过缓	窦房结功能异常、传导系统异常

■ 治疗诱因：各种感染（尤其上呼吸道和肺部感染）、肺栓塞、心律失常（尤其伴快速心室率的房颤）、电解质紊乱和酸碱失衡、贫血、肾功能损害、过量摄盐、过度静脉补液，以及应用损害心肌或心功能的药物等均可引起心力衰竭恶化，应及时处理或纠正。对有睡眠呼吸暂停的患者应根据病情夜间给予连续气道正压通气治疗。

■ 维持内环境稳定和电解质平衡：注意补充钾，保持血钾浓度在 $4.0 \sim 4.5 mmol/L$；防止出现低钠血症，保持血钠水平在 $140 \sim 145 mmol/L$；长时间利尿的患者应注意补充镁。可考虑使用氯化钾、门冬氨酸钾镁等电解质补充剂纠正血钾、血镁水平。

■ 心力衰竭的治疗首先要区分急性和慢性心力衰竭，两者的治疗原则有显著的区别，急性心力衰竭重在缓解急性症状，稳定血流动力学，纠正组织缺氧和代谢紊乱，减低死亡风险。因此静脉利尿剂和扩血管药物是急性心力衰竭治疗的一线药物，存在心源性休克的患者应短期使用静脉正性肌力药物。慢性心力衰竭的治疗重在减少其因急性失代偿而住院，改善生活质量，降低死亡率和猝死发生率，药物治疗的目的是抑制神经内分泌系统的激活和改善左室重构，ACEI（或 ARB）、β 受体阻断剂、醛固酮受体阻断剂是主要的长期药物。临床研究及系统评价结果显示，芪参益气滴丸等中成药也具有潜在的防止或逆转心室重构作用，与西药常规治疗联合可以降低心力衰竭患者的再住院率和病死率，能改善患者心功能，增加 LVEF、6 分钟步行试验。依据患者病情，可酌情加用改善缺血状态下心肌能量代谢的药物，如磷酸肌酸。当急性心力衰竭的血流动力学紊乱纠正后，转入慢性心力衰竭的治疗，应区分 HFrEF 和 HFpEF。

■ 静脉袢利尿剂：急性心力衰竭伴肺循环和/或体循环明显淤血以及容量负荷过重的患者，及早静脉应用袢利尿剂，如呋塞米、托拉塞米。

■ 静脉血管扩张剂：血管扩张药物降低左右心室充盈压和全身血管阻力应作为缓解症状的初始治疗，收缩压水平是评估此类药是否适宜的重要指标。收缩压＞90mmHg 的急性心力衰竭患者可以使用，收缩压在 90～110mmHg 的患者应严密监测血压。药物如硝酸酯、硝普钠及奈西立肽等。

■ 正性肌力药：主要适用于持续低血压（收缩压低于 85mmHg）、心源性休克、心排出量显著降低并伴循环淤血、外周和重要脏器低灌注的患者，改善急性心力衰竭患者的血流动力学和临床症状，保证重要脏器的血液供应。常用药物包括：多巴胺、多巴酚丁胺、磷酸二酯酶抑制剂、左西孟旦、洋地黄类药物。考虑到临床药品成分的稳定性和纯度，推荐用不含抗氧剂辅料（如亚硫酸氢钠、EDTA 等）的盐酸多巴胺粉针剂。洋地黄类（地高辛）能轻度增加心输出量、降低左心室充盈压和改善症状。伴快速室率房颤患者可应用毛花苷 C 0.2～0.4mg 缓慢静脉注射，2～4 小时后可再用 0.2mg。对于合并缺血性心肌病和中度肾功能不全的急性心力衰竭患者，推荐使用盐酸奥普力农注射液。奥普力农是一种磷酸二酯酶（PDEⅢ）抑制剂，通过增强心肌收缩力和扩血管发挥抗心力衰竭作用，具有多效性、起效快以及对血压和心率等影响较小的特点。

■ HFrEF 患者的治疗：对所有新诊断的 HFrEF 患者应尽早使用 ACEI/ARB/ARNI 和 β 受体阻断剂（除非有禁忌证或不能耐受），有淤血症状和/或体征的心力衰竭患者应先使用利尿剂以减轻液体潴留。其治疗流程见心力衰竭临床路径给药方案。

■ 目前对于慢性心力衰竭（NYHA Ⅱ～Ⅵ级或 KillipsⅡ～Ⅵ级）患者，一份纳入 92 个慢性心力衰竭临床研究，合计 7854 例患者的 Meta 分析显示在西医常规治疗基础上加用参附注射液，有益于改善心力衰竭患者的心功能，提高临床总有效率、改善患者的心率，并可减少患者的病死率。多项 Meta 分析显示注射用益气复脉（冻干）联合西药常规可提高心力衰竭治疗总有效率。在心力衰竭急性加重时联用注射用益气复脉（冻干）可以明显提高患者临床综合疗效，改善心功能。

■ HFpEF 患者的治疗：HFpEF 患者的治疗主要针对症状、心血管基础疾病和合并症、心血管病危险因素，采取综合性治疗手段。临床研究未能证实 ACEI/ARB、β 受体阻断剂能改善 HFpEF 患者的预后和降低病死率。因基础心血管疾病（如房颤、高血压、冠心病、肺动脉高压）以及合并症（如糖尿病、慢性肾脏病等）的不同，HFpEF 患者的病理生理机制有很大的差异。非心血管疾病也是 HFpEF 患者的死亡和住院的原因。故建议对 HFpEF 和 HFmrEF 患者进行心血管疾病和非心血管疾病合并症的筛查及评估，并给予相应的治疗，以改善症状及预后。

■ 在急性心力衰竭的早期阶段，如果患者发生心源性休克或呼吸衰竭，需尽早提供循环支持和/或通气支持。有创呼吸机治疗、超滤及血液滤过治疗适用于重度心力衰竭患者，对使用优化的药物和器械治疗后仍处于终末期心力衰竭的患者在等待心脏移植的过程中可植入心脏辅助装置。

■ CRT：对于心力衰竭伴心室失同步的患者，CRT 能改善心脏功能和症状，提高运动耐量以及生活质量，同时逆转左室重构，降低死亡率。

■ 预防心脏性猝死：恶性室性心律失常（室性心动过速、心室颤动）是发生心脏性猝死最常见的机制。中度心力衰竭患者逾半数以上死于严重室性心律失常所致的心脏性猝死。ICD 具有起搏、抗心动过速、低能量电转复和高能量电除颤作用。不论是一级预防还是二级预防，ICD 疗效明显优于抗心律失常药物，ICD 能有效降低高危患者的心脏性猝死发生率和总死亡率。

■ 抑郁、焦虑和孤独在心力衰竭恶化中发挥重要作用，也是心力衰竭患者死亡的重要预后因素。综合性情感干预包括心理疏导，必要时酌情应用抗焦虑或抗抑郁药物。

（七）预防性抗菌药物选择与使用时机

无须预防使用抗菌药物。

> **释义**
>
> ■ 各种感染（尤其上呼吸道和肺部感染）是心力衰竭恶化的主要诱因，应及时处理。
>
> ■ 存在心脏瓣膜基础病变的患者是感染性心内膜炎的高危人群，按照目前 2015 中国成人感染性心内膜炎预防、诊断和治疗专家共识进行预防，对高危人群如各种心脏瓣膜病、先天性心脏病、梗阻性肥厚型心肌病，长期服用糖皮质激素治疗者，注射毒品的吸毒者，在做有创医疗检查和操作时需预防性应用抗菌药物。
>
> ■ 无明确感染证据时，不应预防性使用抗菌药物。

（八）手术日

在患者病情稳定后根据患者情况，具有适应证的患者可以考虑 CRT 或者 CRT-D 治疗；需要明确病因的患者可以考虑行冠状动脉造影术或心肌活检。

> **释义**
>
> ■《中国心力衰竭诊断和治疗指南》（中华医学会心血管病分会，2018 年）中推荐的 ICD 适应证如下。
>
> （1）二级预防：慢性心力衰竭伴低 LVEF，曾有心脏停搏、心室颤动（室颤）或伴血流动力学不稳定的室性心动过速（室速）（Ⅰ，A）。
>
> （2）一级预防：①缺血性心肌病患者，优化药物治疗至少 3 个月，心肌梗死后至少 40 天及血运重建至少 90 天，预期生存期＞1 年：LVEF≤35%，NYHA 心功能Ⅱ级或Ⅲ级，推荐 ICD 植入，减少心脏性猝死和总死亡率（Ⅰ，A）；LVEF≤30%，NYHA 心功能Ⅰ级，推荐植入 ICD，减少心脏性猝死和总死亡率（Ⅰ，A）。②非缺血性心衰患者，优化药物治疗至少 3 个月，预期生存期＞1 年：LVEF≤35%，NYHA 心功能Ⅱ级或Ⅲ级，推荐植入 ICD，减少心脏性猝死和总死亡率（Ⅰ，A）；LVEF≤35%，NYHA 心功能Ⅰ级，可考虑植入 ICD（Ⅱb，B）。

■ICD 植入后仍然需应用 β 受体阻断剂或胺碘酮等抗心律失常药物及其他治疗心脏原发病的药物，一方面可以减少室速、室颤的发作，另一方面可使室速的频率减慢或使室颤变为室速，从而减少放电次数，并充分发挥 ICD 的抗心动过速起搏作用。

■《中国心力衰竭诊断和治疗指南》（中华医学会心血管病分会，2018 年）中推荐的 CRT 适应证：充分的证据表明，心力衰竭患者在药物优化治疗至少 3 个月后仍存在以下情况应该进行 CRT 治疗，以改善症状及降低病死率：①窦性心律，QRS≥150ms，左束支传导阻滞（left bundle branch block，LBBB），LVEF≤35% 的症状性心力衰竭患者（Ⅰ，A）；②窦性心律，QRS≥150ms，非 LBBB，LVEF≤35% 的症状性心力衰竭患者（Ⅱa，B）；③窦性心律，QRS 波时限 130~149ms，LBBB，LVEF≤35% 的症状性心力衰竭患者（Ⅰ，B）；④窦性心律，130ms≤QRS 波时限＜150ms，非 LBBB，LVEF≤35% 的症状性心力衰竭患者（Ⅱb，B）；⑤需要高比例（＞40%）心室起搏的 HFrEF 患者（Ⅰ，A）；⑥对于 QRS 波时限≥130ms，LVEF≤35% 的房颤患者，如果心室率难控制，为确保双心室起搏可行房室结消融（Ⅱa，B）；⑦已植入起搏器或 ICD 的 HFrEF 患者，心功能恶化伴高比例右心室起搏，可考虑升级到 CRT（Ⅱb，B）。

■CRT 方法选择：

（1）双心室起搏：是纠正室间及室内不同步的经典方法。

（2）房室束起搏（His bundle pacing，HBP），主要适合以下患者：①左心室导线植入失败患者；②CRT 术后无应答患者；③药物控制心室率不理想的房颤伴心力衰竭，且经导管消融失败或不适合房颤消融，需要房室结消融控制心室率的患者；④慢性房颤伴心力衰竭，需要高比例心室起搏（＞40%）的患者；⑤因医疗经费限制不能承受三腔起搏器植入的患者，可应用双腔起搏器进行 HBP 实现 CRT，以降低医疗经费。HBP 尚处于起步阶段，需开展大规模临床试验证实其近期及远期疗效，尤其是对生存率的影响。

■CRT 应严格掌握适应证，选择适当治疗人群，特别是有效药物治疗后仍有症状的患者。术后优化起搏参数，包括 AV 间期和 VV 间期的优化。尽量维持窦性心律及降低心率，尽可能实现 100% 双心室起搏。

（九）术后恢复

进行 CRT 或者 CRT-D 治疗的患者术后根据病情监护 3~7 天，行冠脉造影或心肌活检的患者术后观察 24 小时。

释义

■术后应心电监测，密切观察生命体征及伤口出血情况。因 CRT 或 ICD 体积稍大，故手术创伤较普通起搏器为著，术后需密切监护 3~7 天，注意起搏器囊袋出血情况，并在术后回病房后、术后 1~3 天每天复查心电图。在出院前择期复查 CRT 或 ICD 功能。

■对于术中出现低血压、心律失常的患者应住重症监护病房，警惕心肌损伤、心脏压塞、气胸、血气胸等并发症，早期发现植入器械感染或电极脱位、半脱位的情况。

（十）出院标准

病情稳定：生命体征平稳、无典型心力衰竭症状和体征、恶性心律失常得以控制、停用静脉用药。

> **释义**
>
> ■ 急性心力衰竭患者出院标准：①症状缓解，可平卧；②血流动力学稳定；③血容量正常，胸片显示肺水肿、肺淤血征象明显改善或正常；④心力衰竭的病因和诱因得到有效控制；⑤给予指南推荐的口服药物，如 HFrEF 患者是否给予可以改善预后的药物；⑥肾功能稳定至少有 24 小时。
>
> ■ 住院期间手术患者手术部位愈合好、无明显出血、血肿、感染，无其他需要继续住院治疗的并发症。
>
> ■ 出院前对患者及家属进行心力衰竭相关教育，使其出院后顺利过渡到家庭护理。强调坚持用药的重要性，为患者提供具体的门诊随访计划安排、自我管理建议。
>
> ■ 心力衰竭患者的管理需要多学科合作，以患者为中心，涉及住院前、住院中、出院后的多个环节，包括急性期的救治、慢性心力衰竭治疗的启动和优化、合并症的诊治、有计划和针对性的长期随访、运动康复、生活方式的干预、健康教育、患者自我管理、精神心理支持、社会支持等，对于改善患者的生活质量、延缓疾病的恶化、降低再住院率具有重要意义。
>
> ■ 心力衰竭管理团队：心力衰竭是一种复杂的临床综合征，给予患者适合的诊治和长期管理需要多学科成员组成的心力衰竭管理团队来完成。心力衰竭的多学科合作团队（multidisciplinary team，MDT）由心脏专科医生、全科医生、护士、药师、康复治疗师、营养师等组成，按照一定的流程及规范相互协作，对于提高心衰诊治水平具有重要作用。研究显示团队协作护理（team-based care）能降低心力衰竭患者死亡率，减少住院次数，改善其生活质量。再入院风险高的心力衰竭患者推荐多学科参与的管理方案或管理项目。管理团队需要长期稳定的配合和良好的沟通，应定期培训成员，以确保管理方案的持续改进和实施的标准化。
>
> ■ 优化心力衰竭管理流程：心力衰竭管理方案应覆盖诊治全程，通过优化流程实现从医院到社区的无缝衔接，包括：①住院期间心力衰竭管理团队应开始与患者进行接触和宣教，鼓励患者和家属参与随访；②根据病情和危险分级制订出院计划和随访方案；③出院后通过随访和患者教育，提高患者依从性和自我护理能力，进行药物调整、心理支持，如果心力衰竭症状加重应及时处理。
>
> ■ 建立心力衰竭随访制度，为患者建立医疗健康档案。随访方式包括门诊随访、社区访视、电话随访、家庭监测、植入式或可穿戴式设备远程监控等，根据具体的医疗条件和患者的意愿及自我管理能力采取适合的随访方式。采用新的信息技术能有效促进心力衰竭多学科管理方案的构建和实施，也有助于患者的参与和自我管理。根据患者情况制定随访频率和内容，心力衰竭住院患者出院后 2~3 个月内死亡率和再住院率高达 15% 和 30%，因此将出院后早期心血管事件高发这一时期称为心力衰竭的易损期。优化慢性心力衰竭的治疗是降低易损期心血管事件发生率的关键，因患者病情不稳定期，需进行药物调整和监测，应适当增加随访频率，2 周 1 次，病情稳定后改为 1~2 个月 1 次。

（十一）变异及原因分析

> **释义**
>
> ■ 变异是指入选临床路径的患者未能按路径流程完成医疗行为或未达到预期的医疗质量控制目标。医师认可的变异原因主要指患者入选路径后，医师在检查及治疗过程中发现患者存在一些事前未预知的对本路径治疗可能产生影响的情况，或者患者存在需要终止执行路径或者是延长治疗时间、增加治疗费用的临床情况。主管医师应对变异原因进行分析，并在临床路径的表单中明确说明。
>
> ■ 按路径流程完成诊治，但发现患者存在一些非预期结果，可能需要后续进一步处理，导致必须终止路径或需要转入其他路径进行治疗等，常见如下：①心力衰竭的病因为严重的冠脉病变且需要血运重建者，转外科行冠状动脉旁路移植术或者需进一步行冠脉介入治疗；②心力衰竭的病因为心脏瓣膜病变且需外科手术治疗者，转外科行手术治疗；③心力衰竭与快速性心律失常相关，考虑心动过速性心肌病可能，拟行射频消融治疗；④心力衰竭是由于其他系统疾病影响心脏（如甲状腺功能亢进、多发性骨髓瘤、结节病、心脏肿瘤），需要转其他科治疗；⑤心力衰竭是由于急性冠脉综合征、急性机械并发症、急性肺栓塞、急性肾衰竭、感染性心内膜炎，需要转入其他路径进行治疗；⑥拟行心脏移植术。
>
> ■ 按路径流程完成治疗，但超出了路径规定的时限，实际住院日超出标准住院日要求，常见延长治疗时间、增加治疗费用的临床情况如下：①如治疗后患者出现心衰加重、血流动力学不稳定、心搏骤停、恶性心律失常、合并肺部感染、胆系感染、肾功能恶化、消化道出血等，无法按路径要求期限出院。②因心力衰竭血流动力学不稳定或合并基础疾病较多，未能在规定的手术日时间限定内实施手术等。③行 CRT/CRT-D/ICD 置入术、冠脉造影、心肌活检后出现严重并发症，延长住院时间，甚至转入 CCU 或者转入外科治疗。CRT/CRT-D/ICD 置入术的常见并发症为心脏压塞、气胸、血气胸、电极脱位、局部出血、感染、膈肌刺激等。④终末期心力衰竭患者治疗效果差，病情易反复，常导致住院时间延长。⑤患者为终末期心力衰竭，尽管给予最优化的常规治疗，患者仍然在静息状态下即出现心力衰竭症状，难以出院或者发生院内死亡。
>
> ■ 因患者方面的主观原因导致执行路径出现变异，也需要医师在表单中予以说明。

五、心力衰竭临床路径给药方案

《中国心力衰竭诊断和治疗指南》（中华医学会心血管病分会，2018 年）对急性心力衰竭管理流程（图 1-3）和慢性 HFrEF 的治疗流程（图 1-4）进行了优化，直观、可操作性强。

（1）对所有新诊断的 HFrEF 患者应尽早使用 ACEI/ARB 和 β 受体阻断剂（除非有禁忌证或不能耐受），有淤血症状和/或体征的心衰患者应先使用利尿剂以减轻液体潴留。先用 β 受体阻断剂和先用 ACEI/ARB 并无区别。当患者处于淤血状态时，ACEI/ARB 耐受性更好；若患者无明显水肿而静息心率比较快时，β 受体阻断剂耐受性会更好。部分 HFrEF 患者可同时给予小剂量 β 受体阻断剂和 ACEI/ARB。两药合用后可交替和逐步递加剂量，分别达到各自的目标剂量或最大耐受剂量。

（2）患者接受上述治疗后应进行临床评估，根据相应的临床情况选择以下治疗：①若仍有症状，eGFR > 30ml/（min·1.73m²）、血钾 < 5.0mmol/L，推荐加用醛固酮受体拮抗剂；②若

仍有症状，血压能耐受，建议用 ARNI 代替 ACEI/ARB；③若 β 受体阻断剂已达到目标剂量或最大耐受剂量，窦性心率≥70 次/分钟，LVEF≤35%，可考虑加用依法布雷定；④若符合 CRT/ICD 的适应证，应予推荐；以上治疗方法可联合使用，不分先后。

（3）若患者仍持续有症状，可考虑加用地高辛。

（4）经以上治疗后病情进展至终末期心力衰竭的患者，根据病情选择心脏移植、姑息治疗、左心室辅助装置的治疗。优化药物过程中应根据用药指征合理选择药物及起始剂量，逐渐滴定至各自的目标剂量或最大耐受剂量，以使患者最大获益，治疗中应注意监测患者症状、体征、肾功能和电解质等。

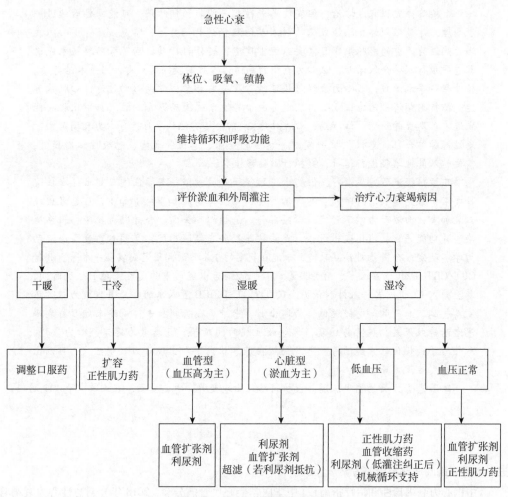

图 1-3　急性左心衰竭管理流程

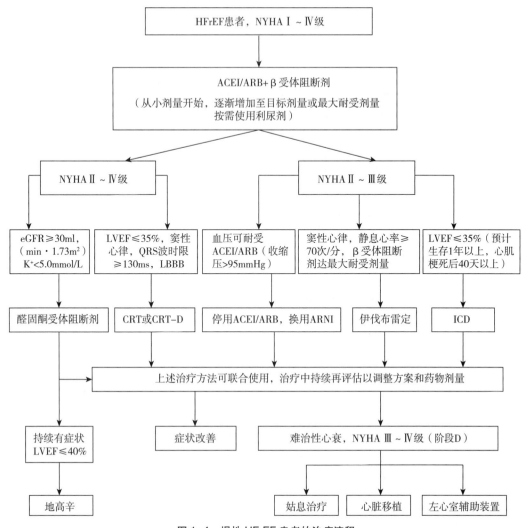

图 1-4 慢性 HFrEF 患者的治疗流程

注：HFrEF：射血分数降低的心衰；NYHA：纽约心脏协会；ACEI：血管紧张素转换酶抑制剂；ARB：血管紧张素受体阻断剂；eGFR：估算的肾小球滤过率；ARNI：血管紧张素受体脑啡肽酶抑制剂；LVEF：左心室射血分数；LBBB：左束支传导阻滞；CRT：心脏再同步治疗；CRT-D：具有心脏转复除颤功能的 CRT；ICD：植入式心律转复除颤器。

【用药选择】

常见急性心力衰竭药物治疗推荐如表 1-5 所示。常见慢性 HFrEF 药物治疗推荐如表 1-6 所示。对慢性 HFrEF 患者进行指南导向的规范化药物治疗（guideline-directed medical therapy，GDMT）能改善心力衰竭患者预后，降低死亡率。HFrEF 患者出现失代偿和心力衰竭恶化，如无血流动力学不稳定或禁忌证，可继续原有的优化药物治疗方案。HFrEF 患者出现血流动力学不稳定（SBP ＜ 85mmHg；心率＜ 50 次/分钟），血钾＞ 5.5mmol/L 或严重肾功能不全时应停用 ACEI/ARB/ARNI、β 受体阻断剂或醛固酮受体阻断剂，应根据病情进行调整或停药（表 1-7）。对于新发心力衰竭患者，在血流动力学稳定后，应及时启动慢性心力衰竭的治疗。

表 1-5 急性心力衰竭药物治疗推荐级别

药物类别	推荐	推荐类别	证据水平
利尿剂	存在体液负荷过重的症状/体征的 AHF 患者，推荐静脉注射袢利尿剂，定期监测症状、尿量、肾功能和电解质	I	C
	新发 AHF 患者或未服用口服利尿剂的慢性失代偿性 HF 患者，推荐静脉注射呋塞米（或等效药物），初始剂量为 20～40mg；长期使用利尿剂治疗的患者，初始静脉注射剂量至少应与口服剂量相当	I	B
	利尿剂采用间歇性静脉注射或连续输注给药，根据患者的症状和临床状态调整剂量和持续时间	I	B
血管扩张剂	SBP>90mmHg 急性心力衰竭患者推荐静脉应用血管扩张剂减轻症状，应频繁评估症状和血压	IIa	B
	高血压性 AHF 患者，应将静脉注射血管扩张剂作为初始治疗方案	IIa	B
正性肌力药物	低血压（收缩压<90 mmHg）和/或组织器官低灌注的患者，短期静脉应用正性肌力药物可增加心排血量，升高血压，缓解组织低灌注，维持重要脏器的功能。	IIb	C

表 1-6 慢性 HFREF 患者药物治疗推荐

药物	推荐	推荐等级	证据质量
利尿剂	有液体潴留证据的心力衰竭患者均应使用利尿剂	I	C
ACEI	所有 HFrEF 患者均应使用，除非有禁忌证或不能耐受	I	A
β 受体阻断剂	病情相对稳定的 HFrEF 患者均应使用，除非有禁忌证或不能耐受	I	A
醛固酮受体阻断剂	LVEF≤35%、使用 ACEI/ARB/ARNI 和 β 受体阻断剂后仍有症状的慢性 HFrEF 患者	I	A
	急性心肌梗死后 LVEF≤40%，有心力衰竭症状或合并糖尿病的患者	I	B
ARB	不能耐受 ACEI 的 HFrEF 患者推荐用 ARB	I	A
ARNI	对于 NYHA 心功能分级 II～III 级，有症状的 HFrEF 患者，若能够耐受 ACEI/ARB，推荐以 ARNI 替代 ACEI/ARB，以进一步降低心力衰竭的发病率及病死率	I	B
伊伐布雷定	LVEF≤35% 的窦性心律患者，已使用 ACEI/ARB/ARNI、β 受体阻断剂、醛固酮受体阻断剂，β 受体阻断剂已达到推荐剂量或最大耐受剂量，心率仍≥70 次/分钟	IIa	B
	窦性心律，心率≥70 次/分钟，β 受体阻断剂有禁忌证或不能耐受的 HFrEF 患者	IIa	C
地高辛	应用利尿剂、ACEI/ARB/ARNI、β 受体阻断剂、醛固酮受体阻断剂后，仍持续有症状的 HFrEF 患者	IIa	B

注：HFrEF：射血分数降低的心力衰竭；ACEI：血管紧张素转换酶抑制剂；ARB：血管紧张素 II 受体阻断剂；ARNI：血管紧张素受体脑啡肽酶抑制剂；LVEF：左室射血分数；NYHA：纽约心脏学会。强调治疗药物应达靶剂量，以使患者最大获益。

表1-7　急性心力衰竭患者口服药物治疗管理

药物	血压正常/高血压	低血压（mmHg）		心率低（次/分钟）		血钾（mmol/L）		eGFR ml/（min·1.73m²）	
		85~100	<85	50~60	<50	≤3.5	>5.5	>30	<30
ACEI/ARB	复查/加量	减量/停药	停药	不变	不变	复查/加量	停药	复查	停药
β受体阻断剂	不变	减量/停药	停药	减量	停药	不变	不变	不变	不变
MRA	不变	不变	停药	减量	不变	复查/加量	停药	减量	停药
利尿剂	加量	减量	停药	减量	不变	复查/不变	复查/加量	不变	复查
其他血管扩张剂（硝酸酯类）	加量	减量/停药	停药	减量	不变	不变	不变	不变	不变
其他减慢心率药物（胺碘酮、CCB、伊伐布雷定）	复查	减量/停药	停药	减量	停药	复查/停药*	不变	不变	不变

注：CCB，钙通道阻滞剂；Cr，血肌酐水平（mg/dl）；eGFR，估算肾小球滤过率［ml/（min·1.73m²）］；MRA：醛固酮受体拮抗剂；（*）胺碘酮。

1. 利尿剂：利尿剂消除水钠潴留，有效缓解心力衰竭患者的呼吸困难及水肿，改善运动耐量。恰当使用利尿剂是其他治疗心力衰竭药物取得成功的关键和基础。若利尿剂用量不足，会降低对ACEI的反应，增加使用β受体阻断剂的风险。另一方面，不恰当的大剂量使用利尿剂则会导致血容量不足，增加发生低血压、肾功能恶化和电解质紊乱的风险。有明显液体潴留的患者，首选袢利尿剂，最常用为呋塞米，呋塞米的剂量与效应呈线性关系。托拉塞米、布美他尼口服生物利用度更高。噻嗪类仅适用于有轻度液体潴留、伴有高血压且肾功能正常的心力衰竭患者。血管加压素V2受体阻断剂（托伐普坦）对顽固性水肿或低钠血症者疗效更显著，推荐用于常规利尿剂治疗效果不佳、有低钠血症或有肾功能损害倾向患者。

2. 肾素-血管紧张素系统抑制剂：推荐在HFrEF患者应用ACEI或ARB或血管紧张素受体脑啡肽酶抑制剂（angiotensin receptor neprilysin inhibitor，ARNI）抑制肾素-血管紧张素系统联合应用β受体阻断剂和在特定患者中应用醛固酮受体阻断剂的治疗策略，以降低心力衰竭的发病率和死亡率。

（1）ACEI能降低HFrEF患者的住院风险和死亡率，改善症状和运动能力。随机对照研究证实在HFrEF患者中，无论轻、中、重度心力衰竭，无论有无冠心病，都能获益。ACEI逆转心室重构主要通过以下机制：①降低心室前、后负荷；②抑制AngⅡ的增生作用和交感神经活性；③抑制醛固酮诱导的心脏肥厚、间质和血管周围纤维化；④预防压力负荷过重引起的心肌细胞凋亡；⑤逆转心脏肥厚，改善舒张功能。随机临床试验证实ACEI对慢性HFrEF患者产生有益的临床作用：①降低总死亡率；②降低因心力衰竭再入院率；③改善左室功能，提高LVEF；④缓解临床症状，提高运动耐量；⑤降低心力衰竭的发病率；⑥无症状的左室收缩功能降低的患者同样获益于ACEI治疗；⑦能与其他慢性HFREF治疗药物如利尿剂、β受体阻断剂联用发挥协同作用。

（2）血管紧张素Ⅱ受体阻断剂（angiotensinⅡ receptor antagonists，ARB）ARB耐受性好，长

期 ARB 治疗可改善血流动力学，随机对照研究显示可降低心力衰竭的死亡率和因心力衰竭再住院率，特别是在不能耐受 ACEI 的患者中。ARB 在血流动力学方面的作用与 ACEI 类似，可以降低肺毛细血管楔压及平均肺动脉压，降低全身血管阻力，降低前负荷和增加心排出量。坎地沙坦、缬沙坦、氯沙坦证实有效降低死亡率和病残率的相关证据最为充分。HEAAL 研究显示氯沙坦大剂量（150mg）降低住院危险性的作用优于小剂量（50mg）。目前认为慢性 HFrEF 患者治疗首选 ACEI，当患者不能耐受 ACEI 时，可用 ARB 代替。

（3）ARNI 有 ARB 和脑啡肽酶抑制剂的作用，后者可升高利钠肽、缓激肽和肾上腺髓质素及其他内源性血管活性肽的水平。ARNI 的代表药物是沙库巴曲缬沙坦钠。PARADIGM-HF 试验中显示，与依那普利相比，沙库巴曲缬沙坦钠使主要复合终点（心血管死亡和心力衰竭住院）风险降低 20%，包括心脏性猝死减少 20%。

3. β 受体阻断剂：β 受体阻断剂治疗可恢复心脏 $β_1$ 受体的正常功能。长期应用（>3 个月时）可改善心功能，提高 LVEF；治疗 4～12 个月，还能降低心室肌重量和容量、改善心室形状，延缓或逆转心肌重构。临床试验已证实 HFrEF 患者长期应用 β 受体阻断剂（琥珀酸美托洛尔、比索洛尔及卡维地洛），能改善左室功能和 LVEF，改善症状和生活质量，降低死亡、住院、猝死风险。

4. 醛固酮受体阻断剂：醛固酮受体阻断剂具有防止心肌纤维化与心室重塑、抗心律失常作用，从而达到降低慢性心力衰竭患者病死率的心血管保护作用。RALES 研究证实在 NYHA 心功能分级Ⅲ～Ⅳ，LVEF<35% 的慢性心力衰竭患者，在标准心力衰竭治疗基础上加用螺内酯可降低死亡风险 30%。心力衰竭住院（2 年）风险降低 35%。EPHESUS 研究证实，急性心肌梗死 3～14 天以内、NYHA 心功能分级Ⅲ～Ⅳ、LVEF≤40% 的患者，依普利酮使全因死亡率相对危险度降低 15%，心源性猝死降低 21%，心血管死亡率和因心力衰竭再住院率降低 13%。亚组分析结果提示在 AMI 后 3～7 天内早期应用依普利酮的临床获益更大。EMPHASIS-HF 研究纳入≥55 岁 NYHA 心功能分级Ⅱ级的慢性收缩性心力衰竭患者，LVEF≤30%（或 LVEF≤35% 且 QRS 时限>130ms）。研究结果提示，依普利酮显著降低心血管死亡或因心力衰竭住院率（27%）、全因死亡率（24%）及再住院率（23%）。

5. ARB：ARB 在血流动力学方面的作用与 ACEI 类似，可以降低肺毛细血管楔压及平均肺动脉压，降低全身血管阻力，降低前负荷和增加心排出量。常用的 ARB 包括坎地沙坦、缬沙坦、氯沙坦、厄贝沙坦等。应用 ARB 治疗慢性心力衰竭的临床试验，证实在未使用 ACEI 治疗的慢性心力衰竭患者中，其中包括不能耐受 ACEI 的患者，ARB 在降低心力衰竭死亡率和发病率方面与 ACEI 同样有效。各种 ARB 耐受性良好，其中坎地沙坦、缬沙坦、氯沙坦证实有效降低死亡率和病残率的相关证据最为充分。HEAAL 研究显示氯沙坦大剂量（150mg）降低住院危险性的作用优于小剂量（50mg）。目前认为慢性 HF-REF 患者治疗首选 ACEI，当患者不能耐受 ACEI 时，可用 ARB 代替。

6. 洋地黄类药物：洋地黄类药物是 Na^+-K^+-ATP 酶抑制剂，作用机制包括：①正性肌力作用：洋地黄类药物可通过抑制心肌细胞膜 Na^+-K^+-ATP 酶，使细胞内 Na^+ 浓度升高，进而促进 Na^+ 与 Ca^{2+} 交换，增加心肌细胞内 Ca^{2+} 浓度，增强心肌收缩力，提高心输出量，但并不增加心肌耗氧量。②影响心脏电生理：洋地黄类药物可提高迷走神经兴奋性和颈动脉窦、主动脉弓及心内压力感受器的敏感性，降低窦房结自律性、减慢房室结传导速度，故能减慢心率，有负性频率作用。洋地黄类药物可提高浦肯野纤维的自律性并缩短其有效不应期；激活钙-钙调蛋白激酶Ⅱ诱导的心肌细胞肌浆网兰尼碱受体（ryanodine receptor，RyR）磷酸化，增加肌浆网内 Ca^{2+} 的自发性泄漏，增强心脏的自主活动；诱导的细胞内 Ca^{2+} 增多会引起延迟后除极，从而引起期前收缩和持续性室性心律失常。③调节神经-内分泌系统：治疗浓度的洋地黄类药物可抑制交感神经活性，增强迷走神经活性。同时洋地黄类药物可抑制肾脏的 Na^+-K^+-ATP 酶，减少肾素分泌。目前认为除正性肌力作用外，洋地黄类药物还可通过抑制神经-内分泌系统过度激活发挥治疗心力衰竭的作用。中毒浓度的洋地黄类药物则增加交感神经活性，导致各种房性和室性心律失常。

研究显示使用地高辛可改善心力衰竭患者的症状和运动耐量。荟萃分析结果显示心力衰竭患者长期使用地高辛对病死率的影响是中性的，但可降低其住院风险。DIG 研究纳入 LVEF≤45%、窦性心率的慢性心力衰竭患者 6800 例，在利尿剂和 ACEI 治疗基础上，试验组服用地高辛（平均剂量 0.25mg/d），随访 37 个月。结果显示地高辛对全因死亡的影响为中性，地高辛组患者的全因和因心力衰竭恶化住院均减少。还有研究显示地高辛在高危心力衰竭患者中获益更大，可改善高危心力衰竭患者（LVEF＜25%、心胸比＞0.55、NYHA 心功能Ⅲ～Ⅳ级）的预后，减少因心力衰竭住院和死亡，减少全因死亡和住院。进一步分析发现，地高辛血药浓度在 0.5~0.9μg/L 时，心力衰竭患者的病死率、全因住院、因心力衰竭住院均减少。研究发现使用地高辛但心力衰竭住院未减少的患者与病死率增加患者的基线特征相似，均为女性、高血压患者较多，LVEF 和收缩压较高。OPTIMIZE-HF 注册研究结果显示：在接受当前心力衰竭指南推荐的治疗（ACEI/ ARB、β 受体阻断剂、醛固酮受体阻断剂）的老年 HFrEF 患者中，出院前加用地高辛可减少因心力衰竭住院和全因住院的风险，但对全因死亡率无影响。PROVED 研究与 RADIANCE 研究发现因心力衰竭应用地高辛的患者停用该药后患者的运动耐量会下降，心力衰竭恶化风险增加。

7. 伊伐布雷定：伊伐布雷定是心脏窦房结起搏电流（I_f）的一种选择性特异性抑制剂，以剂量依赖性方式抑制 I_f，降低窦房结发放冲动的频率，减慢心率，而对心内传导、心肌收缩力或心室复极化无影响。SHIFT 研究纳入了 6588 例 NYHA 心功能分级Ⅱ～Ⅳ级、窦性心律≥70 次/分钟、LVEF≤35%的心力衰竭患者，基础治疗为 ACEI（或 ARB）、β 受体阻断剂和醛固酮受体阻断剂。伊伐布雷定组使心血管死亡和心力衰竭恶化住院的相对风险降低 18%，患者左室功能和生活质量均显著改善。

8. SGLT2 抑制剂（SGLT2i）：SGLT2 通过阻断肾近曲小管的 SGLT2 受体，从而促进葡萄糖和钠一起从尿路排出。EMPA-REG 研究发现，应用恩格列净治疗可使 2 型糖尿病患者的心血管死亡相对风险降低 38%，全因死亡的相对风险降低 32%，因心力衰竭住院的相对风险降低约 35%。CANVAS 研究表明，坎格列净可使血糖控制不佳的 2 型糖尿病患者的主要心血管不良事件降低 14%，心血管死亡的相对风险降低 13%，全因死亡的相对风险降低 26%，因心力衰竭住院的相对风险降低约 33%。CVD-REAL 是评估初次使用 SGLT2i 的 2 型糖尿病患者心力衰竭住院和全因死亡风险的大型真实世界研究，结果发现，相比其他降糖药物，应用 SGLT2i 可使心力衰竭住院风险降低 39%，全因死亡风险降低 51%，心力衰竭住院和全因死亡的复合终点降低 46%。CVD-REAL 2 研究将人群扩展至亚太和中东地区，其中 86.6%为亚洲人群，结果发现，SGLT2i 可降低糖尿病患者死亡风险 49%，因心力衰竭住院降低 36%。因此目前认为 SGLT2i 可降低糖尿病患者的心力衰竭住院风险及心血管复合终点（死亡、因心力衰竭住院、心肌梗死、卒中）的发生风险，机制可能包括促进排钠、体重降低、血压下降、减轻氧化应激、改善动脉僵硬度及降低交感神经活性。

近期有研究显示在 HFrEF 患者中，无论既往有无 2 型 DM 病史，在心力衰竭标准治疗基础上加用 SGLT2i，可以改善患者的预后。DAPA-HF 研究显示，心力衰竭（LVEF≤40%）患者，在心力衰竭标准治疗基础上加用达格列净使主要结局（心力衰竭住院或心血管死亡）相对风险下降 26%，心血管死亡相对风险降低 18%，全因死亡相对风险降低 17%，因心力衰竭住院的相对风险降低 30%。EMPEROR-Reduced 研究显示，NYHA Ⅱ-Ⅳ级的慢性心力衰竭（LVEF≤40%）患者，平均随访时间为 16 个月，在指南推荐的心力衰竭治疗基础上，加恩格列净能降低心血管死亡或心力衰竭住院的风险 25%，降低因心力衰竭住院风险 30%，恩格列净组的 eGFR 年下降速度较安慰剂组慢，恩格列净减少发生终末期肾病或 eGFR 持续显著降低的风险 50%。

9. 中医中药治疗：多中心、随机、安慰剂对照研究结果表明，在标准治疗基础上联合应用中药芪苈强心胶囊治疗 12 周，比较对照组可显著降低慢性心衰患者的 NT-proBNP 水平。改善疗效的次要指标包括 NYHA 心功能分级、心血管复合终点事件（死亡、心搏骤停行心肺复苏、因心力衰竭入院、心力衰竭恶化需要静脉用药、心力衰竭恶化患者放弃治疗）、6 分钟步行距离以及明尼苏达生活质量。中西医结合治疗需注意潜在的中西药间相互作用导致的不良反应。中医药治疗心力衰竭临床应用广泛，《慢性心力衰竭中西医结合诊疗专家共识》建议，在西医治疗基础上配合中医药治疗，如芪参益气滴丸等，可改善慢性心力衰竭患者临床症状和生活质量，维持心功能，减少再住院率，更好地实现慢性心力衰竭的全面管理；西药常规联用注射用益气复脉（冻干）也可提高临床疗效，在心力衰竭急性加重期、难治性终末期心力衰竭治疗时可以提高临床综合疗效，改善心功能。

10. 其他药物：对于无法使用 ACEI/ARB/ARNI 的有症状 HFrEF 患者，合用硝酸酯与肼屈嗪治疗可能有助于改善症状。心肌细胞能量代谢障碍在心力衰竭的发生和发展中发挥一定作用，有研究显示使用改善心肌能量代谢的药物，如曲美他嗪、辅酶 Q10、辅酶 I（NAD）、左卡尼汀、磷酸肌酸等可以改善患者症状和心脏功能，提高生活质量，但对远期预后的影响尚需进一步研究。心力衰竭患者伴冠心病、房颤、肺栓塞、深静脉血栓形成，或者存在血栓栓塞的高危因素时，则应视相应临床情况应用抗血小板和/或抗凝药物。

【药学提示】

（一）慢性 HFrEF 的药物治疗

1. 利尿剂

（1）适应证：有液体潴留证据的心衰患者均应使用利尿剂。

（2）禁忌证：①从无液体潴留的症状及体征；②痛风是噻嗪类利尿剂的禁忌证；③已知对某种利尿剂过敏或存在不良反应。

（3）应用方法：根据患者淤血的症状和体征、血压、肾功能选择起始剂量（表 1-8），根据患者对利尿剂的反应调整剂量，体重每天减轻 0.5~1.0kg 为宜。一旦症状缓解、病情控制，即以最小有效剂量长期维持，并根据液体潴留的情况随时调整剂量。每天体重的变化是最可靠的监测指标。可教会患者根据病情需要（症状、水肿、体重变化）调整剂量。利尿剂开始应用或增加剂量 1~2 周后应复查血钾和肾功能。

表 1-8 慢性 HFrEF 常用利尿剂及其剂量

药物	起始剂量	每天最大剂量	每天常用剂量
祥利尿剂			
呋塞米	20~40mg，1 次/日	120~160mg	20~80mg
布美他尼	0.5~1mg，1 次/日	6~8mg	1~4mg
托拉塞米	10mg，1 次/日	100mg	10~40mg
噻嗪类利尿剂			
氢氯噻嗪	12.5~25mg，1~2 次/日	100mg	25~50mg
美托拉宗	2.5mg，1 次/日	20mg	2.5~10mg
吲达帕胺	2.5mg，1 次/日	5mg	2.5~5mg
保钾利尿剂			
阿米洛利	2.5mg[a]/5mg[b]，1 次/日	20mg	5~10mg[a]/10~20mg[b]
氨苯蝶啶	25mg[a]/50mg[b]，1 次/日	200mg	100mg[a]/200mg[b]
血管加压素 V_2 受体阻断剂			
托伐普坦	7.5~15mg，1 次/日	30mg	15mg

注：a：与 ACEI 或 ARB 联用时剂量；b：不与 ACEI 或 ARB 联用时剂量。

（4）不良反应：①电解质丢失：利尿剂导致的低钾、低镁血症是心力衰竭患者发生严重心律失常的常见原因。血钾 3.0~3.5mmol/L 可给予口服补钾治疗，而对于血钾 < 3.0mmol/L 应采取口服和静脉结合补钾，必要时经深静脉补钾。低钠血症（血钠浓度 < 135mmol/L）时应注意区别缺钠性低钠血症和稀释性低钠血症，后者按利尿剂抵抗处理。若低钠血症合并容量不足时，可考虑停用利尿剂。低钠血症合并容量过多时应限制入量，考虑托伐普坦及超滤治疗。②低血压：在开始利尿剂治疗或增加剂量时易发生。首先应区分容量不足和心力衰竭恶化，纠正低钠及低血容量水平，若无淤血的症状及体征，应先利尿剂减量；若仍伴有低血压症状，还应调整其他扩血管药物（如硝酸酯）的剂量。③肾功能恶化：利尿剂治疗中可出现肾功能损伤（血肌酐/尿素氮上升），应分析可能的原因进行处理：利尿剂不良反应，如果联合使用袢利尿剂和噻嗪类利尿剂者应停止噻嗪类利尿剂；心力衰竭恶化，肾脏低灌注和肾静脉淤血都会导致肾功能损害；容量不足；某些肾毒性的药物，如非甾体抗炎药，会影响利尿剂的药效并且导致肾功能损害和肾灌注下降，增加 ACEI/ARB 或醛固酮受体阻断剂引起肾功能恶化的风险。④高尿酸血症：对于高尿酸血症患者可考虑改用袢利尿剂或加用降尿酸药。痛风发作时可用秋水仙碱，避免用非甾体抗炎药。⑤托伐普坦的不良反应：主要是口渴和高钠血症。慢性低钠血症的纠正不宜过快，避免血浆渗透压迅速升高造成脑组织脱水而继发渗透性脱髓鞘综合征。偶有肝损伤，应检测肝功能。

2. 肾素-血管紧张素系统抑制剂

（1）ACEI

1）适应证：所有 HFrEF 患者均应使用 ACEI，除非有禁忌证或不能耐受。

2）禁忌证：①使用 ACEI 曾发生血管神经性水肿（导致喉头水肿）；②妊娠妇女；③双侧肾动脉狭窄。以下情况须慎用：①血肌酐 > 221μmol/L（2.5mg/dl）或者 eGFR < 30ml/（min·1.73m²）；②血钾 > 5.5mmol/L；③症状性低血压（收缩压 < 90mmHg）；④左心室流出道梗阻（如主动脉瓣狭窄、肥厚型梗阻性心肌病）。

3）应用方法：尽早使用，从小剂量开始，逐渐递增，每隔 2 周剂量倍增 1 次，直至达到最大耐受剂量或目标剂量（表 1-9）。滴定剂量及过程需个体化，开始服药和调整剂量后应监测血压、血钾及肾功能。调整到最佳剂量后长期维持，避免突然撤药。临床医师应试图使用在临床试验中被证明可以减少的心血管事件的目标剂量，如不能耐受，也可应用中等剂量或患者能够耐受的最大剂量。

表 1-9 慢性 HFrEF 常用肾素-血管紧张素系统抑制剂及其剂量

药物	起始剂量	目标剂量
ACEI		
卡托普利	6.25mg，3 次/日	50mg，3 次/日
依那普利	2.5mg，2 次/日	10mg，2 次/日
福辛普利	5mg，1 次/日	20~30mg，1 次/日
赖诺普利	5mg，1 次/日	20~30mg，1 次/日
培哚普利	2mg，1 次/日	4~8mg，1 次/日
雷米普利	1.25mg，1 次/日	10mg，1 次/日
贝那普利	2.5mg，1 次/日	10~20mg，1 次/日
ARB		
坎地沙坦	4mg，1 次/日	32mg，1 次/日
缬沙坦	40mg，1 次/日	160mg，2 次/日
氯沙坦	25~50mg，1 次/日	150mg，1 次/日
ARNI		
沙库巴曲缬沙坦	25~100[a]mg，2 次/日	200mg，2 次/日

4）不良反应：①肾功能恶化：如果肌酐增高＞30%，应减量，若升高＞50%，应停用。②高血钾：血钾＞5.5mmol/L，应停用 ACEI；血钾＞6.0mmol/L 时，应采取降低血钾的措施，如口服钾结合剂。③低血压：无症状性低血压通常不需要改变治疗。对于症状性低血压，可调整或停用其他有降压作用的药物；若无液体潴留，利尿剂可减量；必要时暂时减少 ACEI 剂量；若血钠＜130mmol/L，可增加食盐摄入。④干咳。⑤血管性水肿：多见于首次用药或治疗最初 24 小时内，发生血管性水肿患者终身禁用 ACEI。

（2）ARB

1）适应证：推荐用于不能耐受 ACEI 的 HFrEF 患者；对于因其他适应证已服用 ARB 的患者，如果随后发生 HFrEF，可继续使用 ARB。

2）禁忌证：除血管神经性水肿外，其余同 ACEI。

3）应用方法与不良反应监测：从小剂量开始，逐步将剂量增至推荐的目标剂量或可耐受的最大剂量（表 1-9）。开始应用及调整剂量后 1~2 周内，应监测血压、肾功能和血钾。不良反应包括低血压、肾功能恶化和高血钾等，极少数患者也会发生血管性水肿。

（3）ARNI

1）适应证：对于 NYHA 心功能 Ⅱ~Ⅲ级、有症状的 HFrEF 患者，若能够耐受 ACEI/ARB，推荐以 ARNI 替代 ACEI/ARB，以进一步减少心力衰竭的发病率及死亡率。

2）禁忌证：①有血管神经性水肿病史；②双侧肾动脉严重狭窄；③妊娠及哺乳期妇女；④重度肝损害（Child-Pugh 分级 C 级），胆汁性肝硬化和胆汁淤积；⑤已知对 ARB 或 ARNI 过敏。以下情况者须慎用：①血肌酐＞221μmol/L（2.5mg/dl）或者 eGFR＜30ml/（min·1.73m^2）；②血钾＞5.4mmol/L；③症状性低血压（收缩压＜95mmHg）；

3）应用方法：患者由服用 ACEI/ARB 转为 ARNI 前血压需稳定，并停用 ACEI 36 小时，因脑啡肽酶抑制剂和 ACEI 联用会增加血管性水肿的风险。小剂量开始，每 2~4 周剂量加倍，逐渐滴定至目标剂量（表 1-9）。中度肝损伤（Child-Pugh 分级 B 级）、≥75 岁患者起始剂量要小。起始治疗和剂量调整后应监测血压、肾功能、血钾。在未使用 ACEI 或 ARB 的有症状 HFrEF 患者中，如血压能够耐受，也可首选 ARNI，注意监测血压和肾功能。

4）不良反应：主要是低血压、肾功能恶化、高钾血症，血管神经性水肿。相关处理同 ACEI。

3. β 受体阻断剂

（1）适应证：病情相对稳定的 HFrEF 患者均应使用 β 受体阻断剂，除非有禁忌证或不能耐受。

（2）禁忌证：心源性休克、病态窦房结综合征、二度及以上房室传导阻滞（无心脏起搏器）、心率＜50 次/分钟、低血压（收缩压＜90mmHg）、支气管哮喘急性发作期。

（3）应用方法：尽早使用，NYHA 心功能Ⅳ级患者应在血流动力学稳定后使用。因 β 受体阻断剂的负性肌力作用可能诱发和加重心力衰竭，治疗心力衰竭的生物学效应需持续用药 2~3 个月才逐渐产生，故起始剂量须小，每隔 2~4 周可剂量加倍，逐渐达到指南推荐的目标剂量（表 1-10）或最大可耐受剂量，并长期使用。静息心率降至 60 次/分钟的剂量为 β 受体阻断剂应用的目标剂量或最大耐受剂量。滴定的剂量及过程需个体化，要密切观察心率、血压、体重、呼吸困难、淤血的症状及体征。有液体潴留或最近曾有液体潴留的患者，必须同时使用利尿剂。突然停药会导致病情恶化。在慢性心力衰竭急性失代偿时，可继续维持使用，心动过缓（50~60 次/分钟）和血压偏低（收缩压 85~90mmHg）的患者可减少剂量，严重心动过缓（＜50 次/分钟）、严重低血压（收缩压＜85mmHg）和休克患者应停用，但在出院前应再次启动 β 受体阻断剂治疗。

表 1-10　慢性 HFrEF 常用 β 受体阻断剂及其剂量

药物	初始剂量	目标剂量
琥珀酸美托洛尔	11.875~23.75mg，1 次/日	190mg，1 次/日
比索洛尔	1.25mg，1 次/日	10mg，1 次/日
卡维地洛	3.125mg，2 次/日	25mg，2 次/日
酒石酸美托洛尔	6.25mg，2~3 次/日	50mg，2~3 次/日

（4）不良反应：①心力衰竭恶化：液体潴留加重，先增加利尿剂量，如无效或病情严重，β 受体阻断剂应减量。出现明显乏力时，需排除睡眠呼吸暂停、过度利尿或抑郁等，若考虑与 β 受体阻断剂应用或加量相关，则应减量。②心动过缓和房室传导阻滞：心率＜50 次/分钟，或出现二度及以上房室传导阻滞时，应减量甚至停药。③低血压：一般出现于首剂或加量的 24~48 小时内，处理同 ACEI，若伴有低灌注的症状，β 受体阻断剂应减量或停用，并重新评估患者的临床情况。④其他：无力、外周血管痉挛导致外周肢体发冷、掩盖低血糖反应、诱发哮喘。

4. 醛固酮受体阻断剂

（1）适应证：①LVEF≤35%、使用 ACEI/ARB/ARNI 和 β 受体阻断剂治疗后仍有症状的 HFrEF 患者；②急性心肌梗死后且 LVEF≤40%，有心力衰竭症状或合并糖尿病者。

（2）禁忌证：①肌酐＞221mmoL/L（2.5mg/dl）或 eGFR＜30ml/（min·1.73m²）；②血钾＞5.0mmol/L；③妊娠妇女。

（3）应用方法：螺内酯，初始剂量 10~20mg，1 次/日，至少观察 2 周后再加量，目标剂量 20~40mg，1 次/日。依普利酮，初始剂量 25mg，1 次/日，目标剂量 50mg，1 次/日。通常醛固酮受体阻断剂应与袢利尿剂合用，避免同时补钾及食用高钾食物，除非有低钾血症。使用醛固酮受体阻断剂治疗后 3 天和 1 周应监测血钾和肾功能，前 3 个月每月监测 1 次，以后每 3 个月监测 1 次。

（4）不良反应：主要不良反应是肾功能恶化和高血钾。使用醛固酮受体阻断剂治疗后 3 天和 1 周应监测血钾和肾功能，前 3 个月每月监测 1 次，以后每 3 个月监测 1 次。如血钾＞5.5mmol/L，即应停用或减量。若 ACEI/ARB 加量后，也应监测血钾和肾功能。螺内酯可出现男性乳房疼痛或乳房增生症（10%），为可逆性，停药后消失。

5. 洋地黄

（1）适应证：应用利尿剂、ACEI/ARB/ARNI、β 受体阻断剂和醛固酮受体阻断剂，仍持续有症状的 HFrEF 患者；急性心力衰竭合并房颤（心室率＞110 次/分钟）的患者可首选静脉洋地黄类药物控制心室率；NYHA 心功能 I~Ⅲ 级的心力衰竭合并房颤的患者，若应用 β 受体阻断剂效果不佳或不能耐受或存在禁忌时，可考虑应用地高辛控制心室率；NYHA 心功能 Ⅳ 级的心力衰竭患者合并心房颤动时，可考虑静脉应用洋地黄类药物控制心室率；心力衰竭症状严重的 HFrEF 患者可考虑使用地高辛降低心力衰竭住院风险。

（2）禁忌证：①病态窦房结综合征；②二度及以上房室传导阻滞；③心率＜50 次/分钟患者；④心肌梗死急性期（＜24 小时），尤其是有进行性心肌缺血者；⑤预激综合征伴心房颤动或心房扑动；⑥梗阻性肥厚型心肌病；⑦窦性心率的缩窄性心包炎或二尖瓣狭窄；⑧甲状腺功能亢进；⑨高钙血症、高钾血症；⑩存在以下情况者应慎用：心肌炎、低氧血症、低钾血症、低镁血症、心肌淀粉样变、肾衰竭。

（3）应用方法：地高辛，口服常用剂量为 0.125~0.25mg/d，7 天可达稳态血药浓度。对于≥80 岁、体重指数＜18.5kg/m²、肾功能不全者可采取 0.0625mg/d 或 0.125mg 隔日用药。静脉应用的使用方法为 0.25mg，5% 葡萄糖注射液稀释后缓慢注射，可重复剂量，每日不超过 1mg，病情稳定后，可改为口服地高辛维持。去乙酰毛花苷注射液的静脉应用的使用方法为首剂 0.2~0.4mg 稀释后缓慢静脉注射，2~4 小时后可再用 0.2mg，24 小时总量不超过 1.2mg。

用药期间需监测：①心率和心律：记录静息和运动后心率，定期复查心电图，必要时进行心电监测或做 24 小时动态心电图。②症状和体征：包括心力衰竭和心房颤动的症状及体征，注意有无洋地黄中毒相关症状。③肾功能和电解质：监测血钾、钙、镁水平。④地高辛血药浓度：用药期间需监测血药浓度，在开始使用地高辛 1~2 周后监测，每 1~3 个月复查。应在服用地高辛至少 6~8 小时后抽血，建议血药浓度维持在 0.5~0.9μg/L。在出现病情变化或联合用药改变时应及时复查血药浓度。

（4）不良反应：不良反应主要见于大剂量时。①消化道症状：厌食、恶心、呕吐、腹泻、腹痛，常为中毒先兆，易被忽视，需与右心衰竭加重鉴别。②视觉异常：视物模糊、黄视、绿视等，视觉异常为中毒先兆，发现后需及时停药。③心脏表现：是洋地黄类药物中毒最危险的毒性反应，各种心律失常均可出现，特征性表现为快速心律失常合并窦房结或房室结传导阻滞，如房性或交界处性心动过速伴房室传导阻滞、房颤患者伴三度房室传导阻滞，最常见的是多源性室性早搏（呈二、三联律）、窦性心动过缓和房室传导阻滞，严重时发生室性心动过速和心室颤动。心力衰竭一度好转后突然或缓慢加重应警惕洋地黄类药物中毒。注意，应用洋地黄类药物后心电图出现鱼钩样 ST-T 改变，称为洋地黄作用，并非洋地黄类药物中毒表现。④神经系统症状：头痛、头晕、失眠、昏睡、谵妄等。

洋地黄类药物治疗窗窄，个体差异大。影响地高辛血药浓度的因素很多，除药物剂量外，影响其吸收、分布和清除的因素发生改变均会影响血药浓度，如年龄或脂肪存储增加引起的分布容积改变、低白蛋白血症引起的蛋白结合减少、肾功能下降等。地高辛是肠和肾 P 糖蛋白的一种底物，改变 P 糖蛋白活性的药物可使地高辛血药浓度升高，如维拉帕米、地尔硫䓬和胺碘酮。心肌缺血可抑制 Na^+/K^+-ATP 酶活性，增加心肌组织对地高辛的敏感性，使地高辛血药浓度升高。存在心肌缺血的患者初始剂量应减少（较常规剂量减少 25%~50%）。低氧血症、酸碱失衡和电解质紊乱均可诱发洋地黄类药物中毒，心功能越差越易发生中毒。不良反应常出现于地高辛血药浓度 > 2.0μg/L 时，但低钾、低镁、心肌缺血、甲状腺功能减退时即使血药浓度较低也可发生中毒。因此洋地黄类药物不良反应及中毒的诊断应根据临床表现、用药情况及血药浓度综合判断。

临床怀疑洋地黄类药物中毒时应立即停用洋地黄类药物，同时停用可引起低钾血症的药物。应纠正低钾血症和低镁血症，应予口服或静脉补充，将血钾补充至 4.5~5.0mmol/L。但存在高钾血症、窦房阻滞、窦性停搏及高度房室传导阻滞者禁止补钾。应治疗心律失常，洋地黄类药物中毒出现快速心律失常时，电击能诱发室颤，因此禁止采用电复律。苯妥英钠可与洋地黄类药物争夺 Na^+-K^+-ATP 酶，具有解毒效应，可采取 100~200mg 加注射用水 20ml 缓慢静脉注射，如情况不紧急，可口服（0.1mg，3~4 次/日）。出现室性心律失常可选用利多卡因。出现缓慢性心律失常，无症状者可密切观察，有症状者可给予阿托品、异丙肾上腺素，伴血流动力学障碍时可植入临时起搏器。对于严重洋地黄类药物中毒的患者，如威胁生命的心律失常、心搏骤停、高钾血症、器官功能异常和地高辛血药浓度极高时，建议使用地高辛特异性抗体。发生心搏骤停时，在应用地高辛特异性抗体后心肺复苏至少持续 30min 以上，洋地黄类药物中毒纠正后，应仔细分析中毒原因，慎重选择剂量和血药浓度监测方案，避免再次发生中毒。

6. 伊伐布雷定

（1）适应证：窦性心律的 NYHA 心功能分级Ⅱ~Ⅳ级慢性稳定性心力衰竭患者，LVEF ≤35%，合并以下情况之一：①已使用 ACEI 或 ARB、β 受体阻断剂、醛固酮受体阻断剂，β 受体阻断剂已达到推荐剂量或最大耐受剂量，心率仍然 ≥70 次/分钟；②心率 ≥70 次/分钟，对 β 受体阻断剂不能耐受或禁忌者。

（2）禁忌证：①病态窦房结综合征、窦房传导阻滞、二度及以上房室传导阻滞、治疗前静息心率＜60次/分钟；②血压＜90/50mmHg；③急性失代偿性心力衰竭；④重度肝功能不全；⑤房颤或心房扑动；⑥依赖心房起搏。

（3）应用方法：起始剂量2.5mg，2次/日，治疗2周后，根据静息心率调整剂量，每次剂量增加2.5mg，使患者的静息心率控制在60次/分钟左右，最大剂量7.5mg，2次/日。老年、伴有室内传导障碍的患者起始剂量要小。对合用β受体阻断剂、地高辛、胺碘酮的患者应监测心率和Q-T间期，因低钾血症和心动过缓合并存在是发生严重心律失常的易感因素，特别是长Q-T间期综合征患者。避免与强效细胞色素P450 3A4抑制剂（如唑类抗真菌药、大环内酯类抗菌药物）合用。

（4）不良反应：最常见为光幻症、心动过缓。若发生视觉功能恶化时，应考虑停药。心率＜50次/分钟或出现相关症状时应减量或停用。

（二）HFpEF和HFmrEF治疗

HFpEF患者的治疗主要针对症状、心血管基础疾病和合并症、心血管病危险因素，采取综合性治疗手段。临床研究未能证实ACEI/ARB、β受体阻断剂能改善HFpEF患者的预后和降低病死率。因基础心血管疾病（如房颤、高血压、冠心病、肺动脉高压）以及合并症（如糖尿病、慢性肾脏病等）的不同，HFpEF患者的病理生理机制有很大的差异。非心血管疾病也是HFpEF患者的死亡和住院的原因。故建议对HFpEF和HFmrEF患者进行心血管疾病和非心血管疾病合并症的筛查及评估，并给予相应的治疗，例如控制血压、改善心脏缺血、改善左室重构、治疗房颤、缓解容量负荷过重等，以改善症状及预后。

1. 利尿剂：有液体潴留的HFpEF和HFmrEF患者应使用利尿剂，利尿剂使用方法见HFrEF的药物治疗中利尿剂部分。

2. 基础疾病及合并症的治疗

（1）高血压：是最重要和最常见的HFpEF的病因，有效控制血压可减少因心力衰竭住院、心血管事件及死亡率。按照目前高血压指南，使血压控制在130/80mmHg以下。降压药物推荐优选ACEI/ARB、β受体阻断剂。存在容量负荷过重的患者首选利尿剂。

（2）冠心病：合并冠心病的HFpEF患者应按冠心病相关指南进行治疗，经规范的药物治疗后仍有心绞痛症状或存在心肌缺血，应考虑作冠状动脉血运重建术。

（3）房颤：合并房颤的HFpEF患者根据相关指南进行治疗可改善心力衰竭的症状。

（4）积极治疗糖尿病和控制血糖，SGLT2i可降低糖尿病患者的心力衰竭住院风险及心血管复合终点（死亡、因心力衰竭住院、心肌梗死、卒中）的发生风险，肥胖者要减轻体重。

3. 醛固酮受体阻断剂：TOPCAT研究亚组分析提示螺内酯可减少HFpEF患者因心力衰竭住院。对LVEF≥45%，BNP升高或1年内因心力衰竭住院的HFpEF患者，可考虑使用醛固酮受体阻断剂以减少住院风险。

4. HFmrEF的治疗：HFmrEF占心力衰竭患者中的10%~20%，HFmrEF与HFpEF的临床表型不尽相同，目前关于其临床特点、病理生理、治疗与预后的临床证据有限。初步研究显示，HFmrEF在病因学、临床特点、影像学表现、合并症、治疗及预后等方面介于HFrEF与HFpEF之间。HFmrEF中缺血性心脏病的患者比例高。部分HFmrEF可转变为HFpEF或HFrEF，从HFmrEF进展到HFrEF的患者预后比那些保持在HFmrEF或转变为HFpEF的患者预后更差。对一些随机对照试验的回顾性分析以及荟萃分析表明，ACEI/ARB、β受体阻断剂、醛固酮受体阻断剂可能改善HFmrEF患者的预后。

（三）急性心力衰竭的药物治疗提示

1. 静脉袢利尿剂：有液体潴留证据的急性心力衰竭患者均应使用利尿剂。首选静脉袢利尿剂，如呋塞米、托拉塞米、布美他尼，应及早应用。既往没有接受过利尿剂治疗的患者，宜先静脉注射呋塞米20~40mg（或等剂量其他袢利尿剂）。如果平时使用袢利尿剂治疗，最初静脉剂量应等于或超过长期每日所用剂量。需监测患者症状、尿量、肾功能和电解质的变化。可选择推注或持续静脉输注的方式，根据患者症状和临床状态调整剂量和疗程。有低灌注表现的患者应在纠正后再使用利尿剂。

利尿剂反应不佳或抵抗的处理：①增加袢利尿剂剂量；②静脉推注联合持续静脉滴注：静脉持续和多次应用可避免因为袢利尿剂浓度下降引起的钠水重吸收；③2种及以上利尿剂联合使用，如在袢利尿剂基础上加噻嗪类利尿剂，也可加用血管加压素 V_2 受体阻断剂；④应用增加肾血流的药物，如小剂量多巴胺或重组人利钠肽，改善利尿效果和肾功能、提高肾灌注；⑤纠正低血压、低氧、酸中毒、低钠、低蛋白、感染等，尤其注意纠正低血容量；⑥超滤治疗。

2. 静脉血管扩张剂：收缩压是评估患者是否适宜应用此类药物的重要指标。收缩压＞90mmHg的患者可使用以缓解症状，尤其适用于伴有高血压的急性心力衰竭患者；收缩压＜90mmHg或症状性低血压的患者，禁忌使用。有明显二尖瓣或主动脉瓣狭窄的患者应慎用。HFpEF 患者因对容量更加敏感，使用血管扩张剂应谨慎。应用过程中需密切监测血压，根据血压情况调整合适的维持剂量，常用静脉血管扩张剂剂量见表 1-11。硝酸酯类药物适用于急性心力衰竭合并高血压、冠状动脉缺血、二尖瓣反流的患者，紧急时亦可选择舌下含服硝酸甘油，硝酸酯类药物持续应用可能发生耐药。硝普钠适用于严重心力衰竭、后负荷增加以及伴肺淤血或肺水肿的患者，特别是高血压危象、急性主动脉瓣反流、急性二尖瓣反流和急性室间隔缺损合并急性心力衰竭等需快速减轻后负荷的疾病。硝普钠（使用不应超过72 小时）停药应逐渐减量，并加用口服血管扩张剂，以避免反跳现象。重组人利钠肽通过扩张静脉和动脉（包括冠状动脉），降低前、后负荷；同时具有一定的促进钠排泄、利尿及抑制肾素血管紧张素醛固酮系统和交感神经系统的作用。该药对于急性心力衰竭患者安全，可明显改善患者血流动力学和呼吸困难的相关症状。乌拉地尔为 α 受体阻断剂，可有效降低血管阻力，增加心输出量，可用于高血压合并急性心力衰竭、主动脉夹层合并急性心力衰竭的患者。

表 1-11 急性心力衰竭患者常用血管扩张剂及其剂量

药物	剂量	剂量调整与疗程
硝酸甘油	初始剂量 5~10μg/min，最大剂量 200μg/min	5~10 分钟增加 5~10μg/min
硝酸异山梨酯	初始剂量 1mg/h，最大剂量 5~10mg/h	逐渐增加剂量
硝普钠	初始剂量 0.2~0.3μg/（kg·min），最大剂量 5μg/（kg·min）	5~10 分钟增加 5μg/min，疗程≤72 小时
重组人利钠肽	负荷量 1.5~2μg/kg 静脉缓推或不用负荷量，继 0.0075~0.01μg/（kg·min）维持	根据血压调整剂量
乌拉地尔	100~400μg/min，严重高血压者可缓慢静脉注射 12.5~25mg	根据血压调整剂量

3. 正性肌力药：适用于低血压（收缩压＜90mmHg）和/或组织器官低灌注的患者。短期静脉应用正性肌力药物可增加心输出量，升高血压，缓解组织低灌注，维持重要脏器的功能，常用药物种类和用法见表 1-12。多巴酚丁胺和多巴胺通过兴奋心脏 β_1 受体产生正性肌力作用，正在应用 β 受体阻断剂的患者不推荐应用多巴酚丁胺和多巴胺。磷酸二酯酶抑制剂通过抑制环磷酸腺苷（cyclic adenosine monophosphate，cAMP）降解，升高细胞内 cAMP 浓度，增强心肌收缩力，同时有直接扩张血管作用，主要药物为米力农和奥普力农。左西孟旦是钙增

敏剂，与心肌肌钙蛋白 C 结合产生正性肌力作用，不影响心室舒张，还具有扩张血管作用。

表 1-12　心力衰竭患者常用正性肌力药、血管收缩药物及其剂量

药物	剂量	剂量调整与疗程
β 受体激动剂		
多巴胺	<3μg/（kg·min）：激动多巴胺受体，扩张肾动脉 3~5μg/（kg·min）：激动心脏 $β_1$ 受体，正性肌力作用 >5μg/（kg·min）：激动心脏 $β_1$ 受体、外周血管 α 受体	小剂量起始，根据病情逐渐调节，最大剂量为 20μg/（kg·min），>10μg/（kg·min）外周血管收缩明显，增加脏器缺血风险
多巴酚丁胺	2.5~10μg/（kg·min）维持	一般持续用药时间不超过 3~7 天
磷酸二酯酶抑制剂		
米力农	负荷量 25~75μg/kg 静脉注射（>10min），继以 0.375~0.75μg/（kg·min）静脉滴注维持	
盐酸奥普力农	每千克体重 10μg（10μg/kg）盐酸奥普力农的剂量静脉缓慢注射原液或其稀释液（用生理盐水或葡萄糖注射液稀释），注射时间控制在 5 分钟；此后按照 0.1~0.3μg/（kg·min）的速度静脉滴注	一般用药时间为 3~5 天 必要时可增加剂量至 0.4μg/（kg·min）。一日的总给药量不能超过 0.6mg/kg（相当于 0.4μg/（kg·min）持续给药 24 小时）。使用后 120 分钟如临床症状仍未改善时，须停药并给予妥善处理
钙离子增敏剂		
左西孟旦	负荷量 6~12μg/kg 静脉注射（>10min），继以 0.05~0.2μg/（kg·min）静脉滴注维持 24 小时	低血压时不推荐予以负荷剂量
血管收缩药物		
去甲肾上腺素	0.2~1.0μg/（kg·min）静脉滴注维持	
肾上腺素	复苏时首先 1mg 静脉注射，效果不佳时可每 3~5 分钟重复静脉注射用药，每次 1~2mg，总剂量通常不超过 10mg	

【注意事项】

1. 急性心力衰竭的治疗要点：急性心力衰竭住院是一个日益增长和重大的公共卫生问题，已成为年龄>65 岁患者住院的主要原因，伴有高死亡率和高再住院风险。对于急性心力衰竭患者，应积极查找病因和诱因。所有急性呼吸困难和疑诊急性心力衰竭患者均推荐检测血浆利钠肽水平，以帮助鉴别急性心力衰竭和非心脏原因的急性呼吸困难，但需要鉴别非心脏原因引起的利钠肽水平的增高。指南强调应该尽量缩短确立诊断及开始治疗的时间。在急性心力衰竭的早期阶段，如果患者存在心源性休克或呼吸衰竭，需尽早提供循环支持和/或通气支持。应迅速识别威胁生命的临床情况或诱因（急性冠脉综合征、高血压急症、心律失常、急性机械并发症、急性肺栓塞），并给予相关指南推荐的针对性治疗。在急性心力衰竭的早期阶段，应遵循急性心力衰竭早期管理流程，根据临床评估（如是否存在淤血和低灌注）选择最优化的治疗策略，分析患者的血流动力学特点进行早期药物的选择，合理使用利尿剂、血管扩张剂、正性肌力药。在急性心力衰竭处理中要强调最佳治疗时间（time-to-treatment），尽早给予合理的治疗。

2. 急性心力衰竭用药的注意事项

（1）吗啡：可减少急性肺水肿患者焦虑和呼吸困难引起的痛苦。应密切观察疗效和呼吸抑制的不良反应，对伴明显和持续低血压、休克、意识障碍、COPD 等患者禁忌使用。

（2）静脉正性肌力药：正性肌力药有促进和诱发心率增快、心律失常、心肌缺血、低血压等不良反应。现有的循证医学显示正性肌力药不能改善预后。临床应用此类药需全面衡量利弊，综合评价临床状况，如是否伴组织低灌注的表现，仅用于有明确的严重心脏收缩功能不全、低血压和低心排（低灌注）证据的患者。应用正性肌力药物注意事项：①血压降低伴低心输出量或低灌注时应尽早使用，而当器官灌注恢复和/或淤血减轻时则应尽快停用；②药物的剂量和静脉滴注速度应根据患者的临床反应作调整，强调个体化治疗；③常见不良反应有低血压、心动过速、心律失常等，用药期间应持续心电、血压监测；④血压正常、无器官和组织灌注不足的急性心力衰竭患者不宜使用；⑤因低血容量或其他可纠正因素导致的低血压患者，需先去除这些因素再权衡使用。

（3）血管收缩药：应用了正性肌力药物仍出现心源性休克，或合并显著低血压状态的患者，血管加压药治疗可作为暂时维持体循环血压和终末器官灌注的措施。对外周动脉有显著缩血管作用的药物有去甲肾上腺素、肾上腺素、大剂量多巴胺［＞5μg/（kg·min）］和加压素等。去甲肾上腺素：静脉滴注。5% 葡萄糖或葡萄糖氯化钠注射液稀释后，初始以 2~4μg/min 静脉滴注，并迅速调整剂量使血压上升至较理想水平，维持剂量为 2~4μg/min，如剂量＞25μg/min，无效时应及时采用其他抗休克措施。静脉注射：危急患者可将该药 1~2mg 稀释至 10ml 静脉注射，可根据血压调整用量，待血压回升，改为静脉维持。

3. HFrEF 心力衰竭患者应避免使用或慎用的药物

（1）α 肾上腺素能受体阻断剂（如多沙唑嗪和哌唑嗪）可能引起心力衰竭恶化。

（2）抗心律失常药：心力衰竭患者多合并各种心律失常，大部分抗心律失常药物有负性肌力作用，会导致心力衰竭恶化。抗心律失常药物还有促心律失常作用，特别是Ⅰ类抗心律失常药物，应避免使用。β 受体阻断剂因其对心力衰竭治疗的有益作用，应作为一线药物使用。对于合并室上性或室性心律失常的 HFrEF 患者，可用胺碘酮，但禁用决奈达隆，因其增加中、重度心力衰竭患者的死亡率。

（3）CCB：大多数的 CCB（除氨氯地平和非洛地平外）有负性肌力作用，会引起心力衰竭失代偿和死亡率增加，应避免使用。心力衰竭患者合并严重高血压或心绞痛时，可使用氨氯地平和非洛地平，但需注意引起腿部水肿的可能。

（4）西洛他唑：为有扩张动脉血管作用的磷酸二酯酶抑制剂，用于间歇性跛行的治疗。因其他磷酸二酯酶抑制剂的研究显示充血性心力衰竭患者应用此类药物会增加死亡率，建议心力衰竭患者避免使用此药物。

（5）糖皮质激素：可引起水钠潴留，使用前应权衡用药的收益和水钠潴留所导致不利作用。

（6）中药治疗：一些中成药会与 β 受体阻断剂、地高辛、扩血管药物、抗血栓药、抗心律失常药物产生明显的相互作用。

（7）非甾体类抗炎药：非甾体类抗炎药通过收缩血管引起心力衰竭症状的恶化，可引起肾功能损害，增加 ACEI、ARB 或醛固酮受体阻断剂引起肾功能下降的风险。

（8）口服降糖药：噻唑烷二酮类（罗格列酮和吡格列酮）不能用于充血性心力衰竭患者。

六、心力衰竭患者护理规范

1. 慢性心力衰竭

（1）按心内科一般护理常规。

（2）呼吸困难患者的护理：①密切观察患者病情变化，定时测量心率（律）、呼吸及血压。②观察患者呼吸困难的程度，有无咳嗽、咳痰、胸闷、气促、发绀等症状，听诊肺部湿罗音的情况。根据病情协助患者取适当的体位（半卧位或端坐位），限制患者的活动量。

（3）体液管理：①密切监测患者出入量，指导并协助患者准确记录出入量。②观察患者周围血管灌注情况，有无出汗、皮肤发亮、失眠、头晕等症状，一旦发生遵医嘱补充血容量，但要严格限制液体入量，遵医嘱控制输液速度。③密切观察有无尿少，体重增加等肾灌注减少的特征。告知患者测量体重的意义，测量体重的注意事项。每天固定时间、早晨空腹、定体重计、定衣服。

（4）用药护理：①应用洋地黄制剂时，观察并询问患者有无恶心、呕吐、心悸、头痛、黄绿视、视物模糊等中毒反应。若患者心率＜60次/分钟，及时通知医生。②应用利尿剂时，密切观察药物疗效，注意有无水、电解质紊乱，如有异常及时通知医生。③应用血管扩张剂时，注意监测患者血压、心率变化，警惕低血压发生。

（5）明显呼吸困难者：严格卧床休息；病情平稳者，采取自主舒适体位，如半卧位或平卧位。

（6）给予低盐清淡易消化饮食，少量多餐，遵医嘱限制钠盐及液体摄入。

（7）注意患者情绪变化，与家属一起安慰、鼓励患者，帮助树立战胜疾病的信心。

2. 急性心力衰竭

（1）按心血管内科一般护理常规。

（2）体位护理：①出现意识丧失、大动脉搏动不明显甚至消失时，立即予患者复苏体位，准备急救物品及药品；②出现突发性端坐呼吸、夜间阵发性呼吸困难时，协助患者取端坐位；③出现低血压症状时，如肢端温度降低、皮肤充盈下降、口渴、口干、皮肤干燥等低血容量表现时，应迅速采取平卧位或休克卧位，抬高头部及下肢，并予患者保暖；④呼吸困难症状缓解时，可以采取自感舒适体位，半坐卧位，角度以30°以下为宜。

（3）体液管理：①密切监测患者出入量，指导并协助患者准确记录出入量，无明显低容量因素，每天液体入量一般应在1500～2000ml；②遵医嘱严格限制每日静脉输液量，输液速度不应超过2ml/min；③密切监测尿量，必要时留置尿管监测尿量，做好导尿管护理。

（4）氧疗：①可从低氧流量（1～2L/min）开始，根据动脉血气分析结果，调整氧流量至4L/min；②呼吸困难明显伴有低氧血症（SaO_2＜90%），或伴有呼吸性碱中毒患者，需要高流量吸氧（4～10L/min）；③氧疗期间，持续监测患者血氧饱和度变化、血气分析结果，如有异常及时通知医生。

（5）用药护理：①应用利尿剂时，监测患者症状、肾功能和电解质，警惕发生低血钾等不良反应；②应用硝酸酯类或硝酸钠等血管扩张剂期间，密切监测患者血压、心率变化，出现低血压或肾功能恶化时，及时通知医生；③应用洋地黄制剂时，观察并询问患者有无恶心、呕吐、心悸、头痛、黄绿视、视物模糊等中毒反应，若患者心率＜60次/分钟，及时通知医生；④急性心力衰竭患者不常规给予阿片类药物，若使用时，监测患者呼吸困难及焦虑缓解状况，警惕呼吸抑制、意识改变的发生。

（6）明显呼吸困难者可卧床休息；病情平稳者，采取自主舒适体位，如半卧位或平卧位。

（7）给予低盐清淡易消化饮食，少量多餐，遵医嘱限制钠盐及液体摄入。

（8）注意患者情绪变化，与家属一起安慰、鼓励患者，帮助树立战胜疾病的信心。

七、心力衰竭患者营养治疗规范

1. 应进行营养风险筛查，如NRS 2002（nutrition risk screening 2002），有营养风险者及早进行合理的营养干预，避免出现严重的营养不足。对有营养风险的住院患者进行营养评定，包括基本营养评定和营养不良评定。从药物治疗开始前，就应进行饮食营养干预措施，并在整个药物治疗期间均持续进行膳食营养干预，以便提高疗效。

2. 适当的能量：既要控制体重增长，又要防止心脏疾病相关营养不良发生。心力衰竭患者的能量需求取决于目前的干重（无水肿情况下的体重）、活动受限程度以及心力衰竭的程度，一般按理想体重给予 25~30kcal/kg。活动受限的超重和肥胖患者，必须减重以达到一个适当体重，以免增加心肌负荷，因此，对于肥胖患者，低能量平衡饮食（100~120kcal/d）可以减少心脏负荷，有利于体重减轻，并确保患者没有营养不良。严重的心力衰竭患者，应按照临床实际情况需要进行相应的营养治疗。

3. 防止心脏疾病恶质病发生：由于心力衰竭患者增加能量消耗 10%~20%，且面临疾病原因导致进食受限，约 40% 的患者面临营养不良的风险。根据营养风险评估评分，确定进行积极的肠内肠外营养支持。

4. 注意电解质平衡：根据水钠潴留和血钠水平，适当限钠，给予不超过 3g 盐的限钠膳食。若使用利尿剂者，则适当放宽。由于摄入不足、丢失增加或利尿剂治疗等可出现低钾血症，应摄入含钾高的食物。同时应监测使用利尿剂者镁的缺乏问题，并给予治疗。如因肾功能减退，出现高钾、高镁血症，则应选择含钾、镁低的食物。另外，给予适量的钙补充在心力衰竭的治疗中有积极的意义。肠内营养管饲的液体配方应达到 1.5~2.0kcal/ml 的高能量密度。

5. 低脂膳食，给予 ω-3 多不饱和脂肪酸。食用富含 ω-3 脂肪酸的鱼类和鱼油可以降低高三酰甘油（TG）水平，预防房颤，甚至有可能降低心力衰竭病死率。建议每天从海鱼或者鱼油补充剂中摄入 1gω-3 脂肪酸。

6. 充足的优质蛋白质，应占总蛋白的 2/3 以上。

7. 适当补充 B 族维生素：由于饮食摄入受限、使用强效利尿剂以及年龄增长，心力衰竭患者存在维生素 B_1 缺乏的风险。摄入较多的膳食叶酸和维生素 B_6 与心力衰竭及卒中死亡风险降低有关，同时有可能降低高同型半胱氨酸血症。

8. 少食多餐，食物应以软、烂、细为主，易于消化。

八、心力衰竭患者健康宣教

患者缺乏自我管理的知识和技巧是心力衰竭反复住院的重要原因之一。通过教育能提高患者的自我管理能力和药物依从性，有助于其改善生活方式。主要内容需涵盖心力衰竭的基础知识、症状的监控、药物治疗及依从性，饮食指导和生活方式干预等（表 1-13）。

表 1-13 心力衰竭患者教育内容

项目	主要内容
疾病知识介绍	纽约心脏协会（NYHA）心功能分级、分期，心力衰竭的病因、诱因、合并症的诊治和管理
限钠	心力衰竭急性发作伴容量负荷过重时，限制钠盐摄入<2g/d；轻度或稳定期时不主张严格限制钠盐摄入
限水	严重心力衰竭患者 1.5~2.0L/d；轻中度心力衰竭患者常规限制液体并无获益
监测体重、出入量	每天同一时间、同一条件下测量并记录体重
监测血压、心率	介绍血压、心率的测量方法，将血压、心率控制在合适范围
营养和饮食	低脂饮食，戒烟限酒，酒精性心肌病患者戒酒，肥胖者需减肥，营养不良者需给予营养支持
监测血脂、血糖、肾功能、电解质	将血脂、血糖、肾功能、电解质控制在合适范围

续　表

项目	主要内容
随访安排	详细讲解随访时间安排及目的，根据病情制定随访计划，并需根据随访结果及时给予相应的干预措施
家庭成员	心肺复苏训练
用药指导	详细讲解药名、剂量、时间、频次、用药目的、不良反应和注意事项等，重点是指南推荐药物的治疗作用及不良反应，利尿剂的使用及调整，给患者打印用药清单，提高患者依从性
症状自我评估及处理	指导患者尽早发现心力衰竭恶化的症状及如何应对；出现心力衰竭加重的症状和/或体征，如疲乏加重、呼吸困难加重、活动耐量下降、静息心率增加≥15次/分钟、水肿（尤其下肢）再现或加重、体重增加（3天内突然增加2kg以上）时，应增加利尿剂剂量并及时就诊
运动康复指导	根据心功能情况推荐不同强度的运动；减少久坐，运动过程注意循序渐进；提供运动处方或建议，包括运动强度、何时停止运动等
心理和精神指导	定期用量表筛查和评估焦虑、抑郁，建议患者保持积极乐观的心态，给予心理支持，必要时考虑使用抗焦虑或抗抑郁药物；因三环类抗抑郁药物可导致低血压、心功能恶化和心律失常，应避免使用
预防感染	每年流感疫苗接种、定期接种肺炎疫苗

出院前给予患者健康指导，告知患者遵医嘱按时按量服药，指导其自我监测心率及药物不良反应。应用利尿剂患者，以清晨或上午为宜，防止夜间频繁排尿，影响睡眠，同时指导患者准确记录出入量的方法。应用强心药物的患者，告知服药前必须自测脉搏（有条件者监测心率），如出现脉搏或心率<60次/分钟时，或出现恶心、呕吐、黄绿视，应暂停服药，立即就诊。指导患者及时发现和预防感染，避免过度劳累、情绪激动、钠盐摄入过多、饮食不当、睡眠不足等诱发心力衰竭的因素。指导患者应用低盐、清淡、易消化饮食，少量多餐，适当限制钠盐摄入。病情稳定的患者可适当地进行活动，避免过度劳累。指导患者每日定时、定衣服、定体重计测量体重，体重变化≥2kg时，须警惕急性心力衰竭发生。

九、推荐表单

（一）医师表单

心力衰竭临床路径医师表单

适用对象：第一诊断为心力衰竭（ICD~10：I50.900A~F 及 I50.901A~D）

行_____术

患者姓名：	性别：　　年龄：　　门诊号：	住院号：
住院日期：　　年　月　日	出院日期：　　年　月　日	标准住院日：10天

时间	住院第1天	住院第2~5天
主要诊疗工作	□ 询问病史及体格检查 □ 描记心电图 □ 主治医师查房 □ 初步的诊断和治疗方案 □ 告知患者及家属病情 □ 完成病历书写（入院记录、首次病程、通知病危，需完善第1天主任查房记录及抢救记录）	□ 日常查房，完成病程记录 □ 上级医师查房：确定诊断 □ 完成上级医师查房记录 □ 完善检查项目 □ 收集检查结果并评估病情 □ 根据病情调整药物及治疗措施
重点医嘱	**长期医嘱：** □ 心内科护理常规 □ 一级或二级护理 □ 心电、血压监护 □ 吸氧 □ 记每日出入量、体重 □ 饮食：低脂饮食，根据患者情况调整 □ 测血糖（糖尿病患者） □ 心力衰竭健康教育 □ 病因治疗：高血压、冠心病、糖尿病、瓣膜病、先天性心脏病等病因治疗，治疗前后负荷增加或心肌病变等病因引起的心力衰竭 □ 诱因治疗：抗感染、抗心律失常、控制血压，改善心肌缺血等 □ 适当利尿：袢利尿剂、噻嗪类利尿剂，静脉利尿剂（急性心力衰竭或慢性心力衰竭急性期） □ 拮抗神经内分泌的过度激活：β 受体阻断剂、ACEI 或 ARB、螺内酯 □ 正性肌力药（地高辛主要用于收缩性心力衰竭和/或心房颤动；静脉正性肌力药用于急性心力衰竭） □ 静脉血管扩张剂（急性心力衰竭或慢性心力衰竭急性期） □ 其他伴随疾病和合并症治疗（如心律失常、肾病、呼吸系统疾病等） □ 非药物治疗（必要时） □ 合并疾病的基础用药	**长期医嘱：** □ 同前，根据病情调整用药及治疗 **临时医嘱：** □ 完善检查 □ 对症治疗

续　表

时间	住院第 1 天	住院第 2~5 天
	临时医嘱： □ 血常规、尿常规、大便常规+隐血、肝肾功能、总胆红素、直接胆红素、电解质、血糖（空腹和餐后 2 小时）、糖化血红蛋白、尿酸、凝血功能、D-二聚体、C 反应蛋白、NT-proBNP/BNP、肌钙蛋白 T/I、血脂谱、甲状腺功能、同型半胱氨酸 □ 心电图、X 线胸片、超声心动图 □ 必要时查动脉血气分析、动态心电图、动态血压、睡眠呼吸监测、冠脉 CT 或造影、心脏磁共振、心肌核素、下肢深静脉超声、肺功能	
病情 变异 记录	□ 无　□ 有，原因： 1. 2.	□ 无　□ 有，原因： 1. 2.
医师 签名		

时间	住院第 6 天	住院第 7 天 （术后当天）
主要诊疗工作	□ 日常查房，完成病程记录 □ 上级医师查房：确定有无 CRT/CRT-D/ICD 植入指针；确定有无冠脉造影指征；完成上级医师查房记录 □ 完善术前常规检查，复查异常的检验结果 □ 向家属及患者交代 CRT/CRT-D/ICD 植入或者冠脉造影手术风险，签署知情同意书 □ CRT/CRT-D/ICD 置入术前准备，术前医嘱 □ 术者术前看患者，确认手术指征、禁忌证，决定是否手术	□ 住院医师接诊术后患者，检查心率、血压、心电图，书写术后病程记录 □ 严密观察伤口部位出血、渗血情况 □ 观察患者不适症状，及时发现和处理术后并发症 □ 观察、评估手术治疗后的效果，包括临床症状、体征、相关辅助检查 □ 康复及宣教
重点医嘱	临时医嘱： □ 拟明日行 CRT/CRT-D/ICD 置入术（或者冠脉造影） □ 明晨禁食、禁水 □ 备皮	长期医嘱： □ 同前，根据病情调整用药及治疗 □ CRT/CRT-D/ICD 置入术后护理常规 □ 一级护理 □ 持续多功能重症监测 □ 观察创口情况 □ 药物治疗同前 □ 术后护理常规 □ 一级护理 临时医嘱： □ 平卧 24 小时 □ 伤口压沙袋 6 小时
病情变异记录	□ 无　□ 有　原因： 1. 2.	□ 无　□ 有　原因： 1. 2.
医师签名		

时间	住院第 8~11 天 （术后恢复期）	住院第 12 天 （出院日）
主要诊疗工作	□ 上级医师查房：确定患者出院指征及出院后治疗方案 □ 治疗效果、预后评估，评估病情，确定恢复情况，明确是否出院 □ 完成上级医师查房记录 □ 严密观察病情，及时发现和处理术后并发症，观察伤口部位出血、渗血情况、囊袋张力情况 □ 复查肾功能、电解质、NT-proBNP/BNP 及其他异常指标 □ 康复和宣教	□ 住院医师查房，监测心率、血压、心电图，并完成出院前病程记录 □ 书写出院记录、诊断证明，填写住院病历首页 □ 向患者交代出院后的用药及注意事项，如复诊的时间、地点，发生紧急情况时的处理等 □ 如果患者不能出院，在病程记录中说明原因和继续治疗的方案
重点医嘱	**长期医嘱：** 同前，根据病情调整用药及治疗 □ 术后护理常规 □ 二级护理 □ 药物治疗同前 **临时医嘱：** □ 复查心电图	□ 出院前伤口换药 □ 出院前 CRT/CRT-D/ICD 功能测试 □ 出院前用药指导 □ 出院后心内科门诊复查 □ 不适随诊 □ 低脂饮食、适当运动、戒烟限酒 □ 控制高血压、高血脂、糖尿病等危险因素；冠心病患者给予二级预防；房颤患者控制心室率，预防血栓栓塞事件 □ 出院带药（根据情况）：利尿剂、β受体阻断剂、ACEI、螺内酯等
病情变异记录	□ 无　□ 有，原因： 1. 2.	□ 无　□ 有，原因： 1. 2.
医师签名		

（二）护士表单

心力衰竭临床路径护士表单

适用对象：第一诊断为心力衰竭（ICD~10：I50.900A~F 及 I50.901A~D）

行_____术

患者姓名：		性别：	年龄：	门诊号：	住院号：
住院日期：	年 月 日	出院日期：	年 月 日		标准住院日：10 天

时间	住院第 1 天	住院第 2~5 天
健康宣教	□ 介绍主管医生、护士 □ 入院宣教（常规、安全）	□ 做心力衰竭宣教 □ 服药宣教 □ 饮食、饮水活动的宣教
护理处置	□ 安置患者，佩戴腕带 □ 通知医师 □ 生命体征的监测测量 □ 吸氧 □ 交接液体 □ 病情交班 □ 配合治疗 □ 完成护理记录	□ 协助患者完成临床检查 □ 遵医嘱完成治疗 □ 完成护理记录
基础护理	□ 准备床单位、监护、吸氧 □ 生命体征的观察 □ 一级或二级护理 □ 观察 24 小时出入量 □ 生活护理 □ 患者安全及心理护理	□ 生命体征的观察 □ 一级或二级护理 □ 生活护理 □ 观察 24 小时出入量 □ 患者安全及心理护理
专科护理	□ 使用药物的浓度剂量 □ 各种置管情况 □ 观察患者呼吸困难症状	□ 使用药物的浓度剂量 □ 各种置管情况 □ 观察患者呼吸困难症状
重点医嘱	□ 详见医嘱执行单	□ 详见医嘱执行单
病情变异记录	□ 无 □ 有，原因： 1. 2.	□ 无 □ 有，原因： 1. 2.
护士签名		

时间	住院第 6 天	住院第 7~11 天 （手术日及术后恢复期）	住院第 12 天 （出院日）
健康宣教	术前： □ 做 CRT/CRT - D/ICD 术前宣教 □ 服药宣教 □ 疾病宣教 □ 饮食、饮水活动的宣教	□ 做 CRT/CRT - D/ICD 术后当日宣教 □ CRT/CRT - D/ICD 患者予以饮食、饮水活动宣教 □ 饮食宣教 □ 服药宣教 □ 疾病宣教 □ 指导恢复期的康复和锻炼	□ 活动指导 □ 康复宣教和二级预防 □ 出院宣教 □ 饮水及饮食宣教 □ 术后伤口恢复的宣教 □ 术后 CRT/CRT - D/ICD 随访的宣教
护理处置	□ 协助患者完成临床检查 □ 遵医嘱完成治疗 □ 完成护理记录	□ 评估患者全身情况 □ 观察手术部位 □ 观察生命体征及监测出入量 □ 维持静脉通畅 □ 静脉和口服给药 □ 协助患者完成临床检查 □ 注意实验室检查结果报告 □ 协助患者进餐 □ 保持排便通畅 □ 完成护理记录	□ 观察生命体征 □ 观察 24 小时出入量 □ 遵医嘱完成治疗 □ 静脉和口服给药 □ 保持排便通畅 □ 生活护理 □ 给予心理支持 □ 完成护理记录 □ 配合患者做好出院准备 □ 出院前用药指导 □ 出院后心内科门诊复查 □ 不适随诊
基础护理	□ 生命体征的观察 □ 一级或二级护理 □ 生活护理 □ 观察 24 小时出入量 □ 患者安全及心理护理	□ 监测：心率、心律，血压，血氧饱和度，呼吸 □ 一级或二级护理 □ 准确记录出入量 □ 保持水、电解质平衡 □ 完成常规标本采集 □ 协助患者完成各项检查 □ 协助患者进食 □ 协助患者做好生活护理	□ 监测：心率、心律，血压，血氧饱和度，呼吸 □ 准确记录出入量 □ 保持水、电解质平衡 □ 协助患者完成各项检查 □ 协助患者进食 □ 办理出院事项
专科护理	□ 使用药物的浓度剂量 □ 各种置管情况 □ 观察患者情况	□ 相关并发症的观察 □ 手术部位的观察	□ 观察患者症状、相关并发症 □ 手术部位的观察
重点医嘱	□ 详见医嘱执行单	□ 详见医嘱执行单	□ 详见医嘱执行单
病情变异记录	□ 无　□ 有，原因： 1. 2.	□ 无　□ 有，原因： 1. 2.	□ 无　□ 有，原因： 1. 2.
护士签名			

（三）患者表单

心力衰竭临床路径患者表单

适用对象：第一诊断为心力衰竭（ICD~10：I50.900A~F 及 I50.901A~D）

行_____术

患者姓名：	性别：	年龄：	门诊号：	住院号：
住院日期： 年 月 日	出院日期： 年 月 日		标准住院日：10 天	

时间	住院第 1 天	住院第 2~5 天
医患配合	□ 配合询问病史、收集资料 □ 请务必详细告知此次疾病发生的诱因、既往史、用药史、过敏史 □ 向医师详细叙述目前存在的不适症状 □ 配合完成体格检查 □ 配合完善相关检查 □ 医师向患者及家属介绍病情	□ 配合每日完成体格检查，病情允许时每日称体重 □ 有任何不适及时告知医师 □ 医师做心力衰竭疾病宣教 □ 医师对患者予以饮食、饮水、活动宣教及活动指导
护患配合	□ 配合完成心电、血压、血氧饱和度监护 □ 配合吸氧 □ 配合采取合理体位 □ 配合完成血标本采集 □ 配合建立静脉通路 □ 护士行入院护理评估 □ 护士介绍主管医师、护士 □ 入院宣教（常规、安全）	□ 配合完成心电、血压、血氧饱和度监护 □ 配合吸氧 □ 配合采取合理体位 □ 配合完成相关检查及治疗 □ 配合完成出入量的记录 □ 卧床患者配合床上活动，避免压疮 □ 注意避免坠床 □ 有任何不适及时告知护士
饮食	□ 记录 24 小时入量	□ 记录 24 小时入量
排泄	□ 记录 24 小时尿量	□ 记录 24 小时尿量
活动	□ 卧床休息，自主体位，必要时高枕卧位或坐位	□ 卧床休息，自主体位，必要时高枕卧位或坐位，病情缓解者可床旁活动

时间	住院第 6 天	住院第 7~11 天 （手术日及术后恢复期）	住院第 12 天
医患配合	□ 配合完成相关检查及治疗及体重监测 □ 有任何不适及时告知医师 □ 医师做 CRT/CRT-D/ICD 术前宣教 □ 医师做 CRT/CRT-D/ICD 患者饮食、饮水、活动宣教及活动指导	□ 配合完成相关检查及治疗及体重监测 □ 有任何不适及时告知医师 □ 医师做 CRT/CRT-D/ICD 术后当日宣教 □ 医师对 CRT/CRT-D/ICD 患者做术后体位、饮食、饮水、活动宣教及活动指导 □ 进行康复宣教和二级预防	□ 接受出院前指导 □ 指导复查程序 □ 获取出院诊断证明书
护患配合	□ 配合完成心电、血压、血氧饱和度监护 □ 配合吸氧 □ 配合采取合理体位 □ 配合完成相关检查及治疗 □ 配合完成出入量的记录 □ 配合术前备皮、留置套管针 □ 卧床患者配合床上活动，避免压疮 □ 注意避免坠床 □ 有任何不适及时告知护士	□ 配合完成监护（持续心电、血压和血氧饱和度监测等） □ 配合吸氧 □ 配合记录出入量 □ 配合完成相关检查及治疗 □ 配合床上活动，避免压疮 □ 配合术后观察和监测 □ 注意避免坠床 □ 有任何不适及时告知护士	□ 接受出院宣教 □ 办理出院手续 □ 获取出院带药 □ 指导服药方法及服药注意事项 □ 指导复印病历的方法
饮食	□ 记录 24 小时入量	□ 记录 24 小时入量	□ 正常饮食，适量控制水的摄入量
排泄	□ 记录 24 小时尿量	□ 记录 24 小时尿量	□ 正常排便
活动	□ 卧床休息，自主体位，必要时高枕卧位或坐位，病情缓解者可床旁活动	□ 卧床休息，自主体位，必要时高枕卧位或坐位，病情缓解者可床旁活动	□ 适度活动，避免疲劳

附：原表单（2016 年版）

心力衰竭临床路径表单

适用对象：第一诊断为心力衰竭（ICD-10：I50.900A~F 及 I50.901A~D）

行＿＿＿＿＿术

患者姓名：	性别：	年龄：	门诊号：	住院号：
住院日期：　年　月　日	出院日期：　年　月　日		标准住院日：　　天	

时间	住院第 1 天	住院第 2 天	住院第 3 天
主要诊疗工作	□ 询问病史及体格检查 □ 主治医师查房 □ 初步的诊断和治疗方案 □ 告知患者及家属病情 □ 完成病历书写（入院记录，首次病程，通知病危，需完善第 1 天主任查房记录及抢救记录） □ 完善检查	□ 主治医师查房 □ 确定诊断 □ 完成上级医师查房记录 □ 完善检查项目 □ 收集检查结果并评估病情 □ 根据病情调整药物及治疗措施	□ 主任医师查房 □ 完成上级医师查房记录 □ 继续完善检查项目 □ 收集检查检验结果并评估病情 □ 根据病情调整药物及治疗措施
重点医嘱	长期医嘱： □ 心内科二级护理 □ 心电血压监护 □ 吸氧 □ 记 24 小时尿量或出入量 □ 饮食：根据患者情况 □ 测血糖（糖尿病患者） □ 心力衰竭健康教育 □ 药物治疗：①病因治疗：高血压、冠心病、糖尿病、瓣膜病、先天性心脏病等病因治疗，治疗前后负荷增加或心肌病变等病因引起的心力衰竭。②诱因治疗：抗感染、抗心律失常、控制血压，改善心肌缺血等。③适当利尿：袢利尿剂、噻嗪类利尿剂，静脉利尿剂（急性心力衰竭或慢性心力衰竭急性期）。④拮抗神经内分泌的过度激活：β 受体阻断剂、ACEI 或 ARB、螺内酯。⑤正性肌力药（地高辛主要用于收缩性心力衰竭和/或心房颤动；静脉正性肌力药用于急性心力衰竭）。⑥静脉血管扩张剂（急性心力衰竭或慢性心力衰竭急性期）。⑦其他伴随疾病和合并症治疗（如心律失常、肾病、呼吸系统疾病等） □ 非药物治疗（必要时） □ 患者合并疾病的基础用药	长期医嘱： □ 同前，根据病情调整用药及治疗 临时医嘱： □ 完善检查 □ 对症治疗	长期医嘱： □ 同前，根据病情调整用药及治疗 临时医嘱： □ 完善检查 □ 对症治疗

续　表

时间	住院第 1 天	住院第 2 天	住院第 3 天
	临时医嘱： □ 血常规、尿常规、大便常规+隐血；生化全项、血糖（空腹和餐后 2 小时）、糖化血红蛋白、凝血功能、C 反应蛋白、NT－proBNP/BNP、肌钙蛋白 T/I、心肌酶谱、动脉血气分析、甲状腺功能三项、24 小时尿白蛋白/肌酐；总胆红素、直接胆红素、尿酸，血尿素氮 □ 胸片、心电图、心脏超声、动态心电图、动态血压		
主要护理工作			
病情变异记录	□ 无　□ 有，原因： 1. 2.	□ 无　□ 有，原因： 1. 2.	□ 无　□ 有，原因： 1. 2.
护士签名			
医师签名			

时间	住院第 4 天	住院第 5 天	住院第 6 天
主要诊疗工作	□ 上级医师查房 □ 完成上级医师查房记录 □ 继续完善检查项目 □ 收集检查检验结果并评估病情 □ 根据病情调整药物及治疗措施	□ 上级医师查房 □ 完成上级医师查房记录 □ 继续完善检查项目 □ 收集检查检验结果并评估病情 □ 根据病情调整药物及治疗措施	□ 主任医师查房 □ 完成上级医师查房记录 □ 继续完善检查项目 □ 收集检查检验结果并评估病情 □ 根据病情调整药物及治疗措施
重点医嘱	长期医嘱： □ 同前，根据病情调整用药及治疗 临时医嘱： □ 完善检查 □ 对症治疗	长期医嘱： □ 同前，根据病情调整用药及治疗 临时医嘱： □ 完善检查 □ 对症治疗	长期医嘱： □ 同前，根据病情调整用药及治疗 临时医嘱： □ 完善检查 □ 对症治疗
主要护理工作			
病情变异记录	□ 无　□ 有，原因： 1. 2.	□ 无　□ 有，原因： 1. 2.	□ 无　□ 有，原因 1. 2.
护士签名			
医师签名			

时间	住院第 7 天		住院第 8~13 天 （手术日及术后恢复期）	住院第 14 天 （出院日）
主要诊疗工作	□ 上级医师查房，评估病情，确定恢复情况，明确是否出院 □ 完成出院志、病案首页、出院诊断证明书等病历 □ 向患者交代出院后的用药及注意事项，如复诊的时间、地点，发生紧急情况时的处理等	术前： □ 上级医师查房，评估病情，确定恢复情况，明确患者病情是否手术适应证 □ 对患者手术相关的各项检查逐项明确、完善 □ 与患者签署手术协议术，就手术的目的、风险及可能的合并症等与患者充分沟通	□ 术后床头监护 1~3 天 □ 观察创口情况 □ 观察、评估手术治疗后的效果，包括临床症状、体征及复查相关辅助检查 □ 对合并症进行排查及处理	□ 上级医师查房，评估病情，确定恢复情况，明确是否出院 □ 完成出院志、病案首页、出院诊断证明书等病历 □ 向患者交代出院后的用药及注意事项，如复诊的时间、地点，发生紧急情况时的处理等
重点医嘱	□ 出院前用药指导 □ 出院后心内科门诊复查 □ 不适随诊	□ 完善检查 □ 签署知情同意书	□ 1~3 天床头心电图、血压监测 □ 复查相关检查	□ 出院前用药指导 □ 出院后心内科门诊复查 □ 不适随诊
主要护理工作				
病情变异记录	□ 无 □ 有，原因： 1. 2.	□ 无 □ 有，原因： 1. 2.	□ 无 □ 有，原因： 1. 2.	□ 无 □ 有，原因： 1. 2.
护士签名				
医师签名				

第二章

急性左心衰竭临床路径释义

【医疗质量控制指标】

指标一、左心室射血分数与 B 型利钠肽检测实施情况。

指标二、到达医院后利尿剂及钾剂使用情况。

指标三、血管紧张素转换酶抑制剂（ACEI）/血管紧张素受体阻断剂（ARB）使用情况。

指标四、到达医院后 β 受体阻断剂使用情况。

指标五、到达医院后醛固酮拮抗剂使用情况。

指标六、住院期间利尿剂+钾、ACEI/ARB/ARNI、β 受体阻断剂、醛固酮拮抗剂使用情况。

指标七、出院时利尿剂+钾、ACEI/ARB/ARNI、β 受体阻断剂、醛固酮拮抗剂使用情况。

指标八、心力衰竭的非药物治疗。

指标九、住院期间为患者提供健康教育与出院时提供教育告知五要素情况。

一、急性左心衰竭编码

疾病名称及编码：急性左心衰竭（ICD-10：I50.1）

二、临床路径检索方法

I50.1

三、国家医疗保障疾病诊断相关分组（CHS-DRG）

MDCF 循环系统疾病及功能障碍

FR1 心力衰竭、休克

四、急性左心衰竭临床路径标准住院流程

（一）适用对象

第一诊断为急性左心衰竭（ICD-10：I50.1）。

> **释义**
>
> ■ 本路径适用对象为急性左心衰竭患者，临床特点是急性肺淤血、肺水肿和组织器官灌注不足所引起的相关症状、体征和实验室表现。包括射血分数减低、射血分数保留或射血分数中间值的心力衰竭患者发生的急性左心衰竭。
>
> ■ 急性左心衰竭是一种复杂的临床综合征，病因多种多样，如为急性心肌坏死和/或损伤（如急性冠状动脉综合征、重症心肌炎等）和急性血流动力学障碍（如急性瓣膜关闭不全、高血压危象、心脏压塞），各种慢性心力衰竭急性失代偿、主动脉夹层、感染性心内膜炎等；而且可以有多种合并症和并发症，如急性肾功能不全、严重肺部感染、急性肝功能不全、心源性休克、各种严重心律失常、呼吸衰竭、急性肺栓塞、急性脑血管病、应激性溃疡等。因此，变异情况多样，诊断和治疗的复杂程度高，相关病因及并发症的治疗需与相关临床路径衔接。

（二）诊断依据

根据《中国心力衰竭诊断和治疗指南》（中华医学会心血管病分会，2018 年）、《急性心力衰竭院前及院内早期管理建议》（ESC，2015 年）、《急、慢性心力衰竭诊断和治疗指南》（ESC，2016 年）。

1. 临床表现：不同程度的呼吸困难（端坐呼吸或阵发性夜间呼吸困难），重者可出现低灌注症状如四肢湿冷、尿少、神志模糊、头晕。

2. 体征：奔马律、肺部啰音（双侧）、外周水肿（双侧），重者脉压窄、低血压。

3. 辅助检查：心力衰竭的生化标志物（如 BNP 或 NT-proBNP）升高，X 线胸片可呈肺淤血或肺水肿表现，超声心动图可提示心脏扩大、心功能严重低下，心电图可出现严重心肌缺血、心律失常的客观证据。

> **释义**
>
> ■ 诊断依据还可参考《急性心力衰竭诊断和治疗指南》和《中国急性和慢性心力衰竭诊断和治疗指南 2014》。
>
> ■ 急性左心衰竭是一种复杂的临床综合征，其诊断依据症状、体征、心力衰竭生物标志物 B 型利钠肽的升高，以及胸部 X 线片所显示的肺部淤血/水肿表现和心影增大表现、心电图和超声心动图所示的左心结构和功能损害的客观证据等综合表现。
>
> ■ 急性左心衰竭的症状突出特点是急性发生或急性加重的呼吸困难，表现为稍活动或平卧时感胸闷气短，休息或坐位时缓解，严重者端坐位仍感呼吸困难，甚至喘息、出现急性肺水肿、咯大量粉红色泡沫痰。也可表现为合并组织低灌注状态的心源性休克。
>
> ■ 急性左心衰竭的体征，主要是肺部淤血/水肿的表现，如双肺呼吸音减低、逐渐可闻及肺部湿性啰音（可局限于肺底或满布双肺）、可表现为哮鸣音；可有心脏浊音界扩大、心脏杂音、舒张期奔马律、第二心音亢进等心脏体征；严重者出现端坐呼吸、呼吸急促等急性肺水肿表现，严重时血压下降、末梢循环障碍等，发生心源性休克的表现。
>
> ■ 胸部 X 线片显示的肺部淤血/水肿表现。
>
> ■ 左心结构和功能损害的客观证据：心电图所示的房室扩大、心肌梗死或心肌缺血、各种心律失常的表现；超声心动图所示的心脏结构和功能异常；胸部 X 线片所显示的心影增大。
>
> ■ 心力衰竭生物标志物 B 型利钠肽（BNP 或 NT-proBNP）的升高有助于急性心力衰竭的诊断和鉴别诊断。BNP＜100pg/ml 或 NT-proBNP＜300pg/ml，可排除急性心力衰竭。NT-proBNP 诊断急性心力衰竭时应根据年龄和肾功能进行分层：50 岁以下的成人血浆 NT-proBNP 浓度＞450ng/L，50 岁以上＞900ng/L，75 岁以上＞1800ng/L，或估测的肾小球滤过率＜60ml/min 时 NT-proBNP＞1200ng/L，应考虑急性心力衰竭的可能。
>
> ■ 在明确急性左心衰竭的同时，要特别注意对心力衰竭的病因和并发症的诊断。

（三）治疗方案的选择及依据

根据《中国心力衰竭诊断和治疗指南》（中华医学会心血管病分会，2018 年）、《急性心力衰竭院前及院内早期管理建议》（ESC，2015 年）、《急、慢性心力衰竭诊断和治疗指南》（ESC，2016 年）、《心力衰竭合理用药指南》（国家卫生计生委合理用药专家委员会，中国药师协会，2016 年）。

1. 一般治疗：半卧位或端坐位，必要时吸氧，无创监测包括血氧饱和度、血压、呼吸、尿量及持续心电监测，适当限制液体和钠的入量。

2. 药物治疗

（1）应用利尿剂消除肺循环淤血和/或体循环淤血症状和/或体征，应用强效袢利尿剂。

（2）血管扩张剂的应用：对于收缩压 > 90mmHg，可静脉用血管扩张剂。收缩压 > 110mmHg，可安全使用，90~110mmHg，密切观察下使用。

（3）正性肌力药物：如伴症状性低血压（≤85mmHg）或心输出量降低伴体循环淤血患者可以考虑短期静脉内输入。

（4）血管收缩药物：应用了正性肌力药仍有心源性休克表现或合并显著低血压状态时可应用。

（5）阿片类药物：如吗啡可缓解焦虑和呼吸困难，急性肺水肿患者可谨慎使用。应密切观察疗效和呼吸抑制的不良反应。

（6）伴快速心室率的心房颤动患者可应用洋地黄类药物和/或 β 受体阻断剂（急性心力衰竭失代偿禁用）、胺碘酮。

（7）其他伴随疾病和合并症的治疗。

3. 非药物治疗措施

（1）对于呼吸窘迫（呼吸频率 > 25 次/分钟，SpO_2 < 90%）的患者，应用无创正压通气（CPAP、BiPAP），但对低血压的患者应慎用。

（2）如发生呼吸衰竭，PaO_2 < 60mmHg、$PaCO_2$ > 50mmHg 和 pH < 7.35，应考虑机械通气，可首先采用无创机械通气模式，必要时气管插管下机械通气。

（3）必要时主动脉内气囊反搏治疗和血液超滤等治疗。

4. 对高危患者（即有持续、严重呼吸困难、血流动力学不稳定、反复心律失常、合并急性冠脉综合征的患者），应进入 ICU/CCU，入 ICU/CCU 的标准包括如下任意 1 项。

（1）需要气管插管（或已经气管插管）。

（2）有低灌注的体征/症状。

（3）氧饱和度（SpO_2）< 90%（尽管已吸氧）。

（4）动用了辅助呼吸机，呼吸频率 > 25 次/分钟。

（5）心率 < 40 次/分钟或 > 130 次/分钟，收缩压 < 90mmHg。

释义

■ 治疗方案的选择还可参考《急性心力衰竭诊断和治疗指南》和《中国急性和慢性心力衰竭诊断和治疗指南 2014》。

■ 急性左心衰竭的治疗目标是：消除肺淤血/水肿，缓解缺氧和呼吸困难症状，稳定血流动力学，挽救生命，防治各种并发症，降低病死率。

■ 患者焦虑不安时，如果没有禁忌证可以考虑使用吗啡。

■ 消除肺淤血和肺水肿最快速有效的药物治疗是静脉注射袢利尿剂，如呋塞米、托拉塞米、布美他尼，同时还要注意限制液体摄入量。

■ 对血压不低的患者，静脉应用扩血管药物以降低心脏的前负荷和/或后负荷，是改善心功能、缓解肺部淤血/水肿的有效方法。常用药物有硝酸甘油、硝酸异山梨酯、硝普钠、重组人 B 型利钠肽；主动脉夹层、严重高血压者可选用乌拉地尔。

■ 对血压低、心源性休克的患者，静脉应用多巴胺、去甲肾上腺素等。

■ 有哮鸣音等支气管痉挛表现者，静脉应用茶碱类药物。

■ 对合并快速心室率的心房颤动患者，可静脉应用毛花苷 C 或胺碘酮，可口服地高辛；在一些情况下，可静脉应用 β 受体阻断剂或地尔硫草。

■ 对于收缩功能不全患者，可口服地高辛；严重者静脉应用非洋地黄类正性肌力药物，如多巴胺、多巴酚丁胺、米力农或左西孟旦。有临床试验证实，对于终末期心力衰竭患者，长期使用米力农患者的预后优于使用多巴酚丁胺的患者。

■ 患者容易出现低血钾、高血钾、低血钠及代谢性酸中毒和呼吸性酸中毒等电解质紊乱和酸碱平衡失调，应及时纠正。

■ 针对心力衰竭病因和诱因的治疗，是急性左心衰竭治疗的难点和重点之一，也是其关键的变异之处。包括：药物治疗，如冠心病、高血压、感染性心内膜炎的相应规范治疗等。对于急性冠脉综合征（ACS）患者强调血运重建治疗，如溶栓、急诊经皮冠脉介入术（PCI）、急诊外科手术治疗。如急性心肌梗死合并室间隔穿孔，则应力争急诊手术治疗。对具体病因的治疗需衔接相关临床路径。

■ 非药物治疗措施：必要时可给予气管插管和呼吸机辅助呼吸、血液超滤、主动脉内气囊反搏（IABP）、体外膜肺氧合（ECMO），甚至左心室辅助装置（LVAD）等治疗。

■ 一般情况下，急性左心衰竭时不使用糖皮质激素，少数情况下如重症心肌炎时根据病情酌情考虑。

（四）标准住院日 7~14 天

> 释义

■ 进入本路径的患者的总住院日是 10~14 天，因患者的病因、病情轻重及对治疗的反应不同而异。

■ 在住院的前 5~7 天内，经利尿、扩血管等综合治疗，病情逐渐得到缓解；此后 5~7 天，静脉药物减量至停用，改用口服利尿剂，ACEI/ARB 和 β 受体阻断剂等逐渐加量。

■ 对于有各种并发症而延长住院时间者，进入相应临床路径诊治。

■ 对病因未明的急性左心衰竭患者，为了明确病因而需要进一步检查，需要延长住院时间并增加住院费用，并进入相应病因的临床路径诊治。

■ 针对病因的治疗，如瓣膜病的手术治疗、感染性心内膜炎的控制感染治疗、冠心病的介入治疗等，需要延长住院时间并增加住院费用，并进入相应病因的临床路径诊治。

■ 对于依赖持续静脉应用正性肌力药，或机械辅助装置的晚期心力衰竭或重症心力衰竭患者，则住院时间延长，并进入相应临床路径。

（五）进入路径标准

1. 第一诊断必须符合 ICD-10：I50.1 急性左心衰竭疾病编码。

2. 如患有其他非心血管疾病，但在住院期间不需特殊处理（检查和治疗），也不影响第一诊断时，可进入路径。

> **释义**
>
> ■ 凡符合 ICD-10：I50.1 急性左心衰竭疾病编码的患者，可进入本路径。
>
> ■ 急性心力衰竭患者均有病因，即基础疾病，晚期重症患者多合并其他系统疾病和并发症。因此，症状缓解后需要针对病因治疗，并进入相应临床路径诊治。

（六）必需的检查项目

1. 必需的检查项目
(1) 无创监测。
(2) 心力衰竭的生化标志物（如 BNP 或 NT-proBNP）、血清心肌损伤标志物（如 TNT 或 TNI、CK-MB）。
(3) 血常规、尿常规、肝功能、肾功能、电解质、血糖、甲状腺功能、凝血功能、D-二聚体、血气分析。
(4) 心电图、床旁 X 线胸片及超声心动图。
(5) 如果发生心源性休克，需进行有创监测（如动脉穿刺有创监测血压）。
2. 根据患者具体情况可查：动态心电图、动态血压、冠状动脉 CT 或造影、心脏磁共振、腹部超声，某些特定患者应进行风湿性疾病、淀粉样变性、嗜铬细胞瘤、血色病或 HIV 等疾病的筛查。

> **释义**
>
> ■ 急性左心衰竭的确定诊断需要多项实验室检查的客观结果，如大便常规+隐血、肝功能、肾功能、血糖、血脂、心肌酶、甲状腺功能、C 反应蛋白（CRP）或超敏 CRP（hs-CRP）、抗链球菌溶血素 O（ASO）、类风湿因子（RF）、乙型肝炎五项、丙型肝炎病毒抗体、HIV 抗体和梅毒血清学检查、血浆 BNP 或 NT-proBNP、TnT/TnI 等检测；心电图、超声心动图、胸部 X 线片（床旁胸片或心脏远达片）等影像学检查；床旁心电监测，必要时血流动力学监测等。
>
> ■ 急性左心衰竭可以由各种病因引起，也可以合并各系统病变，患者的病情评价需要全面系统的实验室检查和实验室指标的动态监测，有些检查如电解质、血气分析、心电图和 X 线胸片等常需要多次复查，以便动态评价患者的病情变化。病因检查则可能需要做心脏磁共振、核素心肌灌注显像、存活心肌检查、冠状动脉造影等。

（七）出院标准

1. 症状缓解并已停用静脉用药。
2. 生命体征稳定。
3. X 线胸片显示肺水肿、肺淤血征象明显改善或正常。
4. 原发病得到有效控制。

    ■急性左心衰竭患者在气短等症状缓解，生命体征平稳后，复查X线胸片示肺淤血/水肿基本消退，电解质和血气分析等指标正常后，初诊患者应进一步做病因诊断，反复住院的患者则可以出院并门诊随诊。

    ■因为心力衰竭的病因或并发症需要进一步治疗者，进入相关临床路径。

（八）变异及原因分析

1. 病情危重，需气管插管及人工呼吸机辅助呼吸。
2. 合并严重肝功能不全或肾功能不全需血液超滤或血液透析。
3. 合并心肌缺血或心肌梗死需行冠状动脉造影和介入治疗。
4. 合并严重感染不易控制者。
5. 等待外科手术。

    ■急性左心衰竭是一种复杂的临床综合征，而不是单一的疾病，其复杂性表现在三个方面：一是病因复杂，各种心脏和大血管疾病均可引起急性左心衰竭，一些全身性疾病也可引起急性左心衰竭，而多数患者的病因诊断和治疗难度大，花费高；二是心脏病变的特点和程度差异大，使得治疗方法的选择难度大，有很多差别和变异；三是急性左心衰竭的病情复杂，病情轻重差异巨大，病情变化快，临床合并症多，多数急性左心衰竭是各种心脏病的终末阶段的表现。因此急性左心衰竭的诊治需与多个临床路径衔接。

    ■出现变异的原因很多，如合并呼吸衰竭，需要麻醉机吸氧或气管插管呼吸机辅助治疗者；合并严重肾功能不全，需血液滤过或血液透析治疗者；合并心肌缺血或心肌梗死需行冠脉造影和介入治疗；合并严重感染者；需急诊外科手术治疗者，如感染性心内膜炎所致的急性瓣膜病变；合并心源性休克；合并严重缓慢型心律失常，需临时或永久起搏器治疗者；发生心搏骤停事件并行心肺复苏者；需IABP或ECMO等机械辅助治疗者；合并其他系统疾病，需相应诊断和治疗者；需特殊检查以明确导致心力衰竭的病因者，如心肌淀粉样变等。均需要在医师表单中说明。

    ■变异及原因还应包括病因的寻找和诊断。

五、急性左心衰竭临床路径给药方案

【其他用药】

1. 应用血管收缩药物：应用正性肌力药物后仍有心源性休克表现或合并显著低血压状态时可应用血管收缩药物。血管收缩药物包括去甲肾上腺素、肾上腺素等，主要用于升高血压，维持重要脏器的灌注。心源性休克时首选去甲肾上腺素维持收缩压。用药过程中应密切监测血压、心律、心率、血流动力学和临床状态变化，当器官灌注恢复和/或循环淤血减轻时应尽快停用。

2. 阿片类药物，如吗啡可缓解焦虑和呼吸困难，急性肺水肿患者可谨慎使用。应密切观察疗效和呼吸抑制的不良反应。

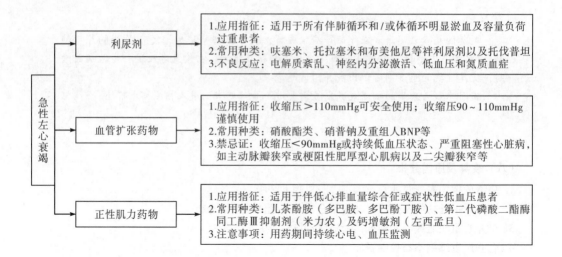

3. 伴快速心室率的心房颤动的处理：可应用洋地黄类药物和/或β受体阻断剂（急性心力衰竭失代偿一般禁用，谨慎评估适应证）、胺碘酮。

洋地黄类药物主要应用去乙酰毛花苷注射液，可轻度增加心输出量、降低左心室充盈压和改善症状。房颤伴快速心室率（＞110次/分钟）的急性心力衰竭患者尤为适用。使用剂量为去乙酰毛花苷注射液0.2~0.4mg缓慢静脉注射，2~4小时后可再用0.2mg。急性心肌梗死后24小时内应尽量避免使用。

急性失代偿性心力衰竭的患者，应避免使用非二氢吡啶类钙离子通道阻滞剂。LVEF≤40%的心力衰竭患者应避免使用决奈达隆及长期口服Ⅰ类抗心律失常药物。

【用药选择】

1. 利尿剂：适用于急性左心衰竭伴肺循环和/或体循环明显淤血以及容量负荷过重的患者。采用静脉利尿剂，首选呋塞米，亦可应用托拉塞米或布美他尼。利尿剂静脉推注与持续静脉滴注的疗效相当。常规利尿剂治疗效果不佳、有低钠血症或有肾功能损害倾向患者，可考虑应用托伐普坦。

2. 急性左心衰竭血压不低的患者可以应用血管扩张药物降低心脏前、后负荷。收缩压水平是评估此类药物是否适宜的重要指标，收缩压＞110mmHg的患者可安全使用；收缩压在90~110mmHg的患者谨慎使用；收缩压＜90mmHg的患者禁止使用。硝酸酯类特别适用于急性冠脉综合征伴急性左心衰竭的患者；硝普钠适用于严重心力衰竭伴后负荷增加以及肺淤血或肺水肿的患者；重组人BNP不仅可以扩张静脉和动脉（包括冠状动脉），还有一定的促进钠排泄和利尿作用。

3. 正性肌力药物：适用于低心排血量综合征，如伴症状性低血压（＜90mmHg）或心排出量降低伴肺循环淤血患者。洋地黄类制剂（如毛花苷C缓慢静脉注射）适用于合并快速心室律的心房颤动患者；小剂量多巴胺［＜3μg/（kg·min）］有选择性扩张肾动脉、促进利尿的作用，大剂量［＞5μg/（kg·min）］应用有正性肌力作用和血管收缩作用；多巴酚丁胺短期应用可增加心排出量，改善外周灌注；米力农和左西孟旦不仅可以促进心肌收缩，还可以发挥血管舒张作用，同时有一定降低肺动脉压的作用。

【药学提示】

1. 大剂量应用利尿剂可引起低钾、低钠血症等电解质紊乱而诱发心律失常，需注意预防，并监测电解质水平，对于难于监测的电解质如镁、钙等微量元素则需酌情补充。

2. 血管扩张剂应用过程中要密切监测血压，根据血压水平及时调整合适的维持剂量。

3. 正在接受 β 受体阻断剂的患者合用多巴胺和多巴酚丁胺的益处尚需临床证据支持（机制不支持，临床常用）。米力农和左西孟旦可用于接受 β 受体阻断剂治疗的患者。

【注意事项】

血管扩张药物和正性肌力药物使用过程中需监测血压和心电图，避免发生血压过低和心律失常。

六、急性左心衰竭患者护理规范

1. 密切监测患者的血压、心率、心律、呼吸频率、SpO_2 及体温情况。关注患者精神状态和末梢循环情况。关注患者的心力衰竭症状和体征变化。

2. 监测出入量及每日体重，严重心力衰竭患者限制液体量摄入，总液体量 1.5~2.0L/d；轻中度心力衰竭患者可适当放宽限制。每日多次记录出入量，重症患者观察每小时尿量。每天同一时间、同一条件下测量并记录体重。

3. 无低氧血症的患者不应常规吸氧。当 $SpO_2 < 90\%$ 或动脉血氧分压（PaO_2）<60mmHg 时应给予氧疗，使患者 $SpO_2 \geq 95\%$（伴慢性阻塞性肺疾病者 $SpO_2 > 90\%$）。一般采取鼻导管吸氧，低氧流量（1~2L/min）开始，若无 CO_2 潴留，可采用高流量给氧（6~8L/min）；如伴呼吸性碱中毒可采取面罩吸氧。

4. 关注患者的精神心理状态和睡眠情况，阿片类药物如吗啡可缓解焦虑和呼吸困难，应密切观察疗效和呼吸抑制的不良反应。苯二氮草类药物是较为安全的抗焦虑和镇静剂。

5. 气道管理：需要无创呼吸机或有创呼吸机的患者，注意气道的管理。

6. 注意口腔黏膜和皮肤破溃等情况，警惕压疮形成。

7. 保持患者大便通畅，观察大便的性状及颜色，警惕消化道出血。

8. 注意手卫生，避免交叉感染。

七、急性左心衰竭患者营养治疗规范

1. 低盐饮食，酒精性心肌病患者戒酒，肥胖者需适当控制能量摄入，营养不良者需给予营养支持，保证能量摄入。低蛋白血症患者给予高蛋白饮食。

2. 糖尿病患者注意血糖管理，定期监测血糖，避免发生低血糖。

3. 心力衰竭急性发作伴容量负荷过重时，限制钠摄入<2g/d。监测电解质，控制离子在合适范围，避免发生高钠血症，低钠血症，高钾血症，低钾血症等。

4. 注意补充微量元素，对于老龄或低钙血症患者适当补钙。

八、急性左心衰竭患者健康宣教

1. 告知患者心力衰竭的基本知识，加强患者对疾病的认知度。

2. 告知患者心力衰竭症状监控的方法和重要性，加强对心力衰竭加重的早期识别和就医意识。

3. 指导患者药物治疗，增加药物治疗依从性，对需要 IABP，无创呼吸机等治疗的患者，通过宣教提高患者的配合度。

4. 给予饮食指导和生活方式干预。

九、推荐表单

(一) 医师表单

急性左心衰竭临床路径医师表单

适用对象：第一诊断为急性左心衰竭（ICD-10：I50.1）

患者姓名：		性别：	年龄：	门诊号：		住院号：
住院日期：	年 月 日	出院日期：	年 月 日			标准住院日：7~14 天
发病时间：	年 月 日 时 分		到达急诊时间：		年 月 日 时 分	

时间	到达急诊科 30 分钟内	到达急诊科 30~120 分钟
主要诊疗工作	□ 生命体征监测 □ 完成病史采集与体格检查 □ 描记 18 导联心电图并对其做出评价 □ 进行急诊抽血检查 □ 急性左心衰竭的初步诊断和病情判断 □ 向患者家属交代病情	□ 心内科专科医师会诊 □ 依据实验室检查和监测结果对患者的病因和病情做出进一步的分析和判断 □ 抢救治疗方案的制订和实施 □ 进一步检查，如胸部 X 线片和超声心动图 □ 抢救效果的初步判断 □ 尽快收入监护病房住院治疗 □ 向患者家属再次交代病情
重点医嘱	**长期医嘱：** □ 持续心电监测 □ 无创血压监测 □ 血氧饱和度监测 □ 吸氧 **临时医嘱：** □ 描记 18 导联心电图 □ 血气分析、血常规、电解质、肝功能、肾功能、血糖、心肌损伤标志物（TNI 或 TNT、CK-MB）、心力衰竭生物标志物（BNP 或 NT-proBNP） □ 建立静脉输液通路（必要时行深静脉穿刺） □ 静脉注射吗啡 3~5mg（有严重呼吸困难而意识清醒者） □ 静脉应用强效利尿剂：如呋塞米、布美他尼、托拉塞米	**长期医嘱：** □ 心力衰竭常规护理 □ 特级护理 □ 重症监护（心电、血压和血氧饱和度监测） □ 吸氧 □ 记录出入量 □ 口服袢利尿剂 □ 口服补钾药（按需） □ 口服螺内酯（无禁忌证者） □ 口服地高辛（按需） □ 口服 ACEI/ARB/ARNI（无禁忌证者） □ 口服 β 受体阻断剂（继续原剂量或减量或停用） **临时医嘱：** □ 收缩压≥90mmHg 者，静脉滴注或泵入硝酸甘油、二硝酸异山梨酯、硝普钠或重组 BNP 等血管扩张剂 □ 再次静脉应用加倍剂量的强效利尿剂：呋塞米、布美他尼、托拉塞米（首次利尿剂 1 小时后仍无尿者） □ 静脉滴注或泵入扩张血管的正性肌力药物：多巴酚丁胺、米力农、左西孟旦 □ 收缩压<85mmHg 者，静脉滴注或泵入收缩血管的正性肌力药物：多巴胺、去甲肾上腺素等（可以与血管扩张剂合用）

时　间	到达急诊科 30 分钟内	到达急诊科 30~120 分钟
		□ 静脉注射毛花苷 C（心室率≥120 次/分钟的快速心房颤动者）或胺碘酮（快速心房颤动合并预激综合征者） □ 喘息明显者可选用二羟丙茶碱或氨茶碱 □ 必要时导尿 □ 拍床旁 X 线胸片 □ 做床旁超声心动图 □ 纠正水、电解质和酸碱平衡紊乱的治疗
病情 变异 记录	□ 无　□ 有，原因： 1. 2.	□ 无　□ 有，原因： 1. 2.
医师 签名		

时间	住院第 1 天	住院第 2 天	住院第 3 天
主要诊疗工作	□ 病史询问和体格检查 □ 完成住院病历书写 □ 安排相应检查 □ 上级医师查房 □ 完善治疗方案 □ 完成上级医师查房记录 □ 病情的观察和动态评价 □ 变异情况的判断及与其他路径的衔接 □ 必要时床旁超声心动图检查	□ 上级医师查房 □ 完成上级医师查房记录 □ 对各项检查的综合分析 □ 根据病情调整诊疗方案 □ 复查电解质等 □ 变异情况的判断及与其他路径的衔接	□ 上级医师查房 □ 完成三级医师查房记录 □ 根据病情调整诊疗方案 □ 复查电解质等 □ 变异情况的判断及与其他路径的衔接
重点医嘱	长期医嘱： □ 心力衰竭常规护理 □ 特级护理 □ 重症监护（持续心电、血压和血氧饱和度监测等） □ 吸氧（必要时用无创呼吸机） □ 卧床 □ 记录 24 小时出入量 □ 口服或静脉利尿剂 □ 口服补钾药（按需） □ 口服螺内酯 □ 口服地高辛（按需） □ 口服 ARNI／ACEI／ARB（无禁忌证者） □ 口服 β 受体阻断剂（无禁忌证者） □ 收缩压≥90mmHg 者，静脉滴注或泵入硝酸酯、硝普钠或重组 BNP 等扩张血管药 □ 静脉滴注或泵入扩张血管的正性肌力药物：多巴酚丁胺、米力农、左西孟旦 □ 若收缩压＜85mmHg 则静脉滴注或泵入收缩血管的正性肌力药物：多巴胺、去甲肾上腺素等（可以与血管扩张剂合用） □ 喘息明显者可用二羟丙茶碱或氨茶碱 □ 静脉注射毛花苷 C（心室率≥120 次／分钟的快速房颤者）或胺碘酮（快速房颤合并预激综合征者）	长期医嘱： □ 心力衰竭常规护理 □ 特级护理 □ 重症监护（持续心电、血压和血氧饱和度监测等） □ 吸氧（必要时用无创呼吸机） □ 卧床 □ 记录 24 小时出入量 □ 口服或静脉利尿剂 □ 口服补钾药（按需） □ 口服螺内酯 □ 口服地高辛（按需） □ 口服 ARNI／ACEI／ARB（无禁忌证者） □ 口服 β 受体阻断剂（无禁忌证者） □ 收缩压≥90mmHg 者，静脉滴注或泵入硝酸酯、硝普钠或重组 BNP 等扩张血管药 □ 静脉滴注或泵入扩张血管的正性肌力药物：多巴酚丁胺、米力农、左西孟旦 □ 若收缩压＜90mmHg 则静脉滴注或泵入收缩血管的正性肌力药物：多巴胺、去甲肾上腺素等（可以与血管扩张剂合用） □ 喘息明显者可用二羟丙茶碱或氨茶碱 临时医嘱： □ 复查床旁 X 线胸片（酌情） □ 完成常规实验室检查 □ 复查电解质、血气分析等 □ 用药调整 □ 补钾药（低血钾时）	长期医嘱： □ 心力衰竭常规护理 □ 特级护理 □ 重症监护（持续心电、血压和血氧饱和度监测等） □ 吸氧（必要时用无创呼吸机） □ 卧床 □ 记录 24 小时出入量 □ 口服或静脉利尿剂 □ 口服补钾药（按需） □ 口服螺内酯 □ 口服地高辛（按需） □ 口服 ARNI／ACEI／ARB（无禁忌证者） □ 口服 β 受体阻断剂（无禁忌证者） □ 收缩压≥90mmHg 者，静脉滴注或泵入硝酸酯硝普钠或重组 BNP 等扩张血管药 □ 静脉滴注或泵入扩张血管的正性肌力药物：多巴酚丁胺、米力农、左西孟旦 □ 若收缩压＜85mmHg 则静脉滴注或泵入收缩血管的正性肌力药物：多巴胺、去甲肾上腺素等（可以与血管扩张剂合用） □ 喘息明显者可用二羟丙茶碱或氨茶碱 临时医嘱： □ 复查床旁 X 线胸片（酌情） □ 复查电解质、血气分析等 □ 用药调整 □ 补钾药（低血钾时） □ 补钠治疗（严重低钠血症）

时间	住院第1天	住院第2天	住院第3天
	临时医嘱: □ 开常规实验室检查单:血常规、尿常规、大便常规+隐血、肝功能、肾功能、血电解质、甲状腺功能、凝血功能、D-二聚体、红细胞沉降率、CRP、ASO、RF、乙型肝炎五项、丙型肝炎病毒抗体、艾滋病和梅毒血清学检查等 □ 复查BNP/NT-proBNP、cTnI/T、血气分析、心电图、胸部X线片等 □ 血管活性药物的剂量调整 □ 补钾药(低血钾时) □ 补钠治疗(严重低钠血症) □ 碳酸氢钠(代谢性酸中毒) □ 血压低者可穿刺桡动脉行动脉内血压监测	□ 补钠治疗(严重低钠血症) □ 碳酸氢钠(代谢性酸中毒者)	□ 碳酸氢钠(代谢性酸中毒者)
病情变异记录	□ 无　□ 有,原因: 1. 2.	□ 无　□ 有,原因: 1. 2.	□ 无　□ 有,原因: 1. 2.
医师签名			

时间	住院第 4~5 天	住院第 6~10 天	住院第 7~14 天（出院日）
主要诊疗工作	□ 进一步稳定病情 □ 根据病情调整诊疗方案 □ 超声心动图检查	□ 上级医师查房 □ 完成上级医师查房记录 □ 根据病情调整治疗方案 □ 必要时动态心电图 □ 病情稳定者转普通病房 □ 对病因不明者进行明确心力衰竭病因所需的检查 □ 可复查 BNP/NT-proBNP、cTnI/T	□ 通知患者和家属 □ 向患者交代出院后注意事项，预约复诊日期 □ 完成病历书写 □ 将出院小结交给患者 □ 如果患者不能出院，在病程记录中说明原因和继续治疗的方案 □ 可复查 BNP/NT-proBNP、cTnI/T
重点医嘱	长期医嘱： □ 心力衰竭常规护理 □ 一级护理 □ 吸氧（必要时） □ 重症监护（持续心电、血压和血氧饱和度监测等） □ 卧床 □ 记录 24 小时出入量 □ 口服利尿剂 □ 口服补钾药（按需） □ 口服螺内酯 □ 口服地高辛（按需） □ 口服 ARNI/ACEI/ARB（无禁忌证者） □ 口服 β 受体阻断剂（无禁忌证者） □ 静脉扩血管药 临时医嘱： □ 复查床旁 X 线胸片（酌情） □ 复查电解质等 □ 追加利尿剂（必要时） □ 补钾药（必要时） □ 扩血管药（必要时） □ 升压药（必要时） □ 纠正水、电解质和酸碱平衡紊乱	长期医嘱： □ 心力衰竭常规护理 □ 二级护理 □ 床旁活动 □ 低盐饮食 □ 记录 24 小时出入量 □ 口服利尿剂 □ 口服补钾药（按需） □ 口服螺内酯（无禁忌证者） □ 口服地高辛（按需） □ 口服 ARNI/ACEI/ARB（无禁忌证者） □ 口服 β 受体阻断剂（无禁忌证者） 临时医嘱： □ 超声心动图 □ 动态心电图 □ 病因相关的检查	出院医嘱： □ 注意事项 □ 出院带药 □ 门诊随诊
病情变异记录	□ 无 □ 有，原因： 1. 2.	□ 无 □ 有，原因： 1. 2.	□ 无 □ 有，原因： 1. 2.
医师签名			

（二）护士表单

急性左心衰竭临床路径护士表单

适用对象：第一诊断为急性左心衰竭（ICD-10：I50.1）

| 患者姓名： | | 性别： 年龄： 门诊号： | 住院号： |

| 住院日期： 年 月 日 | 出院日期： 年 月 日 | 标准住院日：7~14 天 |

| 发病时间： 年 月 日 时 分 | 到达急诊时间： 年 月 日 时 分 |

时间	到达急诊科 30 分钟内	到达急诊科 30~120 分钟
健康宣教	□ 给予患者及家属心理支持 □ 告知采取检查、治疗的意义及注意事项	□ 给予患者及家属心理支持 □ 告知采取检查、治疗的意义及注意事项 □ 告知使用药物的作用及不良反应 □ 告知出入量的记录方法
护理处置	□ 心电、血压、血氧饱和度监护 □ 氧气吸入 □ 采集血标本 □ 建立静脉通路 □ 协助患者或家属完成急诊挂号、交费	□ 心电、血压、血氧饱和度监护 □ 氧气吸入 □ 遵医嘱给药 □ 遵医嘱完成相关检查
基础护理	□ 特级护理 □ 卧位护理：选择合理的卧位（坐位或半坐卧位，必要时双下肢下垂） □ 患者安全管理	□ 特级护理 □ 卧位护理：选择合理的卧位（坐位或半坐卧位，必要时双下肢下垂） □ 排泄护理 □ 患者安全管理
专科护理	□ 病情观察 □ 选择合理的给氧方式：鼻导管、面罩、麻醉机、无创呼吸机、有创呼吸机（若使用麻醉机、有创呼吸机则为病情变异） □ 遵医嘱给药 □ 书写特护记录 □ 心理护理	□ 病情观察 □ 选择合理的给氧方式：鼻导管、面罩、麻醉机、无创呼吸机、有创呼吸机（若使用麻醉机、有创呼吸机则为病情变异） □ 遵医嘱给药 □ 书写特护记录 □ 记录出入量 □ 必要时导尿 □ 心理护理
重点医嘱	□ 详见医嘱执行单	□ 详见医嘱执行单
病情变异记录	□ 无 □ 有，原因： 1. 2.	□ 无 □ 有，原因： 1. 2.
护士签名		

时间	住院第 1 天	住院第 2 天	住院第 3 天
健康宣教	□ 入院宣教 　介绍主管医师、护士 　介绍环境、设施 　介绍陪住、探视制度、作息 　时间 　介绍病房安全管理 □ 给予患者及家属心理支持 □ 告知采取检查、治疗的意义 　及注意事项 □ 告知使用药物的作用及不良 　反应 □ 告知出入量的记录方法	□ 给予患者及家属心理支持 □ 告知采取检查、治疗的意义 　及注意事项 □ 告知使用药物的作用及不良 　反应	□ 给予患者及家属心理支持 □ 告知采取检查、治疗的意义 　及注意事项 □ 告知使用药物的作用及不良 　反应
护理处置	□ 核对患者，佩戴腕带 □ 建立入院病历 □ 更换病号服 □ 心电、血压、血氧饱和度 　监护 □ 氧气吸入 □ 遵医嘱完成相关检查 □ 采集血标本	□ 心电、血压、血氧饱和度 　监护 □ 氧气吸入 □ 遵医嘱完成相关检查 □ 采集血标本	□ 心电、血压、血氧饱和度 　监护 □ 氧气吸入 □ 遵医嘱完成相关检查 □ 采集血标本
基础护理	□ 特级护理 □ 卧位护理：选择合理的卧位 　（坐位或半坐卧位，必要时 　双下肢下垂），预防压疮 □ 饮食护理 □ 晨晚间护理 □ 排泄护理 □ 患者安全管理	□ 特级护理 □ 卧位护理：选择合理的卧位 　（坐位或半坐卧位，必要时 　双下肢下垂），预防压疮 □ 饮食护理 □ 晨晚间护理 □ 排泄护理 □ 患者安全管理	□ 特级护理 □ 卧位护理：选择合理的卧位 　（坐位或半坐卧位，必要时 　双下肢下垂），预防压疮 □ 饮食护理 □ 晨晚间护理 □ 排泄护理 □ 患者安全管理
专科护理	□ 病情观察 □ 完成入院评估 □ 氧气吸入 □ 选择合理的给氧方式：鼻导 　管、面罩、麻醉机、无创呼 　吸机、有创呼吸机（若使用 　麻醉机、有创呼吸机则为病 　情变异） □ 遵医嘱给药 □ 书写特护记录 □ 记录出入量 □ 心理护理	□ 病情观察 □ 氧气吸入 □ 选择合理的给氧方式：鼻导 　管、面罩、麻醉机、无创呼 　吸机、有创呼吸机（若使用 　麻醉机、有创呼吸机则为病 　情变异） □ 遵医嘱给药 □ 书写特护记录 □ 记录出入量 □ 心理护理	□ 病情观察 □ 氧气吸入 □ 选择合理的给氧方式：鼻导 　管、面罩、麻醉机、无创呼 　吸机、有创呼吸机（若使用 　麻醉机、有创呼吸机则为病 　情变异） □ 遵医嘱给药 □ 书写特护记录 □ 记录出入量 □ 心理护理
重点医嘱	□ 详见医嘱执行单	□ 详见医嘱执行单	□ 详见医嘱执行单

时间	住院第 1 天	住院第 2 天	住院第 3 天
病情 变异 记录	□无　□有，原因： 1. 2.	□无　□有，原因： 1. 2.	□无　□有，原因： 1. 2.
护士 签名			

时间	住院第 4~5 天	住院第 6~10 天	住院第 7~14 天（出院日）
健康宣教	□ 疾病相关知识宣教 　心力衰竭病因、发病诱因 　心力衰竭治疗 　饮食、活动指导 　服药注意事项 　出入量记录的意义及方法	□ 疾病相关知识宣教 　心力衰竭病因、发病诱因 　心力衰竭治疗 　饮食、活动指导 　服药注意事项 　出入量记录的意义及方法 □ 心力衰竭恢复期注意事项 □ 复查患者对疾病相关知识的 　掌握情况	□ 出院宣教 　药物服用方法 　复查时间 　活动指导 　饮食指导 　疾病监测 □ 出院手续办理方法 □ 知道病历复印方法
护理处置	□ 心电、血压、血氧饱和度 　监护 □ 氧气吸入 □ 遵医嘱完成相关检查 □ 采集血标本	□ 遵医嘱完成相关检查 □ 采集血标本 □ 生命体征监测	□ 办理出院手续 □ 领取出院带药
基础护理	□ 一级护理 □ 卧位护理：选择合理的卧 　位，预防压疮 □ 饮食护理 □ 晨晚间护理 □ 排泄护理 □ 患者安全管理	□ 二级护理 □ 协助或指导进食、进水 □ 协助或指导床旁活动 □ 晨晚间护理 □ 患者安全管理	□ 二级护理 □ 协助或指导进食、进水 □ 协助或指导床旁活动 □ 晨晚间护理 □ 患者安全管理
专科护理	□ 病情观察 □ 氧气吸入 □ 遵医嘱给药 □ 书写护理记录 □ 记录出入量 □ 心理护理	□ 重症到普通病房转科的安全 　护理及交接班 □ 病情观察 □ 遵医嘱给药 □ 遵医嘱记录出入量 □ 心理护理	□ 病情观察 □ 心理护理
重点医嘱	□ 详见医嘱执行单	□ 详见医嘱执行单	□ 详见医嘱执行单
病情变异记录	□ 无 □ 有，原因： 1. 2.	□ 无 □ 有，原因： 1. 2.	□ 无 □ 有，原因： 1. 2.
护士签名			

（三）患者表单

急性左心衰竭临床路径患者表单

适用对象：第一诊断为急性左心衰竭（ICD-10：I50.1）

患者姓名：		性别： 年龄： 门诊号：		住院号：
住院日期： 年 月 日		出院日期： 年 月 日		标准住院日：7~14 天
发病时间： 年 月 日 时 分		到达急诊时间： 年 月 日 时 分		

时间	到达急诊科 30 分钟内	到达急诊科 30~120 分钟
医患配合	□ 配合询问病史、收集资料，请务必详细告知此次心力衰竭发生的诱因、既往史、用药史、过敏史 □ 向医师详细叙述目前存在的不适症状 □ 配合完成体格检查 □ 医师向患者及家属介绍病情	□ 配合完成相关检查及治疗 □ 有任何不适及时告知医师 □ 医师向患者及家属介绍病情
护患配合	□ 家属尽快完成急诊挂号、交费手续 □ 配合完成心电图、血压、血氧饱和度监护 □ 配合吸氧 □ 配合采取舒适体位 □ 配合完成血标本采集 □ 配合建立静脉通路	□ 配合完成心电图、血压、血氧饱和度监护 □ 配合吸氧 □ 配合采取合理体位 □ 配合完成相关检查及治疗 □ 配合完成出入量的记录 □ 配合完成导尿等操作 □ 有任何不适及时告知护士
饮食	□ 减少水的摄入量 □ 记录 24 小时入量	□ 减少水的摄入量 □ 记录 24 小时入量
排泄	□ 记录 24 小时尿量	□ 记录 24 小时尿量 □ 必要时配合导尿
活动	□ 绝对卧床	□ 绝对卧床

时间	住院第 1 天	住院第 2 天	住院第 3 天
医患配合	□ 配合询问病史、收集资料 　请务必详细告知此次心力衰 　竭发生的诱因，既往史、用 　药史、过敏史 □ 配合完成体格检查 □ 医师向患者及家属介绍病情 □ 有任何不适及时告知医师	□ 配合完成相关检查及治疗 □ 有任何不适及时告知医师 □ 医师向患者及家属介绍病情	□ 配合完成相关检查及治疗 □ 有任何不适及时告知医师 □ 医师向患者及家属介绍病情
护患配合	□ 配合完成心电、血压、血氧 　饱和度监护 □ 配合吸氧 □ 配合完成入院评估 □ 配合采取合理体位 □ 配合完成相关检查及治疗 □ 配合完成出入量的记录 　接受入院宣教（主管医师、 　护士；环境、设施介绍；陪 　住、探视制度、作息时间介 　绍；病房安全管理介绍） □ 配合床上活动，避免压疮 □ 注意避免坠床 □ 有任何不适及时告知护士	□ 配合完成重症监护（持续心 　电、血压和血氧饱和度监测 　等） □ 配合吸氧 □ 配合记录 24 小时出入量 □ 配合完成相关检查及治疗 □ 配合床上活动，避免压疮 □ 注意避免坠床 □ 有任何不适及时告知护士	□ 配合完成重症监护（持续心 　电、血压和血氧饱和度监测 　等） □ 配合吸氧 □ 配合记录 24 小时出入量 □ 配合完成相关检查及治疗 □ 配合床上活动，避免压疮 □ 注意避免坠床 □ 有任何不适及时告知护士
饮食	□ 减少水的摄入量 □ 记录 24 小时入量	□ 减少水的摄入量 □ 记录 24 小时入量	□ 减少水的摄入量 □ 记录 24 小时入量
排泄	□ 记录 24 小时尿量	□ 记录 24 小时尿量	□ 记录 24 小时尿量
活动	□ 绝对卧床	□ 绝对卧床	□ 绝对卧床

时间	住院第 4~5 天	住院第 6~10 天	住院第 7~14 天（出院日）
医患配合	□ 配合完成相关检查及治疗 □ 有任何不适及时告知医师 □ 医师向患者及家属介绍病情	□ 配合完成相关检查及治疗 □ 有任何不适及时告知医师 □ 医师向患者及家属介绍病情	□ 接受出院前指导 □ 指导复查程序 □ 获取出院诊断证明书
护患配合	□ 配合完成心电、血压、血氧饱和度监护 □ 配合吸氧 □ 配合完成相关检查及治疗 □ 配合完成出入量的记录 □ 接受疾病相关知识宣教 □ 注意活动安全，避免坠床或跌倒 □ 有任何不适及时告知护士	□ 配合测量体温、脉搏、呼吸、血压 □ 配合完成相关检查及治疗 □ 接受疾病相关知识宣教 □ 注意活动安全，避免坠床或跌倒 □ 有任何不适及时告知护士	□ 接受出院宣教 □ 办理出院手续 □ 获取出院带药 □ 指导服药方法及服药注意事项 □ 指导复印病历的方法
饮食	□ 减少水的摄入量 □ 记录 24 小时入量	□ 正常饮食，适量控制水的摄入量	□ 正常饮食，适量控制水的摄入量
排泄	□ 记录 24 小时尿量	□ 正常排便	□ 正常排便
活动	□ 卧床休息为主，减少活动	□ 床旁适量活动	□ 适度活动，避免疲劳

附：原表单（2019 年版）

急性左心衰竭临床路径表单

适用对象：第一诊断为急性左心衰竭（ICD-10：I50.1）

患者姓名：		性别：	年龄：	门诊号：	住院号：
住院日期：	年 月 日	出院日期：	年 月 日		标准住院日：7~14 天
发病时间：	年 月 日 时 分		到达急诊时间：		年 月 日 时 分

时间	到达急诊科 30 分钟内	到达急诊科 30~120 分钟
主要诊疗工作	□ 生命体征监测 □ 完成病史采集与体格检查 □ 描记 18 导联心电图并对其做出评价 □ 进行急诊抽血检查 □ 对急性左心衰竭做出初步诊断和病情判断 □ 向患者家属交代病情	□ 心内科专科医师会诊 □ 依据实验室检查和监测结果对患者的病因和病情做出进一步的分析和判断 □ 抢救治疗方案的制订和实施 □ 进一步检查，如胸部 X 线片和超声心动图 □ 抢救效果的初步判断 □ 尽快收入监护病房住院治疗 □ 向患者家属再次交代病情
重点医嘱	**长期医嘱：** □ 持续心电监测 □ 无创血压监测 □ 血氧饱和度监测 □ 吸氧 **临时医嘱：** □ 描记 18 导联心电图 □ 血气分析、血常规、电解质、肝功能、肾功能、血糖、心肌损伤标志物（TNI 或 TNT、CK-MB）、心力衰竭生物标志物（BNP 或 NT-proBNP） □ 建立静脉输液通路（必要时行深静脉穿刺） □ 静脉注射吗啡 3~5mg（有严重呼吸困难而意识清醒者） □ 静脉应用强效利尿剂：呋塞米、布美他尼、托拉塞米	**长期医嘱：** □ 心力衰竭常规护理 □ 特级护理 □ 重症监护（心电、血压和血氧饱和度监测） □ 吸氧 □ 记录出入量 □ 口服襻利尿剂 □ 口服补钾药（按需） □ 口服螺内酯（无禁忌证者） □ 口服地高辛（按需） □ 口服 ACEI/ARB（无禁忌证者） □ 口服 β 受体阻断剂（继续原剂量或减量或停用） **临时医嘱：** □ 收缩压≥90mmHg 者，静脉点滴或泵入硝酸甘油、二硝酸异山梨酯、硝普钠或重组 BNP 等血管扩张剂 □ 再次静脉应用加倍剂量的强效利尿剂：呋塞米、布美他尼、托拉塞米（首次利尿剂 1 小时后仍无尿者） □ 静脉点滴或泵入扩张血管的正性肌力药物：多巴酚丁胺、米力农、左西孟旦 □ 收缩压<85mmHg 者，静脉点滴或泵入收缩血管的正性肌力药物：多巴胺、去甲肾上腺素等（可以与血管扩张剂合用） □ 静脉注射毛花苷 C（心室率≥120 次/分钟的快速心房颤动者）或胺碘酮（快速心房颤动合并预激综合征者） □ 喘息明显者可选用二羟丙茶碱或氨茶碱 □ 必要时导尿 □ 摄床旁 X 线胸片 □ 做床旁超声心动图 □ 纠正水电解质和酸碱平衡紊乱的治疗

续　表

时间	到达急诊科 30 分钟内	到达急诊科 30~120 分钟
主要护理工作	□ 协助患者或家属完成急诊挂号、交费 □ 入院宣教 □ 静脉取血	□ 心力衰竭护理常规 □ 特级护理
病情变异记录	□ 无　□ 有，原因： 1. 2.	□ 无　□ 有，原因： 1. 2.
护士签名		
医师签名		

时间	住院第 1 天	住院第 2 天	住院第 3 天
主要诊疗活动	□ 病史询问和体格检查 □ 完成住院病历书写 □ 安排相应检查 □ 上级医师查房 □ 完善治疗方案 □ 完成上级医师查房记录 □ 病情的观察和动态评价 □ 变异情况的判断及与其他路径的衔接 □ 必要时床旁超声心动图检查	□ 上级医师查房 □ 完成上级医师查房记录 □ 对各项检查的综合分析 □ 根据病情调整诊疗方案 □ 复查电解质等 □ 变异情况的判断及与其他路径的衔接	□ 上级医师查房 □ 完成三级医师查房记录 □ 根据病情调整诊疗方案 □ 复查电解质等 □ 变异情况的判断及与其他路径的衔接
重点医嘱	**长期医嘱：** □ 心力衰竭常规护理 □ 特级护理 □ 重症监护（持续心电、血压和血氧饱和度监测等） □ 吸氧（必要时用无创呼吸机） □ 卧床 □ 记录 24 小时出入量 □ 口服或静脉利尿剂 □ 口服补钾药（按需） □ 口服螺内酯 □ 口服地高辛（按需） □ 口服 ARNI／ACEI／ARB（无禁忌证） □ 口服 β 受体阻断剂（无禁忌证） □ 收缩压≥90mmHg 者，静脉点滴或泵入硝酸酯、硝普钠或重组 BNP 等扩张血管药 □ 静脉点滴或泵入扩张血管的正性肌力药物：多巴酚丁胺、米力农、左西孟旦 □ 若收缩压＜85mmHg 则静脉点滴或泵入收缩血管的正性肌力药物：多巴胺、去甲肾上腺素等（可以与血管扩张剂合用） □ 喘息明显者可用二羟丙茶碱或氨茶碱 □ 静脉注射毛花苷 C（心室率≥120 次/分钟的快速心房颤动者）或胺碘酮（快速心房颤动合并预激综合征者）	**长期医嘱：** □ 心力衰竭常规护理 □ 特级护理 □ 重症监护（持续心电、血压和血氧饱和度监测等） □ 吸氧（必要时用无创呼吸机） □ 卧床 □ 记录 24 小时出入量 □ 口服或静脉利尿剂 □ 口服补钾药（按需） □ 口服螺内酯 □ 口服地高辛（按需） □ 口服 ARNI／ACEI／ARB（无禁忌证者） □ 口服 β 受体阻断剂（无禁忌证者） □ 收缩压≥90mmHg 者，静脉点滴或泵入硝酸酯、硝普钠或重组 BNP 等扩张血管药 □ 静脉点滴或泵入扩张血管的正性肌力药物：多巴酚丁胺、米力农、左西孟旦 □ 若收缩压＜85mmHg 去甲肾上腺素等（可以与血管扩张剂合用） □ 喘息明显者可用二羟丙茶碱或氨茶碱 **临时医嘱：** □ 复查床旁 X 线胸片（酌情） □ 完成常规实验室检查 □ 复查电解质、血气分析等 □ 用药调整 □ 补钾药（低血钾时） □ 补钠治疗（严重低钠血症） □ 碳酸氢钠（代谢性酸中毒者）	**长期医嘱：** □ 心力衰竭常规护理 □ 特级护理 □ 重症监护（持续心电、血压和血氧饱和度监测等） □ 吸氧（必要时用无创呼吸机） □ 卧床 □ 记录 24 小时出入量 □ 口服或静脉利尿剂 □ 口服补钾药（按需） □ 口服螺内酯 □ 口服地高辛（按需） □ 口服 ARNI／ACEI／ARB（无禁忌证） □ 口服 β 受体阻断剂（无禁忌证） □ 收缩压≥90mmHg 者，静脉点滴或泵入硝酸酯硝普钠或重组 BNP 等扩张血管药 □ 静脉点滴或泵入扩张血管的正性肌力药物：多巴酚丁胺、米力农、左西孟旦 □ 若收缩压＜85mmHg 则静脉点滴或泵入收缩血管的正性肌力药物：多巴胺、去甲肾上腺素等（可以与血管扩张剂合用） □ 喘息明显者可用二羟丙茶碱或氨茶碱 **临时医嘱：** □ 复查床旁 X 线胸片（酌情） □ 复查电解质、血气分析等 □ 用药调整 □ 补钾药（低血钾时） □ 补钠治疗（严重低钠血症） □ 碳酸氢钠（代谢性酸中毒者）

续　表

时间	住院第 1 天	住院第 2 天	住院第 3 天
	临时医嘱： □ 开常规实验室检查单：血常规、尿常规、大便常规+隐血、肝功能、肾功能、血电解质、甲状腺功能、凝血功能、D-二聚体、红细胞沉降率、CRP、ASO、RF、乙型肝炎 5 项、丙型肝炎抗体、艾滋病和梅毒血清学检查等 □ 复查 BNP/NT-proBNP、cTnI/T、血气分析、心电图、胸部 X 线片等 □ 血管活性药物的剂量调整 □ 补钾药（低血钾时） □ 补钠治疗（严重低钠血症） □ 碳酸氢钠（代谢性酸中毒） □ 血压低者可穿刺桡动脉行动脉内血压监测		
主要护理工作	□ 心力衰竭常规护理 □ 特级护理 □ 静脉取血	□ 心力衰竭常规护理 □ 一级护理	□ 心力衰竭常规护理 □ 一级护理
病情变异记录	□ 无　□ 有，原因： 1. 2.	□ 无　□ 有，原因： 1. 2.	□ 无　□ 有，原因： 1. 2.
护士签名			
医师签名			

时间	住院第 4~5 天	住院第 6~10 天	住院第 7~14 天（出院日）
主要诊疗工作	□ 进一步稳定病情 □ 根据病情调整诊疗方案 □ 超声心动图检查	□ 上级医师查房 □ 完成上级医师查房记录 □ 根据病情调整治疗方案 □ 必要时动态心电图 □ 病情稳定者转普通病房 □ 对病因不明者进行明确心力衰竭病因所需的检查 □ 可复查 BNP/NT - proBNP、cTnI/T	□ 通知患者和家属 □ 向患者交代出院后注意事项，预约复诊日期 □ 完成病历书写 □ 将出院小结交给患者 □ 如果患者不能出院，在病程记录中说明原因和继续治疗的方案 □ 可复查 BNP/NT - proBNP、cTnI/T
重点医嘱	长期医嘱： □ 心力衰竭常规护理 □ 一级护理 □ 吸氧（必要时） □ 重症监护（持续心电、血压和血氧饱和度监测等） □ 卧床 □ 记录 24 小时出入量 □ 口服利尿剂 □ 口服补钾药（按需） □ 口服螺内酯（无禁忌证者） □ 口服地高辛（按需） □ 口服 ARNI/ACEI/ARB（无禁忌证者） □ 口服 β 受体阻断剂（无禁忌证者） □ 静脉扩血管药 临时医嘱： □ 复查床旁 X 线胸片（酌情） □ 超声心动图 □ 复查电解质等 □ 追加利尿剂（必要时） □ 补钾药（必要时） □ 扩血管药（必要时） □ 升压药（必要时） □ 纠正水电解质和酸碱平衡紊乱	长期医嘱： □ 心力衰竭常规护理 □ 二级护理 □ 床旁活动 □ 低盐饮食 □ 记录 24 小时出入量 □ 口服利尿剂 □ 口服补钾药（按需） □ 口服螺内酯（无禁忌证者） □ 口服地高辛（按需） □ 口服 ARNI/ACEI/ARB（无禁忌证者） □ 口服 β 受体阻断剂（无禁忌证者） 临时医嘱： □ 动态心电图 □ 病因相关的检查	出院医嘱： □ 注意事项 □ 出院带药 □ 门诊随诊
主要护理工作	□ 心力衰竭常规护理 □ 一级护理 □ 根据病情可转入普通病房	□ 心力衰竭常规护理 □ 二级护理 □ 出院准备指导	□ 出院宣教 □ 协助办理出院手续

续　表

时间	住院第 4~5 天	住院第 6~10 天	住院第 7~14 天 （出院日）
病情 变异 记录	□ 无　□ 有，原因： 1. 2.	□ 无　□ 有，原因： 1. 2.	□ 无　□ 有，原因： 1. 2.
护士 签字			
医师 签名			

第三章

病态窦房结综合征临床路径释义

【医疗质量控制指标】

指标一、术前评估。

指标二、手术适应证。

指标三、术中验证起搏效果的措施。

指标四、围术期预防性抗菌药物使用情况：

预防性抗菌药物种类选择；

首剂抗菌药物使用起始时间；

预防性抗菌药物停药时间。

指标五、术中出现心肌穿孔、心脏压塞、气胸等的情况。

指标六、术后并发症。

指标七、住院期间为患者提供术前、术后健康教育与出院时提供教育告知五要素情况。

指标八、手术切口愈合情况。

指标九、离院方式。

指标十、患者对服务的体验与评价。

一、病态窦房结综合征编码

疾病名称及编码：病态窦房结综合征（ICD-10：I49.5）

手术操作名称及编码：单腔永久心脏起搏器置入术（ICD-9-CM-3：37.81）

单腔频率应答永久心脏起搏器置入术（ICD-9-CM-3：37.82）

双腔永久心脏起搏器置入术（ICD-9-CM-3：37.83）

二、临床路径检索方法

I49.5 伴（37.80 或 37.82 或 37.83）

三、国家医疗保障疾病诊断相关分组（CHS-DRG）

MDCF 循环系统疾病及功能障碍

FU2 心律失常及传导障碍

四、病态窦房结综合征临床路径标准住院流程

（一）适用对象

第一诊断为病态窦房结综合征（ICD-10：I49.5）

行永久心脏起搏器置入术（ICD-9-CM-3：37.81/37.82/37.83）。

释义

■ 适用对象编码参见第一部分。

■ 本路径适用于病态窦房结综合征的患者，除外因药物过量、电解质紊乱等可

逆性因素导致的心动过缓或停搏。不包括急性心肌梗死或病毒性心肌炎导致的一过性心动过缓或停搏。

■ 对于有心动过缓症状的病态窦房结综合征，目前最有效的治疗手段是植入永久性心脏起搏器。

（二）诊断依据

根据《2013 ESC 心脏起搏和再同步化治疗指南》［EHJ，2013，34（29）］，《ACC/AHA/HRS 2008 年心脏节律异常器械治疗指南》［JAAC，2008，51（21）］和《临床技术操作规范·心电生理和起搏分册》（中华医学会编著，人民军医出版社，2009 年）等国内外治疗指南。

1. 包括一系列心律失常症状：窦性心动过缓、窦性停搏、窦房传导阻滞、慢快综合征、窦性心律变时功能不全。
2. 临床表现：心悸、胸闷、气短、乏力、黑矇、晕厥等。
3. 心电图和动态心电图表现为
（1）严重的窦性心动过缓（心率＜50 次/分钟）。
（2）窦性停搏和/或窦房传导阻滞。
（3）快慢综合征：阵发性心动过速（心房颤动、心房扑动、室上性心动过速）和心动过缓交替出现。
（4）持续心房颤动在电复律后无可维持的窦性心律。
（5）持久、缓慢的房室交界性逸搏节律，部分患者可合并房室阻滞和室内阻滞。
（6）活动后心率不提高或提高不足。

释义

■ 病态窦房结综合征的临床症状常多样化，早期心动过缓的症状可不明显，随着病情的发展逐渐加重。其症状的严重程度取决于心率缓慢的程度、窦性停搏的持续时间以及发病时患者所处的体位等因素。病态窦房结综合征症状主要为心动过缓致心、脑等重要脏器供血不足。

■ 病态窦房结综合征的临床表现中的"心悸""胸闷""气短""乏力"等并不是心动过缓所特有的，许多心脏疾病，包括心肌缺血、心力衰竭、甚至心脏神经官能症都可能出现上述症状，临床工作中需要进行鉴别，避免延误了病态窦房结综合征的诊断或不适当植入起搏器。

■ 病态窦房结综合征的临床表现中的"黑矇""晕厥"等是心动过缓较为特异的症状，在一些脑血管疾病或恶性室性心律失常的患者中亦可出现，临床工作中需予以鉴别。

■ 常规 12 导联心电图是诊断病态窦房结综合征最基础、最方便的检查手段，但由于有些患者的病态窦房结综合征可以间歇性发作，而常规心电图记录时间短，可能会导致漏诊。

■ 动态心电图能记录获取病态窦房结综合征患者长时程连续心电活动客观证据，对诊断具有决定性作用。由于有些患者心动过缓的发生是间歇性的，因此对于高度怀疑有此病的患者，一次检查阴性并不足以排除诊断，有时需要多次或长程的动态心电图检查，以明确诊断。

（三）治疗方案的选择

根据《2013 ESC 心脏起搏和再同步化治疗指南》［EHJ，2013，34（29）］，《ACC/AHA/HRS 2008 年心脏节律异常器械治疗指南》［JAAC，2008，51（21）］和《临床技术操作规范·心电生理和起搏分册》（中华医学会编著，人民军医出版社，2009 年）等国内外治疗指南。

1. 临时心脏起搏器置入术（必要时紧急使用）。

2. 永久心脏起搏器置入术。

Ⅰ类适应证：

（1）病态窦房结综合征表现为有相关症状的心动过缓、窦性停搏或窦房传导阻滞。

（2）由于某些疾病必须使用特定药物，而此药物可能引起或加重窦性心动过缓并产生相关症状者。

（3）因窦房结变时性不佳，运动时心率不能相应增快而引起症状者。

Ⅱa 类适应证：

（1）自发或药物诱发的窦房结功能低下，心率＜40 次/分钟。有疑似心动过缓的症状，但未证实与所发生的心动过缓有关。

（2）不明原因的晕厥，临床上发现或电生理检查诱发窦房结功能障碍者。

Ⅱb 类适应证：清醒状态下心率长期＜40 次/分钟，而无症状或症状轻微。

3. 一般治疗：提高心率（起搏器置入前），急救治疗，对症治疗。

> **释义**
>
> ■ 严重心动过缓、长时间窦性停搏会造成血流动力学障碍、诱发恶性室性心律失常，增加心脏性猝死的风险。此类患者为心脏急症，应立即采取措施纠正心动过缓。如由于某些原因短时间内无法行永久起搏器置入术，可考虑先行临时起搏器置入术。
>
> ■ 对于长期锻炼的运动员或从事强体力工作的人群，其休息时心电图或动态心电图中可出现心动过缓（心率＜50 次/分钟），多由迷走神经亢进所致，并不是由于窦房结病变导致的功能障碍。
>
> ■ 对于心电图或动态心电图中存在心动过缓证据的患者，需进一步了解患者心动过缓的发生与症状之间的关系。
>
> ■ 需要注意的，一些严重心动过缓、长时间窦性停搏（＞3.0 秒）多于夜间睡眠状态下发生，患者可无症状。但在这些情况下，患者心脏性猝死的风险大大增加，不必苛求患者是否有心动过缓症状。
>
> ■ 一些患者由于基础心脏病（如心力衰竭、心律失常）接受必需的药物治疗后，导致的心动过缓。这些患者需要在起搏治疗的支持下，继续原有的药物治疗。

（四）标准住院日 3~10 天

> **释义**
>
> ■ 病态窦房结综合征患者入院后，术前准备 1~3 天，在第 2~4 天实施手术，术后恢复 3~6 天出院。总住院时间不超过 10 天均符合路径要求。对于部分患者在住院前已经完成术前准备，术后恢复良好且无并发症，其住院时间可以短于 5 天。

（五）进入路径标准

1. 第一诊断必须符合 ICD-10：I49.5 病态窦房结综合征疾病编码。

2. 除外药物、电解质紊乱等可逆因素影响。

3. 除外全身其他疾病，如甲状腺功能低下引起的心动过缓、合并全身急性感染性疾病等。

4. 除外心脏急性活动性病变，如急性心肌炎、心肌缺血或心肌梗死。

5. 当患者同时具有其他疾病诊断，但在住院期间不需特殊处理也不影响第一诊断的临床路径流程实施时，可以进入路径。

> **释义**
>
> ■ 甲状腺功能减退、颅高压、低温及败血症也可出现心动过缓，这种心动过缓多是由于病理状态影响窦房结功能所致，而非窦房结器质性病变。基础疾病治疗后，心动过缓多能恢复。
>
> ■ 对于合并急性心肌炎、心肌缺血或心肌梗死等心脏急性活动性病变的患者，上述疾病对预后影响更大。部分患者随着心肌炎恢复、心脏血运重建完成，心动过缓可逐渐纠正，无需置入永久起搏器，因而应优先考虑治疗急性活动性疾病，暂不宜进入路径。
>
> ■ 若既往患有高血压、风湿性心脏病、心力衰竭、陈旧性心肌梗死及糖尿病等，经合理治疗后达到稳定，经评估无手术禁忌证，则可进入路径。但可能会增加并发症的风险及治疗费用，延长住院时间。

（六）术前准备（术前评估）1~3 天

必需的检查项目：

1. 血常规+血型、尿常规、大便常规+隐血。

2. 肝功能、肾功能、电解质、心肌酶、血糖、凝血功能、感染性疾病筛查（乙型肝炎、丙型肝炎、艾滋病、梅毒等）。

3. 心电图、X 线胸片、超声心动图检查。

4. 24 小时动态心电图（如近期已查，可不再重复检查）。

> **释义**
>
> ■ 必查项目是确保手术治疗安全、有效开展的基础，术前必须完成。临床工作中，在起搏器置入术前需认真分析检查结果，以便及时发现异常情况并采取对应处置。

（七）选择用药

1. 根据基础疾病情况对症治疗。

2. 使用抗凝药物者，需评估患者出血相关危险因素，决定围术期药物治疗方案。

（1）服用华法林者，如无出血高危因素，一般不停用，建议 INR 控制在 2.5 以下。如患者有高出血风险，则需评估患者血栓栓塞风险，决定是否使用低分子肝素桥接；桥接者术前 1 周根据 INR 水平确定停用时间，多为 3~4 天，改为低分子肝素皮下注射，术前 12 小时停用低分子肝素，控制 INR 在 1.5 以下。

（2）服用直接凝血酶抑制剂或 Xa 因子抑制剂者，如无出血高危因素，可以停用一剂（每日

2 次的药物）或不停用（每日 1 次的药物），并在末次服药 18~24 小时后手术；如患者有出血高危因素，停药 1~2 天后手术，无须桥接。

3. 服用抗血小板药物（如阿司匹林、腺苷二磷酸受体阻断剂等）者，需评估患者的血栓事件风险决定是否可停用。如患者存在高血栓事件风险（如冠脉支架置入术后 6 个月内），应继续使用（包括单独或联用两种抗血小板药）；如患者血栓事件风险较低，可考虑停用，根据药物种类决定停用时间（如阿司匹林 7 天，氯吡格雷 5 天）。

4. 术前常规预防性使用抗菌药物，参照《抗菌药物临床应用指导原则》（国卫办医发〔2015〕43 号）。

> **释义**
>
> ■ 对于有基础疾病的患者，例如高血压、糖尿病等，术前需给予合适的药物治疗，使血压、血糖等指标都控制在正常范围内，以确保手术安全顺利进行。
>
> ■ 部分患者，例如心脏瓣膜置换术后，需要长期口服抗凝药，保持机械瓣正常功能。但抗凝药物影响术中创面止血。对于此类患者，术前可调整口服抗凝药物（华法林）剂量，INR 控制在 2.0 以下。目前不主张应用低分子肝素进行"桥接"。
>
> ■ 抗血小板药物，抑制血小板功能，不仅增加术中创面出血，而且影响术后压迫止血的效果，大大增加起搏器囊袋血肿的风险，因此需停药 5~7 天以上。部分患者因病情，不能停用抗凝或抗血小板药物；或因严重心动过缓，需要及早完善起搏器置入术，可适当放宽 INR 标准及抗血小板药物停用时间的要求。但术中应积极止血及术后延长加压包扎时间，避免发生囊袋血肿。
>
> ■ 起搏器植入手术的切口属于 I 类切口，由于术中需分离胸部浅深筋膜、制作起搏器囊袋，植入起搏器及电极导线等因素存在，且一旦感染可导致败血症、感染性心内膜炎等严重并发症。因此可按规定，皮肤切开前 0.5~2 小时给予预防性应用抗菌药物，参照《抗菌药物临床应用指导原则》国卫办医发〔2015〕43 号。

（八）手术日为入院第 2~4 天

1. 手术方式：永久心脏起搏器置入术。
2. 麻醉方式：局部麻醉。
3. 手术内置物：脉冲发生器、电极导线。
4. 术中用药：局部麻醉、镇静药物等。
5. 其他药物：急救及治疗心血管疾病的相关药物。

> **释义**
>
> ■ 本路径规定的永久心脏起搏器均是经静脉途径在局部麻醉下实施的。其他一些在外科开胸直视下，经心外膜途径置入起搏器不包含在本路径中。
>
> ■ 脉冲发生器的选择根据患者病情及经济承受能力而定。病态窦房结综合征的患者建议置入双腔起搏器，合并窦房结变时功能不全的患者建议置入带有频率应答功能的起搏器。单腔心室起搏器尽管能避免患者出现心动过缓，但由于失去房室同步性，术后可能会导致起搏器综合征，长期起搏器会增加房颤和心力衰竭的发生率。单腔心房起搏器，尽管保证房室顺序起搏，但缺乏后备心室起搏。一旦患者发生房室阻滞，就会出现停搏的风险。

■ 起搏器置入术一般在局部麻醉下完成。在穿刺前，可用局部麻醉药物（利多卡因）在手术区充分浸润麻醉。术中可以根据手术时间及患者对疼痛的耐受程度，酌情补充局麻药。避免疼痛给患者带来痛苦。对于一些自制力差，估计不能配合手术的患者（如婴幼儿、儿童等），可考虑给予镇静药物。

■ 起搏器置入术中，一些严重心动过缓的患者可能发生严重心动过缓，出现阿-斯综合征。一些患者可能由于紧张出现血压增高或因心动过缓诱发心绞痛及心力衰竭加重等情况。因此，术中应备有除颤器以及急救药品。

（九）术后住院恢复 4~7 天

1. 术后复查项目：心电图、X 线胸片、起搏器测试+程控；必要时复查 24 小时动态心电图、超声心动图。

2. 术后用药

（1）抗菌药物必要时使用 1~2 天，参照《抗菌药物临床应用指导原则》（国卫办医发〔2015〕43 号）。

（2）长期服用华法林且术前中断的患者，术后确认止血良好可在 24 小时内重新开始华法林抗凝，在 INR 达标前，应联合应用低分子肝素皮下注射。

（3）长期服用直接凝血酶抑制剂、Xa 因子拮抗剂的患者，出血风险低者可在术后 6~8 小时重新开始用药；出血风险高者可推迟至术后 2~3 天。

（4）长期服用抗血小板药物的患者，术后确认止血良好即可重新开始用药。

3. 术后注意事项

（1）术后平卧 12 小时，沙袋局部压迫止血 6~8 小时。

（2）密切观察切口，1~3 天换药 1 次，（如果需要）术后第 7 天拆线。

（3）持续心电监测 1~2 天，评估起搏器工作是否正常。

（4）已有临时起搏置入者，置入永久起搏器术后，应及时撤除临时起搏导线，伤口消毒，如为股静脉入路患肢制动 6 小时。

（5）术后酌情加用适量低分子肝素，预防长期卧床导致的深静脉血栓形成。

> **释义**
>
> ■ 根据《抗菌药物临床应用指导原则》，原则上术后无需常规预防性应用抗菌药物，若有感染高危因素，如高龄、糖尿病、免疫低下等，可应用抗菌药物 1~2 天。
>
> ■ 患者在起搏器置入术后，需要持续心电监测，有助于医师了解起搏工作状态、患者心率和心律变化。通过心电图检查记录患者心率、心律情况，X 线胸片检查除外手术并发症、确定电极导线位置并可以作为日后检查的参照，起搏器程控测试确定起搏器各项参数是否正常，并根据患者病情对起搏器进行调整。动态心电图和心脏超声可以根据患者基础心脏病以及是否需要进一步除外手术导致心脏并发症时酌情选择。
>
> ■ 由于被动电极导线是通过叉齿挂在肌小梁/梳状肌上，主动固定电极导线拧入心肌的长度仅 1mm 左右，因此都存在术后电极导线脱落的风险，因此术后 12 小时应平卧休息。起搏器置入术中通过结扎及压迫止血。但在分离胸大肌浅、深筋膜层时，可能出现肌肉的损伤，术后需加压包扎避免出现囊袋血肿。

■ 起搏器囊袋切开属于Ⅰ类切口，无需每日换药。术后第1天换药1次，去除加压包扎及血污纱布，给予无菌敷料覆盖即可。若囊袋肿胀考虑有血肿，可延长加压包扎时间。胸部切口术后7天即可拆线。使用抗凝药物（如华法林）者调整药物剂量，使INR不高于2.0，无需使用低分子肝素桥接。

■ 对于术前置入临时起搏器的患者，在永久起搏器置入术后即可拔除临时起搏器，避免长时间放置增加深静脉血栓的风险，另外也可能干扰永久起搏器的工作。

（十）出院标准

1. 起搏器工作正常。
2. 生命体征稳定。
3. 手术切口愈合良好。

释义

■ 患者出院前不仅应完成必须复查项目，且复查项目应无明显异常。若检查结果明显异常，主管医师应进行仔细分析并做出对应处置。

（十一）变异及原因分析

1. 出现操作相关并发症，如血气胸、局部血肿、心脏压塞、导线脱位等。
2. 出现切口不愈合、感染等并发症。
3. 心血管合并症（如高血压病、快速性心律失常）控制不佳。
4. 心外因素，如糖尿病患者需要调整血糖，尿毒症患者需要透析治疗等。

释义

■ 变异是指入选临床路径的患者未能按路径流程完成医疗行为或未达到预期的医疗质量控制目标。包括以下三方面情况：①按路径流程完成治疗，但出现非预期结果，可能需要后续进一步处理。如本路径起搏器置入后出现电极导线脱位、血气胸及血肿等。②按路径流程完成治疗，但超出了路径规定的时限或限定的费用。如实际住院日超出标准住院日要求或未能在规定的手术日时间限定内实施手术等。③不能按路径流程完成治疗，患者需要中途退出路径。如治疗过程中出现严重并发症，导致必须终止路径或需要转入其他路径进行治疗等。对这些患者，主管医师均应进行变异原因的分析，并在临床路径的表单中予以说明。

■ 起搏器置入术可能出现的并发症：血气胸、安装部位血肿、心脏压塞、导线脱位、切口感染以及切口延迟愈合等。

■ 医师认可的变异原因主要指患者入选路径后，医师在检查及治疗过程中发现合并存在一些事前未预知的对本路径治疗可能产生影响的情况，需要终止执行路径或者延长治疗时间、增加治疗费用。医师需在表单中明确说明。

■ 因患者方面的主观原因导致执行路径出现变异，也需要医师在表单中予以说明。

五、病态窦房结综合征临床路径给药方案

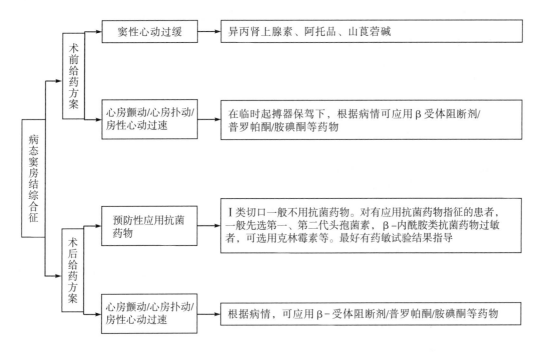

【用药选择】

1. 永久性起搏器置入术属于清洁手术，但因是异物置入手术，需要预防应用抗菌药物。应选用杀菌剂，不宜选用抑菌剂。应给足剂量，静脉快速滴入。应在皮肤切开前 0.5～2 小时（参考抗菌药物的达峰时间和半衰期）给药。

2. 应选用第一、第二代头孢菌素，如头孢呋辛、头孢唑林等。对 β-内酰胺类抗菌药物过敏者，可选用克林霉素预防葡萄球菌、链球菌感染。

3. 术后切观察伤口，术后次日换药 1 次，7 天左右时起搏器囊袋切口拆线。

4. 对于起搏器置入术术前发作心房颤动、心房扑动、房性心动过速等快速性心律失常的患者，原则上需要在临时起搏器保驾下应用抗心律失常药，根据患者是否合并器质性心脏病，选择 β 受体阻断剂、普罗帕酮、胺碘酮等药物。房颤或房扑发作时根据持续时间及血栓风险，必要时应用抗凝治疗。

5. 严重而持续的窦性心动过缓患者，起搏器术前可应用异丙肾上腺素、山莨菪碱等药物静脉滴注升高心率。

6. 急性期用药（Ⅱa 类适应证）：①对于症状性病态窦房结综合征，可应用阿托品提高心率。②对于症状性病态窦房结综合征且心肌缺血所致可能性小的患者，可应用异丙肾上腺素、多巴胺、多巴酚丁胺或肾上腺素以提高心率、改善症状。③对心脏移植术后的患者，可应用氨茶碱或茶碱提高心率。④对急性脊髓损伤所致症状性心动过缓的患者，可应用氨茶碱或茶碱提高心率，改善症状。

【药学提示】

1. 过敏反应是头孢菌素最常见的不良反应。使用前须详细询问患者有无过敏史，有过敏史者慎用或不用。具体产品说明书中有规定用前必须皮试的应按说明书执行。

2. 克林霉素可引起可引起胃肠道反应、假膜性肠炎等，对克林霉素或林可霉素有过敏史者

禁用。

【注意事项】

应用 β 受体阻断剂、普罗帕酮、胺碘酮等抗心律失常药物控制心室率或转复窦律时，可能加重心动过缓，无临时起搏器保驾下应用可能导致心脏停搏，甚至猝死。

六、病态窦房结综合征患者护理规范

1. 休息，保持病室安静、整洁。

2. 心理护理。

3. 指导患者适当活动同时保证安全。临时起搏器置入时应卧床休息，为避免静脉血栓形成，应注意肢体被动活动和按摩，翻身时动作缓慢、轻柔。

4. 规律饮食，保持大便通畅。

七、病态窦房结综合征患者营养治疗规范

1. 规律饮食，营养合理搭配。

2. 鼓励进食易消化、富含纤维素、维生素的食物。

3. 避免过饱或进食刺激性强的食物。

八、病态窦房结综合征患者健康宣教

1. 指导患者劳逸结合，保证充分休息；保持乐观、平和的心态；戒烟酒，避免饮食过饱和摄入刺激性食物。

2. 教会患者自测脉搏的方法以利于自我监测病情。

3. 避免排便时屏气，以免兴奋迷走神经而加重心动过缓。

4. 交代心脏起搏器置入术后注意事项。

5. 外出活动时最好有家属陪伴，或携带家庭联系卡，如出现头晕、黑矇要及时平卧，避免跌倒摔伤。

九、推荐表单

（一）医师表单

病态窦房结综合征临床路径医师表单

适用对象：第一诊断为病态窦房结综合征（ICD-10：I49.5）

行永久心脏起搏器置入术（ICD-9-CM-3：37.81/37.82/37.83）

患者姓名：	性别： 年龄：	住院号：
住院日期： 年 月 日	出院日期： 年 月 日	标准住院日：3～10 天

时间	到达急诊 （适用于急诊临时起搏）	住院第 1～2 天	住院第 1～3 天 （术前日）
主要诊疗工作	□ 描记心电图 □ 持续心电监测 □ 病史询问、体格检查 □ 血流动力学评估 □ 请心血管专科医师会诊 □ 制订治疗方案 □ 向患者家属交代病情和治疗措施，签署临时起搏器置入术知情同意书	□ 上级医师查房 □ 确定诊疗方案 □ 明确适应证 □ 血流动力学评估及对症处理（必要时临时起搏） □ 评价全身及心脏情况 □ 调整水、电解质酸碱平衡 □ 改善心功能	□ 上级医师查房 □ 确定治疗方案 □ 起搏器置入术前准备 □ 向患者及家属交代病情和治疗措施，签署知情同意书、自费协议书 □ 选择适当的起搏装置
重点医嘱	**长期医嘱：** □ 心律失常护理常规 □ 二级护理（酌情一级护理） □ 普通饮食 □ 持续心电监测 **临时医嘱：** □ 心电图 □ 血常规 □ 凝血功能 □ 拟局部麻醉下临时起搏器置入术（必要时） □ 备皮 □ 建立静脉通路 □ 应召前应用抗菌药物	**长期医嘱：** □ 心律失常护理常规 □ 二级护理（酌情一级护理） □ 普通饮食 □ 持续心电监测 **临时医嘱：** □ 心电图 □ 血常规+血型、尿常规、大便常规+隐血 □ 凝血功能、肝功能、肾功能、电解质、心肌酶谱、血糖 □ 感染性疾病筛查 □ X 线胸片、超声心动图 □ 24 小时动态心电图	**长期医嘱：** □ 心律失常护理常规 □ 二级护理（酌情一级护理） □ 普通饮食 □ 持续心电监测 **临时医嘱：** □ 心电图 □ 拟明日局部麻醉下行起搏器置入术 □ 备皮 □ 建立静脉通路 □ 应召前预防性应用抗菌药物
病情变异记录	□ 无 □ 有，原因： 1. 2.	□ 无 □ 有，原因： 1. 2.	□ 无 □ 有，原因： 1. 2.
医师签名			

时间	住院第 2~4 天 （手术日）	住院第 5~6 天 （术后第 1~2 天）	住院第 7~10 天 （术后第 3~6 天，出院日）
主要诊疗工作	□ 置入永久起搏器 □ 监测生命体征 □ 预防感染 □ 监测起搏器工作情况 □ 观察切口情况 □ 预防并发症	□ 上级医师查房 □ 诊疗评估 □ 完成上级医师查房记录 □ 起搏器程控 □ 预防手术并发症	□ 观察切口情况 □ 拆线或预约拆线时间 □ 通知出院 □ 通知患者及家属出院 □ 向患者交代出院后注意事项 □ 预约复诊日期 □ 将出院记录副本交予患者 □ 如患者不能如期出院，在病程 　　记录中说明原因和继续治疗的 　　方案
重点医嘱	长期医嘱： □ 心律失常护理常规 □ 二级护理（酌情一级护理） □ 普通饮食 □ 持续心电监测 临时医嘱： □ 今日局部麻醉下行起搏器 　　置入术 □ 应召前抗菌药物 □ 术后心电图 □ 其他特殊医嘱	长期医嘱： □ 心律失常护理常规 □ 二级护理 □ 普通饮食 □ 持续心电监测 临时医嘱： □ 心电图 □ X 线胸片 □ 换药 □ 起搏器测试+程控 □ 其他特殊医嘱	出院医嘱： □ 出院带药 □ 门诊随诊 □ 拆线或预约拆线时间
病情变异记录	□ 无　□ 有，原因： 1. 2.	□ 无　□ 有，原因： 1. 2.	□ 无　□ 有，原因： 1. 2.
医师签名			

（二）护士表单

病态窦房结综合征临床路径护士表单

适用对象：第一诊断为病态窦房结综合征（ICD-10：I49.5）

行永久心脏起搏器置入术（ICD-9-CM-3：37.81/37.82/37.83）

患者姓名：	性别： 年龄：	住院号：
住院日期： 年 月 日	出院日期： 年 月 日	标准住院日：3~10天

时间	到达急诊 （适用于急诊临时起搏）	住院第1~2天	住院第1~3天 （术前日）
主要护理工作	□ 协助患者或家属完成挂号、交费手续 □ 静脉取血 □ 建立静脉通路 □ 备皮	□ 入院宣教（环境、设施、人员等） □ 入院护理评估（营养状况、性格变化等） □ 病史询问、相应查体 □ 联系相关检查	□ 汇总检查结果 □ 完成术前评估 □ 术前宣教 □ 完成术前准备（备皮、建立静脉通路、输液）
重点医嘱	□ 详见医嘱执行单	□ 详见医嘱执行单	□ 详见医嘱执行单
病情变异记录	□ 无 □ 有，原因： 1. 2.	□ 无 □ 有，原因： 1. 2.	□ 无 □ 有，原因： 1. 2.
护士签名			

时间	住院第2~4天 （手术日）	住院第5~6天 （术后第1~2天）	住院第7~10天 （术后第3~6天，出院日）
主要护理工作	□ 协助手术 □ 监测生命体征 □ 沙袋局部加压6~8小时 □ 术后平卧12~24小时 □ 心理和生活护理 □ 切口护理 □ 监测起搏器工作情况 □ 定期记录重要监测指标	□ 心理和生活护理 □ 切口护理 □ 指导术后活动 □ 预防教育 □ 出院准备指导	□ 向患者交代拆线或预约拆线时间 □ 向患者交代起搏器的随访相关内容 □ 通知出院处 □ 向患者交代出院后注意事项 □ 帮助患者或家属办理离院手续
重点医嘱	□ 详见医嘱执行单	□ 详见医嘱执行单	□ 详见医嘱执行单
病情变异记录	□ 无 □ 有，原因： 1. 2.	□ 无 □ 有，原因： 1. 2.	□ 无 □ 有，原因： 1. 2.
护士签名			

（三）患者表单

病态窦房结综合征临床路径患者表单

适用对象：第一诊断为病态窦房结综合征（ICD-10：I49.5）

行永久心脏起搏器置入术（ICD-9-CM-3：37.81/37.82/37.83）

患者姓名：	性别： 年龄： 门诊号：	住院号：
住院日期： 年 月 日	出院日期： 年 月 日	标准住院日：5~10 天

时间	到达急诊 （适用于急诊临时起搏）	住院第 1~2 天	住院第 1~3 天 （术前日）
医患配合	□ 患者及家属与医师交流了解病情 □ 接受病史询问 □ 进行体格检查 □ 进行相关检查 □ 交代既往用药情况 □ 签署临时起搏器置入术知情同意书 □ 接受术前宣教	□ 患者与家属共同入院并接受相关院规 □ 接受入院护理评估 □ 接受病史询问 □ 进行体格检查 □ 交代既往用药情况 □ 进行相关检查	□ 患者及家属与医师交流了解病情 □ 了解起搏器置入的注意事项 □ 根据病情选择起搏装置 □ 签署知情同意书自费协议书 □ 接受术前接受相关治疗
重点诊疗及检查	重点诊疗： □ 接受医师安排的治疗 □ 备皮 □ 禁食 □ 建立静脉通路 □ 预防应用抗菌药物 重要检查： □ 心电图 □ 血常规 □ 凝血功能 □ 根据病情补充安排其他检查	重点诊疗： □ 分级护理 □ 饮食安排 □ 既往基础用药 重要检查： □ 心电图 □ 24 小时动态心电图 □ 血常规+血型、尿常规、大便常规+隐血 □ 凝血功能、肝肾功能、电解质、心肌酶谱、血糖 □ 感染性疾病筛查 □ X 线胸片 □ 超声心动图 □ 必要时可能需要置入临时起搏器	重点诊疗： □ 接受医师安排的治疗 □ 备皮 □ 建立静脉通路 □ 持续心电监测 重要检查： □ 心电图 □ 其他必要检查

时间	住院第 2~4 天（手术日）	住院第 5~6 天（术后第 1~2 天）	住院第 7~10 天（术后第 3~6 天，出院日）
医患配合	□ 接受置入永久起搏器 □ 患者及家属与医师交流了解手术情况及术后注意情况 □ 接受起搏器工作情况监测 □ 接受术后监护 □ 接受相关治疗	□ 接受术后活动指导 □ 接受起搏器测试+程控 □ 接受 X 线胸片检查 □ 配合医师进行伤口换药 □ 接受相关治疗	□ 接受出院前康复宣教 □ 学习出院注意事项 □ 配合医师进行拆线或预约拆线时间 □ 了解起搏器随访和程控的情况 □ 办理出院手续 □ 获取出院诊断书 □ 获取出院带药
重点诊疗及检查	重点诊疗： □ 预防性应用抗菌药物 □ 持续心电监测 重要检查： □ 术后心电图 □ 其他必要检查	重点诊疗： □ 预防性应用抗菌药物 □ 持续心电监测 重要检查： □ X 线胸片 □ 起搏器测试+程控 □ 其他必要检查	重点诊疗： □ 出院

附：原表单（2019 年版）

病态窦房结综合征临床路径表单

适用对象：第一诊断为病态窦房结综合征（ICD-10：I49.5）

行永久心脏起搏器置入术（ICD-9-CM-3：37.81/37.82/37.83）

| 患者姓名： | 性别： | 年龄： | 门诊号： | 住院号： |

| 住院日期： 年 月 日 | 出院日期： 年 月 日 | 标准住院日：3~10 天 |

时间	到达急诊 （适用于急诊临时起搏）	住院第 1~2 天	住院第 1~3 天 （术前日）
主要诊疗工作	□ 描记心电图 □ 持续心电监测 □ 病史询问、体格检查 □ 血流动力学评估 □ 请心血管专科医师会诊 □ 制订治疗方案 □ 向患者家属交代病情和治疗措施，签署临时起搏器置入术知情同意书	□ 上级医师查房 □ 确定诊疗方案 □ 明确适应证 □ 血流动力学评估及对症处理（必要时临时起搏） □ 评价全身及心脏情况 □ 调整水电酸碱平衡 □ 改善心功能	□ 上级医师查房 □ 确定治疗方案 □ 心律失常常规治疗 □ 起搏器置入术前准备 □ 向患者及家属交代病情和治疗措施、签署知情同意书、自费协议书 □ 选择适当的起搏装置
重点医嘱	**长期医嘱：** □ 持续心电监测 **临时医嘱：** □ 心电图 □ 血常规 □ 凝血功能 □ 感染性疾病筛查 □ 必要时局部麻醉下临时起搏器置入术 □ 备皮 □ 建立静脉通路	**长期医嘱：** □ 心律失常护理常规 □ 二级护理（酌情一级护理） □ 普通饮食 □ 持续心电监测 **临时医嘱：** □ 心电图，动态心电图 □ 血常规+血型、尿常规、大便常规+隐血 □ 凝血功能、肝肾功能、电解质、心肌酶、血糖 □ 感染性疾病筛查 □ X 线胸片、超声心动图 □ 必要时局部麻醉下临时起搏器置入术	**长期医嘱：** □ 心律失常护理常规 □ 二级护理（酌情一级护理） □ 普通饮食 □ 持续心电监测 **临时医嘱：** □ 心电图 □ 拟明日局部麻醉下行人工永久起搏器置入术 □ 备皮 □ 明日术前预防应用抗菌药物
主要护理工作	□ 协助患者或家属完成挂号、交费手续 □ 静脉取血 □ 建立静脉通路 □ 备皮	□ 协助患者或家属完成入院手续 □ 静脉取血	□ 宣教 □ 心理和生活护理 □ 协助医师评估实验室检查 □ 备皮
病情变异记录	□ 无 □ 有，原因： 1. 2.	□ 无 □ 有，原因： 1. 2.	□ 无 □ 有，原因： 1. 2.

续　表

时间	到达急诊 （适用于急诊临时起搏）	住院第1~2天	住院第1~3天 （术前日）
护士 签名			
医师 签名			

时间	住院第 2~4 天 （手术日）	住院第 5~6 天 （术后第 1~2 天）	住院第 7~10 天 （术后第 3~6 天，出院日）
主要诊疗工作	□ 置入永久起搏器 □ 监测生命体征 □ 预防感染 □ 监测起搏器工作情况 □ 观察切口情况 □ 预防并发症	□ 上级医师查房 □ 诊疗评估 □ 完成上级医师查房记录 □ 起搏器术后治疗 □ 预防并发症	□ 拆线或预约拆线时间 □ 观察切口情况，换药 □ 通知出院处 □ 通知患者及家属出院 □ 向患者交代出院后注意事项 □ 预约复诊日期 □ 将出院记录副本交予患者 □ 如患者不能如期出院，在病程记录中说明原因和继续治疗的方案
重点医嘱	长期医嘱： □ 心律失常护理常规 □ 二级护理（酌情一级护理） □ 普通饮食 □ 持续心电监测 临时医嘱： □ 预防性应用抗菌药物 □ 心电图	长期医嘱： □ 心律失常护理常规 □ 二级护理 □ 普通饮食 □ 持续心电监测 临时医嘱： □ 心电图 □ 24 小时动态心电图 □ 换药 □ X 线胸片 □ 起搏器测试+程控	出院医嘱： □ 出院带药 □ 拆线或预约拆线时间 □ 预约门诊随访时间 □ 出院前心电图
主要护理工作	□ 宣教 □ 沙袋局部加压 3~4 小时 □ 术后平卧 12~24 小时 □ 心理和生活护理 □ 切口护理	□ 宣教 □ 心理和生活护理 □ 切口护理 □ 指导术后活动 □ 预防教育 □ 出院准备指导	□ 帮助患者或家属办理离院手续 □ 出院指导
病情变异记录	□ 无 □ 有，原因： 1. 2.	□ 无 □ 有，原因： 1. 2.	□ 无 □ 有，原因： 1. 2.
护士签名			
医师签名			

第四章

房性心动过速临床路径释义

【医疗质量控制指标】

指标一、风险评估。

指标二、抗心律失常药物使用情况。

指标三、电生理检查和射频消融术。

一、房性心动过速编码

疾病名称及编码：房性心动过速（ICD-10：I47.101）

阵发性房性心动过速（ICD-10：I47.108）

折返性心动过速（ICD-10：I47.110）

局灶性房性心动过速（ICD-10：I47.111）

手术操作名称及编码：心脏电生理检查（ICD-9-CM-3：37.26）

经血管心脏射频消融术（ICD-9-CM-3：37.34）

二、临床路径检索方法

I47.111/I47.110 伴（37.26+37.34）

三、国家医疗保障疾病诊断相关分组（CHS-DRG）

MDCF 循环系统疾病及功能障碍

FU2 心律失常及传导障碍

四、房性心动过速临床路径标准住院流程

（一）适用对象

第一诊断为房性心动过速（ICD-10：I47.101）

经导管心内电生理检查及消融治疗（ICD-9-CM-3：37.34/37.26）。

（二）诊断依据

根据《临床诊疗指南·心血管分册》（中华医学会编著，人民卫生出版社，2009 年）、《2015 年 ACC/AHA/HRS 成人室上性心动过速管理指南》［HRS，2015，13（4）］等国内外治疗指南。

1. 局灶性房性心动过速：局灶性房性心动过速（简称房速）定义为激动起源自心房内较小区域，然后离心性扩布，并于此后心动周期内较长的时间内无心内膜的激动。此类心动过速多为自律性增高机制，心房率通常在 100~250 次/分钟。部分患者可以是多灶性起源，表现为房速频率不一致以及心电图 P 波形态多变。

（1）临床表现：包括心悸、眩晕、胸痛、呼吸困难、疲乏及晕厥等。儿童可出现进食困难、呕吐及呼吸急促。局灶性房速多呈短阵性、阵发持续性，部分呈无休止性。呈短阵性发作或持续时间短的房速，如果合并窦性心动过缓或者在房性心动过速终止时有窦性停搏，可导致晕厥或黑矇。局灶性房速患者的临床一般为良性过程，但无休止性发作可以导致心动过速心肌病或加重原有心血管疾病，引起心力衰竭。儿茶酚胺水平增高往往可以加重发作。

（2）心电图表现：心电图常表现为长 RP'。PR 间期的变化一般与房速的频率有关。如出现房速伴房室传导阻滞，则可以排除 AVRT。

（3）根据局灶性房速时体表心电图的 P 波形态，可以初步判定其起源部位。P 波在 I 和 AVL 导联呈负相，或 V1 导联呈正相，一般提示为左房起源。此外，下壁导联 P 波呈负相，提示激动由下向上传导；下壁导联 P 波呈正相，提示激动由上向下传导。起源于高位终末嵴或右上肺静脉的房速的 P 波形态可以与窦性心律的 P 波形态相似。然而前者的 P 波在 V1 导联多呈正相。偶见起源于主动脉根部的房速。

2. 折返性房速：其机制是绕固定解剖障碍或功能性障碍区的折返。原发性的折返性房速多见于老年患者且多发于右房，心脏外科术后以及心房颤动消融术后容易产生折返性房速，其频率多在 180~250 次/分钟，房室传导以 2∶1 多见但也可以出现 1∶1 传导，严重时可导致血流动力学不稳定或心力衰竭。心电图显示 P 波与窦性心律者形态不同，多数情况下心房激动连续存在，产生锯齿样心房波。三维电生理标测以及拖带标测有助于明确折返性房速的机制和折返路径。此外，部分有器质性心脏病（尤其各种原因导致右心房明显扩大者）手术史的患者可能合并窦性心动过缓甚至窦性静止，在转复或导管消融术后需要进行起搏器置入术。

（三）治疗方案的选择

根据《临床诊疗指南·心血管分册》（中华医学会编著，人民卫生出版社，2009 年）、《2015 年 ACC/AHA/HRS 成人室上性心动过速管理指南》[HRS，2015，13（4）] 等国内外治疗指南。

1. 查找引起房速的病因，确定治疗方案。

2. 治疗诱因（包括洋地黄过量、电解质或代谢紊乱、慢性肺部疾病等）。

3. 药物治疗（抗心律失常药物治疗）。

4. 经导管消融。

适应证：

（1）反复发作症状性房速，推荐级别 I。

（2）症状性或无症状性的无休止房速，推荐级别 I。

（3）非持续性的无症状性房速，推荐级别 III。

5. 获得患者及家属有关病情以及相关抢救的知情同意。

（四）标准住院日 3~7 天

（五）进入路径标准

1. 第一诊断必须符合 ICD-10：I47.101 房性心动过速疾病编码。

2. 除外洋地黄过量、电解质或代谢紊乱和慢性肺部疾病等造成的房速。

3. 当患者同时具有其他疾病诊断，但住院期间不需要特殊处理也不影响第一诊断的临床路径流程实施时，可以进入路径。

释义

　　■ 洋地黄过量指患者服用了超过常规剂量的洋地黄，但广义上也包括由于患者内环境的变化（如出现肾功能不全）造成的洋地黄血药浓度增高。患者可出现如恶心、呕吐、黄绿视等症状，对地高辛过量，心脏异常表现可能先于其他症状。洋地黄过量最常见的心脏表现是出现各种室性和室上性心律失常，其中较为特异的是房性心动过速伴不等比例房室传导。因此在进入路径前，要除外这种情况。

（六）首诊处理（急诊室）

1. 明确房速的诊断。

2. 明确患者血流动力学状态，确定终止或缓解房速的方式。

（1）血流动力学不稳定、出现意识不清者，立即给予同步直流电复律，终止房速。

（2）血流动力学不稳定、但意识尚清楚者，给予静脉诱导麻醉后同步直流电复律。

（3）血流动力学稳定者，可采用抗心律失常药物复律或暂时观察，心室率过快时可应用药物控制心室率。

3. 初步筛查引起房速的基础疾病，确定治疗方案。

（1）存在洋地黄过量、代谢或电解质紊乱、慢性肺部疾病等诱因的患者，房速终止后给予停药观察，补充电解质等治疗后进入药物治疗流程。

（2）符合导管消融适应证的房速患者进入电生理检查+经导管消融手术流程。

（3）对于多源性房速，抗心律失常药物往往效果较差。治疗一般针对原发的肺部疾病和/或纠正电解质紊乱。

> **释义**
>
> ■ 同步电复律可采取与心房颤动电复律相同的方法。一般可以双相波 100J 开始，无效可增加电量，最大使用 200J。因同步电复律可使患者产生痛苦，所以对意识清楚的患者需要镇静或麻醉。电复律的时间很短，需要静脉使用快速起效的制剂，如地西泮或咪达唑仑。采取缓慢静注的方法，嘱患者口述数字（如从 100 倒数），至意识蒙眬即可停止用药，实施同步电复律。不同患者对此类药物的反应不同，因此剂量可有差异。

（七）术前准备（电生理检查+经导管消融术）1~2 天

必需的检查项目：

1. 心电图、24 小时动态心电图（Holter）。

2. 血常规+血型、尿常规、大便常规+隐血。

3. 肝功能、肾功能、血电解质、血糖、凝血功能、心肌血清生化标志物、感染性疾病筛查（乙型肝炎、丙型肝炎、艾滋病、梅毒等）。

4. 超声心动检查，对于持续性局灶性房速和折返性房速，应当排除左房血栓的存在，推荐必要时进行经食管超声心动检查。

> **释义**
>
> ■ 左房血栓是房性心律失常的并发症，脱落后可造成卒中或体循环栓塞，产生严重后果。排除左房血栓最可靠的方法是超声心动图，最好行食管超声心动图。若提示有左房团块样回声，或有云雾状回声，要高度怀疑左房血栓的可能。此时不宜行射频消融，以防操作时产生血栓脱落的并发症。应行抗凝治疗 3 周后再次评价。抗凝治疗可以使用华法林，根据 INR 调整剂量，一般应维持在 INR 2~3 的范围。新型口服抗凝药在房性心动过速中没有进行过评价，但由于其不需要反复采血可以替代华法林使用。

（八）选择用药

1. 根据基础疾病情况对症治疗。
2. 抗心律失常药物（包括静脉和口服）。

> **释义**
>
> ■ 房性心动过速的药物包括急性发作时使用的药物和长期维持应用的药物。除基础疾病治疗的药物外，可酌情使用抗心律失常药。主要用于频繁发作，症状明显者，短阵发作一般不需用药。要根据患者有无器质性心脏病，有无心功能不全或心肌缺血等因素选择抗心律失常药。无器质性心脏病的房速在急性期可应用普罗帕酮静脉注射，1mg/kg 稀释后缓慢静注，无效可间隔10~15分钟再给1次。若有效，可以采用口服的方法预防发作，从150mg、q8h 开始，可增加至250mg、q8h。无效者可考虑使用胺碘酮。有器质性心脏病或合并心功能不全或缺血者，应使用静脉胺碘酮。胺碘酮静脉应用可5mg/kg，稀释后在30~60分钟内给入，以后按1mg/min 持续静脉滴注，取得疗效后（或6小时后）减为0.5mg/min，以后可逐渐停药。若有长期口服胺碘酮的适应证，则应取血查甲状腺功能，并摄胸片，作为使用前的基础检查，以便口服后复查作为对照。口服可从0.2g、tid 开始，7~10天后减为0.2g、bid，再过7~10天后改为0.2g、qd。使用口服胺碘酮定期复查甲状腺功能和胸片。慢性持续性房速急性期终止困难，若不考虑射频消融，应直接开始胺碘酮口服，一般需要数日甚至更长时间才能终止并控制发作。也可应用有循证医学证据的抗心律失常中成药，如稳心颗粒，开水冲服，1袋/次，一日3次。

（九）手术日为入院第2~3天

明确患者房速的基础疾病后，可选择电生理检查+经导管消融术。部分患者对药物反应差且心功能障碍，可行紧急消融术。

1. 麻醉方式：局部麻醉。
2. 术中用药：局部麻醉药，诱导麻醉药（需行直流电复律者）。

（十）术后恢复3~4天

1. 需复查心电图。
2. 必要时复查动态心电图和超声心动检查。

（十一）出院标准

1. 生命体征平稳。
2. 无其他需要继续住院的并发症。

（十二）变异及原因分析

1. 消融术部分成功，另需药物治疗。
2. 消融术后因患者窦房结功能不良需置入永久起搏器。
3. 其他情况，包括手术并发症等。

五、房性心动过速临床路径给药方案

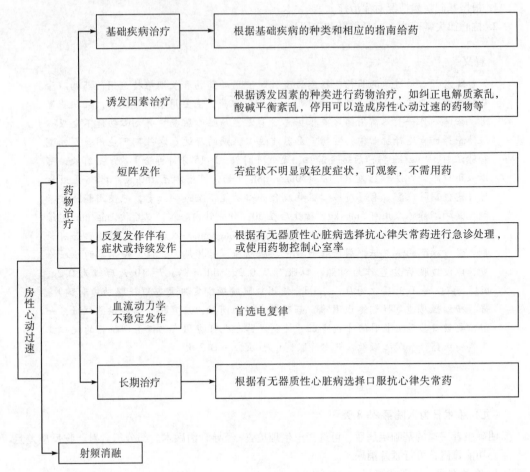

【用药原则】

房性心动过速的药物包括急性发作时使用的药物和长期维持应用的药物。除基础疾病和诱因治疗的药物外，可酌情使用抗心律失常药。主要用于预防发作或症状明显者。短阵发作一般不需用药。无论急性期还是长期用药，都要根据患者有无器质性心脏病，有无心功能不全或心肌缺血等因素选择抗心律失常药。

【急性期用药选择】

1. 无器质性心脏病的房速在急性期可应用普罗帕酮静脉注射，1mg/kg 稀释后缓慢静脉注射，无效可间隔 10~15 分钟再给予 1 次。若有效可以视病情需要转为长期口服维持治疗。无效者可考虑使用胺碘酮。

2. 有器质性心脏病或合并心功能不全或缺血者，应使用静脉胺碘酮。胺碘酮静脉应用可 5mg/kg，稀释后在 30~60 分钟内给入，以后按 1mg/min 持续静脉滴注，取得疗效后（或 6 小时后）减为 0.5mg/min，以后可逐渐停药。有适应证者可考虑开始长期口服治疗。

3. 若房速无法转复，可以考虑使用药物控制心室率。若血流动力学较为稳定，无明显器质性心脏病，可使用艾司洛尔：负荷量 0.5mg/kg，1 分钟静脉注射，继以 50μg/（kg·min）静脉维持，疗效不满意，间隔 4 分钟，可再给予 0.5mg/kg，静脉注射。静脉维持剂量可以 50~100μg/（kg·min）的步距逐渐递增，最大静脉维持剂量可至 300μg/（kg·min）。也可使用维

拉帕米，2.5~5mg 稀释后＞2 分钟缓慢静脉注射。无效者每隔 15~30 分钟后可再注射 5~10mg。累积剂量可用至 20~30mg。或地尔硫草 15~20mg（0.25mg/kg）稀释后＞2 分钟静注。无效者 10~15 分钟后可再给予 20~25mg（0.35mg/kg）缓慢静脉注射。继之根据需要 1~5μg/（kg·min），静脉输注。若有器质性心脏病，可以试用洋地黄类药物，如毛花苷 C，首剂 0.4~0.6mg，稀释后缓慢注射；无效可在 20~30 分钟后再给予 0.2~0.4mg，最大量达 1.2mg。

【长期用药】

主要用于发作频繁，有明显相关症状，且不能或不愿接受射频消融的患者。也可用于射频消融后仍需使用抗心律失常药的患者。

1. 无器质性心脏病或轻度心脏病患者，可以采用口服普罗帕酮预防发作，从 150mg、q8h 开始，最大可增加至 250mg、q8h。也可使用莫雷西嗪，剂量与普罗帕酮相同。其他抗心律失常药物，如索他洛尔等应用较少，仅在普罗帕酮等无效时作为次选药物。

2. 若有器质性心脏病，有长期口服胺碘酮的适应证。应取采血查甲状腺功能，摄 X 线胸片，作为使用前的基线检查，以便口服后复查作为对照。口服可从 0.2g、tid 开始，7~10 天后减为 0.2g、bid，再过 7~10 天后改为 0.2g、qd。以后每 3 个月根据患者发作情况可以增减剂量。使用口服胺碘酮定期复查甲状腺功能和 X 线胸片。第 1 年每 3 个月复查甲状腺功能，每半年复查胸片，以后每半年复查甲状腺功能，每年复查 X 线胸片。注意观察有无胺碘酮的不良反应。慢性持续性房速急性期终止困难，若不考虑射频消融，应直接开始胺碘酮口服，一般需要数日甚至更长时间才能终止并控制发作。

局灶性房性心动过速的治疗：急诊处理时，氟卡尼/普罗帕酮由 2003 年的Ⅱa 变更为 2019 年的Ⅱb 类推荐，β 受体阻断剂的推荐由 Ⅰ 类降为Ⅱa，胺碘酮也由Ⅱa 变更为Ⅱb。新指南未提及普鲁卡因胺、索他洛尔和地高辛在局灶性房速急诊处理时的应用。慢性处理时，首选导管消融（Ⅰ类推荐），药物治疗的推荐级别均有所下降，如 β 受体阻断剂、维拉帕米或地尔硫草均由 2003 年的 Ⅰ 类降为Ⅱa 类。2019 年指南新增伊伐布雷定联合 β 受体阻断剂可用于局灶性房性心动过速的慢性治疗（Ⅱb），而胺碘酮、索他洛尔和丙吡胺未被提及。

六、房性心动过速患者护理规范

1. 非手术患者的护理：重点关注患者生命体征及患者按时服用药物。

2. 射频消融手术患者的护理：术前完备相关检查，术区备皮。术前后仔细询问心慌、心悸发作特点，如特征相同常提示复发。否则可能为其他原因查明原因后，进行有效的治疗。如手术失败或复发可总结失败原因后择期再次手术。出现并发症则向患者讲明多数并发症是可逆的，经积极治疗多可痊愈。

3. 心理护理：射频消融后仍有心慌心悸等症状，患者多有焦虑、恐惧、疑虑等心理。他们往往考虑是手术不成功，或是出现了新的并发症，有时甚至对医生和护士的讲解产生怀疑。这时更需要耐心细致的心理护理，消除其不良心态。

七、房性心动过速患者营养治疗规范

1. 房性心动过速没有特殊的营养要求，针对快速心律失常的患者可以适当多摄入含钾高的食物：蔬菜、水果和新鲜肉类，香蕉、哈密瓜、卷心菜等。

2. 含有咖啡因的食物或者饮料可以增加细胞的钙离子浓度从而增强心房自主性和后除极导致的触发活动。容易诱发房性和室性心动过速。

3. 酗酒是公认的快速心律失常的危险因素，酒精作用在细胞上会造成心房动作电位和有效不应期的缩短，心房间传导减慢和自主神经异常。另外酒精也会引起左房扩大和纤维化，增加射频后复发的风险。

八、房性心动过速患者健康宣教

健康教育是心律失常管理的重要组成部分，使患者及其照顾者/家庭成员能够了解病情、可用的治疗方法、疾病轨迹和可能的结果，而不仅仅是关注症状；所有患者应该得到个体化的诊疗，并且需要充分尊重患者的意愿。宣教注意以下几点：

1. 心律失常的症状，如何识别，如何检查。

2. 房性心律失常的危害，长期心功能影响，抗凝的重要性等。

3. 房性心动过速的口服药物，健康管理。

4. 射频消融手术的简要流程介绍，术前、术后的准备工作（患者药物和心理准备）。

九、推荐表单

（一）医师表单

房性心动过速临床路径医师表单

适用对象：第一诊断为房性心动过速（ICD-10：I47. 101）

行经导管心内电生理检查及消融治疗（EPS+RFCA）（ICD-9-CM-3：37. 34/37. 26）

患者姓名：		性别：　　年龄：		病历号：
住院日期：　　年　月　日		出院日期：　　年　月　日		标准住院：3~7天
发病时间：　年　月　日　时　分		到达急诊时间：　　年　月　日　时　分		

时间	到达急诊（0~30分钟）	到达急诊（0~60分钟）	到达急诊（0~24小时）
主要诊疗工作	□ 描记12导联心电图 □ 评价心电图 □ 询问病史 □ 检查生命体征，体格检查 □ 完成血流动力学评估 □ 根据患者病情，向家属交代可能的风险、所需抢救措施（包括同步直流电转复），并获得家属的知情同意签字	□ 必要时请上级医师会诊 □ 如患者因血流动力学不稳定，若没有禁忌，即刻予以同步直流电复律 □ 如血流动力学尚稳定，可予抗心律失常药物复律或暂时观察，心室率过快时可应用药物控制心室率	□ 评价病史及基础病，分析各项实验室检查结果 □ 再次向家属交代病情和治疗措施，签署相关知情同意书 □ 准备收入相关病房（按需） □ 洋地黄过量，代谢或电解质紊乱，慢性肺部疾病等诱因（病因）或无手术指征采用药物治疗 □ 密切观察患者血流动力学和心室率情况
重点医嘱	**长期医嘱：** □ 吸氧 □ 心电、血压和血氧监测 **临时医嘱：** □ 描记12导联心电图 □ 血清心肌标志物测定 □ 血常规+电解质 □ 动脉血气分析 □ 凝血功能	**长期医嘱：** □ 一级或特级护理 □ 每小时测量记录生命体征 □ 卧床 □ 心电、血压和血氧监测 □ 复律后维持窦律治疗（按需） **临时医嘱：** □ 麻醉机吸氧（如需同步直流电转复） □ 静脉给予麻醉药物（如需同步直流电复律） □ 同步直流电复律（按需） □ 描记12导联心电图（转复后） □ 静脉应用抗心律失常药（直流电转复后按需）	**长期医嘱：** □ 一级或特级护理 □ 卧床 □ 心电、血压和血氧监测 □ 吸氧 □ 复律后维持窦律治疗（按需） **临时医嘱：** □ 口服/静脉抗心律失常药物 □ 针对异常实验室检查指标进行复查
病情变异记录	□ 无　□ 有，原因： 1. 2.	□ 无　□ 有，原因： 1. 2.	□ 无　□ 有，原因： 1. 2.
医师签名			

时间	住院第 1~2 天	住院第 2~3 天	住院第 3~4 天（手术日）
主要诊疗工作	□ 上级医师查房 □ 分析病因、危险分层、监护强度、治疗效果评估 □ 确定下一步治疗方案 □ 完成病历书写 □ 向家属交代可能的风险，所需诊治方案，并获得家属的知情同意签字	□ 确定患者是否需要进行电生理检查+经导管消融术 □ 完成术前准备 □ 继续调整抗心律失常药	□ 术后观察血压、心率和心电图的变化以及有无心脏压塞、气胸、血管并发症的发生。有并发症发生则及时处理 □ 术后穿刺部位观察 □ 术后患者有置入永久起搏器指征，转入永久起搏器置入术流程
重点医嘱	长期医嘱： □ 二级护理 □ 心电、血压和血氧监测 临时医嘱： □ 描记 12 导联心电图 □ 超声心动图 □ Holter（按需） □ 心脏 CT 或 MRI（按需） □ 抗心律失常药（按需） □ 经食管超声检查（按需）	长期医嘱： □ 二级护理 临时医嘱： □ 明日局部麻醉下行电生理检查（EPS）+射频导管消融术（RFCA） □ 备皮 □ 手术前晚可口服镇静药物 □ 继续调整抗心律失常药（按需）	长期医嘱： □ 二级护理 □ 今日行 EPS+RFCA □ EPS+RFCA 术后护理 □ 卧床 □ 心电、血压监测 □ 血小板活化剂或抗凝治疗 临时医嘱： □ 继续调整抗心律失常药（按需） □ 描记 12 导联心电图
病情变异记录	□ 无 □ 有，原因： 1. 2.	□ 无 □ 有，原因： 1. 2.	□ 无 □ 有，原因： 1. 2.
医师签名			

时间	住院第 4~5 天	住院第 5~6 天 （出院日）
主要诊疗工作	□ 安排术后相关检查 □ 术后向患者交代注意事项 □ 术后伤口观察 □ 术后血小板活化剂或抗凝治疗 □ 确定行 EPS+RFCA 的患者是否可以出院	**如果患者可以出院：** □ 通知出院处 □ 向患者交代出院后注意事项 □ 告知随访相关内容及联系方式 □ 如果患者不能出院，请在病程记录中说明原因和继续治疗
重点医嘱	**长期医嘱：** □ 心电、血压监测 □ 血小板活化剂或抗凝治疗 **临时医嘱：** □ 换药 1 次（EPS+RFCA 术后 6 小时解除包扎，局部听诊有无杂音） □ 继续使用抗心律失常药（按需）	**出院医嘱：** □ 出院医嘱 □ 出院带药：血小板活化剂或抗凝治疗；继续使用抗心律失常药（按需） □ 定期复查
病情变异记录	□ 无　□ 有，原因： 1. 2.	□ 无　□ 有，原因： 1. 2.
医师签名		

注：本流程只适用于需要电生理检查并经导管消融、非危重抢救的房速患者

（二）护士表单

房性心动过速临床路径护士表单

适用对象：第一诊断为房性心动过速（ICD-10：I47.101）
行经导管心内电生理检查及消融治疗（EPS+RFCA）（ICD-9-CM-3：37.34/37.26）

| 患者姓名： | | 性别： 年龄： 门诊号： | 住院号： |

| 住院日期： 年 月 日 | 出院日期： 年 月 日 | 标准住院日：3~7天 |

时间	住院第1~2天	住院第2~3天	住院第3~4天（手术日）
健康宣教	□ 介绍主管医师、护士 □ 介绍环境、设施 □ 介绍住院注意事项	□ 责任护士与患者沟通，了解并指导心理应对 □ 宣教疾病知识、用药知识及特殊检查操作过程 □ 告知检查及操作前后饮食、活动及探视注意事项及应对方式 □ 经导管心内电生理检查及消融治疗术前、术中宣教	□ 术后饮食宣教 □ 术后肢体活动宣教 □ 术后穿刺部位及身体不适自我观察指导 □ 根据术中穿刺途径（动、静脉）及医嘱宣教沙袋压迫时间及卧床时间
护理处置	□ 核对患者、佩戴腕带 □ 填写入院护理评估单（一般身体状况、日常生活能力、跌倒压疮等） □ 佩戴心电遥测仪 □ 联系相关检查	□ 汇总检查结果 □ 完成术前评估 □ 术前准备（备皮、建立静脉通路、输液）	□ 介入术后穿刺部位加压包扎，给予沙袋压迫 □ 定时记录重要监测指标 □ 超声心动图检查（按需） □ 备好急救物品及药品（按需）
基础护理	□ 二级护理 □ 晨晚间护理 □ 患者安全管理	□ 二级护理 □ 晨晚间护理 □ 患者安全管理	□ 一级或二级护理 □ 晨晚间护理 □ 患者安全管理
专科护理	□ 护理查体 □ 生命体征测量 □ 心电监测 □ 填写跌倒及压疮防范表（按需） □ 家属陪伴（按需） □ 心理护理 □ 遵医嘱给予抗心律失常药物（按需）	□ 心率、心律的监测 □ 生命体征测量 □ 心理护理 □ 遵医嘱正确给药（按需）	□ 观察心率、心律的变化 □ 病情观察：有无介入术后并发症的发生（心脏压塞、气胸、血管并发症等） □ 介入手术穿刺部位观察及护理 □ 心理和生活护理 □ 遵医嘱正确给予血小板活化剂及抗凝治疗
重点医嘱	□ 详见医嘱执行单	□ 详见医嘱执行单	□ 详见医嘱执行单
病情变异记录	□ 无 □ 有，原因： 1. 2.	□ 无 □ 有，原因： 1. 2.	□ 无 □ 有，原因： 1. 2.
护士签名			

（三）患者表单

房性心动过速临床路径患者表单

适用对象：第一诊断为房性心动过速（ICD-10：I47.101）

行经导管心内电生理检查及消融治疗（EPS+RFCA）（ICD-9-CM-3：37.34/37.26）

患者姓名：	性别： 年龄： 门诊号：	住院号：
住院日期： 年 月 日	出院日期： 年 月 日	标准住院日：3~7 天

时间	住院第1~2天	住院第2~3天	住院第3~4天（手术日）
医患配合	□ 配合询问病史、收集资料，请务必详细告知既往史、用药史、过敏史 □ 配合进行体格检查 □ 配合进行相关检查与治疗 □ 有任何不适告知医师	□ 配合完善相关检查，如采血、留尿、心电图、X 线胸片、超声等 □ 医师向患者及家属介绍病情及导管消融术相关内容，如有异常检查结果需进一步检查 □ 签署知情同意书、自费协议书、心律失常导管消融知情同意书等表单 □ 提供委托签字人身份证复印件 □ 配合用药及治疗 □ 有任何不适告知医师	□ 接受导管消融治疗 □ 患者或家属与医师交流了解导管消融情况及术后注意事项 □ 配合用药及治疗
护患配合	□ 配合生命体征、身高、体重测量 □ 配合完成入院护理评估单 □ 接受入院宣教（环境、设施、人员介绍、病室规定、订餐制度、贵重物品保管、安全宣教等） □ 配合佩戴腕带 □ 配合相关检查及治疗 □ 有任何不适告知护士	□ 配合生命体征测量，询问每日排便情况 □ 接受相关检查宣教，正确留取标本，配合检查 □ 接受导管消融术前宣教 □ 配合完成术前准备 □ 注意活动安全，避免坠床或跌倒 □ 配合执行探视及陪伴制度 □ 有任何不适告知护士	□ 接受术后护理及宣教 □ 配合用药及治疗 □ 配合执行探视及陪伴制度 □ 有任何不适告知护士
饮食	□ 普通饮食	□ 普通饮食	□ 普通饮食
排泄	□ 正常排尿便	□ 正常排尿便	□ 正常排尿便
活动	□ 适度活动	□ 适度活动	□ 适度活动

时间	住院第 4~5 天 （术后第 1 天）	住院第 5~6 天 （出院日）
医患配合	□ 配合医师进行介入穿刺部位换药 □ 配合相关检查与治疗 □ 有任何不适告知医师	□ 了解导管消融随访情况 □ 接受出院带药宣教 □ 接受疾病健康教育
护患配合	□ 配合生命体征测量 □ 接受术后活动指导 □ 有任何不适告知护士	□ 接受办理出院手续宣教 □ 接受出院带药宣教 □ 接受疾病康复及健康教育宣教 □ 获取出院诊断书 □ 获取出院带药 □ 知道复印病历方法 □ 知道复诊时间
饮食	□ 普通饮食	□ 普通饮食
排泄	□ 正常排尿便	□ 正常排尿便
活动	□ 适度活动	□ 适度活动

附：原表单（2019 年版）

房性心动过速临床路径表单

适用对象：第一诊断为房性心动过速（ICD-10：I47.101）

行经导管心内电生理检查及消融治疗（EPS+RFCA）（ICD-9-CM-3：37.34/37.26）

患者姓名：		性别：	年龄：		病历号：
住院日期：　年　月　日		出院日期：　年　月　日		标准住院日：5~7 天	
发病时间：　年　月　日　分			到达急诊时间：　年　月　日　分		

时间	到达急诊（0~30 分钟）	到达急诊（0~60 分钟）	到达急诊（0~24 小时）
主要诊疗工作	□ 描记 12 导联心电图 □ 评价心电图 □ 询问病史 □ 检查生命体征，体格检查 □ 完成血流动力学评估 □ 根据患者病情，向家属交代可能的风险、所需抢救措施（包括同步直流电转复及气管插管、动脉深静脉穿刺等），并获得家属的知情同意签字	□ 请上级医师会诊 □ 如患者因血流动力学不稳定，若没有禁忌，即刻予以同步直流电复律 □ 如血流动力学尚稳定，可予抗心律失常药物复律或暂时观察，心室率过快时可应用药物控制心室率 □ 向家属交代病情，签署相关知情同意书	□ 评价病史及基础病，分析各项实验室检查结果 □ 再次向家属交代病情和治疗措施，签署相关知情同意书 □ 准备收入相关病房 □ 洋地黄过量，代谢或电解质紊乱，慢性肺部疾病等诱因（病因）或无手术指征采用药物治疗流程 □ 符合导管消融适应证的房速采用 EPS+RFCA 流程表 □ 密切观察患者血流动力学和心室率情况
重点医嘱	长期医嘱： □ 吸氧 □ 心电、血压和血氧监测 临时医嘱： □ 描记 12 导联心电图 □ 血清心肌损伤标志物测定 □ 血常规 □ 血生化、电解质 □ 动脉血气分析 □ 凝血功能	长期医嘱： □ 一级或特级护理 □ 每小时测量记录生命体征 □ 卧床、禁食、禁水 □ 心电、血压和血氧监测 □ 复律后维持窦性心律治疗（按需） 临时医嘱： □ 麻醉机吸氧（如需同步直流电转复） □ 静脉给予麻醉药物（如需同步直流电复律） □ 同步直流电复律（按需） □ 描记 12 导联心电图（转复后） □ 静脉应用抗心律失常药（直流电转复后按需）	长期医嘱： □ 一级或特级护理 □ 卧床 □ 心电、血压和血氧监测 □ 吸氧 □ 复律后维持窦性心律治疗（按需） 临时医嘱： □ 口服/静脉抗心律失常药物 □ 针对异常实验室检查指标进行复查

续　表

时间	到达急诊（0~30分钟）	到达急诊（0~60分钟）	到达急诊（0~24小时）
主要护理工作	□ 协助患者或家属完成挂号、交费等手续 □ 取血并建立静脉通道，记录患者一般情况和用药	□ 一级或特级护理 □ 准确记录治疗过程（时间、病情变化）	□ 一级或特级护理 □ 准确记录治疗过程（时间、病情变化）
病情变异记录	□ 无　□ 有，原因： 1. 2.	□ 无　□ 有，原因： 1. 2.	□ 无　□ 有，原因： 1. 2.
护士签名			
医师签名			

时间	住院第 1~2 天	住院第 2~3 天 （手术日）	住院第 3~4 天
主要诊疗工作	□ 上级医师查房 □ 分析病因、危险分层、监护强度、治疗效果评估 □ 确定下一步治疗方案 □ 完成病历书写 □ 向家属交代可能的风险，所需诊治方案，并获得家属的知情同意签字	□ 确定患者是否需要进行电生理检查+经导管消融术 □ 完成术前准备 □ 继续调整抗心律失常药	□ 术后观察血压、心率和心电图的变化以及有无心脏压塞、气胸、血管并发症的发生。有并发症发生则及时处理 □ 术后穿刺部位观察 □ EPS+RFCA 术后患者有置入永久起搏器指征，转入永久起搏器置入术流程
重点医嘱	长期医嘱： □ 二级护理 □ 心电、血压和血氧监测 临时医嘱： □ 描记 12 导联心电图 □ 动态心电图（按需） □ 心脏 CT 或 MRI（按需） □ 抗心律失常药（按需） □ 经食管超声检查（按需）	长期医嘱： □ 二级护理 临时医嘱： □ 明日局部麻醉下行 EPS+RFCA □ 备皮 □ 手术前晚可口服镇静药物 □ 继续调整抗心律失常药（按需）	长期医嘱： □ 今日行 EPS+RFCA □ EPS+RFCA 术后护理 □ 卧床 □ 心电、血压监测 □ 吸氧 □ 抗血小板药物 临时医嘱： □ 继续调整抗心律失常药（按需） □ 描记 12 导联心电图 □ 超声心动图（必要时）
主要护理工作	□ 入院宣教 □ 病房设施及相关规定介绍 □ 心理及生活护理	□ 心理及生活护理 □ 指导患者相关治疗和检查活动	EPS+RFCA： □ 穿刺静脉者，术后加压包扎，沙袋压迫 3 小时，平卧 6 小时后可下地活动 □ 如穿刺动脉，术后加压包扎，可延长至 8 小时，平卧 12 小时后解除包扎
病情变异记录	□ 无 □ 有，原因： 1. 2.	□ 无 □ 有，原因： 1. 2.	□ 无 □ 有，原因： 1. 2.
护士签名			
医师签名			

时间	住院第 4~5 天	住院第 5~6 天 （出院日）
主要诊疗工作	□ 安排术后相关检查 □ 术后向患者交代注意事项 □ 术后伤口观察，换药等相关治疗 □ 术后抗血小板药物 □ 确定行 EPS+RFCA 的患者是否可以出院	如果患者可以出院： □ 通知出院处 □ 通知患者及其家属出院 □ 将出院总结交给患者 □ 向患者交代出院后注意事项 □ 告知随访相关内容及联系方式 □ 如果患者不能出院，在病程记录中说明原因和继续治疗
重点医嘱	长期医嘱： □ 心电、血压监测 □ 抗血小板药物或抗凝药物治疗 临时医嘱： □ 换药 1 次（EPS+RFCA 术后 6 小时解除包扎，局部听诊有无杂音） □ 继续使用抗心律失常药（按需）	出院医嘱： □ 出院带药：抗血小板药物或抗凝药物；继续使用抗心律失常药（按需） □ 定期复查
主要护理工作	□ 术后心理及生活护理 □ 配合医师伤口换药 □ 指导并监督患者术后的治疗与活动	□ 帮助患者办理出院手续 □ 出院指导
病情变异记录	□ 无　□ 有，原因： 1. 2.	□ 无　□ 有，原因： 1. 2.
护士签名		
医师签名		

注：本流程只适用于需要电生理检查并经导管消融、非危重抢救的房速患者

第五章

心房颤动介入治疗临床路径释义

【医疗质量控制指标】

指标一、非瓣膜性房颤接受血栓栓塞风险评估的比例。

指标二、非瓣膜性房颤接受出血风险评估的比例。

指标三、具有适应证的房颤患者出院处方抗凝药物的比例。

指标四、服用华法林的患者出院制定 INR 监测计划的比例。

指标五、心室率控制达标比例。

指标六、导管消融并发症发生率。

一、心房颤动介入治疗编码

疾病名称及编码：心房颤动（ICD-10：I48）

手术操作名称及编码：心脏电生理检查（ICD-9-CM-3：37.26）

经导管心脏消融术（ICD-9-CM-3：37.34）

二、临床路径检索方法

I48 伴（37.26+37.34）

三、国家医疗保障疾病诊断相关分组（CHS-DRG）

MDCF 循环系统疾病及功能障碍

FL1 经皮心脏消融术伴心房颤动（房颤）和/或心房扑动（房扑）

四、心房颤动介入治疗临床路径标准住院流程

（一）适用对象

第一诊断为心房颤动（ICD-10：I48）

行经导管心内电生理检查及导管消融治疗（ICD-9-CM-3：37.34/37.26）。

（二）诊断依据

根据《心房颤动：目前的认识和治疗建议》（中华医学会心电生理和起搏分会，2018 年）、《心房颤动管理指南》（ESC，2016 年）、《心房颤动导管和外科消融专家共识》（HRS、EHRA、ECAS、APHRS 、SOLAECE，2017 年）。

1. 临床表现：心悸、乏力、胸闷、运动耐量下降是心房颤动最常见的临床症状，严重者可发生黑矇、晕厥。部分心房颤动患者无任何症状或以卒中、动脉栓塞、心力衰竭等心房颤动的并发症为首发症状。

2. 心电图表现：P 波消失，代之以大小、形态及时限均不规则的快速颤动波，频率 350～600 次/分钟，QRS 波节律绝对不规则，形态多正常。

3. 临床类型：分为初发房颤、阵发性房颤、持续性房颤、长期持续性房颤及永久性房颤。

释义

　　■ 初发房颤：第一次心电图发现为心房颤动，无论持续时间或心房颤动相关临床症状的严重程度。
　　■ 阵发性心房颤动：指房颤持续时间<7天，可自行终止。
　　■ 持续性房颤：持续时间>7天的房颤，持续性房颤可以是首发表现，也可以由阵发性房颤反复发作发展为持续性房颤。持续性房颤一般不能自行转复，常需药物转复或电转复。
　　■ 永久性房颤：房颤持续时间≥1年，医师判断房颤不能转复或转复后将在很短时间内复发，患者也接受房颤的现状，不再寻求转复为窦性心律，如果这类房颤采取转复窦性心律的措施，则应重新分类，归入长程持续性房颤。
　　■ 长程持续性房颤：房颤持续时间超过12个月。

(三) 选择治疗方案的依据

根据《心房颤动：目前的认识和治疗建议》（中华医学会心电生理和起搏分会，2018年）、《心房颤动管理指南》（ESC，2016年）、《心房颤动导管和外科消融专家共识》（HRS、EHRA、ECAS、APHRS、SOLAECE，2017年）。
1. 查找引起心房颤动的病因，确定治疗方案。
2. 治疗诱因及基础疾病（包括过量饮酒、急性心肌炎、外科手术、电击、急性心包炎、肺动脉栓塞、急性肺部疾病、甲状腺功能亢进、慢性心力衰竭、瓣膜性心脏病、先天性心脏病、睡眠呼吸暂停等）。
3. 经导管消融。
4. 药物治疗（抗心律失常药物治疗）。
5. 获得患者及家属有关病情以及相关抢救的知情同意。

释义

　　■ 病因诊断中是否合并器质性心脏病也是重要的内容。主要包括心肌病，如肥厚性心肌病、扩张性心肌病及限制性心肌病；瓣膜性心脏病，如二尖瓣疾病、主动脉瓣疾病、联合瓣膜病；缩窄性心包炎；肺源性心脏病；心脏术后等。器质性心脏病可能是通过心房扩大，心房的机械和电生理功能异常改变导致房颤的发生。此外，上述的各种器质性心脏病均可引起心功能不全、心力衰竭，最终促使房颤的发生。
　　■ 药物治疗除观察药物疗效外，还要监测抗心律失常药物的常见不良反应，如肝功损害、甲状腺功能异常、肺纤维化。
　　■ 需了解是否应用抗凝药物。如应用华法林需明确抗凝强度是否达标，国际标准化比值（INR）在治疗范围内的比例；如应用新型口服抗凝药，需评估是否存在肾功能不全，明确有无消化道不良反应和出血等不良反应。
　　■ 对抗心律失常药物治疗无效、有明显症状的阵发性房颤或者患者有明确意愿可以优先考虑导管消融治疗，在实践中同时需要充分考虑以下方面：①房颤病程的长短；②患者左心房大小，症状的严重程度等；③是否伴发其他心血管疾病及其严重程度；④患者的意愿；⑤医疗中心和术者的经验。抗心律失常药物治疗无效的症状性持续房颤进行导管消融治疗也是合理的。

（四）标准住院日 5~7 天

（五）进入路径标准

1. 第一诊断必须符合 ICD-10：I48 心房颤动疾病编码。经导管行心内电生理检查及消融治疗（ICD-9-CM-3：37.34/37.26）。

2. 除外过量饮酒、急性心肌炎、外科手术、电击、急性心包炎、肺动脉栓塞、急性肺部疾病、甲状腺功能亢进、睡眠呼吸暂停等原因引起的心房颤动。

3. 如患有其他疾病，但住院期间不需要特殊处理，也不影响第一诊断的临床路径流程实施时，可以进入路径。

> **释义**
>
> ■ 患者同时具有其他疾病不影响第一诊断的，临床路径流程实施时均适合进入本路径。
>
> ■ 房颤导致急性脑梗死或急性心力衰竭的患者不适合进入本路径。

（六）首诊处理

1. 明确心房颤动的诊断。

2. 根据患者血流动力学状态、症状的严重程度、是否为高危栓塞人群以及是否考虑早期转复窦性心律而决定治疗策略。

（1）血液动力学不稳定者，如无禁忌，应尽早应用肝素或低分子量肝素或新型口服抗凝药（NOAC），同时尽快给予同步电复律；对于永久性房颤或复律不成功者尽早控制心室率。

（2）心房颤动持续时间≥48 小时或持续时间不明且血流动力学稳定者，予常规抗凝 3 周或经食管超声检查排除心房血栓后可通过注射药物（伊布利特、胺碘酮、普罗帕酮）或电复律，以后按常规抗凝至少 4 周。

（3）心房颤动持续时间<48 小时且血流动力学稳定患者，予控制心室率并可直接复律，转律后需抗凝 4 周，围复律期可以应用肝素或低分子肝素或 NOAC 抗凝。

3. 初步筛查引起心房颤动的基础疾病，确定治疗方案。

（1）伴有潜在病因的患者，如甲状腺功能亢进、感染、电解质紊乱等，在纠正病因后予以复律并进入药物治疗流程。

（2）急性心肌梗死导致心房颤动的患者，心房颤动终止后进入相关流程。

（3）符合心房颤动导管消融适应证的患者进入经导管电生理检查及消融手术流程。

> **释义**
>
> ■ 判断患者是否为高危栓塞人群主要依据卒中危险评分。其中 CHADS$_2$ 评分作为一种常用的简便方法。该积分综合了常见的卒中危险因素，将各项危险因素赋予分值，积分越高缺血性卒中的危险性越大。具体为：合并脑卒中或短暂性脑缺血发作（TIA）发作史计 2 分，年龄≥75 岁、高血压病史、糖尿病和近期心力衰竭史各计 1 分。对于没有禁忌证的房颤患者，如果 CHADS$_2$ 积分≥2 分，卒中危险等级为中至高危，需要长期口服抗凝药治疗；若患者 CHADS$_2$ 为 1 分，危险等级为中危；如果 CHADS$_2$ 为 0 分，则危险等级为低危。

■对于持续时间在24~48小时且血流动力学稳定的房颤患者，在控制心室率的同时，可同时给予肝素、低分子量肝素或口服抗凝药抗凝治疗。

■最新的指南多推荐 CHA_2DS_2VASc 积分系统。这个积分系统在 $CHADS_2$ 积分基础上将年龄≥75岁由1分改为了2分，增加了血管疾病、年龄65~74岁、性别（女性）三个危险因素，最高积分为9分。对于 CHA_2DS_2VASc 积分≥2分的男性和≥3分的女性患者需服用口服抗凝药物；无危险因素，即 CHA_2DS_2VASc 积分0分（男性）或1分（女性）者，可不进行抗栓治疗。与 $CHADS_2$ 积分相比， CHA_2DS_2VASc 积分具有较好的血栓栓塞预测价值。特别是对卒中低危的患者， CHA_2DS_2VASc 积分优于 $CHADS_2$ 积分。

■房颤导管消融绝对禁忌证并不多见，但需要综合考虑成功率、并发症风险和医疗花费等因素。对于抗心律失常药物治疗无效或无法耐受、有明显症状的阵发性房颤在指南中导管消融为Ⅰ类推荐。对于无或伴轻微心脏病的症状性阵发性房颤患者，在有经验的中心也可优先考虑导管消融。对于合并器质性心脏病或持续时间较长的房颤患者，需要充分权衡导管消融的有效性和并发症风险，在尊重患者意愿的基础上选择导管消融。

■同传统抗凝药华法林相比，新型口服抗凝药物（NOAC）可固定剂量使用，无需监测抗凝活性，与药物、食物相互作用少。临床试验证实，NOAC预防栓塞有效性不劣于或优于华法林，但大出血发生率，特别是颅内出血发生率显著低于华法林。常用的NOAC包括直接凝血酶抑制剂（达比加群）、Xa因子抑制剂（利伐沙班、阿哌沙班和依度沙班）等。对于高龄（≥75岁）、肾功能受损以及存在其他出血高危险因素者，应选择适宜的新型口服抗凝药物剂量。所有NOAC不适用于终末期肾病患者（CrCl<15ml/min），如需抗凝治疗仍应选择华法林。对于已经接受NOAC治疗的患者，应定期复查肝肾功能，及时调整抗凝治疗方案。瓣膜性房颤患者是指与风湿性二尖瓣狭窄、机械性或生物性心脏瓣膜、二尖瓣修补相关的房颤，其中度以上二尖瓣狭窄和机械瓣置换术后的患者应接受华法林抗凝治疗，生物瓣置入术后和二尖瓣修复术后能否应用NOAC尚不明确。

（七）术前准备（经导管心内电生理检查及消融术）

1. CHA_2DS_2VASc 评分≥2分的阵发性房颤患者和所有持续性房颤患者，术前服用了华法林者，建议监测INR，不停用华法林，不用低分子肝素桥接；服用NOAC者，可以不停用或手术当天停用1次。 CHA_2DS_2VASc 评分≤1分的阵发性房颤患者，可参照执行。

2. 消融术当天或前1天常规行应行经食管超声心动图（TEE）检查，排查左心房血栓。

3. 其他必需的检查项目

（1）心电图。

（2）经胸超声心动检查、X线胸片。

（3）血常规+血型、尿常规、大便常规+隐血。

（4）肝功能、肾功能、血电解质、血糖、甲状腺功能、血气分析、凝血功能、心肌血清生化标志物、感染性疾病筛查（乙型肝炎、丙型肝炎、艾滋病、梅毒等）。

4. 根据患者病情可选择的检查项目：动态心动图、肺静脉多排CT或MRI。

> **释义**
> - 根据病情部分检查可不重复。
> - 近期做过 24 小时动态心电图，病情无明显变化的可不再做。
> - 对于怀疑呼吸睡眠暂停的患者，可进行呼吸睡眠监测。
> - 不能耐受食管超声的患者，可行心脏 CT，但发现血栓的敏感性较前者差。
> - 对于心脏解剖结构特殊或接受再次消融的患者，可行心脏 CT 检查明确解剖变异以指导消融。

（八）选择用药

1. 根据基础疾病情况对症治疗（如控制血压或抗心力衰竭治疗等）。
2. 术前抗心律失常药物：为避免抗心律失常药物对消融的影响，除胺碘酮外，其他抗心律失常药物至少停用 5 个半衰期；但在心律失常症状严重时，有效的抗心律失常药物可继续应用。
3. 对于消融术前已服用治疗剂量的华法林或 NOAC 的患者，围术期无需中断抗凝治疗。
4. 必要时术前使用预防性抗菌药物，参照《抗菌药物临床应用指导原则》（国卫办医发〔2015〕43 号）。

> **释义**
> - 一般无需常规应用抗菌药物。
> - 根据 2014 年 AHA/ACC/HRS 美国心房颤动患者管理指南，作为 β 受体阻断剂或钙离子通道阻滞剂的备选，推荐使用地高辛与 β 受体阻断剂或钙离子通道阻滞剂联合应用控制房颤患者心室率，对于合并心力衰竭的患者在其他药物控制欠佳时推荐使用地高辛。
> - 不同抗凝药物转换过程中需在保证抗凝不中断的前提下，尽量减少出血风险。
> （1）华法林转换为新型口服抗凝药（NOAC）：停用华法林检测 INR，当 INR < 2.0 时，立即启用 NOAC。
> （2）NOAC 转换为华法林：从 NOAC 转换为华法林时，两者合用直至 INR 达到目标范围。合用期间监测 INR 的时间应该在下一次 NOAC 给药之前；NOAC 停用 24 小时后检测 INR 以确保华法林达到目标强度；换药后 1 个月内密切监测以确保 INR 稳定（至少 3 次 INR 在 2~3）。由于达比加群酯主要通过肾脏代谢，应该根据患者肾功能评估给药时间。
> （3）NOAC 之间转换：从一种 NOAC 转换为另一种时，在下一次服药时即可开始服用新的 NOAC，肾功能不全的患者可能需延迟给药。
> （4）NOAC 与肝素之间的转换：从注射用抗凝药物转换为 NOAC，普通肝素停药后即可服用 NOAC，低分子肝素则在下次注射时服用 NOAC。从 NOAC 转换为注射用抗凝药物时，在下次服药时给予注射用抗凝药物。慢性肾脏疾病患者 NOAC 半衰期延长，需延迟给药。
> （5）抗血小板药物转换为 NOAC：阿司匹林或氯吡格雷停药后即可服用 NOAC。

（九）手术日为入院第 2~3 天（根据病情需要）

明确患者心房颤动的基础疾病后，符合适应证的可选择经导管电生理检查及消融术。

1. 术中麻醉/镇痛：多采用局部麻醉，全身麻醉仅用于有睡眠呼吸暂停病史、气道阻塞风险和肺水肿危险者；大部分患者需接受镇痛治疗，如使用吗啡或芬太尼。

2. 术中抗凝：术中在房间隔穿刺前或穿刺完成即刻需静脉应用普通肝素抗凝，维持活化凝血时间至少 300 秒，以 300~350 秒为佳。

> **释义**
>
> ■ 对于抗心律失常药物治疗无效的阵发性房颤，可优先考虑导管消融；对于长程持续性房颤（持续时间 > 1 年）的患者，需综合考虑术后复发和患者获益的基础上选择是否行导管消融术。
>
> ■ 术中给予肝素应将 ACT 维持于 300~400 秒，当所有导管和鞘管离开左房时停用肝素，术毕拔出鞘管时 ACT 应 < 200~250 秒，如有穿刺部位出血或心脏压塞等并发症时必要时可用鱼精蛋白中和肝素。

（十）术后恢复 2~3 天

1. 术后观察：需注意观察穿刺部位、血压、心律和心电图的变化以及有无心脏压塞、气胸、血管并发症等的发生。

2. 术后抗凝：应在术后当天或第 2 天继续应用口服抗凝药物治疗。术前未进行系统抗凝或术前中断抗凝治疗者，应于术后止血后 3~5 小时尽早启动抗凝治疗，术后如果采用华法林抗凝治疗，需在起始治疗时给予低分子肝素或普通肝素进行桥接。所有患者术后均需应用华法林或 NOAC 规律抗凝至少 2 个月。

3. 术后抗心律失常药物：对于阵发性房颤患者术后可使用或不再使用抗心律失常药物；对于持续性房颤患者建议术后常规应用抗心律失常药物 3 个月。

4. 术后抑酸治疗：给予质子泵抑制剂 4 周。

5. 必要时给予抗菌药物。

6. 必要时复查超声心动图。

> **释义**
>
> ■ 术后对于穿刺部位血肿、触痛或有血管杂音的患者应行血管超声检查以明确有无动静脉瘘、假性动脉瘤等并发症。
>
> ■ 对于其他可能出现的并发症如肺静脉狭窄、血栓栓塞、膈神经损伤和食管损伤等也需要及时识别并采取相应的处理措施。
>
> ■ 由于各个中心的消融病例选择存在差异，采用的术式不同，随访时间各异，因此不同中心报告的导管消融成功率有较大区别。阵发性房颤导管消融初次消融成功率多在 50%~70%，多次消融后可达到 80%~90%；持续性房颤导管消融初次成功率在 50% 左右，多次消融后可达 70% 以上。
>
> ■ 对于卒中高危患者，尤其是 75 岁以上老年人及既往卒中或 TIA 病史患者，导管消融后仍需要长期抗凝。

■ 消融术后3个月内复发房颤/房扑/房性心动过速（房速）常见，部分患者可自行消失。故如需再次消融，一般应推迟到首次消融术3个月以后。早期复发可给予抗心律失常药物（AAD）或电复律。AAD联合部分中成药（如养心定悸胶囊）使用可能获得额外治疗收益。短期应用AAD可减少早期复发，但对晚期和极晚期复发影响不大。对于消融术后复发规整心动过速，如房扑、房速等，症状明显，药物控制不住的患者可选择再次消融。

（十一）出院标准

1. 生命体征平稳。
2. 无其他需要继续住院治疗的并发症。
3. 手术伤口愈合良好。

【释义】

　　■ 如果出现并发症，是否需要继续住院处理，应由主管医师具体决定。
　　■ 出院前如复发房颤/房速/房扑等心律失常，需及时应用药物转复窦性心律或行心脏电复律。必要时根据病情可适当延长住院时间。

（十二）变异及原因分析

1. 消融术后因患者窦房结功能不良者，有可能需置入永久起搏器。
2. 其他情况，包括手术并发症等。

【释义】

　　■ 变异主要包括以下几方面：①按照路径流程完成治疗，但出现非预期结果，可能需要进一步处理。如本路径治疗中出现脑梗死、脑出血或心脏压塞等并发症；②按路径流程完成治疗，但超出了路径规定的时间或限定的费用，如实际住院天数超出标准住院日要求等；③不能按路径流程完成治疗，在诊疗过程中发现患者合并存在一些未预知的、对本路径治疗可能产生影响的情况，需要终止执行路径或延长治疗时间，如术中发现严重的血管畸形使导管不能到达预定位置，使手术无法进行等。
　　■ 因患者主观原因导致执行路径出现变异，也需要在表单中予以说明。

五、心房颤动介入治疗临床路径给药方案

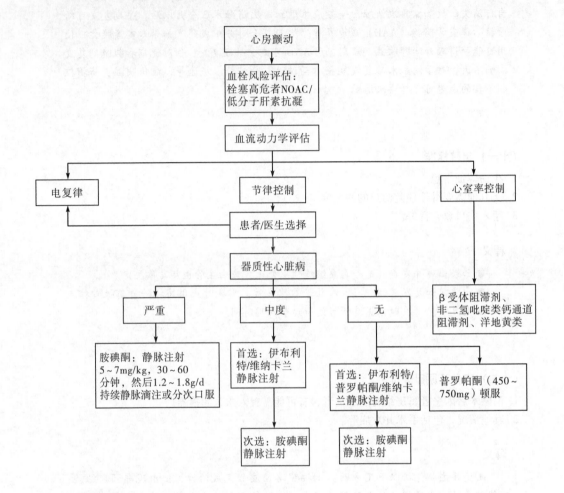

【用药选择】

1. 选择药物治疗方案时，应充分评估房颤的类型、症状及其严重程度、合并存在的心血管疾病以及心功能状态等方面。如患者为持续性或永久性房颤，往往不考虑药物复律治疗，仅需控制心室率并控制心衰发作等合并疾病即可。

2. 胺碘酮在转复房颤和预防复发方面是最为有效的Ⅲ类抗心律失常药，也是器质性心脏病或心力衰竭患者较好的选择，但其不良反应多。

3. 当需要迅速控制心室率或不能口服给药时，可静脉用药。为达到有效的心室率控制，有些临床情况下需要联合用药。

4. 如无器质性心脏病的房颤患者可选择普罗帕酮450~600mg，顿服。但初次选择这种治疗策略需要在监护条件下并能够确保安全的情况下进行。

【药学提示】

1. 预激相关的房颤患者心动过速情况下，不应使用β受体阻断剂、洋地黄类、非二氢吡啶类钙离子通道阻滞剂、腺苷、利多卡因等可减慢房室结传导的药物，这些药物可以促进房颤经旁路顺向性传导，从而导致心室率加快、低血压或室颤。如心动过速伴血流动力学障碍，需早期直流电复律。血流动力学稳定的患者可静脉应用Ⅰ类抗心律失常药物。

2. 抗心律失常药物的促心律失常效应和心外不良反应常见。因此，同疗效相比，更应重视抗心律失常应用的安全性。

【注意事项】

胺碘酮药理学特征复杂，半衰期长，不良反应多见。常见的不良反应，包括肺毒性、甲状腺功能异常、消化系统不良反应、心脏不良反应等，对于应用胺碘酮的患者应定期检查，监测不良反应的发生。

六、心房颤动介入治疗患者护理规范

1. 术前护理

（1）评估患者的睡眠、饮食等一般情况，评估患者的心理状况。

（2）耐心向患者及家属做好术前解释工作。

（3）协助完善各项术前常规检查。

（4）术前手术区备皮：范围包括颈部、会阴部及双侧腹股沟。

（5）术前晚为患者创造良好的睡眠环境，保证良好的休息。

（6）术前于左上肢建立静脉通道。

2. 术中护理

（1）监测呼吸、心率和血压水平。

（2）检查盐水灌注管路，确保无气泡。

（3）检查核对术中镇静和镇痛药物。

3. 术后护理

（1）穿刺部位弹力绷带加压包扎，沙袋压迫止血。

（2）卧床期间保持术侧下肢制动，可活动踝、趾关节，防止深静脉血栓。

（3）观察穿刺点有无出血、血肿及血管杂音，下肢皮肤颜色、温度、足背动脉搏动情况。

（4）密切观察生命体征，观察有无并发症发生。

七、心房颤动介入治疗患者营养治疗规范

1. 低盐低脂饮食，术后 2 小时可进半流质饮食。

2. 服用华法林患者，应避免饮食构成变化过大，对华法林抗凝效果产生影响。

3. 术后 1 个月内避免过硬食物，如带刺、骨头类食物等。

八、心房颤动介入治疗患者健康宣教

1. 抗凝药物应用的注意事项和不良反应监测。

2. 抗心律失常药物的注意事项和不良反应监测。

3. 患者及家属能够自测心率、脉搏、血压等，如出现心悸、胸闷、气短等症状，及时就诊，尽早发现心包积液、肺静脉狭窄等并发症。

4. 术后 3 个月内每个月复查动态心电图、超声心动。

九、推荐表单

（一）医师表单

心房颤动介入治疗临床路径医师表单

适用对象：第一诊断为心房颤动（ICD-10：I48）

行经导管行心内电生理检查及导管消融治疗（ICD-9-CM-3：37.34/37.26）

患者姓名：		性别：	年龄：		病例号：
住院日期： 年 月 日		出院日期： 年 月 日			标准住院日：5~7 天
发病时间： 年 月 日 时 分			到达急诊时间： 年 月 日 时 分		

时间	到达急诊（0~30 分钟）	到达急诊（0~60 分钟）
主要诊疗工作	□ 描记并分析 12 导联心电图 □ 询问病史 □ 完成体格检查 □ 完成血流动力学评估 □ 根据患者病情，向家属交代可能的风险、所需抢救措施（包括同步直流电转复及气管插管、动脉深静脉穿刺等）	□ 必要时请上级医师会诊 □ 如患者血流动力学不稳定，尽快予以同步直流电复律 □ 如血流动力学不稳定的永久性房颤或电复律未成功者，应当尽快开始控制心室率 □ 如血流动力学稳定，房颤持续时间＜24 小时者可先控制心室率观察一段时间再决定是否复律治疗（部分房颤可自动复律） □ 如房颤持续时间≥24 小时但＜48 小时且血流动力学稳定者，可药物复律或控制心室率 □ 如房颤持续时间≥48 小时或时间不明且血流动力学稳定者，应当在经食管超声检查排除心房血栓后进行复律或常规抗凝 3 周后复律 □ 如房颤持续时间＞1 周且血流动力学稳定者，应当常规抗凝 3 周后经食管超声排除心房血栓后进行复律治疗 □ 向家属交代病情，签署相关知情同意书
重点医嘱	长期医嘱： □ 心电、血压和血氧监测 临时医嘱： □ 描记 12 导联心电图 □ 血清心肌标志物测定 □ 血常规+电解质 □ 动脉血气分析 □ 凝血功能	长期医嘱： □ 特级护理 □ 测量记录生命体征 □ 卧床，禁食、禁水 □ 心电、血压和血氧监测 □ 抗凝治疗（按需） □ 复律后维持窦律治疗（按需） 临时医嘱： □ 吸氧（如需同步直流电转复） □ 静脉注射抗心律失常药物（按需） □ 静脉给予镇静麻醉类药物（如需电复律） □ 同步直流电复律（按需） □ 描记 12 导联心电图（转复后） □ 经食管超声检查（按需） □ 静脉应用抗心律失常药（直流电转复后按需或血流动力学稳定者首选）

续　表

时间	到达急诊（0~30分钟）	到达急诊（0~60分钟）
病情 变异 记录	□无　□有，原因： 1. 2.	□无　□有，原因： 1. 2.
医师 签名		

时间	到达急诊（0~24 小时）	住院第 1~2 天
主要诊疗工作	□ 评价病史及基础病，分析各项化验结果 □ 必要时联系收入相关病房 □ 电解质紊乱、感染等诱因（病因）或无手术指征采用药物治疗流程 □ 符合导管消融适应证的房颤采用电生理检查（EPS）+射频导管消融术（RFCA）流程表	□ 查找病因、危险分层 □ 确定下一步治疗方案 □ 完成病历书写 □ 向家属交代可能的风险，所需诊治方案，并获得家属的知情同意签字 □ 确定患者是否需要进行经导管电生理检查及消融术 □ 完善术前检查
重点医嘱	**长期医嘱：** □ 卧床 □ 心电、血压和血氧监测 □ 吸氧 □ 抗凝治疗（按需） □ 复律后维持窦律治疗（按需） **临时医嘱：** □ 口服/静脉抗心律失常药物 □ 针对异常化验指标进行复查	**长期医嘱：** □ 心电、血压和血氧监测 □ 抗凝治疗 **临时医嘱：** □ 描记 12 导联心电图 □ Holter（按需） □ 心脏超高速 CT 或 MRI（按需） □ 抗心律失常药（按需） □ 经食管超声检查
病情变异记录	□ 无　□ 有，原因： 1. 2.	□ 无　□ 有，原因： 1. 2.
医师签名		

时间	住院第 2~3 天 （手术日）	住院第 4~5 天
主要诊疗工作	□ 术后观察血压、心率和心电图的变化以及有无心脏压塞、气胸、血管并发症的发生。有并发症发生则及时处理 □ 术后伤口观察 □ EPS+RFCA 术后患者有植入永久起搏器指征，转入永久起搏器置入术流程	如果患者符合出院条件： □ 通知出院处 □ 通知患者及其家属出院 □ 将出院总结交给患者 □ 向患者交代出院后注意事项、定期复查项目和日期 □ 告知随访相关内容及联系方式 □ 如果患者不能出院，请在病程记录中说明原因和继续治疗
重点医嘱	**长期医嘱：** □ 今日行 EPS+RFCA □ EPS+RFCA 术后护理 □ 卧床 □ 心电、血压监测 □ 吸氧 □ 抗凝治疗 **临时医嘱：** □ 继续调整抗心律失常药（按需） □ 描记 12 导联心电图 □ 超声心动图（必要时）	**出院医嘱：** □ 出院带药：抗凝治疗；继续使用抗心律失常药（按需） □ 定期复查
病情变异记录	□ 无　□ 有，原因： 1. 2.	□ 无　□ 有，原因： 1. 2.
医师签名		

（二）护士表单

心房颤动介入治疗临床路径护士表单

适用对象：第一诊断为心房颤动（ICD-10：I48）

行经导管行心内电生理检查及导管消融治疗（ICD-9-CM-3：37. 34/37. 26）

患者姓名：		性别： 年龄：		病例号：
住院日期： 年 月 日		出院日期： 年 月 日		标准住院日：5~7 天

时间	到达急诊（0~30 分钟）	到达急诊（0~60 分钟）	到达急诊（0~24 小时）
健康宣教	□ 协助患者或家属完成急诊挂号、交费和办理入院等工作 □ 取血、建立静脉通道，记录患者一般情况和用药 □ 询问病史 □ 检查生命体征、体格检查	□ 密切观察生命体征 □ 准确记录治疗过程（时间、病情变化） □ 协助医师完成直流电复律（按需）	□ 密切观察生命体征 □ 准确记录治疗过程（时间、病情变化） □ 密切观察心律情况
重点医嘱	□ 详见医嘱执行单	□ 详见医嘱执行单	□ 详见医嘱执行单
病情变异记录	□ 无 □ 有，原因： 1. 2.	□ 无 □ 有，原因： 1. 2.	□ 无 □ 有，原因： 1. 2.
护士签名			

时间	住院第 1~2 天	住院第 2~3 天 （手术日）	住院第 4~5 天
健康宣教	□ 介绍主管医师、护士 □ 介绍环境、设施 □ 介绍住院注意事项 □ 入院宣教	□ 房颤手术术前宣教 □ 主管护士与患者沟通，了解并指导心理应对 □ 宣教疾病知识、用药知识及特殊检查操作过程 □ 告知检查及操作前后饮食、活动及探视注意事项及应对方式	□ 指导术后活动 □ 定时复查 □ 出院带药服用方法 □ 饮食、休息等注意事项指导
护理处置	□ 核对患者，佩戴腕带 □ 建立入院护理病历 □ 卫生处置：剪指甲、沐浴、更换病号服	□ 随时观察患者病情变化 □ 遵医嘱正确使用抗凝药物 □ 协助医师完成各项检查化验 □ 术前准备 □ 禁食、禁水	□ 办理出院手续 □ 书写出院小结
基础护理	□ 二级护理 □ 晨晚间护理 □ 患者安全管理	□ 二级护理 □ 晨晚间护理 □ 患者安全管理	□ 三级护理 □ 晨晚间护理 □ 患者安全管理
专科护理	□ 护理查体 □ 呼吸频率、血氧饱和度监测 □ 需要时填写跌倒及压疮防范表 □ 需要时请家属陪护 □ 心理护理	□ 心律、心率监测 □ 遵医嘱完成相关检查 □ 心理护理 □ 必要时吸氧 □ 遵医嘱正确给药 □ 提供并发症征象的依据	□ 病情观察：评估患者生命体征，特别是心律情况 □ 心理护理
重点医嘱	□ 详见医嘱执行单	□ 详见医嘱执行单	□ 详见医嘱执行单
病情变异记录	□ 无 □ 有，原因： 1. 2.	□ 无 □ 有，原因： 1. 2.	□ 无 □ 有，原因： 1. 2.
护士签名			

（三）患者表单

心房颤动介入治疗临床路径患者表单

适用对象：第一诊断为心房颤动（ICD-10：I48）

行经导管行心内电生理检查及导管消融治疗（ICD-9-CM-3：37.34/37.26）

患者姓名：	性别： 年龄：	病例号：
住院日期： 年 月 日	出院日期： 年 月 日	标准住院日：5~7 天

时间	到达急诊（0~30 分钟）	到达急诊（0~60 分钟）	到达急诊（0~24 小时）
医患配合	□ 配合询问病史、收集资料 □ 配合进行体格检查 □ 有任何不适告知医师	□ 配合完善相关检查 □ 医师向患者及家属介绍病情，如有异常检查结果需进一步检查 □ 配合用药及治疗 □ 配合医师调整用药 □ 有任何不适告知医师	□ 与医师交流了解治疗进展和治疗方案 □ 签署相关知情同意
护患配合	□ 配合测量体温、脉搏、呼吸、血压、心率等 □ 有任何不适告知护士	□ 配合完成相关检查 □ 接受输液、服药治疗 □ 有任何不适告知护士 □ 接受疾病及用药等相关知识指导	□ 接受抗凝治疗（按需） □ 接受复律治疗（按需）
饮食	□ 普通饮食	□ 普通饮食	□ 普通饮食
排泄	□ 正常排尿便	□ 正常排尿便	□ 正常排尿便
活动	□ 适度活动	□ 适度活动	□ 适度活动

时间	住院第1~2天	住院第2~3天 （手术日）	住院第4~5天
医患配合	□ 配合询问病史、收集资料，请务必详细告知既往史、用药史、过敏史 □ 配合进行体格检查 □ 有任何不适告知医师	□ 配合医师完成术前谈话 □ 配合用药及治疗 □ 配合医师调整用药 □ 有任何不适告知医师	□ 接受出院前指导 □ 知道复查程序 □ 获取出院诊断书
护患配合	□ 配合测量体温、脉搏、呼吸、血压、血氧饱和度、体重 □ 配合完成入院护理评估单 □ 接受入院宣教 □ 有任何不适告知护士	□ 配合测量体温、脉搏、呼吸 □ 配合术前准备 □ 接受输液、服药治疗 □ 注意活动安全，避免坠床或跌倒 □ 接受疾病及用药等相关知识指导 □ 有任何不适告知护士	□ 接受出院宣教 □ 办理出院手续 □ 获取出院带药 □ 指导服药方法、作用、注意事项 □ 知道复印病历方法
饮食	□ 普通饮食	□ 软食	□ 软食
排泄	□ 正常排尿便	□ 正常排尿便	□ 正常排尿便
活动	□ 适度活动	□ 适度活动	□ 适度活动

附：原表单（2019 年版）

心房颤动介入治疗临床路径表单

适用对象：第一诊断为心房颤动（ICD-10：I48）

　　　　　行经导管行心内电生理检查及导管消融治疗（ICD-9-CM-3：37.34/37.26）

患者姓名：		性别：　　　年龄：	病例号：
住院日期：　年　月　日		出院日期：　年　月　日	标准住院日：5~7 天
发病时间：　年　月　日　分		到达急诊时间：　年　月　日　时　分	

时间	到达急诊（0~30 分钟）	到达急诊（0~60 分钟）
主要诊疗工作	□ 描记并分析 12 导联心电图 □ 询问病史 □ 完成体格检查 □ 完成血流动力学评估 □ 根据患者病情，向家属交代可能的风险、所需抢救措施（包括同步直流电转复及气管插管、动脉深静脉穿刺等）	□ 必要时请上级医师会诊 □ 如患者血流动力学不稳定，尽快予以同步直流电复律 □ 如血流动力学不稳定的永久性房颤或电复律未成功者，应当尽快开始控制心室率 □ 如血流动力学稳定，心房颤动持续时间＜24 小时者可先控制心室率观察一段时间再决定是否复律治疗（部分心房颤动可自动复律） □ 如心房颤动持续时间≥24 小时但＜48 小时且血流动力学稳定者，可药物复律或控制心室率 □ 如心房颤动持续时间≥48 小时或时间不明且血流动力学稳定者，应当在经食管超声检查排除心房血栓后进行复律或常规抗凝 3 周后复律 □ 如心房颤动持续时间＞1 周且血流动力学稳定者，应当常规抗凝 3 周后经食管超声排除心房血栓后进行复律治疗 □ 向家属交代病情，签署相关知情同意书
重点医嘱	**长期医嘱：** □ 心电、血压和血氧监测 **临时医嘱：** □ 描记 12 导联心电图 □ 血清心肌标志物测定 □ 血常规+肝功能、肾功能、电解质 □ 血气分析 □ 出凝血功能	**长期医嘱：** □ 特级护理 □ 测量记录生命体征 □ 卧床，禁食、禁水 □ 心电、血压和血氧监测 □ 抗凝治疗（按需） □ 复律后维持窦性心律治疗（按需） **临时医嘱：** □ 吸氧（如需同步直流电转复） □ 静脉注射抗心律失常药物（按需） □ 静脉给予镇静麻醉类药物（如需电复律） □ 同步直流电复律（按需） □ 描记 12 导联心电图（转复后） □ 经食管超声检查（按需） □ 静脉应用抗心律失常药（直流电转复后按需或血流动力学稳定者首选）

时间	到达急诊（0~30分钟）	到达急诊（0~60分钟）
主要 护理 工作	□ 协助患者或家属完成挂号、交费等手续 □ 取血、并建立静脉通道，记录患者一般情况 　 和用药	□ 特级护理 □ 准确记录治疗过程（时间、病情变化）
病情 变异 记录	□ 无　□ 有，原因： 1. 2.	□ 无　□ 有，原因： 1. 2.
护士 签名		
医师 签名		

时间	到达急诊（0~24 小时）	住院第 1~2 天
主要诊疗工作	□ 评价病史及基础病，分析各项实验室检查结果 □ 必要时联系收入相关病房 □ 电解质紊乱、感染等诱因（病因）或无手术指征采用药物治疗流程 □ 符合导管消融适应证的心房颤动采用 EPS+RFCA 流程表	□ 查找病因、危险分层 □ 确定下一步治疗方案 □ 完成病历书写 □ 向家属交代可能的风险，所需诊治方案，并获得家属的知情同意签字 □ 确定患者是否需要进行经导管电生理检查及消融术 □ 完善术前检查
重点医嘱	长期医嘱： □ 卧床 □ 心电、血压和血氧监测 □ 吸氧 □ 抗凝治疗（按需） □ 复律后维持窦性心律治疗（按需） 临时医嘱： □ 口服或静脉注射抗心律失常药物 □ 针对异常实验室检查指标进行复查	长期医嘱： □ 心电、血压和血氧监测 □ 抗凝治疗 临时医嘱： □ 描记 12 导联心电图 □ 动态心电图（按需） □ 肺静脉多排 CT 或 MRI □ 抗心律失常药（按需） □ 经食管超声检查
主要护理工作	□ 特级护理 □ 准确记录治疗过程（时间、病情变化）	□ 入院宣教 □ 病房设施及相关规定介绍 □ 心理及生活护理
病情变异记录	□ 无　□ 有，原因： 1. 2.	□ 无　□ 有，原因： 1. 2.
护士签名		
医师签名		

时间	住院第 2~3 天 （手术日）	住院第 4~5 天
主要诊疗工作	□ 术后观察血压、心率和心电图的变化以及有无心脏压塞、气胸、血管并发症的发生。有并发症发生则及时处理 □ 术后伤口观察 □ EPS+RFCA 术后患者有置入永久起搏器指征，转入永久起搏器置入术流程	如果患者符合出院条件： □ 通知患者及其家属出院 □ 将出院小结交给患者 □ 向患者交代出院后注意事项、定期复查项目和日期 □ 告知随访相关内容及联系方式 □ 如果患者不能出院，在病程记录中说明原因和继续治疗
重点医嘱	长期医嘱： □ 今日行 EPS+RFCA □ EPS+RFCA 术后护理 □ 卧床 □ 心电、血压监测 □ 吸氧 □ 抗凝治疗 □ 术后质子泵抑制剂抑酸治疗 临时医嘱： □ 继续调整抗心律失常药（按需） □ 描记 12 导联心电图 □ 超声心动图（必要时）	出院医嘱： □ 出院医嘱 □ 出院带药：抗凝治疗；继续使用抗心律失常药（按需）、质子泵抑制剂 □ 定期复查
主要护理工作	EPS+RFCA： □ 如穿刺静脉，术后加压包扎，沙袋压迫 4~6 小时，平卧 6~8 小时后可下地活动	□ 帮助患者办理出院手续 □ 出院指导
病情变异记录	□ 无　□ 有，原因： 1. 2.	□ 无　□ 有，原因： 1. 2.
护士签名		
医师签名		

第六章
房室传导阻滞临床路径释义

【医疗质量控制指标】

指标一、明确房室传导阻滞的诊断及分型。

指标二、排除可能的诱因及可逆性病因。

一、房室传导阻滞编码

疾病名称及编码：二度Ⅱ型房室传导阻滞（ICD-10：I44.102）

三度房室传导阻滞（ICD-10：I44.200）

高度房室传导阻滞（ICD-10：I44.201）

手术操作名称及编码：单腔永久起搏器置入术（ICD-9-CM-3：37.81）

首次单腔装置置入，节律反应（ICD-9-CM-3：37.82）

双腔永久起搏器置入术（ICD-9-CM-3：37.83）

二、临床路径检索方法

（I44.102/I44.2）伴（37.81/37.82/37.83）

三、国家医疗保障疾病诊断相关分组（CHS-DRG）

MDCF 循环系统疾病及功能障碍

FU1 严重心律失常及心脏停搏

四、房室传导阻滞临床路径标准住院流程

（一）适用对象

入院时诊断为二度Ⅱ型及以上房室传导阻滞需行永久起搏器置入的患者。

> **释义**
>
> ■ 包括二度Ⅱ型、三度及高度房室传导阻滞（AVB）患者。

（二）诊断依据

心电图提示二度Ⅱ型房室传导阻滞、三度房室传导阻滞及高度房室传导阻滞，需除外因药物及电解质紊乱等原因。

> **释义**
>
> ■ 必须药物治疗引起的上述症状性 AVB 患者不属于除外因素，而应考虑起搏器置入。

（三）进入路径标准

符合诊断依据（二）者进入临床路径。

（四）标准住院日 6~12 天

> **释义**
>
> ■ 计划接受永久起搏器置入的房室传导阻滞患者入院后，术前评估 2~5 天，在第 5~7 天实施手术，术后恢复 3~5 天出院。总住院时间不超过 12 天均符合路径要求。

（五）住院期间的检查项目

1. 必需的检查项目：血常规+血型、尿常规、大便常规、肝功能、肾功能、血糖及电解质、凝血功能、术前三项、甲状腺功能、心脏超声、动态心电图、胸部正侧位 X 线片。
2. 根据患者病情进行的检查项目：冠状动脉造影检查或冠状动脉 CTA。

> **释义**
>
> ■ 必查项目是确保手术治疗安全、有效开展的基础，在术前必须完成。相关人员应认真分析检查结果，以便及时发现异常情况并采取对应处置。
>
> ■ 存在心肌缺血尤其是右冠状动脉病变导致的缺血，可以伴随出现房室传导阻滞。此类患者，可以先行冠状动脉评估。
>
> ■ 为缩短患者术前等待时间，检查项目可以在患者入院前于门诊完成。
>
> ■ 心电图在术前必须做。近期（1~3 个月）曾做 X 线胸片和超声心动图检查，本次住院无特殊其他表现，可以考虑不再重复上述两项检查。

（六）治疗方案的选择

安置永久性心脏起搏器。

> **释义**
>
> ■ 对于成人获得性房室传导阻滞，尤其是伴有心动过缓临床症状的患者，起搏器置入是唯一安全有效的治疗方案。
>
> ■ 起搏器置入适应证的具体选择可参考 ACC/AHA，ESC/EHRA，以及中国心脏起搏器置入指南。安装永久性起搏器前必须排除其他可逆因素导致的心律失常，纠正这些病因后往往可以恢复。也可以考虑采用中医辨证论治，标本同治，如气阴两虚证可使用通脉养心丸等，益气通络。

（七）预防性抗菌药物选择与使用时机

术前半小时及术后 24 小时内抗菌药物应用。

> **释义**
>
> ■ 清洁手术（Ⅰ类切口）通常不需要预防性使用抗菌药物，但起搏器置入属于涉及重要脏器的异物置入手术，可考虑预防用药。
>
> ■ 给药途径为静脉输注，在手术开始前即皮肤切开前 0.5~1 小时内开始给药，输注完毕后开始手术。预防用药时间通常不超过 24 小时，特殊情况可延长至 48 小时。
>
> ■ 首选第一、第二代头孢菌素。

（八）手术日

入院后 3~4 天，如应用抗血小板药物需停用 1 周以上。

> **释义**
>
> ■ 围术期使用抗凝抗血小板药物增加术中出血及术后囊袋血肿的发生风险，应尽可能避免，已经使用的患者应保证术前足够的停药时间。
>
> ■ 对于因血栓栓塞风险极高无法停药的患者，或者因病情需要紧急置入起搏器的患者，术中应仔细止血，可局部应用凝血酶等促凝血药物，并适当延长术后囊袋压迫的时间。

（九）术后恢复 3~7 天

> **释义**
>
> ■ 术后平卧及手术侧肩部制动 24 小时。
>
> ■ 术后 24 小时伤口换药。5~7 天伤口拆线。
>
> ■ 采用皮内可吸收线缝合，可以免除拆线，有利于伤口的恢复，缩短住院观察时间。

（十）出院标准

伤口愈合可、术后起搏器相关检查未见异常。

> **释义**
>
> ■ 术后 1~3 天复查 X 线胸片了解电极导线位置。行心电图及动态心电图检查了解起搏器功能。有需要的患者可以复查超声心动图检查。出院前行起搏器程控。

（十一）变异及原因分析

1. 出现手术并发症延长住院时间。
2. 合并严重的其他部位的感染，延长住院时间。

3. 死亡，退出路径。

4. 因服用抗血小板或抗凝药物影响手术时间、需延长住院时间。

5. 入院后相关检查发现有二度Ⅱ型以上的房室传导阻滞。

释义

■ 变异是指入选临床路径的患者未能按路径流程完成医疗行为或未达到预期的医疗质量控制目标。包含以下情况：①按路径流程完成治疗，但超出了路径规定的时限。实际住院日超出标准住院日要求，或未能在规定的手术日时间限定内实施手术等；②不能按路径流程完成治疗，患者需要中途退出路径。如术前筛查过程中发现了可逆性的原因，去除该因素后患者不再需要进行起搏器植入。对这些患者，主管医师均应进行变异原因的分析，并在临床路径的表单中予以说明。

■ 起搏器植入的主要并发症有：穿刺及囊袋部位的出血、血肿，气胸或血胸，电极穿孔及心脏压塞等。围术期使用抗凝抗血小板药物是引起出血、血肿的重要因素，术前停药等候亦是延长住院时间的因素。

■ 医师认可的变异原因主要指患者入选路径后，医师在检查及治疗过程中发现患者合并存在一些事前未预知的对本路径治疗可能产生影响的情况，需要终止执行路径或者是延长治疗时间、增加治疗费用。医师需在表单中明确说明。

■ 因患者方面的主观原因导致执行路径出现变异，也需要医师在表单中予以说明。

五、房室传导阻滞患者护理规范

1. 术前遵医嘱，对必要患者进行心电监护，密切关注患者心律和心率情况。

2. 有频繁黑矇或晕厥的患者加强护理看护，防治跌落或摔伤。

3. 术前植入临时起搏器的患者需平卧限制活动。

4. 术后一般需平卧上身制动24小时，注意加强或辅助下肢活动，防止压疮或下肢静脉血栓。

5. 起搏器囊袋处伤口的观察。

六、房室传导阻滞患者健康宣教

1. 伤口愈合前（一般1~2周）保持局部皮肤干燥。

2. 避免上肢过度牵拉上举动作及过度负重。

3. 囊袋局部避免挤压或碰撞，避免经常性触摸囊袋内脉冲发生器或导线。

4. 定期复查随访，程控了解起搏器参数及工作情况。

5. 部分起搏器具备磁共振兼容功能，磁共振检查前后需行起搏器程控确保磁共振检查安全。

七、推荐表单

（一）医师表单

房室传导阻滞（行永久起搏器置入术）临床路径医师表单

适用对象：第一诊断为房室传导阻滞（ICD-10：I44.300）
行埋藏式心脏起搏器置入术

患者姓名：	性别： 年龄： 门诊号：	住院号：
住院日期： 年 月 日	出院日期： 年 月 日	标准住院日：6~12 天

时间	住院第 1 天	住院第 2 天	住院第 3 天
主要诊疗工作	□ 病史询问和体格检查 □ 完成住院病历书写 □ 安排相应检查 □ 上级医师查房 □ 完善治疗方案 □ 完成上级医师查房记录 □ 病情的观察和动态评价 □ 变异情况的判断及与其他路径的衔接	□ 上级医师查房 □ 完成上级医师查房记录 □ 对各项实验室检查的综合分析 □ 根据病情调整诊疗方案 □ 复查心电图等 □ 变异情况的判断及与其他路径的衔接	□ 上级医师查房 □ 完成三级医师查房记录 □ 根据病情调整诊疗方案 □ 复查心电图等 □ 变异情况的判断及与其他路径的衔接
重点医嘱	**长期医嘱：** □ 按心内科常规护理 □ 重症监护（对三度或高度房室传导阻滞伴严重心动过缓的患者，紧急置入临时起搏器的患者行心电、血压监测） □ 吸氧（对上述监护的危重患者可给予吸氧） **临时医嘱：** □ 开常规化验单：血常规、尿常规、大便常规+隐血、生化全项、甲状腺功能、凝血功能、D-二聚体、红细胞沉降率、乙型肝炎 5 项、丙型肝炎病毒抗体、艾滋病和梅毒血清学检查等 □ 心电图、胸部 X 线片等 □ 心脏超声 □ 静脉注射阿托品或静脉输注异丙肾上腺素	**长期医嘱：** □ 按心内科常规护理 □ 一级或护理 □ 重症监护（同第 1 天） □ 吸氧 **临时医嘱：** □ 复查心电图 □ 用药调整（根据心率重复使用阿托品或维持异丙肾上腺素或停用） □ 申请手术及手术医嘱	**长期医嘱：** □ 按心内科常规护理 □ 一级护理 □ 重症监护 □ 吸氧 **临时医嘱：** □ 复查心电图或异常实验室检查指标 □ 术前准备
病情变异记录	□ 无 □ 有，原因： 1. 2.	□ 无 □ 有，原因： 1. 2.	□ 无 □ 有，原因： 1. 2.
医师签名			

时间	住院第 4 天 （手术日）	住院第 5~7 天 （术后第 1~3 天）	住院 8~12 天 （出院日）
主要诊疗工作	□ 查房明确是否可以按预期手术 □ 告知患者及家属大致手术时间 □ 术后再次查房	□ 上级医师查房 □ 严密观察病情，及时发现术后并发症及处理 □ 交代患者及家属起搏器术后注意事项	□ 观察伤口渗血情况 □ 上级医师查房准许出院 □ 伤口换药（皮肤采用外科缝合法的术后 7 天拆线） □ 通知家属及住院处
重点医嘱	长期医嘱： □ 按心内科埋藏式起搏器术后常规护理 □ 陪护 1 人 □ 心电监护、吸氧（按需） 临时医嘱： □ 术前半小时抗菌药物应用 □ 复查心电图 □ 用药调整（维持异丙肾上腺素者可停用）	长期医嘱： □ 按心内科埋藏式起搏器术后常规护理 □ 陪护 1 人 □ 注意伤口渗血情况 临时医嘱： □ 术后 12 小时抗菌药物应用 □ 复查心电图 □ 换药 □ 胸部正侧位 X 线片（术后 1~3 天） □ 动态心电图 □ 起搏器程控检查	出院医嘱： □ 注意事项 □ 起搏器程控随访
病情变异记录	□ 无　□ 有，原因： 1. 2.	□ 无　□ 有，原因： 1. 2.	□ 无　□ 有，原因： 1. 2.
医师签名			

（二）护士表单

房室传导阻滞（行永久起搏器置入术）临床路径护士表单

适用对象：第一诊断为房室传导阻滞（ICD-10：I44.300）
　　　　　行埋藏式心脏起搏器置入术

患者姓名：	性别：　年龄：　门诊号：	住院号：
住院日期：　　年　月　日	出院日期：　　年　月　日	标准住院日：6~12 天

时间	住院第 1 天	住院第 2~3 天	住院第 4 天
健康宣教	□ 给予患者及家属心理支持 □ 告知采取检查、治疗的意义及注意事项 □ 告知临时起搏器的作用及注意事项	□ 给予患者及家属心理支持 □ 告知采取检查、治疗的意义及注意事项 □ 告知永久起搏器置入的意义和注意事项	□ 给予患者及家属心理支持 □ 告知永久起搏器置入后的注意事项
护理处置	□ 心电、血压、氧气吸入 □ 遵医嘱完成相关检查 □ 采集血标本	□ 心电、血压、氧气吸入 □ 遵医嘱完成相关检查	□ 心电、血压监测（必要时） □ 遵医嘱完成相关检查
基础护理	□ 卧位护理：选择合理的卧位（置入临时起搏器的患者需保持上身平卧），预防下肢深静脉血栓 □ 饮食护理 □ 晨晚间护理 □ 排泄护理 □ 患者安全管理	□ 卧位护理：选择合理的卧位（置入临时起搏器的患者需保持上身平卧），预防下肢深静脉血栓 □ 饮食护理 □ 晨晚间护理 □ 排泄护理 □ 患者安全管理	□ 卧位护理：起搏器置入后保持上身平卧及置入侧肩部制动 24 小时，鼓励患者活动下肢，预防下肢静脉血栓 □ 饮食护理 □ 晨晚间护理 □ 排泄护理 □ 患者安全管理
专科护理	□ 病情观察 □ 完成入院评估 □ 氧气吸入（必要时） □ 遵医嘱给药 □ 心理护理	□ 病情观察 □ 氧气吸入 □ 遵医嘱给药 □ 完成术前医嘱 □ 心理护理	□ 病情观察，起搏器置入处伤口观察 □ 遵医嘱给药 □ 书写护理记录 □ 记录出入量 □ 心理护理
重点医嘱	□ 详见医嘱执行单	□ 详见医嘱执行单	□ 详见医嘱执行单
病情变异记录	□ 无　□ 有，原因： 1. 2.	□ 无　□ 有，原因： 1. 2.	□ 无　□ 有，原因： 1. 2.
护士签名			

时间	住院第 5~7 天	住院第 8~12 天 （出院日）
健康宣教	□ 起搏器置入术相关知识宣教 □ 饮食、活动指导 □ 复查患者对起搏器置入后常见注意事项掌握情况	□ 出院宣教 　复查时间 　活动指导 □ 出院手续办理方法 □ 病历复印方法
护理处置	□ 遵医嘱完成相关检查 □ 生命体征监测	□ 办理出院手续 □ 领取出院带药
基础护理	□ 二级护理 □ 晨晚间护理 □ 患者安全管理	□ 二级护理 □ 协助或指导日常活动 □ 晨晚间护理 □ 患者安全管理
专科护理	□ 病情观察 □ 书写护理记录 □ 心理护理	□ 病情观察 □ 心理护理
重点医嘱	□ 详见医嘱执行单	□ 详见医嘱执行单
病情变异记录	□ 无　□ 有，原因： 1. 2.	□ 无　□ 有，原因： 1. 2.
护士签名		

（三）患者表单

房室传导阻滞（行永久起搏器置入术）临床路径患者表单

适用对象：第一诊断为房室传导阻滞（ICD-10：I44.300）

行埋藏式心脏起搏器置入术

| 患者姓名： | 性别： 年龄： 门诊号： | 住院号： |

| 住院日期： 年 月 日 | 出院日期： 年 月 日 | 标准住院日：6~12 天 |

时间	住院第 1 天	住院第 2~3 天	住院第 4 天
医患配合	□ 配合完成相关检查及治疗 □ 有任何不适及时告知医师 □ 医师向患者及家属介绍病情	□ 配合完成相关检查及治疗 □ 有任何不适及时告知医师 □ 医师向患者及家属介绍起搏器置入手术的注意事项	□ 配合完成起搏器置入手术 □ 有任何不适及时告知医师 □ 医师向患者及家属介绍起搏器置入术后的注意事项
护患配合	□ 配合完成心电监护（持续心电、血压，必要时） □ 配合吸氧 □ 配合完成相关检查及治疗 □ 置入临时起搏器的患者，配合床上活动，避免下肢深静脉血栓形成 □ 注意避免坠床 □ 有任何不适及时告知护士	□ 配合完成心电监护（持续心电、血压，必要时） □ 配合吸氧 □ 配合完成相关检查及治疗 □ 置入临时起搏器的患者，配合床上活动，避免下肢深静脉血栓形成 □ 注意避免坠床 □ 有任何不适及时告知护士	□ 配合床上制动及下肢活动，避免深静脉血栓 □ 注意避免坠床 □ 有任何不适及时告知护士
饮食	□ 普通饮食	□ 普通饮食	□ 普通饮食
排泄	□ 正常排尿便	□ 正常排尿便	□ 正常排尿便
活动	□ 适度活动，注意休息，预防感染	□ 适度活动，注意休息，预防感染	□ 卧床，上身平卧，置入侧肩部制动，下肢活动

时间	住院第 5~7 天	住院第 8~12 天 （出院日）
医患配合	□ 配合完成相关检查及伤口处换药或处置 □ 有任何不适及时告知医师 □ 医师向患者及家属介绍起搏器置入术后的注意事项	□ 接受出院前指导 □ 指导复查程序 □ 获取出院诊断证明书
护患配合	□ 配合完成相关检查及治疗 □ 接受相关知识宣教 □ 注意活动安全 □ 有任何不适及时告知护士	□ 接受出院宣教 □ 办理出院手续 □ 知道复印病历的方法
饮食	□ 普通饮食	□ 普通饮食
排泄	□ 正常排尿便	□ 正常排尿便
活动	□ 适度活动，避免置入侧上肢过度活动及负重	□ 适度活动，避免置入侧上肢过度活动及负重

附：**原表单（2016 年版）**

房室传导阻滞临床路径执行表单

适用对象：第一诊断为房室传导阻滞（ICD-10：I44.300）
行埋藏式心脏起搏器术

患者姓名：		性别：	年龄：	门诊号：	住院号：
住院日期：	年 月 日	出院日期：	年 月 日	标准住院日：	天

时间	住院第 1 天	住院第 2 天	住院第 3 天
主要诊疗工作	□ 询问病史，查体 □ 评价病史及基础病 □ 请上级医生看患者，制定诊疗方案 □ 告知患者及家属诊疗过程 □ 书写首次病程记录 □ 必要时安置心脏临时起搏器 □ 应用药物（按需） □ 心电监测	□ 收集检查结果 □ 上级医师查房确定患者是否需要安置埋藏式心脏起搏器 □ 完成术前检查 □ 告知患者及家属手术风险及相关的注意事项，签署手术知情同意书 □ 选择适当的起搏器 □ 应用药物（按需） □ 提手术 □ 与术者沟通，确定手术时间	□ 上级医师查房确定患者是否安置埋藏式心脏起搏器 □ 完成术前检查 □ 请术者看患者
重点医嘱	**长期医嘱：** □ 按心内科常规护理 □ 病危（按需） □ 卧床休息 □ 吸氧（按需） □ 陪护 1 人 □ 饮食 **临时医嘱：** □ 心电图 □ 动态心电图 □ 血常规+血型 □ 生化 □ 甲状腺功能 □ 凝血机制 □ 尿常规 □ 大便常规 □ 术前三项 □ 心脏超声 □ 胸部正侧位 X 线	**长期医嘱：** □ 按心内科常规护理 □ 病危（按需） □ 卧床休息 □ 吸氧（按需） □ 陪护 1 人 **临时医嘱：** □ 复查入院时实验室检查异常的指标	**长期医嘱：** □ 按心内科常规护理 □ 病危（按需） □ 卧床休息 □ 吸氧（按需） □ 陪护 1 人 **临时医嘱：** □ 复查入院时化验异常的指标
主要护理工作	□ 一级或二级护理 □ 入院宣教 □ 心理及生活护理	□ 一级或二级护理 □ 观察患者一般状况 □ 指导患者相关检查活动	□ 一级或二级护理 □ 观察患者一般状况 □ 指导患者相关检查活动

续　表

时间	住院第 1 天	住院第 2 天	住院第 3 天
病情 变异 记录	□无　□有，原因： 1. 2.	□无　□有，原因： 1. 2.	□无　□有，原因： 1. 2.
护士 签名			
医师 签名			

时间	住院第 4 天（手术日）		住院第 5 天 （术后第 1 天）
	术前	术后	
主要诊疗工作	□ 住院医师查房，确定患者能否如期手术 □ 调整抗心律失常药物 □ 术前预防性抗菌药物 □ 完善术前检查	□ 住院医师接诊术后患者，检查心率、血压等，书写病程记录 □ 手术伤口部位制定 □ 严密观察伤口血肿、渗血、感染情况 □ 观察患者有无不适，及时发现处理术后并发症 □ 适当局部加压包扎	□ 上级医师查房 □ 完成上级医师的查房记录 □ 严密观察病情，及时发现术后并发症及处理 □ 交代患者及家属起搏器术后注意事项及随访时间 □ 交给患者起搏器随访卡
重点医嘱	长期医嘱： □ 按心内科常规护理 □ 病危（按需） □ 陪护 1 人 □ 吸氧（按需） □ 心电监护 临时医嘱： □ 术前半小时抗菌药物应用	长期医嘱： □ 按心内科埋藏式起搏器术后常规护理 □ 陪护 1 人 □ 注意伤口血肿、渗血、感染情况 □ 心电监护 临时医嘱： □ 心电图 □ 血常规、生化等指标复查（按需）	长期医嘱： □ 按心内科埋藏式起搏器术后常规护理 □ 陪护 1 人 □ 注意伤口渗血情况 临时医嘱： □ 换药 □ 胸部正侧位片 □ 动态心电图
主要护理工作	□ 一级护理心理及生活护理 □ 对患者进行术前指导 □ 观察患者一般状况 □ 观察药物不良反应	□ 二级护理 □ 心理及生活护理 □ 对患者进行术后指导 □ 观察患者一般状况 □ 观察药物不良反应 □ 观察术区情况	□ 二级护理 □ 观察术区情况 □ 观察患者
病情变异记录	□ 无 □ 有，原因： 1. 2.	□ 无 □ 有，原因： 1. 2.	□ 无 □ 有，原因： 1. 2.
护士签名			
医师签名			

时间	住院第 6 天 （术后第 2 天）	住院第 7~12 天 （术后第 3~7 天）	住院第____天 （术后第____天）
主要诊疗工作	□ 观察伤口渗血情况 □ 住院医师查房 □ 完成病程记录，详细记录医嘱变动情况（原因及更改内容） □ 调整用药（按需）	□ 观察伤口渗血情况 □ 上级医师查房准许出院 □ 伤口换药 □ 完成病程记录，详细记录医嘱变动情况（原因及更改内容） □ 出院小结 □ 术后 7 天拆线	
重点医嘱	长期医嘱： □ 按心内科埋藏式起搏器 □ 术后常规护理 □ 陪护 1 人 □ 注意伤口渗血情况 临时医嘱： □ 起搏器程控检查	长期医嘱： □ 按心内科埋藏式起搏器 □ 术后常规护理 □ 陪护 1 人 □ 注意伤口渗血情况 临时医嘱： □ 换药	长期医嘱： 临时医嘱：
主要护理工作	□ 二级护理心理及生活护理 □ 观察患者一般状况 □ 观察药物不良反应 □ 观察术区情况	□ 二级护理 □ 心理及生活护理 □ 观察患者一般状况 □ 观察药物不良反应 □ 观察术区情况	
病情变异记录	□ 无 □ 有，原因： 1. 2.	□ 无 □ 有，原因： 1. 2.	□ 无 □ 有，原因： 1. 2.
护士签名			
医师签名			

第七章

阵发性室上性心动过速临床路径释义

【医疗质量控制指标】

指标一、阵发性室上性心动过速导管消融治疗成功率。

指标二、导管消融治疗后严重房室阻滞发生率。

指标三、导管消融治疗心脏压塞发生率。

指标四、导管消融治疗住院死亡率。

一、阵发性室上性心动过速编码

1. 原编码

疾病名称及编码：阵发性室上性心动过速（ICD-10：I47.113）

2. 修改编码

疾病名称及编码：阵发性室上性心动过速（ICD-10：I47.102）

二、临床路径检索方法

I47.102

三、国家医疗保障疾病诊断相关分组（CHS-DRG）

MDCF 循环系统疾病及功能障碍

FU2 心律失常及传导障碍

四、阵发性室上性心动过速临床路径标准住院流程

（一）适用对象

第一诊断为阵发性室上性心动过速（ICD-10：I47.113）

行药物复律、直流电复律及射频消融术。

> **释义**
>
> ■ **阵发性室上性心动过速（PSVT）**：指以突发突止和规律而快速的心动过速为特征的临床综合征。通常是房室结折返性心动过速（AVNRT）或房室折返性心动过速（AVRT）的特征性表现，少见于房性心动过速（AT）以及表现为 PSVT 的室上性心动过速（SVT）的某些亚型。

（二）诊断依据

心电图检查：

（1）快而规则的 QRS 波群，通常 QRS 波群时限正常。当伴有预激发生逆向型室上速、心室内差异传导或束支阻滞时，则 QRS 波宽大畸形。

（2）心律规则，频率 150~250 次/分钟。

（3）可见直立或倒置的异位 P 波，或难以辨认。

（4）部分病例 ST 段下移，T 波低平或倒置。

> **释义**
>
> ■ 阵发性室上性心动过速的诊断主要依赖于心电图。阵发性室上速心电图呈宽 QRS 波群（QRS 间期 > 120ms）时需要与室速（VT）相鉴别。如果不能正确识别 VT，尤其是误诊时使用维拉帕米或地尔硫䓬治疗 VT，可导致潜在的生命威胁。出现房室（AV）分离（伴有心室率快于心房率）或融合波表明室上性激动与心室节律分离，可以诊断 VT。其他标准有用但不能诊断。如胸前导联 QRS 波群同向性，即心动过速时胸前导联所有 QRS 波均是正向提示为 VT 或预激，负向同向性考虑室速，而心动过速时 QRS 波群与窦性心律时一致符合 SVT；无人区电轴，即心动过速时 AVR 导联 QRS 波呈直立 R 波，提示室速。另外，有更为复杂的 ECG 算法用于从 SVT 中鉴别出 VT，包括 Brugada 标准、Vereckei 算法等。
>
> ■ 窄 QRS 波群心动过速（QRS 持续时间 < 120ms）的鉴别诊断：首先看心电图是否为规则的心动过速，如果不是规则的心动过速，则考虑房颤或房速/房扑伴不同比例的房室传导或多源性房性心动过速；如果是规则的心动过速，再看是否有 P 波，如果未见 P 波，则考虑 AVNRT 或不能识别 P 波的其他机制；如果可见 P 波，则看心房率和心室率的关系，如心房率 > 心室率，则考虑房扑或房速；如心房率 ≤ 心室率，进一步观察 PR 间期与 RP 间期的关系，如 RP > PR，则考虑房速、反复性无休止性交界区心动过速（PJRT）或不典型 AVNRT；如 RP < PR，则看 RP 间期，如 RP < 90ms，则考虑 AVNRT；如 RP > 90ms，则考虑 AVRT、不典型 AVNRT 或房速。

（三）治疗方案的选择

1. 查找引起室上性心动过速的病因，确定治疗方案。
2. 刺激迷走神经。
3. 药物治疗或直流电复律。
4. 导管消融治疗。
5. 获得患者及家属有关病情以及相关抢救的知情同意。

> **释义**
>
> ■ 阵发性室上性心动过速的治疗分为急性发作时的治疗和远期治疗。
>
> ■ 迷走神经刺激方法适用于节律规则且血流动力学稳定的 SVT 患者的急诊治疗，包括 Valsalva 动作和颈动脉窦按摩，均可迅速进行，是终止 SVT 的一线干预措施。
>
> ■ 食管心房调搏是无创性心脏电生理检查技术。方法是将食管电极置于心房后部的食管内，通过发出程序刺激来描记心电活动。主要以测定心脏窦房结及窦房传导功能、房室传导功能，明确心律失常的发生机制及诊断，以指导进一步治疗，如心脏射频消融术、抗心律失常药物疗效的判定及调整。此外，对于药物难治性室上性心动过速或不适于应用药物的患者（如 < 12 周的孕妇），可通过经食管心房调搏超速刺激心房终止 SVT 发作。

■ 腺苷或腺苷三磷酸适用于节律规则的 SVT 患者的急诊治疗，能有效终止由 AVNRT 或 AVRT 所致的 SVT，成功率在 78%~96%。静脉注射地尔硫䓬或维拉帕米作为血流动力学稳定的 SVT 患者的急诊治疗是有效的，可终止 64%~98% 的患者的 SVT。这些药物应当仅用于血流动力学稳定的患者，并且确保心动过速不是由于 VT 或心房颤动（AF）发作时旁道前传所致。因为在 VT 或预激性 AF 患者中，给予地尔硫䓬或维拉帕米将导致血流动力学不稳定或心室率加速，并可能导致心室颤动。β 受体阻断剂终止 SVT 的效果上证据有限。但因 β 受体阻断剂有良好的安全性特征，在血流动力学稳定的患者尝试静脉注射 β 受体阻断剂终止 SVT 也是合理的。

■ 同步电复律适用于血流动力学不稳定，而迷走神经刺激方法或腺苷无效或不适用患者的急诊治疗。2010 年成人 ACLS 指南推荐对任何持续性 SVT 导致低血压、急性精神状态改变、休克征象、胸痛或急性心力衰竭症状的患者采用同步电复律，但是建议如果心动过速规律且为窄 QRS 波群可考虑首先应用腺苷。

■ 当患者不适于导管消融或不愿接受导管消融时，长期治疗可选择以下药物。

（1）口服 β 受体阻断剂、地尔硫䓬或维拉帕米对窦性心律时无心室预激的症状性 SVT 的长期治疗是有用的。

（2）氟卡尼或普罗帕酮可用于非结构性心脏病或缺血性心脏病的症状性 SVT 患者的长期治疗。

（3）对症状性 SVT 患者，如不是导管消融的候选者或不愿接受消融，口服盐酸索他洛尔片用于长期治疗可能是合理的。

（4）对症状性 SVT 患者，如果对以上药物无效或者存在禁忌，可使用多非力特用于长期治疗；当多非利特亦无效或存在禁忌时，可考虑口服胺碘酮用于长期治疗。

（5）口服地高辛可用于没有预激心电图表现的症状性 SVT 患者的长期治疗。

（6）中成药在我国临床用于改善心律失常症状已有多年，有证据提示中药能够降低心律失常导致脑卒中的风险，可根据具体情况和患者意愿决定是否联用，如养心定悸胶囊、稳心颗粒等。

■ 导管消融：对于 AVNRT、AVRT、局灶性 AT 患者为一线治疗。

（四）标准住院日 4~7 天

释义

■ 术前完善检查 2 天，在住院第 3~4 天行介入治疗，介入治疗术 1~2 天后出院。总住院时间 4~7 天符合路径要求。

（五）进入路径标准

1. 第一诊断必须符合 ICD-10：I47.113 阵发性室上性心动过速疾病编码。

2. 除外缺血、电解质紊乱和药物中毒等造成的室上性心动过速。

3. 如同时患有其他疾病，但在住院期间无需特殊处理（检查和治疗），也不影响第一诊断时，可以进入路径。

释义

■ 进入路径的标准必须是明确诊断的阵发性室上性心动过速的患者。

■ 缺血、电解质紊乱和药物中毒等造成的室上性心动过速在去除诱因后可恢复窦性心律，因此不进入本路径。

（六）住院后 1~2 天

1. 必需的检查项目
（1）12 导联心电图。
（2）胸部正侧位 X 线片。
（3）心脏彩超；动态心电图（Holter）。
（4）血电解质、肝功能、肾功能、心肌酶和肌钙蛋白。
（5）凝血功能。
（6）血常规+血型。
（7）乙型肝炎病毒、丙型肝炎病毒、梅毒螺旋体抗体和抗 HIV。
2. 根据患者病情可选择的检查项目：血气分析。

释义

■ 必须检查项目在介入治疗术前必须完成，结果的正常与否需体现在术前小结中，确保治疗安全性。主管医师、病房护士和介入中心配台护士必须核查。

■ 12 导联心电图有助于明确阵发性室上性心动过速的诊断，还有可能明确室上性心动过速的机制。心脏彩超可以评价患者心功能及了解有无心脏结构改变；血电解质、心肌酶、肌钙蛋白有助于排除缺血、电解质紊乱等引起的室上性心动过速。

（七）复查的检查项目

1. 必需的复查项目：心电图。
2. 根据病情需要复查血气、电解质等。

释义

■ 术后复查心电图有助于了解消融术后室上性心动过速有无复发。

■ 如果患者术后有胸部不适、呼吸困难及乏力等不适，可复查动脉血常规、血气分析、胸部正侧位 X 线片及电解质等，有助于明确可能的病因，如气胸、血气胸、肺栓塞。

（八）出院标准

1. 生命体征平稳。
2. 心律转为窦性或 24 小时心电图仅短阵室上速发作，不影响血流动力学。

> **释义**
>
> ■无明显不适、无严重并发症的患者一般术后1~2天出院。

(九) 变异及原因分析

患者入院时已发生严重心功能不全或者合并先天性心脏病、急性感染等，或者患者行导管消融治疗过程中出现手术相关并发症，需进行积极对症处理，完善相关检查，向家属解释并告知病情，导致住院时间延长、增加住院费用等。

> **释义**
>
> ■变异是指入选临床路径的患者未能按路径流程完成医疗行为或未达到预期的医疗质量控制目标。这包含三方面情况：①按路径流程完成治疗，但出现非预期结果，可能需要后续进一步处理。②按路径流程完成治疗，但超出了路径规定的时限。实际住院日超出标准住院日要求，或未能在规定的手术日时间限定内实施手术等。③不能按路径流程完成治疗：患者需要中途退出路径，如治疗过程中出现严重并发症，导致必须终止路径或需要转入其他路径进行治疗等。对这些患者，主管医师均应进行变异原因的分析，并在临床路径的表单中予以说明。
>
> ■严重心功能不全或者合并先天性心脏病、急性感染等合症需要进行相应治疗。射频消融手术并发症如气胸或血胸、肺栓塞、心脏压塞、完全性房室传导阻滞、假性动脉瘤、穿刺部位血肿等，均可能导致住院时间延长或者转入其他路径处理。
>
> ■医师认可的变异原因主要指患者入选路径后，医师在检查及治疗过程中发现患者合并存在一些事前未预知的对本路径治疗可能产生影响的情况，需要终止执行路径或者是延长治疗时间、增加治疗费用。医师需在表单中明确说明。
>
> ■因患者方面的主观原因导致执行路径出现变异，也需要医师在表单中予以说明。

五、阵发性室上性心动过速临床路径给药方案

【用药选择】

1. 腺苷或腺苷三磷酸终止PVST与增强迷走神经张力有关，可抑制窦房结功能、减慢房室结传导，产生前向型房室结传导阻滞，从而终止PVST发作。腺苷起效快，半衰期短，因此为急诊终止PVST的首选药物（Ⅰ类推荐）。

2. 静脉注射β受体阻断剂常用有艾司洛尔、美托洛尔和普萘洛尔。如果不能耐受β受体阻断剂或使用腺苷转复后复发的患者，可静脉注射地尔硫䓬或维拉帕米，可终止64%~98%的患者的SVT。以上药物适用于血流动力学稳定的情况（Ⅱa类推荐）。

3. 对于血流动力学不稳定或药物复律失败的患者，可行同步直流电复律（Ⅰ类推荐）。

4. 一些患者可能不愿接受消融或可能没有接触心脏电生理医师的途径，在这些病例中，应用阻滞房室结的药物作为长期预防发作的治疗是合理的。常用药物包括β受体阻断剂和非二氢吡啶类钙离子通道阻滞剂（地尔硫䓬、维拉帕米）（Ⅰ类推荐）。在RCT研究中对应用维拉帕米（剂量最多到480mg/d）治疗做了研究，根据Holter监测或日记中受试者发作频率记录，SVT发作频率和持续时间减少。常用β受体阻断剂有阿替洛尔、酒石酸美托洛尔、琥珀

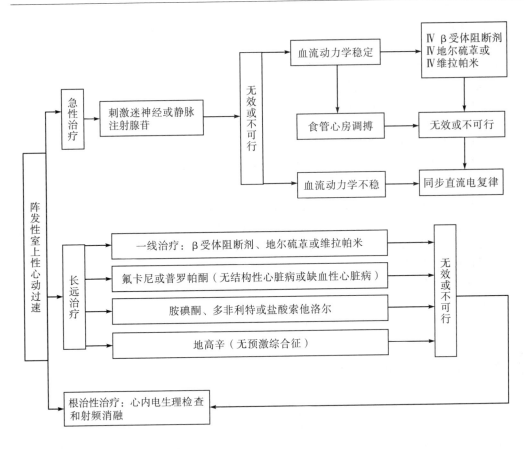

酸美托洛尔、纳多洛尔和普萘洛尔。地尔硫草用量在 120~360mg/d。维拉帕米用量在 120~480mg/d。在上述药物无效或禁忌时，可使用氟卡尼或普罗帕酮作为后备用药（Ⅱa 类推荐），但因在结构性和缺血性心脏病中氟卡尼和普罗帕酮有促心律失常的风险，因此这些药物禁用于此类患者。如果患者对上述Ⅰ类、Ⅱa 类药物无效或者存在禁忌，并且为症状性SVT，可考虑长期口服胺碘酮或盐酸索他洛尔片治疗（Ⅱb 类推荐）。对于无预激的症状性SVT 患者，口服地高辛用于长期治疗可能是合理的，因长期使用的毒性作用的风险，地高辛仅作为不能使用β 受体阻断剂、地尔硫草或维拉帕米或Ⅰc 类抗心律失常药物（氟卡尼或普罗帕酮）时的后备用药。

5. 在药物治疗无效或者患者有意愿时，可行射频消融治疗（Ⅰ类推荐）。

【药学提示】

1. 腺苷三磷酸（国内无腺苷）起始剂量为 0.15mg/kg 弹丸式推注，如 1~2 分钟无反应，可再次弹丸式推注 0.2mg/kg，最大剂量可达 0.3mg/kg。国外推荐腺苷起始剂量为 6mg 弹丸式推注，如 1~2 分钟无反应，可再次弹丸式推注 12mg。如果患者存在一度以上的房室传导阻滞或窦房结功能不良（并且没有起搏器时）、哮喘等气道反应性疾病及预激综合征时应慎用或不用。

2. β 受体阻断剂能延缓窦房结和房室结的传导，抑制心肌细胞的自律性，使有效不应期相对延长，因此对阵发性室上性心动过速有治疗作用。如果患者存在一度以上的房室传导阻滞或窦房结功能不良（并且没有起搏器时）、失代偿性收缩性心力衰竭、低血压及气道反应性疾病时应慎用或不用。

3. 非二氢吡啶类钙离子通道阻滞剂可同时抑制窦房结和房室结的钙内流，使窦房结自律性下降，房室传导减慢，终止室上速发作。常用药物为维拉帕米（120~480mg/d）、地尔硫草

（120~360mg/d）。对于存在房室传导阻滞、低血压、心力衰竭、预激综合征伴房扑或房颤时应慎用或不用。

4. 普罗帕酮、氟卡尼属于Ⅰc类为钠通道阻滞剂，具有很强的减慢传导的作用，因此也可用于室上性心动过速。应避免在窦房结或房室结疾病、心源性休克、低血压、气道反应性疾病及结构性心脏病患者中应用。

5. 胺碘酮属于Ⅲ类属延长动作电位时程药，抑制多种钾电流。应避免在窦房结或房室结疾病、炎症性肺病、肝功能不良、甲状腺疾病患者中应用。多非利特、索他洛尔同属Ⅲ类药物，禁用于严重肾功能不全、Q-T间期延长＞500ms或尖端扭转性室速患者。

【注意事项】

建议联合应用β受体阻断剂或非二氢吡啶类钙离子通道阻滞剂。注意药物使用要遵循小剂量开始逐渐加量的原则，密切观察对于心率、心功能的抑制作用，一旦出现低血压、有症状的心动过缓，应该及时减量，严重的有症状低血压可以通过快速输液纠正，有症状的心动过缓可以置入临时起搏器。

当一种药物与另一种药物合用时，在剂量调整期间，应考虑到最小的相加性效应并进行合适的剂量调整。

注意抗心律失常药物的致心律失常副作用，应用任何抗心律失常药物时应备有体外电复律装置。

六、阵发性室上性心动过速患者护理规范

1. 护理评估

（1）一般评估：评估内容包括患者生命体征、意识状态、自理能力、皮肤、饮食、睡眠、清洁情况、潜在护理风险及心理、社会状况等。

（2）专科评估：①脉搏：评估脉率、脉律及脉搏的强弱；若伴有心房纤颤，同时评估心率和脉；②血清钾：评估血清钾浓度，正常血清钾浓度为3.5~5.5mmol/L。

2. 遵医嘱用药，特别是应用抗心律失常药物过程中需进行严密观察。

（1）普罗帕酮：观察心率变化，若出现眩晕、味觉障碍、视物模糊等情况时，报告医师，予以处理。

（2）β受体阻断剂：观察心率、血压变化，若出现心率＜50次/分钟、收缩压＜90mmHg时，报告医师，予以处理。

3. 射频消融术前

（1）遵医嘱给予心电监测、吸氧。

（2）当患者出现心悸、头晕、呼吸困难等情况时，报告医师，予以处理。

4. 射频消融术后

（1）观察患者有无并发症的发生，射频消融术后常见并发症有血胸、气胸、心脏压塞、房室传导阻滞。

（2）遵医嘱协助患者取适宜体位：若为股动脉伤口，遵医嘱沙袋压迫伤口4~6小时并平卧12~24小时；若为静脉伤口，遵医嘱平卧4~6小时。

（3）保持穿刺处敷料清洁干燥，粘贴紧密。若发现渗血、穿刺部位周围肿胀，报告医师，予以处理。

七、阵发性室上性心动过速患者营养治疗规范

1. 宜选择清淡易消化食物，少量多餐，特别是在射频消融术后平卧期间不应进食生冷食物及奶制品，以免引起腹胀。

2. 注意钠、钾平衡，适当增加镁的摄入，以减少心律失常的发生。膳食中钠、钾、镁的摄

入，应据病情随时调整。

八、阵发性室上性心动过速患者健康宣教

（1）阵发性室上性心动过速发生的机制。

（2）导管消融手术前后的注意事项。

（3）如果再次发生阵发性室上性心动过速的自我急救，比如迷走神经刺激的方法。

九、推荐表单

（一）医师表单

阵发性室上性心动过速临床路径医师表单

适用对象：第一诊断为阵发性室上性心动过速（ICD-10：I47.113）

患者姓名：		性别： 年龄：		病例号：
住院日期： 年 月 日		出院日期： 年 月 日		标准住院日：4~8天
发病时间： 年 月 日 时 分		到达急诊时间： 年 月 日 时 分		

时间	到达急诊（0~10分钟）	到达急诊（0~30分钟）	到达急诊（0~24小时）
主要诊疗工作	□ 描记12导联心电图 □ 评价心电图 □ 询问病史 □ 检查生命体征，体格检查 □ 完成血流动力学评估 □ 根据患者病情，向家属交代可能的风险、所需抢救措施（包括直流电转复及气管插管、动脉深静脉穿刺等），并获得家属的知情同意签字	□ 请上级医师会诊 □ 如患者因血流动力学不稳定，出现意识丧失，则迅速给予直流电复律 □ 如果血流动力学尚稳定，未出现意识丧失，可等待会诊后决定治疗措施，给予药物复律 □ 如患者出现休克症状，但意识尚清可给予镇静药物后电复律 □ 向家属交代病情，签署相关知情同意书	□ 评价病史及基础病，分析各项化验结果 □ 再次向家属交代病情和治疗措施，签署相关知情同意书 □ 准备收入相关病房 □ 电解质紊乱、药物中毒等诱因或无手术指征采用药物治疗流程 □ 密切观察患者心律情况 □ 如发作时心室率低于200次/分钟，每年发作＜3次，药物复律后可出院，发作频繁后行射频消融治疗
重点医嘱	长期医嘱： □ 吸氧 □ 心电图、血压和血氧监测 临时医嘱： □ 描记12导联心电图 □ 血清心肌酶肌钙蛋白测定 □ 血常规+血型 □ 动脉血气分析 □ 凝血功能 □ 电解质、肝功能、肾功能	长期医嘱： □ 一级护理 □ 每小时测量记录生命体征 □ 卧床，禁食、禁水 □ 心电、血压和血氧监测 □ 吸氧 临时医嘱： □ 静脉给予麻醉药物（如需直流电复律） □ 直流电复律（按需） □ 描记12导联心电图（转复后） □ 静脉应用抗心律失常药（直流电转复后按需或血流动力学稳定者首选）	长期医嘱： □ 一级护理 □ 卧床 □ 心电、血压和血氧监测 □ 吸氧 临时医嘱： □ 针对异常实验室检查指标进行复查
病情变异记录	□ 无 □ 有，原因： 1. 2.	□ 无 □ 有，原因： 1. 2.	□ 无 □ 有，原因： 1. 2.
医师签名			

时间	住院第 1 天	住院第 2 天
主要诊疗工作	□ 询问病情及体格检查 □ 了解近 1~2 周服用抗心律失常药物情况 □ 分析病因、危险分层、监护强度、治疗效果评估 □ 请上级医师看患者，确定下一步治疗方案，如行射频消融停用一切抗心律失常药物 □ 完成病历书写 □ 向家属交代可能的风险，所需诊治方案，并获得家属的知情同意签字 □ 如患者病情重，应当及时通知上级医师	□ 上级医师查房 □ 根据送检项目报告，及时向上级医师汇报，并予相应处理 □ 确定行射频消融术 □ 完成病程记录，详细记录医嘱变动情况（原因及更改内容） □ 完成术前检查 □ 告知患者及家属手术风险及相关的注意事项，签署手术知情同意书 □ 与术者沟通，确定手术时间 □ 提手术申请
重点医嘱	**长期医嘱：** □ 一级/二级护理 □ 饮食 □ 心电、血压和血氧监测（按需） □ 营养心肌药物（按需） **临时医嘱：** □ 描记 12 导联心电图 □ 24 小时动态心电图 □ 超声心动图 □ 胸部正侧位 X 线片	**长期医嘱：** □ 一级/二级护理 □ 饮食 □ 心电、血压和血氧监测（按需） □ 营养心肌药物（按需） **临时医嘱：**
病情变异记录	□ 无 □ 有，原因： 1. 2.	□ 无 □ 有，原因： 1. 2.
医师签名		

时间	住院第3~4天	住院第4~7天 （出院日）
主要诊疗工作	□ 完成病程记录，详细记录医嘱变动情况（原因及更改内容） □ 上级医师查房 □ 射频消融术	□ 上级医师查房准其出院 □ 完成出院小结 □ 出院宣教
重点医嘱	长期医嘱： □ 二级护理 □ 饮食 □ 心电、血压和血氧监测（按需） □ 营养心肌药物（按需） 临时医嘱：	出院医嘱： □ 门诊随访
病情变异记录	□ 无　□ 有，原因： 1. 2.	□ 无　□ 有，原因： 1. 2.
医师签名		

（二）护士表单

阵发性室上性心动过速临床路径护士表单

适用对象：第一诊断为阵发性室上性心动过速（ICD-10：I47.113）

患者姓名：		性别：　　年龄：		病例号：
住院日期：　　年　月　日		出院日期：　　年　月　日		标准住院日：4~8 天
发病时间：　　年　月　日　时　分		到达急诊时间：　　年　月　日　时　分		

时间	到达急诊（0~10分钟）	到达急诊（0~30分钟）	到达急诊（0~24小时）
主要护理工作	□ 协助患者或家属完成挂号、交费等手续 □ 取血并建立静脉通道，记录患者一般情况和用药	□ 一级护理 □ 准确记录治疗过程（时间、病情变化）	□ 一级护理 □ 准确记录治疗过程（时间、病情变化）
重点医嘱	□ 详见医嘱执行单	□ 详见医嘱执行单	□ 详见医嘱执行单
病情变异记录	□ 无　□ 有，原因： 1. 2.	□ 无　□ 有，原因： 1. 2.	□ 无　□ 有，原因： 1. 2.
护士签名			

时间	住院第 1 天	住院第 2 天
健康宣教	□ 介绍主管医生、护士 □ 入院宣教（常规、安全）	□ 术前宣教 □ 服药宣教 □ 疾病宣教 □ 饮食、饮水、活动的宣教
护理处置	□ 安置患者，佩戴腕带 □ 通知医师 □ 生命体征的监测测量 □ 吸氧 □ 病情交班 □ 配合治疗 □ 完成护理记录	□ 协助患者完成临床检查 □ 遵医嘱完成治疗 □ 完成护理记录
基础护理	□ 准备床单位、监护、吸氧 □ 生命体征的观察 □ 一级/二级护理 □ 生活护理 □ 患者安全及心理护理	□ 生命体征的观察 □ 一级/二级护理 □ 生活护理 □ 观察 24 小时出入量 □ 患者安全及心理护理
专科护理	□ 使用药物的浓度剂量 □ 各种置管情况 □ 观察心悸等不适情况	□ 使用药物的浓度剂量 □ 各种置管情况 □ 观察心悸等不适情况
重点医嘱	□ 详见医嘱执行单	□ 详见医嘱执行单
病情变异记录	□ 无 □ 有，原因： 1. 2.	□ 无 □ 有，原因： 1. 2.
护士签名		

时间	住院第 3~4 天 （手术日）	住院第 4~7 天 （出院日）
健康宣教	□ 饮食宣教 □ 服药宣教 □ 指导穿刺侧肢体活动 □ 疾病宣教	□ 指导恢复期的康复和锻炼（床上肢体活动） □ 活动指导 □ 饮食宣教 □ 疾病宣教 □ 康复宣教和二级预防 □ 出院宣教
护理处置	□ 观察生命体征 □ 观察 24 小时出入量 □ 观察穿刺部位 □ 遵医嘱配合急救和治疗 □ 完成护理记录 □ 维持静脉通畅 □ 静脉和口服给药 □ 协助患者进餐 □ 保持排便通畅	□ 观察生命体征 □ 观察 24 小时出入量 □ 遵医嘱完成治疗 □ 维持静脉通畅 □ 静脉和口服给药 □ 保持排便通畅 □ 生活护理 □ 给予心理支持 □ 完成护理记录 □ 配合患者做好出院准备
基础护理	□ 监测：心率、心律，血压，血氧饱和度，呼吸 □ 一级/二级护理 □ 准确记录出入量 □ 保持水、电解质平衡 □ 协助患者完成各项检查 □ 协助患者进食 □ 协助患者做好生活护理	□ 监测：心率、心律，血压，血氧饱和度，呼吸 □ 完成常规标本采集 □ 准确记录出入量 □ 保持水、电解质平衡 □ 协助患者完成各项检查 □ 协助患者进食 □ 办理出院事项 □ 二级护理
专科护理	□ 相关并发症的观察 □ 穿刺部位的观察 □ 做好拔除动脉鞘管的准备 □ 鞘管拔除时注意迷走反射的发生 □ 鞘管拔除后伤口沙袋压迫 6 小时，患侧肢体制动 24 小时	□ 相关并发症的观察
重点医嘱	□ 详见医嘱执行单	□ 详见医嘱执行单
病情变异记录	□ 无　□ 有，原因： 1. 2.	□ 无　□ 有，原因： 1. 2.
护士签名		

（三）患者表单

阵发性室上性心动过速临床路径患者表单

适用对象：第一诊断为阵发性室上性心动过速（ICD-10：I47.113）

患者姓名：		性别：　年龄：		病例号：
住院日期：　　年　月　日		出院日期：　　年　月　日		标准住院日：4~8天
发病时间：　　年　月　日　时　分			到达急诊时间：　　年　月　日　时　分	

时间	到达急诊（0~10分钟）	到达急诊（0~30分钟）	到达急诊（0~24小时）
医患配合	□ 配合询问病史、收集资料，请务必详细告知既往史、用药史、过敏史 □ 配合进行体格检查 □ 配合进行相关检查与治疗 □ 有任何不适告知医师	□ 配合完善相关检查 □ 向家属交代病情，签署相关知情同意书 □ 配合用药及治疗 □ 有任何不适告知医师	□ 配合完善相关检查 □ 再次向家属交代病情，签署相关知情同意书 □ 配合用药及治疗 □ 有任何不适告知医师
护患配合	□ 配合完成心电、血压、血氧饱和度监护 □ 配合吸氧 □ 配合采取舒适体位 □ 配合完成血标本采集 □ 配合建立静脉通路 □ 有任何不适告知护士	□ 配合生命体征测量 □ 接受相关检查宣教，正确留取标本，配合检查 □ 注意活动安全，避免坠床或跌倒 □ 配合执行探视及陪伴制度 □ 有任何不适告知护士	□ 配合生命体征测量 □ 接受相关检查宣教，正确留取标本，配合检查 □ 注意活动安全，避免坠床或跌倒 □ 配合执行探视及陪伴制度 □ 有任何不适告知护士
饮食	□ 普通饮食	□ 普通饮食	□ 普通饮食
排泄	□ 正常排尿便	□ 正常排尿便	□ 正常排尿便
活动	□ 适度活动	□ 适度活动	□ 适度活动

时间	住院第 1 天	住院第 2 天	住院第 3~4 天（手术日）	住院第 4~7 天
医患配合	□ 配合询问病史、收集资料，请务必详细告知既往史、用药史、过敏史 □ 配合进行体格检查 □ 配合进行相关检查与治疗 □ 有任何不适告知医生	□ 配合完善相关检查 □ 医生向患者及家属介绍病情及射频消融术相关内容，如有异常检查结果需进一步检查 □ 签署知情同意书、自费协议书、心律失常导管消融知情同意书等表单 □ 提供委托签字人身份证复印件 □ 配合用药及治疗 □ 有任何不适告知医师	□ 接受射频消融术治疗 □ 患者或家属与医师交流了解导管消融情况及术后注意事项 □ 配合用药及治疗	□ 配合医师进行介入穿刺部位换药 □ 配合相关检查与治疗 □ 有任何不适告知医生
护患配合	□ 配合生命体征、身高、体重测量 □ 配合完成入院护理评估单 □ 接受入院宣教（环境、设施、人员介绍、病室规定、订餐制度、贵重物品保管、安全宣教等） □ 配合佩戴腕带 □ 配合相关检查及治疗 □ 有任何不适告知护士	□ 配合生命体征测量，询问每日排便情况 □ 接受相关检查宣教，正确留取标本，配合检查 □ 接受射频消融术前宣教 □ 配合完成术前准备 □ 注意活动安全，避免坠床或跌倒 □ 配合执行探视及陪伴制度 □ 有任何不适告知护士	□ 接受术后护理及宣教 □ 配合用药及治疗 □ 配合执行探视及陪伴制度 □ 有任何不适告知护士	□ 配合生命体征测量 □ 接受术后活动指导 □ 有任何不适告知护士 □ 接受办理出院手续宣教 □ 接受出院带药宣教 □ 接受疾病康复及健康教育宣教 □ 获取出院诊断书 □ 获取出院带药 □ 知道复印病历方法 □ 知道复诊时间
饮食	□ 普通饮食	□ 普通饮食	□ 普通饮食	□ 普通饮食
排泄	□ 正常排尿便	□ 正常排尿便	□ 正常排尿便	□ 正常排尿便
活动	□ 适度活动	□ 适度活动	□ 卧床 □ 穿刺侧制动 6~8 小时	□ 适度活动

附：原表单（2016 年版）

阵发性室上性心动过速临床路径表单

适用对象：第一诊断为阵发性室上性心动过速（ICD-10：I47.113）

患者姓名：	性别： 年龄：	病例号：
住院日期： 年 月 日	出院日期： 年 月 日	标准住院日：4~8 天
发病时间： 年 月 日 时 分	到达急诊时间： 年 月 日 时 分	

时间	到达急诊（0~10 分钟）	到达急诊（0~30 分钟）	到达急诊（0~24 小时）
主要诊疗工作	□ 描记 12 导联心电图 □ 评价心电图 □ 询问病史 □ 检查生命体征，体格检查 □ 完成血流动力学评估 □ 根据患者病情，向家属交代可能的风险、所需抢救措施（包括直流电转复及气管插管、动脉深静脉穿刺等），并获得家属的知情同意签字	□ 请上级医师会诊 □ 如患者因血流动力学不稳定，出现意识丧失，则迅速给予直流电复律 □ 如果血流动力学尚稳定，未出现意识丧失，可等待会诊后决定治疗措施，给予药物复律 □ 如患者出现休克症状，但意识尚清可给予镇静药物后电复律 □ 向家属交代病情，签署相关知情同意书	□ 评价病史及基础病，分析各项化验结果 □ 再次向家属交代病情和治疗措施，签署相关知情同意书 □ 准备收入相关病房 □ 电解质紊乱、药物中毒等诱因或无手术指征采用药物治疗流程 □ 密切观察患者心律情况 □ 如发作时心室率低于 200 次/分钟，每年发作<3 次，药物复律后可出院，发作频繁后行射频消融治疗
重点医嘱	**长期医嘱：** □ 吸氧 □ 心电、血压和血氧监测 **临时医嘱：** □ 描记 12 导联心电图 □ 血清心肌酶肌钙蛋白测定 □ 血常规+血型 □ 动脉血气分析 □ 凝血功能 □ 电解质、肝功能、肾功能	**长期医嘱：** □ 一级护理 □ 每小时测量记录生命体征 □ 卧床，禁食、禁水 □ 心电、血压和血氧监测 □ 吸氧 **临时医嘱：** □ 静脉给予麻醉药物（如需直流电复律） □ 直流电复律（按需） □ 描记 12 导联心电图（转复后） □ 静脉应用抗心律失常药（直流电转复后按需或血流动力学稳定者首选）	**长期医嘱：** □ 一级护理 □ 卧床 □ 心电、血压和血氧监测 □ 吸氧 **临时医嘱：** □ 针对异常实验室检查指标进行复查
主要护理工作	□ 协助患者或家属完成挂号、交费等手续 □ 取血并建立静脉通道，记录患者一般情况和用药	□ 一级护理 □ 准确记录治疗过程（时间、病情变化）	□ 一级护理 □ 准确记录治疗过程（时间、病情变化）

续　表

时间	到达急诊（0~10分钟）	到达急诊（0~30分钟）	到达急诊（0~24小时）
病情 变异 记录	□无　□有，原因： 1. 2.	□无　□有，原因： 1. 2.	□无　□有，原因： 1. 2.
护士 签名			
医师 签名			

时间	住院第 1 天	住院第 2 天
主要诊疗工作	□ 询问病情及体格检查 □ 了解近 1~2 周服用抗心律失常药物情况 □ 分析病因、危险分层、监护强度、治疗效果评估 □ 请上级医师看患者，确定下一步治疗方案，如行射频消融停用一切抗心律失常药物 □ 完成病历书写 □ 向家属交代可能的风险，所需诊治方案，并获得家属的知情同意签字 □ 如患者病情重，应当及时通知上级医师	□ 上级医师查房 □ 根据送检项目报告，及时向上级医师汇报，并予相应处理 □ 确定行射频消融术 □ 完成病程记录，详细记录医嘱变动情况（原因及更改内容） □ 完成术前检查 □ 告知患者及家属手术风险及相关的注意事项，签署手术知情同意书 □ 与术者沟通，确定手术时间
重点医嘱	**长期医嘱：** □ 一级/二级护理 □ 饮食 □ 心电、血压和血氧监测（按需） □ 营养心肌药物（按需） **临时医嘱：** □ 描记 12 导联心电图 □ Holter □ 超声心动图 □ 胸部正侧位 X 线片	**长期医嘱：** □ 一级/二级护理 □ 饮食 □ 心电、血压和血氧监测（按需） □ 营养心肌药物（按需） **临时医嘱：**
主要护理工作	□ 入院宣教 □ 病房设施及相关规定介绍 □ 心理及生活护理	□ 心理及生活护理 □ 指导患者相关治疗和检查活动
病情变异记录	□ 无　□ 有，原因： 1. 2.	□ 无　□ 有，原因： 1. 2.
护士签名		
医师签名		

时间	住院第 3~4 天	住院第 4~7 天 （出院日）
主要诊疗工作	□ 完成病程记录，详细记录医嘱变动情况（原因及更改内容） □ 上级医师查房 □ 射频消融术	□ 上级医师查房准其出院 □ 完成出院小结 □ 出院宣教
重点医嘱	**长期医嘱：** □ 二级护理 □ 饮食 □ 心电、血压和血氧监测（按需） □ 营养心肌药物（按需） **临时医嘱：**	**出院医嘱：** □ 出院医嘱 □ 门诊随访
主要护理工作	□ 观察患者一般状况	□ 出院宣教
病情变异记录	□ 无　□ 有，原因： 1. 2.	□ 无　□ 有，原因： 1. 2.
护士签名		
医师签名		

第八章

持续性室性心动过速临床路径释义

【医疗质量控制指标】

指标一、术前评估。

指标二、手术适应证。

指标三、术中验证除颤器或导管消融效果的措施。

指标四、围术期预防性抗菌药物使用情况：

预防性抗菌药物种类选择；

首剂抗菌药物使用起始时间；

预防性抗菌药物停药时间。

指标五、术中出现心肌穿孔、心脏压塞、气胸等的情况。

指标六、术后并发症。

指标七、住院期间为患者提供术前、术后健康教育与出院时提供教育告知五要素情况。

指标八、手术切口愈合情况。

指标九、离院方式。

指标十、患者对服务的体验与评价。

一、持续性室性心动过速编码

1. 原编码

疾病名称及编码：持续性室性心动过速（ICD-10：I47.203）

手术操作名称及编码：导管消融或植入型心律转复除颤器（ICD）治疗 [（ICD-9-CM-3：37.26+ (37.34/37.94)]

2. 修改编码

疾病名称及编码：持续性室性心动过速（ICD-10：I47.203）

手术操作名称及编码：经导管心脏组织消融治疗（ICD-9-CM-3：37.34）

二、临床路径检索方法

I47.203 伴 37.34

三、国家医疗保障疾病诊断相关分组（CHS-DRG）

MDCF 循环系统疾病及功能障碍

FU1 严重心律失常及心脏停搏

四、持续性室性心动过速临床路径标准住院流程

（一）适用对象

第一诊断为持续性室性心动过速（ICD-10：I47.203）

行经导管消融或植入型心律转复除颤器治疗 [ICD-9-CM-3：37.26+(37.34/37.94)]。

释义

■ 适用对象编码参见第一部分。

■ 本路径适用对象为不可逆原因引起的持续性室性心动过速，不包括心肌缺血、电解质紊乱、药物中毒、急性心力衰竭、炎症等可逆原因引起的持续性室性心动过速。

■ 持续性室性心动过速的治疗手段多种，本路径针对的是使用导管消融或除颤器的方法进行诊断治疗，其他治疗方式见相关路径指南。

（二）诊断依据

根据《临床技术操作规范·心电生理和起搏分册》（中华医学会编著，人民军医出版社，2009 年）和《室性心律失常中国专家共识》［中华心律失常学杂志，2016，20（4）：279-320］；《2015 ESC 室性心律失常治疗和心脏性猝死预防指南》［Europace，2015，1（11）：1601-1687］；《ACC/AHA/HRS 2017 年室性心律失常治疗和心脏性猝死预防指南》（Heart Rhythm，2018，15：e73-e189）等国内外治疗指南。

1. 临床表现：胸闷、心悸、气短、头晕、黑蒙、晕厥等。

2. 心电图表现

（1）异位激动起源于房室束分叉以下。

（2）至少连续发生 3 次。

（3）频率＞100 次/分的心动过速。

3. 持续性室性心动过速是指持续至少 30 秒以上或虽＜30 秒但出现血流动力学障碍的室性心动过速。

4. 特发性室性心动过速是指经过详细的病史、体格检查，并经过心电图、X 线、超声心动图等检查排除了持续存在的明显器质性心脏病的患者所发生的室性心动过速。主要包括右心室流出道室性心动过速（亦称为腺苷敏感性室性心动过速）、特发性左心室室性心动过速（亦称为维拉帕米敏感性室性心动过速或分支性室性心动过速）以及左心室流出道室性心动过速。

释义

■ 心电图表现为：①QRS 波宽大畸形，时限＞0.12 秒，ST-T 波方向与 QRS 波主波方向相反；②心室率通常为 100~250 次/分钟，心律规则或轻度不规则；③P 波与 QRS 波大多无固定关系，形成房室分离；④可见心室夺获或室性融合波。室速发作时少数室上性冲动可下传心室，产生心室夺获。室性融合波的 QRS 波形态介于窦性与室性异位激动之间，为部分夺获心室；⑤持续性室速应与室上性心动过速伴室内差异性传导、室上性心动过速经房室旁路前传、心房颤动经房室旁路前传等进行鉴别。

■ 持续性室速的患者大多有明显的临床症状，根据室速持续时间的长短、室速的频率、基础心脏病的状态等不同情况，可以表现为胸闷、心悸、气短、心绞痛、头晕、黑蒙、晕厥等。

■ 特发性室速可分为：①流出道室速，包括右室流出道室速（或腺苷敏感性室性心动过速）和左室流出道室速；②分支型或维拉帕米敏感性室速；③流入道（二尖瓣环、三尖瓣环起源）室速；④乳头肌起源室速；⑤冠状静脉系统起源室速。其中，分支型室速为左室特发性室速最常见的一种类型。

（三）治疗方案的选择及依据

根据《临床技术操作规范·心电生理和起搏分册》（中华医学会编著，人民军医出版社，2009 年）和《室性心律失常中国专家共识》［中华心律失常学杂志，2016，20（4）：279-320］；《2015ESC 室性心律失常治疗和心脏性猝死预防指南》（Europace，2015，17（11）：1601-1687）；《ACC/AHA/HRS2017 年室性心律失常治疗和心脏性猝死预防指南》（Heart-Rhythm，2018，15：e73-e189）等国内外治疗指南，治疗持续性室性心动过速和预防心脏性猝死（经导管消融或植入型心律转复除颤器）。

1. 查找引起室性心动过速的病因，确定治疗方案。
2. 治疗诱因（包括缺血、电解质异常和药物中毒等）。
3. 经导管消融（见附件 1）。
4. 置入型心律转复除颤器的器械治疗（见附件 2）。
5. 药物治疗（抗心律失常药物治疗）。
6. 获得患者及家属有关病情以及相关抢救的知情同意。

> **释义**
>
> ■ 持续性室速的病因需经过详细病史询问、体格检查，并经过心电图、X 线胸片、超声心动图、心脏磁共振、冠脉 CT 或造影等检查明确诊断。
>
> ■ 持续性室速发作的诱因包括心肌缺血、电解质紊乱、药物的不良反应（如抗抑郁药、抗心律失常药物的致心律失常作用、抗肿瘤药物、洋地黄中毒等），通过详细地询问病史，血电解质、血气分析、冠脉造影、CT 等检查可以发现这些诱因，血运重建、纠正电解质紊乱、停用相关的药物，可以消除这些诱因。
>
> ■ 在有能力开展导管消融治疗心律失常的医院，对于明确诊断为特发性持续性室速的患者，药物治疗无效或患者不能耐受/接受药物治疗应行导管消融治疗。
>
> ■ 持续性室速的患者若近期内有体循环栓塞史、心腔内血栓、出血倾向、精神异常不能配合、恶性肿瘤晚期、严重的肝肾等脏器功能不全不能耐受手术，应给予药物治疗控制室速发作。
>
> ■ 导管消融/除颤器植入属于有创治疗方法，手术过程中存在引起恶性心律失常、心脏压塞、心肌穿孔、感染性心内膜炎、动静脉瘘、假性动脉瘤、脑卒中等并发症的可能。手术可能失败导致术后心律失常复发，需要向家属详细说明手术的必要性、手术目的、手术过程、术中和术后可能出现的各种意外情况，解除患者及其家属的顾虑，征求患者同意签署知情同意书。

（四）标准住院日 3~10 天

> **释义**
>
> ■ 持续性室速患者入院后，术前检查明确室速病因，排除室速诱因 1~3 天，在第 3~4 天手术，术后恢复 1~3 天出院。住院时间不超过 10 个工作日均符合路径要求。

（五）进入路径标准

1. 第一诊断符合 ICD-10：I47.203 持续性室性心动过速疾病编码。

2. 除外缺血（急性心肌梗死）、电解质紊乱和药物中毒等造成的可逆性室性心动过速。

3. 如同时患有其他疾病，但在住院期间无需特殊处理（检查和治疗），也不影响第一诊断时，可以进入路径。

> **释义**
>
> ■ 若患者合并下列心血管系统疾病，病情稳定可以进入路径：轻度瓣膜钙化或关闭不全；卵圆孔未闭，肺动脉压正常或轻度升高；原发性高血压，入院时血压正常或轻度升高；高脂血症。
>
> ■ 若患者合并下列其他系统疾病，病情稳定可以进入路径：糖尿病，入院时血糖已经控制在正常范围；慢性支气管炎，入院时体温、血常规各项指标正常；乙肝或丙肝病毒携带者，但肝功能正常；脑卒中病史半年以上，生活可自理，理解力、表达能力正常，能配合完成手术。

（六）首诊处理（急诊室）

1. 明确持续性室性心动过速的诊断。

2. 明确患者血流动力学状态，确定终止室性心动过速的方式（见附件3）。

（1）血流动力学不稳定，出现意识不清者，立即给予同步直流电复律，终止室性心动过速。

（2）血流动力学不稳定，意识清楚但血压低或症状明显者，给予静脉使用镇静剂后直流电复律。

（3）血流动力学稳定者，先静脉给予抗心律失常药物，如效果不好（症状加重或血流动力学不稳定）可给予镇静剂并进行直流电复律。

（4）持续性单形室性心动过速如蜕变为心室颤动应立即行非同步电复律。

3. 初步筛查引起室性心动过速的基础病，确定治疗方案。

（1）存在电解质紊乱或药物毒性等诱因的患者，室性心动过速终止后给予补充电解质、停药观察等治疗后进入药物治疗流程。

（2）急性心肌梗死导致室性心动过速的患者，室性心动过速终止后进入急诊经皮冠脉介入（PCI）手术流程。

（3）一过性缺血导致室性心动过速的患者，室性心动过速终止后进入择期 PCI 手术流程。

（4）特发性室性心动过速患者进入电生理检查+经导管消融手术流程。

（5）伴有心肌病、心力衰竭、遗传性心律失常综合征等有心律转复除颤器置入指征/经导管消融的室性心动过速患者，进入心律转复除颤器置入术手术流程/经导管消融手术流程。

> **释义**
>
> ■ 血流动力学不稳定指患者出现头晕、冷汗、面色苍白、意识丧失等周围脏器血流灌注不足的症状。
>
> ■ 持续性单形室速患者应选用同步直流电复律，多形持续性室速或尖端扭转性室速的患者应选用非同步直流电复律。
>
> ■ 电复律后仍无法维持窦律的患者，（除外 Q-T 间期延长的多形性室速、尖端扭转型室速）可给予静脉胺碘酮，再次电复律。
>
> ■ 合并器质性心脏病以及长 Q-T 间期综合征、Brugada 综合征等有除颤器置入指征的室速患者，首选除颤器置入术。

（七）术前准备 ［电生理检查（EPS）／射频导管消融术（RFCA）或心律转复除颤器置入术］ 1~2 天

必需的检查项目：

1. 心电图。

2. 血常规+血型，肝功能、肾功能、血电解质、血糖、凝血功能、心肌血清生化标志物、感染性疾病筛查（如乙型肝炎、丙型肝炎、艾滋病、梅毒等）。

3. 超声心动检查。

> **释义**
>
> ■ 必查项目是确保安全、有效地完成手术的基础，术前必须完成。相关人员应认真分析检查结果，以便及时发现异常情况并采取相应的处置。术前尽可能收集患者室速发作时的心电图或 24 小时动态心电图。

（八）选择用药

1. 根据基础疾病情况对症治疗（如合并高血压病者降压治疗）。

2. 抗心律失常药物（包括静脉和口服）。EPS+RFCA 的患者术前如病情允许可停用抗心律失常药物 5 个半衰期以上。

3. 抗凝及抗血小板药物的调整（心律转复除颤器的置入）

（1）非缺血性心脏病患者且血栓低危（如合并非瓣膜性心房颤动 CHADS$_2$ 评分＜2）或稳定型缺血性心脏病：华法林术前需停用 3~4 天，新型口服抗凝药（NOAC）停用 5 个半衰期以上，抗血小板药物（如阿司匹林、氯吡格雷等）停用 7 天以上，不使用肝素或低分子肝素桥接。

（2）非缺血性心脏病患者，血栓高危（如合并机械瓣膜或非瓣膜性心房颤动 CHADS$_2$ 评分≥2）：服用华法林的患者术前监测了解 INR，手术当日 INR 小于需要达到的治疗上限值。

（3）缺血性心脏病患者，如急性心肌梗死后 6 周或近期置入支架需继续使用双联抗血小板患者围术期不停用。

4. 心律转复除颤器置入术前使用预防性抗菌药物，参照《抗菌药物临床应用指导原则》（国卫办医发〔2015〕43 号）。

> **释义**
>
> ■ 拟进入导管消融路径的持续性室速患者，术前应停服抗心律失常药物 5 个半衰期以上，以免抑制室速的诱发，影响检查或消融效果。
>
> ■ 室速消融术后，给予抗心律失常药物胺碘酮，预防室速再发，同时注意有无缓慢心律出现。
>
> ■ 电生理检查通常无须预防性应用抗菌药物。
>
> ■ 除颤器置入术通常应召前预防性应用抗菌药物。
>
> ■ 使用抗凝药物者，需基于患者基础疾病、合并症、抗凝适应证、肝肾功能以及血栓和出血风险等因素，决定围术期药物治疗方案。
>
> ■ 部分需植入 ICD 的患者长期口服抗凝药，例如心脏瓣膜置换术后，术前可调整口服抗凝药物（华法林），INR 控制在 2.0 以下，目前不主张应用低分子肝素进行"桥接"。

（九）手术日为入院第 2~5 天（根据病情需要）

明确患者室性心动过速的基础疾病后，可选择 EPS+RFCA 或心律转复除颤器置入术。

1. 麻醉方式：局部麻醉，全身麻醉（心律转复除颤器置入术需要诱发心室颤动者）。
2. 手术内置物：心律转复除颤器置入术中需要置入型心律转复除颤器。
3. 术中用药：诱导麻醉药，局部麻醉药。

> **释义**
>
> ■ 导管消融治疗室速的标测方法较多，包括激动顺序标测、起搏标测、基质改良、电解剖标测、非接触式球囊标测等；另外，按照起源位置可采用心内膜和/或心外膜途径消融，手段多样，应根据患者病情合理选用。
>
> ■ 除颤器的种类包括单腔除颤器、双腔除颤器、CRT-D 以及新型的全皮下除颤器。置入多采用局部麻醉，部分采用全身麻醉。由医生决定是否进行除颤阈值测试。

（十）术后恢复 3~7 天

1. 需复查心电图。
2. 心律转复除颤器置入术者出院前，需复查心电图，必要时复查 X 线胸片、动态心电图、起搏器程控。

> **释义**
>
> ■ 进行电生理检查+导管消融的患者，术中穿刺股静脉、股动脉，需防止术后下肢静脉血栓形成、肺栓塞、假性动脉瘤、动脉血肿等发生。术后 1~3 天出院。采用心外膜途径消融的患者，术后监测心包积液引流量。
>
> ■ 进行除颤器置入的患者，术后需观察伤口有无出血、血肿、感染等的发生。术后 1~7 天出院。
>
> ■ 电生理检查+经导管消融术和除颤器置入术均属于 I 类切口手术，术后无须预防性应用抗菌药物，必要时可应用抗菌药物 1~2 天，参照《抗菌药物临床应用指导原则》（国卫办医发〔2015〕43 号）。

（十一）出院标准

1. 生命体征平稳。
2. 手术伤口愈合良好。
3. 置入的心律转复除颤器工作正常。

> **释义**
>
> ■ 患者出院前应注意局部伤口状况，股静脉、股动脉穿刺处无血管杂音、无血肿，无动静脉瘘、假性动脉瘤等血管并发症，必要时给予下肢血管超声检查明确诊断。
>
> ■ 患者出院前应注意除颤器切口状况，无血肿、感染。除颤器位置和参数工作良好。

（十二）变异及原因分析

1. 电生理检查发现不适于行经导管消融术的严重室性心律失常，需要药物治疗及择期行心律转复除颤器置入术。

2. 消融术部分成功，另需药物治疗及心律转复除颤器置入术以确保患者长期的安全性。

3. 置入心律转复除颤器的患者需要口服抗心律失常药物，服药期间出现血压、心率较大波动，需要延长时间观察调整用药。

4. 需要口服抗心律失常药物预防发作的患者，因药物导致心率降低而需行永久起搏器置入以保证远期预后。

5. 其他情况，包括手术并发症等。

释义

■ 变异是指入选临床路径的患者未能按路径流程完成医疗行为或未达到预期的医疗质量控制目标。这包括以下情况：①按路径流程完成治疗，但出现非预期结果，可能需要进一步处理。如按本路径给予导管消融后，住院期间室速复发、出现血管并发症。②按路径完成治疗，但超出了路径规定的时限或限定的费用。如实际住院日超出标准住院日要求，或未能在规定的手术时间限定内实施手术等。③不能按路径完成治疗，患者需要中途退出路径。如按本路径治疗过程中出现心脏压塞、胸腔积液积血等严重并发症，导致必须终止路径或需要转入其他路径进行治疗等。④入选路径后，医师在诊疗过程中发现患者合并存在一些事前未预知的对本路径治疗可能产生影响的情况，需要终止执行路径或延长治疗时间，增加治疗费用。如拟行电生理检查+导管消融的患者，术中发现患者下肢血管畸形或动脉重度迂曲、狭窄，标测消融导管不能到达预定位置，使手术无法进行。对这些患者，主管医师均应进行变异原因的分析，并在临床路径的表单中予以说明。

■ 因患者方面的主观原因导致执行路径出现变异，也需要医师在表单中予以说明。

五、持续性室性心动过速临床路径给药方案

【处理流程】

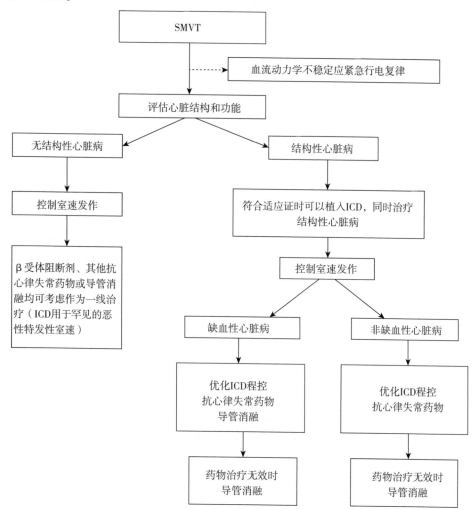

图 8-1　持续性单形室速的处理流程

注：SMVT＝持续性单形性室速；ICD＝埋藏式心脏转复除颤器

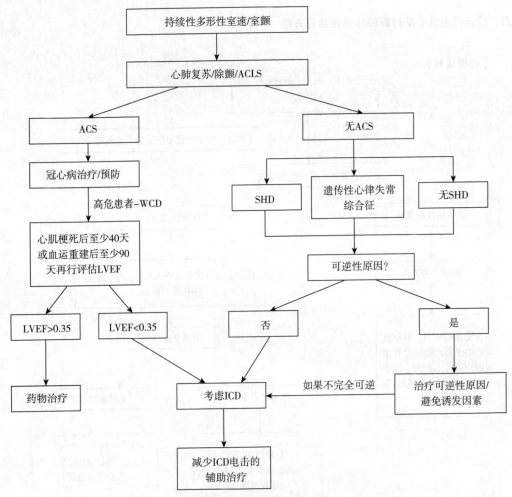

图 8-2　多形性室速处理流程

注：ACLS＝高级心血管生命支持；ACS＝急性冠性动脉综合征；
WCD＝穿戴式心律转复除颤器；SHD＝结构性心脏病；LVEF＝左心室射血分数

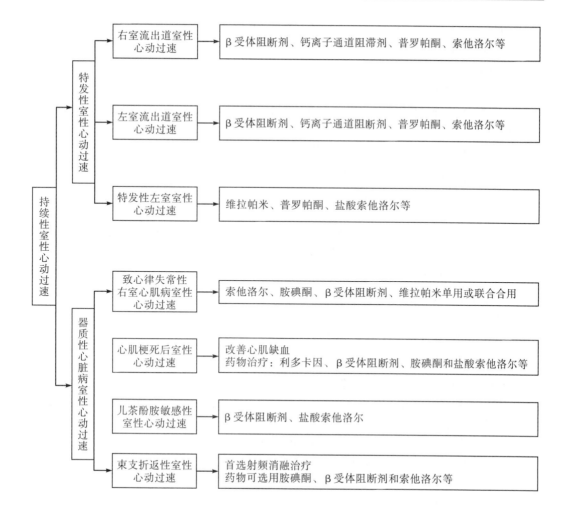

【用药选择】

1. 根据患者血流动力学是否稳定，是否合并器质性心脏病和心力衰竭，心律失常的类型和发病机制选择具体用药。

2. 对血流动力学稳定的室速，首选药物为胺碘酮、索他洛尔或尼非卡兰。部分无器质性心脏病患者可选用普罗帕酮。特发性分支性室速或短联律间期触发的室速可选择维拉帕米。慢性期治疗主要预防室速复发，建议应用胺碘酮、β受体阻断剂，可以降低心律失常死亡率或/和总死亡率。

3. 终止持续性室性心动过速首选的方法是立即静脉注射抗心律失常药物，对于单形性室性心动过速或Q-T间期正常的多形室性心动过速，一般采用药物治疗，应用胺碘酮、β受体阻断剂、利多卡因、尼非卡兰等。但若是合并Q-T间期延长的多形室性心动过速，治疗除针对病因外，可采用补钾补镁、异丙肾上腺素、阿托品静注，或快速人工心脏起搏，忌用Ⅲ类抗心律失常药物，如胺碘酮等。

【药学提示】

1. 合并器质性心脏病和心衰的患者发生持续性室速，大部分需要在治疗病因的基础上置入心律转复除颤器和/或导管消融治疗，药物治疗主要用于室速发作时的急诊处理和长期口服以减少室速发作。静脉应用胺碘酮时需要注意肝功能损害、心搏骤停、血压下降等不良反应，长期口服胺碘酮时需要注意甲状腺功能损害、肺间质纤维化等严重不良反应。

2. 胺碘酮会加强双香豆素及华法林的抗凝作用，使凝血酶原时间延长，联合应用时需要注意适当减少华法林剂量。

【注意事项】

1. 重视治疗基础病，纠正可逆的诱发因素。

2. 药物治疗室速过程中严密监测血流动力学稳定性，如出现血流动力学不稳定，立即进行电复律。

3. 预防心律转复时心动过缓或窦性停搏的发生。

六、持续性室性心动过速患者护理规范

1. 休息，保持病室安静、整洁。

2. 心理护理。

3. 指导患者适当活动同时保证安全。若发作室速，及时根据血流动力学情况进行电复律或药物治疗。同时配备急救药品和器械。

4. 规律饮食，保持大便通畅。

七、持续性室性心动过速患者营养治疗规范

1. 规律饮食，营养合理搭配。

2. 鼓励进食富含钾镁、易消化、富含纤维素、维生素的食物。

3. 避免过饱或进食刺激性强的食物。

八、持续性室性心动过速患者健康宣教

1. 指导患者劳逸结合，保证充分休息；保持乐观、平和的心态；戒烟酒，避免饮食过饱和摄入刺激性食物。

2. 教会患者自测脉搏的方法以利于自我监测病情。

3. 交代除颤器置入和/或导管消融术后注意事项。

4. 外出活动时最好有家属陪伴，或携带家庭联系卡，如出现头晕、黑矇要及时平卧，避免跌倒摔伤。

九、推荐表单

(一) 医师表单

持续性室性心动过速临床路径医师表单 (A) *

适用对象：第一诊断为持续性室性心动过速（ICD-10：I47.203）

行电生理检查+经导管消融术（EPS+RFCA）[ICD-9-CM-3：37.26+(37.34/37.94)]

患者姓名：		性别：　　年龄：　　门诊号：	住院号：
住院日期：　　年　月　日	出院日期：　　年　月　日		标准住院日：3~10 天
发病时间：　年　月　日　时　分		到达急诊时间：　　年　月　日　时　分	

时间	到达急诊（0~10 分钟）	到达急诊（0~30 分钟）	到达急诊（0~24 小时）
主要诊疗工作	□ 描记 12 导联心电图 □ 评价心电图 □ 询问病史 □ 检查生命体征，体格检查 □ 完成血流动力学评估 □ 根据患者病情，向家属交代可能的风险、所需抢救措施（包括直流电转复及气管插管、动脉深静脉穿刺等），并获得家属的知情同意签字	□ 如患者因血流动力学不稳定，出现意识丧失，则迅速给予直流电复律 □ 如果血流动力学尚稳定，未出现意识丧失，可等待会诊后决定治疗措施 □ 如患者出现休克症状，但意识尚清可给予镇静药物后电复律 □ 向家属交代病情，签署相关知情同意书	□ 评价病史及基础病，分析各项实验室检查结果 □ 再次向家属交代病情和治疗措施，签署相关知情同意书 □ 准备收入相关病房 □ 急性冠脉综合征/一过性缺血采用 PCI 流程表 □ 特发性室速采用 EPS+RFCA 流程表 □ 需要植入 ICD 采用 ICD 置入术流程表 □ 电解质紊乱、药物中毒等诱因或无手术指征采用药物治疗流程 □ 请上级医师会诊（视病情） □ 密切观察患者心律情况
重点医嘱	**长期医嘱：** □ 吸氧 □ 心电、血压和血氧监测 **临时医嘱：** □ 描记 12 导联心电图 □ 血清心肌标志物测定 □ 血常规+电解质 □ 动脉血气分析 □ 凝血功能	**长期医嘱：** □ 吸氧 □ 心电、血压和血氧监测 **临时医嘱：** □ 静脉给予镇静剂（如需直流电复律） □ 直流电复律（视病情） □ 描记 12 导联心电图（转复后） □ 静脉应用抗心律失常药（直流电转复后按需或血流动力学稳定者首选）胺碘酮等	**长期医嘱：** □ 吸氧 □ 心电、血压和血氧监测 **临时医嘱：** □ 静脉抗心律失常药物（视病情） □ 纠正诱因、治疗基础疾病 □ 针对异常实验室检查指标进行复查
病情变异记录	□ 无　□ 有，原因： 1. 2.	□ 无　□ 有，原因： 1. 2.	□ 无　□ 有，原因： 1. 2.
医师签名			

时间	住院第 1 天	住院第 2 天	住院第 3 天 （手术日）
主要诊疗工作	□ 上级医师查房 □ 分析病因、危险分层、监护强度、治疗效果评估 □ 确定下一步治疗方案 □ 完成病历书写 □ 向家属交代可能的风险，所需诊治方案，并获得家属的知情同意签字	□ 确定患者是否需要进行电生理检查+经导管消融术 □ 完成术前准备 □ 继续调整抗心律失常药	□ 进行电生理检查+经导管消融术 □ 观察伤口情况
重点医嘱	**长期医嘱：** □ 心律失常护理常规 □ 特级/一级/二级护理（按需） □ 心电、血压和血氧监测（视病情） □ 患者既往基础用药 **临时医嘱：** □ 描记 12 导联心电图 □ 24 小时动态心电图（视病情） □ 冠脉 CT（视病情） □ 心脏 MRI（视病情） □ 抗心律失常药（视病情）胺碘酮等 □ 其他特殊医嘱	**长期医嘱：** □ 心律失常护理常规 □ 特级/一级/二级护理（按需） □ 心电、血压和血氧监测（视病情） **临时医嘱：** □ 明日局部麻醉下行电生理检查+经导管消融术 □ 备皮 □ 术前晚可口服镇静药物 □ 其他特殊医嘱	**长期医嘱：** □ 心律失常护理常规 □ 特级/一级/二级护理（按需） □ 心电、血压和血氧监测 **临时医嘱：** □ 今日行电生理检查+经导管消融术 □ 电生理检查+经导管消融术术后护理 □ 术后心电图 □ 其他特殊医嘱
病情变异记录	□ 无　□ 有，原因： 1. 2.	□ 无　□ 有，原因： 1. 2.	□ 无　□ 有，原因： 1. 2.
医师签名			

时间	住院第 4 天 （术后第 1 天）	住院第 5 天 （术后第 2 天）
主要诊疗工作	□ 上级医师查房 □ 诊疗评估 □ 观察伤口情况 □ 换药	□ 确定行电生理检查+经导管消融术的患者是否可以出院 □ 通知出院处 □ 通知患者及家属出院 □ 向患者交代出院后注意事项 □ 预约复诊时间 □ 将出院记录副本交予患者 □ 如患者不能如期出院，在病程记录中说明原因和继续治疗的方案
重点医嘱	**长期医嘱：** □ 心律失常护理常规 □ 二级护理 □ 心电、血压和血氧监测（按需） □ 抗心律失常药物（按需） **临时医嘱：** □ 换药 □ 其他特殊医嘱	**临时医嘱：** □ 通知出院 □ 门诊随诊 □ 出院带药：按需服用抗心律失常药物
病情变异记录	□ 无　□ 有，原因： 1. 2.	□ 无　□ 有，原因： 1. 2.
医师签名		

*注：本流程只适用于需要电生理检查经导管消融的患者、非危重抢救的室速患者。如确诊为缺血性心脏疾病引起的室速应采用急性心肌梗死流程或择期 PCI 流程。

持续性室性心动过速临床路径医师表单（B）*

适用对象：第一诊断为持续性室性心动过速（ICD-10：I47.203）
行置入型心律转复除颤器（ICD）治疗（ICD-9-CM-3：37.34/37.94）

患者姓名：	性别：	年龄：	病例号：

住院日期：	年 月 日	出院日期：	年 月 日	标准住院：3~10 天

发病时间：	年 月 日 时 分	达急诊时间：	年 月 日 时 分

时间	到达急诊（0~10 分钟）	到达急诊（0~30 分钟）	到达急诊（0~24 小时）
主要诊疗工作	□ 描记 12 导联心电图 □ 评价心电图 □ 询问病史 □ 检查生命体征，体格检查 □ 完成血流动力学评估 □ 根据患者病情，向家属交代可能的风险、所需抢救措施（包括直流电转复及气管插管、动脉深静脉穿刺、心肺复苏等），并获得家属的知情同意签字	□ 如患者因血流动力学不稳定，出现意识丧失，则迅速给予直流电复律 □ 如果血流动力学尚稳定，未出现意识丧失，可等待会诊后决定治疗措施 □ 如患者出现休克症状，但意识尚清可给予镇静药物后电复律 □ 向家属交代病情，签署相关知情同意书	□ 评价病史及基础病，分析各项实验室检查结果 □ 再次向家属交代病情和治疗措施，签署相关知情同意书 □ 准备收入相关病房 □ 急性冠脉综合征/一过性缺血采用 PCI 流程表 □ 特发性室性心动过速采用 EPS+RFCA 流程表 □ 需要植入心律转复除颤器采用心律转复除颤器置入术流程表 □ 电解质紊乱、药物中毒等诱因或无手术指征采用药物治疗流程 □ 请上级医师会诊（视情况） □ 密切观察患者心律情况
重点医嘱	**长期医嘱：** □ 吸氧 □ 心电、血压和血氧监测 **临时医嘱：** □ 描记 12 导联心电图 □ 血清心肌标志物测定 □ 血常规+电解质 □ 动脉血气 □ 凝血功能	**长期医嘱：** □ 吸氧 □ 心电、血压和血氧监测 **临时医嘱：** □ 静脉给予麻醉药物（如需直流电复律） □ 直流电复律（视病情） □ 描记 12 导联心电图（转复后） □ 口服/静脉应用抗心律失常药（直流电转复后按需或血流动力学稳定者首选）	**长期医嘱：** □ 吸氧 □ 心电、血压和血氧监测 **临时医嘱：** □ 口服/静脉抗心律失常药物 □ 纠正诱因和治疗基础疾病 □ 针对异常实验室检查指标进行复查
病情变异记录	□ 无 □ 有，原因： 1. 2.	□ 无 □ 有，原因： 1. 2.	□ 无 □ 有，原因： 1. 2.
医师签名			

时间	住院第 1 天	住院第 2 天 （手术前 1 天）	住院第 3 天 （手术日）
主要诊疗工作	□ 上级医师查房 □ 分析病因、危险分层、监护强度、治疗效果评估 □ 制订下一步治疗方案 □ 完成病历书写 □ 向家属交代可能的风险，所需诊治方案，并获得家属的知情同意签字	□ 确定患者是否需要进行心律转复除颤器置入术 □ 完成术前准备 □ 调整抗心律失常药 □ 需要全麻患者术前麻醉科会诊评估	□ 术后心电图 □ 术后观察伤口 □ 术前预防性使用抗菌药物
重点医嘱	**长期医嘱：** □ 心律失常护理常规 □ 特级/一级/二级护理（按需） □ 心电、血压监测 □ 患者既往基础用药 **临时医嘱：** □ 描记 12 导联心电图 □ 超声心动图 □ 胸片 □ 动态心电图（按需） □ 冠脉 CT（按需） □ 心脏 MRI（按需） □ 抗心律失常药（按需）	**长期医嘱：** □ 心律失常护理常规 □ 特级/一级/二级护理（按需） □ 心电、血压监测 **临时医嘱：** □ 明日全身/局部麻醉下心律转复除颤器置入术 □ 术区备皮 □ 术前禁食、禁水（全麻者） □ 术前晚可口服镇静药物 □ 调整抗心律失常药（按需）	**长期医嘱：** □ 心律失常护理常规 □ 特级/一级/二级护理（按需） □ 心电、血压监测 **临时医嘱：** □ 今日全身/局部麻醉下行心律转复除颤器置入术 □ 除颤器置入术后护理 □ 术后心电图 □ 调整抗心律失常药（按需）
病情变异记录	□ 无　□ 有，原因： 1. 2.	□ 无　□ 有，原因： 1. 2.	□ 无　□ 有，原因： 1. 2.
医师签名			

时间	住院第 4 天 （术后第 1 天）	住院第 5~10 天
主要诊疗工作	□ 术后伤口观察，换药等相关治疗 □ 行心律转复除颤器置入患者进行术后检查 （包括 X 线胸片、动态心电图、术后除颤器 程控）	□ 评估心律转复除颤器置入术的患者是否可以 出院 □ 向患者及家属交代出院后注意事项，预约复诊 时间 □ 将出院记录的副本交给患者 □ 准备出院带药 □ 如果患者不能出院，在病程记录中说明原因和 继续治疗的方案
重点医嘱	长期医嘱： □ 全身/局部麻醉下心律转复除颤器置入术后 护理 □ 一级护理 □ 心电、血压监测 □ 抗心律失常药物 □ 必要时应用抗菌药物（按需） 临时医嘱： □ 换药一次（行心律转复除颤器置入者晨起解 除加压包扎，局部换药） □ X 线胸片 □ 动态心电图（按需） □ 术后心律转复除颤器程控	出院医嘱： □ 通知出院 □ 门诊随诊 □ 出院带药：继续服用抗心律失常药物
病情变异记录	□ 无 □ 有，原因： 1. 2.	□ 无 □ 有，原因： 1. 2.
医师签名		

*注：本流程只适用于需要心律转复除颤器植入、非危重抢救的室性心动过速患者。如确诊为缺血性心脏疾病引起的室性心动过速应采用急性心肌梗死流程或择期 PCI 流程。

（二）护士表单

持续性室性心动过速临床路径护士表单（A）*

适用对象：第一诊断为持续性室性心动过速（ICD-10：I47.203）

　　　　　行电生理检查+经导管消融术（EPS+RFCA）[ICD-9-CM-3：37.26+（37.34/37.94）]

　　　　　或行置入型心律转复除颤器（ICD）治疗（ICD-9-CM-3：37.34/37.94）

患者姓名：		性别：	年龄：	住院号：
住院日期：　　年　月　日		出院日期：　　年　月　日		标准住院日：3~10天
发病时间：　年　月　日　时　分			到达急诊时间：　　年　月　日　时　分	

时间	到达急诊（0~10分钟）	到达急诊（0~30分钟）	到达急诊（0~24小时）
主要护理工作	□ 协助患者或家属完成挂号、交费等手续 □ 取血、并建立静脉通道，记录患者一般情况和用药 □ 询问病史 □ 检查生命体征，体格检查	□ 密切观察生命体征 □ 准确记录治疗过程（时间、病情变化） □ 协助医师直流电复律（按需）	□ 密切观察生命体征 □ 准确记录治疗过程（时间、病情变化） □ 密切观察心律情况
重点医嘱	□ 详见医嘱执行单	□ 详见医嘱执行单	□ 详见医嘱执行单
病情变异记录	□ 无　□ 有，原因： 1. 2.	□ 无　□ 有，原因： 1. 2.	□ 无　□ 有，原因： 1. 2.
护士签名			

时间	住院第 1 天	住院第 2 天	住院第 3 天 （手术日）
主要护理工作	□ 入院宣教（环境、设施、人员等） □ 入院护理评估（营养状况、性格变化等） □ 病史询问、相应查体 □ 联系相关检查	□ 汇总检查结果 □ 完成术前评估 □ 术前宣教 □ 完成术前准备（备皮、建立静脉通路、输液）	□ 协助手术 □ 监测生命体征 □ 穿刺动脉，术后加压包扎，沙袋压迫 6 小时，平卧 12 小时，24 小时后解除包扎 □ 穿刺静脉，术后加压包扎，沙袋压迫 3 小时，平卧 6 小时后可下地活动切口护理 □ 定期记录重要监测指标
重点医嘱	**长期医嘱：** □ 特级/一级/二级护理（按需） □ 心电、血压监测 **临时医嘱：** □ 描记 12 导联心电图 □ 超声心动图 □ 感染筛查，凝血功能 □ 动脉血气（按需） □ 动态心电图（按需） □ 心脏 MRI（按需） □ 预期 EPS 前如病情允许停用抗心律失常药物 5 个半衰期以上或继续使用 □ 抗心律失常药（按需）	**长期医嘱：** □ 特级/一级/二级护理（按需） **临时医嘱：** □ 明日行 EPS+RFCA 术 □ 术区备皮 □ 术前晚可口服镇静药物 □ 继续调整抗心律失常药（按需） □ 其他特殊医嘱	**长期医嘱：** □ 今日行 EPS+RFCA □ EPS+RFCA 术后护理 □ 卧床 □ 穿刺肢体制动 6~12 小时（按需） **EPS+RFCA：** □ 穿刺动脉，术后加压包扎，沙袋压迫 6 小时，平卧 12 小时，24 小时后解除包扎 □ 穿刺静脉，术后加压包扎，沙袋压迫 3 小时，平卧 6 小时后可下地活动 □ 心电、血压监测 **临时医嘱：** □ 继续调整抗心律失常药（按需） □ 描记 12 导联心电图 □ 其他特殊医嘱
病情变异记录	□ 无　□ 有，原因： 1. 2.	□ 无　□ 有，原因： 1. 2.	□ 无　□ 有，原因： 1. 2.
护士签名			

时间	住院第 4 天 （术后第 1 天）	住院第 5 天 （术后第 2 天）
主要护理工作	□ 心理和生活护理 □ 配合医师伤口换药 □ 指导术后活动 □ 预防教育 □ 出院准备指导	□ 向患者交代随访相关内容 □ 通知出院处 □ 向患者交代出院后注意事项 □ 帮助患者或家属办理离院手续
重点医嘱	□ 详见医嘱执行单	□ 详见医嘱执行单
病情变异记录	□ 无　□ 有，原因： 1. 2.	□ 无　□ 有，原因： 1. 2.
护士签名		

　*注：本流程只适用于需要电生理检查经导管消融、非危重抢救的室性心动过速患者。如确诊为缺血性心脏疾病引起的室性心动过速应采用急性心肌梗死流程或择期 PCI 流程。

持续性室性心动过速临床路径护士表单 (B) *

适用对象：第一诊断为持续性室性心动过速 (ICD-10：I47.203)
行置入型心律转复除颤器 (ICD) 治疗 (ICD-9-CM-3：37.34/37.94)

患者姓名：		性别：	年龄：	门诊号：	住院号：

住院日期：	年 月 日	出院日期：	年 月 日	标准住院日：3~10 天

发病时间：	年 月 日 时 分	到达急诊时间：	年 月 日 时 分

时间	到达急诊 (0~10 分钟)	到达急诊 (0~30 分钟)	到达急诊 (0~24 小时)
主要护理工作	□ 协助患者或家属完成挂号、交费等手续 □ 取血、并建立静脉通道，记录患者一般情况和用药 □ 询问病史 □ 检查生命体征，体格检查	□ 密切观察生命体征 □ 准确记录治疗过程（时间、病情变化） □ 协助医师直流电复律（按需）	□ 密切观察生命体征 □ 准确记录治疗过程（时间、病情变化） □ 密切观察心律情况
重点医嘱	□ 详见医嘱执行单	□ 详见医嘱执行单	□ 详见医嘱执行单
病情变异记录	□ 无 □ 有，原因： 1. 2.	□ 无 □ 有，原因： 1. 2.	□ 无 □ 有，原因： 1. 2.
护士签名			

时间	住院第 1 天	住院第 2 天	住院第 3 天 （手术日）
主要护理工作	□ 入院宣教（环境、设施、人员等） □ 入院护理评估（营养状况、性格变化等） □ 病史询问、相应查体 □ 联系相关检查	□ 汇总检查结果 □ 完成术前评估 □ 术前宣教 □ 完成术前准备（备皮、建立静脉通路、输液）	□ 协助手术 □ 监测生命体征 □ 定期记录重要监测指标
重点医嘱	长期医嘱： □ 特级/一级二级护理（按需） □ 心电、血压监测 临时医嘱： □ 描记 12 导联心电图 □ 超声心动图 □ 胸片 □ 感染筛查，凝血功能 □ 动脉血气（按需） □ 根据出血及血栓风险调整抗栓药物 □ 动态心电图（按需） □ 心脏 MRI（按需） □ 抗心律失常药（按需）	长期医嘱： □ 特级/一级二级护理（按需） 临时医嘱： □ 明日全身/局部麻醉下心律转复除颤器置入术 □ 术区备皮 □ 术前禁食、禁水 □ 术前晚可口服镇静药物 □ 调整抗心律失常药（按需）	长期医嘱： □ 全身/局部麻醉下心律转复除颤器置入术后护理 □ 特级/一级护理（按需） □ 卧床，行心律转复除颤器置入术者，术后局部加压包扎至次日晨，卧床 24 小时 □ 心电、血压监测 □ 预防性使用抗菌药物 临时医嘱： □ 调整抗心律失常药 □ 心电图
病情变异记录	□ 无　□ 有，原因： 1. 2.	□ 无　□ 有，原因： 1. 2.	□ 无　□ 有，原因： 1. 2.
护士签名			

时间	住院第 4 天 （术后第 1 天）	住院第 5 天 （术后第 2 天）
主要护理工作	□ 心理和生活护理 □ 配合医师伤口换药 □ 指导术后活动 □ 预防教育 □ 出院准备指导	□ 向患者交代随访相关内容 □ 通知出院处 □ 向患者交代出院后注意事项 □ 帮助患者或家属办理离院手续
重点医嘱	□ 详见医嘱执行单	□ 详见医嘱执行单
病情变异记录	□ 无 □ 有，原因： 1. 2.	□ 无 □ 有，原因： 1. 2.
护士签名		

*注：本流程只适用于需要行植入型心律转复除颤器（ICD）治疗、非危重抢救的室性心动过速患者。如确诊为缺血性心脏疾病引起的室性心动过速应采用急性心肌梗死流程或择期 PCI 流程。

（三）患者表单

持续性室性心动过速临床路径患者表单（A）*

适用对象：第一诊断为持续性室性心动过速（ICD-10：I47.203）

行电生理检查+经导管消融术（EPS+RFCA）[ICD-9-CM-3：37.26+（37.34/37.94）]

患者姓名：	性别：	年龄：	门诊号：	住院号：
住院日期： 年 月 日	出院日期： 年 月 日			标准住院日：3~10天
发病时间： 年 月 日 时 分		到达急诊时间： 年 月 日 时 分		

时间	到达急诊（0~10分钟）	到达急诊（0~30分钟）	到达急诊（0~24小时）
医患配合	□ 家属与医师交流了解病情 □ 接受病史询问 □ 进行体格检查 □ 进行相关检查 □ 交代既往用药情况	□ 接受医师安排，配合医师根据病情需要的抢救措施 □ 家属签署相关知情同意书	□ 家属再次与医师交流了解病情和治疗措施，签署相关知情同意书 □ 接受医师的安排
重点诊疗及检查	重点诊疗： □ 吸氧 □ 心电、血压监测 重要检查： □ 描记12导联心电图 □ 血清心肌标志物测定 □ 血常规+电解质	重点诊疗： □ 心电、血压监测 □ 吸氧（如需直流电转复） □ 静脉给予镇静剂（如需直流电复律） □ 直流电复律（按需） □ 静脉应用抗心律失常药（直流电转复后按需或血流动力学稳定者首选） 重要检查： □ 描记12导联心电图（转复后）	重点诊疗： □ 心电、血压和血氧监测 重要检查： □ 针对异常实验室检查指标进行复查

时间	住院第 1 天	住院第 2 天	住院第 3 天 （手术日）
医患配合	□ 接受相关宣教 □ 接受入院护理评估 □ 接受病史询问 □ 进行体格检查 □ 交代既往用药情况 □ 进行相关治疗	□ 患者及家属与医师交流了解病情 □ 了解导管消融的注意事项 □ 根据经济承担能力，与医师协商选择相关导管等 □ 签署知情同意书等 □ 接受相关治疗 □ 接受术前宣教	□ 接受导管消融相关治疗 □ 患者家属与医师交流了解导管消融情况及术后注意事项 □ 接受术后护理与监测
重点诊疗及检查	重点诊疗： □ 心律失常护理常规 □ 特级/一级/二级护理（按需） □ 普通饮食 □ 心电、血压监测 □ 既往基础用药 重要检查： □ 描记 12 导联心电图 □ 超声心动图 □ 感染筛查，凝血功能 □ 动脉血气（按需） □ 动态心电图（按需） □ 心脏 MRI（按需）	重点诊疗： □ 心律失常护理常规 □ 特级/一级/二级护理（按需） □ 普通饮食 □ 术区备皮 □ 术前晚可口服镇静药物 □ 继续调整抗心律失常药（按需）	重点诊疗： □ 今日行 EPS+RFCA 手术 □ EPS+RFCA 术后护理 □ 卧床 □ 穿刺肢体制动 6~12 小时 □ 心电、血压监测 □ 必要时吸氧 □ 继续调整抗心律失常药（按需） 重要检查： □ 描记 12 导联心电图 □ 其他必要检查

时间	住院第 4 天 （术后第 1 天）	住院第 5 天 （术后第 2 天）
医患配合	□ 接受术后活动指导 □ 配合医师进行伤口换药 □ 接受相关治疗	□ 接受出院前康复宣教 □ 接受出院注意事项宣教 □ 了解导管消融随访情况 □ 办理出院手续 □ 获取出院诊断书 □ 获取出院带药
重点诊疗及检查	重要诊疗： □ 卧床 □ 心电、血压监测 □ 换药 1 次，EPS＋RFCA 术后 24 小时解除包扎，局部听诊有无杂音 □ 继续使用抗心律失常药（按需）	□ 出院 □ 出院带药：继续使用抗心律失常药（按需）

*注：本流程只适用于需要电生理检查经导管消融的患者、非危重抢救的室性心动过速患者。如确诊为缺血性心脏疾病引起的室性心动过速应采用急性心肌梗死流程或择期 PCI 流程。

持续性室性心动过速临床路径患者表单（B）*

适用对象：第一诊断为持续性室性心动过速（ICD-10：I47.203）
行置入型心律转复除颤器（ICD）治疗（ICD-9-CM-3：37.34/37.94）

患者姓名：		性别： 年龄： 门诊号：		住院号：
住院日期： 年 月 日		出院日期： 年 月 日		标准住院日：3~10 天
发病时间： 年 月 日 时 分			到达急诊时间： 年 月 日 时 分	

时间	到达急诊（0~10 分钟）	到达急诊（0~30 分钟）	到达急诊（0~24 小时）
医患配合	□ 家属与医师交流了解病情 □ 接受病史询问 □ 进行体格检查 □ 进行相关检查 □ 交代既往用药情况	□ 接受医师安排，配合医师根据病情需要的抢救措施 □ 家属签署相关知情同意书	□ 家属再次与医师交流了解病情和治疗措施，签署相关知情同意书 □ 接受医师的安排
重点诊疗及检查	**重点诊疗：** □ 心电、血压监测 **重要检查：** □ 描记 12 导联心电图 □ 血清心肌标志物测定 □ 血常规+电解质	**重点诊疗：** □ 心电、血压监测 □ 吸氧（如需直流电转复） □ 静脉给予镇静剂（如需直流电复律） □ 直流电复律（按需） □ 静脉应用抗心律失常药（直流电转复后按需或血流动力学稳定者首选） **重要检查：** □ 描记 12 导联心电图（转复后）	**重点诊疗：** □ 心电、血压监测 **重要检查：** □ 针对异常实验室检查指标进行复查

时间	住院第 1 天	住院第 2 天	住院第 3 天（手术日）
医患配合	□ 接受相关宣教 □ 接受入院护理评估 □ 接受病史询问 □ 进行体格检查 □ 交代既往用药情况 □ 进行相关治疗	□ 患者及家属与医师交流了解病情 □ 了解 ICD 置入的注意事项 □ 根据经济承担能力，与医师协商选择相关起搏器 □ 签署知情同意书等 □ 接受相关治疗 □ 接受术前宣教	□ 接受 ICD 置入治疗 □ 患者家属与医师交流了解手术情况及术后注意事项 □ 接受术后护理与监测
重点诊疗及检查	**重点诊疗：** □ 心律失常护理常规 □ 特级/一级/二级护理 □ 普通饮食 □ 心电、血压监测 □ 既往基础用药 **重要检查：** □ 描记 12 导联心电图 □ 超声心动图 □ 胸片 □ 感染性疾病筛查，凝血功能 □ 动脉血气（按需） □ 根据出血及血栓风险调整抗栓药物 □ 动态心电图（按需） □ 心脏 MRI（按需）	**重点诊疗：** □ 心律失常护理常规 □ 特级/一级/二级护理 □ 普通饮食 □ 术区备皮 □ 术前晚可口服镇静药物 □ 继续调整抗心律失常药（按需）	**重点诊疗：** □ 今日行 ICD 置入手术 □ ICD 置入术后护理 □ 卧床，术后局部加压包扎至次日晨，卧床 24 小时 □ 心电、血压监测 □ 继续调整抗心律失常药（按需） □ 预防性使用抗菌药物 **重要检查：** □ 描记 12 导联心电图 □ 其他必要检查

时间	住院第 4 天 （术后第 1 天）	住院第 5 天 （术后第 2 天）
医患配合	□ 接受术后活动指导 □ 配合医师进行伤口换药 □ 接受相关治疗	□ 接受出院前康复宣教 □ 接受出院注意事项宣教 □ 了解 ICD 植入随访情况 □ 办理出院手续 □ 获取出院诊断书 □ 获取出院带药
重点诊疗及检查	□ 卧床 □ 心电、血压监测 □ 换药 1 次（ICD 术后 24 小时解除包扎） □ 预防性抗菌药物 □ 继续使用抗心律失常药（按需）	□ 出院 □ 出院带药：继续使用抗心律失常药（按需）

*注：本流程只适用于需要行置入型心律转复除颤器（ICD）治疗、非危重抢救的室性心动过速患者。如确诊为缺血性心脏疾病引起的室性心动过速应采用急性心肌梗死流程或择期 PCI 流程。

附：原表单（2019 年版）

持续性室性心动过速临床路径表单（A）*

适用对象：第一诊断为持续性室性心动过速（ICD-10：I47.203）

行电生理检查+经导管消融术（EPS+RFCA）［ICD-9-CM-3：37.26（37.34/37.94）］

患者姓名：	性别： 年龄：	病例号：
住院日期： 年 月 日	出院日期： 年 月 日	标准住院日：3~10 天
发病时间： 年 月 日 时 分	达急诊时间： 年 月 日 时 分	

时间	到达急诊（0~10 分钟）	到达急诊（0~30 分钟）	到达急诊（0~24 小时）
主要诊疗工作	□ 描记 12 导联心电图 □ 评价心电图 □ 询问病史 □ 检查生命体征，体格检查 □ 完成血流动力学评估 □ 根据患者病情，向家属交代可能的风险、所需抢救措施（包括直流电转复及气管插管、动脉深静脉穿刺、心肺复苏等），并获得家属的知情同意签字	□ 请上级医师会诊 □ 如患者因血流动力学不稳定，出现意识丧失，则迅速给予直流电复律 □ 如果血流动力学尚稳定，未出现意识丧失，可等待会诊后决定治疗措施 □ 如患者出现休克症状，但意识尚清可给予镇静药物后电复律 □ 向家属交代病情，签署相关知情同意书	□ 评价病史及基础病，分析各项实验室检查结果 □ 再次向家属交代病情和治疗措施，签署相关知情同意书 □ 准备收入相关病房 □ AMI/一过性缺血采用 PCI 流程表 □ 特发性室性心动过速采用 EPS+RFCA 流程表 □ 需要植入心律转复除颤器采用心律转复除颤器置入术流程表 □ 电解质紊乱、药物中毒等诱因或无手术指征采用药物治疗流程 □ 密切观察患者心律情况
重点医嘱	长期医嘱： □ 吸氧 □ 心电、血压监测 临时医嘱： □ 描记 12 导联心电图 □ 血清心肌标志物测定 □ 血常规+电解质	长期医嘱： □ 特级护理 □ 每小时测量记录生命体征 □ 卧床、禁食、禁水 □ 心电、血压监测 临时医嘱： □ 吸氧（如需直流电转复） □ 静脉给予麻醉药物（如需直流电复律） □ 直流电复律（按需） □ 描记 12 导联心电图（转复后） □ 静脉应用抗心律失常药（直流电转复后按需或血流动力学稳定者首选）	长期医嘱： □ 特级护理 □ 卧床 □ 心电、血压监测 □ 吸氧 临时医嘱： □ 口服/静脉抗心律失常药物 □ 针对可纠正的诱因和/或异常实验室检查（如电解质紊乱、药物中毒）进行治疗 □ 针对异常实验室检查指标进行复查

续　表

时间	到达急诊（0~10分钟）	到达急诊（0~30分钟）	到达急诊（0~24小时）
主要护理工作	□ 协助患者或家属完成挂号、交费等手续 □ 取血并建立静脉通道，记录患者一般情况和用药	□ 特级护理 □ 准确记录治疗过程（时间、病情变化）	□ 特级护理 □ 准确记录治疗过程（时间、病情变化）
病情变异记录	□ 无　□ 有，原因： 1. 2.	□ 无　□ 有，原因： 1. 2.	□ 无　□ 有，原因： 1. 2.
护士签名			
医师签名			

时间	住院第 1 天	住院第 2 天 （手术前 1 天）	住院第 3 天 （手术日）
主要诊疗工作	□ 上级医师查房 □ 分析病因、危险分层、监护强度、治疗效果评估 □ 确定下一步治疗方案 □ 完成病历书写 □ 向家属交代可能的风险，所需诊治方案，并获得家属的知情同意签字	□ 确定患者是否需要进行电生理检查+经导管消融术 □ 向家属交代可能的风险，所需 EPS+RFCA 方案，并获得家属的知情同意签字 □ 完成术前准备 □ 继续调整抗心律失常药（按需）	□ 术后 ECG □ 术后生命体征观察 □ 术后伤口观察。 □ 术后穿刺肢体肢端循环观察 □ EPS+RFCA 术后患者有植入心律转复除颤器指证，转入心律转复除颤器置入术流程
重点医嘱	**长期医嘱：** □ 特级/一级/二级护理（按需） □ 心电、血压监测 **临时医嘱：** □ 描记 12 导联心电图 □ 超声心动图 □ 感染筛查，凝血功能 □ 动脉血气（按需） □ 动态心电图（按需） □ 心脏 MRI（按需） □ 预期 EPS 前如病情允许停用抗心律失常药物 5 个半衰期以上 □ 抗心律失常药（按需）	**长期医嘱：** □ 特级/一级/二级护理（按需） **临时医嘱：** □ 明日行 EPS+RFCA □ 术区备皮 □ 术前晚可口服镇静药物 □ 继续调整抗心律失常药（按需）	**长期医嘱：** □ 今日行 EPS+RFCA □ EPS+RFCA 术后护理 □ 卧床 □ 穿刺肢体制动 6~12 小时（按需） **EPS+RFCA：** □ 穿刺动脉，术后加压包扎，沙袋压迫 6 小时，平卧 12 小时，24 小时后解除包扎 □ 穿刺静脉，术后加压包扎，沙袋压迫 3 小时，平卧 6 小时后可下地活动 □ 心电、血压监测 **临时医嘱：** □ 继续调整抗心律失常药（按需） □ 描记 12 导联心电图
主要护理工作	□ 入院宣教 □ 病房设施及相关规定介绍 □ 心理及生活护理	□ 心理及生活护理 □ 指导患者相关治疗和检查活动	□ 注意观察患者生命体征及伤口情况，肢端循环情况 □ 心理及生活护理
病情变异记录	□ 无　□ 有，原因： 1. 2.	□ 无　□ 有，原因： 1. 2.	□ 无　□ 有，原因： 1. 2.
护士签名			
医师签名			

时间	住院第 4 天	住院第 5 天 （出院日）
主要 诊疗 工作	□ 术后伤口观察，换药等相关治疗 □ 安排术后相关检查 □ 调整抗心律失常药物（按需）	□ 确定行 EPS+RFCA 的患者是否可以出院
重 点 医 嘱	长期医嘱： □ 心电、血压监测 临时医嘱： □ 换药 1 次（EPS+RFCA 术后 24 小时解除包 　扎，局部听诊有无杂音） □ 继续使用抗心律失常药（按需）	出院医嘱： □ 出院带药：继续使用抗心律失常药（按需） □ 预约定期复查，随访计划
主要 护理 工作	□ 配合医师伤口换药	□ 办理出院
病情 变异 记录	□ 无　□ 有，原因： 1. 2.	□ 无　□ 有，原因： 1. 2.
护士 签名		
医师 签名		

*注：本流程只适用于需要电生理检查经导管消融非危重抢救的室性心动过速患者。如确诊为缺血性心脏疾病引起的室性心动过速应采用急性心肌梗死流程或择期 PCI 流程。

持续性室性心动过速临床路径表单（B）[*]

适用对象：第一诊断为持续性室性心动过速（ICD-10：I47.203）

行置入型心律转复除颤器（ICD）治疗（ICD-9-CM-3：37.34/37.94）

患者姓名：		性别：　　年龄：	病例号：
住院日期：　　年　月　日		出院日期：　　年　月　日	标准住院日：3~10天
发病时间：　年　月　日　时　分		达急诊时间：　年　月　日　时　分	

时间	到达急诊（0~10分钟）	到达急诊（0~30分钟）	到达急诊（0~24小时）
主要诊疗工作	□ 描记12导联心电图 □ 评价心电图 □ 询问病史 □ 检查生命体征，体格检查 □ 完成血流动力学评估 □ 根据患者病情，向家属交代可能的风险、所需抢救措施（包括直流电转复及气管插管、动脉深静脉穿刺、心肺复苏等），并获得家属的知情同意签字	□ 请上级医师会诊 □ 如患者因血流动力学不稳定，出现意识丧失，则迅速给予直流电复律 □ 如果血流动力学尚稳定，未出现意识丧失，可等待会诊后决定治疗措施 □ 如患者出现休克症状，但意识尚清可给予镇静药物后电复律 □ 向家属交代病情，签署相关知情同意书	□ 评价病史及基础病，分析各项实验室检查结果 □ 再次向家属交代病情和治疗措施，签署相关知情同意书 □ 准备收入相关病房 □ AMI/一过性缺血采用PCI流程表 □ 特发性室性心动过速采用EPS+RFCA流程表 □ 需要植入心律转复除颤器采用心律转复除颤器置入术流程表 □ 电解质紊乱、药物中毒等诱因或无手术指征采用药物治疗流程 □ 密切观察患者心律情况
重点医嘱	**长期医嘱：** □ 吸氧 □ 心电、血压监测 **临时医嘱：** □ 描记12导联心电图 □ 血清心肌标志物测定 □ 血常规+电解质	**长期医嘱：** □特级护理 □ 每小时测量记录生命体征 □ 卧床、禁食、禁水 □ 心电、血压监测 **临时医嘱：** □ 吸氧（如需直流电转复） □ 静脉给予麻醉药物（如需直流电复律） □ 直流电复律（按需） □ 描记12导联心电图（转复后） □ 静脉应用抗心律失常药（直流电转复后按需或血流动力学稳定者首选）	**长期医嘱：** □ 特级护理 □卧床 □ 心电、血压监测 **临时医嘱：** □ 口服/静脉抗心律失常药物 □ 针对可纠正的诱因和/或异常实验室检查（如电解质紊乱）进行治疗 □ 针对异常实验室检查指标进行复查
主要护理工作	□ 协助患者或家属完成挂号、交费等手续 □ 取血并建立静脉通道，记录患者一般情况和用药	□ 特级护理 □ 准确记录治疗过程（时间、病情变化）	□ 特级护理 □ 准确记录治疗过程（时间、病情变化）

续 表

时间	到达急诊（0~10分钟）	到达急诊（0~30分钟）	到达急诊（0~24小时）
病情 变异 记录	□无 □有，原因： 1. 2.	□无 □有，原因： 1. 2.	□无 □有，原因： 1. 2.
护士 签名			
医师 签名			

时间	住院第 1 天	住院第 2 天 （手术前 1 天）	住院第 3 天 （手术日）
主要诊疗工作	□ 上级医师查房 □ 分析病因、危险分层、监护强度、治疗效果评估 □ 制订下一步治疗方案 □ 完成病历书写 □ 向家属交代可能的风险，所需诊治方案，并获得家属的知情同意签字	□ 确定患者是否需要进行心律转复除颤器置入术 □ 向家属交代可能的风险，所需 EPS+RFCA 方案，并获得家属的知情同意签字 □ 完成术前准备 □ 调整抗心律失常药 □ 需要全麻患者术前麻醉科会诊评估	□ 术后心电图 □ 术后伤口观察 □ 术前/后预防性使用抗菌药物
重点医嘱	长期医嘱： □ 特级/一级/二级护理（按需） □ 心电、血压监测 临时医嘱： □ 描记 12 导联心电图 □ 超声心动图 □ X 线胸片 □ 感染筛查，凝血功能 □ 动脉血气（按需） □ 根据出血及血栓风险调整抗栓药物 □ 动态心电图（按需） □ 心脏 MRI（按需） □ 抗心律失常药（按需）	长期医嘱： □ 特级/一级/二级护理（按需） 临时医嘱： □ 明日全身/局部麻醉下心律转复除颤器置入术 □ 术区备皮 □ 术前禁食、禁水 □ 术前晚可口服镇静药物 □ 调整抗心律失常药（按需）	长期医嘱： □ 全身/局部麻醉下心律转复除颤器置入术后护理 □ 特级/一级护理（按需） □ 卧床，行心律转复除颤器置入术者，术后局部加压包扎至次日晨，卧床 24 小时 □ 心电、血压监测 □ 预防性使用抗菌药物 临时医嘱： □ 调整抗心律失常药 □ 心电图
主要护理工作	□ 入院宣教 □ 病房设施及相关规定介绍 □ 心理及生活护理	□ 心理及生活护理 □ 指导患者相关治疗和检查活动	□ 术后生命体征观察 □ 伤口观察 □ 心理及生活护理
病情变异记录	□ 无 □ 有，原因： 1. 2.	□ 无 □ 有，原因： 1. 2.	□ 无 □ 有，原因： 1. 2.
护士签名			
医师签名			

时间	住院第 4 天	住院第 5 天	住院第 6~9 天
主要诊疗工作	□ 术后伤口观察，换药等相关治疗 □ 安排术后相关检查	□ 行心律转复除颤器置入患者进行术后检查（包括 X 线胸片、动态心电图、术后心律转复除颤器程控）	□ 评估心律转复除颤器置入术的患者是否可以出院 □ 术后检查评估 □ 向患者及家属交代出院后注意事项，预约复诊时间 □ 将出院记录的副本交给患者 □ 准备出院带药 □ 如果患者不能出院，在病程记录中说明原因和继续治疗的方案
重点医嘱	长期医嘱： □ 全身/局部麻醉下心律转复除颤器置入术后护理 □ 一级护理 □ 心电、血压监测 临时医嘱： □ 换药 1 次（行心律转复除颤器置入者晨起解除加压包扎，局部换药） □ 继续调整抗心律失常药 □ 心电图	长期医嘱： □ 全身/局部麻醉下心律转复除颤器置入术后护理 □ 一级或二级护理 临时医嘱： □ 调整抗心律失常药 □ X 线胸片 □ 动态心电图 □ 术后心律转复除颤器程控	出院医嘱： □ 心律转复除颤器置入术的患者出院 □ 继续使用抗心律失常药（按需）
主要护理工作	□ 配合医师伤口换药	□ 协助患者完成相关检查	□ 办理出院 □ 出院指导
病情变异记录	□ 无 □ 有，原因： 1. 2.	□ 无 □ 有，原因： 1. 2.	□ 无 □ 有，原因： 1. 2.
护士签名			
医师签名			

*注：本流程只适用于需要心律转复除颤器置入、非危重抢救的室性心动过速患者。如确诊为缺血性心脏疾病引起的室性心动过速应采用急性心肌梗死流程或择期 PCI 流程。

附件 1 室性心动过速的 EPS+RFCA 常见适应证

分类	电生理诊断	处理方法
特发性室性心动过速	□ 分支型或维拉帕米敏感性室速 □ 流出道室速 □ 流入道（二尖瓣环、三尖瓣环起源）室速 □ 乳头肌起源室速 □ 冠状静脉系统起源室速	射频消融
器质性心脏病室性心动过速	□ 致心律失常性右室心肌病室性心动过速（反复发作症状性室性心动过速，药物无效或不耐受） □ 心肌梗死后室性心动过速（部分单形性室性心动过速，药物和优化心律转复除颤器程控控制不良的室性心动过速及室性心动过速电风暴） □ 非缺血性心肌病合并室性心动过速（药物和优化心律转复除颤器程控控制不良的持续单形性室性心动过速）	□ 首选心律转复除颤器 □ 首选心律转复除颤器 □ 首选心律转复除颤器

附件 2 室性心动过速的心律转复除颤器置入常见适应证

分类	疾病	电生理诊断
二级预防	结构性心脏病	无可逆原因的 VT/VF 导致的心搏骤停或者出现血流动力学不稳定的室速，预期生存 1 年以上
		合并自发持续性室速，预期生存 1 年以上
		出现不明原因的晕厥，EPS 诱发出持续单形性室性心动过速，预期生存 1 年以上
	无结构性心脏病	无可逆原因的 VT/VF 导致的心搏骤停或者出现血流动力学不稳定的室速，预期生存 1 年以上
一级预防	缺血性心脏病合并心力衰竭	1. 心肌梗死 40 天后和再血管化后 90 天以上，预期寿命 1 年以上，最佳药物治疗基础上 • NYHA I 级，LVEF≤30% • NYHA II 级或 III 级，LVEF≤35% 2. 既往心肌梗死导致的非持续室速，LVEF≤40%，EPS 诱发出持续性室性心动过速或室颤
	非缺血性心脏病合并心力衰竭	LVEF≤35%，预期寿命 1 年以上，最佳药物治疗后 NYHA II 级或 III 级
	遗传性心律失常综合征	高危患者
	致心律失常右室心肌病、肥厚性心肌病	高危患者

附件 3 持续性室性心动过速临床症状分类及处理方法

分类	症状		处理方法
血流动力学稳定	无症状	□ 无任何由室性心动过速引发的不适	首选抗心律失常药物转复
	有轻微症状	□ 感觉胸部、咽部或颈部搏动感 □ 心悸 □ 漏搏感	
血流动力学不稳定	晕厥前症状	□ 头晕 □ 乏力 □ 虚汗 □ 面色苍白	静脉麻醉后直流电转复
	晕厥/心搏骤停	□ 意识丧失	立即直流电转复

第九章

原发性高血压临床路径释义

【医疗质量控制指标】

指标一、降压药物规范服用率。

指标二、降压药物严重不良反应发生率。

指标三、高血压患者靶器官损害评估完成率。

指标四、高血压患者危险因素评估完成率。

指标五、高血压患者宣教执行率。

指标六、高血压患者出院后院外血压控制率。

指标七、高血压患者在院心血管事件发生率。

指标八、患者随访率。

一、原发性高血压编码

1. 原编码

疾病名称及编码：原发性高血压（ICD-10：I10. xx11）

2. 修改编码

疾病名称及编码：原发性高血压（ICB-10：I10. x09）

二、临床路径检索方法

I10. x09

三、国家医疗保障疾病诊断相关分组（CHS-DRG）

MDCF 循环系统疾病及功能障碍

FV2 高血压

四、原发性高血压临床路径标准住院流程

（一）适用对象

第一诊断为原发性高血压（ICD-10：I10. xx11）。

> 释义
>
> ■ 适用对象编码参见第一部分。
>
> ■ 本路径适用于第一诊断为原发性高血压的患者，除外因肾脏原因（包括肾实质和肾血管等）、内分泌性（包括原发性醛固酮增多症、皮质醇增多症、嗜铬细胞瘤等）、大动脉炎、主动脉缩窄、药物等因素导致的继发性血压升高。

（二）诊断依据

根据《中国高血压防治指南》（中国高血压防治指南修订委员会，2010 年）及 JNC8 与 ESH 相关指南。

1. 高血压的定义：在未使用降压药物的情况下，非同日 3 次测量血压，收缩压≥140mmHg 和/或舒张压≥90mmHg。收缩压≥140mmHg 和舒张压＜90mmHg 为单纯性收缩期高血压。患者既往有高血压史，目前正在使用降压药物，血压虽然低于 140/90mmHg，也诊断为高血压。

2. 根据血压升高水平，又进一步将高血压分为 1 级、2 级和 3 级（表 9-1）。当收缩压和舒张压分属于不同级别时，以较高的级别为准。

表 9-1 血压分类水平和定义

类别	收缩压（mmHg）		舒张压（mmHg）
正常血压	＜120	和	＜80
正常高值血压	120~139	和/或	80~89
1 级高血压（轻度）	140~159	和/或	90~99
2 级高血压（中度）	160~179	和/或	100~109
3 级高血压（重度）	≥180	和/或	≥110
单纯收缩期高血压	≥140	和	＜90

3. 寻找心血管危险因素、靶器官损害以及相关临床情况，按心血管风险分层（表 9-2）。

表 9-2 高血压患者心血管危险分层

其他危险因素和病史	血压水平		
	1 级高血压 SBP140~159mmHg 或 DBP90~99mmHg	2 级高血压 SBP160~179mmHg 或 DBP100~109mmHg	3 级高血压 SBP≥180mmHg 或 DBP≥110mmHg
0 个	低危	中危	高危
1~2 个其他危险因素	中危	中危	很高危
≥3 个其他危险因素或靶器官损害	高危	高危	很高危
临床并发症或合并糖尿病	很高危	很高危	很高危

4. 除外各种继发性高血压。

> **释义**
>
> ■ 高血压的诊断除了依据诊室血压以外，也可参考家庭自测血压收缩压≥135mmHg 和/或舒张压≥85mmHg 和 24 小时动态血压收缩压平均值≥130mmHg 和/或舒张压平均值≥80mmHg，白天收缩压平均值≥135mmHg 和/或舒张压平均值≥85mmHg，夜间收缩压平均值≥120mmHg 和/或舒张压平均值≥70mmHg。
>
> ■ 一般左右上臂的血压相差＜10~20mmHg，右侧＞左侧。如果左右上臂血压相差较大，大于 20mmHg 时，血压低的一侧要考虑锁骨下动脉狭窄及远端阻塞性病变。
>
> ■ 如疑似直立性低血压的患者还需测量平卧位和站立位血压，每个体位测量间隔 2 分钟。
>
> ■ 是否血压升高，不能仅凭 1 次或 2 次诊室血压的测量值，确诊高血压时需连续 3 次血压测量，取 2 次在 5mmHg 之间的平均值。同时需要经过一段时间的随访，进一步观察血压变化和总体水平。

■ 高血压患者的预后不仅与血压水平有关，而且与是否合并其他心血管危险因素及靶器官损害程度相关，因此从指导治疗和判断预后的角度，应对高血压患者进行心血管危险分层的评估。

■ 必须鉴别是原发性还是继发性高血压。

（三）进入路径标准

1. 第一诊断为原发性高血压（ICD-10：I10.xx11）。

2. 如患有其他非心血管疾病，但在住院期间不需特殊处理（检查和治疗），也不影响第一诊断时，可以进入路径。

> 释义
>
> ■ 若高血压患者既往患有糖尿病、慢性肾脏病、冠心病或心力衰竭及脑梗等病史，经合理治疗目前达到稳定，则可进入路径。对高危人群需按指南及临床特征较为精准的治疗，否则可能会增加并发症的风险和治疗费用，延长住院时间。

（四）标准住院日7~10天

> 释义
>
> ■ 高血压患者入院后，早期（1~3天）评估血压水平及危险因素、靶器官损害，平稳降压及强化危险因素管理（4~6天），鉴别继发性高血压和严重合并症之后继续监测血压是否达标（6~10天）。总住院时间不超过10天符合路径要求。对于部分患者在住院前已经完成靶器官评估及调整降压方案，住院期间血压稳定，变化幅度不大，其住院时间可以短于7天。

（五）住院期间的检查项目

1. 必需的检查项目：血生化（钾、钠、钙、空腹血糖、血清总胆固醇、三酰甘油、高密度脂蛋白胆固醇、低密度脂蛋白胆固醇、尿酸、肌酐）；估算的肌酐清除率或肾小球滤过率；全血细胞计数、血红蛋白和血细胞比容；尿液分析（尿蛋白、糖和尿沉渣镜检）；心电图。

2. 根据患者病情进行的检查项目：餐后2小时血糖、糖化血红蛋白或口服糖耐量试验（当空腹血糖＞6.1mmol时测定）、同型半胱氨酸、高敏C反应蛋白、尿白蛋白定量（糖尿病患者必查项目）、尿蛋白定量（用于尿常规检查蛋白阳性者）；24小时动态血压监测（ABPM）、24小时心电图、超声心动图、颈动脉超声、眼底、X线胸片、脉搏波传导速度（PWV）以及踝臂血压指数（ABI）等、肾和肾动脉CT或超声。对有合并症的高血压患者，进行相应的脑功能、心功能和肾功能检查。

> **释义**
>
> ■ 必须的检查项目是高血压患者最基础的临床辅助检查，可以协助筛查有无继发性高血压的可能（如低钾、血红蛋白明显增高等）；高血压的靶器官损害（如蛋白尿、心电图提示的左室肥厚等）以及合并的危险因素（如高血糖、脂代谢异常等）。
>
> ■ 根据患者病情需要进行检查的项目，可以进一步评价高血压患者的靶器官损害情况（如左室肥厚、动脉粥样硬化等）、有无合并症（如脑血管病、心力衰竭等）、有无继发性高血压（如原发性醛固酮增多症和肾动脉狭窄等），进一步明确并存的危险因素（如糖尿病等）。
>
> ■ 动态血压监测可诊断白大衣高血压，发现隐蔽性高血压，检查顽固难治性高血压的原因，评估血压升高程度，短时变异和昼夜节律以及治疗效果等。

（六）治疗方案的选择

1. 非药物治疗（生活方式干预）：减少钠盐摄入，增加钾盐摄入；控制体重；不吸烟；不过量饮酒；体育运动；减轻精神压力，保持心理平衡，规律及充足的睡眠。

2. 高血压的药物治疗

（1）常用降压药物包括钙通道阻滞剂（CCB）、血管紧张素转换酶抑制剂（ACEI）、血管紧张素受体阻断剂（ARB）、利尿剂和 β 受体阻断剂 5 类。此外，α 受体阻断剂或其他种类降压药有时亦可应用于某些高血压人群。

（2）降压药物的联合应用：2 级高血压和/或伴有多种危险因素、靶器官损害或临床疾患的人群，往往初始治疗即需要应用 2 种小剂量降压药物，以及由上述药物组成的固定配比复方制剂。如仍不能达到目标水平，可在原药基础上加量或可能需要 3 种，甚至 4 种以上降压药物。

3. 调脂治疗：首先应强调治疗性生活方式改变，当严格实施治疗性生活方式 3~4 个月后，血脂水平不能达到目标值，则考虑药物治疗，根据血脂异常的类型选择药物种类，胆固醇升高为主的患者一般首选他汀类药物。

4. 抗血小板治疗：高血压伴糖尿病、心血管高风险者可用小剂量阿司匹林（75~100mg/d）进行一级预防。高血压伴缺血性心血管疾病可用小剂量阿司匹林（75~100mg/d）进行二级预防。

5. 其他药物：伴随疾病的治疗药物等。

> **释义**
>
> ■ 生活方式干预应贯穿在整个高血压的治疗过程中，住院后 24 小时应当进行盐摄入量的评估，以 24 小时尿电解质的尿钠排泄作为指标，如 2 小时尿钠排泄＞100mmol/d（相当于钠盐摄入＞6g/d）建议住院后启动低钠饮食配方的膳食，如肾功能良好者可启动低钠富钾的饮食配方膳食。改善生活方式可一定程度降低血压水平，减少危险因素，减轻靶器官损害。
>
> ■ 常用的五大类降压药物均可作为初始治疗用药，应根据患者的临床情况、合并症选择针对性的药物进行个体化治疗。大多数无并发症的患者可单独或联合使用 5 类降压药物（利尿剂、β 受体阻断剂、CCB、ACEI 和 ARB），老年高血压患者治疗可从小剂量开始。患者的心血管危险因素状况、靶器官损害、并发症、药物的不良

反应以及某些药物的高费用均可能影响降压药的选择。目前认为，2级高血压患者在开始时就可以使用两种降压药物联合治疗，联合治疗有利于血压较快达标，也利于减少不良反应。

■联合治疗常用的方案较多，根据患者的一般情况选择合适的联合治疗方案，在联合方案中优先考虑使用固定复方制剂，其优势为依从性高、疗效好、不良反应低以及价格低于自由联合方案。对于两种降压药不能达标者可采用三种降压药联合治疗，一般会包含利尿剂。采用合理的治疗方案和良好的治疗依从性，一般可使患者短期内达到血压控制的目标值，对于有并发症的患者，降压药和治疗方案应该个体化。

■各种心血管危险因素相互关联，降压治疗后尽管血压控制在正常范围，其他危险因素依然对预后产生重要影响，因此降压治疗需兼顾其他心血管危险因素控制，主要包括对血糖、血脂、尿酸、同型半胱氨酸等多重危险因素的控制。

（七）出院标准

1. 血压水平得到初步控制。
2. 无其他需要继续住院的并发症。

释义

■患者出院前应完成必须检查的项目，且检查项目无明显异常。若检查结果明显异常，主管医师应进行仔细分析并做出对应处置。

（八）变异及原因分析

1. 发现有继发性高血压的病因。
2. 病情危重。

释义

■变异是指入选临床路径的患者未能按路径流程完成医疗行为或未达到预期的医疗质量控制目标。包括以下三方面情况：①按路径流程完成治疗，但出现非预期结果，可能需要后续进一步处理，如本路径发现继发性高血压的病因、高血压严重并发症或高血压急症、亚急症等；②按路径流程完成治疗，但超出了路径规定的时限或限定的费用，如实际住院日超出标准住院日要求；③不能按路径流程完成治疗，患者需要中途退出路径，如治疗过程中出现严重并发症，导致必须终止路径或需要转入其他路径进行治疗等。对这些患者，主管医师均应进行变异原因的分析，并在临床路径的表单中予以说明。

■高血压治疗过程中发现继发性高血压，或者出现严重的高血压并发症：高血压脑病、颅内出血、脑梗死、心肌梗死、心力衰竭、主动脉夹层等。

■ 医师认可的变异原因主要指患者入选路径后，医师在检查及治疗过程中发现合并存在一些事前未预知的对本路径治疗可能产生影响的情况，需要终止执行路径或者延长治疗时间、增加治疗费用。医师需在表单中明确说明。

■ 因患者方面的主观原因导致执行路径出现变异，也需要医师在表单中予以说明。

五、原发性高血压临床路径给药方案

【用药选择】

1. CCB：主要通过阻断血管平滑肌细胞上的钙离子通道发挥扩张血管降低血压的作用。适用于老年高血压、单纯收缩期高血压、伴稳定型心绞痛、冠状动脉或颈动脉粥样硬化及周围血管病患者。

2. ACEI：作用机制是抑制血管紧张素转换酶，阻断血管紧张素Ⅱ的生成，抑制激肽酶的降解而发挥降压作用。适用于伴慢性心力衰竭、心肌梗死后心功能不全、心房颤动、糖尿病肾病、非糖尿病肾病、代谢综合征、蛋白尿或微量白蛋白尿患者。

3. ARB：阻断血管紧张素Ⅱ AT_1 受体而发挥降压作用。适用于伴左心室肥厚、心力衰竭、糖尿病肾病、冠心病、代谢综合征、微量白蛋白尿或蛋白尿患者以及不能耐受 ACEI 的患者。

4. 利尿剂：通过利钠排尿、降低容量负荷而发挥降压作用。适用于老年高血压、单纯收缩期高血压或伴心力衰竭患者，也是难治性高血压的基础药物之一。

5. β受体阻断剂：抑制过度激活的交感神经活性、抑制心肌收缩力、减慢心率发挥降压作用。适用于伴快速性心律失常、冠心病、慢性心力衰竭、交感神经活性增高以及高动力状态的高血压患者。

6. α受体阻断剂：不作为高血压治疗的首选药。适用于高血压伴前列腺增生患者，也用于难治性高血压患者的治疗。

7. 血管紧张素受体脑啡肽酶抑制剂（ARNI）：具有激活利钠肽系统及抑制肾素血管紧张素Ⅱ ATI 受体的双重机制而发挥降压作用，是一类新型降压药物。适用于各类高血压患者特别适合于心力衰竭（包括射血分数降低和保留的心力衰竭）的高血压患者，慢性肾病（eGFRⅢ级及以上），难治性高血压，老年高血压，肥胖的高血压患者。

8. 联合用药：大部分高血压患者可能需要联合用药，对于血压≥160 /100mmHg 或高于目标血压 20/10mmHg 的高危人群，往往初始治疗即需要应用 2 种降压药物，可以考虑使用单片固定复方制剂。如血压超过 140/90mmHg，也可考虑初始小剂量联合降压药物治疗。如仍不能达到目标血压，可在原药基础上加量，或可能需要 3 种甚至 4 种以上降压药物。

【药学提示】

1. CCB 不良反应包括反射性交感神经激活导致心跳加快、面部潮红、脚踝部水肿、牙龈增生等。二氢吡啶类 CCB 没有绝对禁忌证，但心动过速与心力衰竭患者应慎用。急性冠状动脉综合征患者一般不推荐使用短效硝苯地平。非二氢吡啶类 CCB 也可用于降压治疗，常见不良反应包括抑制心脏收缩功能和传导功能，二度至三度房室阻滞；射血分数下降的心力衰竭患者禁忌使用，有时也会出现牙龈增生。

2. ACEI：最常见不良反应为干咳，多见于用药初期，症状较轻者可坚持服药，不能耐受者可改用 ARB。其他不良反应有低血压、皮疹，偶见血管神经性水肿及味觉障碍。长期应用有可能导致血钾升高，应定期监测血钾和血肌酐水平。禁忌证为双侧肾动脉狭窄、高钾血症及妊娠妇女。

3. ARB：不良反应少见，长期应用可升高血钾，应注意监测血钾及肌酐水平变化。双侧肾动脉狭窄、妊娠妇女、高钾血症者禁用。

4. 利尿剂：不良反应与剂量密切相关，故通常应采用小剂量。利尿剂可引起低血钾，长期应用者应定期监测血钾，并适量补钾。对高尿酸血症以及明显肾功能不全者慎用。

醛固酮受体阻断剂如螺内酯等需注意发生高钾血症的危险。螺内酯长期应用有可能导致男性乳房发育等不良反应。

5. β受体阻断剂：不良反应有疲乏、肢体冷感、激动不安、胃肠不适等，还可能影响糖、脂代谢。二至三度房室传导阻滞禁用。慢性阻塞性肺疾病、运动员、周围血管病或糖耐量异常者慎用。

6. α受体阻断剂：使用中注意测量坐、立位血压，最好使用控释制剂。体位性低血压者禁用。心力衰竭者慎用。

7. ARNI：不良反应较少见，双侧肾动脉狭窄、妊娠妇女、有血管神经性水肿禁用，有严重肝病、慢性肾病4期慎用，不能与ACEI合用。

六、原发性高血压患者护理规范

1. 评估患者的生活方式，说明不良生活方式与疾病的关系，指导采用健康生活方式。

2. 合理安排休息，保证充足睡眠，严重高血压或有合并症时卧床休息。

3. 饮食应低盐、低脂、低胆固醇，戒烟，忌酗酒。

4. 指导患者按时服用降压药，观察降压药的疗效和不良反应。

5. 保持大便通畅，忌用力大便。

6. 密切观察生命体征，严防高血压危象的发生。

7. 加强心理护理，增强战胜疾病的信心。

8. 教会患者及家属测量血压。

七、原发性高血压患者营养治疗规范

1. 减少钠盐：每人每日食盐用量以不超过6g为宜。限盐首先要减少烹调用调料，并少食各种腌制品。

2. 减少饱和脂肪和胆固醇的摄入，补充适量优质蛋白质，低脂的动物性蛋白质能有效地改善一些危险因素。

3. 注意补充钾和钙：蔬菜和水果是钾的最好来源。

4. 多吃蔬菜和水果：水果、蔬菜富含膳食纤维，有助于高血压病的防治。

5. 限制饮酒：过量饮酒会增加高血压脑卒中等疾病的危险。

八、原发性高血压患者健康宣教

1. 减重，低盐、低脂健康饮食。

2. 戒烟、限制过量饮酒。

3. 增加运动，减轻精神压力。

4. 严格控制血糖、血脂、尿酸、高同型半胱氨酸等危险因素。

5. 切忌随意停药及改变降压方案。

6. 鼓励患者进行家庭自测血压。

九、推荐表单

(一) 医师表单

原发性高血压临床路径医师表单

适用对象: 第一诊断为原发性高血压 (ICD-10: I10.xx11)

患者姓名:	性别:	年龄:	门诊号:	住院号:
住院日期: 年 月 日	出院日期: 年 月 日			标准住院日: 7~10天

时间	住院第1天	住院第2天	住院第3天
主要诊疗工作	□ 完成病史采集与体格检查 □ 监测血压、心率、呼吸、药物反应等情况 □ 描记心电图，评价初始心电图 □ 上级医师查房: 危险性分层，靶器官损害和治疗效果评估，制订诊疗方案 □ 完成病历及上级医师查房记录 □ 高血压常规药物治疗	□ 上级医师查房: 评价靶器官损害 □ 完成病历、病程记录、上级医师查房记录 □ 监测血压、心率、呼吸、药物反应、药物副作用等情况 □ 继续或调整高血压药物治疗	□ 上级医师查房: 评估治疗效果，修订诊疗方案 □ 完成上级医师查房和病程记录 □ 监测血压、心率、呼吸、药物反应、药物副作用等情况，继续和调整药物治疗
重点医嘱	长期医嘱: □ 高血压常规护理 □ 一级或二级护理 □ 低盐低脂饮食 □ 持续心电监测 (必要时) □ 根据血压水平和危险分层酌情加用降压药物 □ 阿司匹林 (酌情) □ 调脂治疗: 他汀类药物 (酌情) 临时医嘱: □ 描记18导联心电图，胸部影像学检查 □ 血常规、血糖、肝功能、肾功能、电解质、血脂四项、尿酸、同型半胱氨酸、甲状腺功能、尿常规、尿白蛋白、肌酐、24小时尿电解质 □ 24小时动态血压监测、24小时动态心电图 □ X线胸片、超声心动图、眼底检查	长期医嘱: □ 高血压常规护理 □ 二级护理 □ 低盐低脂饮食 □ 持续心电监测 (必要时) □ 降压药物 □ 阿司匹林 (酌情) □ 调脂治疗: 他汀类药物 (酌情) 临时医嘱: □ 餐后血糖或糖化血红蛋白 (酌情) □ 颈动脉超声 (酌情) □ ABI 或 PWV (酌情) □ 肾、肾动脉CT或超声，头颅CT (酌情)	长期医嘱: □ 高血压常规护理 □ 二级护理 □ 低盐低脂饮食 □ 降压药物 □ 阿司匹林 (酌情) □ 调脂治疗: 他汀类药物 (酌情) 临时医嘱: □ 实验室检查异常指标复查
病情变异记录	□ 无 □ 有，原因: 1. 2.	□ 无 □ 有，原因: 1. 2.	□ 无 □ 有，原因: 1. 2.
医师签名			

时间	住院第 4~6 天	住院第 7~9 天	住院第 8~10 天 （出院日）
主要诊疗工作	□ 上级医师查房：危险分层与靶器官损害的评估 □ 测血压、心率、呼吸、药物反应、药物副作用等情况 □ 确定下一步治疗方案 □ 完成上级医师查房记录	□ 上级医师查房与诊疗评估 □ 完成上级医师查房记录 □ 治疗效果、预后和出院评估 □ 确定患者是否可以出院 □ 康复和宣教	如果患者可以出院： □ 通知出院处 □ 通知患者及其家属出院 □ 向患者交代出院后注意事项，预约复诊日期 □ 将出院小结交给患者 □ 如果患者不能出院，请在病程记录中说明原因和继续治疗 □ 一级与二级预防的方案
重点医嘱	长期医嘱： □ 高血压护理常规 □ 二级护理 □ 低盐低脂饮食 □ 根据临床评估酌情调整降压药物 □ 阿司匹林（酌情） □ 调脂治疗：他汀类药物（酌情） 临时医嘱： □ 继续评估血压	长期医嘱： □ 高血压护理常规 □ 二级护理 □ 低盐低脂饮食 □ 降压药物 □ 阿司匹林（酌情） □ 调脂治疗：他汀类药物（酌情） 临时医嘱： □ 其他异常指标的复查（酌情）	出院医嘱： □ 低盐低脂饮食、适当运动、改善生活方式（戒烟） □ 监测血压心率 □ 控制高血脂、糖尿病等危险因素 □ 出院带药（根据情况）：他汀类药物、抗血小板药物、β受体阻断剂、ACEI、钙通道阻滞剂、利尿剂等 □ 定期复查
病情变异记录	□ 无 □ 有，原因： 1. 2.	□ 无 □ 有，原因： 1. 2.	□ 无 □ 有，原因： 1. 2.
医师签名			

（二）护士表单

原发性高血压临床路径护士表单

适用对象：第一诊断为原发性高血压（ICD-10：I10.xx11）

患者姓名：		性别： 年龄： 门诊号：		住院号：
住院日期： 年 月 日		出院日期： 年 月 日		标准住院日：7~10天

时间	住院第1天	住院第2天	住院第3天
健康宣教	□ 协助患者或其家属完成办理入院手续等工作 □ 熟悉病房环境	□ 主动监测血压 □ 按时低盐、低脂饮食	□ 生活与心理护理 □ 一级及二级预防宣教
护理处置	□ 静脉取血	□ 协助患者顺利完成相关检查	□ 静脉采血
基础护理	□ 监测血压	□ 监测有无血压波动引发并发症	□ 监测血压、心率、药物反应、药物副作用等情况
专科护理	□ 嘱咐患者遵从医嘱服药	□ 配合医疗工作 □ 生活与心理护理 □ 根据患者病情和危险性分层指导患者的康复和锻炼	□ 加强健康宣教，维持平稳降压
重点医嘱	□ 详见医嘱执行单	□ 详见医嘱执行单	□ 详见医嘱执行单
病情变异记录	□ 无 □ 有，原因： 1. 2.	□ 无 □ 有，原因： 1. 2.	□ 无 □ 有，原因： 1. 2.
护士签名			

时间	住院第 4~6 天	住院第 7~9 天	住院第 8~10 天（出院日）
健康宣教	□ 指导患者进行少量活动	□ 一级及二级预防教育 □ 出院准备指导	□ 出院后健康饮食，适当运动 □ 定期返院复查
护理处置	□ 按时发放药物	□ 按时发放药物 □ 重复静脉采血（酌情）	□ 帮助患者办理出院手续、交费等事项出院指导
基础护理	□ 监测血压情况	□ 监测血压情况	□ 监测血压情况
专科护理	□ 根据患者病情和危险性分层，指导并监督患者的治疗与活动，一级及二级预防教育	□ 根据患者病情和危险性分层，指导并监督患者的治疗与活动	□ 指导患者学习准确测量血压方式
重点医嘱	□ 详见医嘱执行单	□ 详见医嘱执行单	□ 详见医嘱执行单
病情变异记录	□ 无 □ 有，原因： 1. 2.	□ 无 □ 有，原因： 1. 2.	□ 无 □ 有，原因： 1. 2.
护士签名			

（三）患者表单

原发性高血压临床路径患者表单

适用对象：第一诊断为原发性高血压（ICD-10：I10.xx11）

患者姓名：	性别：　　年龄：　　门诊号：	住院号：
住院日期：　　年　月　日	出院日期：　　年　月　日	标准住院日：7~10 天

时间	住院第 1 天	住院第 2 天	住院第 3 天
医患配合	□ 患者及家属与医师交流 □ 了解病情 □ 接受病史询问 □ 进行体格检查 □ 进行相关检查 □ 交代既往用药情况	□ 患者与家属共同入院并接受相关院规 □ 接受入院护理评估 □ 接受病史询问 □ 进行体格检查 □ 交代既往用药情况 □ 进行相关检查	□ 患者及家属与医师交流了解病情 □ 了解高血压的病因及病理 □ 了解高血压的危险因素及相关靶器官损害早期症状
护患配合	□ 分级护理 □ 饮食安排 □ 协助患者及其家属办理入院手续	□ 生活与心理护理 □ 根据患者病情及危险性分层指导患者康复和锻炼	□ 接受医师安排的治疗 □ 生活与心理护理 □ 一级及二级预防宣教
饮食	□ 低盐低脂饮食	□ 低盐低脂饮食	□ 低盐低脂饮食
排泄	□ 正常排尿便	□ 正常排尿便	□ 正常排尿便
活动	□ 少量活动	□ 适当增加运动	□ 在血压耐受范围内可适当活动

时间	住院第 4~6 天	住院第 7~9 天	住院第 8~10 天 （出院日）
医患配合	□ 患者及家属与医师交流了解降压药副作用及血压达标范围 □ 接受相关治疗	□ 接受饮食、运动指导 □ 配合医师主动监测血压 □ 接受相关治疗	□ 接受出院前康复宣教 □ 学习出院注意事项 □ 办理出院手续 □ 获取出院诊断书 □ 获取出院带药
护患配合	□ 心理与生活护理 □ 教会患者及家属测量血压 □ 其他必要检查	□ 心理与生活护理 □ 根据患者病情和危险性分层，指导并监督患者的治疗与活动 □ 一级及二级预防教育	□ 帮助患者办理出院手续、交费等事项 □ 出院指导
饮食	□ 低盐低脂饮食	□ 低盐低脂饮食	□ 低盐低脂饮食
排泄	□ 正常排尿便	□ 正常排尿便	□ 正常排尿便
活动	□ 逐渐恢复正常运动	□ 逐渐恢复正常运动	□ 逐渐恢复正常运动

附：原表单（2017年版）

原发性高血压临床路径表单

适用对象：第一诊断为原发性高血压（ICD-10：I10.xx11）

| 患者姓名： | 性别： | 年龄： | 门诊号： | 住院号： |

| 住院日期：　年　月　日 | 出院日期：　年　月　日 | 标准住院日：7~10 天 |

时间	住院第 1 天	住院第 2 天	住院第 3 天
主要诊疗工作	□ 完成病史采集与体格检查 □ 监测血压、心率、呼吸、药物反应等情况 □ 描记心电图，评价初始心电图 □ 上级医师查房：危险性分层，靶器官损害和治疗效果评估，制订诊疗方案 □ 完成病历及上级医师查房记录 □ 高血压常规药物治疗	□ 上级医师查房：评价靶器官损害 □ 完成病历、病程记录、上级医师查房记录 □ 监测血压、心率、呼吸、药物反应、药物副作用等情况 □ 继续或调整高血压药物治疗	□ 上级医师查房：评估治疗效果，修订诊疗方案 □ 完成上级医师查房和病程记录 □ 监测血压、心率、呼吸、药物反应、药物副作用等情况 □ 继续和调整药物治疗
重点医嘱	**长期医嘱：** □ 高血压常规护理 □ 一级或二级护理 □ 低盐低脂饮食 □ 持续心电监测（必要时） □ 根据血压水平和危险分层酌情加用降压药物 □ 阿司匹林（酌情） □ 调脂治疗：他汀类药物（酌情） **临时医嘱：** □ 描记 18 导联心电图，胸部影像学检查 □ 血常规、血糖、肝功能、肾功能、电解质、血脂 4 项、尿酸、尿常规 □ 24 小时动态血压监测、24 小时动态心电图 □ 超声心动图 □ 眼底检查	**长期医嘱：** □ 高血压常规护理 □ 二级护理 □ 低盐低脂饮食 □ 持续心电监测（必要时） □ 降压药物 □ 阿司匹林（酌情） □ 调脂治疗：他汀类药物（酌情） **临时医嘱：** □ 餐后血糖或糖化血红蛋白（酌情） □ 颈动脉超声（酌情） □ ABI 或 PWV（酌情） □ 肾、肾动脉 CT 或超声（酌情）	**长期医嘱：** □ 高血压常规护理 □ 二级护理 □ 低盐低脂饮食 □ 降压药物 □ 阿司匹林（酌情） □ 调脂治疗：他汀类药物（酌情） **临时医嘱：** □ 实验室检查异常指标复查
主要护理工作	□ 协助患者或其家属完成办理入院手续等工作 □ 静脉取血	□ 配合医疗工作 □ 生活与心理护理 □ 根据患者病情和危险性分层指导患者的康复和锻炼	□ 生活与心理护理 □ 一级及二级预防宣教

续　表

时间	住院第 1 天	住院第 2 天	住院第 3 天
病情 变异 记录	□无　□有，原因： 1. 2.	□无　□有，原因： 1. 2.	□无　□有，原因： 1. 2.
护士 签名			
医师 签名			

时间	住院第 4~6 天	住院第 7~9 天	住院第 8~10 天 （出院日）
主要诊疗工作	□ 上级医师查房：危险分层与靶器官损害的评估 □ 测血压、心率、呼吸、药物反应、药物副作用等情况 □ 确定下一步治疗方案 □ 完成上级医师查房记录	□ 上级医师查房与诊疗评估 □ 完成上级医师查房记录 □ 治疗效果、预后和出院评估 □ 确定患者是否可以出院 □ 康复和宣教	**如果患者可以出院：** □ 通知出院处 □ 通知患者及其家属出院 □ 向患者交代出院后注意事项，预约复诊日期 □ 将出院小结交给患者 **如果患者不能出院：** □ 请在病程记录中说明原因和继续治疗 □ 一级与二级预防的方案
重点医嘱	**长期医嘱：** □ 高血压护理常规 □ 二级护理 □ 低盐低脂饮食 □ 根据临床评估酌情调整降压药物 □ 阿司匹林（酌情） □ 调脂治疗：他汀类药物（酌情） **临时医嘱：**	**长期医嘱：** □ 高血压护理常规 □ 二级护理 □ 低盐低脂饮食 □ 降压药物 □ 阿司匹林（酌情） □ 调脂治疗：他汀类药物（酌情） **临时医嘱：** □ 心电图、肝功能、肾功能、电解质、血常规、尿常规 □ 其他异常指标的复查（酌情）	**出院医嘱：** □ 低盐低脂饮食、适当运动、改善生活方式（戒烟） □ 监测血压心率 □ 控制高血脂、糖尿病等危险因素 □ 出院带药（根据情况）：他汀类药物、抗血小板药物、β受体阻断剂、ACEI、钙通道阻滞剂、利尿剂等 □ 定期复查
主要护理工作	□ 心理与生活护理 □ 根据患者病情和危险性分层，指导并监督患者的治疗与活动 □ 一级及二级预防教育	□ 心理与生活护理 □ 根据患者病情和危险性分层，指导并监督患者的治疗与活动 □ 一级及二级预防教育 □ 出院准备指导	□ 帮助患者办理出院手续、交费等事项 □ 出院指导
病情变异记录	□ 无 □ 有，原因： 1. 2.	□ 无 □ 有，原因： 1. 2.	□ 无 □ 有，原因： 1. 2.
护士签名			
医师签名			

第十章

继发性高血压临床路径释义

【医疗质量控制指标】

指标一、患者高血压分级及危险分层评估情况。

指标二、确诊继发性高血压患者确诊试验完成情况。

指标三、确诊后实施相应治疗干预、介入或外科手术的适应证。

指标四、未确诊继发性高血压患者出院前调整为合理联合药物方案情况。

指标五、住院期间为患者提供高血压生活方式改善教育与出院时提供教育告知五要素情况。

指标六、离院方式。

指标七、患者对服务的体验与评价。

一、继发性高血压编码

1. 原编码

疾病名称及编码：高血压（ICD-10：I10xx02）

难治性高血压（ICD-10：I10xx14）

2. 修改编码

疾病名称及编码：高血压（ICD-10：I10.x00x002）

难治性高血压（ICD-10：I10.x12）

二、临床路径检索方法

I10.x00x002/I10.x12

三、国家医疗保障疾病诊断相关分组（CHS-DRG）

MDCF 循环系统疾病及功能障碍

FV2 高血压

四、继发性高血压临床路径标准住院流程

（一）适用对象

第一诊断为高血压（ICD-10：I10.xx02）或难治性高血压（ICD-10：I10.xx14）。

> **释义**
>
> ■ 适用对象编码参见第一部分。
>
> ■ 本路径适用于符合高血压或难治性高血压诊断，且存在继发性原因可能的患者。患者进入本路径是为了完善检查，排除或最终确诊继发性高血压。

（二）诊断依据

根据《中国高血压防治指南》（中国高血压防治指南修订委员会，2010 年）、《中国高血压基层管理指南》（2014 年修订版）。

> **释义**
>
> ■ 根据上述指南，高血压定义：在未使用降压药物的情况下，诊室收缩压（SBP）≥140mmHg 和/或舒张压（DBP）≥90mmHg。难治性高血压的定义：在改善生活方式基础上应用了可耐受的足够剂量且合理的 3 种降压药物（包括 1 种噻嗪类利尿剂）至少治疗 2 周后，诊室和诊室外（包括家庭血压或动态血压监测）血压值仍在目标水平之上，或至少需要 4 种药物才能使血压达标。
>
> ■ 对于难以控制的高血压患者，或诊断为难治性高血压的患者，在寻找影响血压控制原因的同时，要警惕继发性高血压的可能性。

（三）进入路径标准

1. 发病年龄小于 30 岁应警惕继发性高血压可能。

2. 血压升高的幅度大，通常≥180/110mmHg。

3. 血压难以控制，使用三联降压药（包括利尿剂）观察 1 个月的情况下，非同日 3 次测量诊室血压 SBP≥160mmHg 和/或 DBP≥100mmHg，或动态血压平均血压 SBP≥140mmHg 和/或 DBP≥90mmHg。

4. 常用的降压药物效果不佳。

5. 血压波动幅度较大。

6. 表现为阵发性高血压发作，尤其是伴有头痛、面色苍白、心悸和大汗者。

7. 坚持服药血压控制良好基础上血压突然变得难以控制。

8. 双侧上肢血压不对称或下肢血压低于上肢者。

9. 体格检查可闻及腹部肾动脉杂音。

10. 自发性低钾血症，尤其是严重的顽固性低钾血症，且在排除利尿剂、腹泻、进食差等原因后常规补钾效果不佳。

11. 服用 ACEI/ARB 后血清肌酐明显升高。

12. 与左心功能不匹配的发作性肺水肿，尤其是夜间发作多见。

13. 单侧肾脏萎缩或高血压并双肾大小不对称。

14. 高血压伴有特殊体貌特征，如向心性肥胖、满月脸、痤疮等。

> **释义**
>
> ■ 第一诊断为高血压（ICD - 10：I10. xx02）或难治性高血压（ICD - 10：I10. xx14），且合并以上任一条，即可进入临床路径。
>
> ■ 如高血压患者在进行继发性原因筛查的同时，发现了其他伴随的基础疾病，如糖尿病、心脏瓣膜病、冠状动脉硬化性心脏病等，并不能排除继发性高血压的可能性，经系统评估后对后续检查及诊断无影响者，仍可进入临床路径。但可能增加医疗费用，延长住院时间。

（四）标准住院日 10~14 天

> **释义**
>
> ■ 继发性高血压的排除或最终确诊一般可在入院后 10~14 天完成。常规检查一般在入院后 1~3 天完成，而根据患者病情进行针对不同类型继发性高血压的筛查试验、确诊试验及定位诊断一般在随后 7~10 天完成。具体时间受医院实际检查项目开展情况决定。
>
> ■ 在确诊某一继发性高血压并需要转入相关科室继续诊断治疗时，不计入此次标准住院日时间。

（五）住院期间的检查项目

1. 必需的检查项目
（1）分计日夜尿量。
（2）血常规、尿常规、大便常规。
（3）肝功能、肾功能、估算的肾小球滤过率（eGFR）或肌酐清除率、电解质、血糖、血脂、甲状腺功能。
（4）尿微量白蛋白，24 小时尿蛋白定量。
（5）低钾血症者：测 24 小时尿钾。
（6）测四肢血压。
（7）胸部正侧位 X 线片、心电图、超声心动图、动态血压、眼底检查。
2. 根据患者病情进行的检查项目
（1）双肾、肾上腺、肾动脉 CT 检查（首选）或超声、肾动脉造影。
（2）睡眠呼吸监测（有可疑睡眠呼吸暂停者）、24 小时心电图、24 小时动态血压监测。
（3）红细胞沉降率、C 反应蛋白，血、尿儿茶酚胺，血、尿苄肾上腺素、苄去甲肾上腺素。
（4）血皮质醇节律、尿游离皮质醇。
（5）血浆肾素、醛固酮。
（6）主动脉 CT/磁共振。
（7）肾 γ 照相加卡托普利试验。
（8）性激素。
（9）基因检测。

> **释义**
>
> ■ 必需的检查项目可视为发现进入路径标准的进一步简单筛查，可发现如双上肢血压不对称或下肢血压低于上肢、低钾血症、血尿、蛋白尿、贫血、红细胞压积增加、肾功能不全等，并可以评估高血压靶器官损害情况。
>
> ■ 根据患者病情选择相关的检查：①血尿、蛋白尿、eGFR 降低者行双肾 B 超等检查以诊断肾实质性高血压；②夜尿增多、腹部或肾动脉杂音者行肾动脉 CT 或 B 超检查等以诊断肾血管性高血压；③双侧上肢血压不对称或下肢血压低于上肢者行主动脉 CT 或磁共振等检查以诊断主动脉缩窄；④低钾血症者行 24 小时尿钾、血浆肾素/醛固酮测定等"分水岭检查"及进一步的卡托普利试验、盐水负荷试验、肾上腺

CT检查等以诊断原发性或继发性醛固酮增多症和其他易于合并低血钾的继发性高血压；⑤表现为阵发性高血压，尤其是伴有头痛、面色苍白、心悸和大汗者行血、尿儿茶酚胺及其代谢产物检查以诊断嗜铬细胞瘤和副神经节瘤等；⑥向心性肥胖、满月脸、紫纹者行血皮质醇节律、尿游离皮质醇筛查及进一步的小剂量或大剂量地塞米松抑制试验、脑垂体或肾上腺CT等以诊断库欣综合征；⑦有可疑睡眠呼吸暂停者行睡眠呼吸监测以诊断阻塞性睡眠呼吸暂停低通气综合征；⑧家庭自测血压正常而诊室血压升高者行24小时动态血压监测以排除白大衣高血压。

（六）治疗方案的选择

根据《阻塞性睡眠呼吸暂停低通气综合征诊治指南（基层版）（2015）》《中国库欣病诊治专家共识（2015）》《原发性醛固酮增多症诊断治疗的专家共识（2016）》《嗜铬细胞瘤和副神经节瘤诊断治疗的专家共识（2016）》《大动脉炎诊断及治疗指南（2011）》《动脉粥样硬化性肾动脉狭窄诊治中国专家建议（2010）》。

1. 根据不同继发性高血压病因选择治疗方案。

2. 一般治疗

（1）注意饮食。

（2）适当锻炼。

（3）控制体重。

（4）戒烟限酒。

（5）心理平衡。

3. 降压药物治疗。

4. 介入及手术治疗。

释义

■ 在部分高血压患者中，血压控制不佳可能由于治疗的依从性、生活方式未得到有效改善，如肥胖、钠盐或酒精摄入过量、运动不足、未戒烟等均可能导致血压控制不佳。此外，也应注意是否存在可能影响血压控制但较难以主观意愿干预的因素，如社会心理压力、不良情绪状态、睡眠质量、慢性疼痛等。因此生活方式干预应该连续贯穿高血压治疗全过程。

■ 根据不同继发性高血压病因选择药物或非药物治疗方案。①所有高血压患者均应注意钠盐的摄入量，内分泌性、肾实质性高血压更应注意限制钠盐摄入（钠盐<6g/d或更低）。降压治疗可选用ACEI/ARB、钙离子通道阻滞剂（CCB）、α受体阻断剂、β受体阻断剂等降压药物。对于有蛋白尿的患者，首选ACEI/ARB类以延缓肾功能恶化。②肾血管性高血压应在病因学诊断、解剖学诊断及病理生理学诊断的基础上，干预病因，需要时争取进行血管重建。③主动脉缩窄治疗手段主要为外科手术和介入治疗，而非药物控制，手术方式的选择主要根据患者的年龄、缩窄的程度、合并其他畸形情况等。④原发性醛固酮增多症的治疗方案需根据患者的分型和定位诊断选择，对于醛固酮瘤或单侧肾上腺增生，首选考虑手术治疗，如患者无法接受手术治疗，可给予药物保守治疗。特发性醛固酮增多症和糖皮质激素可抑制性醛固

酮增多症，首先药物治疗。分泌醛固酮的肾上腺皮质癌发展迅速，易出现转移，应尽早行手术根治。⑤确诊嗜铬细胞瘤和副神经节瘤后应尽早切除肿瘤，但手术前必须进行充分的药物准备，以避免麻醉和术中、术后出现血压大幅度波动而危及患者生命。除头颈部副神经节瘤和分泌多巴胺的类型外，其余患者均应服用 α 受体阻断剂做术前准备。可先用选择性 α_1 受体阻断剂或非选择性 α 受体阻断剂控制血压，如血压仍未能满意控制，则可加用 CCB。同时患者应摄入高钠饮食和增加液体摄入，补充血容量，防止肿瘤切除后引起严重低血压。对于无法手术的恶性嗜铬细胞瘤和副神经节瘤，可采用核素治疗或化疗。⑥库欣综合征的治疗方案需根据患者的病因和定位诊断选择肾上腺腺瘤切除、垂体瘤切除等治疗。⑦阻塞性睡眠呼吸暂停低通气综合征需根据病情进行生活方式改良、采用固定体位睡眠、改善咽喉肌张力训练、口腔矫治器以及持续气道正压通气、手术消除气道阻塞或通过经鼻持续气道正压呼吸机等非手术治疗缓解病情。

■ 对于无法找到继发性因素的难治性高血压，需根据患者情况强化治疗的顺从性、制定合理的药物治疗方案。最关键的策略是利尿剂的正确使用，通过增加现有利尿剂的剂量或换用一种更有效的噻嗪类利尿剂可提高血压控制率，在调整的 3 种降压药物联合治疗方案（包括足量且合理的利尿剂、CCB 和 ACEI/ARB）下，血压仍不能达标时，应考虑加用盐皮质激素受体阻断剂、α 受体阻断剂、可乐定等第四种降压药物。

（七）出院标准

症状相对稳定，确定长期治疗方案。

> **释义**
>
> ■ 对于需要进一步手术或介入治疗的继发性高血压患者，需转入相关科室治疗；对于需要针对性药物治疗的继发性高血压患者，制定药物方案后，可于门诊随访和调整治疗方案。
>
> ■ 对于无法找到继发性因素的难治性高血压，在制定好合理的联合降压药物方案后，可于门诊随访和调整治疗方案。

（八）变异及原因分析

继发性高血压一般病情比较复杂，疑诊患者需要比较多的检查确定类型，临床路径的变异较多。

1. 存在并发症，需要进行相关的诊断和治疗，延长住院时间。

2. 病情严重，需要介入或手术治疗者，归入其他路径。

3. 伴有其他疾病，需要相关诊断治疗。

> **释义**
>
> ■ 如高血压患者在进行继发性原因筛查的同时，发现了其他伴随的基础疾病，如糖尿病、心脏瓣膜病、冠状动脉硬化性心脏病等，可能需要进行相关的诊断和治疗，有延长住院时间可能。
>
> ■ 对于需要进一步手术或介入治疗的继发性高血压患者，需转入相关科室治疗，则推出此路径，进入其他相关路径。
>
> ■ 对于某些继发性高血压类型（如嗜铬细胞瘤和副神经节瘤）易出现高血压危象和/或进行性的靶器官损害，需要进行相关治疗，有延长住院时间可能。

五、继发性高血压临床路径给药方案

（一）肾性高血压

【用药选择】

1. 药物治疗的目的为通过降低血压，延缓肾功能减退和终末期肾脏病的发生，同时减少或延缓其他靶器官损伤的发生。

2. 药物选择的基本原则与原发性高血压相似，肾性高血压通常情况下需要联合 2 种降压药物治疗。

3. 有蛋白尿的患者，首选 ACEI/ARB 类以延缓肾功能恶化。

【药学提示】

1. 慢性肾脏病（CKD）3~4 期患者可以谨慎使用 ACEI/ARB 类，建议初始剂量减半，严密监测血钾、血肌酐及 eGFR 的变化，及时调整药物剂量和类型。

2. 二氢吡啶类 CCB 降压疗效强，主要由肝脏排泄，不为血液透析所清除，治疗肾性高血压没有绝对禁忌证。

3. 噻嗪类利尿剂可用于轻度肾功能不全者，CKD 4 期以上时，推荐应用袢利尿剂。

（二）肾血管性高血压

【用药选择】

1. 肾血管性高血压需要根据不同病因进行针对性治疗：①动脉粥样硬化的病因治疗主要针对危险因素，药物治疗包括降脂、控制血压，抗血小板和降糖治疗等，重点是降脂治疗；②大动脉炎在急性期，一般主张积极抗炎治疗，包括糖皮质激素或联合免疫抑制剂，具体用法尚有争议；③纤维肌性发育不良尚无特异的药物治疗问世。

2. 药物降压是肾高血压性高血压的基础治疗，药物选择的基本原则与原发性高血压相似。

3. 钙离子通道阻滞剂是治疗肾血管性高血压的安全有效药物。

4. ACEI/ARB 是最有针对性的降压药物，对大部分患者推荐使用。

5. 利尿剂激活肾素释放，一般不主张用于肾血管性高血压。

【药学提示】

ACEI/ARB 可用于单侧肾动脉狭窄，而单功能肾或双侧肾动脉狭窄慎用，开始使用时需要密切监测尿量和肾功能，如服药后尿量锐减或血清肌酐快速上升超过 0.5mg/dl，应立刻减量或停药，一般肾功能均能恢复。

（三）原发性醛固酮增多症

【用药选择】

1. 原发性醛固酮增多症是否行药物治疗主要取决于病因和患者对药物的反应。醛固酮瘤及单侧肾上腺增生首选手术治疗，如患者不愿手术或不能手术，可予以药物治疗。而特发性醛固酮增多症及糖皮质激素可抑制性醛固酮增多症首选药物治疗。

2. 醛固酮瘤或单侧肾上腺增生行单侧肾上腺切除的患者在术后早期，由于对侧肾上腺抑制作用尚未解除，建议高钠饮食。如有明显低醛固酮血症表现，需暂时服用氟氢可的松行替代治疗。

3. 推荐特发性醛固酮增多症建议螺内酯作为一线用药，依普利酮为二线药物。推荐糖皮质激素可抑制性醛固酮增多症选用小剂量糖皮质激素作为首选治疗方案。

【药学提示】

1. 螺内酯导致的男性乳房发育呈明显剂量相关性，必要时可同时加用氨苯蝶啶、阿米洛利等减少螺内酯剂量，以减轻其不良反应。CKD4 期及以上禁用。

2. 依普利酮不拮抗雄激素和孕激素受体，可避免男性乳房发育。CKD4 期及以上禁用。

3. 过量糖皮质激素治疗会导致医源性库欣综合征，影响儿童生长发育，建议使用最少剂量糖皮质激素使患者血压或血钾维持在正常范围，如血压控制不佳，可联合使用醛固酮受体拮抗剂。

（四）嗜铬细胞瘤和副神经节瘤

【用药选择】

1. 确诊嗜铬细胞瘤和副神经节瘤后应尽早切除肿瘤，但手术前必须进行充分的药物准备，以避免麻醉和术中、术后出现血压大幅度波动而危及患者生命。

2. 建议除头颈部副神经节瘤和分泌多巴胺的类型外，其余患者均应服用 α 受体拮抗剂做术前准备。可先用选择性 $α_1$ 受体拮抗剂或非选择性 α 受体拮抗剂控制血压，如血压仍未能满意控制，则可加用 CCB。

3. 恶性嗜铬细胞瘤和副神经节瘤化疗方案常包括：①环磷酰胺、长春新碱和达卡巴嗪（CVD）方案；②依托泊苷和顺铂（EP）方案。

【药学提示】

用 α 受体拮抗剂治疗后，如患者出现心动过速，则再加用 β 受体拮抗剂，但是绝对不能在未服用 α 受体拮抗剂之前使用受体拮抗剂以防止急性左心衰的发生。

（五）库欣综合征

【用药选择】

1. 库欣综合征的治疗方案需根据患者的病因和定位诊断，首选手术治疗。药物治疗目的是尽可能恢复正常的血浆皮质醇水平，同时处理因脂肪、糖、电解质等代谢紊乱造成的不良结果。

2. 类固醇合成抑制剂可抑制皮质醇合成但无法恢复下丘脑-垂体-肾上腺轴的正常功能。

3. 糖皮质激素受体拮抗剂可阻断皮质醇的外周作用缓解高皮质醇血症的临床症状。

【药学提示】

1. 类固醇合成抑制剂中，酮康唑可轻度短暂升高肝酶及可致男性性功能减退；甲吡酮可致女性多毛；故男性可先用甲吡酮，女性宜选用酮康唑。

2. 糖皮质激素受体拮抗米非司酮，长期应用可致血 ACTH 水平升高，少数患者发生类 Addison 病样改变，男性患者出现阳痿、乳腺增生。

六、继发性高血压患者护理规范

1. 继发性高血压护理规范重点基本同原发性高血压。

2. 对于特定的继发性高血压患者，需要注意的护理要点如下：①嗜铬细胞瘤和副神经节瘤术后24~48小时需密切监测患者血压和心率，防止出现低血压休克；②肾上腺性库欣综合征患者术后24~48小时需密切监测患者血压和心率，留意低血糖发作、低体温等，及时发现可能发生的肾上腺皮质危象。

七、继发性高血压患者营养治疗规范

1. 继发性高血压营养治疗规范重点基本同原发性高血压。

2. 对于特定的继发性高血压患者，营养治疗规范要点如下：①肾实质性高血压需要更加严格限制钠盐摄入，推荐非透析患者钠盐的摄入量为 5~6g/d，透析患者钠盐摄入量< 5g/d；②阻塞性睡眠呼吸暂停低通气综合征患者需更严格控制体重。

八、继发性高血压患者健康宣教

继发性高血压患者健康宣教重点同原发性高血压。

九、推荐表单

（一）医师表单

继发性高血压临床路径医师表单

适用对象：第一诊断为高血压（ICD-10：I10. xx02）或难治性高血压（ICD-10：I10. xx14）

患者姓名：	性别： 年龄： 门诊号：	住院号：
住院日期： 年 月 日	出院日期： 年 月 日	标准住院日：10~14 天

时间	住院第 1 天	住院第 2~13 天	住院第 10~14 天
主要诊疗工作	□ 询问病史及体格检查 □ 核对进入路径标准的相关项目 □ 开化验单及检查单 □ 完成病历书写	□ 上级医师查房 □ 评估辅助检查的结果 □ 确定进一步检查 □ 住院医师书写病程记录 □ 请相关科室会诊协助诊治	□ 上级医师查房 □ 确定治疗方案 □ 根据检验、检查结果考虑是否进入其他路径 □ 完成专科或出院
重点医嘱	**长期医嘱：** □ 心内科护理常规 □ 一级/二级护理常规（根据病情） □ 分计日夜尿量 □ 心电图监测（必要时） □ 降压治疗（必要时根据病情给予不影响检查的药物） **临时医嘱：** □ 血常规、尿常规、便常规、肝功能、肾功能、电解质、血糖、血脂、红细胞沉降率、C 反应蛋白、甲状腺功能 □ 尿微量白蛋白，24 小时尿蛋白定量 □ 低钾血症者：测 24 小时尿钾； □ 测四肢血压 □ 胸部正侧位 X 线片、心电图、超声心动图、24 小时动态心电图、动态血压、眼底检查	**长期医嘱：** □ 同前 □ 控制性氧疗（根据病情） **临时医嘱：** □ 根据病情及医院条件，选择双肾、肾上腺、肾动脉超声或 CT 检查、睡眠呼吸监测、主动脉 CT/磁共振；肾 γ 照相加卡托普利试验，血、尿皮质醇，血、尿儿茶酚胺及其代谢产物，血浆肾素、醛固酮测定等 □ 请相关科室会诊协助治疗	□ 出院或转科医嘱 □ 继续高血压药物治疗
病情变异记录	□ 无 □ 有，原因： 1. 2.	□ 无 □ 有，原因： 1. 2.	□ 无 □ 有，原因： 1. 2.
医师签名			

（二）护士表单

继发性高血压临床路径护士表单

适用对象：第一诊断为高血压（ICD-10：I10.xx02）或难治性高血压（ICD-10：I10.xx14）

| 患者姓名： | 性别： | 年龄： | 门诊号： | 住院号： |
| 住院日期： 年 月 日 | 出院日期： 年 月 日 | | | 标准住院日：10~14 天 |

时间	住院第 1 天	住院第 2~13 天	住院第 10~14 天
健康宣教	□ 入院宣教 □ 介绍主管医师、护士 □ 介绍环境、设施 □ 介绍住院注意事项 □ 介绍探视和陪伴制度	□ 药物宣教 □ 告知患者在检查中配合意识 □ 消除紧张情绪 □ 告知检查时可能出现的情况及应对方式	□ 告知患者及家属专科或出院 □ 向患者及家属交代病情 □ 随访时间 □ 服药方法 □ 指导饮食 □ 指导生活方式改善
护理处置	□ 核对患者，佩戴腕带 □ 建立入院护理病历 □ 协助患者留取各种标本 □ 测量体重	□ 协助医师完成相关化验	□ 出院或转科医嘱
基础护理	□ 一级/二级护理 □ 晨晚间护理 □ 排泄管理 □ 患者安全管理	□ 一级/二级护理 □ 晨晚间护理 □ 排泄管理 □ 患者安全管理	□ 一级/二级护理 □ 晨晚间护理 □ 患者安全管理
专科护理	□ 护理查体 □ 病情观察 □ 确定饮食、营养情况 □ 需要时，请家属陪伴 □ 需要时，填写跌倒防范表 □ 心理护理	□ 病情观察 □ 继续完成检查 □ 心理护理	□ 病情观察 □ 心理护理
重点医嘱	□ 详见医嘱执行单	□ 详见医嘱执行单	□ 详见医嘱执行单
病情变异记录	□ 无 □ 有，原因： 1. 2.	□ 无 □ 有，原因： 1. 2.	□ 无 □ 有，原因： 1. 2.
护士签名			

（三）患者表单

继发性高血压临床路径患者表单

适用对象：第一诊断为高血压（ICD-10：I10.xx02）或难治性高血压（ICD-10：I10.xx14）

患者姓名：	性别： 年龄： 门诊号：	住院号：
住院日期： 年 月 日	出院日期： 年 月 日	标准住院日：10~14 天

时间	住院第 1 天	住院第 2~13 天	住院第 10~14 天
医患配合	□ 配合询问病史、收集资料，请务必详细告知既往史、用药史、过敏史 □ 配合进行体格检查 □ 告知不适症状	□ 配合完成相关检查 □ 向医师了解病情	□ 配合完成出院及专科 □ 接受饮食宣教 □ 接受生活方式改善宣教 □ 接受药物宣教
护患配合	□ 配合测量体重、血压、体温、呼吸、心率 □ 配合完成入院护理评估 □ 接受入院宣教 □ 配合执行探视和陪伴制度 □ 如有不适随时告知护士	□ 配合测量体重、血压、体温、呼吸、心率	□ 接受出院宣教
饮食	□ 遵医嘱饮食	□ 遵医嘱饮食	□ 遵医嘱饮食
排泄	□ 正常排尿便	□ 正常排尿便	□ 正常排尿便
活动	□ 正常活动	□ 正常活动	□ 正常活动

附：原表单（2017 年版）

继发性高血压临床路径表单

适用对象：第一诊断为高血压（ICD-10：I10.xx02）或难治性高血压（ICD-10：I10.xx14）

患者姓名：	性别：	年龄：	门诊号：	住院号：
住院日期： 年 月 日	出院日期： 年 月 日		标准住院日：10~14 天	

时间	住院第 1~3 天	住院期间
主要诊疗工作	□ 询问病史及体格检查 □ 进行病情初步评估，病情严重程度分级 □ 上级医师查房 □ 决定诊治方案 □ 开化验单及检查单 □ 完成病历书写 □ 请相关科室会诊协助治疗	□ 上级医师查房 □ 评估辅助检查的结果 □ 根据患者病情调整治疗方案，处理可能发生的并发症 □ 观察药物疗效及不良反应 □ 指导进一步介入或手术治疗 □ 住院医师书写病程记录 □ 请相关科室会诊协助治疗，必要时转科行进一步治疗
重点医嘱	**长期医嘱：** □ 心内科护理常规 □ 一级/二级/三级护理常规（根据病情） □ 分别记录日夜尿量 □ 心电图监测（必要时） □ 降压治疗（必要时根据病情给予不影响检查的药物） **临时医嘱：** □ 血常规、尿常规、便常规、肝功能、肾功能、电解质、血糖、血脂、红细胞沉降率、C 反应蛋白、甲状腺功能 □ 尿微量白蛋白，24 小时尿蛋白定量 □ 低钾血症者：测 24 小时尿钾 □ 测四肢血压 □ 胸部正侧位 X 线片、心电图、超声心动图、24 小时动态心电图、动态血压、眼底检查 □ 维持血压相对平稳 □ 请相关科室会诊协助治疗	**长期医嘱：** □ 心内科护理常规 □ 一级/二级/三级护理常规（根据病情） □ 控制性氧疗（根据病情） □ 心电图监测（必要时） □ 降压治疗（必要时根据病情给予不影响检查的药物） □ 根据病情调整药物 **临时医嘱：** □ 对症治疗 □ 异常指标复查 □ 根据病情及医院条件，选择双肾、肾上腺、肾动脉超声或 CT 检查、睡眠呼吸监测、主动脉 CT/磁共振；肾 γ 照相加卡托普利试验，血、尿皮质醇，血、尿儿茶酚胺及其代谢产物，血浆肾素、醛固酮测定等 □ 请相关科室会诊协助治疗
主要护理工作	□ 介绍病房环境、设施和设备 □ 入院护理评估、护理计划 □ 静脉取血、用药指导 □ 进行健康宣教 □ 协助患者完成实验室检查及辅助检查	□ 观察患者一般情况及病情变化 □ 观察疗效及药物反应 □ 疾病相关健康教育

续　表

时间	住院第 1~3 天	住院期间
病情 变异 记录	□ 无　□ 有，原因： 1. 2.	□ 无　□ 有，原因： 1. 2.
护士 签名		
医师 签名		

时间	出院前 1~3 天	出院日
主要 诊疗 工作	□ 上级医师查房 □ 评估治疗效果 □ 确定出院日期及出院后治疗方案 □ 完成上级医师查房纪录	□ 完成出院小结 □ 向患者交代出院后注意事项 □ 预约复诊日期
重 点 医 嘱	**长期医嘱:** □ 基本同前 □ 根据病情调整 **临时医嘱:** □ 根据需要,复查有关项目	**出院医嘱:** □ 出院带药 □ 门诊随诊
主要 护理 工作	□ 观察患者一般情况 □ 观察疗效、各种药物作用和不良反应 □ 恢复期心理和生活护理 □ 出院准备指导	□ 出院注意事项(戒烟限酒、低盐低脂饮食、坚 　持锻炼、控制体重注意心理调节等) □ 帮助患者办理出院手续 □ 出院指导
病情 变异 记录	□ 无　□ 有,原因: 1. 2.	□ 无　□ 有,原因: 1. 2.
护士 签名		
医师 签名		

第十一章

肾血管性高血压临床路径释义

【医疗质量控制指标】

指标一、肾动脉狭窄的病因诊断是否明确。

指标二、肾动脉狭窄的程度。

指标三、诊室血压和 24 小时动态血压。

指标四、降压药种类和剂量。

指标五、血肌酐、估测肾小球滤过率、分侧肾小球滤过率、肾脏大小。

指标六、手术技术成功率。

指标七、手术并发症。

指标八、心脑血管事件。

指标九、随访靶病变再狭窄率。

指标十、二级预防维持率。

一、肾血管性高血压编码

疾病名称及编码：肾血管性高血压（ICD-10：I15.0）

手术操作名称及编码：肾动脉球囊血管成形术（ICD-9-CM-3：39.5002）

肾动脉药物洗脱支架置入术（ICD-9-CM-3：00.5503）

肾动脉支架置入术（ICD-9-CM-3：39.9016）

二、临床路径检索方法

I15.0 伴（39.5002/00.5503/39.9016）

三、国家医疗保障疾病诊断相关分组（CHS-DRG）

MDCF 循环系统疾病及功能障碍

FV2 高血压

四、肾血管性高血压临床路径标准住院流程

（一）适用对象

第一诊断为肾动脉狭窄伴肾血管性高血压（ICD-10：I70.1 伴 I15.0）

行肾动脉成形或支架置入术［ICD-9-CM-3：（39.9003/00.5501）伴 39.5002］。

> **释义**
>
> ■ 存在明确的肾动脉狭窄，并导致高血压。
> ■ 这种肾动脉狭窄可通过肾动脉球囊成形或支架置入术予以纠正。

（二）诊断依据

根据《肾动脉血运重建临床试验报告指南》（AHA，2002 年）、《中国高血压防治指南》

（2018年修订版）、2017年ESC外周动脉疾病诊疗指南。

1. 肾动脉病变：影像检查显示肾动脉主干和/或一级分支狭窄（≥50%），狭窄两端收缩压差>20mmHg或平均压差>10mmHg。

2. 高血压：持续增高，多数达2级或3级，<60岁的患者多数SBP/DBP同时升高，但老年患者可仅有SBP升高；对ACE抑制剂或血管紧张素受体阻滞剂的反应敏感，降压幅度大；肾动脉狭窄解除后血压明显下降或治愈。

3. 病变侧肾发生明显血流量下降，GFR下降，甚至肾萎缩。

4. 病变侧肾因缺血诱发肾素分泌明显增加，可导致继发性高醛固酮血症。

5. 病因：主要是动脉粥样硬化，其次是大动脉炎和肌纤维发育不良等。

释义

■ 最近国内外专业学会有关肾动脉狭窄处理指南或专家共识。肾血管性高血压的诊断依据包括肾动脉狭窄的解剖依据和由此导致的功能异常，尤其是确定肾动脉狭窄与高血压有因果关系。

出现以下几种临床情况可能提示有肾动脉狭窄：

1. 以下几种高血压表现：①重度高血压伴全身多发动脉狭窄；②既往可控制的高血压突然出现持续性的恶化；③顽固性高血压（当联合应用足量的包括利尿剂在内的3种降压药物时，仍旧难以达到目标血压者）；④应用ACEI或ARB类药物降压显著，但出现新发的氮质血症或肾功能恶化。

2. 存在难以解释的肾萎缩或双侧肾脏大小差距超过1.5cm。

3. 高血压伴一过性肺水肿，但左室收缩功能无明显异常，难以解释肺水肿。

■ 诊断手段

推荐使用肾动脉多普勒超声检查、计算机断层扫描血管显像（CTA）、磁共振血管动脉成像（MRA）三种无创手段进行肾动脉狭窄的影像学诊断，当临床上高度怀疑而无创检查不能得出可靠结论时，可应用血管造影来确诊肾动脉狭窄。目前肾动脉造影术的适应证是有肾动脉狭窄的临床表现而无创检查无法得出可靠结论，或有临床症状且取得患者同意并准备接受外周动脉或冠状动脉造影检查的患者。

肾动脉多普勒超声检查的准确性依赖于操作者的水平，并受患者的体型和是否有肠胀气的影响，但简便易行。CTA目前较MRA具有更高的空间分辨率而且更易操作，但是由于需要应用碘化造影剂，限制了其在肾功能受损患者中的应用。以钆为显影剂的MRA能够在更少损伤肾脏的情况下对肾动脉、外周血管、肾实质甚至是肾功能提供较好的结果，但费用较高，无法对植入了金属支架的患者进行显像。将MRA和CTA与经导管的造影术相比较，其敏感性（90%以上）和诊断价值在大多数血管段均无明显差异，观察者之间和不同形态的病变间的一致性良好。

卡托普利肾脏核素扫描、选择性肾静脉肾素水平测定、血浆肾素活性、分侧GFR测定和分侧肾血流量测定推荐用于肾动脉狭窄时的肾功能诊断，但不建议用于解剖确诊（敏感性低）。

■ 要确定肾动脉狭窄的原因，这也是选择治疗方案的重要依据。最常见原因为：动脉粥样硬化、大动脉炎和肌纤维发育不良。少见或罕见原因为：神经纤维瘤、先天性束带、嗜铬细胞瘤、外源性压迫、栓塞、动脉夹层、外伤及放射损伤等。

（三）选择治疗方案的依据

根据《肾动脉血运重建临床试验报告指南》（AHA，2002 年）、《中国高血压防治指南》（2018 年修订版）、2017 年 ESC 外周动脉疾病诊疗指南。

1. 肾动脉介入治疗适应证

（1）临床标准：

1）高血压：高血压 2~3 级、急进型高血压、顽固性高血压、恶性高血压、高血压伴患侧肾萎缩、不能耐受抗高血压药物。

2）挽救肾功能：肾功能不全/恶化无法用其他原因解释；使用降压药，尤其是血管紧张素转换酶抑制剂或血管紧张素 II 受体阻滞剂后肾功能恶化。

3）伴随的心脏问题：不稳定心绞痛；反复发作的急性肺水肿与左室收缩功能不匹配。

（2）血管解剖标准：目前尚无统一意见狭窄肾动脉狭窄到何种程度必须进行血运重建，推荐肾动脉狭窄最小阈值的直径狭窄为 50%。对于肾动脉直径狭窄 50%~70% 的患者，要有明确的血流动力学显著狭窄的依据，一般以跨病变收缩压差 > 20mmHg 或平均压差 > 10mmHg 为准。如能获得进一步证据表明狭窄与高血压和肾功能损害有因果关系，则适应证更明确。临床上一般对大动脉炎或纤维肌性发育不良导致的狭窄标准从宽（直径狭窄 ≥50%），而对动脉粥样硬化导致的狭窄标准从严（直径狭窄 ≥70%）。

（3）介入标准：临床标准和血管解剖标准均符合。

2. 肾动脉介入治疗禁忌证

（1）由于伴随的严重疾病，预期寿命有限的患者。

（2）对比剂过敏或无法耐受抗血小板药物。

（3）严重的慢性缺血性肾病，接近需要长期透析的患者，需要肾内科专家会诊，（如必要时有即刻透析条件者）方可考虑行介入手术。

（4）病变肾动脉的解剖不适合介入治疗，如源自腹主动脉瘤，弥漫钙化性病变等。

（5）临床病情不稳定，不能耐受介入手术。

（6）如病因系大动脉炎所致，炎症活动期一般不宜手术，要用免疫抑制剂治疗使红细胞沉降率/C 反应蛋白降至正常范围 2 个月以上后方可考虑。

（7）患侧肾严重萎缩，长度 < 7cm，GFR < 10ml/min。

释义

■ 根据最近国内外专业学会有关肾动脉狭窄处理指南或专家共识。选择治疗方案必须基于临床、病变解剖、功能意义和病因综合考虑，对不符合条件的患者选择药物保守治疗。

■ 血运重建治疗

（1）介入治疗的适应证：介入治疗适用于：临床标准和血管解剖标准均需符合，对动脉粥样硬化肾动脉狭窄，肾动脉支架术的疗效争议很大，指征从严。

（2）外科治疗：外科血运重建适用于需要同时进行肾旁主动脉重建（在治疗主动脉瘤或严重主髂动脉闭塞性疾病时）的动脉粥样硬化性肾动脉狭窄患者。合并延伸到节段动脉的复杂病变患者以及有巨大动脉瘤的动脉粥样硬化性肾动脉狭窄或 FMD 患者，或多个小肾动脉受累或主肾动脉的主要分支受累的患者。

（四）标准住院日≤5 天

> **释义**
>
> ■ 住院时间一般低于 5 天，如果发生治疗并发症，可能需要延长住院时间。

（五）进入路径标准

1. 第一诊断必须符合 ICD-10：I70.1 伴 I15.0 肾血管性高血压疾病编码；行肾动脉球囊成形或支架置入术 ［ICD-9-CM-3：(39.9016/00.5503) 伴 39.5002］。
2. 除外肾动脉介入治疗禁忌证。
3. 当患者合并其他疾病，但住院期间不需特殊处理，也不影响第一诊断的临床路径实施时，可以进入路径。

> **释义**
>
> ■ 必须符合以上 3 条方可进入本路径。
> ■ 同时具有其他疾病影响第一诊断的临床路径流程实施时均不适合进入本路径。

（六）术前准备（术前评估）

1. 必需的检查项目
(1) 血常规+血型、尿常规、大便常规+隐血。
(2) 凝血功能、肝功能、肾功能、电解质、血糖、血脂、血气分析、红细胞沉降率、C 反应蛋白或高敏 C 反应蛋白。
(3) 感染性疾病筛查（如乙型肝炎、丙型肝炎、艾滋病、梅毒等）。
(4) 心电图、X 线胸片、超声心动图，选择磁共振、CTA 或组织多普勒超声检查了解肾脏/肾动脉解剖。
2. 根据患者情况可选择的检查项目
(1) 卧、立位肾素-血管紧张素-醛固酮水平。
(2) 24 小时动态血压。
(3) 肾同位素检查了解分肾功能，必要时做卡托普利激发试验。
(4) 眼底检查。

> **释义**
>
> ■ 部分检查可以在门诊完成。
> ■ 根据病情部分检查可以不进行。

（七）选择用药

1. 抗高血压药物：血管紧张素转换酶抑制剂或紧张素 Ⅱ 受体阻断剂一方面可特异性作用于肾素血管紧张素系统，控制肾血管性高血压十分有效，但另一方面由于阻断了出球小动脉的收缩，可能导致患侧肾小球滤过压下降，肾功能损害，对于双侧或单功能肾肾动脉狭窄患者，可能诱发急性肾功能不全。对于禁用血管紧张素转换酶抑制剂或血管紧张素Ⅱ受体阻断剂的患者，钙离子通道阻滞剂和β受体阻断剂为较安全有效的降压药物，其他药物如α受体阻断剂、非特异性血管扩张剂及中枢性降压药也可考虑适当合用。

2. 抗血小板药物

（1）无禁忌证的患者均应当长期服用阿司匹林，如使用阿司匹林有禁忌或不能耐受者，可改用氯吡格雷。

（2）行介入治疗者，常规联用阿司匹林+氯吡格雷术前至少2天；术后维持1~3个月。

3. 调脂药物：高脂血症者长期应用他汀类和/或贝特类药物。

4. 其他药物：伴随疾病的治疗药物等。

> **释义**
>
> ■ 肾血管性高血压的降压治疗除遵循高血压指南的一般原则外，要重点拮抗肾动脉狭窄导致肾素-血管紧张素-醛固酮系统激活这一关键病理生理环节。为达到更为理想的降压效果，减少不良反应，往往需要联合使用两种或两种以上降压药物，或使用固定剂量复方制剂提高长期治疗依从性，如氨氯地平贝那普利片（Ⅱ）。常用联合降压方案包括 ACEI 或 ARB+噻嗪类利尿剂、ACEI 或 ARB+二氢吡啶类 CCB；真实世界研究显示，ARB/氢氯噻嗪（尤其是厄贝沙坦/氢氯噻嗪）的联合治疗方案降压达标率更高。
>
> ■ 肾动脉粥样硬化的药物治疗：包括戒烟、调脂、降糖和服用阿司匹林等综合治疗。大动脉炎患者病变活动期需予以规范的抗炎和免疫抑制剂治疗。FMD 病因尚未见特异的药物治疗问世。其他特异性病因治疗本文不再涉及。

（八）经皮介入手术

1. 手术时间：完成常规检查和手术风险评估后。

2. 麻醉方式：局部麻醉。

3. 手术方式：肾动脉球囊成形或支架置入术。

4. 术中用药：抗凝药（普通肝素等）、血管活性药、抗心律失常药等。

5. 术前、术中补液：在心功能允许的情况下，经静脉补液，保证充足的血容量。

（九）术后处理

1. 即刻检查项目：生命体征检查、心电图、心电监测、穿刺部位情况。

2. 病情不稳定或有严重并发症时住重症监护病房。

3. 停用或减用降压药物，密切观测血压变化，根据血压对介入治疗的反应调整抗高血压药物。

4. 多饮水或经静脉予以充分补液，保证4~6小时内尿量达1000ml以上，必要时给予呋塞米，使对比剂尽早尽快排泄。

5. 术后住院观察1~3天。

（1）需检查的项目：心电图、血常规、尿常规、肾功能、电解质。

必要时根据需要查：大便隐血、血糖、凝血功能、腹部超声、血气分析。

（2）需观察的项目：血压，尿量，是否有腹部不适，是否有穿刺部位出血、渗血情况，及时发现和处理并发症。

（十）出院标准

1. 肾功能正常，或与术前比较肾功能好转或无变化。

2. 血压与术前比较好转，或用降压药能＜160/100mmHg。

3. 没有余留未治疗的严重介入相关并发症。

4. 穿刺部位愈合良好。

> **释义**
>
> ■ 按肾动脉介入规范处理。

（十一）变异及原因分析

1. 肾动脉造影后转血管外科行开放手术。

2. 肾动脉介入术中出现并发症。

3. 发现其他血管病变，需进一步检查治疗。

> **释义**
>
> ■ 微小变异：因为医院个别检验项目难以及时、按照要求完成检查；因为节假日不能按照要求完成检查；患者不愿配合完成相应检查，短期不愿按照要求出院随诊。
>
> ■ 重大变异：因基础疾病需要进一步诊断和治疗；因各种原因需要其他治疗措施；医院与患者或家属发生医疗纠纷，患者要求离院或转院；不愿按照要求出院随诊而导致住院时间明显延长等。

五、肾血管性高血压临床路径给药方案

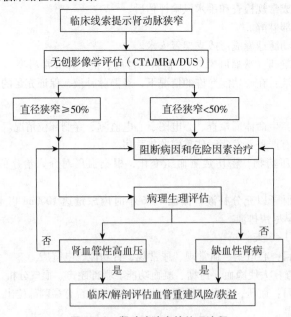

图 11-1　肾动脉狭窄的处理流程

注：CTA：计算机断层血管成像；MRA：磁共振血管成像；DUS：双功能超声。

1. 动脉粥样硬化的病因治疗主要针对危险因素，包括戒烟、降脂、控制血压，抗血小板和降糖治疗等，重点是强化降脂治疗。

2. 大动脉炎的初始病因至今尚不清楚，治疗主要针对血管壁非特异性炎症。如果临床上处于非活动期，是否需要予以抗炎治疗有较大争议。如果临床上处于活动期，尤其是在急性期，一般主张积极抗炎治疗。多数指南推荐初始治疗为糖皮质激素。长期泼尼松治疗可能稳定甚至部分逆转肾动脉病变，阻止炎症对肾血管的进一步损伤，有助于改善肾功能，减轻肾血管性高血压。参考方案：泼尼松初始治疗推荐剂量为 0.5mg/（kg·d），或 30mg/d，若 1 周内 C 反应蛋白和红细胞沉降率降至正常，炎症症状缓解，则继续维持；如果不达标，剂量可增至 1mg/（kg·d）。维持治疗 2 个月以上，随后每月查 C 反应蛋白和红细胞沉降率，如果在正常范围，可以每月减量 5mg，至 10~15mg/d 时，维持观察 3~6 个月。如果 C 反应蛋白和红细胞沉降率仍在正常范围，可以考虑每月减量 2.5mg 至 5~10mg/d 低剂量维持，小部分患者甚至可以停药，但仍有复发可能。部分大动脉炎患者需要联合应用免疫抑制剂和糖皮质激素来诱导和维持炎症缓解，常用的免疫抑制剂有甲氨蝶呤、硫唑嘌呤、环磷酰胺等。另外也可以考虑给予新一代免疫抑制或靶向抗炎药等以缓解病情。

3. 其他少见或罕见特异病因可依据现有的医学知识进行针对性治疗。

4. 抗血小板药和降压药应用方案见（七）选择用药。

六、肾血管性高血压患者护理规范

1. 核查患者是否按医嘱服用降压药，每日早晚测量诊室血压，及时报告血压测值和患者症状。

2. 变更降压药后记录 24 小时尿量，检测血肌酐变化。

3. 静脉补液水化期间密切观察有无心衰症状、尿量、血压变化。

4. 肾动脉介入术后密切观察血压、尿量、穿插点有无血肿/出血/疼痛、介入侧腹部有无疼痛/压痛。

5. 24 小时卧床期间及时处理尿潴留及便秘。

6. 向患者宣教术后 24 小时卧床，穿刺侧肢体勿弯曲。24 小时后起床下地要缓慢适应，勿用力过度，避免体位性低血压及穿刺点出血。

七、肾血管性高血压患者营养治疗规范

1. 低盐低脂饮食。

2. 均衡营养，保持体重在正常范围。

八、肾血管性高血压患者健康宣教

1. 根据患者的病情，通常 1~2 个月随诊 1 次，观测血压、肾功能的变化。

2. 每 6~12 个月行肾脏与肾动脉超声检查 1 次，了解肾脏的大小及血流通畅情况，必要时同位素检查了解分肾功能。

3. 如术后血压先明显下降，随访中又回升至术前水平，则提示再狭窄，需血管造影复查。

4. 大动脉炎患者要根据红细胞沉降率和 C 反应蛋白水平，在维持其正常的情况下逐步减少免疫抑制剂用量，直至停药。

5. 做好高血压和动脉粥样硬化的二级预防。

九、推荐表单

（一）医师表单

肾血管性高血压临床路径医师表单

适用对象：第一诊断为肾动脉狭窄伴肾血管性高血压（ICD-10：I70.1 伴 I15.0）

行肾动脉球囊成形术或支架置入术 ［ICD-9-CM-3：（39.9003/00.5501）伴 39.5002］

患者姓名：	性别：	年龄：	门诊号：	住院号：
住院日期： 年 月 日	出院日期： 年 月 日			标准住院日：≤5 天

时间	住院第 1 天	住院第 2 天 （术前准备）
主要诊疗工作	□ 病史采集与体格检查 □ 描记 18 导联心电图 □ 测量四肢血压（ABI） □ 上级查房：提出初步诊断，制订进一步诊疗方案 □ 进行常规治疗（参见相关心血管病诊疗指南） □ 完成病历书写及上级医师查房记录	□ 日常查房，完成病程记录 □ 完善术前常规检查，复查异常的检验结果 □ 上级查房：进行介入手术风险评估，制定肾动脉造影和介入治疗方案 □ 完成上级医师查房记录 □ 与患者及家属谈话：介绍手术适应证、手术过程和可能发生的并发症风险，并签署知情同意书 □ 检查、调整术前常规用药 □ 介入术前准备、术前医嘱 □ 术者术前看患者，确认手术指征、禁忌证，决定是否手术
重点医嘱	**长期医嘱：** □ 高血压护理常规 □ 一级/二级护理 □ 低盐低脂饮食 □ 阿司匹林、氯吡格雷联合应用 □ 调脂治疗：他汀类和/或贝特类药物 □ 降压治疗：利尿剂、β 受体阻断剂、钙离子通道阻滞剂（无禁忌证者常规使用） □ ACEI/ARB（其他降压药无效，无禁忌证者使用） **临时医嘱：** □ 血常规+血型、尿常规+酮体，大便常规+隐血 □ 凝血功能、肝肾功能、电解质、血糖、血脂、ESR、CRP，感染性疾病筛查 □ 心电图、胸片、超声心动图 □ 肾脏/肾动脉：选择 MRA、CTA 或组织多普勒超声 □ 必要时检查：血气分析，卧、立位肾素-血管紧张素-醛固酮水平，24 小时动态血压，眼底检查，GFR 或肾放射性核素卡托普利激发试验	**临时医嘱：** □ 拟明日行肾动脉造影+介入术 □ 术前 4~6 小时禁食、禁水 □ 备皮 □ 术前镇静 □ 足量使用抗血小板药物（阿司匹林+氯吡格雷）

续　表

时间	住院第 1 天	住院第 2 天 （术前准备）
病情 变异 记录	□ 无　□ 有，原因： 1. 2.	□ 无　□ 有，原因： 1. 2.
医师 签名		

时间	住院第3天（手术日）	
	术前	术后
主要诊疗工作	□ 住院医师查房，检测心率、血压、心电图，完成术前病程记录 □ 肾血管性高血压常规治疗 □ 检查抗血小板药物剂量 □ 完成术前风险评估	□ 住院医师接诊术后患者，检查心率、血压、心电图，并书写术后病程记录 □ 严密观察穿刺部位出血、渗血征象 □ 观察患者不适症状，及时发现和处理介入术后并发症 □ 停用或减用降压药物，密切观测血压变化，根据血压对介入治疗的反应调整抗高血压药物 □ 介入术后常规治疗（参见相关心血管病诊疗指南）
重点医嘱	临时医嘱： □ 今日行肾动脉造影+支架置入术	长期医嘱： □ 介入术后护理常规 □ 一级护理 □ 低盐低脂饮食 □ 持续心电监测，血压监测 □ 停用或减用降压药物，密切观测血压变化，根据血压对介入治疗的反应调整抗高血压药物 □ 其他药物治疗同前 □ 介入术后常规治疗 长期医嘱： □ 尿常规、肾功能、电解质、血常规 □ 心电图
病情变异记录	□ 无 □ 有，原因： 1. 2.	□ 无 □ 有，原因： 1. 2.
医师签名		

时间	住院第 4 天 （术后第 1 天）	住院第 5 天 （出院日）
主要诊疗工作	□ 上级医师查房 □ 完成上级医师查房记录 □ 穿刺部位换药 □ 严密观察病情，及时发现和处理介入术后并发症	□ 住院医师查房，监测心率、血压、心电图，并完成出院前病程记录 □ 书写出院记录、诊断证明，填写住院病历首页 □ 向患者及家属交代出院后注意事项，预约复诊时间 □ 如果患者不能出院，在病程记录中说明原因和继续治疗的方案 □ 二级预防的方案
重点医嘱	长期医嘱： □ 介入术后护理常规 □ 一级/二级护理 □ 低脂饮食 □ 持续心电监测 □ 停用或减用降压药物，密切观测血压变化，根据血压对介入治疗的反应调整抗高血压药物 □ 其他药物治疗同前 □ 介入术后常规治疗	出院医嘱： □ 低盐低脂饮食、适当运动、改善生活方式（戒烟） □ 控制高血压、高血脂、糖尿病等危险因素 □ 出院带药（根据情况）：他汀类药物、抗血小板药物、β 受体阻断剂、ACEI、钙阻断剂等 □ 定期复查
病情变异记录	□ 无　□ 有，原因： 1. 2.	□ 无　□ 有，原因： 1. 2.
医师签名		

（二）护士表单

肾血管性高血压临床路径护士表单

适用对象：第一诊断为肾动脉狭窄伴肾血管性高血压（ICD-10：I70.1 伴 I15.0）

行肾动脉球囊成形术或支架置入术［ICD-9-CM-3：（39.9003/00.5501）伴 39.5002］

患者姓名：	性别： 年龄： 门诊号：	住院号：
住院日期： 年 月 日	出院日期： 年 月 日	标准住院日：≤5 天

时间	住院第 1~2 天	住院第 3 天	住院第 4~5 天
健康宣教	□ 介绍主管医师、护士 □ 介绍环境、设施 □ 介绍住院注意事项 □ 向患者宣教高血压生活方式的管理 □ 主管护士与患者沟通，了解并指导心理应对 □ 宣教疾病知识、用药知识及特殊检查操作过程注意事项	□ 告知手术操作前后饮食、活动及探视注意事项及应对方式	□ 告知康复和锻炼注意事项 □ 定时复查 □ 出院带药服用方法 □ 饮食、休息等注意事项指导
护理处置	□ 核对患者，佩戴腕带 □ 建立入院护理病历 □ 备皮	□ 随时观察患者病情变化 □ 遵医嘱正确使用和核查用药 □ 遵医嘱完成相关检查 □ 心理护理	□ 办理出院手续 □ 书写出院小结
基础护理	□ 二级护理 □ 晨晚间护理 □ 患者安全管理	□ 一级护理 □ 晨晚间护理 □ 患者安全管理	□ 二级护理 □ 晨晚间护理 □ 患者安全管理
专科护理	□ 护理查体 □ 心率、血压监测 □ 需要时请家属陪护 □ 心理护理	□ 术前准备 □ 禁食、禁水 □ 执行术前医嘱，建立静脉通道，术前药物 □ 经静脉予以充分的补液，保证术中血容量充足 □ 术后心率、血压监测 □ 加强水化，记录尿量，术后 4~6 小时＞1000ml □ 观察患者穿刺部位出血、渗血情况 □ 注意并发症征象	□ 注意并发症征象 □ 心理护理
重点医嘱	□ 详见医嘱执行单	□ 详见医嘱执行单	□ 详见医嘱执行单

续　表

时间	住院第 1~2 天	住院第 3 天	住院第 4~5 天
病情 变异 记录	□无　□有，原因： 1. 2.	□无　□有，原因： 1. 2.	□无　□有，原因： 1. 2.
护士 签名			

（三）患者表单

肾血管性高血压临床路径患者表单

适用对象：第一诊断为肾动脉狭窄伴肾血管性高血压（ICD-10：I70.1 伴 I15.0）
　　　　　行肾动脉球囊成形术或支架置入术 [ICD-9-CM-3：（39.9003/00.5501）伴
　　　　　39.5002]

患者姓名：	性别：　　年龄：　　门诊号：	住院号：
住院日期：　　年　月　日	出院日期：　　年　月　日	标准住院日：≤5 天

时间	住院第 1~2 天	住院第 3 天	住院第 4~5 天（出院日）
医患配合	□ 配合询问病史、收集资料，请务必详细告知既往史、用药史、过敏史 □ 配合进行体格检查 □ 配合完善相关检查、化验 □ 医师向患者及家属介绍病情，签订手术知情同意书 □ 配合医师调整用药 □ 有任何不适告知医师	□ 配合完成术前准备和了解手术注意事项 □ 配合术后观察、恢复（多饮水，卧床 24 小时） □ 有任何不适告知医师	□ 接受出院前指导 □ 指导复查程序 □ 获取出院诊断书
护患配合	□ 配合测量体温、脉搏、呼吸、血压、血氧饱和度、体重 □ 配合完成入院护理评估单（简单询问病史、过敏史、用药史） □ 接受入院宣教（环境介绍、病室规定、订餐制度、贵重物品保管等） □ 有任何不适告知护士	□ 配合测量体温、脉搏、呼吸，询问每日排便情况 □ 接受相关化验检查宣教，正确留取标本，配合检查 □ 有任何不适告知护士 □ 接受输液、服药治疗 □ 注意术后 24 小时卧床，限制患肢活动，避免穿刺点出血 □ 配合执行探视及陪护 □ 接受疾病及用药等相关知识指导	□ 接受出院宣教 □ 办理出院手续 □ 获取出院带药 □ 指导服药方法、作用、注意事项 □ 指导复印病历方法
饮食	□ 普通饮食	□ 按医嘱	□ 普通饮食
排泄	□ 正常排尿便	□ 术后卧床 24 小时排尿便	□ 正常排尿，大便避免用力
活动	□ 适度活动	□ 术后卧床 24 小时	□ 少量活动

附：原表单（2019 年版）

肾血管性高血压临床路径表单

适用对象：第一诊断为肾动脉狭窄伴肾血管性高血压（ICD-10：I70.1 伴 I15.0）

　　　　　行肾动脉球囊成形术或支架置入术〔ICD-9-CM-3：（39.9016/00.5503）伴 39.5002〕

患者姓名：	性别：　　年龄：　　门诊号：	住院号：
住院日期：　　年　月　日	出院日期：　　年　月　日	标准住院日：≤5 天

时间	住院第 1 天
主要诊疗工作	□ 病史采集与体格检查 □ 描记 18 导联心电图 □ 测量四肢血压（ABI） □ 上级查房：提出初步诊断，制订进一步诊疗方案 □ 进行常规治疗（参见相关心血管病诊疗指南） □ 完成病历书写及上级医师查房记录
重点医嘱	**长期医嘱：** □ 高血压护理常规 □ 一级护理/二级护理 □ 低盐低脂饮食 □ 阿司匹林、氯吡格雷联合应用 □ 调脂治疗：他汀类和/或贝特类药物 □ 降压治疗：利尿剂、β 受体阻断剂、钙离子通道阻滞剂（无禁忌证者常规使用） □ ACEI/ARB（其他降压药无效，无禁忌证者使用） **临时医嘱：** □ 血常规+血型、尿常规+酮体，大便常规+隐血 □ 凝血功能、肝功能、肾功能、电解质、血糖、血脂、ESR、CRP，感染性疾病筛查 □ 心电图、X 线胸片、超声心动图 □ 肾脏/肾动脉：选择 MRA、CTA 或组织多普勒超声 □ 必要时检查：血气分析，卧、立位肾素-血管紧张素-醛固酮水平，24 小时动态血压，眼底检查， 　　GFR 或肾同位素卡托普利激发试验
主要护理工作	□ 入院宣教 □ 完成患者心理与生活护理 □ 安排各项检查时间 □ 完成日常护理工作
病情变异记录	□ 无　□ 有，原因： 1. 2.
护士签名	
医师签名	

时间	住院第 2 天 （术前准备）
主要诊疗工作	□ 日常查房，完成病程记录 □ 完善术前常规检查，复查异常的检验结果 □ 上级查房：进行介入手术风险评估，制订肾动脉 造影和介入治疗方案 □ 完成上级医师查房记录 □ 与患者及家属谈话：介绍手术适应证、手术过程和可能发生并发症的风险，并签署知情同意书 □ 检查、调整术前常规用药 □ 介入术前准备、术前医嘱 □ 术者术前看患者，确认手术指征、禁忌证，决定是否手术
重点医嘱	长期医嘱： □ 高血压护理常规 □ 一级/二级护理 □ 低盐低脂饮食 □ 降压治疗：利尿剂、β 受体阻断剂、钙离子通道阻滞剂（无禁忌证者常规使用） □ 阿司匹林、氯吡格雷联合应用 □ 调脂治疗：他汀类和/或贝特类药物 □ ACEI/ARB（其他降压药无效，无禁忌证者使用） 临时医嘱： □ 拟明日行肾动脉造影+介入术 □ 术前 4~6 小时禁食、禁水 □ 备皮 □ 对比剂过敏试验 □ 术前镇静 □ 使用抗血小板药物（阿司匹林+氯吡格雷）
主要护理工作	□ 完成患者心理与生活护理 □ 安排各项检查时间 □ 完成日常护理工作
病情变异记录	□ 无　□ 有，原因： 1. 2.
护士签名	
医师签名	

时间	住院第 3 天（手术日）	
	术前	术后
主要诊疗工作	□ 住院医师查房，检测心率、血压、心电图，完成术前病程记录 □ 肾血管性高血压常规治疗 □ 检查抗血小板药物剂量 □ 完成术前风险评估	□ 住院医师接诊术后患者，检查心率、血压、心电图，并书写术后病程记录 □ 严密观察穿刺部位出血、渗血征象 □ 观察患者不适症状，及时发现和处理介入术后并发症 □ 停用或减用降压药物，密切观测血压变化，根据血压对介入治疗的反应调整抗高血压药物。 □ 介入术后常规治疗（参见相关心血管病诊疗指南）
重点医嘱	长期医嘱： □ 高血压护理常规 □ 一级/二级护理 □ 低盐低脂饮食 □ 持续心电监测 □ 阿司匹林、氯吡格雷联合应用 □ 调脂治疗：他汀类和/或贝特类药物 □ 降压治疗：利尿剂、β 受体阻断剂、钙离子通道阻滞剂（无禁忌证者常规使用） □ ACEI/ARB（其他降压药无效，无禁忌证者使用） 临时医嘱： □ 今日行肾动脉造影+支架置入术	长期医嘱： □ 介入术后护理常规 □ 一级护理 □ 低盐低脂饮食 □ 持续心电监测、血压监测 □ 停用或减用降压药物，密切观测血压变化，根据血压对介入治疗的反应调整抗高血压药物 □ 其他药物治疗同前 □ 介入术后常规治疗 临时医嘱： □ 尿常规、肾功能、电解质、血常规 □ 心电图
主要护理工作	□ 完成患者心理与生活护理 □ 完成日常护理工作 □ 完成术前护理工作 □ 执行术前医嘱，建立静脉通道，术前药物 □ 经静脉予以充分的补液，保证术中血容量充足	□ 完成患者心理与生活护理 □ 安排各项检查时间 □ 完成日常护理工作 □ 观察患者穿刺部位出血、渗血情况 □ 加强水化，记录尿量，术后 4~6 小时> 1000ml
病情变异记录	□ 无 □ 有，原因： 1. 2.	□ 无 □ 有，原因： 1. 2.
护士签名		
医师签名		

时间	住院第 4 天 （术后第 1 天）	住院第 5 天 （出院日）
主要诊疗工作	□ 上级医师查房 □ 完成上级医师查房记录 □ 穿刺部位换药 □ 严密观察病情，及时发现和处理介入术后并发症	□ 住院医师查房，监测心率、血压、心电图，并完成出院前病程记录 □ 书写出院记录、诊断证明，填写住院病历首页 □ 向患者及家属交代出院后注意事项，预约复诊时间 □ 如果患者不能出院，在病程记录中说明原因和继续治疗的方案 □ 二级预防的方案
重点医嘱	长期医嘱： □ 介入术后护理常规 □ 一级/二级护理 □ 低脂饮食 □ 持续心电监测 □ 停用或减用降压药物，密切观测血压变化，根据血压对介入治疗的反应调整抗高血压药物 □ 其他药物治疗同前 □ 介入术后常规治疗	出院医嘱： □ 低盐低脂饮食、适当运动、改善生活方式（戒烟） □ 控制高血压、高血脂、糖尿病等危险因素 □ 出院带药（根据情况）：他汀类药物、抗血小板药物、β 受体阻断剂、ACEI、钙离子通道阻滞剂等 □ 定期复查
主要护理工作	□ 完成患者心理与生活护理 □ 完成日常护理工作 □ 观察穿刺部位情况	□ 帮助办理出院手续 □ 出院指导 □ 出院后肾动脉狭窄二级预防宣教
病情变异记录	□ 无　□ 有，原因： 1. 2.	□ 无　□ 有，原因： 1. 2.
护士签名		
医师签名		

第十二章

慢性稳定型心绞痛介入治疗临床路径释义

【医疗质量控制指标】

指标一、临床可能性评估（2019ESC 验前概率）。

指标二、无创功能学检查评估（负荷心脏磁共振、负荷心脏超声、SPECT、PET、平板运动试验）比例。

指标三、侵入性功能学检查评估（FFR、QFR 等）比例。

指标四、无创解剖/功能学评估（冠脉 CTA/CT-FFR）比例。

指标五、二级预防药物及随访方案的实施比例。

一、慢性稳定型心绞痛介入治疗编码

慢性稳定型心绞痛是指心绞痛的程度、频率、性质及诱发原因在几周内没有明显变化。

1. 原编码

疾病名称及编码：慢性稳定型心绞痛（ICD-10：I20.806）

手术操作名称及编码：冠状动脉内支架置入术（ICD-9-CM-3：36.06/36.07）

2. 修改编码

疾病名称及编码：稳定型心绞痛（ICD-10：I20.801）

劳力性心绞痛（ICD-10：I20.803）

慢性稳定型心绞痛（ICD-10：I20.806）

稳定劳力性心绞痛（ICD-10：I20.807）

手术操作名称及编码：非药物洗脱冠状动脉内支架置入术（ICD-9-CM-3：36.06）

药物洗脱冠状动脉内支架置入术（ICD-9-CM-3：36.07）

二、临床路径检索方法

（I20.801/I20.803/I20.806/I20.807）伴（36.06/36.07）

三、国家医疗保障疾病诊断相关分组（CHS-DRG）

MDCF 循环系统疾病及功能障碍

FR3 心绞痛

四、慢性稳定型心绞痛介入治疗临床路径标准住院流程

（一）适用对象

第一诊断为慢性稳定型心绞痛（ICD-10：I20.806）

行冠状动脉内支架置入术（ICD-9-CM-3：36.06/36.07）。

> 释义
>
> ■ 既往慢性稳定型心绞痛是指心绞痛发作的程度、频度、性质及诱发因素在数周内无显著变化的患者。

■ 2013 年欧洲心脏病学会（ESC）《稳定型冠状动脉疾病管理指南》、2018 年我国《慢性稳定型冠心病诊断与治疗指南》、2019 年 ESC《慢性冠状动脉综合征诊断和管理指南》结合最新临床研究证据，对慢性稳定型冠状动脉疾病患者的药物治疗、血运重建指证、随访管理等方面提出了新的观点。

■ 慢性稳定型冠状动脉疾病（心绞痛）的血管重建治疗，主要包括经皮冠状动脉介入治疗（PCI）和冠状动脉旁路移植术（CABG）等。本路径适用于 PCI 患者。鉴于 ICD 编码更新的延迟，本临床释义中仍应用原有疾病编码。

（二）诊断依据

根据《慢性稳定型冠状动脉疾病管理指南》（ESC，2013 年）、《稳定型缺血性心脏病的诊断和管理指南》（ACC，2014 年）。

1. 临床发作特点：由运动或其他增加心肌需氧量的情况所诱发，短暂的胸痛或胸闷（＜10 分钟），休息或含服硝酸甘油可使之迅速缓解。

2. 心电图变化：静息心电图通常正常，症状发作时相邻 2 个或 2 个以上导联心电图 ST 段和/或 T 改变，症状缓解后 ST-T 改变恢复。运动平板试验有助于诊断，并可进行危险分层。

3. 心肌损伤标志物（心脏特异的肌钙蛋白 T 或肌钙蛋白 I 或肌酸激酶 CK、CK-MB）不升高。

4. 临床症状稳定在 1 个月以上。

> **释义**
>
> ■ 心绞痛是由于暂时性心肌缺血引起的以胸痛为主要特征的临床综合征，是冠状动脉粥样硬化性心脏病（冠心病）的最常见表现。通常见于冠状动脉至少一支主要分支管腔直径狭窄在 50% 以上的患者，当体力或精神应激时，冠状动脉血流不能满足心肌代谢的需要，导致心肌缺血，而引起心绞痛发作，休息或含服硝酸甘油可缓解。心绞痛也可发生在瓣膜病（尤其主动脉瓣病变）、肥厚型心肌病和未控制的高血压以及甲状腺功能亢进、严重贫血等患者。冠状动脉"正常"者也可由于冠状动脉痉挛或内皮功能障碍等原因发生心绞痛。某些非心脏性疾病如食道、胸壁或肺部疾病也可引起类似心绞痛的症状，临床上需注意鉴别。
>
> ■ 除外不稳定型心绞痛的特征：静息型、新发性、渐进性心绞痛。
>
> ■ 2018 年我国《慢性稳定性冠心病诊断与治疗指南》和 2019 ESC《慢性冠状动脉综合征诊断和管理指南》中强调了冠心病病程的动态演变，慢性冠脉综合征（CCS）通常包括以下 6 种临床情况：①疑似冠心病和有"稳定"心绞痛和/或呼吸困难症状的患者；②新发的心力衰竭或左室功能不全且疑似冠心病的患者；③ACS 后 1 年内症状稳定且无和有症状的患者或近期血运重建的患者；④初诊或血运重建后 1 年以上的无症状和有症状患者；⑤心绞痛和疑似血管痉挛或微血管疾病的患者；⑥在筛查时检出的无症状冠心病受试者。

（三）治疗方案的选择及依据

根据《慢性稳定型冠状动脉疾病管理指南》（ESC，2013 年）、《稳定型缺血性心脏病的诊断和管理指南》（ACC，2014 年）、《中国经皮冠状动脉介入治疗指南》（中华医学会心血管病学分会，2016 年），《冠心病合理用药指南（第 2 版）》（国家卫生计生委合理用药专家委员会，中国药师协会，2018 年）。

1. 危险度分层：根据临床评估、对负荷试验的反应（Duke 运动平板试验评分）、左心室功能及冠状动脉造影显示的病变情况综合判断，推荐采用 EuroSCORE Ⅱ评分。

2. 基础药物治疗：改善心肌缺血的药物治疗和改善预后的药物治疗。

3. 冠状动脉造影检查

适应证为：

（1）严重心绞痛（CCS 分级Ⅲ级或以上者），特别是药物治疗不能缓解症状者。

（2）经无创方法评价为高危患者（不论心绞痛严重程度）。

（3）发生过心脏猝死或有持续性室性心律失常的患者。

（4）血运重建（PCI 或 CABG）的患者，有早期的中等或严重程度的心绞痛复发。

（5）有慢性心力衰竭伴或不伴左心室射血分数下降的心绞痛患者。

4. 经皮冠状动脉介入治疗（PCI）：对药物难以控制的心绞痛，或无创检查提示较大面积心肌缺血，且冠状动脉病变适合 PCI 者，可行冠状动脉支架术（包括药物洗脱支架）治疗。

5. 冠状动脉旁路移植术（CABG）：糖尿病伴多支血管复杂病变、严重左心功能不全和无保护左主干病变者，CABG 疗效优于 PCI。

6. 改善不良生活方式，控制危险因素。

> **释义**
>
> ■ 药物治疗、介入治疗和冠状动脉旁路移植手术是现代冠心病治疗的三种方法，其中药物治疗是最基本的手段。慢性稳定型心绞痛患者在决定是否行介入治疗时，需要进行仔细的评估，防止过度检查和过度治疗。
>
> ■ 针对稳定性冠心病患者血运重建的指证掌握日趋严格。PCI 作为血运重建的主要方式，在狭窄≥90%的病变中可考虑直接进行；对于狭窄程度<90%的病变，建议仅对有相应缺血证据或 FFR≤0.80 的病变进行干预。iFR、QFR、RFR 等新技术可考虑作为 FFR 检查的替代方式。
>
> ■ 改善不良生活方式：包括戒烟、适当运动、控制体重及饮食控制。对于中、重度尼古丁依赖的患者，需要更强的戒烟干预，如进行行为矫正及使用戒烟药物等。
>
> ■ 控制危险因素：包括控制血压、控制血脂及控制糖尿病。

（四）标准住院日≤5 天

> **释义**
>
> ■ 计划接受介入治疗的慢性稳定性心绞痛患者入院后，术前评估 1 天，在第 2 天实施手术，术后恢复 1~2 天出院。总住院时间不超过 5 天均符合路径要求。

（五）进入路径标准

1. 第一诊断必须符合 ICD-10：I20.806 慢性稳定型心绞痛疾病编码。

2. 除外不稳定型心绞痛、急性心肌梗死、主动脉夹层、急性肺栓塞、急性心包炎或心肌炎等疾病。

3. 如患有其他非心血管疾病，但在住院期间不需特殊处理（检查和治疗），也不影响第一诊断时，可以进入路径。

4. 适用于择期 PCI 者。

> **释义**
>
> ■ 进入路径的标准必须是符合指南中明确诊断的慢性稳定性冠心病患者。
>
> ■ 当患者同时患有其他非心血管疾病，本次住院期间不需要检查和治疗，且本次入院第一诊断为慢性稳定性心绞痛，也可以进入路径。延长住院时间者需进行相应说明。
>
> ■ 本路径不适用于入院进行药物或 CABG 治疗的患者。

（六）术前准备（术前评估）1~2 天

1. 必需的检查项目

（1）血常规、尿常规+酮体，大便常规+隐血。

（2）肝功能、肾功能、电解质、血糖、血脂、血清心肌损伤标志物、凝血功能、感染性疾病筛查（如乙型肝炎、丙型肝炎、艾滋病、梅毒等）。

（3）心电图、胸部影像学检查、超声心动图。

2. 根据患者具体情况可查的项目

（1）脑钠肽、D-二聚体、血气分析、红细胞沉降率、C 反应蛋白或高敏 C 反应蛋白。

（2）24 小时动态心电图、心脏负荷试验。

> **释义**
>
> ■ 必查项目是确保手术治疗安全、有效开展的基础，在术前必须完成。相关人员应认真分析检查结果，以便及时发现异常情况并采取对应处置。
>
> ■ 对于有心律失常、低氧血症等患者可进行动态心电图、肺功能、血气等检查。
>
> ■ 为缩短患者术前等待时间，检查项目可以在患者入院前于门诊完成。

（七）选择用药

1. 抗心肌缺血药物：包括 β 受体阻断剂、硝酸酯类药物、钙离子通道阻滞剂、钾通道开放剂及心脏代谢性药物。

2. 改善预后的药物：包括抗血小板药物、调脂类药物及血管紧张素转化酶抑制剂。

（1）抗血小板药物：①无用药禁忌证的患者均应长期服用阿司匹林，如使用阿司匹林有禁忌或不能耐受者，可改用其他抗血小板药物替代；②行介入治疗者，常规联用阿司匹林+氯吡格雷，如对阿司匹林胃肠道不耐受者可改用西洛他唑或吲哚布芬等替代药物+氯吡格雷；③对介入治疗术中的高危病变患者，可考虑静脉应用 GP Ⅱ b/Ⅲ a 受体拮抗剂，对高出血风险患者可考虑应用比伐芦定。

（2）调脂药物：无用药禁忌证的患者均应长期服用他汀类药物，必要时需加用其他种类的调脂药物。

（3）血管紧张素转换酶抑制剂（ACEI）或血管紧张素 Ⅱ 受体拮抗剂（ARB）：所有合并高血

压、糖尿病、心力衰竭或左心室收缩功能不全的高危患者均应使用 ACEI，不能耐受者可选用 ARB 治疗。

3. 其他药物：伴随疾病的治疗药物等。

> **释义**
>
> ■ 药物治疗是慢性稳定性冠心病患者的治疗基础。包括缓解症状、改善缺血及改善预后的药物，只要没有禁忌证，均应当加以应用。
>
> ■ 积极使用硝酸酯类、钙离子通道阻滞剂或 β 受体阻断剂以改善心肌缺血症状。还可使用速效救心丸，增加冠状动脉血流量，迅速有效地改善急性心肌缺血缺氧，缓解心绞痛症状；或使用二丁酰环磷腺苷钙，以增强心肌功能、扩张冠状动脉，进一步改善心肌缺血症状；亦可加用磷酸肌酸，优化心肌能量代谢，改善心肌缺血症状与左心功能。银杏叶滴丸也可扩张冠状动脉，抗心肌缺血，同时具有抑制血小板聚集、防止血栓形成等作用，可酌情选用。
>
> ■ 如无禁忌，阿司匹林、β 受体拮抗剂、他汀类药物均应长期服用。
>
> ■ 对于行介入治疗的患者联合阿司匹林+氯吡格雷（或替格瑞洛）进行双重抗血小板治疗，介入术中对于高危病变考虑使用血小板 GP Ⅱ b/Ⅲa 受体拮抗剂。术后根据患者缺血、出血风险评估，决定双重抗血小板治疗时限（3~12 个月）。
>
> ■ 对于合并有糖尿病、心功能不全、高血压病、心肌梗死后左心室功能不全的患者均应使用 ACEI，不能耐受的患者使用 ARB 治疗。

（八）手术时间为入院后 1~2 天

1. 麻醉方式：局部麻醉。
2. 手术方式：冠状动脉造影+支架置入术。
3. 手术内置物：冠状动脉内支架。
4. 术中用药：抗血栓药（肝素化，必要时可使用 GP Ⅱ b/Ⅲ a 受体拮抗剂或比伐芦定）、血管活性药、抗心律失常药等。
5. 术后处理
（1）介入术后即刻需检查项目：生命体征检查、心电图、穿刺部位的检查，必要时心电监测。
（2）介入术后必要时住 CCU。

> **释义**
>
> ■ 本路径规定的慢性稳定性心绞痛的介入治疗麻醉方式均是局部麻醉。
>
> ■ 术中经过冠状动脉造影证实病变的位置、性质，依据情况选择相应的支架置入。
>
> ■ 术中需要给予肝素抗凝治疗，对于高危病变可酌情给予血小板 GP Ⅱ b/Ⅲ a 受体拮抗剂，对于术中出现低血压、心律失常等情况需要给予血管活性药物及抗心律失常药物。
>
> ■ 造影狭窄＜90% 的病变，在缺乏相应缺血证据时，进行 FFR、QFR、iFR、RFR 等生理功能学检查是合理的。

> ■ 介入术后患者返回病房后应当常规进行心电图检查、记录生命体征及穿刺部位的情况，必要时进行心电监测等进一步监护。
> ■ 对于介入术中出现低血压、心律失常、穿刺部位血肿等情况的患者必要时住重症监护病房。

（九）术后住院恢复1~2天

1. 介入术后第1天需检查项目：心电图、心肌损伤标志物、肾功能、电解质。必要时查：血常规、大便常规+隐血、尿常规、肝功能、血糖、凝血功能、超声心动图、胸部X线检查、血气分析。
2. 观察患者心肌缺血等不适症状，及时发现和处理并发症。
3. 继续严密观察穿刺部位出血情况。

> **释义**
>
> ■ 慢性稳定型心绞痛患者术后当日应行心电图检查，必要时查心肌损伤标志物、血尿常规等检查。以便及时掌握病情变化。术后主管医师对患者病情进行评估。
> ■ 根据患者病情需要，开展相应的检查及治疗。检查内容不只限于路径中规定的必须复查项目，可根据需要增加，如血气分析、凝血功能分析、超声、胸片等。必要时可增加同一项目的检查频次。

（十）出院标准

1. 生命体征稳定。
2. 无心肌缺血发作。
3. 穿刺部位愈合良好。
4. 无其他需要继续住院的并发症。

> **释义**
>
> ■ 患者出院前不仅应完成必须复查项目，且复查项目应无明显异常。穿刺部位愈合良好，无出血、血肿、感染及血管杂音。无其他需要继续住院治疗的并发症。

（十一）变异及原因分析

1. 冠状动脉造影后转外科行急诊冠状动脉旁路移植术。
2. 等待二次PCI或择期冠状动脉旁路移植术。
3. PCI术中出现并发症转入CCU。
4. 冠状动脉造影结果正常，需进一步检查明确诊断。
5. 药物保守治疗，观察治疗效果。

释义

■ 变异是指入选临床路径的患者未能按路径流程完成医疗行为或未达到预期的医疗质量控制目标。这包含三方面情况：①按路径流程完成治疗，但出现非预期结果，可能需要后续进一步处理。如本路径治疗后需要外科行冠状动脉旁路移植手术或同一住院期内需要二次行 PCI。②按路径流程完成治疗，但超出了路径规定的时限。实际住院日超出标准住院日要求或未能在规定的手术日时间限定内实施手术等。③不能按路径流程完成治疗，患者需要中途退出路径。如治疗过程中出现严重并发症，导致必须中止路径或需要转入其他路径进行治疗等。对这些患者，主管医师均应进行变异原因的分析，并在临床路径的表单中予以说明。

■ 冠脉介入的并发症有：心内并发症，如心脏压塞，冠状动脉夹层等、穿刺部位并发症，如严重血肿（包括腹膜后血肿），其他脏器损伤如造影剂肾病、蓝指综合征等。

■ 医师认可的变异原因主要指患者入选路径后，医师在检查及治疗过程中发现患者合并存在一些事前未预知的对本路径治疗可能产生影响的情况，需要中止执行路径或者是延长治疗时间、增加治疗费用。医师需在表单中明确说明。

■ 因患者方面的主观原因导致执行路径出现变异，也需要医师在表单中予以说明。

五、慢性稳定型心绞痛临床路径给药方案

【用药选择】

稳定型心绞痛患者药物治疗的目的为缓解症状及预防心血管不良事件发生，具体药物如下：

1. 抗心肌缺血药物

（1）硝酸酯类：短效硝酸酯类药物，如硝酸甘油，舌下含服可缓解劳力性心绞痛急性发作；长效硝酸酯类药物，如单硝酸异山梨酯，应用于预防心绞痛发作。

（2）β受体阻断剂：无禁忌证患者，β受体阻断剂应用作为一线治疗药物。

（3）钙离子阻断剂：非二氢吡啶类钙离子通道阻滞剂，如维拉帕米、地尔硫草，以降低心率属性为主，不推荐和β受体阻断剂联用。二氢吡啶类钙离子通道阻滞剂，如长效尼非地平、氨氯地平、非洛地平，其强效动脉扩张作用使其适用于具有高血压的心绞痛患者，与β受体阻断剂也可联合应用。

（4）其他药物：包括伊伐布雷定（ivabradine）：减慢心率，可用于不能耐受β受体阻断剂患者；尼可地尔（nicorandil）：可在应用β受体阻断剂及钙离子阻断剂无效或有禁忌证患者中加用；曲美他嗪（trimetazidine）：抗缺血代谢调节剂，抗心绞痛疗效与普萘洛尔相似；雷诺嗪（ranolazine）：阻止心肌细胞内 Na^+ 依赖钙超负荷，从而发挥抗缺血和改善代谢作用；速效救心丸：增加冠状动脉血流量；复方丹参滴丸能抑制血小板聚集，改善微循环；冠心宁片能有效提高 PCI 术后缺血区心肌的微循环灌注，改善心肌微循环供血、心电图 ST 段下移，缓解心绞痛症状，减少心血管不良事件的发生。

2. 抗血小板药物

（1）小剂量阿司匹林：无禁忌证患者长期 75～150mg/d，口服应用。阿司匹林不能耐受患者应当应用氯吡格雷替代。

（2）P2Y12 抑制剂：计划接受介入治疗患者应联合阿司匹林同时应用。首要推荐药物为氯吡格雷（75mg/d）。另外，对于未计划接受介入治疗的患者，双联抗血小板药物在稳定型心绞

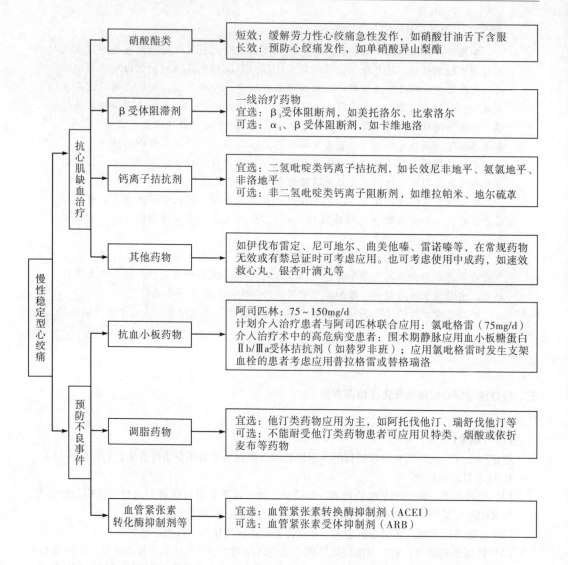

痛患者中常规仍缺乏证据。

（3）对介入治疗术中的高危病变患者，可考虑围术期静脉负荷+维持或冠脉内负荷+静脉维持应用血小板 GPⅡb/Ⅲa 受体拮抗剂，如替罗非班 [3 分钟内 10~25μg/kg 负荷应用+0.075~0.15μg/（kg·min）静脉维持]，静脉维持时间 12~36 小时，需密切评估出血风险。

3. 调脂药物：以低密度脂蛋白胆固醇（LDL）<1.8mmol/L 或较基础测及值降低 50%为目标，通常以他汀类药物应用为主。对于他汀类药物不能耐受患者可应用贝特类、烟酸或依折麦布等药物，但此类药物尚缺乏证据来证实其临床获益。对于接受介入治疗的患者，围术期强化他汀类药物（高剂量阿托伐他汀）治疗可降低心肌梗死的发生率。

4. 血管紧张素转换酶抑制剂（ACEI）：无禁忌证的稳定型心绞痛患者，特别是合并高血压、糖尿病、左心室收缩功能不全（射血分数<40%）的患者，均应使用 ACEI。不推荐 ACEI 和血管紧张素受体阻断剂（ARB）同时应用，但 ACEI 不能耐受患者可选用 ARB 治疗。

5. 其他药物：可适当选用有证据支持且安全性较高的中成药，如银杏叶滴丸、大株红景天注射液、通脉养心丸、复方丹参滴丸等，进一步改善患者心绞痛症状，提高治疗有效率。不推荐常规应用止痛剂，如选择性环氧合酶-2（COX-2）抑制剂、非选择性非甾体抗炎药（NSAIDs）。若必须应用 NSAIDs 类药物，也应当小剂量开始并尽早停用，同时联用小剂量阿司匹林以取得充分的抗血小板效应。

【药学提示】

1. 硝酸酯类药物：通过激发血管活性成分一氧化氮（NO），扩张冠状动脉及静脉系统（降低前负荷）发挥抗缺血效应。β受体阻断剂直接作用于心脏，降低心率、心肌收缩力、房室结传导及异位节律的发生；同时可通过延长心脏舒张期及增加非缺血区域血管阻力来增加缺血心肌的冠状动脉血流。钙离子通道阻滞剂主要药理学作用为选择性抑制血管平滑肌和心肌细胞L通道开放，从而发挥血管扩张及降低外周血管阻力效应。二氢吡啶类钙离子阻断剂的血管选择性更高。

2. 阿司匹林：不可逆性阻断血小板COX-1及后续血栓素的产生。P2Y12抑制剂为血小板二磷酸腺苷（ADP）受体P2Y12拮抗剂，从而抑制血小板聚集。

【注意事项】

1. 相关药物应用时应熟知其不良反应、禁忌证、药物间的交互作用及慎用人群。

2. 药物干预应同时考虑症状缓解及事件预防，同时需要考虑患者接受介入治疗所需的相关药物，如联合应用阿司匹林和氯吡格雷。

六、慢性稳定型心绞痛介入治疗患者护理规范

1. 术前护理

（1）监测生命体征，必要时吸氧、心电监护。

（2）遵医嘱留取血、尿、粪标本，及时送检，预约检查项目。

（3）遵医嘱给予抗心肌缺血、抗血小板、调脂及血管紧张素转化酶抑制剂及其他伴随疾病的治疗药物。告知患者服药注意事项、观察要点。

（4）术前遵医嘱予负荷量抗血小板药物，术日晨嘱患者贴身穿病服，去除金属物。

（5）非术侧上肢留置静脉留置针，必要时遵医嘱行水化治疗。

2. 术中配合

（1）各种导管均用肝素盐水冲洗后备用，备齐用物，连接好电极、导线，调整好监护系统参数。

（2）连接心电监护、压力检测并校对零点，建立静脉通路、连接三通。

（3）备好急救设备、药品。

（4）术中及时供给造影剂，持续监测心电图、冠脉内压力、生命体征、意识、精神状态等，发现异常及时向术者报告。

（5）术毕拔除动脉鞘管，协助医生压迫动脉，确保无局部及皮下出血后予桡动脉压迫器压迫。

（6）术中出现低血压、心律失常、穿刺部位血肿等情况者遵医嘱转重症监护病房。

3. 术后护理

（1）密切观察患者生命体征变化，必要时给予心电监测。

（2）术后当日遵医嘱行心电图检查，必要时做心肌损伤标志物、血尿常规等检查。

（3）指导患者观察穿刺部位是否有进行性出血，上臂是否肿胀及肌张力增高。每2小时放松压迫器一次。6小时后穿刺点周围无渗血，可拆除压迫器。

（4）鼓励患者多饮水或遵医嘱予以水化。

（5）股动脉穿刺者术侧肢体制动24小时，指导其做踝泵运动，监测足背动脉是否存在。指导患者床上排尿、排便。

4. 出院护理

（1）复查项目无明显异常，遵医嘱予以出院。

（2）确保穿刺部位愈合良好，无出血、血肿、感染等，告知患者穿刺部位3日内勿沾水、勿

过度用力。

（3）发放出院带药及小结，做好疾病观察、预防、用药及随访宣教。

七、慢性稳定型心绞痛介入治疗患者营养治疗规范

1. 营养治疗的目标是控制血脂、血压、血糖和体重，降低心血管疾病的危险因素，增加保护因素。心血管病风险的增加和膳食摄入能量、饱和脂肪和胆固醇过多以及蔬菜、水果摄入不足相关，医学营养治疗可减少低密度脂蛋白（LDL-C）和其他心血管疾病危险因素。

2. 冠心病患者需要重视营养饮食干预，医学营养治疗计划应在药物治疗期间持续进行。对于稳定型心绞痛介入治疗术后患者，营养治疗干预的主要内容包括：①限制饱和脂肪酸摄入，如畜肉（特别是肥肉）、禽肉、棕榈油和奶制品中的豆蔻酸、棕榈酸、月桂酸。②限制反式脂肪酸摄入，主要存在于氢化植物油，如起酥油、人造奶油及其制品、各类油炸油煎食品、高温精炼的植物油和反复煎炸的植物油。③限制胆固醇摄入，动物食品如肉、内脏、皮、脑、奶油和蛋黄是胆固醇的主要膳食来源。④增加不饱和脂肪酸摄入，茶油、橄榄油、菜子油和坚果中存在油酸（单不饱和脂肪酸）；葵花子油、玉米油和豆油中富含 n-6 多不饱和脂肪酸，α-亚麻酸、鱼及鱼油中的 EPA 和 DHA 含有 n-3 多不饱和脂肪酸。⑤保障蔬菜、水果的摄入。⑥中度限制钠盐摄入，不超过 6g/d。⑦适量饮酒因人而异，不饮酒者不建议，饮酒者男性每日酒精不超过 25g，女性不超过 12.5g。

八、慢性稳定型心绞痛介入治疗患者健康宣教

1. 健康宣教在疾病管理中极为重要，力争让患者成为疾病管理的主动参与者。

2. 慢性稳定型心绞痛介入治疗后患者的健康宣教内容包括：①冠心病基本常识，介绍冠心病发生原因及导致冠心病的危险因素；②危险因素管理，强调血压、血糖、血脂等各项危险因素的管理及目标值；③置入支架后注意事项，介绍支架治疗的原理及术后注意事项；④使用药物中需要注意的事项，包括治疗药物的常见不良反应及处理对策；⑤生活行为方式改变，介绍除饮食营养规范外，运动、戒烟、减重等生活行为方式的改变。

3. 对于所有慢性稳定型心绞痛接受介入治疗的患者，出院前都应当有健康宣教记录。

九、推荐表单

（一）医师表单

慢性稳定型心绞痛介入治疗临床路径医师表单

适用对象：第一诊断为慢性稳定型心绞痛（ICD-10：I20.806）

　　　　　行冠状动脉内支架置入术（ICD-9-CM-3：36.06/36.07）

患者姓名：		性别：	年龄：	门诊号：	住院号：
住院日期：	年 月 日	出院日期：	年 月 日	标准住院日：≤5 天	

时间	住院第 1 天	住院第 1 天 （术前准备）
主要诊疗工作	□ 病史采集与体格检查 □ 描记"18 导联"心电图 □ 上级医师查房：危险性分层，明确诊断，制订诊疗方案 □ 进行"常规治疗"（参见心血管病诊疗指南解读） □ 完成病历书写及上级医师查房记录	□ 日常查房，完成病程记录 □ 上级医师查房：确定冠脉造影和支架置入方案 □ 完成上级医师查房记录 □ 完善术前常规检查，复查异常的检验结果 □ 向家属及患者交代冠脉造影和介入手术风险，签署知情同意书 □ 检查抗血小板药物剂量 □ PCI 术前准备，术前医嘱 □ 术者术前看患者，确认手术指征、禁忌证，决定是否手术
重点医嘱	**长期医嘱：** □ 冠心病护理常规 □ 一级或二级护理 □ 低盐低脂饮食 □ 持续心电监测 □ β 受体拮抗剂（无禁忌证者常规使用） □ 硝酸酯类药物 □ 阿司匹林、氯吡格雷联合应用 □ 调脂治疗：他汀类药物 □ 钙离阻滞剂：可与 β 受体拮抗剂联合应用 □ ACEI **临时医嘱：** □ 血常规+血型、尿常规+酮体，大便常规+隐血 □ 血清心肌损伤标志物、凝血功能、肝肾功能、电解质、血糖、血脂、感染性疾病筛查 □ 心电图、X 线胸片、超声心动图 □ 必要时检查：脑钠肽、D-二聚体、血气分析、红细胞沉降率、C 反应蛋白、24 小时动态心电图、心脏负荷试验	**长期医嘱：** □ 冠心病护理常规 □ 一级或二级护理 □ 低盐低脂饮食 □ 持续心电监测 □ β 受体拮抗剂（无禁忌证者常规使用） □ 硝酸酯类药物 □ 阿司匹林、氯吡格雷联合应用 □ 调脂治疗：他汀类药物 □ 钙离阻断剂：可与 β 受体拮抗剂联合应用 □ ACEI **临时医嘱：** □ 拟明日行冠脉造影+支架置入术 □ 明早禁食、禁水 □ 备皮 □ 造影剂皮试 □ 术前镇静 □ 足量使用抗血小板药物（阿司匹林+氯吡格雷） □ 术前晚可适当使用镇静药物
病情变异记录	□ 无 □ 有，原因： 1. 2.	□ 无 □ 有，原因： 1. 2.
医师签名		

时间	住院第2天（手术日）		住院第3天（术后第1天）
	术前	术后	
主要诊疗工作	□ 住院医师查房，检测心率、血压、心电图，完成术前病程记录 □ 慢性稳定性心绞痛常规治疗 □ 检查抗血小板药物剂量	□ 住院医师接诊术后患者，检查心率、血压、心电图，并书写术后病程记录 □ 严密观察穿刺部位出血、渗血征象 □ 观察患者不适症状，及时发现和处理 PCI 术后并发症 □ 慢性稳定性心绞痛常规治疗 □ PCI 术后常规治疗（参见心血管病诊疗指南解读）	□ 上级医师查房 □ 完成上级医师查房记录 □ 穿刺部位换药 □ 严密观察病情，及时发现和处理 PCI 术后并发症
重点医嘱	长期医嘱： □ 冠心病护理常规 □ 一级或二级护理 □ 低盐低脂饮食 □ 持续心电监测 □ β受体拮抗剂（无禁忌证者常规使用） □ 硝酸酯类药物 □ 阿司匹林、氯吡格雷联合应用 □ 调脂治疗：他汀类药物 □ 钙离阻滞剂：可与β受体拮抗剂联合应用 □ ACEI □ 慢性稳定性心绞痛"常规治疗" 临时医嘱： □ 今日行冠脉造影+支架置入术	长期医嘱： □ PCI 术后护理常规 □ 一级护理 □ 低盐低脂饮食 □ 持续心电监测 □ 药物治疗同前 □ PCI 术后常规治疗 临时医嘱： □ 急查尿常规 □ 心肌损伤标志物（TNT、TNI、CK-MB）、血常规 □ 心电图	长期医嘱： □ PCI 术后护理常规 □ 一级或二级护理 □ 低脂饮食 □ 持续心电监测 □ 药物治疗同前 □ PCI 术后常规治疗
病情变异记录	□ 无　□ 有，原因： 1. 2.	□ 无　□ 有，原因： 1. 2.	□ 无　□ 有，原因： 1. 2.
医师签名			

时间	住院第 4 天 （术后第 2 天）	住院第 5 天 （出院日）
主 要 诊 疗 工 作	□ 住院医师查房 □ 完成查房记录 □ PCI 术后常规治疗 □ 严密观察病情，及时发现和处理 PCI 术后并 　发症 □ 观察穿刺部位情况	□ 住院医师查房，监测心率、血压、心电图，并 　完成出院前病程记录 □ 书写出院记录、诊断证明，填写住院病历首页 □ 向患者及家属交代出院后注意事项，预约复诊 　时间 □ 如果患者不能出院，在病程记录中说明原因和 　继续治疗的方案 □ 二级预防的方案
重 点 医 嘱	长期医嘱： □ PCI 术后护理常规 □ 一级或二级护理 □ 低盐低脂饮食 □ 药物治疗同前	出院医嘱： □ 低盐低脂饮食、适当运动、改善生活方式（戒 　烟） □ 控制高血压、高血脂、糖尿病等危险因素 □ 出院带药（根据情况）：他汀类药物、抗血小 　板药物、β 受体拮抗剂、ACEI、钙离子阻断 　剂等 □ 定期复查
病情 变异 记录	□ 无　□ 有，原因： 1. 2.	□ 无　□ 有，原因： 1. 2.
医师 签名		

（二）护士表单

慢性稳定型心绞痛介入治疗临床路径护士表单

适用对象：第一诊断为慢性稳定型心绞痛（ICD-10：I20.806）

行冠状动脉内支架置入术（ICD-9-CM-3：36.06/36.07）

患者姓名：	性别： 年龄： 门诊号：	住院号：
住院日期： 年 月 日	出院日期： 年 月 日	标准住院日：≤5 天

时间	住院第 1 天	住院第 1 天 （术前准备）	住院第 2 天 （手术日）
健康宣教	□ 介绍主管医生、护士 □ 入院宣教（常规、安全）	□ 做 PCI 术前宣教 □ 服药宣教 □ 疾病宣教 □ 宣教 □ 饮食、饮水、活动的宣教	□ 做 PCI 术后当日宣教 □ PCI 患者予以饮食、饮水、活动指导
护理处置	□ 安置患者，佩戴腕带 □ 通知医师 □ 生命体征的监测测量 □ 吸氧 □ 交接液体 □ 病情交班 □ 配合治疗 □ 完成护理记录	□ 协助患者完成临床检查 □ 遵医嘱完成治疗 □ 完成护理记录	□ 评估患者全身情况 □ 观察生命体征 □ 协助患者完成临床检查 □ 注意化验结果回报 □ 完成护理记录
基础护理	□ 准备床单位、监护、吸氧 □ 生命体征的观察 □ 一级护理 □ 观察 24 小时出入量 □ 生活护理 □ 患者安全及心理护理	□ 生命体征的观察 □ 一级护理 □ 生活护理 □ 观察 24 小时出入量 □ 患者安全及心理护理	□ 病情的观察（症状、体征神志、生命体征） □ 保持水、电解质平衡 □ 观察 24 小时出入量 □ 一级护理
专科护理	□ 使用药物的浓度剂量 □ 各种置管情况 □ 观察胸痛情况	□ 使用药物的浓度剂量 □ 各种置管情况 □ 观察胸痛情况	□ 相关并发症的观察 □ PCI 术后定时观察穿刺部位 □ 做好拔除动脉鞘管的准备 □ 股动脉鞘管拔除时注意迷走反射的发生 □ 鞘管拔除后伤口砂带压迫 10 小时，患侧肢体制动 12 小时
重点医嘱	□ 详见医嘱执行单	□ 详见医嘱执行单	□ 详见医嘱执行单
医嘱病情变异	□ 无 □ 有，原因： 1. 2.	□ 无 □ 有，原因： 1. 2.	□ 无 □ 有，原因： 1. 2.
护士签名			

时间	住院第 3 天 （术后第 1 天）	住院第 4 天 （术后第 2 天）	住院第 5 天 （出院日）
健康宣教	□ 饮食宣教 □ 服药宣教 □ 指导恢复期的康复和锻炼 　（床上肢体活动） □ 疾病宣教	□ 指导恢复期的康复和锻炼 　（床上肢体活动） □ 饮食宣教 □ 疾病宣教 □ 康复宣教和二级预防	□ 活动指导 □ 康复宣教和二级预防 □ 出院宣教
护理处置	□ 观察生命体征 □ 观察 24 小时出入量 □ 观察穿刺部位 □ 遵医嘱配合急救和治疗 □ 完成护理记录 □ 维持静脉通畅 □ 静脉和口服给药 □ 协助患者进餐 □ 保持排便通畅	□ 观察生命体征 □ 完成常规化验采集 □ 观察 24 小时出入量 □ 遵医嘱完成治疗 □ 维持静脉通畅 □ 静脉和口服给药 □ 保持排便通畅 □ 生活护理 □ 给予心理支持 □ 完成护理记录	□ 观察生命体征 □ 观察 24 小时出入量 □ 遵医嘱完成治疗 □ 维持静脉通畅 □ 静脉和口服给药 □ 保持排便通畅 □ 生活护理 □ 给予心理支持 □ 完成护理记录 □ 配合患者做好出院准备
基础护理	□ 监测：心率、心律，血压，血 　氧饱和度，呼吸 □ 准确记录出入量 □ 保持水电解质平衡 □ 协助患者完成各项检查 □ 协助患者进食 □ 协助患者做好生活护理	□ 监测：心率、心律，血压，血 　氧饱和度，呼吸 □ 完成常规标本采集 □ 准确记录出入量 □ 保持水电解质平衡 □ 协助患者完成各项检查 □ 协助患者进食 □ 协助患者做好生活护理	□ 监测：心率、心律，血压， 　血氧饱和度，呼吸 □ 完成常规标本采集 □ 准确记录出入量 □ 保持水、电解质平衡 □ 协助患者完成各项检查 □ 协助患者进食 □ 办理出院事项
专科护理	□ 相关并发症的观察 □ 穿刺部位的观察	□ 相关并发症的观察	□ 相关并发症的观察
重点医嘱	□ 详见医嘱执行单	□ 详见医嘱执行单	□ 详见医嘱执行单
特殊情况记录	□ 无　□ 有，原因： 1. 2.	□ 无　□ 有，原因： 1. 2.	□ 无　□ 有，原因： 1. 2.
护士签名			

（三）患者表单

慢性稳定性心绞痛介入治疗临床路径患者表单

适用对象：第一诊断为慢性稳定性心绞痛（ICD-10：I20.806）

行冠状动脉内支架置入术（ICD-9-CM-3：36.06/36.07）

患者姓名：		性别：	年龄：	门诊号：	住院号：
住院日期： 年 月 日		出院日期： 年 月 日			标准住院日：≤5天

时间	住院第1天	住院第2天 （手术日）	住院第5天 （出院日）
医患配合	□ 医师询问现病史、既往史、用药情况，收集资料并进行体格、检查 □ 配合完善术前相关化验、检查 □ 入院宣教（常规、安全）	□ 做PCI术后当日宣教 □ PCI患者予以饮食、饮水、活动宣教 □ 活动指导	□ 活动指导 □ 康复宣教和二级预防
护患配合	□ 护士行入院护理评估 □ 介绍主管医师、护士 □ 一级护理 □ 监护：心电、血压和血氧饱和度等 □ 建立静脉通路 □ 配合重症监护和救治	□ 一级护理 □ 继续监护：心电、血压 □ 配合急救和治疗	□ 带好出院带药 □ 酌情配合相关检查
饮食	□ 流质饮食	□ 半流质饮食	□ 低盐低脂饮食
排泄	□ 正常排尿便	□ 正常排尿便	□ 正常排尿便
活动	□ 卧床休息，自主体位 □ 患肢制动	□ 卧床休息，自主体位 □ 患肢可活动	□ 床边活动

附：原表单（2019 年版）

慢性稳定型心绞痛介入治疗临床路径表单

适用对象：第一诊断为慢性稳定型心绞痛（ICD-10：I20.806）
　　　　　行冠状动脉内支架置入术（ICD-9-CM-3：36.06/36.07）

患者姓名：		性别：	年龄：	门诊号：	住院号：
住院日期：	年　月　日	出院日期：	年　月　日		标准住院日：≤5 天

时间	住院第 1 天	住院第 1~2 天 （术前准备）
主要诊疗工作	□ 病史询问和体格检查 □ 完成住院病历书写 □ 安排相应检查 □ 上级医师查房 □ 完善治疗方案 □ 完成上级医师查房记录 □ 病情的观察和动态评价 □ 变异情况的判断及与其他路径的衔接	□ 日常查房，完成病程记录 □ 上级医师查房：确定冠状动脉造影和支架置入方案 □ 完成上级医师查房记录 □ 完善术前常规检查，复查异常的检查结果 □ 向家属及患者交代冠状动脉造影和介入手术风险，签署知情同意书 □ 检查抗血小板药物剂量 □ PCI 术前准备，术前医嘱 □ 术者术前看患者，确认手术指征、禁忌证，决定是否手术 □ 变异情况的判断及与其他路径的衔接
重点医嘱	**长期医嘱：** □ 冠心病护理常规 □ 一级或二级护理 □ 低盐低脂饮食 □ β 受体阻断剂（无禁忌证者常规使用） □ 口服硝酸酯类药物（酌情） □ 阿司匹林或吲哚布芬或西洛他唑+氯吡格雷联合应用 □ 调脂治疗：以他汀类药物为主 □ ACEI 或 ARB（酌情） □ 钙离子通道阻滞剂（酌情） □ 必要时加用曲美他嗪 **临时医嘱：** □ 血常规、尿常规，大便常规+隐血 □ 血清心肌损伤标志物、凝血功能、肝功能、肾功能、电解质、血糖、血脂、甲状腺功能、感染性疾病筛查 □ 心电图、胸部 X 线检查、超声心动图 □ 必要时检查：BNP/NT-proBNP、D-二聚体、血气分析、红细胞沉降率、C 反应蛋白、24 小时动态心电图、心脏负荷试验	**长期医嘱：** □ 冠心病护理常规 □ 一级或二级护理 □ 低盐低脂饮食 □ β 受体阻断剂（无禁忌证者常规使用） □ 口服硝酸酯类药物（酌情） □ 阿司匹林或吲哚布芬或西洛他唑+氯吡格雷联合应用 □ 调脂治疗：以他汀类药物为主 □ ACEI 或 ARB（酌情） □ 钙离子通道阻滞剂（酌情） □ 必要时加用曲美他嗪 **临时医嘱：** □ 拟明日行冠状动脉造影+支架置入术 □ 术前禁食 □ 术前镇静（必要时） □ 足量使用抗血小板药物（阿司匹林或吲哚布芬或西洛他唑+氯吡格雷） □ 术前水化（肾功能不全时） □ 术前晚可适当使用镇静药物

续　表

时间	住院第 1 天	住院第 1~2 天 （术前准备）
主要 护理 工作	□ 入院宣教 □ 完成患者心理与生活护理 □ 安排各项检查时间 □ 完成日常护理工作	□ 完成患者心理与生活护理 □ 安排各项检查时间 □ 完成日常护理工作
病情 变异 记录	□ 无　□ 有，原因： 1. 2.	□ 无　□ 有，原因： 1. 2.
护士 签名		
医师 签名		

时间	住院第 2~3 天（手术日）	
	术前	术后
主要诊疗工作	□ 住院医师查房，检测心率、心律、血压、心电图，完成术前病程记录 □ 稳定型心绞痛常规治疗 □ 检查抗血小板药物剂量	□ 住院医师接诊术后患者，检查心率、心律、血压、心电图，并书写术后病程记录 □ 严密观察穿刺部位有无出血征象 □ 观察患者有无不适症状，及时发现和处理 PCI 术后并发症 □ 稳定型心绞痛常规治疗 □ PCI 术后常规治疗
重点医嘱	**长期医嘱：** □ 冠心病护理常规 □ 一级或二级护理 □ 低盐低脂饮食 □ β 受体阻断剂（无禁忌证者常规使用） □ 口服硝酸酯类药物（酌情） □ 阿司匹林或吲哚布芬或西洛他唑+氯吡格雷联合应用 □ 调脂治疗：以他汀类药物为主 □ ACEI 或 ARB（酌情） □ 钙离子通道阻滞剂（酌情） □ 必要时加用曲美他嗪 **临时医嘱：** □ 今日行冠状动脉造影+支架置入术 □ 术前水化（肾功能不全时）	**长期医嘱：** □ PCI 术后护理常规 □ 一级护理 □ 低盐低脂饮食 □ 药物治疗同前 □ PCI 术后常规治疗 **临时医嘱：** □ 心肌损伤标志物（TNT、TNI、CK-MB）、血常规、肾功能及异常指标复查 □ 心电图 □ 术后水化（肾功能不全时）
主要护理工作	□ 完成患者心理与生活护理 □ 完成日常护理工作 □ 完成术前护理工作 □ 执行术前医嘱，建立静脉通道，术前药物	□ 完成患者心理与生活护理 □ 安排各项检查时间 □ 完成日常护理工作 □ 观察患者穿刺部位出血、渗血情况 □ 记录尿量，术后 4~6 小时> 800ml
病情变异记录	□ 无 □ 有，原因： 1. 2.	□ 无 □ 有，原因： 1. 2.
护士签名		
医师签名		

时间	住院第 3~4 天 （术后第 1 天）	住院第 3~5 天 （出院日）
主要诊疗工作	□ 上级医师查房 □ 完成上级医师查房记录 □ 观察穿刺部位 □ 严密观察病情，及时发现和处理 PCI 术后并发症	□ 住院医师查房，监测心率、心律、血压、心电图，并完成出院前病程记录 □ 书写出院小结、诊断证明，填写住院病历首页 □ 向患者及家属交代出院后注意事项，预约复诊时间 □ 如果患者不能出院，在病程记录中说明原因和继续治疗的方案 □ 二级预防的方案
重点医嘱	长期医嘱： □ PCI 术后护理常规 □ 一级或二级护理 □ 低盐低脂饮食 □ 药物治疗同前	出院医嘱： □ 低盐低脂饮食、适当运动、改善生活方式（戒烟） □ 控制高血压、高血脂、糖尿病等危险因素 □ 出院带药（根据情况）：他汀类药物、抗血小板药物、β 受体阻断剂、ACEI 或 ARB、钙离子通道阻滞剂等 □ 定期复查
主要护理工作	□ 完成患者心理与生活护理 □ 完成日常护理工作 □ 观察穿刺部位情况	□ 帮助办理出院手续 □ 出院指导 □ 出院后冠心病二级预防宣教
病情变异记录	□ 无　□ 有，原因： 1. 2.	□ 无　□ 有，原因： 1. 2.
护士签字		
医师签名		

第十三章

不稳定型心绞痛介入治疗临床路径释义

【医疗质量控制指标】

指标一、不稳定型心绞痛介入治疗患者入院 GRACE 评分评估率。

指标二、不稳定型心绞痛介入治疗患者无创影像评估率。

指标三、不稳定型心绞痛介入治疗手术指征符合率。

指标四、不稳定型心绞痛介入治疗患者术前规范化药物治疗率：

    不稳定型心绞痛介入治疗患者术前双重抗血小板药物治疗率；

    不稳定型心绞痛介入治疗患者术前降脂药物治疗率；

    不稳定型心绞痛介入治疗患者术前血压控制达标率；

    不稳定型心绞痛介入治疗患者术前心率控制达标率。

指标五、不稳定型心绞痛介入治疗术中血流储备分数使用率。

指标六、不稳定型心绞痛介入治疗术中腔内影像技术使用率。

指标七、不稳定型心绞痛介入治疗术中技术成功率：

    不稳定型心绞痛介入治疗术中靶血管开通后无复流/慢复流现象发生率；

    不稳定型心绞痛介入治疗术中支架贴壁良好发生率。

指标八、不稳定型心绞痛介入治疗并发症发生率。

指标九、不稳定型心绞痛介入治疗患者出院规范化药物治疗率：

    不稳定型心绞痛介入治疗患者出院抗血小板药物治疗率；

    不稳定型心绞痛介入治疗患者出院降脂药物治疗率；

    合并高血压的不稳定型心绞痛介入治疗患者出院降压药物治疗率；

    合并糖尿病的不稳定型心绞痛介入治疗患者出院降糖药物治疗率。

指标十、不稳定型心绞痛介入治疗患者心血管不良事件（全因死亡、心肌梗死、需要入院治疗的心衰、因心肌缺血需要再次血运重建）发生率：

    不稳定型心绞痛介入治疗患者术后住院期间心血管不良事件发生率；

    不稳定型心绞痛介入治疗患者术后出院 30 天内心血管不良事件发生率。

一、不稳定型心绞痛编码

疾病名称及编码：不稳定型心绞痛（ICD-10：I20.0/20.1）

手术操作名称及编码：非药物洗脱冠状动脉内支架置入术（ICD-9-CM-3：36.06）

                 药物洗脱冠状动脉内支架置入术（ICD-9-CM-3：36.07）

二、临床路径检索方法

（I20.0/I20.1）伴（36.06/36.07）

三、国家医疗保障疾病诊断相关分组（CHS-DRG）

MDCF 循环系统疾病及功能障碍

FR3 心绞痛

四、不稳定型心绞痛介入治疗临床路径标准住院流程

（一）适用对象

第一诊断为不稳定型心绞痛（ICD-10：I20.0/20.1/20.1）

行冠状动脉内支架置入术（ICD-9-CM-3：36.06/36.07）。

> **释义**
>
> ■ 适用对象编码参见第一部分。
>
> ■ 本路径适用对象为拟接受冠状动脉（冠脉）介入治疗的不稳定型心绞痛患者，包括紧急介入治疗、早期介入治疗和择期介入治疗。未接受冠状动脉造影或只进行了造影未接受支架治疗的不进入本路径。
>
> ■ 冠状动脉介入治疗，主要包括单纯球囊扩张成形术和支架置入术。本路径主要针对冠状动脉内支架置入术，包括非药物洗脱支架和药物洗脱支架。

（二）诊断依据

根据《非 ST 段抬高型急性冠状动脉综合征诊断和治疗指南》（中华医学会心血管病学分会，2016 年）及《非 ST 段抬高型急性冠状动脉综合征管理指南》（ESC，2015 年）。

1. 患者的临床特点包括：长时间（＞20min）静息性心绞痛；新发心绞痛，表现为自发性心绞痛或劳力型心绞痛（CCSⅡ或Ⅲ级）；过去稳定性心绞痛最近 1 个月内症状加重，且具有至少 CCSⅢ级的特点（恶化性心绞痛）；心肌梗死后 1 个月内发作心绞痛。

2. 心电图表现：症状发作时相邻两个或两个以上导联心电图 ST 段压低或抬高＞0.1mV，或 T 波倒置≥0.2mV，症状缓解后 ST-T 变化可恢复。

3. 心肌损伤标志物（心脏特异的肌钙蛋白 T 或肌钙蛋白 I 或肌酸激酶 CK、CKMB）不升高。

> **释义**
>
> ■ 不稳定型心绞痛的病理基础往往是冠状动脉粥样硬化斑块不稳定，继发血栓形成，是急性冠状动脉综合征的表现之一。临床上可表现为新出现的劳力性或自发性胸痛，也可以表现为原有稳定心绞痛基础上或心肌梗死稳定后胸痛频繁发作，或持续时间延长，含服硝酸甘油有效或效果差；活动耐量明显下降，静息状态下也有胸痛发作，心绞痛 CCS 分级较以往增加至少Ⅰ级，或在Ⅲ级以上。
>
> ■ 心电图表现为一过性 ST 段压低、抬高（变异型心绞痛）和 T 波倒置、低平、高尖等动态改变。应当注意，表现为正常的心电图不能排除急性冠状动脉综合征诊断，一定要动态观察心电图，发作胸痛时的心电图缺血改变最有助于诊断。对于疑诊不稳定型心绞痛的患者第 1 份心电图应该在第 1 次就诊的 10 分钟内完成。所有患者应该完成 18 导联的心电图，并最好与已有的既往心电图进行比较。
>
> ■ 不稳定型心绞痛患者的心肌损伤标志物不升高。而一旦肌钙蛋白水平升高（超过参考值上限值的 99 百分位值），即可诊断非 ST 段抬高型心肌梗死。
>
> ■ 不稳定型心绞痛临床分型主要依据原稳定劳力型心绞痛基础上加重，即恶化劳力型心绞痛；以及静息状态下心绞痛发作，即自发心绞痛；或二者并存，劳力+自发心绞痛；另外新发的心绞痛（1 个月内），以及心肌梗死后再出现心绞痛都提示斑块性质不稳定，因此也是不稳定型心绞痛的表现类型。变异型心绞痛往往与冠状动

脉痉挛有关，但也有些痉挛与冠脉斑块不稳定有关，而且此类型心绞痛如治疗不及时，往往导致急性心肌梗死，因此也归为不稳定型心绞痛。

（三）治疗方案的选择及依据

根据《非 ST 段抬高型急性冠状动脉综合征诊断和治疗指南》（中华医学会心血管病学分会，2016 年）及《非 ST 段抬高型急性冠状动脉综合征管理指南》（ESC，2015 年）、《中国经皮冠状动脉介入治疗指南》（中华医学会心血管病学分会，2016 年）、《冠心病合理用药指南（第 2 版）》（国家卫生计生委合理用药专家委员会，中国药师协会，2018 年）。

1. 危险度分层：根据 GRACE 评分或 TIMI 风险评分和患者心绞痛发作类型及严重程度、心肌缺血持续时间、心电图和心肌损伤标志物测定结果进行缺血风险评估，分为低、中、高危和极高危。根据 CRUSADE 评分进行出血风险评估。

> **释义**
>
> ■ TIMI 风险评分：①65 岁以上；②存在 3 个以上冠心病危险因素（高血压病、糖尿病、高血脂、吸烟、冠心病家族史）；③既往冠心病病史；④7 天内服用阿司匹林；⑤24 小时内发作 2 次以上的心绞痛；⑥心电图 ST 段改变；⑦血心肌损伤标志物升高（CK-MB，TnT 或 TnI）。
>
> 每项 1 分，低危：0~2 分；中危：3~4 分；高危：5~7 分。
>
> ■ 补充：有明显血流动力学变化、严重低血压、心力衰竭或心源性休克表现和/或严重恶性心律失常（室性心动过速、心室颤动）为极高危患者。左心室射血分数（LVEF）＜40%和/或肾功能不全（肾小球滤过率＜60ml/min）为中、高危患者。
>
> ■ 对不稳定型心绞痛患者应首先进行危险分层。危险程度越高越应尽早行 PCI，此类患者符合本路径。对于低危患者未进行介入治疗的，不进入本路径。
>
> ■ 用于 GRACE 评分的参数包括心功能 Killip 分级、收缩压、心率、年龄、血肌酐、发生过心搏骤停、心电图 ST 段的变化、心肌标志物的升高。根据上述这些参数的具体情况赋予不同的分值，最后计算出总的积分。GRACE 评分可以精准地评估患者院内及出院后风险，但 GRACE 评分计算繁琐，需要在计算机及相关软件的支持下才能进行。此外 2011 ESC 新公布的治疗指南推荐采用 CRUSADE 评分评估患者远期预后和出血风险。

2. 药物治疗：抗心肌缺血药物、抗血小板药物、抗凝药物、调脂药物。

> **释义**
>
> ■ 不稳定型心绞痛是急性冠状动脉综合征的表现之一，其病理生理学基础是冠状动脉粥样硬化斑块不稳定，斑块糜烂甚至破裂，激活血小板、凝血系统，导致血栓形成。因此药物治疗是围术期治疗的重要基础，主要针对三个方面：①充分抗血小板、抗凝，降低血栓事件；②抗缺血治疗，扩张血管，改善冠状动脉血流，改善心肌代谢，改善患者症状；③控制冠心病危险因素，如有效控制高血压、高血糖和高血脂等。

3. 冠状动脉血运重建治疗：在强化药物治疗的基础上，高危和极高危患者可优先选择经皮冠状动脉介入治疗（PCI）或冠状动脉旁路移植术（CABG）。对于合并心力衰竭及 LVEF≤35% 的患者行心肌血运重建，优先考虑冠状动脉旁路移植术（CABG），PCI 可作为 CABG 的替代治疗。

（1）极高危标准：①血流动力学不稳定或心源性休克；②药物难治性胸痛复发或持续性胸痛；③危及生命的心律失常或心搏骤停；④急性心力衰竭伴顽固性心绞痛或 ST 段下移；⑤ ST 段或 T 波重复性动态演变，尤其是伴有间歇性 ST 段抬高；⑥ 合并机械并发症无上述指征的中、高危患者可于入院后 24~72 小时内进行早期介入治疗。

（2）高危标准：①心肌梗死相关的肌钙蛋白上升或下降；②sT-T 动态改变（有或无症状）；③GRACE 评分＞140。

（3）中危标准：① 糖尿病；② 肾功能不全 [（eGFR＜60ml/（min·1.73m^2）]；③LVEF＜40%或慢性心力衰竭；④早期心肌梗死后心绞痛；⑤PCI 史或 CABG 史；⑥109＜ GRACE 评分＜140。

释义

■ 对于危险分层较高的不稳定型心绞痛患者需要结合患者的危险因素，包括心肌标志物升高、心电图 ST-T 动态改变、糖尿病、肾功能不全 [eGFR＜60ml/（min·1.73m^2）]、左室收缩功能下降（EF＜40%）、近期 PCI 史、既往 CABG 史及 GRACE 风险评分中高危具体情况及时行冠脉造影，根据是否存在明确的、需要干预的冠状动脉病变，决定是否行冠脉介入治疗。

■ 对于极高危患者无论心电图与心肌酶学的情况如何，只要合并有难治性心绞痛、心力衰竭、致命性恶性室性心律失常以及血流动力学不稳定的患者，2011ESC/ACC 指南推荐于发病 2 小时内行冠状动脉造影检查（Ⅰ类推荐，证据水平 C）。

■ 对于 GRACE 风险评分＞140 分或肌钙蛋白升高或 ST-T 改变的高危患者建议 24 小时内行早期介入治疗（Ⅰ类推荐，证据水平 A）。

■ 对于 GRACE 风险评分＜140 分合并以上至少一项危险因素的患者建议在住院期间，最好在 72 小时内行早期介入治疗（Ⅰ类推荐，证据水平 A）。

■ 对低危患者不推荐常规 PCI（Ⅲ类推荐，证据水平 C），可以对患者进行无创的评估。但对于存在再发心血管事件的高危者，应行择期冠状动脉造影，对需要干预的冠脉病变进行 PCI 治疗，这类患者可进入本路径。

4. 主动脉内球囊反搏术：在强化药物治疗后仍有心肌缺血复发，在完成冠状动脉造影和血运重建前血流动力学不稳定的患者，可应用主动脉内球囊反搏术。

5. 保守治疗：对于低危患者，可优先选择保守治疗，在强化药物治疗的基础上，病情稳定后可进行负荷试验检查，择期冠状动脉造影和血运重建治疗。非阻塞性冠心病、冠状动脉血栓栓塞、冠状动脉痉挛、冠状动脉微血管病变、自发性冠状动脉夹层也应保守治疗。

6. 控制危险因素。

释义

■ 对于危险程度不高，没有高危特征的患者可先进行单纯药物治疗，包括抗缺血、抗凝和抗血小板治疗等，不进入本路径。但对于存在再发心血管事件的危险者，或住院期间再发胸痛、心电图有缺血改变，心肌损伤标志物再次升高者应尽早或择期行冠脉造影及 PCI 治疗，这类患者可进入本路径。

■ 在没有相关高危因素时，PCI 不推荐用于单支血管病变，或者未进行内科治疗的多支病变。或者符合下述情况之一：①仅有小面积心肌存在风险；②所有病变和主要病变已经有形态学改变，再通成功率低；③与操作相关的并发症或死亡风险高；④病变不显著（冠脉狭窄程度小于50%）；⑤左主干严重病变，适合 CABG 的患者以及心肌梗死后病情稳定但梗死相关冠脉持续闭塞的患者不推荐 PCI 治疗。此类患者不进入本路径。

■ 对于冠心病患者而言，非阻塞性冠心病及由于严重而弥漫的病变不适合血运重建的患者可进行保守治疗；对于冠状动脉造影正常的患者，当出现应激性心肌病、冠状动脉血栓栓塞、冠状动脉痉挛、冠状动脉微血管病变、自发性冠状动脉夹层均可考虑采用保守治疗。

■ 冠心病治疗的重要基础是生活方式的改变和危险因素的控制，特别是针对冠心病的二级预防和三级预防。

（四）标准住院日≤7 天

释义

■ 不稳定型心绞痛患者入院后，术前准备0~3 天，期间进行危险分层，药物治疗，根据病情决定早期介入治疗或暂时药物保守治疗；手术时间0~7 天，对于高危患者最快可在入院2~72 小时内进行冠状动脉造影及 PCI 治疗，通常发病10 天内经药物治疗，病情可以有效控制，控制不理想的可以随时冠状动脉造影及血运重建（PCI 或 CABG）；术后恢复1~3 天出院，术后可根据病情、病变、手术的情况进行观察和必要的实验室检查，合理调整药物治疗方案。总住院时间不超过7 天均符合路径要求。

（五）进入路径标准

1. 第一诊断必须符合 ICD-10：I20.0/20.1 不稳定型心绞痛疾病编码。
2. 除外急性心肌梗死、主动脉夹层、急性肺栓塞、急性心包炎或心肌炎、消化系统疾病等。
3. 如患有其他非心血管疾病，但在住院期间不需特殊处理（检查和治疗），也不影响第一诊断时，可以进入路径。

释义

■ 第一诊断符合不稳定型心绞痛（以临床表现、心电图为主），拟接受冠状动脉介入治疗患者均适用本路径。

■不稳定型心绞痛的临床和心电图表现与急性心肌梗死、主动脉夹层、急性肺栓塞、心肌心包炎、主动脉瓣病变等疾病有相似之处，应予以鉴别。

■如患者伴有其他非心血管系统疾病，如慢性支气管炎、陈旧脑梗死等，如不影响第一诊断，住院期间不需特殊处理，可进入本路径。

（六）术前准备（术前评估）0~3 天

1. 必需的检查项目

（1）血清心肌损伤标志物包括肌酸激酶同工酶、高敏肌钙蛋白（hs-cTn）。

（2）心电图，常规 12 导联心电图，必要时 18 导联心电图。

（3）血常规、尿常规、大便常规+隐血、肝功能、肾功能、电解质、血糖、血脂、凝血功能、甲状腺功能、感染性疾病筛查（如乙型肝炎、丙型肝炎、艾滋病、梅毒等）。

（4）胸部影像学检查、超声心动图。

2. 根据患者具体情况可查

（1）血气分析、脑钠肽、D-二聚体、红细胞沉降率、C 反应蛋白或高敏 C 反应蛋白。

（2）24 小时动态心电图、心脏负荷试验。

（3）心肌缺血评估（低危、非急诊血运重建患者）。

释义

■必查项目是确保手术治疗安全、有效开展的基础，术前必须完成。对检查的异常结果应予以分析，适当干预和纠正。对于行紧急介入治疗的患者则应该根据具体的病情需要尽量完成相关检查，而不一定要等待所有的结果，以免延误治疗时机。

■对于检查发现有介入治疗禁忌证，或合并其他疾病不宜在本次住院期间进行介入治疗的患者不进入路径治疗。

■根据病情进行相关检查，有助于鉴别诊断和预测预后。如心肌损伤标志物升高达到心肌梗死水平，则进入心肌梗死介入治疗路径。另如脑钠肽显著升高的患者，远期预后差，死亡率高。D-二聚体升高合并低氧血症往往提示肺栓塞的可能性大。红细胞沉降率、C 反应蛋白或高敏 C 反应蛋白升高，可能存在急性炎性反应，特别是免疫系统疾病活动期。这些患者均不适于介入治疗，不宜进入本路径。

■对于低危或经药物治疗后病情平稳的患者，可通过无创检查评价缺血程度或范围，如果有明确缺血证据，应当择期冠脉造影和 PCI 治疗。在同次住院期间完成介入治疗者进入路径。

（七）选择用药

1. 抗血小板治疗：阿司匹林是抗血小板治疗的基石，如无禁忌证，无论采用何种治疗策略，所有患者均应口服阿司匹林首剂负荷量 150~300mg（未服用过阿司匹林的患者）并以 75~100mg/d 的剂量长期服用。除非有极高出血风险等禁忌证，在阿司匹林基础上应联合应用一种 P2Y12 受体拮抗剂，并维持至少 12 个月，P2Y12 受体拮抗剂选择包括替格瑞洛（180mg 负荷量，90mg、2 次/日维持）或氯吡格雷（300~600mg 负荷量，75mg、1 次/日维持），对于阿司匹林不耐受或胃肠道反应较大者，可考虑使用其他抗血小板药物替代。对介入治疗术中的高危病变患者，可考虑静脉应用 GP Ⅱb/Ⅲa 受体拮抗剂，但不常规推荐。

2. 抗凝药物：可用低分子肝素或普通肝素或磺达肝癸钠，对高出血风险患者可应用比伐芦定，除有其他用药指征，否则 PCI 术后都应停用抗凝药。

3. 抗心肌缺血药物：β 受体阻断剂、硝酸酯类、钙离子通道阻滞剂等。

（1）β 受体阻断剂：无禁忌证者 24 小时内常规口服。

（2）硝酸酯类：舌下或静脉使用。如患者有反复心绞痛发作，难以控制的高血压或心力衰竭，静脉使用硝酸酯类药物。

（3）钙离子通道阻滞剂：在应用 β 受体阻断剂和硝酸酯类药物后患者仍然存在心绞痛症状或难以控制的高血压，可加用长效钙离子通道阻滞剂。可疑或证实血管痉挛性心绞痛的患者，可考虑使用钙离子通道阻滞剂和硝酸酯类药物，避免使用 β 受体阻断剂。也可作为持续或反复缺血发作、并且存在 β 受体阻断剂禁忌患者的初始治疗。在无 β 受体阻断剂治疗时，短效硝苯地平不用于不稳定型心绞痛患者。

（4）钾通道开放剂尼可地尔：适用于对硝酸酯类不能耐受或效差的患者。

4. 镇静镇痛药：硝酸酯类不能缓解症状或出现急性肺充血时，可静脉注射吗啡。

5. 调脂药物：无禁忌证的患者均应早期和长期服用他汀类药物，必要时需加用其他种类的调脂药。

6. 血管紧张素转换酶抑制剂（ACEI）或血管紧张素 Ⅱ 受体拮抗剂（ARB）：所有合并高血压、糖尿病、心力衰竭或左心室收缩功能不全的高危患者，如无禁忌证，均应使用 ACEI，不能耐受者可选用 ARB 治疗。

7. 抗心律失常药物：有心律失常时应用。

8. 质子泵抑制剂：有高胃肠出血风险的患者可以使用，优先选择泮托拉唑或雷贝拉唑。

9. 其他药物：伴随疾病的治疗药物等。

释义

■ 抗血小板药物使用依照《经皮冠状动脉介入治疗指南（2016）》原则使用，应当权衡出血与血栓的风险利弊。服药期间定期复查。

（1）阿司匹林：PCI 术前给予 150~300mg 负荷剂量口服。PCI 术后无论植入何种支架均需要 75~100mg/d 长期服用。

（2）P2Y12 抑制剂：除非有禁忌证或出血高风险行 PCI 患者，需要联合阿司匹林服用一种 P2Y12 抑制剂维持 12 个月。

替格瑞洛：无论计划采用何种治疗策略（保守或侵入性）均应开始使用替格瑞洛（首次 180mg 负荷量，90mg、2 次/日维持）。（Ⅰ 类推荐，证据水平 B）。

氯吡格雷：仅当替格瑞洛与普拉格雷无可用或患者无法耐受或存在禁忌使用症可使用氯吡格雷替代（首次 300mg~600mg 负荷量，75mg、1 次/日维持）。（Ⅰ 类推荐，证据水平 C）。

（3）血小板糖蛋白 Ⅱb/Ⅲa 受体阻断剂（GPI）：未知冠状动脉病变的患者不推荐行血小板糖蛋白 Ⅱb/Ⅲa 受体阻断剂预处理（Ⅲ 类推荐，证据水平 A）。

（4）若患者因消化道出血，不能耐受常规抗血小板药物，可考虑使用具有活血作用的中成药，如三七或其制剂。系统评价显示，血塞通软胶囊（每粒含三七总皂苷 60mg）的应用对缓解心绞痛症状、改善心电图表现、降低心绞痛发作频率等有一定的益处。

■ 抗凝药物依照《经皮冠状动脉介入治疗指南（2016）》原则使用。

(1) 普通肝素：NSTE-ACS患者在PCI开始时，在未用其他抗凝剂的情况下，一次性静脉注射普通肝素70~100U/kg。合用GPI时，一次性静脉注射普通肝素50~70U/kg（围术期单独使用普通肝素时ACT应维持在250~350秒，联合GPI时ACT应维持在200~250秒）（Ⅰ类推荐，证据水平A）。PCI开始时应用肝素抗凝的患者，可考虑在ACT监测下追加肝素（ACT≥225s）Ⅱb类推荐，证据水平B）。

(2) 直接凝血酶抑制剂（比伐芦定）：PCI术中使用比伐芦定（一次性静脉注射0.75mg/kg，随后1.75mg/（kg·h）维持至术后3~4h）作为普通肝素的替代治疗。

(3) 低分子肝素：不稳定型心绞痛接受早期保守治疗或延迟PCI者，建议使用低分子肝素（Ⅰ类推荐，证据水平B）。如PCI术前已用低分子肝素抗凝，建议在PCI术中继续使用低分子肝素（Ⅰ类推荐，证据水平B），如PCI术前8小时内接受过标准剂量依诺肝素皮下注射，无须追加；如超过8小时则需要静脉追加注射0.3mg/kg。不推荐普通肝素与低分子肝素混用及不同低分子肝素之间交叉使用。

PCI术前使用磺达肝癸钠（2.5mg/d）的患者，在PCI术中一次性静脉注射普通肝素85U/kg，或普通肝素60U/kg合用GPI（Ⅰ类推荐，证据等级B）。

■ 积极使用硝酸酯类如单硝酸异山梨酯注射液、钙离子通道阻断或β受体阻断剂等改善缺血症状。也可使用具有增强心肌功能、扩张冠状动脉作用的二丁酰环磷腺苷钙，或加用磷酸肌酸等优化心肌能量代谢药物，进一步改善心肌缺血症状。研究显示丹参酮ⅡA磺酸钠、丹红注射液等丹参类注射液及注射用丹参多酚酸盐具有良好的抗炎、抗氧化应激、抗血小板聚集、扩血管等作用。可用于增加冠脉血流量、改善缺血区心肌的侧支循环及局部供血，提高治疗有效率；还可使用速效救心丸，增加冠状动脉血流量，迅速有效地改善缺血心肌血供，缓解心绞痛症状。如效果不明显，同时患者胸痛剧烈伴烦躁、急性肺充血时可合理使用镇静镇痛药，如吗啡静脉推注，但应注意剂量及其对神经系统、呼吸系统的抑制等不良反应。

■ 对于使用双联抗血小板治疗同时伴有较高胃肠出血风险的患者推荐使用质子泵抑制剂，不建议将奥美拉唑或艾司奥美拉唑与氯吡格雷联用。

■ 控制冠心病危险因素，如降脂、降压、控制血糖，以及控制心律失常，改善心功能的药物应依据患者病情合理使用。常用降脂类药物为他汀类、贝特类预防及减少动脉粥样硬化的发生，也可以使用具有降低患者血液高黏、高凝状态，保护缺血心肌细胞，改善冠脉功能的中药，如瓜蒌皮注射液；常用降压药为钙离子通道阻滞剂，血管紧张素转化酶抑制剂等，或使用复方制剂，如氨氯地平贝那普利片（Ⅱ），可提高患者依从性，有效降低血压，减少心绞痛发作次数和持续时间；常用控制血糖药为磺酰脲类促泌剂、二甲双胍类等。应根据患者情况调整给药剂量与给药速度。

（八）手术日为入院第0~5天（如需要进行手术）

1. 麻醉方式：局部麻醉。

2. 手术方式：冠状动脉造影（必要时冠状动脉内影像或生理评估）+支架置入术或药物球囊等处理。

3. 手术内置物：冠状动脉内支架。

4. 术中用药：抗血栓药（肝素化，必要时可使用GPⅡb/Ⅲa受体拮抗剂）、血管活性药、抗心律失常药等。

5. 介入术后即刻需检查项目：生命体征检查、心电监测、心电图、穿刺部位的检查。

6. 必要时，介入术后入 CCU。

7. 介入术后第 1 天需检查项目：血常规、尿常规、心电图、心肌损伤标志物（根据患者病情选择）。必要时根据病情检查：大便隐血、肝功能、肾功能、电解质、血糖、凝血功能、超声心动图、X 线胸片、血气分析等。

> **释义**
>
> ■ 本路径规定冠状动脉介入治疗采用局部麻醉，主要在穿刺部位皮下给药。
>
> ■ 常规经桡动脉或股动脉穿刺，造影导管完成冠状动脉造影，介入治疗相关器械完成支架置入术。对 PCI 患者常规植入支架（Ⅰ类推荐，证据水平 C）。
>
> ■ NSTE-ACS 患者在 PCI 开始时，在未用其他抗凝剂的情况下，一次性静脉注射普通肝素 70~100U/kg。合用 GPI 时，一次性静脉注射普通肝素 50~70U/kg（围术期单独使用普通肝素时 ACT 应维持在 250~350 秒，联合 GPI 时 ACT 应维持在 200~250秒）（Ⅰ类推荐，证据水平 A）。PCI 开始时应用肝素抗凝的患者，可考虑在 ACT 监测下追加肝素（ACT≥225s）Ⅱb 类推荐，证据水平 B）。介入治疗术中出现无复流现象或血栓并发症时可考虑使用 GPⅡb/Ⅲa 受体阻断剂（推荐类别Ⅱa，证据级别 C）。有创操作结束后应考虑立即停用肠外抗凝治疗（Ⅱa 类推荐，证据水平 C）。
>
> ■ 根据术中患者病情、血流动力学状况，合理使用血管活性药物及抗心律失常等药物。

（九）术后住院恢复 1~3 天

必需复查的检查项目：

1. 观察患者心肌缺血等不适症状，及时发现和处理并发症。

2. 继续严密观察穿刺部位情况。

> **释义**
>
> ■ 根据患者病情及术中情况进行术后观察，完成术后即刻和术后第 1 天的各项检查。重点观察出血、血肿并发症，造影剂不良反应（脑、肾脏、胃肠道等），支架内急性、亚急性血栓形成，围术期心肌梗死等。术后尽早持续心电监测，主管医师评估患者病情平稳后方可终止。
>
> ■ 根据病情需要进行相应检查和治疗，包括常规检查、治疗和特殊检查、支持治疗，如有创血流动力学监测、IABP 等。检查项目可以不只限定路径中的必查项目，如必须，也可增加同一项目的重复检查次数。

（十）出院标准

1. 生命体征平稳。

2. 血流动力学稳定。

3. 心肌缺血症状得到有效控制。

4. 无其他需要继续住院的并发症。

> **释义**
>
> ■ 患者病情平稳,生命体征平稳,完成各项必须复查项目,且检查项目无明显异常。

(十一) 变异及原因分析

1. 冠状动脉造影后转外科行急诊冠状动脉旁路移植术。
2. 等待二次 PCI 或择期冠状动脉旁路移植术。
3. 病情危重。
4. 出现严重并发症。

> **释义**
>
> ■ 变异是指入选临床路径的患者未能按预定的路径完成医疗行为或未达到预期的医疗质量控制目标。引起变异的原因主要有:并发症、医院原因、个人原因、其他原因。其中微小变异可以不退出路径,重大变异须退出路径,或进入其他途径。但所有变异均应在医师表单中予以说明。
>
> ■ 微小变异:由于较轻的并发症,如穿刺部位血肿,术后心肌损伤标志物轻度升高、术后轻度体温升高等,不危及生命,但需要延长住院观察时间和增加必要的检查项目,需要延长的住院天数未超过规定住院天数的 20%,可以不退出本路径。因采用不同耗材而增加医疗费用,但未延长或稍延长住院天数的病例,对医疗操作无影响,可不退出路径。
>
> ■ 重大变异
>
> (1) 患者因不稳定型心绞痛进入路径,但在观察治疗中病情发展,达到急性心肌梗死诊断标准。此时退出本路径,进入急性心肌梗死介入治疗路径。
>
> (2) 介入治疗中病情危重或出现严重并发症,如冠脉破裂、冠脉急性闭塞、左主干夹层等,须急诊 CABG 术;股动脉穿刺部位血管动静脉瘘或假性动脉瘤或桡动脉穿刺后骨筋膜综合征须外科手术治疗;其他严重并发症,如严重出血性疾病、栓塞性疾病等导致后续治疗、住院时间延长、治疗费用增加,可退出路径。
>
> (3) 病情危重,合并症、并发症多,如合并多脏器疾病,或并发严重感染、多脏器衰竭等,病情复杂,需要长时间在监护病房抢救、治疗,需要长时间 IABP 等辅助治疗,住院时间长,医疗费用高,可退出路径。
>
> (4) 因医院或患者个人原因要求离院或转院的病例,如从心脏专科医院转至综合医院外科治疗等,可以退出路径。
>
> (5) 其他未能预知的原因导致入选路径的患者不能继续执行路径,或继续路径治疗可能影响对疾病的治疗,或治疗时间延长、住院时间超过规定住院天数的 20%,且医疗费用增加,应考虑退出路径。

五、不稳定型心绞痛介入治疗临床路径给药方案

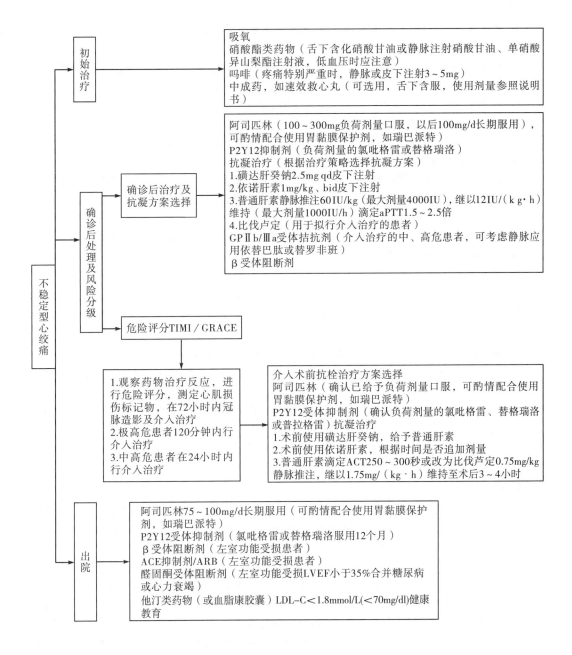

【用药选择】

1. 患者应当在入院后即刻给予阿司匹林，如果可以耐受应长期使用。阿司匹林过敏或胃肠道不能耐受的患者，应当使用氯吡格雷。

2. 对于计划接受 PCI 治疗的 NSTE-ACS 患者，普拉格雷的使用优于替格瑞洛（推荐类别Ⅱa，证据等级 B）。

3. 所有接受 PCI 治疗的患者，术中均应给予肠外抗凝药物（推荐类别Ⅰ，证据级别 A）。优先选择普通肝素（推荐类别Ⅰ，证据级别 A）；如患者术前使用依诺肝素进行抗凝治疗，则

可于术中继续使用依诺肝素抗凝治疗（推荐类别Ⅱa，证据等级B）；比伐芦定可视为肝素的替代品（推荐类别Ⅱb，证据等级A）；普通肝素与低分子肝素之间不可交叉使用（推荐类别Ⅲ，证据等级B）。

4. 早期 PCI 治疗适用于有 PCI 适应证、无严重并发症，以及具有任何高危险因素的不稳定型心绞痛患者（证据级别A）。

5. PCI 推荐用于 1~2 支冠脉血管病变，伴或不伴左前降支近段严重病变，但无创检查提示高风险和大面积存活心肌的不稳定型心绞痛患者（证据级别B）。

6. PCI 推荐用于具有正常冠脉解剖形态、正常左室功能、无糖尿病的多支冠脉病变的不稳定型心绞痛患者（证据级别A）。

7. 介入治疗术中出现无复流现象或血栓并发症时可考虑使用 GPⅡb/Ⅲa 受体阻断剂（推荐类别Ⅱa，证据级别C）。

8. 对于有持续缺血症状的患者如无禁忌证应舌下含服或静脉滴注硝酸酯类药物，并尽早开始使用 β 受体阻断剂；除非患者出现明显心力衰竭否则应长期服用 β 受体阻断剂（推荐类别Ⅰ，证据等级C）。

9. 对于怀疑/确诊的血管痉挛性心绞痛患者，应考虑使用钙离子通道阻滞剂和硝酸盐，并避免使用 β 受体阻断剂（推荐类别Ⅱa，证据等级B）。

【药学提示】

1. NSAIDs（阿司匹林除外）因能增加死亡率以及再梗死、高血压、心力衰竭和心肌破裂的风险，不论是非选择性还是选择性 COX-2 抑制剂均不能用于住院期间的不稳定型心绞痛患者。

2. 硝酸酯类与磷酸二酯酶抑制剂联合应用可能导致严重的低血压。

3. 有胃肠道出血史的患者，单用阿司匹林或氯吡格雷及两者联用时，应使用胃黏膜保护剂（如质子泵抑制剂）减少胃肠道再出血风险。

4. 在没有应用 β 受体阻断剂时，非二氢吡啶类钙离子通道阻滞剂即释剂型不能用于 NSTE-ACS 患者。

5. 住院期间持续 UFH（普通肝素）治疗 48 小时或依诺肝素或磺达肝癸钠治疗达到 8 天，停止抗凝治疗（证据级别A）。

【注意事项】

1. 近年来诸多临床试验结果已经证实不稳定型心绞患者行 PCI 可有效预防缺血事件的反复发作，改善近期及远期预后。2020 ESC 指南对 NSTE-ACS 实施有创治疗策略的时间做了更新：对于符合以下至少一项极高危危险因素（①血流动力学不稳定或心源性休克；②药物治疗后仍有反复或顽固性胸痛；③危及生命的心律失常或心搏骤停；④合并心肌梗死的机械并发症；⑤与 NSTE-ACS 明显相关的心力衰竭；⑥除 aVR 和/或 V1 导联 ST 段抬高外，≥6 个导联 ST 段压低> 1mm）的 NST-ACS 患者推荐于发病 2 小时内行冠脉介入治疗（Ⅰ类推荐，证据水平A）。对于符合以下至少一项高危险因素（动态或连续的 ST-T 段变化，提示持续缺血；一过性 ST-T 段抬高；GRACE 评分> 140）的 NSTE-ACS 患者，建议 24 小时内行早期介入治疗（Ⅰ类推荐，证据水平A）。

2. 目前，一些新型的抗血小板药物获得大量循证医学证据，新指南更新推荐：替格瑞洛（负荷量180mg；维持量90mg，2 次/日）或普拉格雷（负荷量60mg；维持量10mg，1 次/日；年龄≥75 岁或体重小于60kg 的患者维持量应调整为5mg，1 次/日）（Ⅰ类推荐，证据水平B）。

六、不稳定型心绞痛介入治疗患者护理规范

1. 患者入院后需对其生命体征进行监测，观察其病情变化。对剧烈胸痛、生命体征不稳定、心力衰竭的患者进行严密心电监护；呼吸困难或发绀者应取半卧位给予吸氧，及时清除呼吸

道分泌物，加强支持治疗。

2. 住院期间应保证患者充足睡眠，嘱患者卧床休息，严禁剧烈活动，避免劳累以减少心肌耗氧量，避免心绞痛发作。

3. 协助患者养成定时排便习惯，教会患者在床上使用便器，还可增加蔬菜、香蕉、蜂蜜的摄入，以保持大便通畅，若大便干燥可给予开塞露 20ml 纳肛，口服导泻药或肥皂水灌肠等，严禁用力排便。

4. 在进行输液、抽血等治疗时应注意对血管的保护，要严格控制输液速度，宜慢不宜快，以防止发生意外，一般 1.0~1.5ml/min。用药过程中要注意患者有无心悸、呼吸困难、皮肤瘙痒、皮疹等过敏症状，输液过程中嘱患者在床上解大小便，用心电监护严格监测生命体征，观察并记录 24 小时出入量，根据病情变化及时调整补液策略。

七、不稳定型心绞痛介入治疗患者营养治疗规范

1. 建立合理膳食结构，多进食富含维生素、高纤维素、优质蛋白质、低脂肪、低热量、低胆固醇、易消化的清淡食物。

2. 对每日摄入盐量有严格标准，严禁食用对心脏和血管有刺激的食物，如浓茶、咖啡及辛辣调味品，慎食胀气食物，多吃新鲜蔬菜与水果，防止便秘发生。

3. 患者进食时不宜过快过饱，可少食多餐；进食少者，应予适量补液。

4. 由于介入治疗术中创伤及造影剂的应用，可造成患者失液，造影剂还会影响肾脏功能，因此术后应鼓励患者多饮水，加速造影剂的排出。

5. 股动脉入路患者，术后应嘱其平卧位制动至少 6 小时，于穿刺部位以沙袋压迫，密切观察穿刺点包扎处有无渗血，发现渗血及时进行处理。

八、不稳定型心绞痛介入治疗患者健康宣教

1. 严格戒烟，并避免被动吸烟；酒精摄入应限制在 100g/w 或 15g/d 以下。

2. 保持心态平和，避免紧张、焦虑；并保证每晚 6~10 小时的充足睡眠。

3. 避免长期居住或过久停留于严重空气、噪音污染的环境中，必要时可佩戴 N95 口罩及耳塞。

4. 增加日常饮食中水果与蔬菜的摄入比例，同时应控制饱和脂肪酸的摄入量在每日总摄入能量的 10% 以下。

5. 应尽量保持每日 30~60 分钟的体育活动，强度以患者可耐受为宜，避免剧烈运动。

6. 通过合理调节能量摄入及增加运动量的方式，将体重维持在健康水平（BMI：$18.5~25kg/m^2$）。

7. 保持良好的呼吸道卫生习惯，老年患者应每年接种流感疫苗，以避免呼吸道感染加重心脏负荷。

8. 密切观察自身病情变化，按时服药，定期复查，随身自备硝酸酯类药物、阿司匹林、替格瑞洛等急救药物以备不时之需。

九、推荐表单

(一) 医师表单

不稳定型心绞痛介入治疗临床路径医师表单

适用对象：第一诊断为不稳定型心绞痛（ICD-10：I20.0/20.1）
行冠状动脉内支架置入术（ICD-9-CM-3：36.06/36.07）

患者姓名：		性别：	年龄：	门诊号：	住院号：
住院日期：	年 月 日	出院日期：	年 月 日		标准住院日：≤7 天
发病时间：	年 月 日 时 分	到达急诊科时间：		年 月 日 时 分	

时间	到达急诊科（0~10 分钟）	到达急诊科（0~30 分钟）
主要诊疗活动	□ 完成病史采集与体格检查 □ 描记 18 导联心电图，评价初始 18 导联心电图 □ 明确诊断，立即口服阿司匹林及 P2Y12 抑制剂（有禁忌除外） □ 开始常规治疗（参见不稳定型心绞痛诊断与常规治疗）	□ 心血管内科专科医师急会诊 □ 迅速危险分层，评估尽早血运重建治疗或保守治疗的适应证和禁忌证 □ 确定急诊冠状动脉造影及血运重建（直接 PCI 和急诊 CABG）治疗方案 □ 对于在急诊科未行早期有创治疗者，尽快将患者转入 CCU 继续治疗，再次评估早期血运重建的必要性及风险
重点医嘱	**长期医嘱：** □ 重症监护 □ 持续心电、血压和血氧饱和度监测等 □ 吸氧 **临时医嘱：** □ 描记 18 导联心电图，X 线胸片 □ 血清心肌损伤标志物测定 □ 血常规+血型 □ 尿常规+镜检 □ 大便常规+隐血 □ 血脂、血糖、肝功能、肾功能、电解质 □ 凝血功能 □ 感染性疾病筛查 □ 建立静脉通道 □ 其他特殊医嘱	**长期医嘱：** □ 不稳定型心绞痛护理常规 □ 一级或特级护理 □ 记 24 小时出入量 □ 卧床 □ 重症监护（持续心电、血压和血氧饱和度监测等） □ 吸氧 □ 镇静止痛：吗啡（酌情） □ 静脉滴注硝酸甘油
病情变异记录	□ 无 □ 有，原因： 1. 2.	□ 无 □ 有，原因： 1. 2.
医师签名		

时间	到达急诊科（0~60分钟）	住院第1天（CCU）
主要诊疗活动	□ 对需要进行"急诊冠状动脉造影和血运重建"治疗的高危患者： □ 向患者及家属交代病情和治疗措施 □ 签署"手术知情同意书" □ 行"急诊冠状动脉造影和血运重建"治疗 □ 术前服用足量的抗血小板药物（阿司匹林及P2Y12抑制剂） □ 术前水化（肾功能不全者） □ 维持合适的血压、心率、心功能和重要脏器功能，能承受急诊冠状动脉造影及血运重建 □ 完成常规术前医嘱（预防性抗菌药物，必要时） □ 手术后将患者转入CCU或外科恢复室继续治疗	□ 监测血压、心率、尿量、呼吸、药物反应等情况 □ 观察穿刺点及周围情况；观察有无心电图变化；检查有无血红蛋白下降及心肌损伤标志物升高 □ 上级医师查房：危险性分层。监护强度和治疗效果评估，制订下一步诊疗方案 □ 完成病历及上级医师查房记录 □ 不稳定型心绞痛常规药物治疗 □ 预防手术并发症 □ 预防感染（必要时） □ 对于在急诊科未行早期有创治疗者，再次危险分层，评价手术必要性及风险，对于中、高危患者应在入院后24小时内完成冠脉造影和血运重建
重点医嘱	**长期医嘱：** □ 不稳定型心绞痛护理常规 □ 一级或特级护理 □ 卧床 □ 重症监护（持续心电、血压和血氧饱和度监测等） □ 吸氧 □ 记24小时出入量 □ 镇静镇痛：吗啡（酌情） □ 静脉滴注硝酸甘油 □ 急诊血运重建治疗 **临时医嘱：** □ 备皮 □ 造影剂皮试 □ 术前镇静 □ 预防性抗感染（必要时） □ 足量使用抗血小板药物（阿司匹林+氯吡格雷）	**长期医嘱：** □ 不稳定型心绞痛护理常规 □ 一级或特级护理 □ 吸氧 □ 病危通知 □ 卧床或床旁活动 □ 流质或半流质饮食 □ 重症监护（持续心电、血压和血氧饱和度监测等） □ 保持排便通畅 □ β受体阻断剂（无禁忌证者常规使用） □ ACEI（如无低血压等禁忌证、肺淤血或LVEF≤0.40、高血压或糖尿病者，应在24小时内口服。不能耐受者可选用ARB治疗） □ 硝酸酯类药物 □ 阿司匹林+P2Y12受体抑制剂联合应用 □ 术后持续UFH（普通肝素）治疗48小时或依诺肝素或磺达肝素治疗达到8天，停止抗凝治疗 □ 调脂治疗：他汀类药物 □ 钙离子通道阻滞剂（酌情） **临时医嘱：** □ 心电图 □ 动态监测心肌损伤标志物 □ 床旁胸片 □ 床旁超声心动图
病情变异记录	□ 无　□ 有，原因： 1. 2.	□ 无　□ 有，原因： 1. 2.
医师签名		

时间	住院第 2 天（CCU）	住院第 3 天（CCU）
主要诊疗工作	□ 继续重症监护 □ 观察穿刺点及周围情况 □ 观察有无心电图变化 □ 监测有无血红蛋白下降及心肌损伤标志物升高 □ 上级医师查房：评估治疗效果，修订诊疗方案 □ 完成病历、病程记录、上级医师查房记录 □ 继续不稳定型心绞痛常规药物治疗 □ 对于保守治疗患者，随时评价进行急诊血运重建的必要性，并强化抗心肌缺血药物治疗	□ 继续重症监护 □ 心电监测 □ 上级医师查房：评价心功能 □ 完成上级医师查房和病程记录 □ 继续和调整药物治疗 □ 确定患者是否可以转出 CCU □ 对于低危患者在观察期间未再发生心绞痛、心电图也无缺血改变，无左心衰竭的临床证据，留院观察 2~24 小时期间未发现心肌损伤标志物升高，可留院观察 24~48 小时后出院 □ 转出者完成转科记录
重点医嘱	**长期医嘱：** □ 不稳定型心绞痛护理常规 □ 一级或特级护理 □ 卧床 □ 床旁活动 □ 半流质饮食或低盐低脂饮食 □ 持续心电、血压和血氧饱和度监测等 □ 保持排便通畅 □ β 受体阻断剂（无禁忌证者常规使用） □ ACEI 或 ARB 治疗（酌情） □ 硝酸酯类药物 □ 阿司匹林+P2Y12 受体抑制剂联合应用 □ 术后应用低分子肝素或磺达肝癸钠 2~8 天 □ 调脂治疗：他汀类药物 □ 钙离子通道阻滞剂（酌情） **临时医嘱：** □ 心电图 □ 心肌损伤标志物	**长期医嘱：** □ 不稳定型心绞痛护理常规 □ 一级或特级护理 □ 卧床 □ 床旁活动 □ 低盐低脂饮食 □ 保持排便通畅 □ β 受体阻断剂（无禁忌证者常规使用） □ ACEI 或 ARB 治疗（酌情） □ 硝酸酯类药物 □ 阿司匹林+氯吡格雷联合应用 □ 术后应用低分子肝素或磺达肝癸钠 2~8 天 □ 调脂治疗：他汀类药物 □ 钙离子通道阻滞剂（酌情） **临时医嘱：** □ 心电图 □ 心肌损伤标志物
病情变异记录	□ 无 □ 有，原因： 1. 2.	□ 无 □ 有，原因： 1. 2.
医师签名		

时间	住院第 4~6 天 （普通病房第 1~3 天）	住院第 7 天 （出院日）
主要诊疗工作	□ 上级医师查房：心功能和治疗效果评估 □ 确定下一步治疗方案 □ 完成上级医师查房记录 □ 完成"转科记录" □ 完成上级医师查房记录 □ 血运重建术（PCI 或 CABG）患者术后治疗 □ 预防手术并发症 □ 心功能再评价 □ 治疗效果、预后和出院评估 □ 确定患者是否可以出院 □ 康复和宣教	如果患者可以出院： □ 通知出院处 □ 通知患者及其家属出院 □ 向患者交代出院后注意事项，预约复诊日期 □ 将"出院小结"交给患者 如果患者不能出院： □ 请在"病程记录"中说明原因和继续治疗 □ 二级预防的方案
重点医嘱	长期医嘱： □ 不稳定型心绞痛护理常规 □ 二级护理 □ 床旁活动 □ 低盐低脂饮食 □ β 受体阻断剂（无禁忌证者常规使用） □ ACEI 或 ARB 治疗（酌情） □ 口服硝酸酯类药物 □ 阿司匹林+P2Y12 抑制剂联用 □ 术后应用低分子肝素或磺达肝素 2~8 天 □ 调脂治疗：他汀类药物 □ 钙离子通道阻滞剂（酌情） 临时医嘱： □ 心电图 □ 心脏超声 □ X 线胸片 □ 肝功能、肾功能、电解质 □ 血常规、尿常规、大便常规 □ 凝血功能	出院医嘱： □ 低盐低脂饮食、适当运动、改善生活方式（戒烟） □ 控制高血压、高血脂、糖尿病等危险因素 □ 出院带药（根据情况）：他汀类药物、抗血小板药物、β 受体阻断剂、ACEI、钙离子通道阻滞剂等 □ 定期复查
病情变异记录	□ 无 □ 有，原因： 1. 2.	□ 无 □ 有，原因： 1. 2.
医师签名		

（二）护士表单

不稳定型心绞痛介入治疗临床路径护士表单

适用对象：第一诊断为不稳定型心绞痛（ICD-10：I20.0/20.1）

行冠状动脉内支架置入术（ICD-9-CM-3：36.06/36.07）

患者姓名：		性别：	年龄：	门诊号：	住院号：
住院日期： 年 月 日		出院日期： 年 月 日			标准住院日：≤7天
发病时间： 年 月 日 时 分			到达急诊科时间： 年 月 日 时 分		

时间	到达急诊（0~10分钟）	到达急诊（0~30分钟）	到达急诊（0~60分钟）
主要护理工作	□ 协助患者或家属完成急诊挂号、交费和办理"入院手续"等工作 □ 取血、并建立静脉通道，记录患者一般情况和用药	□ 密切观察生命体征 □ 不稳定型心绞痛护理常规 □ 特级护理	□ 密切观察生命体征 □ 不稳定型心绞痛护理常规 □ 特级护理
重点医嘱	□ 详见医嘱执行单	□ 详见医嘱执行单	□ 详见医嘱执行单
病情变异记录	□ 无 □ 有，原因： 1. 2.	□ 无 □ 有，原因： 1. 2.	□ 无 □ 有，原因： 1. 2.
护士签名			

时间	到达病房（0~90 分钟）	住院第 1~2 天 （术前准备）	住院第 2~3 天 （手术日）
健康宣教	□ 介绍主管医师、护士 □ 入院宣教（常规、安全） □ 做急诊 PCI 后当日宣教 □ PCI 患者予以饮食、饮水活动宣教	□ 做择期 PCI 术前宣教 □ 服药宣教 □ 疾病宣教	□ 做 PCI 术后当日宣教 □ PCI 患者予以饮食、饮水活动宣教
护理处置	□ 准备抢救物品 □ 安置患者，佩戴腕带 □ 通知医师 □ 生命体征的监测测量 □ 吸氧 □ 交接液体 □ 病情交班 □ 配合急救治疗 □ 静脉采血 □ 注意化验结果回报 □ 完成护理记录	□ 观察生命体征 □ 观察 24 小时出入量 □ 协助患者完成临床检查 □ 遵医嘱配合急救和治疗 □ 完成护理记录 □ 维持静脉通畅 □ 静脉和口服给药 □ 协助患者进餐 □ 保持排便通畅	□ 评估患者全身情况 □ 观察生命体征 □ 协助患者完成临床检查 □ 注意化验结果回报 □ 完成护理记录
基础护理	□ 准备床单位、监护、吸氧 □ 评估皮肤、神志、肢体活动 □ 观察尿量 □ 做好病情变化的救治 □ 心率、心律的观察 □ 特级护理	□ 生命体征的观察 □ 一级护理 □ 观察 24 小时出入量 □ 协助患者完成各项检查 □ 协助患者进食 □ 协助患者做好生活护理	□ 病情的观察（症状、体征、神志、生命体征） □ 保持水、电解质平衡 □ 观察 24 小时出入量 □ 一级护理
专科护理	□ 使用药物的浓度剂量 □ 观察穿刺部位 □ 各种置管情况 □ PCI 患者观察穿刺部位情况 □ 配合急救治疗（静脉口服给药）	□ 使用药物的浓度剂量 □ 各种置管情况 □ 观察胸痛情况 □ 做好术前准备（备皮、碘过敏试验）	□ 相关并发症的观察 □ PCI 术后定时观察穿刺部位 □ 做好拔除动脉鞘管的准备 □ 股动脉鞘管拔除时注意迷走反射的发生 □ 鞘管拔除后，伤口沙袋压迫 6 小时，患侧肢体制动 12 小时
重点医嘱	□ 详见医嘱执行单	□ 详见医嘱执行单	□ 详见医嘱执行单
病情变异记录	□ 无　□ 有，原因： 1. 2.	□ 无　□ 有，原因： 1. 2.	□ 无　□ 有，原因： 1. 2.
护士签名			

时间	住院第 4~6 天 （普通病房第 1~3 天）	住院第 7 天 （出院日）
健康宣教	□ 饮食宣教 □ 服药宣教 □ 指导恢复期的康复和锻炼（床上肢体活动）	□ 活动指导 □ 康复宣教和二级预防 □ 出院宣教
护理处置	□ 观察生命体征 □ 完成常规化验采集 □ 观察 24 小时出入量 □ 观察穿刺部位 □ 遵医嘱配合急救和治疗 □ 完成护理记录 □ 维持静脉通畅 □ 静脉和口服给药 □ 协助患者进餐 □ 保持排便通畅 □ 生活护理 □ 给予心理支持 □ 完成护理记录	□ 观察生命体征 □ 观察 24 小时出入量 □ 遵医嘱完成治疗 □ 维持静脉通畅 □ 静脉和口服给药 □ 保持排便通畅 □ 生活护理 □ 给予心理支持 □ 完成护理记录 □ 配合患者做好出院准备
基础护理	□ 监测：心率、心律、血压、血氧饱和度、呼吸 □ 准确记录出入量 □ 保持水、电解质平衡 □ 协助患者完成各项检查 □ 协助患者进食 □ 协助患者做好生活护理	□ 监测：心率、心律、血压、血氧饱和度、呼吸 □ 完成常规标本采集 □ 准确记录出入量 □ 保持水、电解质平衡 □ 协助患者完成各项检查 □ 协助患者进食 □ 办理出院事项
专科护理	□ 相关并发症的观察 □ 穿刺部位的观察	□ 相关并发症的观察
重点医嘱	□ 详见医嘱执行单	□ 详见医嘱执行单
病情变异记录	□ 无　□ 有，原因： 1. 2.	□ 无　□ 有，原因： 1. 2.
护士签名		

（三）患者表单

不稳定型心绞痛介入治疗临床路径患者表单

适用对象：第一诊断为不稳定型心绞痛（ICD-10：I20.0/20.1）

行冠状动脉内支架置入术（ICD-9-CM-3：36.06/36.07）

患者姓名：	性别：　　年龄：　　门诊号：	住院号：
住院日期：　　年　　月　　日	出院日期：　　年　　月　　日	标准住院日：≤7 天
发病时间：　　年　　月　　日　　分	分到达急诊科时间：　　年　　月　　日　　分	

时间	住院第 1 天	住院第 2 天	住院第 3 天
医患配合	□ 医师询问现病史、既往史、用药情况，收集资料并进行体格检查 □ 配合完善术前相关化验、检查：化验检查、心电图、X 线胸片、血清心肌酶学和损伤标志物测定、心肌酶动态监测、凝血监测 □ 感染性疾病筛查 □ 介绍主管医师、护士 □ 重症监护（心电、血压和血氧饱和度监测等）	□ 继续重症监护 □ 做 PCI 术后当日宣教 □ 化验检查、心电图、X 线胸片 □ 血清心肌酶学和损伤标志物测定	□ 继续重症监护 □ 化验检查、心电图、X 线胸片 □ 血清心肌酶学和损伤标志物测定
护患配合	□ 特级护理 □ 建立静脉通路 □ 溶栓治疗和直接 PCI □ 配合重症监护和救治 □ 护士行入院护理评估 □ 入院宣教（常规、安全） □ 测量生命体征、体重	□ 一级护理 □ 测量生命体征 □ 配合急救和治疗 □ PCI 患者予以饮食、饮水活动宣教	□ 一级护理 □ 测量生命体征 □ 配合急救和治疗 □ 活动指导 □ 康复宣教和二级预防
饮食	□ 流质饮食	□ 半流质饮食	□ 低盐低脂饮食
活动	□ 卧床休息，自主体位 □ 患肢制动	□ 卧床休息，自主体位 □ 患肢可活动	□ 床上或床边活动

时间	住院第 4~6 天 （普通病房第 1~3 天）	住院第 7 天 （出院日）
医患配合	□ 测量生命体征、体重 □ 继续重症监护 □ 化验检查、心电图、胸片、血清心肌酶学和 　损伤标志物测定	□ 测量生命体征 □ 酌情配合相关检查
护患配合	□ 一级护理 □ 配合急救和治疗 □ 活动指导 □ 康复宣教和二级预防	□ 康复宣教和二级预防 □ 带好出院带药 □ 活动指导
饮食	□ 低盐低脂饮食	□ 低盐低脂饮食
活动	□ 床上或床边活动	□ 床边活动

附：原表单（2019 年版）

不稳定型心绞痛介入治疗临床路径表单

适用对象：第一诊断为不稳定型心绞痛（ICD-10：I20.0/20.1）
行冠状动脉内支架置入术（ICD-9-CM-3：36.06/36.07）

患者姓名：		性别：	年龄：	门诊号：	住院号：
住院日期： 年 月 日		出院日期： 年 月 日			标准住院日：≤7 天
发病时间： 年 月 日 分			到达急诊科时间： 年 月 日 分		

时间	到达急诊科（0~10 分钟）	到达急诊科（0~30 分钟）
主要诊疗工作	□ 完成病史采集与体格检查 □ 描记 18 导联心电图，评价初始 18 导联心电图 □ 明确诊断，立即口服阿司匹林及 P2Y12 受体拮抗剂（有禁忌除外） □ 开始常规治疗（参见不稳定型心绞痛诊断与常规治疗）	□ 心血管内科专科医师急会诊 □ 迅速危险分层，评估尽早血运重建治疗或保守治疗的适应证和禁忌证 □ 确定急诊冠状动脉造影及血运重建（直接 PCI 和急诊 CABG）治疗方案 □ 对于在急诊科未行紧急有创治疗者，尽快将患者转入 CCU 继续治疗，再次评估早期血运重建的必要性及风险
重点医嘱	长期医嘱： □ 持续心电、血压和血氧饱和度监测等 □ 吸氧（酌情） 临时医嘱： □ 描记 18 导联心电图，X 线胸片 □ 血清心肌损伤标志物测定 □ 血常规 □ 尿常规 □ 大便常规+隐血 □ 血脂、血糖、肝功能、肾功能、电解质 □ 凝血功能 □ 感染性疾病筛查 □ 建立静脉通道 □ 必要时查血气分析、脑钠肽、D-二聚体、红细胞沉降率、C 反应蛋白 □ 其他特殊医嘱	长期医嘱： □ 不稳定型心绞痛护理常规 □ 一级或二级护理 □ 记 24 小时出入量 □ 卧床 □ 持续心电、血压和血氧饱和度监测等 □ 吸氧（酌情） □ 镇静镇痛：吗啡（酌情） □ 静脉滴注硝酸酯类药物
主要护理工作	□ 协助患者或家属完成急诊挂号、交费和办理入院手续等工作 □ 采血、并建立静脉通道 □ 记录患者一般情况和用药	□ 密切观察生命体征 □ 不稳定型心绞痛护理常规 □ 一级或二级护理 □ 给予患者及家属心理支持 □ 告知采取检查、治疗的意义及注意事项
病情变异记录	□ 无 □ 有，原因： 1. 2.	□ 无 □ 有，原因： 1. 2.

续　表

时间	到达急诊科（0~10分钟）	到达急诊科（0~30分钟）
护士签名		
医师签名		

时间	到达急诊科（0~60 分钟）	住院第 1 天（CCU）
主要诊疗工作	□ 对需要进行急诊冠状动脉造影和血运重建治疗的高危和极高危患者 □ 向患者及家属交代病情和治疗措施 □ 签署手术知情同意书 □ 行急诊冠状动脉造影和血运重建治疗 □ 术前服用足量的抗血小板药物（阿司匹林及 P2Y12 受体拮抗剂） □ 术前水化（肾功能不全者） □ 维持合适的血压、心率、心律、心功能和重要脏器功能，能承受急诊冠状动脉造影及血运重建 □ 完成常规术前医嘱（预防性抗菌药物，必要时） □ 手术后将患者转入 CCU 或外科恢复室继续治疗	□ 监测血压、心率、心律、尿量、呼吸、药物反应等情况 □ 观察穿刺部位情况；观察有无心电图变化；动态监测血红蛋白水平及心肌损伤标志物变化 □ 上级医师查房：危险性分层，监护强度和治疗效果评估，制订下一步诊疗方案 □ 完成病历及上级医师查房记录 □ 不稳定型心绞痛常规药物治疗 □ 预防手术并发症 □ 预防感染（必要时） □ 对于在急诊科未行早期有创治疗者，再次危险分层，评价手术必要性及风险，对于中、高危患者应在入院后 24 小时内完成冠状动脉造影和血运重建
重点医嘱	**长期医嘱：** □ 不稳定型心绞痛护理常规 □ 一级或二级护理 □ 卧床 □ 持续心电、血压和血氧饱和度监测等 □ 吸氧（酌情） □ 记 24 小时出入量 □ 镇静止痛：吗啡（酌情） □ 静脉滴注硝酸酯类药物 □ 急诊血运重建治疗 **临时医嘱：** □ 术前镇静 □ 术前水化（肾功能不全时） □ 术前禁食 □ 预防性抗感染（必要时） □ 足量使用抗血小板药物（阿司匹林+P2Y12 受体拮抗剂）	**长期医嘱：** □ 不稳定型心绞痛护理常规 □ 一级或二级护理 □ 吸氧（酌情） □ 病危通知 □ 卧床或床旁活动 □ 低盐低脂饮食 □ 持续心电、血压和血氧饱和度监测等 □ 保持排便通畅 □ β 受体阻断剂（无禁忌证者常规使用） □ ACEI（酌情），不能耐受者可选用 ARB 治疗 □ 硝酸酯类药物 □ 阿司匹林或吲哚布芬或西洛他唑+P2Y12 受体拮抗剂联合应用 □ 抗凝药物：可用低分子肝素或普通肝素或磺达肝癸钠，对高出血风险患者可应用比伐芦定，血运重建术后应停用。如有房颤，可考虑应用凝血酶原抑制剂或者 Xa 因子抑制剂 □ 调脂治疗：他汀类药物，必要时加用其他种类的调脂药物 □ 钙离子通道阻滞剂（酌情） □ 质子泵抑制剂（酌情），优先选择泮托拉唑或雷贝拉唑 □ 伴随疾病的治疗药物 **临时医嘱：** □ 心电图 □ 动态监测心肌损伤标志物 □ 血常规、肾功能、血电解质及异常指标复查 □ 术后水化（肾功能不全时） □ X 线胸片 □ 超声心动图

续　表

时间	到达急诊科（0~60分钟）	住院第1天（CCU）
主要 护理 工作	□ 密切观察生命体征 □ 不稳定型心绞痛护理常规 □ 一级或二级护理 □ 给予患者及家属心理支持 □ 告知采取检查、治疗的意义及注意事项	□ 疾病恢复期心理与生活护理 □ 根据患者病情和危险性分层，指导并监督患者恢复期的治疗与活动
病情 变异 记录	□ 无　□ 有，原因： 1. 2.	□ 无　□ 有，原因： 1. 2.
护士 签名		
医师 签名		

时间	住院第 2~3 天（CCU）	住院第 3~6 天 （普通病房第 1~3 天）	住院第 5~7 天 （出院日）
主要诊疗工作	□ 继续心电监护 □ 观察穿刺部位情况 □ 观察有无心电图变化 □ 动态监测有无血红蛋白水平及心肌损伤标志物变化 □ 上级医师查房：评估治疗效果，修订诊疗方案 □ 完成病历、病程记录、上级医师查房记录 □ 继续不稳定型心绞痛常规药物治疗 □ 对于保守治疗患者，随时评价进行急诊血运重建的必要性，并强化抗心肌缺血药物治疗 □ 确定患者是否可以转出 CCU □ 转出者完成转科记录	□ 上级医师查房与诊疗评估 □ 确定下一步治疗方案 □ 完成上级医师查房记录 □ 完成转科记录 □ 完成上级医师查房记录 □ 血运重建术（PCI 或 CABG）患者术后治疗 □ 预防手术并发症 □ 再次血运重建治疗评估，包括 PCI、CABG □ 完成择期 PCI □ 心功能再评价 □ 治疗效果、预后和出院评估 □ 确定患者是否可以出院 □ 康复和宣教	如果患者可以出院： □ 通知患者及其家属出院 □ 向患者交代出院后注意事项，预约复诊日期 □ 将出院小结交给患者 如果患者不能出院： □ 在病程记录中说明原因和继续治疗 □ 二级预防的方案
重点医嘱	长期医嘱： □ 不稳定型心绞痛护理常规 □ 一级或二级护理 □ 床旁活动 □ 低盐低脂饮食 □ 持续心电、血压和血氧饱和度监测等 □ 保持排便通畅 □ β 受体阻断剂（无禁忌证者常规使用） □ ACEI 或 ARB 治疗（酌情） □ 硝酸酯类药物 □ 阿司匹林或吲哚布芬或西洛他唑＋P2Y12 受体拮抗剂联合应用 □ 调脂治疗：他汀类药物，必要时加用其他种类的调脂药物 □ 钙离子通道阻滞剂（酌情） □ 质子泵抑制剂（酌情），优先选择泮托拉唑或雷贝拉唑 □ 伴随疾病的治疗药物 临时医嘱： □ 心电图 □ 心肌损伤标志物 □ 血常规、肾功能、血电解质及异常指标复查	长期医嘱： □ 不稳定型心绞痛护理常规 □ 二级护理 □ 室内或室外活动 □ 低盐低脂饮食 □ β 受体阻断剂（无禁忌证者常规使用） □ ACEI 或 ARB 治疗（酌情） □ 口服硝酸酯类药物 □ 阿司匹林或吲哚布芬或西洛他唑＋P2Y12 受体拮抗剂联用 □ 调脂治疗：他汀类药物，必要时加用其他种类的调脂药物 □ 钙离子通道阻滞剂（酌情） □ 质子泵抑制剂（酌情），优先选择泮托拉唑或雷贝拉唑 □ 伴随疾病的治疗药物 临时医嘱： □ 心电图 □ 心肌损伤标志物 □ 血常规、肾功能、血电解质及异常指标复查	出院医嘱： □ 低盐低脂饮食、适当运动、改善生活方式（戒烟） □ 控制高血压、高血脂、糖尿病等危险因素 □ 出院带药（根据情况）：他汀类药物、抗血小板药物、β 受体阻断剂、ACEI、钙离子通道阻滞剂等 □ 定期复查

续　表

时间	住院第2~3天（CCU）	住院第3~6天 （普通病房第1~3天）	住院第5~7天 （出院日）
主要护理工作	□ 配合急救和诊疗 □ 生活与心理护理 □ 根据患者病情和危险性分层 □ 指导患者恢复期的康复和锻炼 □ 配合稳定患者由CCU转至普通病房	□ 配合医疗工作 □ 生活与心理护理 □ 配合康复和二级预防宣教 □ 如果患者可以转出CCU：办理转出CCU事项 □ 如果患者不能转出CCU：记录原因	□ 疾病恢复期心理与生活护理 □ 根据患者病情和危险性分层，指导并监督患者恢复期的治疗与活动 □ 二级预防教育 □ 出院准备指导
病情变异记录	□ 无　□ 有，原因： 1. 2.	□ 无　□ 有，原因： 1. 2.	□ 无　□ 有，原因： 1. 2.
医师签名			

第十四章

稳定型冠心病临床路径释义

【医疗质量控制指标】

指标一、住院期间抗血小板药物使用情况。

指标二、住院期间他汀类等降脂药物使用情况。

指标三、住院期间 β 受体阻断剂使用情况，其他抗缺血药物使用情况。

指标四、危险因素评价：血脂、血糖、血压、吸烟。

指标五、超声心动图评估心脏结构和功能。

指标六、心电图，包括负荷心电图评估心肌缺血。

指标七、心肌缺血其他检测：核素心肌显像。

指标八、CT 冠状动脉造影评估冠状动脉病变。

指标九、经导管冠状动脉造影。

指标十、冠状动脉血运重建术：经皮冠状动脉介入治疗或冠状动脉外科搭桥术。

指标十一、住院期间为患者提供健康教育与出院时提供健康教育，二级预防措施，生活方式
改变（戒烟限酒，清淡饮食，适度运动）。

指标十二、离院方式。

指标十三、患者对服务的体验与评价。

指标十四、出院时抗血小板药物、β 受体阻断剂等抗心肌缺血药物、他汀类等控制危险因素
的药物。

一、稳定型冠心病编码

疾病名称及编码：稳定型心绞痛（ICD-10：I20.801）

　　　　　　　　劳力性心绞痛（ICD-10：I20.803）

　　　　　　　　慢性稳定型心绞痛（ICD-10：I20.806）

　　　　　　　　稳定劳力性心绞痛（ICD-10：I20.807）

手术操作名称及编码：冠状动脉造影术（ICD-9-CM-3：88.55/88.56/88.57）

二、临床路径检索方法

（I20.801/I20.803/I20.806/I20.807）伴（88.55/88.56/88.57）

三、国家医疗保障疾病诊断相关分组（CHS-DRG）

MDCF 循环系统疾病及功能障碍

FR3 心绞痛

四、稳定型冠心病临床路径标准住院流程

（一）适用对象

冠心病稳定型心绞痛的患者。

释义

■ 慢性稳定型心绞痛是指心绞痛发作的程度、频度、性质及诱发因素在 1~3 个月内无显著变化的患者。主要的病因是冠状动脉发生粥样硬化病变导致冠状动脉管腔狭窄，在可导致心肌需氧量增加的诱发因素（如体力活动、情绪激动等）存在的情况下，心肌发生短暂的、可逆性的缺血和缺氧，导致胸闷、胸痛的发生。部分为冠状动脉存在外来压迫（例如心肌桥），或存在微血管功能障碍或冠状动脉痉挛。多发生于中老年人，男性发病年龄早于女性，绝经期后女性发病率增加。除年龄和性别外，发生冠心病的常见危险因素包括高血压、高血脂、糖尿病、吸烟和家族史等。

（二）诊断依据

符合冠心病稳定型心绞痛的诊断。

释义

■ 根据《稳定型心绞痛诊断与治疗指南》（中华医学会心血管病学分会介入学组等，2018 年）及 2019 年欧洲心脏病学会（ESC）慢性冠状动脉综合征诊断和处理指南，冠心病稳定型心绞痛的诊断依据包括临床发作特点，症状发作时心电图变化和除外心肌坏死。

1. 临床发作特点：由运动或其他增加心肌需氧量的情况所诱发，短暂的胸痛（<10 分钟，一般症状持续 3~5 分钟），呈压迫感或紧缩感，通常位于胸骨后，可向左肩背部或左上肢放射，休息、停止活动或含服硝酸甘油可使之迅速缓解。

2. 心电图变化：胸痛发作时相邻两个或两个以上导联心电图 ST 段压低 ≥ 0.1mV，胸痛缓解后 ST 段恢复。

3. 心肌损伤标志物（心脏特异的肌钙蛋白 T 或肌钙蛋白 I、肌酸激酶 CK、CK-MB）不升高，代表心肌仅发生短暂的、可逆性的缺血。

4. 临床症状稳定在 2 个月以上。

■ 通常见于冠状动脉至少一支主要分支管腔直径狭窄在 50%~70% 以上的患者，当体力或精神应激时，患者的血压升高、心率增快，随之心肌耗氧量增加，但冠状动脉血流不能相应地增加以满足心肌代谢的需要，导致心肌缺血和缺氧，从而引发心绞痛。心绞痛也可发生在瓣膜病（尤其主动脉瓣病变）、左心室流出道梗阻、肥厚型心肌病和未控制的高血压以及甲状腺功能亢进、严重贫血等患者。冠状动脉"正常"者也可由于冠状动脉痉挛或冠状动脉微血管疾病（包括功能性或结构性病变）等原因发生心绞痛。某些非心脏性疾病如食管、胸壁或肺部疾病也可引起类似心绞痛的症状，临床上需注意鉴别。

（三）进入路径标准

符合诊断依据（二），需行冠状动脉造影检查。

释义

■ 根据患者的临床症状、发作时心电图改变，结合患者的年龄、冠状动脉粥样硬化的危险因素，并排除其他可导致胸痛的疾病等后可做出心绞痛的临床诊断。但稳定型心绞痛的诊断通常还需要包括对冠状动脉病变的评估。冠状动脉 CTA 是筛查冠状动脉病变的无创检查手段，其阴性预测价值高，但对冠状动脉狭窄程度的定量判断仍存在一定的局限性，有创的冠状动脉造影（CAG）仍是评估冠状动脉病变的重要手段，结合包括血管内超声（IVUS）或光学相干断层扫描（OCT）在内的腔内影像技术和血流储备分数（FFR）在内的功能评价技术可对冠状动脉病变的形态和功能做比较全面的了解，为后续的治疗（包括血运重建）提供依据。

冠状动脉造影检查的适应证如下：

（1）严重心绞痛（CCS 分级 3 级或以上者），特别是药物治疗不能缓解症状者。

（2）经无创方法评价为高危患者（①不论心绞痛严重程度；②高危特点：大面积心肌缺血的证据）。

（3）心脏停搏存活者。

（4）有严重室性心律失常的患者。

（5）血管重建（PCI 或 CABG）的患者，有早期的中等或严重的心绞痛复发。

（6）伴有慢性心力衰竭或左室射血分数明显减低的心绞痛患者。

■ 建议结合 2016《中国经皮冠状动脉介入治疗指南》和 2018 版 ESC/EACTS 心肌血运重建指南调整 CAG 的适应证。

为了查明胸痛或心绞痛等症状的原因。

为行冠脉血管重建术，明确无创性负荷试验结果显示为高风险的患者冠脉解剖学情况［与（2）合并］。

判断 CAD 是否可能是左室射血分数压低的原因［与（6）合并］。

评价可能的缺血引起的室性心律失常［与（4）合并］。

评估实质性器官移植的接受人和捐赠候选人的心血管风险。

评价那些有严重的缺血症状（指那些用药物无法控制的症状和那些会限制活动或影响生活品质的症状）的患者是否适合行冠脉重建术［与（1）合并］。

对于那些初始负荷试验的结果不确定或有争议的患者，血管造影可能会有所帮助。

（四）标准住院日 5 天

释义

■ 计划接受有创冠状动脉造影检查的患者入院后，术前评估 1~2 天，在第 2~3 天实施手术，术后恢复观察 1~2 天出院。一般住院时间不超过 5 天均符合路径要求。如果经冠状动脉造影后需要进行介入治疗或外科搭桥术，则转入冠状动脉介入治疗患者路径或外科搭桥术路径。

（五）住院期间的检查项目

1. 必需的检查项目

（1）血常规、尿常规、大便常规+隐血、凝血功能。

（2）肝功能、肾功能、电解质、血脂、血糖（空腹和餐后 2 小时）、CRP、proBNP、AA+ ADP 诱导的血小板聚集率、术前三项。

（3）胸部 X 线片、心电图、超声心动图、平板试验（负荷心电图）。

> **释义**
>
> ■ 必查项目是为了了解患者的一般情况、危险因素，糖化血红蛋白有助于帮助确诊糖尿病并协助了解糖尿病患者血糖控制情况，指导二级预防。评估心脏功能，了解是否存在药物治疗的禁忌（如出血倾向，肝、肾功能不全），评估药物治疗的效果（如血小板功能）以及进行鉴别诊断等，也是确保冠状动脉造影手术安全所必需的术前检查。相关人员应认真分析检查结果，以便及时发现异常情况并采取对应处置。
>
> ■ 对于有心律失常、低氧血症等患者可进行动态心电图、肺功能、血气分析等检查。
>
> ■ 为缩短患者术前等待时间，检查项目可以在患者入院前于门诊完成。
>
> ■ 心电图是在术前必须做的，在患者发生胸痛症状时应及时做心电图检查，并在胸痛症状缓解后复查，动态变化的 ST 段和 T 波对诊断心肌缺血有价值。而 3 个月内曾做胸片和超声心动图检查，本次住院无特殊其他表现，可考虑不再重复上述两项检查。

2. 根据患者病情进行的检查项目：甲状腺功能、糖化血红蛋白、上消化道钡餐、胃镜、24 小时动态心电图、MRI、SPECT。

> **释义**
>
> ■ 甲状腺功能异常和心脏疾病关系密切，且如果需要做冠状动脉造影需要注射含碘对比剂，也需要在术前了解甲状腺功能。上消化道疾病包括胃炎、胃溃疡等症状如表现为发作性上腹痛需要和心绞痛鉴别，使用抗血小板药，例如阿司匹林等，增加消化性溃疡发生的风险，存在胃溃疡者也是围术期接受抗凝药物后发生消化道出血的高危人群。因此，对临床怀疑上消化道疾病的患者，必要时应行上消化道钡餐或胃镜检查，首选胃镜。
>
> ■ 慢性肺栓塞可表现为胸闷、活动后气促等症状，需要与心绞痛鉴别。怀疑肺栓塞者可行 D-二聚体、肺动脉 CTA 等检查。
>
> ■ 肌钙蛋白（T 或 I）用于排除急性心肌坏死，和急性冠状动脉综合征相鉴别

（六）治疗方案的选择

常规药物治疗效果欠佳酌情考虑行冠脉造影检查。

> **释义**
>
> ■ 治疗方案的选择与治疗依据 2013 年 ESC 相关指南和中国经皮冠状动脉介入治疗指南（2016），2018 稳定型心绞痛诊断与治疗指南和 2019 年 ESC 慢性冠状动脉综合征诊断和治疗指南。

■ 药物治疗是慢性稳定型心绞痛的基础治疗。稳定型心绞痛药物治疗的目的主要有两个方面：一是抗心肌缺血，减少心绞痛发作，以提高生活质量；二是预防血栓和心肌梗死，以延长生命。此外，还需积极处理危险因素。

■ 积极使用硝酸酯类、钙离子通道阻滞剂或β受体阻断剂以改善心肌缺血症状，是缓解稳定型心绞痛患者症状的主要用药，速效救心丸、银杏叶滴丸等具有扩张冠状动脉和抗血栓的效果，可改善血液循环、抗心肌缺血，急性期应注意参照说明书足量用药，曲美他嗪类药物也改善心肌代谢，提高氧的利用效率，尼可地尔可同时扩张心外膜冠状动脉和冠状动脉微循环，也可用于进一步改善心肌缺血症状。前列地尔可同时扩张冠状动脉和抑制血小板聚集，可以缓解心绞痛，有效预防心肌梗死。甾体总皂苷天然药物，如地奥心血康，可以对心肌细胞起到内源性保护作用，多靶点改善患者心肌缺血症状，并能有效减少心血管事件的发生率，提高患者生活质量。麝香保心丸可以改善心肌缺血，改善心功能减退和抑制心室重构，提高患者的运动耐量。注射用丹参多酚酸盐具有良好的抗炎、抗氧化应激、抗血小板聚集、改善微循环、扩张血管等作用，改善心绞痛症状，提高患者生活质量。

■ 抗血小板药物可以预防冠状动脉内血栓形成，未接受血运重建者服用单药抗血小板，首选阿司匹林，无禁忌证者建议终生服药。不能耐受阿司匹林或有禁忌者，可服用氯吡格雷。接受介入治疗或外科搭桥术后的患者根据指南推荐服用6~12个月双联抗血小板药物，双联抗血小板药物的最佳疗程应根据患者的血栓风险和出血风险、是否同时合并使用抗凝药以及介入治疗的方式及植入的支架类型而个体化确定。

■ 降脂药物（尤其他汀类）通过降低胆固醇，起稳定斑块的作用，其治疗LDL-C的目标值为1.4~1.8mmol/L且较基线下降50%。他汀类药物单药使用血脂不能达标或不耐受他汀类药物者可联合或单独使用胆固醇吸收抑制剂，如果他汀类药物不耐受，或联合胆固醇吸收抑制剂后LDL-C仍不能达标，可使用PCSK9抑制剂，甘油三酯明显升高者可使用贝特类降脂药物。复方红曲制剂如脂必泰胶囊具有全面调脂、保肝护肝作用，与他汀类联合应用有良好的协同调脂作用，并且可降低不良反应的发生率。

■ 他汀类药物总体是安全的，但少数患者可能发生肝酶升高，肌酸激酶升高或肌病，这些不良反应的发生和他汀药物的剂量相关，越来越多的研究表明，高强度他汀治疗伴随着更高的肌病以及肝酶上升风险，因此临床推荐使用中小剂量他汀类药物，对于多药合用的患者应注意选用肝药酶代谢少的他汀类药物，例如瑞舒伐他汀或匹伐他汀。对于他汀类药物不能耐受，包括肝酶和肌酶升高的血脂异常患者，亦可单独使用脂必泰胶囊。

■ 合并肾功能不全的患者，应注意选用经肾代谢最少的他汀类药物，如匹伐他汀钙片、阿托伐他汀等。

■ 如无禁忌，阿司匹林、β受体阻断剂、他汀类药物（和/或复方红曲制剂）均应长期服用。

■ 高危的稳定型心绞痛患者，包括合并有糖尿病、心功能不全、高血压病、心肌梗死后左心室功能不全的患者，均应使用ACEI。不能耐受的患者使用ARB治疗，可降低心血管事件的发生率。

■ 西药常规治疗联合中成药辨证使用可以取得较好的临床效果。疼痛期以通为主，如盾叶冠心宁片可有效改善心绞痛症状、血液流变学和血脂水平，适用于气滞血瘀型患者；复方丹参滴丸可缓解胸痛，降低心肌梗死患者的心源性死亡风险，并能改善患者心功能，适用于气滞血瘀型患者；血塞通软胶囊、血栓通胶囊具有缓解心肌缺血性损伤、抑制血小板聚集等作用，可适当选用以改善患者血瘀；脑心通胶囊，尤适用于伴乏力、心悸症状的患者；芪参益气滴丸可改善患者的血液流变学指标和心功能，提高临床疗效，适用于气虚血瘀证患者。缓解期以调整气血、培补正气为主，可选用通脉养心丸，能有效改善患者心绞痛症状及血管内皮功能，降低心绞痛发作频率及持续时间，且安全性较高。Meta 分析显示，西药常规治疗联用大株红景天注射液、麝香保心丸、复方丹参滴丸等可提高冠心病患者心绞痛症状改善率和心电图恢复率，比单纯西药治疗具有一定优势，安全性好。注射用丹参多酚酸盐可以改善患者心绞痛发作次数、发作间隔、持续时间、硝酸甘油用量和心电图疗效，药物安全性好，联合常规治疗在治疗冠心病上具有明显经济学优势。

■ 改变不良生活方式：包括戒烟限酒、适当运动、控制体重及饮食，控制饮食中胆固醇的摄入，多摄入新鲜的蔬菜、水果。对于中、重度尼古丁依赖的患者，需要更强的戒烟干预，如进行行为矫正及使用戒烟药物等。

■ 控制危险因素：包括控制血压、控制血脂、控制糖尿病，将体重控制在理想范围（BMI 18.5~24kg/m^2）。

（七）手术日为入院第2~3天

释义

■ 入院后需进行一些必查项目的检测，以排除手术禁忌，确保需要行冠状动脉造影检查者手术治疗安全、有效的开展。同时给予可能需要行介入治疗患者抗血小板负荷药物治疗。在 PCI 围术期应用前列地尔，可减少慢血流现象的发生，改善心功能。

■ 抗心绞痛药物治疗和休息可有助于患者症状的缓解。

（八）术后恢复2天

释义

■ 行冠状动脉造影术的患者术后需要观察1（经桡动脉）或2（股动脉）天，观察患者是否有出血，穿刺部位情况，随访心电图、心肌坏死标志物、肾功能等。术后当日应行心电图检查，出现胸闷症状者应随时复查心电图。心肌损伤标志物可以检出是否存在手术相关的心肌损伤或心肌梗死，血常规可帮助判断是否存在失血，尤其是术后发生低血压者，对怀疑消化道出血者，查大便常规和隐血，术后肾功能检查可帮助检出对比剂相关的急性肾功能损伤，以便及时掌握病情变化。术后主管医师应对患者病情进行评估。术后出现低血压者应及时寻找原因，是否有失血，是否有心脏压塞，需要超声心动图检查，重点关注是否存在心包积液，经股动脉穿刺者，注意是否存在腹膜后血肿（超声或腹部 CT 有助于诊断），血管迷走反射也是一过性低血压的常见原因。

（九）出院标准

无胸闷、胸痛发作。

> **释义**
>
> ■ 慢性稳定型心绞痛患者出院前应完成必须检查项目，明确冠状动脉病变情况，行冠状动脉造影检查者穿刺部位愈合良好，无出血、血肿、感染及血管杂音。经药物治疗者症状明显缓解。经介入治疗者无其他需要继续住院治疗的并发症。

（十）变异及原因分析

1. 术后出现严重并发症导致住院时间延长。
2. 患者死亡，退出临床路径。

> **释义**
>
> ■ 变异是指入选临床路径的患者未能按路径流程完成医疗行为或未达到预期的医疗质量控制目标。这包含三方面情况：①按路径流程完成治疗，但出现非预期结果，可能需要后续进一步处理，如本路径经冠状动脉造影术后需要行介入治疗或需要外科行冠状动脉旁路移植手术；②按路径流程完成治疗，但超出了路径规定的时限。实际住院日超出标准住院日要求，或未能在规定的手术日时间限定内实施手术等；③不能按路径流程完成治疗，患者需要中途退出路径，如治疗过程中出现严重并发症，导致必须中止路径或需要转入其他路径进行治疗等。对这些患者，主管医师均应进行变异原因的分析，并在临床路径的表单中予以说明。
>
> ■ 医师认可的变异原因主要指患者入选路径后，医师在检查及治疗过程中发现患者合并存在一些事前未预知的对本路径治疗可能产生影响的情况，需要中止执行路径或者是延长治疗时间、增加治疗费用。医师需在表单中明确说明。
>
> ■ 因患者方面的主观原因导致执行路径出现变异，也需要医师在表单中予以说明。

五、稳定型冠心病临床路径给药方案

【用药选择】

稳定型心绞痛患者药物治疗的目的主要有两个：①抗心肌缺血，缓解心绞痛症状，从而提高生活质量；②稳定斑块、预防血栓形成，预防心肌梗死及死亡的发生，从而延长生存时间。具体药物如下：

1. 抗心肌缺血药物

（1）硝酸酯类：短效硝酸酯类药物，如硝酸甘油，舌下含服可缓解劳力性心绞痛急性发作，一些硝酸酯类的喷雾剂对缓解心绞痛的发作也能迅速起效，硝酸异山梨酯口服可有效预防心绞痛的发作；长效硝酸酯类药物，如单硝酸异山梨酯口服，应用于预防心绞痛发作。

（2）β受体阻断剂：无禁忌证的患者，β受体阻断剂应作为一线治疗药物，通过降低心率、降低心肌收缩力及室壁张力而降低心肌耗氧量，心率减慢可延长舒张期时间以增加心肌灌注量和供氧量，从而有效减少心肌缺血。根据患者的心率调整药物剂量，稳定型心绞痛患者静

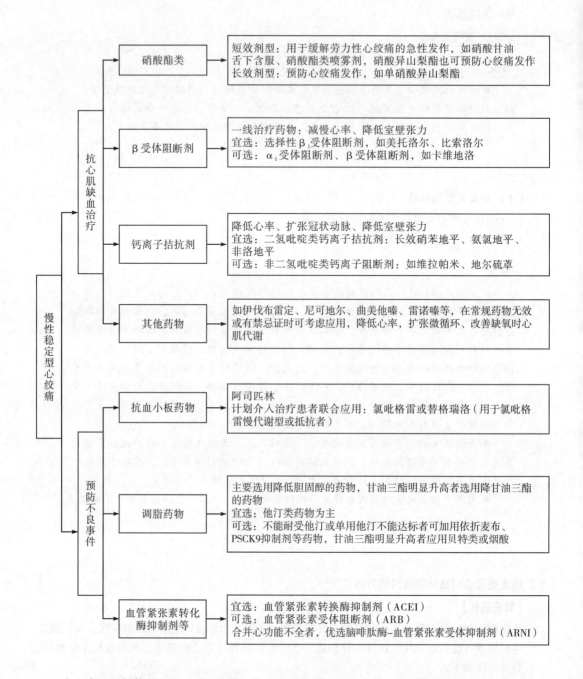

息心率的目标值是55~60次/分钟。优选心脏选择性强的药物，包括美托洛尔、比索洛尔。

（3）钙离子阻断剂：二氢吡啶类钙离子通道阻滞剂，如长效硝苯地平、氨氯地平、非洛地平，其强效动脉扩张作用使其适用于具有高血压的心绞痛患者，与β受体阻断剂可联合应用。非二氢吡啶类钙离子通道阻滞剂，如维拉帕米、地尔硫䓬，以降低心率为主，可用于β受体阻断剂有禁忌证的患者减慢心率，不推荐和β受体阻断剂联用。对有冠脉痉挛的患者，首选钙离子阻断剂。

（4）其他药物：包括曲美他嗪（trimetazidine），抗缺血代谢调节剂，增加缺氧条件下心肌对氧的利用率，优化心肌能量代谢，改善心肌缺血，缓解心绞痛，适用于对一线抗心绞痛疗法控制不佳或无法耐受的患者进行对症治疗；伊伐布雷定（ivabradine）特异性选择性作用于窦房结细胞阻滞 f 通道减慢窦性心率，用于心率增快的稳定型心绞痛患者联合 β 受体阻断剂，或者 β 受体阻断剂禁忌不耐受患者的单药治疗；地奥心血康可改善患者心电图 ST 段及 T 波异常的表现和心肌缺血症状，还可保护心肌细胞膜结构和功能的作用，与硝酸异山梨酯的作用相当，两药也可联合使用；冠心宁片能改善心电图 ST 段下移，缓解心绞痛症状，提高运动耐量、延长患者在运动平板试验中的总运动时间；尼可地尔（nicorandil），ATP 依赖的 K^+ 通道开放剂，可扩张冠状动脉包括微血管，可在应用 β 受体阻断剂及钙离子阻断剂无效或有禁忌证患者中加用；雷诺嗪（ranolazine），阻止心肌细胞内 Na+ 依赖钙超负荷，从而发挥抗缺血和改善代谢作用；速效救心丸，增加冠状动脉血流量；麝香保心丸可以改善心肌缺血，改善心功能减退和抑制心室重构，提高患者的运动耐量；注射用丹参多酚酸盐可通过多途径影响血液流变学指标，改善微循环，还能增加冠脉血流量、改善缺血区心肌的侧枝循环及局部血供、延缓病情进展。

2. 抗血小板药物

（1）阿司匹林：无禁忌证患者长期小剂量口服，75～150mg/d。肠溶制剂可减少对胃黏膜损伤的副作用。主要副作用是胃黏膜损伤和可能增加消化性溃疡的发生和出血风险。

（2）血小板 P2Y12 抑制剂：抑制血小板 ADP 受体，计划接受介入治疗的患者应联合阿司匹林同时应用。药物选择包括氯吡格雷（75mg/d）或替格瑞洛（90mg，每天 2 次），但需注意后者在稳定型心绞痛介入治疗患者中证据尚欠缺，明确的氯吡格雷慢代谢型或抵抗者、或高血栓风险者可考虑选择替格瑞洛。另外，在未计划接受介入治疗的稳定型心绞痛患者中，双联抗血小板药物的应用缺乏证据。氯吡格雷（75mg/d）也可单独用于不能耐受阿司匹林的稳定型冠心病患者。

（3）其他抗血小板药物：西洛他唑及双嘧达莫，均为磷酸二酯酶抑制剂。有消化道出血或阿司匹林禁忌的患者，可选择西洛他唑和氯吡格雷联合应用于需要介入治疗的患者。双嘧达莫有窃血作用，已很少应用于冠心病患者。吲哚布芬作为可逆性的 COX-1 抑制剂，胃肠道耐受性好，可用于因胃肠道原因不能耐受阿司匹林者。

3. 调脂药物：以低密度脂蛋白胆固醇（LDL-C）＜ 1.8mmol/L（极高危者＜ 1.4mmol/L）及较基础测值降低 50% 为治疗目标，通常以他汀类药物应用为主。对于他汀类药物不能耐受或单用他汀类药物不能使 LDL-C 达标者，可换用或联合使用依折麦布，仍不达标者，可使用 PCSK9 抑制剂。甘油三酯明显升高者可应用贝特类、烟酸类，但此类药物尚缺乏证据来证实其临床获益。对于接受介入治疗的患者，围术期强化他汀类药物治疗有可能降低围术期心肌损伤的发生率。

4. 肾素-血管紧张素-醛固酮系统拮抗剂：无禁忌证的稳定型心绞痛患者，特别是合并高血压、糖尿病、左心室收缩功能不全（射血分数＜ 40%）的患者，均应使用血管紧张素转换酶抑制剂（ACEI）。ACEI 不能耐受患者可选用血管紧张素受体阻断剂（ARB），不推荐 ACEI 和 ARB 同时应用。左心室收缩功能不全（射血分数＜ 40%）的患者可优选脑啡肽酶-血管紧张素受体拮抗剂（ARNI）。

5. 其他药物：可酌情辨证加用中成药，提高治疗有效率。不推荐常规应用止痛剂，如选择性环氧合酶-2（COX-2）抑制剂、非选择性非甾体抗炎药（NSAIDs）。若必须应用 NSAIDs 类药物，也应当小剂量开始并尽早停用，同时联用小剂量阿司匹林以取得充分的抗血小板效应。

【药学提示】

1. 硝酸酯类药物通过激发血管活性成分一氧化氮（NO），扩张冠状动脉及静脉系统（降低前负荷）发挥抗缺血效应。β 受体阻断剂直接作用于心脏，降低心率、心肌收缩力、房室结传导及异位节律的发生；同时可通过延长心脏舒张期及增加非缺血区域血管阻力来增加缺血心肌的冠状动脉血流。钙离子通道阻滞剂主要药理学作用为选择性抑制血管平滑肌和心肌细胞 L 通道开放，从而发挥血管扩张及降低外周血管阻力效应。二氢吡啶类钙离子阻断剂的血管选择性更高。

2. 阿司匹林不可逆性阻断血小板 COX-1 及后续血栓素（TXA_2）的产生。P2Y12 抑制剂为血小板二磷酸腺苷（ADP）受体 P2Y12 拮抗剂，从而抑制血小板聚集。

3. 他汀类药物通过抑制胆固醇合成中的限速酶 HMG-CoQ 还原酶而抑制肝脏内胆固醇的合成，依折麦布是肠道胆固醇吸收抑制剂，和他汀类联合使用有协同降低胆固醇的作用。PCSK9 抑制剂通过增加肝细胞表面的 LDL-C 受体的再循环利用，增加 LDL-C 的清除，贝特类药物主要降低甘油三酯。复方红曲制剂如脂必泰胶囊，具有全面调脂、保肝护肝的特点，可降低 TC、LDL-C、TG 和 ApoB，升高 HDL-C 和 ApoA1，不良反应少，尤其适合他汀类药物不能耐受的患者。有临床证据显示，他汀类药物长期用药可能增加新发糖尿病风险，系统评价结果显示匹伐他汀钙片对于新发糖尿病的影响为中性。

4. ACEI、ARB 类药物阻断肾素-血管紧张素-醛固酮系统的不良作用，ARNI 可同时阻断脑啡肽酶的作用，增加利钠肽水平，可以扩张血管，抗纤维化，改善心室重构，抑制斑块进展。

【注意事项】

1. 相关药物应用时应熟知其不良反应、禁忌证、药物间的交互作用及慎用人群，密切监测不良反应的发生。

2. 药物干预应同时考虑症状缓解及事件预防，同时需要考虑患者接受介入治疗所需的相关药物，如联合应用阿司匹林和氯吡格雷（或替格瑞洛）。

3. 稳定型冠心病患者的二级预防中，心血管危险因素的综合控制非常重要，包括血压、血糖及血脂的管理还需要改变不良的生活方式，控制饮食，适度运动。

六、稳定型冠心病患者护理规范

1. 冠心病一般护理常规。

2. 有心绞痛症状者卧床休息，病情稳定者可床边、室内和室外活动。

3. 低脂低糖低盐饮食。

4. 保持大便通畅。

5. 胸痛发作者护理：严格卧床休息，必要时吸氧，严密观察病情，测量血压、心率、心律、脉搏、呼吸、体温、脸色、出汗情况并详细记录，记录心电图，观察是否合并低血压和心律失常，建立静脉通路并保持通畅，经处理症状缓解者复测上述指标并记录症状持续时间。

6. 用药管理：按时服用药物，他汀类药物建议晚上服用。服用 β 受体阻断剂者观察是否有心动过缓，血压降低；服用硝酸酯类和其他扩血管药者观察是否有头痛，是否有低血压，防体位性低血压；服用抗血小板药者，注意观察是否有皮肤黏膜出血、血尿、大便发黑等情况。

7. 合并心功能不全者记录尿量和 24 小时出入量，使用利尿剂者观察电解质、尿量变化。

8. 冠状动脉造影术后的患者观察其伤口出血情况、生命体征和尿量，穿刺侧肢体的肤色、皮温，下肢制动者注意预防深静脉血栓。

9. 心理护理：注意患者情绪变化，与家属一起安慰鼓励患者，帮助患者树立战胜疾病的信心，解释冠状动脉造影手术操作过程，解除顾虑。

七、稳定型冠心病患者营养治疗规范

对于冠心病患者，营养师作为多学科小组（包括医师、心理医师、护士和药剂师）的成员，通过提供合理的膳食方案，作为治疗和康复的重要组成，有利于控制体重，降低血脂、血糖、血压等，延缓疾病的发展，预防事件发生，对患者的预后有着积极的影响。基本营养评定包括：营养相关病史，膳食调查，体格检查（身高、体重、BMI等），实验室检查（肝功能、肾功能、血糖、血脂、电解质、酸碱平衡等），以用于制订营养诊断与治疗计划、开具营养处方。从药物治疗开始前，就应进行饮食营养干预措施，以便提高疗效。

1. 适当的能量：既要控制体重增长，又要保证适当的能量，维持体重在理想状态，BMI 19～24kg/m²，一般给予25～30kcal/kg理想体重。活动受限的超重和肥胖患者，应减重以达到一个适当体重，以免增加心肌氧耗，因此，对于肥胖患者，降低每日热量的摄入，低能量平衡饮食（100～120kcal/d）有利于体重减轻，并确保患者营养。

2. 低脂饮食：血脂升高是动脉粥样硬化的危险因素，饮食控制是降低血脂的重要措施，低脂膳食，食用油要以植物油为主，减少动物脂肪和胆固醇的摄入，比如肥肉，动物的内脏、大脑，蛋黄，鱼籽等，这些都富含高热量和高胆固醇。少吃油炸和含奶油的糕点，鱼类和虾中含有的脂肪含量较低，并且有大量的不饱和脂肪酸，以及蛋白质，可以适当的食用，富含多不饱和脂肪酸的海鱼或鱼油可以降低甘油三酯水平。

3. 充足的优质蛋白质，应占总蛋白的2/3以上，多食新鲜的蔬菜和水果，补充维生素。

4. 糖尿病患者：应使用糖尿病饮食，并监测血糖水平。

5. 少食多餐：饱餐可能诱发心肌缺血，建议少食多餐，饮食清淡、易消化，应并增加新鲜蔬菜，利于保持大便通畅。

八、稳定型冠心病患者健康宣教

冠心病患者出院前应该给予健康宣教，内容包括：

1. 疾病的基本知识：包括冠状动脉粥样硬化的危险因素，冠状动脉的基本解剖，心肌缺血的发生原理，心绞痛发生的诱发因素，控制疾病进展的关键措施，二级预防的长期性，从而帮助患者正确认识疾病，树立战胜疾病的信心，增加对防治措施的依从性。

2. 健康生活方式指导：良好的生活方式有助于危险因素的控制、提高心脏储备功能，包括戒烟限酒，合理膳食，适度运动，劳逸结合，情绪控制，改善睡眠质量，正常的社交活动等。冬天防寒，夏天及时补充水分。

3. 正确服用药物：冠心病患者的二级预防药物多数需要长期或终生服用，药物调整方案需要在医生的指导下进行，宣教各种药物的使用目的和注意事项。①服用抗血小板药物者，出血风险增加，需要观察是否有出血倾向，包括皮肤瘀斑、牙龈出血、鼻出血、血尿、黑便等，一旦发生需要及时就医。纠正增加出血风险的相关因素，包括高血压、消化道疾病，注意是否合并使用其他抗凝药，预防外伤和跌倒，需要拔牙和其他手术时告知医生，在医生指导下调整抗栓治疗方案和手术时间，告知接受介入治疗的患者抗血小板药物联合使用的方案和时程。②服用β受体阻断剂者，观察心率，理想的静息心率为55～60次/分钟，如果心率过缓，需要调整剂量，观察血压。③服用他汀类降脂药，需要复查血脂，告知理想的血脂水平，降脂药物的种类和作用机制，观察是否有药物不良反应，是否有肌肉酸痛，随访肝酶和肌酸激酶。④抗心绞痛药物的使用方法，长效硝酸酯类主要是预防发作的药物，短效硝酸酯类用于心绞痛发作时缓解症状，告知药物的正确使用方法，心绞痛反复发作，或药物疗效不佳要及时就诊。⑤服用扩血管药物者，需要观察血压变化，体位改变时动作缓慢以防体位性低血压。

4. 急性胸痛发作时的处理：建议避免体力活动，可舌下含服硝酸甘油，取坐位或卧位，防止血压过低引起晕倒。疗效不佳者，或伴有呼吸困难，出冷汗，胸痛持续超过15分钟者应该及时呼叫救护车送医院急诊胸痛中心就诊，警惕急性心肌梗死的发生。

九、推荐表单

（一）医师表单

稳定型冠心病临床路径医师表单

适用对象：第一诊断为稳定型冠心病（ICD-10：I25.901）

行冠状动脉造影手术

患者姓名：		性别：	年龄：	门诊号：	住院号：
住院日期： 年 月 日		出院日期： 年 月 日			标准住院日：≤5天

时间	住院第1天	住院第1~3天 （术前准备）
主要诊疗工作	□ 病史采集与体格检查 □ 描记18导联心电图 □ 上级医师查房：危险分层，明确诊断，制订诊疗方案 □ 进行"常规治疗"（参见《心血管病诊疗指南解读》） □ 完成病历书写及上级医师查房记录	□ 日常查房，完成病程记录 □ 上级医师查房：确定治疗方案和冠脉造影日期 □ 完成上级医师查房记录 □ 完善术前常规检查，复查异常的检验结果 □ 向家属及患者交代冠脉造影手术风险 □ 检查抗血小板药物剂量 □ PCI术前准备，术前医嘱 □ 术者术前访视患者，确认手术指征、禁忌证，决定是否手术，签署知情同意书
重点医嘱	**长期医嘱：** □ 冠心病护理常规 □ 一级或二级护理 □ 低盐低脂饮食 □ 戒烟 □ 持续心电监测 □ β受体阻断剂（无禁忌证者常规使用） □ 硝酸酯类药物 □ 阿司匹林、氯吡格雷联合应用 □ 调脂治疗：他汀类药物 □ 钙离子通道阻滞剂：可与β受体阻断剂联合应用 □ ACEI **临时医嘱：** □ 血常规+血型、尿常规+酮体，大便常规+隐血 □ 血清心肌损伤标志物、凝血功能、肝肾功能、电解质、血糖（空腹和餐后2小时）、血脂、传染性疾病筛查（肝炎、梅毒、HIV） □ 心电图、X线胸片、超声心动图 □ 必要时检查：脑钠肽、D-二聚体、血气分析、红细胞沉降率、C反应蛋白、24小时动态心电图、心脏负荷试验（运动平板试验或负荷心超、负荷心脏核素）	**长期医嘱：** □ 冠心病护理常规 □ 一级或二级护理 □ 低盐低脂饮食 □ 戒烟 □ 持续心电监测 □ β受体阻断剂（无禁忌证者常规使用） □ 硝酸酯类药物 □ 阿司匹林、氯吡格雷联合应用 □ 调脂治疗：他汀类药物 □ 钙离子通道阻滞剂：可与β受体阻断剂联合应用 □ ACEI **临时医嘱：** □ 拟明日行冠状动脉造影（+支架置入术） □ 明早禁食、禁水 □ 备皮（计划桡动脉路径者无需备皮） □ 术前镇静 □ 足量使用抗血小板药物（负荷剂量阿司匹林+氯吡格雷） □ 术前晚可适当使用镇静药物

续　表

时间	住院第 1 天	住院第 1~3 天 （术前准备）
病情 变异 记录	□无　□有，原因： 1. 2.	□无　□有，原因： 1. 2.
医师 签名		

时间	住院第 2~4 天（手术日）		住院第 4~5 天（出院前 1 天或出院日）
	术前	术后	
主要诊疗工作	□ 住院医师查房，检测心率、血压、心电图，完成术前病程记录 □ 慢性稳定型心绞痛常规治疗 □ 检查抗血小板药物剂量	□ 住院医师接诊术后患者，检查心率、血压、心电图，并书写术后病程记录 □ 严密观察穿刺部位出血、渗血征象 □ 观察患者不适症状，及时发现和处理冠脉造影术后并发症，观察是否有对比剂过敏征象 □ 慢性稳定型心绞痛常规治疗 □ 冠脉造影术后常规治疗（参见《心血管病诊疗指南解读》）	□ 上级医师查房 □ 完成上级医师查房记录 □ 穿刺部位伤口处理 □ 严密观察病情，及时发现和处理术后并发症 □ 病情稳定者可准备出院
重点医嘱	**长期医嘱：** □ 冠心病护理常规 □ 一级或二级护理 □ 低盐低脂饮食 □ 戒烟 □ 持续心电监测 □ β 受体阻断剂（无禁忌证者常规使用） □ 硝酸酯类药物 □ 阿司匹林、氯吡格雷联合应用 □ 调脂治疗：他汀类药物 □ 钙离子通道阻滞剂：可与 β 受体阻断剂联合应用 □ ACEI □ 慢性稳定型心绞痛的常规治疗 **临时医嘱：** □ 今日行冠状动脉造影+介入治疗（必要时）	**长期医嘱：** □ 冠状动脉造影术后护理常规 □ 一级护理 □ 低盐低脂饮食 □ 戒烟 □ 持续心电监测 □ 药物治疗同前，未行介入治疗者停用可停用氯吡格雷 □ 术后常规治疗 **临时医嘱：** □ 急查尿常规 □ 心肌损伤标志物（TNT、TNI、CK-MB）、血常规 □ 复查肾功能 □ 心电图	**长期医嘱：** □ 冠状动脉造影术后护理常规 □ 一级或二级护理 □ 低脂饮食 □ 戒烟 □ 持续心电监测 □ 药物治疗同前 □ 病情稳定者出院
病情变异记录	□ 无 □ 有，原因： 1. 2.	□ 无 □ 有，原因： 1. 2.	□ 无 □ 有，原因： 1. 2.
医师签名			

（二）护士表单

稳定型冠心病临床路径护士表单

适用对象：第一诊断为稳定型冠心病（ICD-10：I25.901）

　　　　行冠状动脉造影手术

患者姓名：		性别：	年龄：	门诊号：		住院号：
住院日期：	年 月 日	出院日期：	年 月 日		标准住院日：≤5天	

时间	住院第1天	住院第1~3天（术前准备）	住院第2~4天（手术日）	住院第4~5天（出院前1天或出院日）
健康宣教	□ 介绍主管医生、护士 □ 入院宣教（常规、安全） □ 吸烟者评估尼古丁依赖程度	□ 做冠脉造影术前宣教 □ 服药宣教 □ 疾病宣教 □ 饮食、饮水、活动的宣教	□ 做冠脉造影术后当日宣教 □ 予以饮食、饮水、活动宣教	□ 饮食和服药宣教 □ 活动指导 □ 康复宣教和二级预防 □ 出院宣教 □ 戒烟宣教
护理处置	□ 安置患者，佩戴腕带 □ 通知医师 □ 生命体征的监测测量 □ 交接液体 □ 病情交班 □ 配合治疗 □ 完成护理记录	□ 评估患者全身情况 □ 协助患者完成临床检查 □ 注意化验结果回报 □ 遵医嘱完成治疗 □ 完成护理记录	□ 评估患者全身情况 □ 观察生命体征 □ 观察是否有过敏征象 □ 协助患者完成临床检查 □ 注意化验结果回报 □ 完成护理记录	□ 观察生命体征 □ 遵医嘱完成治疗 □ 口服给药 □ 保持排便通畅 □ 生活护理 □ 给予心理支持 □ 完成护理记录 □ 配合患者做好出院准备
基础护理	□ 准备床单位、监护、吸氧 □ 生命体征的观察 □ 一级或二级护理 □ 观察24小时入量 □ 生活护理 □ 患者安全及心理护理	□ 生命体征的观察 □ 一级或二级护理 □ 生活护理 □ 观察24小时入量 □ 患者安全及心理护理	□ 病情的观察（症状、生命体征、神志、皮疹） □ 保持水、电解质平衡 □ 观察24小时入量 □ 一级护理	□ 心率、心律，血压，血氧饱和度，呼吸 □ 完成常规标本采集 □ 准确记录出入量 □ 保持水、电解质平衡 □ 协助患者完成各项检查 □ 协助患者进食 □ 办理出院事项 □ 二级护理
专科护理	□ 使用药物的浓度剂量 □ 各种置管情况 □ 观察胸痛情况	□ 使用药物的浓度剂量 □ 各种置管情况 □ 观察胸痛情况	□ 相关并发症的观察 □ 冠脉造影术后定时观察穿刺部位 □ 做好拔除股动脉鞘管的准备	□ 相关并发症的观察 □ 健康生活方式及二级预防宣教

续　表

时间	住院第1天	住院第1~3天 （术前准备）	住院第2~4天 （手术日）	住院第4~5天 （出院前1天或出院日）
			□ 股动脉鞘管拔除时注意迷走反射的发生（维持静脉通路通常） □ 股动脉鞘管拔除后伤口沙袋压迫10小时，患侧肢体制动12小时 □ 穿刺侧下肢制动时采取预防下肢静脉血栓的措施	
重点医嘱	□ 详见医嘱执行单	□ 详见医嘱执行单	□ 详见医嘱执行单	□ 详见医嘱执行单
病情变异记录	□ 无 □ 有，原因： 1. 2.	□ 无 □ 有，原因： 1. 2.	□ 无 □ 有，原因： 1. 2.	□ 无 □ 有，原因： 1. 2.
护士签名				

（三）患者表单

稳定型冠心病临床路径患者表单

适用对象：第一诊断为稳定型冠心病（ICD-10：I25.901）
行冠状动脉造影术

| 患者姓名： | 性别：　　年龄：　　门诊号： | 住院号： |
| 住院日期：　　年　月　日 | 出院日期：　　年　月　日 | 标准住院日：≤5天 |

时间	住院第1~3天 （术前准备）	住院第2~4天 （手术日）	住院第4~5天 （出院前1天或出院日）
医患配合	□ 测量生命体征、体重 □ 入院宣教（常规、安全） □ 护士行入院护理评估 □ 介绍主管医师、护士 □ 医师询问现病史、既往史、用药情况，收集资料并进行体格、检查 □ 配合完善术前相关化验、检查 □ 签署手术知情同意书	□ 测量生命体征 □ 做冠状动脉造影术后当日宣教 □ 冠状动脉造影术后患者予以饮食、饮水、活动宣教 □ 活动指导	□ 测量生命体征 □ 活动指导 □ 康复宣教和二级预防 □ 生活方式改变，服药宣教
护患配合	□ 一级或二级护理 □ 监护：心电、血压和血氧饱和度等	□ 一级护理 □ 继续监护：心电、血压 □ 配合急救和治疗	□ 二级护理 □ 带好出院带药 □ 酌情配合相关检查
饮食	□ 低脂低盐饮食	□ 半流质饮食	□ 低盐低脂饮食
排泄	□ 正常排尿便	□ 正常排尿便	□ 正常排尿便
活动	□ 卧床休息，自主体位	□ 卧床休息，自主体位 □ 患肢可活动患肢制动	□ 床边活动

附：原表单（2016 年版）

稳定型冠心病临床路径执行表单

适用对象：第一诊断为稳定型冠心病（ICD-10：I25.901）
行冠脉造影检查术

患者姓名：		性别：	年龄：	门诊号：	住院号：
住院日期：	年 月 日	出院日期：	年 月 日	标准住院日：	天

时间	住院第 1 天	住院第 2 天
主要诊疗工作	□ 询问病史，查体 □ 评价病史及基础病 □ 书写首次病程记录 □ 吸氧 □ 超声心电图、动态心电图等检查	□ 上级医师查房确定患者是否需要行冠脉造影检查 □ 完成术前准备 □ 告知患者及家属手术风险及相关的注意事项，签署手术知情同意书
重点医嘱	**长期医嘱：** □ 按心内科常规护理 □ 卧床休息 □ 吸氧 □ 病重 □ 陪护 1 人 □ 阿司匹林 100mg □ 阿托伐他汀钙片 20mg，qn **临时医嘱：** □ 心电图检查 □ 血常规 □ 生化 □ 凝血机制 □ 术前三项 □ 动态心电图 □ 胸片 □ 心脏超声	**长期医嘱：** □ 按心内科常规护理 □ 卧床休息 □ 吸氧 □ 病重 □ 陪护 1 人 □ 阿司匹林 100mg □ 阿托伐他汀钙片 20mg，qn **临时医嘱：** □ 胸片 □ 心脏超声
主要护理工作	□ 二级护理	□ 二级护理
病情变异记录	□ 无 □ 有，原因： 1. 2.	□ 无 □ 有，原因： 1. 2.
护士签名		
医师签名		

时间	住院第 3~4 天（手术日）		住院第 5 天
	术前	术后	（术后第 1 天）
主要诊疗工作	□ 住院医师查房 □ 检查术前检查是否完善	□ 住院医师接诊术后患者，检查心率、血压、并书写病程记录 □ 穿刺部位加压包扎并制动 □ 严密观察穿刺部位、渗出情况 □ 观察患者不适情况，及时发现处理术后并发症 □ 必要时复查心肌坏死标志物和血常规等 □ 心电监护	□ 上级医师查房 □ 完成上级医师查房记录 □ 穿刺部位换药 □ 严密观察病情，及时发现和处理术后并发症
重点医嘱	长期医嘱： □ 按心内科常规护理 □ 卧床休息 □ 病重 □ 陪护 1 人 □ 阿司匹林 100mg □ 他汀类药物 □ 硝酸酯类 □ β 受体阻断剂 临时医嘱： □ 阿司匹林肠溶片（必要时） □ 硫酸氢氯吡格雷片（必要时）	长期医嘱： □ 按心内科常规护理 □ 卧床休息 □ 吸氧 □ 病重 □ 陪护 1 人 □ 注意伤口渗血情况 □ 按冠状动脉造影检查术后常规护理 □ 阿司匹林 100mg □ 阿托伐他汀钙片 20mg，qn 临时医嘱： □ 盐袋压迫 6 小时 □ 心电图 1 次	长期医嘱： □ 按心内科常规护理 □ 卧床休息 □ 吸氧 □ 病重 □ 陪护 1 人 □ 注意伤口渗血情况 □ 按冠状动脉造影检查术后常规护理 □ 阿司匹林 100mg □ 阿托伐他汀钙片 20mg，qn 临时医嘱： □ 心脏超声
主要护理工作	□ 二级护理	□ 二级护理	□ 二级护理
病情变异记录	□ 无　□ 有，原因： 1. 2.	□ 无　□ 有，原因： 1. 2.	□ 无　□ 有，原因： 1. 2.
护士签名			
医师签名			

时间	住院第____天 （术后第 2 天）	住院第____天 （术后第 3 天）	住院第____天 （术后第 4 天）
主要诊疗工作			
重点医嘱	长期医嘱： 临时医嘱：	长期医嘱： 临时医嘱：	长期医嘱： 临时医嘱：
主要护理工作			
病情变异记录	□无 □有，原因： 1. 2.	□无 □有，原因： 1. 2.	□无 □有，原因： 1. 2.
护士签名			
医师签名			

第十五章

冠心病合并瓣膜病（内科治疗）临床路径释义

【医疗质量控制指标】

指标一、超声心动图检查实施情况。

指标二、B 型利钠肽和超敏肌钙蛋白检测实施情况。

指标三、β 受体阻断剂、ACEI／ARB 和他汀类药物使用情况。

指标四、血脂评价实施情况。

指标五、心脏瓣膜团队多学科讨论实施情况。

指标六、PCI 术后双联抗血小板使用情况。

指标七、住院期间为患者提供健康教育与出院时提供教育告知五要素情况。

指标八、离院方式。

指标九、患者对服务的体验和评价。

一、冠心病合并瓣膜病（内科治疗）编码

疾病名称及编码：冠状动脉粥样硬化性心脏病（ICD-10：I20/21/22/23/24/25）

瓣膜病（ICD-10：I05/I06/I07/I08）

手术操作名称及编码：冠状动脉支架置入术（ICD-9-CM-3：36.06/36.07）

二、临床路径检索方法

I20/21/22/23/24/25 合并 I05/I06/I07/I08 伴 36.06/36.07

三、国家医疗保障疾病诊断相关分组（CHS-DRG）

MDCF 循环系统疾病及功能障碍

FR2 急性心肌梗死或 FR3 心绞痛或 FR4 冠状动脉粥样硬化/血栓/闭塞

合并：

FT3 瓣膜疾患

并进行：

FM1 经皮冠状动脉支架植入

四、冠心病合并瓣膜病（内科治疗）临床路径标准住院流程

（一）适用对象

第一诊断为冠状动脉粥样硬化性心脏病（ICD-10：I20/21/22/23/24/25），合并诊断包括有瓣膜病（ICD-10：I05/I06/I07/I08）

行冠状动脉支架置入术（ICD-9-CM-3：36.06/36.07）。

> **释义**
>
> ■ 本路径适用对象为冠状动脉粥样硬化性心脏病合并诊断瓣膜病，且进行了冠状动脉支架植入的患者。临床特点既包括冠状动脉粥样硬化导致冠状动脉狭窄或斑块破裂形成血栓进而引起心肌缺血甚至坏死，又包括心脏瓣膜结构和功能异常导致的血流动力学改变。
>
> ■ 冠状动脉粥样硬化性心脏病可以表现为慢性冠脉综合征，表现为心绞痛或其他等同的缺血表现如呼吸困难和乏力等；也可能表现为急性冠状动脉综合征，包括不稳定性心绞痛、非 ST 段抬高型心肌梗死和 ST 段抬高型心肌梗死（STEMI）。NSTE-ACS 需立即 PCI 或早期 PCI 的患者以及发病 12 小时以内的 STEMI 不适用于本路径。心脏瓣膜病的范畴包括主动脉瓣、二尖瓣、三尖瓣和肺动脉瓣出现不同程度的狭窄和反流。各个瓣膜的结构功能异常可单独出现，也可合并出现两个及以上瓣膜的狭窄和/或反流。瓣膜病可能因瓣膜结构改变如腱索断裂、瓣叶粘连等引起功能改变如狭窄或反流，也可能是房颤等其他原因导致的功能性反流。心脏瓣膜结构和/或功能异常经心脏团队的多学科讨论暂时不需要进行瓣膜修补、球囊扩张或瓣膜更换等干预，同时冠心病也不需要进行冠状动脉搭桥手术（CABG），但完成了冠状动脉介入治疗的适用本路径。

（二）诊断依据

根据《临床诊疗指南·心血管内科分册》《临床诊疗指南·心血管外科分册》（中华医学会编著，人民卫生出版社，2009 年），《慢性稳定性心绞痛诊断与治疗指南》（中华医学会心血管病学分会，2007 年），《非 ST 段抬高急性冠状动脉综合征诊断和治疗指南》（中华医学会心血管病学分会，2012 年），《急性 ST 段抬高型心肌梗死诊断和治疗指南》（中华医学会心血管病学分会，2015 年）及 ACC/AHA 与 ESC 相关指南。

1. 临床发作特点：表现为缺血性胸痛或胸闷、咽喉部不适、憋气等心绞痛等同症状，合并或不合并有胸闷气促、呼吸困难等瓣膜病症状，严重者可出现心力衰竭表现。查体：听诊可有主动脉瓣或二尖瓣狭窄或反流或狭窄杂音。

2. 心电图表现：胸痛发作时相邻两个或两个以上导联心电图 ST 段或 T 波的动态改变。或负荷心电图阳性。

3. 超声心动图：超声心动图证实的主动脉瓣狭窄或反流，二尖瓣狭窄或反流。

4. 辅助检查：心肌损伤标志物、胸部 X 线检查、冠状动脉造影。

> **释义**
>
> ■ 心绞痛作为冠心病的症状，常变化多样，可表现为胸骨后压榨性疼痛、胸部紧缩感、扼颈感、濒死感，不典型者可表现为咽喉烧灼感、下颌酸胀、牙痛及上腹不适等。在老年人和女性患者，往往症状不典型，可仅表现为劳力性呼吸困难。慢性冠脉综合征患者心绞痛症状一般持续数分钟，与运动相关，停下休息或含化硝酸甘油缓解。急性冠状动脉综合征患者心绞痛症状常持续超过 20 分钟，可在休息状态发作，休息或硝酸甘油常不能缓解。病情较重者可伴发恶性心律失常或休克。冠心病在伴有心力衰竭时，常伴有呼吸困难。因合并瓣膜病诊断，症状可能较单纯冠心病更重，查体可能发现心脏杂音和外周血管征等。

■慢性冠状动脉综合征患者静息心电图多为正常，但也可能出现病理性 Q 波，T 波倒置等既往陈旧心梗的表现。在运动平板试验或心绞痛症状时，可能出现缺血性 ST 段改变，急性冠状动脉综合征时常有动态 ST 段或 T 波改变。瓣膜病诊断需要超声心动图证实，可表现为二尖瓣、主动脉瓣、三尖瓣和肺动脉瓣的狭窄和/或反流。在进行心脏团队的多学科讨论前，可能还需要完成多排螺旋 CT 评估瓣膜病解剖结构。心肌标志物，尤其是超敏肌钙蛋白用于鉴别诊断、区别冠心病类型和评估事件风险。胸部 X 片检查可用于协助疾病诊断和鉴别诊断。冠状动脉造影为进行冠状动脉支架植入前必备检查，在涉及临界病变和需要协助制定介入策略时，还可能需要进行血管内超声、OCT 或 FFR 检查。

■慢性冠心病患者在冠状动脉造影提示以下几种结果时建议支架植入：左主干病变直径狭窄 > 50%；病变直径狭窄 > 90%；前降支近端狭窄 70% ~ 90% 合并缺血症状；2 ~ 3 根血管狭窄 70% ~ 90% 且 LVEF < 40%；其他血管狭窄 70% ~ 90% 合并症状且药物治疗效果不佳；病变直径狭窄 50% ~ 90% 但 FFR < 80%。

（三）进入路径标准

1. 第一诊断必须符合冠状动脉粥样硬化性心脏病（ICD-10：I20/21/22/23/24/25）。
2. 合并诊断包括有瓣膜病（ICD-10：I05/I06/I07/I08）。
3. 心肌梗死如患有其他非心血管疾病，但在住院期间不需特殊处理（检查和治疗），也不影响第一诊断时，可以进入路径。
4. 适用于择期 PCI 者，不适用于急性心肌梗死发病 < 12 小时患者。

释义

■患者入院后完善病史查体、心脏彩超等常规检查，临床诊断为冠心病，且超声心动图提示二尖瓣、三尖瓣、主动脉瓣和/或肺动脉瓣存在不同程度狭窄或反流。冠心病类型包括稳定型心绞痛、缺血性心脏病、不稳定型心绞痛、非 ST 段抬高型心肌梗死和 ST 段抬高型心肌梗死，但不包括发病 12 小时以内的急性心肌梗死。造成心绞痛或心肌梗死的病因主要为粥样硬化斑块导致的狭窄或斑块破裂导致的血栓，不包括其他导致缺血的原因如冠状动脉夹层、冠状动脉痉挛和冠状动脉炎等。合并诊断的瓣膜病主要为风湿性病因，包括风湿性二尖瓣狭窄和/或关闭不全、风湿性主动脉瓣狭窄和/或关闭不全、风湿性三尖瓣狭窄和/或关闭不全以及这三个瓣膜病变的联合瓣膜损害，部分合并存在肺动脉瓣关闭不全。除风湿性瓣膜病变，其他病因的瓣膜病变也可考虑纳入路径，如退行性病变、功能性瓣膜关闭不全等。但非风湿性病因的三尖瓣关闭不全，如肺源性心脏病、肺动脉高压继发的三尖瓣关闭不全不应进入路径。当冠心病和瓣膜病诊断都符合时，如果合并其他系统疾病如慢性肾功能不全、肺部感染需要同时干预处理或虽不处理但明显延长住院日的，不进入路径。治疗上拟行择期 PCI 者进入路径，需急诊 PCI 或直接 PCI 者不进入路径。NSTE-ACS 经风险评估需要立即（入院 2 小时内）或早期 PCI（入院 24 小时以内）者不进入路径。如完善冠脉造影后，考虑诊断为冠状动脉痉挛、冠状动脉病变不适宜行支架植入的如血栓抽吸、单纯 PTCA 或药物球囊等、多支病变需行 CABG 者，不进入路径。STEMI 患者因某些原因未在 12 小时内急诊 PCI 的，但在 48 小时内进行常规 PCI 的可进入路径。

（四）标准住院日 7~10 天

> **释义**
>
> ■患者入院3~4天，需完善相关检查，明确冠心病合并瓣膜病的临床诊断，纠正心力衰竭，处理心律失常如房颤，调整抗凝抗血小板，制定血脂管理方案，合理使用 β 受体阻断剂和 ACEI/ARB。
>
> ■在接下来的1~2天，由心脏内科、心脏外科和麻醉科等组建的心脏团队对瓣膜病进行会诊评估，是否需要瓣膜病进行干预及是否在本次住院期间干预。如考虑需要本次住院进行瓣膜病干预，则患者进入其他疾病路径管理，否则进入本路径，准备下一步择期冠状动脉造影及必要时 PCI。
>
> ■接下来的3~4天完成冠状动脉造影及支架植入，并进行术后管理，完成出院。如患者冠状动脉造影结果提示不需要支架植入，而需要药物治疗、其他干预或 CABG，则退出本路径。
>
> ■如患者入院后心力衰竭难以控制、合并严重肺部感染、需要呼吸机支持、血流动力学不稳定甚至休克等危重情况，以及术后出现严重并发症，导致住院时间延长，则按其他路径管理。

（五）住院期间的检查项目

1. 必需的检查项目
（1）血常规、尿常规、大便常规+隐血。
（2）肝功能、肾功能、电解质、血糖、血脂、血清心肌损伤标志物、凝血功能、血气分析、脑钠肽、感染性疾病筛查（如乙型肝炎、丙型肝炎、艾滋病、梅毒等）。
（3）超声心动图评价瓣膜病变情况。
（4）胸部影像学检查、24 小时动态心电图、心电图。
（5）心脏外科会诊。

2. 根据患者病情进行的检查项目
（1）D-二聚体、红细胞沉降率、C 反应蛋白或高敏 C 反应蛋白。
（2）心脏负荷试验、心脏核磁。
（3）心肌缺血评估（低危、非急诊血运重建患者）。
（4）必要时转至心脏外科继续检查、治疗。

> **释义**
>
> ■住院必须化验包括：常规化验项目（三大常规、生化全套、凝血功能）、心肌标志物、B 型利钠肽、血气分析、术前输血全套（传染病筛查项目）。心肌标志物等附加项目用于评估冠心病类型、风险和心力衰竭严重程度。
>
> ■超声心动图评估瓣膜形态、结构和功能，以及心脏结构、大小和功能，确定瓣膜病诊断。
>
> ■胸片辅助诊断和鉴别诊断心脏结构，排除严重肺部疾病。必要时行多排螺旋 CT 评估瓣膜形态，为心脏团队讨论提供依据。24 小时动态心电图用评估潜在的心律失常，如二尖瓣狭窄患者可能并发阵发性心房颤动，以及筛查心肌缺血的心电图改变。

　　■ 由心脏外科医生、心脏介入医生、心脏内科和麻醉医生组成的心脏团队进行瓣膜病会诊和评估。

　　■ 部分患者可能需要进行炎症筛查如C反应蛋白、红细胞沉降率等。

　　■ 对心绞痛症状不明显或不典型的低危患者可行负荷试验；为明确心肌损害性质及心肌活性等评估而进行的心脏核磁共振。

　　■ 为评估心脏外科手术风险进行的检查如心肺功能评估。

（六）治疗方案的选择

1. 选择用药

（1）双联抗血小板药物：常规联用阿司匹林+氯吡格雷（或替格瑞洛）。

（2）抗凝药物：低分子肝素、普通肝素、华法林或新型口服抗凝药等。

（3）抗心肌缺血药物：β受体阻断剂、硝酸酯类、钙离子通道阻滞剂等。

（4）镇静止痛药：硝酸甘油不能即刻缓解症状或出现急性肺充血时，可静脉注射吗啡。

（5）抗心律失常药物：有心律失常时应用。

（6）调脂药物：早期应用他汀类药物。

（7）血管紧张素转换酶抑制剂（ACEI）：用于左心室收缩功能障碍或心力衰竭、高血压，以及合并糖尿病者。如无低血压等禁忌证，应在24小时内口服。不能耐受者可选用ARB治疗。

（8）利尿药物：根据瓣膜病程度及心功能分级，必要时应用利尿药物。

（9）洋地黄制剂：根据瓣膜病程度、心功能分级及合并心律失常，必要时可应用洋地黄制剂。

（10）其他药物：伴随疾病的治疗药物等。

2. 冠脉血运重建治疗：在强化药物治疗的基础上，根据危险分层中高危患者可优先选择经皮冠状动脉介入治疗（PCI）或冠状动脉旁路移植术（CABG）。

3. 瓣膜病的治疗：心脏外科会诊，根据《临床诊疗指南·心脏外科学分册》（中华医学会编著，人民卫生出版社）评价手术指征，有手术指征者转至外科手术，无手术指征者继续内科治疗。

4. 保守治疗：根据危险分层对于低危患者，可优先选择保守治疗，在强化药物治疗的基础上，病情稳定后可进行负荷试验检查，择期冠脉造影和血运重建治疗。

5. 改善不良生活方式，控制危险因素。

　　释义

　　■ 诊断稳定性冠心病（SCAD）进行冠状动脉支架植入的患者应给予氯吡格雷和阿司匹林的双联抗血小板治疗。冠状动脉支架置入术前没有使用双联抗血小板进行预处理的，应在支架术前给予氯吡格雷（600mg）和阿司匹林（300mg）负荷剂量，然后维持量的双联抗血小板治疗。对于在冠状动脉造影前长期单用阿司匹林的SCAD患者，可待造影结果明确需要植入支架时再给予负荷量氯吡格雷600mg。在冠脉高缺血风险（例如左主干支架或既往支架内血栓病史）的SCAD患者，可以考虑使用替格瑞洛或普拉格雷替代氯吡格雷进行双联抗血小板。如为急性冠状动脉综合征（包括STEMI和NSTEMI），则应给予双联抗血小板，$P2Y_{12}$抑制剂优先选择替格瑞洛或普拉格雷，即使开始已经用了氯吡格雷也应考虑更换。NSTE-ACS且计划早期PCI

（24小时内）的患者可先给予阿司匹林，待冠状动脉造影明确冠状动脉病变后，植入支架前加用P2Y$_{12}$抑制剂，且优先选择替格瑞洛或普拉格雷。NSTE-ACS患者在PCI术前应给予抗凝治疗，完成PCI后应及时终止抗凝。PCI术中抗凝优先选择普通肝素，也可静脉使用低分子肝素后维持皮下注射，但需避免普通肝素和低分子肝素交叉使用（磺达肝癸钠例外）。磺达肝癸钠作为术前抗凝治疗者，需要在PCI术前加用普通肝素。如患者因房颤有抗凝指征，应评估出血风险的前提下，PCI术后给予三联抗血栓治疗，其中P2Y$_{12}$抑制剂为氯吡格雷，还应平衡血栓和出血风险，尽量缩三联抗血栓时间。

■ 可加用β受体阻断剂或非二氢吡啶类钙离子通道阻滞剂控制心绞痛，必要时加用硝酸盐制剂。对于心绞痛控制不佳患者尽早行冠脉造影。

■ 冠心病合并瓣膜病诊断患者，β受体阻断剂、ACEI/ARB改善预后，如LVEF低于35%应给予醛固酮受体拮抗剂，同时沙库巴曲缬沙坦替换ACEI/ARB进一步改善预后，但需要排除严重肾功能不全、高钾血症、严重低血压等禁忌证。如伴有心力衰竭症状体征，应给予袢利尿剂。如为主动脉瓣狭窄，给予血管扩张剂需非常谨慎，小剂量逐渐滴定。

■ 洋地黄制剂在收缩功能下降患者可改善症状减少住院，但LVEF正常患者，不常规使用洋地黄制剂，除非伴有心房颤动时用于控制心室率。

■ 冠状动脉造影后，根据病变程度、冠心病类型选择药物保守治疗、介入治疗或CABG。如为稳定型心绞痛患者，冠状动脉狭窄在50%~90%，可先给予药物治疗改善症状，如控制不佳或者行血流储备分数（FFR）≤0.80，可行支架置入术。当为左主干病变、多支血管病变和复杂病变时，应结合SYNTAX评分，心脏团队讨论是否行CABG血管再通方案。

■ 瓣膜病需要外科评估手术指征，但由于经导管瓣膜置换，特别是经导管主动脉瓣置换技术趋于成熟，心脏团队的概念越来越清晰。瓣膜病的干预已不仅仅限于外科换瓣和修补。因此瓣膜病的干预应该是由心脏内科、心脏外科和麻醉科等多学科组成的心脏团队来评估决策。如选择外科开胸换瓣还是经导管换瓣，干预的时机均属于心脏团队讨论的范畴。瓣膜病的干预需要同时考虑冠心病的情况，如患者根据造影提示需要CABG，则需要考虑同期进行外科换瓣的问题。

（七）预防性抗菌药物选择与使用时机

按照《抗菌药物临床应用指导原则》（国卫办医发〔2015〕43号）执行，并根据患者的病情决定抗菌药物的选择与使用时间，介入治疗患者无需常规预防性使用抗菌药物。

释义

■ 冠状动脉造影或支架植入手术均不需要预防使用抗菌药物。

（八）手术日

1. 麻醉方式：局部麻醉。
2. 手术方式：冠状动脉造影+支架置入术。

3. 手术内置物：冠状动脉内支架。

4. 术中用药：抗血栓药（肝素或比伐芦定，必要时可使用 GP Ⅱ b/ Ⅲ a 受体拮抗剂）、血管活性药、抗心律失常药等。

5. 介入术后即刻需检查项目：生命体征检查、心电监测、心电图、穿刺部位的检查。

6. 必要时，介入术后住重症监护病房。

7. 介入术后第 1 天需检查项目：心电图。必要时根据病情检查：血常规、尿常规、心肌损伤标志物、粪便常规+隐血、肝功能、肾功能、电解质、血糖、凝血功能、超声心动图、胸部 X 线片、血气分析等。

> **释义**
>
> ■ 一般冠状动脉造影和 PCI 不需要全身麻醉，但针对需要镇静或有创呼吸支持时需要麻醉医生管理。冠状动脉造影和支架手术一般可以一次手术完成，但如需要心脏团队讨论策略，支架植入需要延后进行。术中抗凝首选普通肝素，既往肝素诱导血小板减少病史患者，应考虑比伐卢定作为术中抗凝。GP Ⅱ b/ Ⅲ a 受体拮抗剂也多用于 PCI 术中发现血栓高风险患者。因合并有瓣膜病，术中用药应评估药物对瓣膜病的影响，比如伴有主动脉瓣严重狭窄患者应避免使用硝酸甘油等血管扩张剂。支架置入术后应给予生命体征监测，完成术后心电图，检查手术入路是否出血等可能的并发症。针对复杂冠状动脉病变、血栓风险高、生命体征不稳定等危重情况时应在 CCU 观察。术后第 1 天应该常规完成心电图。其他化验检查，应根据患者合并症等具体情况，选择性进行。

（九）术后恢复

必需复查的检查项目：

1. 观察患者心肌缺血等不适症状，及时发现和处理并发症。

2. 继续严密观察穿刺部位出血、渗血情况。

> **释义**
>
> ■ 术后第 1 天应该常规完成心电图，观察患者症状体征排除可能的缺血和出血并发症。如发现严重出血，还应进行血常规等检查。

（十）出院标准

1. 生命体征平稳。

2. 血流动力学稳定，无心力衰竭发作。

3. 心肌缺血症状得到有效控制。

4. 无其他需要继续住院的并发症。

> **释义**
>
> ■ 出院前，需常规复测生命体征，评估患者缺血症状是否完全缓解。

(十一) 变异及原因分析

1. 冠脉造影后转外科行急诊冠状动脉旁路移植术, 或等待二次 PCI 或择期冠状动脉旁路移植术。
2. 外科会诊后转外科行瓣膜手术。
3. 病情危重或出现严重并发症。
4. 药物治疗, 观察治疗效果。
5. 其他原因。

释义

■ 冠脉造影发现多支病变、左主干病变或复杂病变等需要转外科行 CABG, 或病变狭窄程度轻等不需要治疗介入治疗的, 或冠脉病变需分期完成支架植入的均应考虑退出路径。

■ 瓣膜病变经心脏团队讨论需进行外科换瓣修补或介入组进行换瓣修补的不进入路径或退出路径。

■ 入院后病情较重, 需要机械通气或 IABP、ECMO 等支持的。住院期间, 出现合并症加重或并发症需进一步诊治的需要退出本路径, 例如肾功能不全加重需要透析、住院期间肺部感染加重或院内感染、穿刺部位血肿、严重出血等。PCI 术中出现严重并发症明显延长住院时间或增加住院费用的退出路径, 如主动脉夹层、卒中、心脏压塞、冠脉破裂、重要分支丢失、休克或心跳骤停等。术前诊断稳定型心绞痛合并瓣膜病、冠脉造影提示 70%~90%, 选择暂不植入支架, 先进行药物治疗缓解心绞痛症状的, 退出本路径。

五、冠心病合并瓣膜病 (内科治疗) 临床路径给药方案

(一) 抗血小板药物

【用药选择】

1. 稳定性冠心病患者均应给予阿司匹林 75~100mg/d 进行血栓预防, 阿司匹林不耐受时可予氯吡格雷 75mg 每日 1 次替代。植入支架患者应在阿司匹林基础上加用 P2Y$_{12}$ 受体拮抗剂接受双联抗血小板治疗, 阿司匹林维持剂量为 75~100mg/d, 氯吡格雷维持剂量为 75mg/d。冠状动脉造影已明确的择期 PCI 患者, 应给予阿司匹林和氯吡格雷预处理, 术前 6 小时以上给予负荷量氯吡格雷 300~600mg, 如为术前 2~6 小时则给予 600mg。冠状动脉造影后才明确冠状动脉病变, 需行支架植入, 但术前未接受阿司匹林和氯吡格雷治疗的, 应术前给予氯吡格雷 300~600mg、阿司匹林 100~300mg。

2. 非 ST 段抬高型急性冠脉综合征患者均应接受阿司匹林 100~300mg 负荷量, 后 100mg/d 维持。NSTEMI 患者应阿司匹林基础上加用 P2Y$_{12}$ 受体拮抗剂的双联抗血小板治疗, 首选替格瑞洛负荷量 180mg, 后 90mg 2 次/日维持。在出血高风险或替格瑞洛不可用时选择氯吡格雷 600mg 负荷, 75mg/d 维持。在不可排除其他高出血风险而已经计划早期冠脉造影时, 也可先单用阿司匹林, 完成冠状动脉造影决定植入支架前再给予强效的 P2Y$_{12}$ 受体拮抗剂替格瑞洛 180mg 负荷后 90mg, 2 次/日维持。

3. ST 段抬高型急性冠状动脉综合征因某些原因未进行直接 PCI 的患者, 仍应双联抗血小板, 且优先选择替格瑞洛。均应在诊断时给予负荷量后维持剂量的方案。

4. 静脉糖蛋白 II b/ III a 受体抑制剂仅在术中存在无复流或血栓事件时使用, 在 PCI 术中不做

常规使用。

5. 因合并诊断瓣膜病，部分患者存在抗凝指征如瓣膜病房颤时，应在支架植入后予抗凝+双联抗血小板的三联抗血栓方案，其中 P2Y$_{12}$受体拮抗剂优先选择氯吡格雷。高出血风险者可平衡缺血风险后缩短三联抗血栓方案时间。

【药学提示】

替格瑞洛起效快，抗血小板作用强，优先用于血栓高风险的 ACS 患者。计划早期 PCI 的 NSTE-ACS 患者，为减少出血风险，可冠状动脉造影后支架植入前给予负荷量替格瑞洛也能快速起效。氯吡格雷需经肝脏代谢为具有活性的代谢产物才能发挥抗血小板作用，因此存在个体差异，部分患者可能因抗血小板作用不足而支架内血栓风险增加。稳定性冠心病患者缺血风险相对较低，支架术后常规选择氯吡格雷为基础的双联抗血小板方案。但在既往发生过支架内血栓或缺血高风险者，应选择替格瑞洛。当进行三联抗血栓方案时，不建议使用替格瑞洛。

（二）抗凝药物

【用药选择】

稳定性冠心病患者在 PCI 术中首选使用普通肝素 70~100U/kg 抗凝，次选静脉依诺肝素，如有肝素诱导血小板减少病史可选择比伐卢定。ACS 患者 PCI 术中抗凝同稳定性冠心病，但术前使用依诺肝素预处理的，应术中加用静脉依诺肝素；术前使用磺达肝癸钠者，PCI 术中应静脉加用普通肝素 85U/kg；除非有瓣膜病房颤等其他抗凝指征，术后应停用抗凝治疗。合并瓣膜病诊断时，应评估有无长期抗凝指征。如需抗凝，则冠脉支架术后给予三联抗血栓治疗 1 个月，后改为抗凝+单联抗血小板。其中，P2Y$_{12}$受体拮抗剂选择氯吡格雷。

【药学提示】

冠心病支架术后合并房颤，除外机械瓣或中度及以上二尖瓣狭窄，有抗凝指征时，新型口服抗凝剂优于华法林。出血风险更小，而缺血风险相当。

（三）抗心绞痛药物

【用药选择】

β 受体阻断剂、非二氢吡啶类钙离子通道阻滞剂均可作为抗心绞痛一线治疗，考虑冠状动脉痉挛时优先选择非二氢吡啶类钙离子通道阻滞剂。单药效果不佳时可联用上述两类药物。如抗心绞痛效果仍差，心率仍> 70 次/分钟，可加用伊伐布雷定。如基础心率慢，< 60 次/分钟，则首选二氢吡啶类钙离子通道阻滞剂。长效硝酸盐制剂如单硝酸异山梨酯可作为二线抗心绞痛药物。曲美他嗪、尼可地尔为再次一级抗心绞痛药物。

【药学提示】

β 受体阻断剂和非二氢吡啶类钙离子通道阻滞剂通过减少心率、减少心脏收缩进而减少心肌耗氧量达到抗心绞痛目的。非二氢吡啶类钙离子通道阻滞剂另外还具有扩张冠状动脉作用，因此常用于冠状动脉痉挛的情况。硝酸盐制剂长期使用会产生耐药性，因此一般不建议达到 24 小时长效，而每天应有 10 小时左右间歇，停药时也应逐渐减量避免反弹。

（四）调脂类药物

【用药选择】

所有冠心病患者应给予高强度他汀，使低密度脂蛋白水平下降达到 1.4mmol/L 以下或基线 LDL-C 水平在 1.8~3.5mmol/L 者下降> 50%，如为 ACS 患者应两个目标均达标。如已经使用最大耐受剂量他汀，血脂水平未达标者，应联合使用依折麦布，如 4~6 周后仍未达标者，联用 PCSK9 抑制剂。

【药学提示】

高强度他汀国内指南推荐用阿托伐他汀 40~80mg/d 或瑞舒伐他汀 20mg/d，因国内安全性经验尚不足，使用阿托伐他汀 80mg 时需谨慎。他汀类药物有增加糖尿病发生风险，但因减少心血管事件，总体效益仍大于新发糖尿病带来的风险。他汀类药物有可能引起肝功能异常，表现为转氨酶升高，当转氨酶升高达到正常值上限 3 倍时应减量或停用。

（五）其他药物

【用药选择】

冠心病合并诊断瓣膜病出现心力衰竭时，应根据心力衰竭指南合理使用利尿剂、沙库巴曲/缬沙坦（ARNI）、ACEI/ARB、醛固酮受体拮抗剂和 Beta 阻断剂等药物。例如合并心力衰竭、高血压、慢性肾病、糖尿病和 LVEF < 40% 等合并症时，排除低血压、高钾等禁忌证，推荐使用 ACEI/ARB。合并主动脉瓣狭窄患者，如同时诊断高血压可谨慎使用包括 ACEI/ARB 的降压治疗，但需严密监测血压，避免出现低血压，硝酸甘油和长效硝酸盐制剂也应小心。β 受体阻断剂除用于抗心绞痛外，合并心肌梗死、心力衰竭和 LVEF < 40% 患者也应使用。但在急性主动脉瓣反流患者代偿性心率增加时不应使用 β 受体阻断剂。对于心力衰竭或冠心病，β 受体阻断剂使用最大耐受剂量，窦性心率仍 > 70 次/分钟，可加用伊伐布雷定。

【药学提示】

ACEI 不能与 ARNI 同时使用，且 ACEI 更换为 ARNI 时也需间隔 36 小时以上。

六、冠心病合并瓣膜病（内科治疗）患者护理规范

1. 监测和观察重要指标：心率、血压、呼吸、尿量、肌钙蛋白和心电图结果。
2. 观察出血情况：神志、视觉、睑结膜和口唇颜色、穿刺部位出血、大小便性状、皮下及其他出血
3. PCI 术前准备：术前用药准备、碘或造影剂过敏史、肾功能对应的造影剂、穿刺部位皮肤准备、液体通道准备、术前生命体征、饮食准备。
4. 术后管理：观察胸痛气紧等症状、监测生命体征、监测心电图、穿刺部位出血或其他局部症状体征、下肢水肿。
5. 出院指导：饮食指导、抗血栓药物指导、其他药物指导、自我管理指导。

七、冠心病合并瓣膜病（内科治疗）患者营养治疗规范

冠心病合并瓣膜病患者推荐地中海饮食和 DASH 饮食。
1. 增加水果、蔬菜摄入，每天超过 200g。
2. 增加全谷类食物，以增加膳食纤维摄入。
3. 一定量的坚果（30g/d），以维持不饱和脂肪酸摄入。
4. 每周吃 1~2 次鱼（其中一次为富含脂肪的鱼类，如沙丁鱼、三文鱼、鳟鱼）。
5. 减少红肉、乳制品和油炸食品。
6. 限制饱和脂肪摄入（如动物肉类、黄油、乳制品等），控制在总能量摄入的 10% 以下，用不饱和脂肪替代。
7. 盐摄入 < 6g/d。
8. 避免高能量的食物和富含糖的饮料。
9. 限制酒精摄入，每周不超过 100g。

八、冠心病合并瓣膜病（内科治疗）患者健康宣教

1. 冠心病、瓣膜病疾病认识。
2. 冠状动脉支架置入术相关知识。

3. 抗血小板药物重要性及注意事项宣教。

4. 降脂药物尤其是他汀长期使用必要性及注意事项宣教。

5. 抗凝和其他药物必要性及注意事项宣教。

6. 吸烟和其他不良生活方式调整建议。

7. 瓣膜病下一步治疗建议。

8. 其他合并症如高血压、糖尿病和心力衰竭等管理。

九、推荐表单

（一）医师表单

冠心病合并瓣膜病（内科治疗）临床路径医师表单

适用对象：第一诊断为冠状动脉粥样硬化性心脏病（ICD-10：I20/21/22/23/24/25），合并
诊断包括有瓣膜病（ICD-10：I05/I06/I07/I08）
行冠状动脉支架置入术（ICD-9-CM-3：36.06/36.07）

患者姓名：	性别： 年龄： 门诊号：	住院号：
住院日期： 年 月 日	出院日期： 年 月 日	标准住院日：7~10 天

时间	住院第 1~4 天 （入院诊断）	住院第 3~5 天 （术前准备）	住院第 4~6 天 （手术日）
主要诊疗工作	□ 病史采集与体格检查 □ 完成心电图、心脏彩超 □ 明确诊断 □ 合并症管理 □ 冠心病危险分层，保守或侵入策略 □ 冠心病治疗方案 □ 瓣膜病药物治疗 □ 心功能评估及管理 □ 完善瓣膜病评估材料	□ 心脏团队完成瓣膜病评估及下一步治疗 □ 无须瓣膜病干预者制定冠脉造影和支架置入方案 □ 复习化验检查结果（尤其是肾功能）、查找原因并处理 □ 与家属及患者沟通冠脉造影和介入手术事宜，签署知情同意书 □ 确认围术期抗血小板和抗凝方案 □ 确认手术指征和禁忌证 □ 术前准备及医嘱	□ 术前生命体征 □ 确认抗血小板药物 □ 确认肾功能和造影剂 □ 确认异常指标 □ 确认手术路径 □ 术后生命体征、心电图 □ 确认 PCI 手术结果 □ 严密观察穿刺部位出血征象 □ 观察患者症状，及时发现和处理 PCI 术后并发症 □ 确认术后有无抗血栓药物调整
重点医嘱	**长期医嘱：** □ 抗血小板药物 □ 抗凝药物 □ 调脂药物：他汀等 □ 抗心绞痛药物：BB、CCB 和必要时长效硝酸酯类及其他 □ 瓣膜病药物：心房颤动心室率管理等 □ 其他预后改善药物：BB、ACEI/ARB、ARNI、醛固酮受体拮抗剂等 □ 心力衰竭药物：利尿剂等 □ 合并症药物 **临时医嘱：** □ 血常规+血型、尿常规、大便常规+隐血 □ 心肌标志物、脑钠肽、凝血功能、肝功能、肾功能、电解质、血糖、血脂	**长期医嘱：** □ 抗血小板药物 □ 抗凝药物 □ 调脂药物：他汀等 □ 抗心绞痛药物：BB、CCB 和必要时长效硝酸酯类及其他 □ 瓣膜病药物：心房颤动心室率管理等 □ 其他预后改善药物：BB、ACEI/ARB、ARNI、醛固酮受体拮抗剂等 □ 心力衰竭药物：利尿剂等 □ 合并症药物：糖尿病、高血压等 **临时医嘱：** □ 心脏外科、麻醉科会诊 □ 拟次日行冠脉造影+支架置入术 □ 术前镇静（必要时）	**长期医嘱：** □ 心电监测 □ 抗血栓药物调整 □ 抗心绞痛药物调整：停硝酸酯等 □ 维持其他药物 **临时医嘱：** □ 血常规、大便隐血、肾功能及异常指标复查 □ 心肌标志物（高敏肌钙蛋白、CK-MB） □ 心电图

续　表

时间	住院第 1~4 天 （入院诊断）	住院第 3~5 天 （术前准备）	住院第 4~6 天 （手术日）
	□ 心电图、胸片、24 小时动态 　心电图、超声心动图 □ 必要时检查：D-二聚体、血 　气分析、红细胞沉降率、C 反 　应蛋白、心脏负荷试验	□ 据情况选择抗血小板药物 　（阿司匹林+氯吡格雷或替格 　瑞洛） □ 水化：必要时 □ 备皮 □ 静脉通道	
病情 变异 记录	□ 无　□ 有，原因： 1. 2.	□ 无　□ 有，原因： 1. 2.	□ 无　□ 有，原因： 1. 2.
医师 签名			

时间	住院第 5~9 天 （术后管理）	住院第 7~10 天 （出院日）
主要诊疗工作	□ 术后生命体征 □ 观察术后症状体征 □ 观察及处理 PCI 相关并发症 □ 观察心电图等心肌缺血指标 □ 冠心病、瓣膜病相关治疗药物调整 □ 合并症药物调整 □ 心功能评估及治疗调整	□ 出院生命体征 □ 确认症状体征好转 □ 出院带药 □ 交代出院后药物治疗 □ 交代生活方式调整 □ 复诊安排 □ 瓣膜病下一步诊治方案
重点医嘱	长期医嘱： □ 抗血栓药物调整 □ 抗心绞痛药物调整：停硝酸酯等 □ 其他药物调整 临时医嘱： □ 必要时复查血常规、大便隐血、肾功能及其他异常指标复查 □ 必要时心电图 □ 必要时心肌标志物 □ 计划次日出院	出院医嘱： □ 饮食建议 □ 生活方式调整建议 □ 控制高血压、高血脂、糖尿病等危险因素 □ 瓣膜病随访方案 □ 出院带药（根据情况制定用药方案并调整药物剂量）：他汀类药物、抗血小板药物、β 受体阻断剂、ACEI、抗凝（房颤）、心力衰竭药物（利尿剂等）、瓣膜病药物（控制房颤心室率等）
病情变异记录	□ 无 □ 有，原因： 1. 2.	□ 无 □ 有，原因： 1. 2.
医师签名		

（二）护士表单

冠心病合并瓣膜病（内科治疗）临床路径护士表单

适用对象：第一诊断为冠状动脉粥样硬化性心脏病（ICD-10：I20/21/22/23/24/25），合并诊断包括有瓣膜病（ICD-10：I05/I06/I07/I08）

行冠状动脉支架置入术（ICD-9-CM-3：36.06/36.07）

| 患者姓名： | | 性别： 年龄： 门诊号： | 住院号： |
| 住院日期： 年 月 日 | | 出院日期： 年 月 日 | 标准住院日：7~10 天 |

时间	住院第 1~4 天 （入院诊断）	住院第 3~5 天 （术前准备）	住院第 4~6 天 （手术日）
健康宣教	□ 疾病饮食及生活方式指导 □ 防止便秘饮食及活动指导 □ 根据冠心病危险分层及心功能分级进行体位、活动指导 □ 针对心力衰竭患者进行出入量记录指导 □ 用药指导 □ 指导患者及家属进行自我病情观察	□ 告知会诊结果及下一步诊治计划 □ 手术准备及流程宣教 □ 手术过程宣教 □ 术后如需转入 CCU，进行 CCU 相关宣教 □ 围术期用药指导 □ 围术期指导患者及家属进行自我病情观察 □ 术前床上排便练习指导	□ 指导术前半饱饮食 □ 进入导管室前排空膀胱 □ 指导家属在手术等待区等待，保持电话畅通 □ 术后用药指导，不良反应的观察 □ 术后指导患者及家属进行自我病情观察
护理处置	□ 护理病历病史及风险评估 □ 完成入院心电图及生命体征数据采集 □ 吸氧（必要时） □ 安置监护（必要时） □ 遵医嘱采集血标本	□ 确定医疗手术方案 □ 确认手术同意书等文件 □ 联合医疗进行术前核查 □ 手术排程通知 □ 遵医嘱进行术前用药、水化等准备 □ 协助完善术前相关检查 □ 术前饮食、睡眠指导	□ 再次确认医疗文书 □ 建立患者交接单，做好与导管室的交接 □ 确认完成术前核查 □ 做好携带病历及术中带药交接 □ 确认手术结果 □ 术后心电监护 □ 遵医嘱进行用药调整
基础护理	□ 保持病室环境安静、床单位的整洁 □ 病危患者静脉通道的建立及维护 □ 吸氧等注意事项（必要时）	□ 静脉通道的准备 □ 皮肤的准备	□ 协助更换清洁病员服，确认去除饰品、假牙等 □ 确认手术部位皮肤准备完善 □ 记录出入量 □ 指导卧床
专科护理	□ 专科病情评估及观察 □ 心电图每日动态变化监测 □ 实验室生化指标及影像检查结果追踪 □ 合并症相关指标评估及监测 □ 药物疗效及不良反应观察 □ 活动耐力及并发症的评估 □ 情绪的评估	□ 根据患者术前心功能分级及胸痛等专科病情评估进行活动及出入量管理 □ 针对合并症患者（如糖尿病、高血压等）严密监测指标控制情况 □ 追踪术前重要检查结果 □ 确认抗血小板抗凝等药物准备 □ 心理护理（必要时）	□ 围术期生命体征及病情评估 □ 评估穿刺侧肢体温度、颜色、感觉及肿胀情况，股动脉穿刺者还应观察足背动脉搏动情况 □ 桡动脉穿刺处逐渐减压管理 □ 协助股动脉外鞘拔除及管理 □ 术后心电监护 □ 手术并发症观察 □ 心理护理（必要时）

续 表

时间	住院第 1~4 天 （入院诊断）	住院第 3~5 天 （术前准备）	住院第 4~6 天 （手术日）
重点 医嘱	□ 详见医嘱执行单	□ 详见医嘱执行单	□ 详见医嘱执行单
病情 变异 记录	□ 无　□ 有，原因： 1. 2.	□ 无　□ 有，原因： 1. 2.	□ 无　□ 有，原因： 1. 2.
护士 签名			

时间	住院第 5~9 天 （术后管理）	住院第 7~10 天 （出院日）
健康宣教	□ 穿刺处自我观察、体位及活动安全指导 □ 饮食指导 □ 相关并发症的自我观察 □ 腹股沟动脉穿刺处观察及制动指导（必要时） □ 术后用药指导	□ 出院流程宣教 □ 出院药物用药指导 □ 出院后康复锻炼指导 □ 指导饮食及生活方式的调整 □ 穿刺处的护理的注意事项及应急处理方案 □ 合并症评估及宣教，必要时专科诊治 □ 病情变化处理方案
护理处置	□ 生命体征和病情评估 □ 静脉通道的建立及维护 □ 确认术后有无抗血栓药物调整 □ 遵医嘱术后采集标本和检查 □ 记录出入量	□ 评估出院病情和生命体征，完善整理护理病历 □ 核实并执行出院带药医嘱 □ 出院心电图 □ 协助复诊安排
基础护理	□ 卧床患者做好晨晚间护理 □ 协助患者进食、饮水及大小便等	□ 执行出院流程
专科护理	□ 观察术后病情及心电图变化情况 □ 评估穿刺侧肢体肢端温度、颜色、感觉及肿胀情况，股动脉穿刺者还应观察足背动脉搏动情况等 □ 严密观察术后调整用药后的疗效及不良反应，追踪相应检查结果 □ 注意监测心力衰竭症状、体征及出入量管理	□ 评估穿刺处及术侧肢体情况，必要时换药 □ 做好专科疾病出院后随访登记
重点医嘱	□ 详见医嘱执行单	□ 详见医嘱执行单
病情变异记录	□ 无　□ 有，原因： 1. 2.	□ 无　□ 有，原因： 1. 2.
护士签名		

（三）患者表单

冠心病合并瓣膜病（内科治疗）临床路径患者表单

适用对象：第一诊断为冠状动脉粥样硬化性心脏病（ICD-10：I20/21/22/23/24/25），合并诊断包括有瓣膜病（ICD-10：I05/I06/I07/I08）

　　　　　行冠状动脉支架置入术（ICD-9-CM-3：36.06/36.07）

患者姓名：	性别：	年龄：	门诊号：	住院号：
住院日期：　年　月　日	出院日期：　年　月　日			标准住院日：7~10 天

时间	住院第 1~4 天 （入院诊断）	住院第 3~5 天 （术前准备）	住院第 4~6 天 （手术日）
医患配合	□ 完善病史查体 □ 完善化验检查 □ 知悉疾病诊断 □ 知悉诊疗计划 □ 知悉药物及不良反应 □ 注意胸痛、心悸、气紧等不适 □ 注意大便颜色	□ 配合会诊及瓣膜病评估，确定治疗策略 □ 无须瓣膜病干预者，准备冠脉造影和支架置入方案 □ 医患沟通冠脉造影和介入手术事宜，签署知情同意书 □ 必要的复查 □ 知悉药物调整 □ 配合术前准备	□ 再次确认手术策略 □ 确认无其他不适 □ 了解手术结果 □ 按医生要求观察症状和穿刺部位，及时发现出血等术后并发症 □ 确认术后有无抗血栓药物调整
护患配合	□ 配合完善护理评估 □ 核对饮食要求 □ 核对休息要求 □ 核对药物	□ 与护士确认治疗策略 □ 转外科者做转科准备 □ PCI 者配合术前准备 □ 核对术前饮食要求 □ 皮肤清洁及备皮等	□ 确认术前饮食 □ 配合心电监测 □ 及时告知术后症状及其他异常 □ 核对术后用药 □ 排便等必要时需要协助
饮食	□ 遵守饮食要求	□ 次日饮食调整	□ 手术日饮食要求
排泄	□ 记录大小便量、性状	□ 记录大小便量、性状	□ 术前排便准备 □ 术后需要协助 □ 记录尿量
活动	□ 遵医嘱活动或卧床	□ 术前休息、保证睡眠	□ 卧床休息

时间	住院第 5~9 天 （术后管理）	住院第 7~10 天 （出院日）
医患配合	□ 术后不适或异常及时告知 □ 确认有无药物调整 □ 注意大便颜色 □ 注意穿刺部位出血 □ 配合术后检查	□ 确认症状体征好转 □ 确认出院后药物调整 □ 确认健康生活方式 □ 确认复诊安排 □ 确认瓣膜病下一步诊治方案
护患配合	□ 术后不适或异常及时告知 □ 确认有无药物调整 □ 告知大便颜色 □ 告知穿刺部位有无出血	□ 出院宣教 □ 生活方式调整建议 □ 运动康复指导 □ 确认出院用药方法和注意事项 □ 确认复诊安排 □ 其他出院要求（结算等）
饮食	□ 低盐低脂饮食	□ 低盐低脂饮食
排泄	□ 大小便量、性状	□ 注意大便颜色
活动	□ 遵医嘱卧床或活动	□ 遵医嘱康复训练

附：原表单（2017 年版）

冠心病合并瓣膜病（内科治疗）临床路径表单

适用对象：第一诊断为冠状动脉粥样硬化性心脏病（ICD-10：I20/21/22/23/24/25），合并诊断包括有瓣膜病（ICD-10：I05/I06/I07/I08）

行冠状动脉支架置入术（ICD-9-CM-3：36.06/36.07）

患者姓名：	性别：	年龄：	门诊号：	住院号：

住院日期： 年 月 日	出院日期： 年 月 日	标准住院日：7~10 天

时间	住院第 1 天	住院第 1~3 天
主要诊疗工作	□ 病史采集与体格检查 □ 描记"18 导联"心电图 □ 上级医师查房：危险分层，明确诊断，制定诊疗方案 □ 心脏外科会诊，评价瓣膜病情况及治疗方案 □ 进行"常规治疗"（参见心血管病诊疗指南解读） □ 完成病历书写及上级医师查房记录	□ 日常查房，完成病程记录 □ 上级医师查房：瓣膜病需外科治疗者转外科继续治疗，无须外科治疗者确定冠状动脉造影和支架置入方案 □ 完成上级医师查房记录 □ 完善术前常规检查，复查异常的检查结果 □ 向家属及患者交代冠状动脉造影和介入手术风险，签署知情同意书 □ 检查抗血小板药物剂量 □ PCI 术前准备，术前医嘱 □ 术者术前看患者，确认手术指征、禁忌证，决定是否手术

续 表

时间	住院第 1 天	住院第 1~3 天
重点医嘱	**长期医嘱:** □ 冠心病护理常规 □ 一级或二级护理 □ 低盐低脂饮食 □ 持续心电监测 □ β 受体阻断剂(无禁忌证者常规使用) □ 硝酸酯类药物(必要时) □ 阿司匹林、氯吡格雷(或替格瑞洛)联合应用 □ 调脂治疗:他汀类药物 □ 钙离子通道阻滞剂:可与 β 受体阻断剂联合应用 □ ACEI(不能耐受者选用 ARB) □ 利尿剂或洋地黄制剂(必要时) **临时医嘱:** □ 血常规+血型、尿常规,大便常规+隐血 □ 血清心肌损伤标志物、脑钠肽、凝血功能、肝功能、肾功能、电解质、血糖、血脂、感染性疾病筛查 □ 心电图、胸片、24 小时动态心电图、超声心动图 □ 必要时检查:D-二聚体、血气分析、红细胞沉降率、C 反应蛋白、心脏负荷试验 □ 心脏外科会诊	**长期医嘱:** □ 冠心病护理常规 □ 一级或二级护理 □ 低盐低脂饮食 □ 持续心电监测 □ β 受体阻断剂(无禁忌证者常规使用) □ 硝酸酯类药物(必要时) □ 阿司匹林、氯吡格雷(或替格瑞洛)联合应用 □ 调脂治疗:他汀类药物 □ 钙离子通道阻滞剂:可与 β 受体阻断剂联合应用 □ ACEI(不能耐受者选用 ARB) □ 利尿剂或洋地黄制剂(必要时) **临时医嘱:** □ 拟明日行冠状动脉造影+支架置入术 □ 术前镇静(必要时) □ 足量使用抗血小板药物(阿司匹林+氯吡格雷或替格瑞洛) □ 水化
主要护理工作	□ 入院宣教 □ 完成患者心理与生活护理 □ 安排各项检查时间 □ 完成日常护理工作	□ 完成患者心理与生活护理 □ 安排各项检查时间 □ 完成日常护理工作
病情变异记录	□ 无 □ 有,原因: 1. 2.	□ 无 □ 有,原因: 1. 2.
护士签名		
医师签名		

时间	住院第 2~4 天（手术日）		住院第 3~5 天（术后第 1 天）
	术前	术后	
主要诊疗工作	□ 住院医师查房，检查呼吸、心律、心率、血压、心电图，完成术前病程记录 □ 常规药物治疗 □ 检查抗血小板药物剂量	□ 住院医师接诊术后患者，检查呼吸、心律、心率、血压、心电图，并书写术后病程记录 □ 严密观察穿刺部位出血、渗血征象 □ 观察患者不适症状，及时发现和处理 PCI 术后并发症 □ 常规药物治疗 □ PCI 术后常规治疗（参见心血管病诊疗指南解读）	□ 上级医师查房 □ 完成上级医师查房记录 □ 穿刺部位换药 □ 严密观察病情，及时发现和处理 PCI 术后并发症
重点医嘱	长期医嘱： □ 冠心病护理常规 □ 一级或二级护理 □ 低盐低脂饮食 □ 持续心电监测 □ β 受体阻断剂（无禁忌证者常规使用） □ 硝酸酯类药物（必要时） □ 阿司匹林、氯吡格雷（或替格瑞洛）联合应用 □ 调脂治疗：他汀类药物 □ 钙离子通道阻滞剂：可与 β 受体阻断剂联合应用 □ ACEI（不能耐受者选用 ARB） □ 利尿剂或洋地黄制剂（必要时） □ 其他常规药物治疗 临时医嘱： □ 今日行冠脉造影+支架置入术	长期医嘱： □ PCI 术后护理常规 □ 一级护理 □ 低盐低脂饮食 □ 持续心电监测 □ 药物治疗同前 □ PCI 术后常规治疗 临时医嘱： □ 血常规、尿常规、大便常规、肾功能及异常指标复查（为排除有无消化道出血、造影剂肾病故需复查大便常规、肾功能） □ 心肌损伤标志物（TNT、TNI、CK-MB） □ 心电图	长期医嘱： □ PCI 术后护理常规 □ 一级护理 □ 低盐低脂饮食 □ 持续心电监测 □ 药物治疗同前 □ PCI 术后常规治疗
主要护理工作	□ 完成患者心理与生活护理 □ 完成日常护理工作 □ 完成术前护理工作 □ 执行术前医嘱，建立静脉通道，术前药物	□ 完成患者心理与生活护理 □ 完成各项检查时间 □ 完成日常护理工作 □ 观察患者穿刺部位出血、渗血情况 □ 记录尿量，术后 4~6 小时>800ml	□ 完成患者心理与生活护理 □ 完成日常护理工作 □ 观察穿刺部位情况
病情变异记录	□ 无 □ 有，原因： 1. 2.	□ 无 □ 有，原因： 1. 2.	□ 无 □ 有，原因： 1. 2.
护士签名			
医师签名			

时间	住院第 4~6 天 （术后第 2 天）	住院第 5~7 天 （术后第 3 天）	住院第 6~10 天 （出院日）
主要诊疗工作	□ 住院医师查房 □ 完成查房记录 □ PCI 术后常规治疗 □ 严密观察病情，及时发现和处理 PCI 术后并发症 □ 观察穿刺部位情况	□ 上级医师查房，确定患者出院指征及出院后治疗方案，必要时再次心脏外科会诊，评价手术时机及指征 □ 治疗效果、预后评估 □ 完成上级医师查房记录 □ 严密观察病情，及时发现和处理 PCI 术后并发症 □ 观察穿刺部位情况 □ 康复及宣教	□ 住院医师查房，监测心律、呼吸、心率、血压、心电图，并完成出院前病程记录 □ 书写出院记录、诊断证明，填写住院病历首页 □ 向患者及家属交代出院后注意事项，预约复诊时间 □ 如果患者不能出院，在病程记录中说明原因和后续治疗方案 □ 二级预防的方案
重点医嘱	长期医嘱： □ PCI 术后护理常规 □ 一级或二级护理 □ 低盐低脂饮食 □ 持续心电监测（必要时） □ 药物治疗同前 □ PCI 术后常规治疗	长期医嘱： □ PCI 术后护理常规 □ 二级护理 □ 低盐低脂饮食 □ 持续心电监测（必要时） □ 药物治疗同前 □ PCI 术后常规治疗	长期医嘱： □ 低盐低脂饮食、适当运动、改善生活方式（戒烟） □ 控制高血压、高血脂、糖尿病等危险因素 □ 出院带药（根据情况制定用药方案并调整药物剂量）：他汀类药物、抗血小板药物、β 受体阻断剂、ACEI（不能耐受者选用ARB），必要时应用利尿剂或洋地黄制剂、钙离子通道阻滞剂
主要护理工作	□ 完成患者心理与生活护理 □ 完成日常护理工作 □ 观察穿刺部位情况 □ 冠心病预防知识教育	□ 完成患者心理与生活护理 □ 完成日常护理工作 □ 观察穿刺部位情况 □ 冠心病预防知识教育	□ 帮助办理出院手续 □ 出院指导 □ 出院后冠心病二级预防宣教
病情变异记录	□ 无　□ 有，原因： 1. 2.	□ 无　□ 有，原因： 1. 2.	□ 无　□ 有，原因： 1. 2.
护士签名			
医师签名			

第十六章

急性心肌梗死临床路径释义

【医疗质量控制指标】

指标一、首次医疗接触环节：

首次医疗接触后 10 分钟内完成首份心电图比例；

首份心电图完成后 10 分钟内确诊率。

指标二、确诊后早期抗栓治疗：

确诊后阿司匹林负荷量使用率；

确诊后 P2Y12 受体拮抗剂负荷量使用率；

确诊后非口服抗凝药使用率。

指标三、ST 段抬高急性心肌梗死早期再灌注治疗（仅适用于 ST 段抬高型心肌梗死）：

具备急诊介入条件的医院：考核患者到院 90 分钟内实施直接 PCI（入门-导丝通过时间≤90 分钟）治疗的比例；

不具备急诊 PCI 条件的医院：若能在首次医疗接触后 120 分钟内完成转运 PCI，则考核在 30 分内转出（入门-出门时间≤30 分钟）的比例；若不能在 120 分钟内完成转运 PCI，则考核在 30 分钟内开始溶栓的比例。

指标四、非 ST 段抬高型急性心肌梗死患者（仅适用于非 ST 段抬高型急性心肌梗死）：

所有非 ST 段抬高型急性心肌梗死患者进行危险分层的比例；

所有非 ST 段抬高型急性心肌梗死患者进行肌钙蛋白检测的比例；

极高危患者 2 小时内实施紧急冠状动脉造影及介入治疗的比例；

高危患者 24 小时内实施早期冠状动脉造影及介入治疗的比例。

指标五、实施左心室功能评价：

脑钠肽检测的比例；

超声心动图检查的比例。

指标六、实施危险因素评价：高血压比例。

指标七、糖尿病筛查（空腹血糖、糖化血红蛋白、两点法 OGTT）比例。

指标八、吸烟及被动吸烟调查比例。

指标九、肾功能（肌酐、尿蛋白、eGFR）检测比例。

指标十、颈动脉产生检查比例。

指标十一、住院期间使用双联抗血小板药物、β 受体阻断剂、血管紧张素转换酶抑制剂（ACEI）或血管紧张素 Ⅱ 受体阻滞剂（ARB）、他汀类药物比例。

指标十二、出院带药中继续使用双联抗血小板药物、β 受体阻断剂、ACEI/ARB、他汀类药物的比例。

指标十三、为患者提供急性心肌梗死的健康教育。

指标十四、患者住院天数与住院费用。

一、急性心肌梗死编码

1. 原编码

疾病名称及编码：急性心肌梗死（ICD-10：I21.900B～V）

2. 修改编码

疾病名称及编码：急性心肌梗死（ICD-10：I21）

二、临床路径检索方法

I21

三、国家医疗保障疾病诊断相关分组（CHS-DRG）

MDCF 循环系统疾病及功能障碍

FR2 急性心肌梗死

四、急性心肌梗死标准住院流程

（一）适用对象

第一诊断为急性心肌梗死（ICD-10：I21.900B~V）。

> **释义**
>
> ■ 心肌梗死新定义（全球统一定义）将心肌梗死分为五型。
>
> 1型：自发性心肌梗死
>
> 由于动脉粥样斑块破裂、溃疡、裂纹、糜烂或夹层，引起一支或多支冠状动脉血栓形成，导致心肌血流减少或远端血小板栓塞使心肌坏死。患者大多有严重的冠状动脉病变，少数患者冠状动脉仅有轻度狭窄甚至正常。
>
> 2型：继发于心肌氧供需失衡的心肌梗死
>
> 除冠状动脉病变外的其他情形引起心肌需氧与供氧失平衡，导致心肌损伤和坏死，例如冠状动脉内皮功能异常、冠状动脉痉挛或栓塞、心动过速/过缓性心律失常、贫血、呼吸衰竭、低血压、高血压伴或不伴左心室肥厚。
>
> 3型：心脏性猝死
>
> 心脏性死亡伴心肌缺血症状和新的缺血性心电图改变或左束支阻滞，但无心肌损伤标志物检测结果。
>
> 4a型：经皮冠状动脉介入治疗（PCI）相关心肌梗死
>
> 基线心脏肌钙蛋白（cTn）正常的患者在 PCI 后 cTn 升高超过正常上限的5倍；或基线 cTn 增高的患者，PCI 术后 cTn 升高≥20%，然后稳定下降。同时发生：①心肌缺血症状；②心电图缺血性改变或新发左束支阻滞；③造影示冠状动脉主支或分支阻塞或持续性慢血流或无复流或栓塞；④新的存活心肌丧失或节段性室壁运动异常的影像学表现。
>
> 4b型：支架血栓形成引起的心肌梗死
>
> 冠状动脉造影或尸检发现支架植入处血栓性阻塞，患者有心肌缺血症状和/或至少1次心肌损伤标志物高于正常上限。
>
> 5型：外科冠状动脉旁路移植术（CABG）相关心肌梗死
>
> 基线 cTn 正常患者，CABG 后 cTn 升高超过正常上限10倍，同时发生：①新的病理性 Q 波或左束支阻滞；②血管造影提示新的桥血管或自身冠状动脉阻塞；③新的存活心肌丧失或节段性室壁运动异常的影像学证据。
>
> ■ 临床路径主要针对1型心肌梗死（即缺血相关的自发性急性 STEMI）的诊断和治疗。

(二) 诊断依据

根据 ICD10 标准: I21.900B~V。急性心肌梗死是指在冠状动脉病变的基础上发生冠状动脉血供急剧减少或中断,使相应的心肌严重而持久地急性缺血导致心肌坏死。心肌梗死新定义(全球统一定义):因心肌缺血引起的心肌坏死均为心肌梗死。诊断标准:血清心肌标志物(主要是肌钙蛋白)升高(至少超过99%参考值上限),并至少伴有以下一项临床指标:

1. 典型心肌缺血症状(持续胸痛>30分钟,含 NTG1~2 片不缓解,伴出汗、恶心呕吐、面色苍白)。

2. 新发生的缺血/损伤性 ECG 改变[包括 T 波增宽增高、新发生的 ST-T 改变或左束支传导阻滞(LBBB)], ECG 病理性 Q 波形成。

3. 影像学证据显示有新发生的局部室壁运动异常。

4. 冠脉造影或尸检证实冠状动脉内有血栓。

> **释义**
>
> ■ 急性心肌梗死包括急性 ST 段抬高型心肌梗死和非 ST 段抬高型心肌梗死。其主要发病机制是动脉粥样硬化不稳定斑块破裂或者糜烂,血小板激活,最终导致的冠状动脉内血栓形成。与心绞痛发作相比,时间更长(>30分钟),性质更加剧烈,可出现恶性心律失常、低血压、休克、心力衰竭等表现。
>
> ■ NSTEMI 心电图表现主要为 ST 段的压低或一过性 ST 段抬高,同时伴肌钙蛋白升高,若第一次肌钙蛋白不升高,则需在6~12小时后复查肌钙蛋白。若使用可靠的超敏肌钙蛋白检测手段,可复查时间可以适当缩短。对于不典型患者,若复查肌钙蛋白阴性,则排除 NSTEMI,可于出院前给予负荷心电图或者冠状动脉造影等检查。
>
> ■ STEMI 心电图有动态演变:起病数小时内出现超急性期 T 波高尖改变;数小时后 ST 段弓背向上抬高,数小时至2天内 R 波减低、Q 波形成;数日至数周后,ST 段回落、T 波倒置。同时应根据相应导联的 ST-T 改变来确定心肌梗死的部位并判断相应的"罪犯血管"。特殊的心电图改变主要为新发的 LBBB。如急性胸痛患者伴有心电图有典型改变,则立即开始溶栓或者急诊 PCI,不能因为等待肌钙蛋白结果而耽误救治时间。主要与心绞痛、主动脉夹层、肺动脉栓塞、急性心包炎、急腹症等疾病进行鉴别。

(三) 进入路径标准

1. 第一诊断必须符合急性心肌梗死疾病编码(ICD-10: I21.900B~V)。

2. 当患者同时具有其他疾病诊断,但在住院期间不需要特殊处理也不影响第一诊断的临床路径流程实施时,可以进入路径。

3. 除外主动脉夹层、肺栓塞或严重机械性并发症者。

4. 急诊 PCI、溶栓或保守治疗的患者均可进入路径。急诊 PCI、溶栓须符合适应证。

> **释义**
>
> ■ 进入路径的标准必须是符合指南中明确诊断的急性心肌梗死的患者。
>
> ■ 当患者第一诊断为急性心肌梗死,同时患有其他疾病,但本次住院期间不需要检查和治疗,或者该疾病的检查和治疗并不影响急性心肌梗死的临床路径流程的实施,则该患者可以进入路径。

■急性心肌梗死、主动脉夹层、肺栓塞是三大胸痛高危疾病，但三者处理流程完全不同，诊断急性心肌梗死时必须排除主动脉夹层和肺栓塞。另急性心肌梗死合并有严重的机械并发症（乳头肌功能失调或断裂、心脏破裂）或者再灌注治疗禁忌证（消化道大出血、合并颅内出血、严重肾功能不全、恶性肿瘤预期寿命较短等）时，不进入临床路径。

■无论采取何种治疗方式，只要诊断明确，都可以进入路径。急诊 PCI 和溶栓必须符合适应证，见（六）治疗方案的选择。

（四）标准住院日

根据病情轻重及复杂程度，1~2 周。

释义

■急性心肌梗死入院后给予一般治疗、抗血小板治疗，并根据发病时间给予不同的再灌注治疗策略或者保守策略，如无并发症及病情平稳者，1 周左右已度过死亡高峰；病情严重者如并发心力衰竭、心源性休克等情况者，住院时间相应延长，总住院时间不超过 2 周均符合本路径要求。

（五）住院期间的检查项目

1. 必需的检查项目

（1）血常规、尿常规、大便常规+隐血。

（2）肝功能、肾功能、电解质、血脂、血糖（空腹和餐后 2 小时）、DIC 全套、CRP、BNP（或 NT-pro-BNP）、动脉血气分析、甲功三项、AA+ADP 诱导的血小板聚集率。

（3）心肌酶及心肌坏死标志物（q8h×3 天，然后 qd×3 天，溶栓治疗者应按照溶栓方案要求进行检测）。

（4）胸部 X 线片、心电图（q8h×3 天，qd×3 天）、床旁超声心动图、床旁心电监测。

释义

■急性心肌梗死是一种高死亡风险疾病，必查项目是诊断该疾病、判断心肌坏死的程度、判断病情严重程度、预防出现恶性心律失常的手段，相关人员应认真分析检查结果，以便及时发现异常情况并采取对应处置。其中心电图和肌钙蛋白两者结合可诊断疾病、判断病情变化；动脉血气分析判断酸碱平衡；BNP（或 NT-pro-BNP）、胸部 X 线片、床旁超声心动图判断坏死心肌及心功能情况，了解有无肺部感染、心脏结构有无改变。所有患者入院后必须给予床旁心电监测以早期发现恶性心律失常。

■必须指出，症状和心电图能够明确诊断 STEMI 的患者不需等待心肌损伤标志物和/或影像学检查结果，而应尽早给予再灌注及其他相关治疗。

2. 根据患者病情进行的检查项目：冠状动脉造影、CTA、MRI、核素灌注心肌显像检查、超声、肝炎系列等。

> **释义**
>
> ■ AMI 患者无特殊原因，均建议给予冠状动脉造影，一旦决定行冠状动脉造影，术前查传染病相关项目是合理的；对于低危的 NSTEMI-ACS 患者，出院前给予 CTA 是合理的。对于怀疑冠状动脉痉挛的患者，给予核素灌注心肌显像检查是合理的。

（六）治疗方案的选择

1. 一般治疗：心电血压监护、吸氧（$SO_2 < 95\%$）、镇痛等治疗。

2. 药物治疗：抗血小板（阿司匹林、氯吡格雷或替格瑞洛、Ⅱb/Ⅲa 受体拮抗剂）、抗凝（普通肝素或低分子肝素）、调脂（他汀类药物）、抗心肌缺血治疗（β受体阻断剂、硝酸酯类、钙离子通道阻滞剂）、抗重构（β受体阻断剂、ACEI 或 ARB、螺内酯）、抗心力衰竭（利尿剂、正性肌力药，扩血管药物）。

3. 再灌注治疗：PCI、溶栓。

4. 对症支持治疗：维持生命体征，维持内环境稳定，预防或治疗应激性溃疡，心肌保护。

> **释义**
>
> ■ 在 CCU 进行心电血压监测，可密切观察心律、心率、血压和心功能的变化，为及时发现和处理心律失常、血流动力学异常，避免猝死提供客观资料。对氧饱和度低的患者，给予间断鼻导管或面罩吸氧改善缺氧状态，病情严重者应进行无创甚至有创性呼吸支持。AMI 患者处于交感神经过度兴奋状态，并常有濒死感，镇痛治疗可以减轻上述情况。另急性期患者还需卧床休息，避免不良刺激，注意保持大便通畅，必要时使用缓泻剂，避免用力排便导致心脏破裂、心律失常或心力衰竭。
>
> ■ 急性心肌梗死的病理生理基础是冠状动脉急性闭塞，对于 STEMI 患者而言，尽早开通闭塞的冠状动脉是最关键的治疗措施，可根据医院的实际条件选择最快捷的再灌注治疗措施。直接 PCI 是疗效最肯定的再灌注治疗手段，应该成为首选再灌注治疗策略。当不具备直接 PCI 条件或者不能在指南规定的时间内完成直接 PCI 治疗时应选择溶栓治疗。而 NSTEMI 患者的临床危急状态和预后差异性较大，越是危重患者从早期急诊介入治疗中获益越大，而中、低危患者并不一定能从急诊介入治疗中获益。因此，应根据其危险分层决定实施再灌注治疗的时机。
>
> ■ NSTEMI 患者危险分层的基本标准如下：
>
> （1）极高危患者：具有下列临床表现的（符合 1 项即可）属于极高危患者：血流动力学不稳定或心源性休克；规范药物治疗下仍有复发性或持续性胸痛症状；危及生命的心律失常或心搏骤停；心肌梗死合并机械性并发症；急性心力衰竭伴顽固性心绞痛或 ST 段下移；ST 段或 T 波重复性动态演变，尤其是伴有间歇性 ST 段抬高。
>
> （2）高危患者：具备以下一项高危标准：与心肌梗死对应的肌钙蛋白升高或降低；ST 段或 T 波动态演变（有症状或无症状）；GRACE 评分＞140。
>
> （3）中危患者：患者至少具备以下一项中危标准：患有糖尿病；肾功能不全 [$eGFR < 60ml/(min \cdot 1.73m^2)$]；LVEF＜40% 或充血性心力衰竭；早期心肌梗死后心绞痛；最近行 PCI；之前行冠脉搭桥手术；109＜GRACE 评分＜140，或者非侵入性检查时复发心绞痛或缺血，推荐 72 小时内行介入治疗。

（4）低危患者：对无复发性胸痛，无心力衰竭指征，入院 6~12 小时内无新的心电图演变，入院 6~12 小时 TnI 阴性的患者属于低危患者。

（七）预防性抗菌药物选择与使用时机

无须预防使用抗菌药物。

> **释义**
>
> ■ 急性心肌梗死无细菌感染，PPCI 也是 I 类切口，故无需预防性使用抗菌药物。

（八）手术日

1. 发病 6~12 小时内的 STEMI 应立即行再灌注治疗，根据病情可选择溶栓或直接 PCI。发病 12 小时的 STEMI，若还有胸痛，仍可行再灌注治疗。发病 12 小时以上仍有缺血症状、血流动力学不稳定者，可酌情行 PCI。超过 12 小时的 STEMI 一般需待 7 天以后择期手术。

2. 溶栓治疗适应证：STEMI 发病 < 12 小时、年龄 ≤75 岁又无溶栓禁忌证者。禁忌证包括：既往发生过出血性脑卒中，1 年内发生过缺血性脑卒中或脑血管事件；颅内肿瘤；近期（2~4 周）有活动性内脏出血；入院时严重且未控制的高血压（> 180/110mmHg）或慢性严重高血压病史；目前正在使用治疗剂量的抗凝药或已知有出血倾向；近期（2~4 周）创伤史；包括头外伤、创伤性心肺复苏或较长时间的心肺复苏（> 10 分钟）；近期外科大手术（< 3 周）；近期有在不能压迫位置的大血管性穿刺术（< 2 周）；严重疾病如肿瘤、严重肝肾功能损害者。

3. 对于 NSTEMI，原则上根据 Grace 评分或肌钙蛋白检测结果、临床表现进行危险分层，极高者 2 小时内、高危患者 24 小时内进行冠状动脉造影检查，必要时早期血运重建。

> **释义**
>
> ■ STEMI 患者以及极高危的 NSTEMI 患者应尽早进行急诊 PCI 治疗，高危 NSTEMI 患者应 24 小时内完成早期 PCI 治疗，中危患者在 72 小时内完成延迟 PCI 治疗。有心肌缺血依据的低危 NSTEMI 患者以及过了再灌注时间窗的 STEMI 患者则属于择期 PCI 手术。手术日除了要明确适应证以及禁忌证外，还应检查术前抗血小板药物是否落实、知情同意书是否签署。
>
> ■ STEMI 患者的再灌注治疗：①发病 12 小时内的 STEMI 患者应优先选择直接 PCI 治疗，在年龄 ≤75 岁的患者，无直接 PCI 条件又不能在 120 分钟内完成转运 PCI 或者直接就诊于 PCI 医院者不能在 90 分钟内完成直接 PCI 治疗时应选择溶栓治疗；②发病时间在 12~24 小时之间但仍有胸痛、胸闷症状的患者仍可进行直接 PCI 治疗；③合并心源性休克等血流动力学不稳定的患者即使过了上述时间窗仍应尽早进行直接 PCI 治疗。
>
> ■ NSTEMI 患者的再灌注治疗：基本原则是根据危险分层决定再灌注治疗时机：①极高危人群应在确定危险分层后 2 小时内完成紧急冠状动脉造影并根据情况决定是否进行紧急 PCI 治疗；②高危人群应在 24 小时内完成早期冠状动脉造影；③中危

人群应在 72 小时内完成延迟冠状动脉造影；④低危人群应在 72 小时内进行心脏负荷试验评估是否存在心肌缺血，不能进行负荷试验者应进行冠状动脉 CTA 评估冠状动脉病变，有明确心肌缺血或严重冠状动脉狭窄者在接受冠状动脉造影，否则长期进行二级预防。

（九）术后恢复

监护病房继续药物治疗。

> **释义**
>
> ■患者行 PPCI 目的是挽救濒死心肌，降低死亡率。术后可能出现心律失常、心力衰竭、乳头肌功能失调或断裂、栓塞等并发症，需继续住监护病房观察并给予相应治疗。

（十）出院标准

1. 无严重并发症。
2. 病情稳定。

> **释义**
>
> ■患者出院前需病情稳定，无其他需要继续住院治疗的并发症。

（十一）变异及原因分析

> **释义**
>
> ■变异是指入选临床路径的患者未能按路径流程完成医疗行为或未达到预期的医疗质量控制目标。这包含三方面情况：①按路径流程完成治疗，但出现非预期结果，可能需要后续进一步处理。如本路径治疗后需要外科处理者；②按路径流程完成治疗，但超出了路径规定的时限。实际住院日超出标准住院日要求，或未能在规定的手术日时间限定内实施手术等；③不能按路径流程完成治疗，患者需要中途退出路径。如治疗过程中出现严重并发症，导致必须中止路径或需要转入其他路径进行治疗等。对这些患者，主管医师均应进行变异原因的分析，并在临床路径的表单中予以说明。
>
> ■医师认可的变异原因主要指患者入选路径后，医师在检查及治疗过程中发现患者合并存在一些事前未预知的对本路径治疗可能产生影响的情况，需要中止执行路径或者是延长治疗时间、增加治疗费用。医师需在表单中明确说明。
>
> ■因患者方面的主观原因导致执行路径出现变异，也需要医师在表单中予以说明。

五、急性心肌梗死临床路径给药方案

（一）急性 ST 段抬高型心肌梗死

根据再灌注策略的不同，STEMI 患者的临床用药方案略有差异。

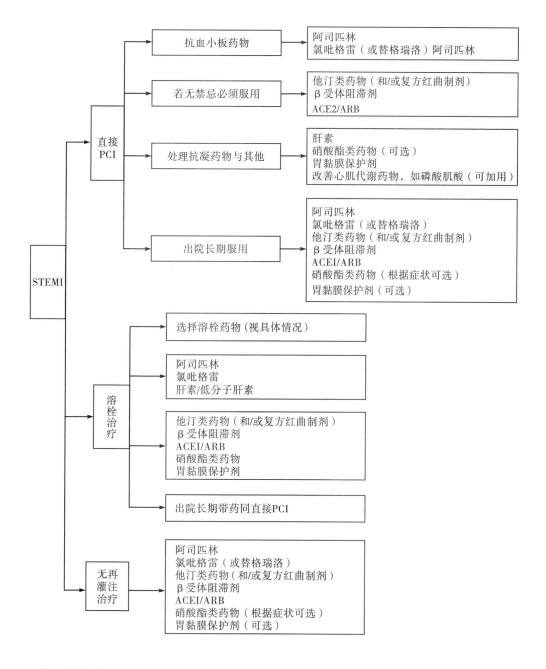

【用药选择】

1. 所有无禁忌证的 STEMI 患者均应立即口服水溶性阿司匹林或嚼服肠溶阿司匹林 300mg（Ⅰ，B），继以 75~100mg/d 长期维持（Ⅰ，A）。

2. STEMI 直接 PCI（特别是置入 DES）患者，氯吡格雷 600mg 负荷量，以后 75 毫克/次，每日1次，至少12个月（Ⅰ，A），应给予负荷量替格瑞洛180mg，以后90毫克/次，每日2次，至少12个月（Ⅰ，B）。

STEMI静脉溶栓患者，如年龄≤75岁，应给予氯吡格雷300mg负荷量，以后75mg/d，维持12个月（Ⅰ，A）。如年龄＞75岁，则用氯吡格雷75mg，以后75mg/d，维持12个月（Ⅰ，A）。挽救性PCI或延迟PCI时，P2Y12抑制剂的应用与直接PCI相同。

未接受再灌注治疗的STEMI患者可给予任何一种P2Y12受体抑制剂，例如氯吡格雷75mg、1次/天或替格瑞洛90mg、2次/天，至少12个月（Ⅰ，B）。

3. 在有效的双联抗血小板及抗凝治疗情况下，不推荐STEMI患者造影前常规应用GPⅡb/Ⅲa受体拮抗剂（Ⅱb，B）。造影提示血栓负荷重、未给予适当负荷量P2Y12受体抑制剂的患者可静脉使用替罗非班或依替巴肽（Ⅱa，B）。直接PCI时，冠状动脉脉内注射替罗非班有助于减少无复流、改善心肌微循环灌注（Ⅱb，B）。

4. 直接PCI患者，静脉推注普通肝素（70~100U/kg），维持活化凝血时间（ACT）250~300秒。联合使用GPⅡb/Ⅲa受体拮抗剂时，静脉推注普通肝素（50~70U/kg），维持ACT 200~250秒（Ⅰ，B）。或者静脉推注比伐卢定0.75mg/kg，继而1.75mg/（kg·h）静脉滴注（合用或不合用替罗非班）（Ⅱa，A），并维持至PCI术后3~4小时，以减低急性支架血栓形成的风险。出血风险高的STEMI患者，单独使用比伐卢定优于联合使用普通肝素和GPⅡb/Ⅲa受体拮抗剂（Ⅱa，B）。

静脉溶栓患者应至少接受48小时抗凝治疗（最多8天或至血运重建）（Ⅰ，A）：静脉推注普通肝素4000U，继以1000U/h滴注，维持APTT 1.5~2.0倍（50~70秒）（Ⅰ，C）；根据年龄、体质量、肌酐清除率（CrCl）给予依诺肝素。年龄＜75岁的患者，静脉推注30mg，继以每12小时皮下注射1mg/kg（前2次最大剂量100mg）（Ⅰ，A）；年龄≥75岁的患者仅需每12小时皮下注射0.75mg/kg（前2次最大剂量75mg）。如CrCl＜30ml/min，则不论年龄，每24小时皮下注射1mg/kg。静脉推注磺达肝癸钠2.5mg，之后每天皮下注射2.5mg（Ⅰ，B）。如果CrCl＜30ml/min，则不用磺达肝癸钠。

溶栓后PCI患者可继续静脉应用普通肝素，根据ACT结果及是否使用GPⅡb/Ⅲa受体拮抗剂调整剂量（Ⅰ，C）。对已使用适当剂量依诺肝素而需PCI的患者，若最后1次皮下注射在8小时之内，PCI前可不追加剂量，若最后1次皮下注射在8~12小时，则应静脉注射依诺肝素0.3mg/kg（Ⅰ，B）。

发病12小时内未行再灌注治疗或发病＞12小时的患者须尽快给予抗凝治疗，磺达肝癸钠有利于降低死亡和再梗死，而不增加出血并发症（Ⅰ，B）。

5. β受体阻断剂：有利于缩小心肌梗死面积，减少复发性心肌缺血、再梗死、心室颤动及其他恶性心律失常，对降低急性期病死率有肯定的疗效。无禁忌证的STEMI患者应在发病后24小时内常规口服β受体阻断剂（Ⅰ，B）。

6. ACEI和ARB：所有无禁忌证的STEMI患者均应给予ACEI长期治疗（Ⅰ，A）。早期使用ACEI能降低死亡率，高危患者临床获益明显，前壁心肌梗死伴有左心室功能不全的患者获益最大。应从低剂量开始，逐渐加量。不能耐受ACEI者用ARB替代（Ⅰ，B）。

7. 硝酸酯类：静脉滴注硝酸酯类药物用于缓解缺血性胸痛、控制高血压或减轻肺水肿（Ⅰ，B）。如患者收缩压＜90mmHg或较基础血压降低＞30%、严重心动过缓（＜50次/分钟）或心动过速（＞100次/分钟）、拟诊右心室梗死的STEMI患者不应使用硝酸酯类药物（Ⅲ，C）。静脉滴注硝酸甘油应从低剂量（5~10μg/min）开始，酌情逐渐增加剂量（每5~10分钟增加5~10μg），直至症状控制、收缩压降低10mmHg（血压正常者）或30mmHg（高血压患者）的有效治疗剂量。单硝酸异山梨酯注射液开始给药速度为60μg/min，一般速度60~120μg/min。

8. 改善心肌能量代谢类药物：依据患者病情，可酌情加用对抗缺血状态下的心肌损伤药物，如磷酸肌酸等。

9. 他汀类药物：所有无禁忌证的 STEMI 患者入院后应尽早开始他汀类药物治疗，且无须考虑胆固醇水平（Ⅰ，A）。

10. 胃黏膜保护剂：急性心肌梗死时易出现应激性胃溃疡或者胃黏膜损害，需选用胃黏膜保护剂。

11. 醛固酮受体拮抗剂：通常在 ACEI 治疗的基础上使用。对 STEM 后 LVEF≤0.40、有心功能不全或糖尿病，无明显肾功能不全 ［血肌酐男性 ≤ 221μmol/L（2.5mg/dl），女性 ≤177μmol/L（2.0mg/dl）、血钾≤5.0mmol/L］的患者，应给予醛固酮受体拮抗剂（Ⅰ，A）。

12. 中医药：根据《急性心肌梗死中西医结合诊疗专家共识》，中医药的及时干预有利于 PCI 围手术期的心肌保护，进一步改善患者预后；如芪参益气滴丸与常规西药联用可加强对血小板聚集的抑制作用，进一步改善患者心功能，且在心肌梗死的二级预防中，本药与阿司匹林降低心血管事件发生率无显著差异，安全性好；PCI 术后联用注射用益气复脉（冻干），可降低心力衰竭和恶性心律失常的发生率，明显改善患者的术后心功能；也可联用丹红注射液，能保护心肌细胞，显著降低术后主要心脏不良事件发生率。对于已合并心衰的患者可降低心衰复发率；PCI 术后血流动力学不稳定者，可选用参附注射液，提高心功能，调节外周循环阻力，改善氧代谢。

【药学提示】

1. 以下情况时需暂缓或减量使用 β 受体阻断剂：心力衰竭或低心排血量；心源性休克高危患者（年龄＞70 岁、收缩压＜120mmHg、窦性心率＞110 次/分）；其他相对禁忌情况有：严重心动过缓、房室传导阻滞，支气管哮喘，重度心力衰竭、急性肺水肿等。建议口服美托洛尔，从低剂量开始，逐渐加量。若患者耐受良好，2~3 天后换用相应剂量的长效控释制剂。

2. ACEI 的禁忌证：包括 STEMI 急性期收缩压＜90mmHg、严重肾衰竭（血肌酐＞265μmol/L）、双侧肾动脉狭窄、移植肾或孤立肾伴肾功能不全、对 ACEI 过敏或导致严重咳嗽者、妊娠及哺乳期妇女等。在 ACEI 无法耐受的情况下可以选择 ARB 类药物。

3. 选择胃黏膜保护剂，尤其是 PPI 类药物时，应充分考虑其与氯吡格雷间的药物相互作用。

4. 使用肝素期间应监测血小板计数，及时发现肝素诱导的血小板减少症。

【注意事项】

1. 溶栓治疗的适应证：①典型的缺血性胸痛或等同症状，持续时间≥30 分钟，含服硝酸甘油症状不缓解。②心电图至少 2 个相邻导联出现 ST 段抬高，肢体导联≥0.1mV，胸前导联≥0.2mV。③发病时间≤12 小时。④年龄＜70 岁；如年龄＞70 岁，应根据梗死范围、一般情况、有无高血压、脑血管疾病史等综合考虑风险-效益比，慎重选择。

2. 溶栓治疗的禁忌证

（1）心血管方面：①心源性休克；②怀疑或确诊主动脉夹层；③急性心包炎。

（2）出血风险：①发病后出现的任何轻微头部损伤；②2~4 周内的活动性出血：消化性溃疡（包括便隐血+）、咯血、肉眼血尿；③2~4 周内的内脏手术、分娩、活体组织检查、外伤；④2~4 周内有过创伤性或长时间的心肺复苏；⑤2 周内进行过不能压迫部位的血管穿刺；⑥各种血液病、出血性疾病或有出血倾向者；⑦有出血性脑卒中或 1 年内有缺血性脑卒中（包括 TIA）病史；⑧已知颅内肿瘤或动静脉畸形；⑨溶栓前血压＞180/110mmHg 或长期严重高血压。

（3）相关药物：①正在使用抗凝药物或 INR＞1.5；②已知对普通肝素、低分子肝素过敏；③有过链激酶过敏或 6 个月内使用过链激酶者，禁用链激酶。

（4）一般情况：①妊娠；②严重肝肾功能障碍；③恶性肿瘤或其他威胁生命的疾病。

（二）急性非 ST 段抬高型心肌梗死

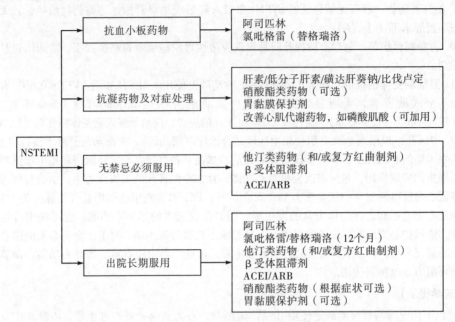

【用药选择】

1. 抗血小板药物治疗

（1）对于所有没有禁忌证的患者，建议使用口服阿司匹林，初始计量为 150~300mg 以及维持剂量为 75~100mg/d，长期给药，与治疗策略无关。（Ⅰ，A）

（2）如果没有如重度的出血风险之类的禁忌证，建议在阿司匹林的基础上添加 P2Y12 抑制剂，维持治疗 12 个月。（Ⅰ，A）

（3）对于疑似有高出血风险且行 DES 植入的患者，建议在植入手术后行 3~6 个月短期的 P2Y12 抑制剂治疗方案。（Ⅱb，A）

（4）对于冠状动脉解剖影像学资料尚未完善的患者，不建议使用 GPⅡb/Ⅲa 受体拮抗剂（Ⅲ，A）。若在 PCI 术间出现紧急情况或者血栓栓塞，建议使用 GPⅡb/Ⅲa 受体拮抗剂。（Ⅱa，C）

2. 抗凝治疗

（1）建议使用璜达肝癸钠（2.5mg，皮下注射，qd）。（Ⅰ，B）

（2）PCI 手术期间，建议将普通肝素+GPⅡb/Ⅲa 受体拮抗剂换成比伐卢定（0.75mg/kg，静脉注射；术后 4 小时内注射剂量为 1.75mg/(kg·h)）。（Ⅰ，A）

（3）若患者预行 PCI 且未服用任何抗凝药物，建议使用普通肝素，70~100IU/kg，静脉注射（如果同时使用 GPⅡb/Ⅲa 受体拮抗剂，则将剂量调整为 50~70IU/kg）。（Ⅰ，B）

（4）对于正在服用璜达肝癸钠且预行 PCI 的患者，建议单独使用普通肝素，静脉注射（如果同时使用 GPⅡb/Ⅲa 受体拮抗剂，则将剂量调整为 50~60IU/kg 或者 70~80IU/kg）。（Ⅰ，B）

（5）如果璜达肝癸钠的效果不佳，建议换成低分子肝素（1mg/kg，bid）或者普通肝素。（Ⅰ，B）

（6）对于预行 PCI 手术且术前皮下注射过了低分子肝素的患者，可以考虑继续使用低分子肝素。（Ⅱa，B）

3. 无禁忌证的 NSTEMI 患者有缺血症状者应在发病后立即常规口服 β 受体阻断剂。（Ⅰ，B）

4. 除非存在禁忌，否则推荐尽早启动高强度他汀类治疗，并长期维持。（Ⅰ，A）

5. 对于反复发生心绞痛患者，建议舌下含服或者静脉给予硝酸甘油。（Ⅰ，C）

6. 除非存在禁忌，否则推荐 LVEF≤40% 或心力衰竭、高血压或糖尿病患者服用 ACEI，ARBs 可作为 ACEI 替代药物，尤其是 ACEI 不耐受时。（Ⅰ，A）

7. 对于非 ST 段抬高型 ACS 后 LVEF≤35% 以及心力衰竭或糖尿病，但无明显肾功能不全或高钾血症的患者，推荐服用醛固酮受体拮抗剂，且优先选择依普利酮。（Ⅰ，A）

8. 尽管他汀已达最大耐受剂量，LDL 仍≥1.8mmol/L（70mg/dl）的患者，应考虑加用非他汀类降脂药物进一步降低 LDL-c（Ⅱa，B）。对于他汀类药物不能耐受，包括肝酶和肌酶升高的血脂异常患者，可单独使用胆固醇吸收抑制剂或复方红曲制剂，如脂必泰胶囊。此外脂必泰胶囊与他汀类药物的联合应用，有良好的协同调脂作用，不仅可降低他汀类药物的剂量，还可降低其不良反应的发生率。

9. 中药：当患者不能耐受双联抗血小板药物时，可考虑选用具有较强抗血小板活性的中药制剂，如芪参益气滴丸等作为替代治疗，也可以用于心肌梗死的二级预防。联合应用瓜蒌皮注射液可增强阿司匹林抗血小板凝聚作用，且不良反应率无明显增加。PCI 术后联用注射用益气复脉（冻干），可改善患者的术后心功能，降低心力衰竭和恶性心律失常的发生率，也可联用丹红注射液，能保护心肌细胞，能显著降低术后主要心脏不良事件发生率。

【药学提示】

1. 对于有高胃肠出血风险的患者，建议在 DAPT 方案的基础上添加质子泵抑制剂。（Ⅰ，B）

2. 除非患者有缺血事件的高危因素且临床实施困难，若服用 P2Y12 抑制剂的患者预行非紧急非心脏的大手术，建议延期手术，替格瑞洛或氯吡格雷停药后至少 5 天。（Ⅱa，C）

3. 如果非心脏手术无法推迟或者合并出血，建议停用 P2Y12 抑制剂，PCI 手术中植入裸金属支架和新一代的药物涂层支架分别停用药物至少 1 个月和 3 个月。（Ⅱb，C）

4. 除非有其他用药指征，否则 PCI 术后都应考虑停止抗凝药物。（Ⅱa，C）

【注意事项】

1. 不建议切换普通肝素和低分子肝素。

2. 疑诊为变异性心绞痛的患者，建议应用硝酸酯类和钙通道阻滞剂，避免使用 β 受体阻断剂。

3. 对于贫血但无活动性出血证据的患者，如果出现血流动力学受损、血细胞比容＜25% 或者血红蛋白水平低于 7g/dl，可以考虑输血。

六、急性心肌梗死患者护理规范

急性心肌梗死患者发病后早期，原则上应进入冠心病监护室（CCU）进行监护，护理应围绕着以下工作展开。

1. 制动：急性心肌梗死早期尤其是入院 24 小时内应绝对卧床休息，轻症者 24 小时后在医护人员指导下可行早期康复活动，按心肌梗死患者康复活动指南表进行活动。

2. 监护及抢救设备和药品的准备：进入 CCU 为了方便观察病情变化，应立即给予心电、无创血压、血氧饱和度等生命体征的监护，严密观察患者心率、血压、心律、血氧饱和度等的变化。由于发病早期的急性心肌梗死患者随时可能发生各类严重心律失常或者血流动力学紊乱，在患者进入 CCU 时应及时准备好各类抢救设备，如除颤仪、气管插管设备、呼吸机等处于备用状态。各类抢救药品应提前备于抢救车上，所有急性心肌梗死患者的床旁应备有抢救车。

3. 吸氧：氧疗是急性心肌梗死患者护理的重要内容。目前，中国及欧美指南均建议当患者的血氧饱和度低于 90% 时应给予低流量至中等流量，当鼻导管吸氧无法使血氧饱和度维持在 90% 以上时，应及时改为面罩吸氧或者无创呼吸机辅助通气，直至插管进行有创呼吸辅助通气。

4. 心理护理及情绪安抚：保持病室肃静，谢绝探视，减少不良刺激，使患者得到充分的休息。要及时了解患者的生活和心理情况，做好心理疏导和情绪安抚，减少不必要的紧张情绪。

5. 饮食护理：对于计划行急诊介入治疗或者病情不稳定的急性心肌梗死患者，原则上应禁食。已经完成急诊介入或者溶栓治疗且病情稳定的患者，可逐步恢复饮食，给予低脂、低胆固醇、高维生素、清淡易消化的半流食，逐步恢复正常饮食，少食多餐，不宜过饱。

6. 生活护理：原则上所有急性心肌梗死发病早期应严格制动，护理人员应协助患者翻身、洗漱，满足患者生活所需，保持大便通畅，入院后常规给予缓泻剂（如番茄叶、通便灵等），指导患者在床上排便，嘱患者排便时勿用力，以免加重心脏负担，发生意外。

7. 执行医嘱：对持续剧烈心绞痛的患者，应遵医嘱及时给予镇痛剂；对于血流动力学或者心电不稳定的患者，应根据医嘱使用血管活性药物或者抗心律失常药物。对于心力衰竭患者，应及时使用抗心力衰竭药物恢复心功能。在执行各类静脉液体治疗时，需要严格控制输液量和速度，防止出现因输液过快诱发急性肺水肿。

8. 严密观察并发症：对于严格卧床患者应及时翻身、做好褥疮防护；应用抗凝剂治疗者应注意皮肤黏膜有无出血点、大小便颜色，及时发现出血并发症。

七、急性心肌梗死患者营养治疗规范

1. 限制热量摄入，以减轻心脏负担。尤其是发病初期，应少食多餐，以流质饮食为主，并避免过冷或过热或刺激性食物。随着病情好转，可适当增加半流质饮食，并逐步增加能量。饮食应平衡、清淡且富有营养，允许进食适量的瘦肉、鱼类、水果等。经常保持胃肠道通畅，以防大便时因过分用力加重病情。不饮浓茶、咖啡等刺激性饮料。

2. 若病情严重不能进食，则根据患者临床情况制定肠道外营养支持方案，预计较长时间不能自主进食者应及时建立鼻胃管途径进行营养支持。

3. 注意钠、钾平衡，适当增加镁的摄入，以防止或减轻并发症，尤其是心律失常和心力衰竭的发生和发展。一般建议低盐饮食，但急性期若小便中钠丧失过多，则不必过分限制钠盐。膳食中钠、钾、镁的摄入，应据病情随时调整。

4. 急性心肌梗死伴心功能不全时，常有胃肠功能紊乱，饮食更应注意。发病开始的1~2天，仅给热水果汁、米汤、蜂蜜水、藕粉等流质饮食，每日6~7次，每次100~150ml。若患者心功能好转，疼痛减轻后，可逐渐增加一些瘦肉、蒸鸡蛋白、稀米粥等饮食。

5. 随着病情的恢复和康复训练的进程，体力活动增加的同时，进食量亦应逐步增加，以维持正常代谢需要，并逐步过渡到冠心病患者的常规饮食。①总能量的控制：以满足生理需要为原则，对于超重或者肥胖患者，应降低摄入总量以实现减低体重的目的；②严格限制脂肪类食物的摄入不超过总热量摄入的10%以内，其中应不饱和脂肪酸为主；适当增加瘦肉、鱼等优质蛋白摄入，多进食蔬菜、水果（均不低于200g/d）；③严格控制钠盐摄入，每天不超过6g（欧美国家是4~5g）；④限制酒精摄入，最好不饮酒或者男性不超过40g酒精/天、女性不超过20g/d；⑤尽量不饮用含糖饮料。

八、急性心肌梗死患者健康宣教

所有急性心肌梗死患者应从入院开始进行健康教育，至少在出院前进行一次针对患者本人及家属的全面健康教育，主要内容至少应包括以下4个大方面：①心肌梗死危险因素、个体化危险因素评估和矫正；②心肌梗死恢复期及长期药物治疗；③健康生活方式；④急救知识。详见肥厚型梗阻性心肌病患者健康宣教的内容。

九、推荐表单

（一）医师表单

急性心肌梗死临床路径医师表单

适用对象：第一诊断为急性心肌梗死（ICD-10：I21.900B~V）

患者姓名：		性别：　年龄：　门诊号：		住院号：
住院日期：　年　月　日		出院日期：　年　月　日		标准住院日：7~14 天
发病时间：　年　月　日　时　分		到达急诊时间：　年　月　日　时　分		

时间	到达急诊科 30 分钟内	转入 CCU
主要诊疗工作	□ 生命体征监测 □ 完成病史采集与体格检查 □ 描记 18 导联心电图并对其判断（10 分钟） □ 急诊化验肌钙蛋白（20 分钟内判断结果） □ 交代病情，下病危 □ 立即口服双联抗血小板 □ 心内科会诊，决定再灌注策略 □ 溶栓策略 30 分钟内开始 □ 直接 PCI 策略绕行 CCU 入导管室 □ NSTEMI 患者危险分层并决定策略 □ 急诊 PCI 或者溶栓治疗者签署知情同意书	□ 依据化验、检查、介入结果对患者的病情做出进一步的分析和判断 □ 抢救治疗方案的制定和实施 □ 完善检查如胸部 X 线片和超声心动图 □ 抢救效果的判断 □ 向患者家属再次交代病情
重点医嘱	**长期医嘱：** □ 持续心电监测 □ 无创血压监测 □ 血氧饱和度监测 □ 吸氧 **临时医嘱：** □ 描记 18 导联心电图 □ 血常规、电解质、肝肾功能、血糖、心肌损伤标志物（TNI 或 TNT、CKMB） □ 建立静脉输液通路（必要时行深静脉穿刺） □ 静脉注射吗啡 3~5mg（呼吸急促而意识清醒者） □ 应用硝酸甘油 □ 口服阿司匹林 □ 口服替格瑞洛/氯吡格雷 □ 静脉滴注溶栓药	**长期医嘱：** □ 急性心肌梗死常规护理 □ 特级护理 □ 重症监护（心电、血压和血氧饱和度监测） □ 吸氧 □ 记录出入量 □ 口服双联抗血小板药物 □ 口服 β 受体阻断剂（继续原剂量或减量） □ 口服 ACEI/ARB（无禁忌证者） □ 口服他汀类药物 □ 口服螺内酯（无禁忌证者） **临时医嘱：** □ 静脉泵入 GP Ⅱb/Ⅲa 受体拮抗剂 □ 皮下注射低分子肝素 □ 皮下注射磺达肝癸钠 □ 收缩压< 100mmHg 者，静脉滴注或泵入收缩血管的正性肌力药物：多巴胺、去甲肾上腺素等（可以与血管扩张剂合用） □ IABP 置入 □ 必要时导尿 □ 拍床旁 X 线胸片 □ 做床旁超声心动图 □ 维持水、电解质和酸碱平衡紊乱

续　表

时间	到达急诊科 30 分钟内	转入 CCU
病情 变异 记录	□无　□有，原因： 1. 2.	□无　□有，原因： 1. 2.
医师 签名		

时间	住院第 1 天	住院第 2 天	住院第 3 天
主要诊疗活动	□ 病史询问和体格检查 □ 完成住院病历书写 □ 安排相应检查 □ 上级医师查房 □ 完善治疗方案 □ 完成上级医师查房记录 □ 病情的观察和动态评价 □ 变异情况的判断及与其他路径的衔接	□ 上级医师查房 □ 完成上级医师查房记录 □ 对各项化验检查的综合分析 □ 根据病情调整诊疗方案 □ 复查电解质等 □ 变异情况的判断及与其他路径的衔接	□ 上级医师查房 □ 完成三级医师查房记录 □ 根据病情调整诊疗方案 □ 复查电解质等 □ 变异情况的判断及与其他路径的衔接
重点医嘱	长期医嘱： □ 急性心肌梗死常规护理 □ 特级护理 □ 重症监护（心电、血压和血氧饱和度监测） □ 吸氧 □ 记录出入量 □ 口服双联抗血小板药物 □ 口服 β 受体阻断剂（继续原剂量或减量） □ 口服 ACEI/ARB（无禁忌证者） □ 口服他汀类药物 □ 口服螺内酯（无禁忌证者） □ 皮下注射低分子肝素/磺达肝癸钠 □ 静脉泵入 GP Ⅱb/Ⅲa 受体拮抗剂 临时医嘱： □ 开常规化验单：血常规、尿常规、大便常规+隐血、生化全项、甲状腺功能、凝血功能、D-二聚体、红细胞沉降率、CRP、ASO、RF、乙肝 5 项、丙肝抗体、艾滋病和梅毒血清学检查等 □ 复查 BNP/NT-proBNP、cTnI/T、血气分析、心电图、胸部 X 线片等 □ 心脏超声 □ 血管活性药物的剂量调整 □ 静脉注射毛花苷 C 或胺碘酮 □ 利尿剂使用 □ 深静脉置管行中心静脉压监测	长期医嘱： □ 急性心肌梗死常规护理 □ 一级护理 □ 重症监护（心电、血压和血氧饱和度监测） □ 吸氧 □ 记录出入量 □ 口服双联抗血小板药物 □ 口服 β 受体阻断剂（继续原剂量或减量） □ 口服 ACEI/ARB（无禁忌证者） □ 口服他汀类药物 □ 口服螺内酯（无禁忌证者） □ 皮下注射低分子肝素/磺达肝癸钠 □ 静脉泵入 GP Ⅱb/Ⅲa 受体拮抗剂 临时医嘱： □ 复查床旁胸片（酌情） □ 复查心电图 □ 复查心肌酶谱、肌钙蛋白、电解质、血常规等 □ 用药调整	长期医嘱： □ 急性心肌梗死常规护理 □ 一级护理 □ 重症监护（心电、血压和血氧饱和度监测） □ 吸氧 □ 记录出入量 □ 口服双联抗血小板药物 □ 口服 β 受体阻断剂（继续原剂量或减量） □ 口服 ACEI/ARB（无禁忌证者） □ 口服他汀类药物 □ 口服螺内酯（无禁忌证者） □ 皮下注射低分子肝素/磺达肝癸钠 □ 静脉泵入 GP Ⅱb/Ⅲa 受体拮抗剂 临时医嘱： □ 复查电解质、血气等（酌情） □ 用药调整

续　表

时间	住院第 1 天	住院第 2 天	住院第 3 天
病情 变异 记录	□无　□有，原因： 1. 2.	□无　□有，原因： 1. 2.	□无　□有，原因： 1. 2.
医师 签名			

时间	住院第 4~6 天	住院第 7~14 天 （出院日）
主要诊疗工作	□ 进一步稳定病情 □ 根据病情调整诊疗方案 □ 病情稳定者转普通病房	□ 通知患者和家属 □ 通知住院处 □ 向患者交代出院后注意事项，预约复诊日期 □ 完成病历书写 □ 将出院记录副本交给患者 □ 如果患者不能出院，在病程记录中说明原因和继续治疗的方案
重点医嘱	长期医嘱： □ 急性心肌梗死常规护理 □ 一级护理 □ 吸氧 □ 记录出入量 □ 口服双联抗血小板药物 □ 口服 β 受体阻断剂（继续原剂量或减量） □ 口服 ACEI/ARB（无禁忌证者） □ 口服他汀类药物 □ 口服螺内酯（无禁忌证者） 临时医嘱： □ 复查电解质、血气等（酌情） □ 复查胸片（酌情） □ 用药调整	出院医嘱： □ 注意事项 □ 出院带药 □ 门诊随诊
病情变异记录	□ 无 □ 有，原因： 1. 2.	□ 无 □ 有，原因： 1. 2.
医师签名		

（二）护士表单

急性心肌梗死临床路径护士表单

适用对象：第一诊断为急性心肌梗死（ICD-10：I21.900B~V）

患者姓名：	性别： 年龄： 门诊号：	住院号：
住院日期： 年 月 日	出院日期： 年 月 日	标准住院日：7~14 天
发病时间： 年 月 日 时 分	到达急诊时间： 年 月 日 时 分	

时间	到达急诊科 30 分钟内	转入 CCU
健康宣教	□ 给予患者及家属心理支持 □ 告知采取检查、治疗的意义及注意事项	□ 入院宣教：介绍主管医师、护士，介绍环境、设施，介绍陪住、探视制度、作息时间，介绍病房安全管理 □ 给予患者及家属心理支持 □ 告知采取检查、治疗的意义及注意事项 □ 告知使用药物的作用及不良反应 □ 告知出入量的记录方法
护理处置	□ 心电、血压、血氧饱和度监护 □ 氧气吸入 □ 采集血标本 □ 建立静脉通路 □ 协助患者或家属完成急诊挂号、交费	□ 核对患者，佩戴腕带 □ 建立入院病历 □ 更换病号服 □ 心电、血压、血氧饱和度监护 □ 氧气吸入 □ 遵医嘱完成相关检查 □ 采集血标本
基础护理	□ 特级护理 □ 卧位护理：选择合理的卧位（坐位或半坐卧位，必要时双下肢下垂） □ 患者安全管理	□ 特级护理 □ 卧位护理：选择合理的卧位（坐位或半坐卧位，必要时双下肢下垂），预防压疮 □ 饮食护理 □ 晨晚间护理 □ 排泄护理 □ 患者安全管理
专科护理	□ 病情观察 □ 选择合理的给氧方式：鼻导管、面罩、麻醉机、无创呼吸机、有创呼吸机（若使用麻醉机、有创呼吸机则为病情变异） □ 遵医嘱给药 □ 书写特护记录 □ 心理护理	□ 病情观察 □ 完成入院评估 □ 氧气吸入 □ 选择合理的给氧方式 □ 遵医嘱给药 □ 书写特护记录 □ 记录出入量 □ 心理护理
重点医嘱	□ 详见医嘱执行单	□ 详见医嘱执行单

时间	到达急诊科 30 分钟内	转入 CCU
病情变异记录	□无 □有，原因： 1. 2.	□无 □有，原因： 1. 2.
护士签名		

时间	住院第 1 天	住院第 2 天	住院第 3 天
健康宣教	□ 给予患者及家属心理支持 □ 告知采取检查、治疗的意义及注意事项 □ 告知使用药物的作用及不良反应	□ 给予患者及家属心理支持 □ 告知采取检查、治疗的意义及注意事项 □ 告知使用药物的作用及不良反应	□ 给予患者及家属心理支持 □ 告知采取检查、治疗的意义及注意事项 □ 告知使用药物的作用及不良反应
护理处置	□ 心电、血压、血氧饱和度监测 □ 氧气吸入 □ 遵医嘱完成相关检查 □ 采集血标本	□ 心电、血压、血氧饱和度监测 □ 氧气吸入 □ 遵医嘱完成相关检查 □ 采集血标本	□ 心电、血压、血氧饱和度监测 □ 氧气吸入 □ 遵医嘱完成相关检查 □ 采集血标本
基础护理	□ 特级护理 □ 卧位护理：选择合理的卧位（坐位或半坐卧位，必要时双下肢下垂），预防压疮 □ 饮食护理 □ 晨晚间护理 □ 排泄护理 □ 患者安全管理	□ 特级护理 □ 卧位护理：选择合理的卧位（坐位或半坐卧位，必要时双下肢下垂），预防压疮 □ 饮食护理 □ 晨晚间护理 □ 排泄护理 □ 患者安全管理	□ 特级护理 □ 卧位护理：选择合理的卧位（坐位或半坐卧位，必要时双下肢下垂），预防压疮 □ 饮食护理 □ 晨晚间护理 □ 排泄护理 □ 患者安全管理
专科护理	□ 病情观察 □ 完成入院评估 □ 氧气吸入 □ 选择合理的给氧方式：鼻导管、面罩、麻醉机、无创呼吸机、有创呼吸机（若使用麻醉机、有创呼吸机则为病情变异） □ 遵医嘱给药 □ 书写特护记录 □ 记录出入量 □ 心理护理	□ 病情观察 □ 氧气吸入 □ 选择合理的给氧方式：鼻导管、面罩、麻醉机、无创呼吸机、有创呼吸机（若使用麻醉机、有创呼吸机则为病情变异） □ 遵医嘱给药 □ 书写特护记录 □ 记录出入量 □ 心理护理	□ 病情观察 □ 氧气吸入 □ 选择合理的给氧方式：鼻导管、面罩、麻醉机、无创呼吸机、有创呼吸机（若使用麻醉机、有创呼吸机则为病情变异） □ 遵医嘱给药 □ 书写特护记录 □ 记录出入量 □ 心理护理
重点医嘱	□ 详见医嘱执行单	□ 详见医嘱执行单	□ 详见医嘱执行单
病情变异记录	□ 无 □ 有，原因： 1. 2.	□ 无 □ 有，原因： 1. 2.	□ 无 □ 有，原因： 1. 2.
护士签名			

时间	住院第 4~6 天	住院第 7~14 天 （出院日）
健康宣教	□ 疾病相关知识宣教 　　急性心肌梗死病因、发病诱因、治疗 □ 饮食、活动指导 □ 服药注意事项 □ 出入量记录的意义及方法 □ 复查患者对疾病相关知识掌握情况	□ 出院宣教 　　药物服用方法 　　复查时间 　　活动指导 　　饮食指导 　　疾病监测 □ 出院手续办理方法 □ 病历复印方法
护理处置	□ 遵医嘱完成相关检查 □ 采集血标本 □ 生命体征监测	□ 办理出院手续 □ 领取出院带药
基础护理	□ 一级护理 □ 卧位护理：选择合理的卧位，预防压疮 □ 饮食护理 □ 晨晚间护理 □ 排泄护理 □ 患者安全管理	□ 二级护理 □ 协助或指导进食、进水 □ 协助或指导床旁活动 □ 晨晚间护理 □ 患者安全管理
专科护理	□ 重症到普通病房转科的安全护理及交接班 □ 病情观察 □ 遵医嘱给药 □ 书写护理记录 □ 记录出入量 □ 心理护理	□ 病情观察 □ 心理护理
重点医嘱	□ 详见医嘱执行单	□ 详见医嘱执行单
病情变异记录	□ 无　□ 有，原因： 1. 2.	□ 无　□ 有，原因： 1. 2.
护士签名		

（三）患者表单

急性心肌梗死临床路径患者表单

适用对象：第一诊断为急性心肌梗死（ICD-10：I21.900B~V）

患者姓名：	性别：	年龄：	门诊号：	住院号：
住院日期： 年 月 日	出院日期： 年 月 日			标准住院日：10~14 天
发病时间： 年 月 日 时 分	到达急诊时间： 年 月 日 时 分			

时间	到达急诊科 30 分钟内	转入 CCU
医患配合	□ 配合询问病史、收集资料 请务必详细告知此次疾病发生的诱因、既往史、用药、过敏史 □ 向医师详细叙述目前存在的不适症状 □ 配合完成体格检查 □ 医师向患者及家属介绍病情 □ 选择再灌注策略	□ 配合询问病史、收集资料 请务必详细告知此次心力衰竭发生的诱因，既往史、用药史、过敏史 □ 配合完成体格检查 □ 医师向患者及家属介绍病情 □ 有任何不适及时告知医师
护患配合	□ 配合完成心电、血压、血氧饱和度监护 □ 配合吸氧 □ 配合采取舒适体位 □ 配合完成血标本采集 □ 配合建立静脉通路	□ 配合完成心电、血压、血氧饱和度监护 □ 配合吸氧 □ 配合完成入院评估 □ 配合采取合理体位 □ 配合完成相关检查及治疗 □ 配合完成出入量的记录 □ 接受入院宣教（主管医师、护士；环境、设施介绍；陪住、探视制度、作息时间介绍；病房安全管理介绍） □ 配合床上活动，避免压疮 □ 注意避免坠床 □ 有任何不适及时告知护士
饮食	□ 记录 24 小时入量	□ 记录 24 小时入量
排泄	□ 记录 24 小时尿量	□ 记录 24 小时尿量 □ 必要时配合导尿
活动	□ 绝对卧床	□ 绝对卧床

时间	住院第 1 天	住院第 2 天	住院第 3 天
医患配合	□ 配合完成相关检查及治疗 □ 有任何不适及时告知医师 □ 医师向患者及家属介绍病情	□ 配合完成相关检查及治疗 □ 有任何不适及时告知医师 □ 医师向患者及家属介绍病情	□ 配合完成相关检查及治疗 □ 有任何不适及时告知医师 □ 医师向患者及家属介绍病情
护患配合	□ 配合完成重症监护（持续心电、血压和血氧饱和度监测等） □ 配合吸氧 □ 配合记录 24 小时出入量 □ 配合完成相关检查及治疗 □ 配合床上活动，避免压疮 □ 注意避免坠床 □ 有任何不适及时告知护士	□ 配合完成重症监护（持续心电、血压和血氧饱和度监测等） □ 配合吸氧 □ 配合记录 24 小时出入量 □ 配合完成相关检查及治疗 □ 配合床上活动，避免压疮 □ 注意避免坠床 □ 有任何不适及时告知护士	□ 配合完成重症监护（持续心电、血压和血氧饱和度监测等） □ 配合吸氧 □ 配合记录 24 小时出入量 □ 配合完成相关检查及治疗 □ 配合床上活动，避免压疮 □ 注意避免坠床 □ 有任何不适及时告知护士
饮食	□ 记录 24 小时入量	□ 记录 24 小时入量	□ 记录 24 小时入量
排泄	□ 记录 24 小时尿量	□ 记录 24 小时尿量	□ 记录 24 小时尿量
活动	□ 绝对卧床	□ 绝对卧床	□ 绝对卧床

时间	住院第 4~6 天	住院第 7~14 天 （出院日）
医患配合	□ 配合完成相关检查及治疗 □ 有任何不适及时告知医师 □ 医师向患者及家属介绍病情	□ 接受出院前指导 □ 指导复查程序 □ 获取出院诊断证明书
护患配合	□ 配合完成心电、血压、血氧饱和度监护 □ 配合吸氧 □ 配合完成相关检查及治疗 □ 配合完成出入量的记录 □ 接受疾病相关知识宣教 □ 注意活动安全，避免坠床或跌倒 □ 有任何不适及时告知护士	□ 接受出院宣教 □ 办理出院手续 □ 获取出院带药 □ 指导服药方法及服药注意事项 □ 指导复印病历的方法
饮食	□ 记录 24 小时入量	□ 正常饮食，适量控制水的摄入量
排泄	□ 记录 24 小时尿量	□ 正常排便
活动	□ 卧床休息为主，减少活动	□ 适度活动，避免疲劳

附：原表单（2016 年版）

急性心肌梗死临床路径执行表单

适用对象：第一诊断急性心肌梗死（ICD-10：I21.900B~V）

　　　　　行急诊 PCI 或者择期 PCI 术

患者姓名：		性别：	年龄：	门诊号：	住院号：	
住院日期：	年　月　日	出院日期：	年　月　日		标准住院日：	天

时间	住院第 1 天 （急诊 PCI）	住院第 2 天 （术后第 1 天）	住院第 3 天 （术后第 2 天）
主要诊疗工作	□ 询问病史及体格检查 □ 上级医师查房 □ 初步的诊断和治疗方案 □ 告知患者及家属病情危重 □ 完成病历书写（入院录，首程，术前小结，告病危，第 1 天主任查房记录、术后首程、抢救记录） □ 完善检查 □ 决定是否行急诊冠脉造影备 PCI 术	□ 上级医师查房 □ 确定诊断 □ 完成上级医师查房记录 □ 完善检查项目 □ 收集检查检验结果并评估病情 □ 观察穿刺点有无出血、感染等 □ 根据病情调整药物及治疗措施	□ 上级医师查房 □ 完成上级医师查房记录 □ 继续完善检查项目 □ 收集检查检验结果并评估病情 □ 观察穿刺点有无出血、感染等 □ 根据病情调整药物及治疗措施
重点医嘱	长期医嘱： □ 监护室一级护理 □ 心电、血压监护 □ 卧床 □ 吸氧 □ 记录 24 小时尿量 □ 饮食：根据患者情况 □ 测血糖（糖尿病患者） □ 心梗健康教育 □ 阿司匹林 100mg，qd □ 氯吡格雷 75mg，qd 或替格瑞洛 90mg，bid □ 低分子肝素 40mg 皮下注射，q12h □ 他汀类药物 □ β 受体阻断剂及 ACEI，根据病情，尽早使用 □ 患者既往疾病基础用药 临时医嘱： □ 阿司匹林 600mg，po，st □ 氯吡格雷 600mg，po，st 或替格瑞洛 180mg，po □ 大分子肝素 50U/kg，iv 　冠脉介入手术 □ 备皮 □ 血常规、尿常规、大便常规+隐血	长期医嘱： 同前 临时医嘱： □ 完善检查 □ 对症治疗	长期医嘱： 同前 临时医嘱： □ 完善检查 □ 对症治疗

续　表

时间	住院第 1 天 （急诊 PCI）	住院第 2 天 （术后第 1 天）	住院第 3 天 （术后第 2 天）
	□ 肝功能、肾功能、电解质、血脂、血糖（空腹和餐后 2 小时）、DIC 全套、CRP、proBNP、动脉血气分析、甲功三项、肿瘤全套、AA+ADP 诱导的血小板聚集率 □ 心梗一套（q8h×3 天，qd×3 天）、心肌酶谱（q8h×3 天，qd×3 天） □ 胸部 X 线片、心电图（q8h×3 天，qd×3 天）、床旁心超、床旁动态心电图		
主要护理工作			
病情变异记录	□ 无　□ 有，原因： 1. 2.	□ 无　□ 有，原因： 1. 2.	□ 无　□ 有，原因： 1. 2.
护士签名			
医师签名			

时间	住院第＿＿天（手术日）		住院第 4 天
	术前	术后	（术后第 3 天）
主要诊疗工作	□ 不适用	□ 不适用	□ 上级医师查房 □ 完成上级医师查房记录 □ 继续完善检查项目 □ 收集检查检验结果并评估病情 □ 根据病情调整药物及治疗措施
重点医嘱	□ 不适用	□ 不适用	长期医嘱： 同前 临时医嘱： □ 完善检查 □ 对症治疗
主要护理工作			
病情变异记录	□ 无　□ 有，原因： 1. 2.	□ 无　□ 有，原因： 1. 2.	□ 无　□ 有，原因： 1. 2.
护士签名			
医师签名			

时间	住院第 5 天	住院第 6 天	住院第 7 天
主要诊疗工作	□ 上级医师查房 □ 完成上级医师查房记录 □ 继续完善检查项目 □ 收集检查检验结果并评估病情 □ 根据病情调整药物及治疗措施 □ 鼓励早期下床活动，遵循循序渐进的原则	□ 上级医师查房 □ 完成上级医师查房记录 □ 继续完善检查项目 □ 收集检查检验结果并评估病情 □ 根据病情调整药物及治疗措施 □ 鼓励早期下床活动，遵循循序渐进的原则	□ 上级医师查房，评估病情，确定有无并发症和恢复情况，明确是否出院 □ 完成出院志、病案首页、出院诊断证明书等病历 □ 向患者交代出院后的用药及注意事项，如复诊的时间、地点，发生紧急情况时的处理等
重点医嘱	长期医嘱： 同前 临时医嘱： □ 完善检查 □ 对症治疗	长期医嘱： 同前 临时医嘱： □ 完善检查 □ 对症治疗	□ 出院带药 □ 出院后心内科门诊复查 □ 不适随诊
主要护理工作			
病情变异记录	□ 无　□ 有，原因： 1. 2.	□ 无　□ 有，原因： 1. 2.	□ 无　□ 有，原因： 1. 2.
护士签名			
医师签名			

第十七章

急性 ST 段抬高型心肌梗死临床路径释义

【医疗质量控制指标】

指标一、到达医院后首剂双联抗血小板药物使用情况。

指标二、急诊心电图确诊 STEMI 时间至溶栓药物注射时间（分钟）。

指标三、急诊心电图确诊 STEMI 时间至经皮冠状动脉介入治疗（PCI）导丝通过梗死相关动脉时间（分钟）。

指标四、到达医院后 β 受体阻断剂使用情况。

指标五、住院期间 β 受体阻断剂、双联抗血小板药物、血管紧张素转化酶抑制剂（ACEI）或血管紧张素受体阻断剂（ARB）、他汀类药物使用情况。

指标六、出院时 β 受体阻断剂、双联抗血小板药物、ACEI 或 ARB、他汀类药物、醛固酮受体拮抗剂使用情况。

指标七、血脂评价实施情况。

指标八、住院期间为患者提供健康教育与出院时提供教育告知五要素情况。

指标九、离院方式。

一、急性 ST 段抬高型心肌梗死编码

疾病名称及编码：急性 ST 段抬高型心肌梗死（ICD-10：I21.0~I21.3）

二、临床路径检索方法

I21.0~I21.3

三、国家医疗保障疾病诊断相关分组（CHS-DRG）

MDCF 循环系统疾病及功能障碍

FR2 急性心肌梗死

四、急性 ST 段抬高型心肌梗死（STEMI）临床路径标准住院流程

（一）适用对象

第一诊断为急性 ST 段抬高型心肌梗死（STEMI）（ICD-10：I21.0~I21.3）。

> 释义
>
> ■ 本路径适用对象为指南中明确诊断为急性 ST 段抬高心肌梗死的患者，不适用于非 ST 段抬高心肌梗死（NSTEMI）、稳定性心绞痛或不稳定心绞痛的患者。

（二）诊断依据

根据《中国急性 ST 段抬高型心肌梗死诊断及治疗指南》（中华医学会心血管病分会，2015年），《急性 ST 段抬高型心肌梗死管理指南》（ESC，2017年）。

血清心肌损伤标志物（主要是肌钙蛋白）升高（至少超过 99% 参考上限），并至少伴有以下

1 项临床指标。

1. 急性心肌缺血：STEMI 典型的缺血性胸痛为胸骨后或心前区剧烈的压榨性疼痛（通常超过 10~20 分钟），可向左上臂、下颌、颈部、背或肩部放射；常伴有恶心、呕吐、大汗和呼吸困难等，部分患者可发生晕厥。含服硝酸甘油不能完全缓解。应注意典型缺血性胸痛等同症状和非特异性症状。

2. 新的缺血性心电图改变：STEMI 的特征性心电图表现为 ST 段弓背向上型抬高（呈单相曲线）伴或不伴病理性 Q 波、R 波减低（正后壁心肌梗死时，ST 段变化可以不明显），常伴对应导联镜像性 ST 段压低。

3. 影像学证据显示有新发生的局部室壁运动异常。

4. 冠状动脉造影证实冠状动脉内有血栓。

释义

■ STEMI 的早期诊断和尽快处置是提高患者生存率和改善生活质量的关键。急诊应在接诊患者 10 分钟内完成临床检验和 18 导联 ECG，做出 STEMI 的初步诊断。询问缺血性胸痛病史和即刻描记心电图是筛查 STEMI 的主要方法。虽然心肌标志物升高对明确 STEMI 诊断是必需的，但基于缺血症状和心电图改变即可做出 STEMI 的初步诊断，推进下一步治疗，不能因为等待检验结果延误进一步的治疗。

（三）治疗方案的选择及依据

根据《中国急性 ST 段抬高型心肌梗死诊断及治疗指南》（中华医学会心血管病分会，2015 年），《急性 ST 段抬高型心肌梗死管理指南》（ESC，2017 年）、《冠心病合理用药指南（第 2 版）》（国家卫生计生委合理用药专家委员会和中国药师协会，人民卫生出版社，2018 年），《急性 ST 段抬高型心肌梗死溶栓治疗的合理用药指南》（国家卫生计生委合理用药专家委员会和中国药师协会，2016 年）。

1. 一般治疗：心电、血压和血氧饱和度监测、有效镇痛等。

2. 再灌注治疗

（1）直接 PCI（以下为优先选择指征）：①发病时间在 12 小时内且有持续性的 ST 段抬高的患者均推荐再灌注治疗。②在无 ST 抬高但怀疑有进行性缺血心肌梗死的患者满足以下至少一条均推荐血运重建：血流动力学不稳定或心源性休克；反复或进行性的药物难以控制的胸痛；危及生命的心律失常及心跳骤停；MI 的机械性并发症；急性心衰；间歇性 ST 段抬高。③发病时间虽已大于 12 小时，但患者仍有进行性缺血症状或血流动力学不稳定或危及生命的心律失常推荐进行血运重建。④发病 12~48 小时患者可以考虑常规急诊 PCI。⑤发病超过 48 小时，无心肌缺血表现、血流动力学和心电稳定的患者不推荐行直接 PCI。

（2）溶栓治疗（以下为优先选择指征）：急性胸痛发病未超过 12 小时，预期 FMC（首次医疗接触时间）至导丝通过梗死相关血管时间＞120 分钟，无溶栓禁忌证；发病 12~24 小时仍有进行性缺血性胸痛和心电图至少相邻 2 个或 2 个以上导联 ST 段抬高＞0.1mV，或血流动力学不稳定的患者，若无直接 PCI 条件且无溶栓禁忌证，应考虑溶栓治疗。溶栓后应尽早将患者转运到有 PCI 条件的医院，特别是溶栓成功的患者应在溶栓后 2~23 小时内常规行血运重建治疗。溶栓剂优先采用特异性纤溶酶原激活剂。

（3）CABG：当 STEMI 患者出现持续或反复缺血、心源性休克、严重心力衰竭，而冠状动脉解剖特点不适合行 PCI 或出现心肌梗死机械并发症需外科手术修复时可选择急诊 CABG。

3. 药物治疗：抗栓治疗包括双联抗血小板治疗和抗凝治疗、抗心肌缺血治疗、调脂治疗等。

4. 并发症的处理。

> **释义**
>
> ■ STEMI 的治疗是以再灌注治疗为核心、包含一般治疗与重症管理、药物治疗、并发症处理、康复治疗在内的一项综合治疗。及时、有效的再灌注治疗是关键，目标是实现闭塞的冠脉再通。早期的再灌注治疗能改善左心室收缩功能和提高存活率，时间越早获益越大。应结合患者的病情、就诊医院的救治能力决定最优方案。
>
> ■ STEMI 患者就诊于可行直接 PCI 的医院时，应在就诊 90 分钟内直接 PCI。对于没有能力在 90 分钟内开始 PCI 治疗的医院，如果能保证就诊-球囊扩张时间在 120 分钟内，立刻转院到有能力进行直接 PCI 的医院是最佳选择。对于没有能力在 90 分钟内开始 PCI 治疗、而且转诊也不能在 120 分钟内完成球囊扩张，尽快启动溶栓治疗非常重要。溶栓治疗的时间目标是从就诊到溶栓开始的时间不长于 30 分钟。对于溶栓的患者，启动溶栓后仍需尽快转运至有能力进行 PCI 治疗的医院，以便完成后续的冠脉评估和血运重建。

（四）标准住院日≤10 天

> **释义**
>
> ■ 急性 ST 段抬高心肌梗死患者入院后于 CCU 监护 2~5 天，转至普通病房后恢复 3~5 天，总住院天数不超过 10 天均符合路径要求。

（五）进入路径标准

1. 第一诊断必须符合 ICD-10：I21.0~I21.3 急性 ST 段抬高型心肌梗死疾病编码。
2. 除外主动脉夹层、急性心包炎、急性肺动脉栓塞、气胸和消化道疾病等。
3. 当患者同时具有其他疾病诊断时，如在住院期间不需特殊处理也不影响第一诊断的临床路径流程实施，可以进入路径。

> **释义**
>
> ■ 进入路径的入选标准：临床明确诊断的 STEMI 的患者。
>
> ■ 诊断中能明确除外主动脉夹层、急性肺栓塞、室间隔穿孔等严重机械并发症者。
>
> ■ 当患者同时患有多种疾病，STEMI 为当前致命疾病，且其他疾病在住院期间不需要特殊处理不影响目前 AMI 治疗的也可以进入路径。

（六）术前准备（术前评估）就诊当天

1. 必需的检查项目
（1）心电、血压、血氧饱和度监测。
（2）心电图：应在 FMC 后 10 分钟内记录 12 或 18 导联心电图，首次心电图不能确诊时，需在 10~30 分钟后复查。

（3）血清心肌损伤标志物：包括肌酸激酶同工酶、肌钙蛋白（cTn）的动态监测。

（4）心力衰竭的生化标志物（如 BNP 或 NT-Pro BNP）、血常规、尿常规、大便常规+隐血、肝功能、肾功能、电解质、血糖、血脂、凝血功能、甲状腺功能、感染性疾病筛查（如乙型肝炎、丙型肝炎、艾滋病、梅毒等）。

（5）床旁胸部 X 线片和超声心动图。

2. 根据患者具体情况可查

（1）血气分析、D-二聚体、红细胞沉降率、C 反应蛋白或高敏 C 反应蛋白。

（2）负荷超声心动图、心脏 MRI、SPECT 或 PET。

> **释义**
>
> ■ 必查项目是确保介入治疗安全、有效开展的基础。相关人员应认真分析检查结果，以便及时发现异常情况并采取对应处置。但血运重建治疗，无论是直接 PCI 还是溶栓，不依赖于这些检查项目结果，不必等待结果出来后方开始实施。
>
> ■ 对于患者术前进行心功能评估，胸片及床旁超声检查是最直接简便的手段。但如果等待时间较长，不能因此延误血运重建治疗，也可以术后尽快完成。
>
> ■ 为缩短患者术前等待时间，检查项目可以在患者行介入手术准备时同时进行。

（七）选择用药

1. 抗心肌缺血药物：硝酸酯类药物、β 受体阻断剂、钙离子通道阻滞剂。

2. 抗血小板药物：常规阿司匹林和 P2Y12 受体拮抗剂联合应用（DAPT），对于阿司匹林不耐受或胃肠道反应较大者，可考虑其他抗血小板药物替代。直接 PCI 患者首选强效的 P2Y12 受体拮抗剂（替格瑞洛），如不耐受，则可应用氯吡格雷。DAPT 一般需 12 个月以上，缺血高危和出血风险低的患者可适当延长（替格瑞洛剂量可减至 60mg，每日 2 次）。有无复流或有栓塞并发症，应使用糖蛋白（GP）Ⅱb/Ⅲa 抑制剂。

3. 抗凝药物：可常规使用普通肝素或低分子肝素或比伐芦定。

4. 调脂药物：若无禁忌证，应早期开始高强度的他汀治疗，且长时间维持，必要时需加用其他种类的调脂药物。

5. ACEI 或 ARB：若无禁忌证，所有患者应使用 ACEI，不耐受者可用 ARB 替代。

6. 盐皮质激素受体拮抗剂：已接受 ACEI 和 β 受体阻断剂治疗的患者，若 LVEF≤40% 且合并心力衰竭或糖尿病，应使用盐皮质激素受体拮抗剂。

7. 镇静镇痛药：可静脉用吗啡，极度焦虑患者应考虑中度镇静药物（一般为苯二氮䓬类）。

8. 质子泵抑制剂（PPI）：DAPT 时尤其是高危消化道出血者，应联合应用 PPI，优先选择泮托拉唑或雷贝拉唑。

> **释义**
>
> ■ 患者入院后，可根据需要给予抗心肌缺血药物，如硝酸酯类药物、β 受体阻断剂，以增加冠状动脉流量，改善心肌缺血症状。酌情联用丹参酮ⅡA 磺酸钠，提高治疗效果。

■ β 受体阻断剂有助于改善缺血以及抑制重构，对于无明确禁忌的患者均应在入院后 24 小时之内给予 β 受体阻断剂，以减少梗死面积，预防恶性心律失常并保护心功能。

■ 对无左心室收缩功能不全或 AVB 的患者，如果 β 受体阻断剂无效或禁忌使用（如支气管哮喘），则可应用非二氢吡啶类钙离子通道阻滞剂。不推荐 STEMI 患者使用短效二氢吡啶类钙离子通道阻滞剂。

■ 对于既往未规律服药的 STEMI 的患者，入院后应即刻给予阿司匹林+P2Y12 受体拮抗剂负荷治疗。替格瑞洛起效更快、抗血小板效果更稳定，可作为首选。不能耐受的患者可选择氯吡格雷。GPⅡb/Ⅲa 受体拮抗剂（替罗非班）不推荐术中常规使用，但术中发现冠状动脉内血栓负荷较重的患者或发生无复流/慢血流的患者可联合使用。

■ 成人 STEMI 患者入院后还需使用抗凝药物，如普通肝素、低分子肝素。或使用重组人组织型纤溶酶原激酶衍生物行溶栓治疗，以改善心肌梗死患者心脏功能，减少充血性心力衰竭的发生并降低死亡率。抗凝治疗方案需要根据患者血运重建方案确定。

■ 接受 PCI 治疗的 STEMI 患者，术中均应给予肠外抗凝药物。出血风险高的 STEMI 患者，介入术中及术后单独使用比伐卢定优于联合使用普通肝素和 GPⅡb/Ⅲa 受体拮抗剂。

■ 接受静脉溶栓的患者应至少接受 48 小时抗凝治疗（如肝素、低分子肝素或依诺肝素等，治疗时长最多 8 天或至血运重建）。

■ 住院期间对于无禁忌的患者应给予 ACEI/ARB 以改善心室重构，保护心功能。

■ 无禁忌证患者均应使用强化他汀治疗，以降低再发缺血事件风险。

（八）介入治疗时间

发病 12 小时内的 STEMI 应立即再灌注治疗，根据病情选择溶栓或直接 PCI。发病 12 小时以上的 STEMI，若仍有心肌缺血症状、血流动力学不稳定者，可酌情行 PCI。

1. 麻醉方式：局部麻醉。

2. 手术内置物：冠状动脉内支架。

3. 术中用药：抗凝药（肝素等）、抗血小板药（GPⅡb/Ⅲa 受体拮抗剂）、血管活性药、抗心律失常药。

4. 术后第 1 天需检查项目：心电图（动态观察）、心肌损伤标志物（动态监测）、血常规、尿常规、大便常规+隐血、肝功能、肾功能、血电解质、心力衰竭的生化标志物。

> **释义**
>
> ■ 如果能保证从就诊至血管开通时间在 90 分钟内，对于发病时间小于 12 小时的 STEMI 患者，直接 PCI 是首选治疗。对于发病时间超过 12 小时，但出现心源性休克的患者，指南中指出也应积极给予 PCI 治疗。
>
> ■ 术中根据病变的性质、范围选取相应的支架进行血运重建。原则上仅对罪犯血管进行介入治疗。对于影响到患者血流动力学稳定性的非罪犯病变，也可以考虑一并治疗。

■ 术中常规要给予抗凝治疗（肝素或比伐卢定）；对于血栓负荷重的患者可以给予相应的处理（血栓抽吸、冠脉内应用血小板 GPⅡb/Ⅲa 受体拮抗剂等）。

■ 术后 24 小时之内要动态监测心电图，评估心电图 ST 段回落、T 波的变化，同时监测心肌损伤的标志物直至其正常，监测血气、血生化等指标，评估血氧、血脂等情况。出院前重新评估心功能是必要的。

（九）术后住院恢复 7~10 天

释义

■ 对于 STEMI 的 AMI 患者在术后应入住 CCU 病房，进行生命体征、血流动力学、心肌损伤标志物、并发症等方面的监测，主管医师评估患者病情平稳后，方可中止持续监测，转出监护病房。应根据患者恢复情况，尽快开展康复训练。

■ 根据患者病情需要，开展相应的检查及治疗。检查内容不只限于路径中规定的必须复查项目，可根据需要增加，如外周血管超声、血栓弹力图等项目。必要时可增加同一项目的检查频次。

（十）出院标准

1. 生命体征平稳。
2. 心电稳定。
3. 心功能稳定。
4. 心肌缺血症状得到有效控制。

释义

■ 患者出院前应对其生命体征（包括血压、心率、心律等）、血流动力学、心电活动等方面进行评估，出院前应再次评估心功能，以上评估情况符合出院要求。出院前主管医师应进行仔细分析并做出相应处置。

（十一）有无变异及原因分析

1. 冠状动脉造影后转外科行急诊冠状动脉搭桥。
2. 等待择期 PCI。
3. 有合并症、病情危重不能出 CCU 和出院。
4. 等待择期 CABG。

释义

■ 变异是指入选临床路径的患者未能按路径流程完成医疗行为或未达到预期的医疗质量控制目标。这包含三方面情况：①按路径流程完成治疗，但出现非预期结果，可能需要后续进一步处理。如本路径治疗后出现心肌梗死后并发症，如梗死后综合征、机械并发症等。②按路径流程完成治疗，但超出了路径规定的时限或限定的费用。如实际住院日超出标准住院日要求或未能在规定的时间及限定内好转出院等。③不能按路径流程完成治疗，患者需要中途退出路径。如治疗过程中出现严重并发症，导致必须中止路径或需要转入其他路径进行治疗等。对这些患者，主管医师均应进行变异原因的分析，并在临床路径的表单中予以说明。

■急性心肌梗死并发症包括心律失常、心力衰竭、心源性休克、机械并发症、梗死延展、再梗死等。

■医师认可的变异原因主要指患者入选路径后，医师在检查及治疗过程中发现患者合并存在一些事前未预知的对本路径治疗可能产生影响的情况，需要中止执行路径或者是延长治疗时间、增加治疗费用。医师需在表单中明确说明。

■因患者方面的主观原因导致执行路径出现变异，也需要医师在表单中予以说明。

五、急性 ST 段抬高型心肌梗死临床路径给药方案

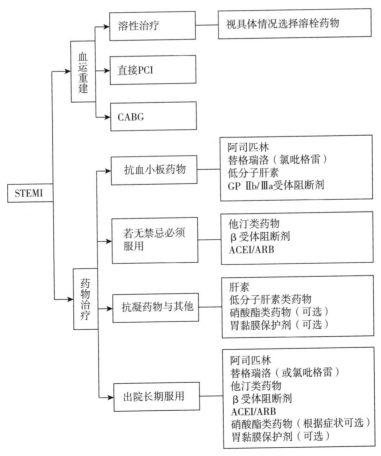

【用药选择】

1. 对于拟行急诊 PCI 治疗的 STEMI 患者而言，术前常规使用负荷剂量的阿司匹林、替格瑞洛（在替格瑞洛无法获得或有禁忌证时可选用氯吡格雷）符合指南最高级别推荐（Ⅰ类推荐，证据水平 A）。

2. 指南推荐无论初始血清胆固醇水平如何，如无明显禁忌或既往不耐受等情况，推荐对所有 STEMI 患者早期启动并继续大剂量他汀治疗。

3. 如无明显禁忌，所有患者均应于入院 24 小时内接受 β 受体阻断剂治疗（Ⅰ类推荐，证据级别 B），并在出院后长期服用。

4. 对伴有心力衰竭证据、左室收缩功能减低、糖尿病或前壁梗死的 STEMI 患者，推荐在 24 小时内加用 ACEI 治疗（Ⅰ类推荐，证据级别 A）。如无明显禁忌，所有患者均应接受 ACEI 治疗，并在出院后长期使用（Ⅰ类推荐，证据级别 A）。在 ACEI 不耐受的情况下，可选用 ARB 药物（Ⅰ类推荐，证据级别 B）。

5. 血小板糖蛋白 Ⅱb/Ⅲa 受体拮抗剂：在有效的双联抗血小板及抗凝治疗情况下，不推荐 STEMI 患者造影前常规应用 GP Ⅱb/Ⅲa 受体拮抗剂（Ⅱb 类推荐，证据水平 B）；对于高危患者或造影提示血栓负荷重、未给予适当负荷量 P2Y12 受体抑制剂的患者，指南推荐可考虑在急性期静脉使用 GP Ⅱb/Ⅲa 受体拮抗剂（Ⅱa 类推荐，证据水平 B）；但应充分权衡出血与获益风险。

6. 对于溶栓的患者，应在有条件的情况下在院前即启动溶栓治疗，并根据指南推荐，应在溶栓的同时给予阿司匹林与氯吡格雷的双联抗血小板治疗（Ⅰ类推荐，证据水平 B）。

7. 抗凝药物：急诊 PCI 时必须应用肠外抗凝药物（Ⅰ类推荐，证据水平 A），优先推荐普通肝素（Ⅰ类推荐，证据水平 C）。出血风险高的 STEMI 患者，单独使用比伐卢定优于联合使用普通肝素和 GP Ⅱb/Ⅲa 受体拮抗剂（Ⅱa 类推荐，证据水平 B）。磺达肝癸钠增加导管内血栓形成风险，不推荐 PCI 时单独使用。

8. 选择胃黏膜保护剂，尤其是 PPI 类药物时，应充分考虑其与氯吡格雷间的药物相互作用。

9. 目前的研究表明，复方丹参滴丸、麝香保心丸、参松养心胶囊等应用于急性心肌梗死患者可改善心功能及生活质量。

【药学提示】

1. β 受体阻断剂的常见禁忌情况有：严重心动过缓、房室传导阻滞、支气管哮喘、重度心力衰竭、急性肺水肿等。

2. ACEI/ARB 类药物在下列的情况需慎用：重度血容量减少；重度主动脉、二尖瓣狭窄；限制性心包炎；重度充血性心力衰竭（NYHA Ⅳ级）；肾性高血压尤其是双侧肾血管病变或孤立肾伴肾动脉狭窄；原因未明的肾功能不全；有血管杂音的老年吸烟者；服用非甾体抗炎药的肾功能不全者。在因干咳等不良反应导致 ACEI 无法耐受的情况下可以选择 ARB 类药物。

【注意事项】

1. 溶栓治疗的适应证

（1）急性胸痛发病未超过 12 小时，预期 FMC 至导丝通过 IRA 时间 > 120 分钟，无溶栓禁忌证。

（2）发病 12~24 小时仍有进行性缺血性胸痛和心电图至少相邻 2 个或 2 个以上导联 ST 段抬高 > 0.1mV，或血流动力学不稳定的患者，若无直接 PCI 条件且无溶栓禁忌证，应考虑溶栓治疗。

2. 溶栓治疗的禁忌证

绝对禁忌证：既往任何时间发生过颅内出血或未知原因卒中；近 6 个月发生过缺血性卒中；中枢神经系统损伤、肿瘤或动静脉畸形；近 1 个月内有严重创伤/手术/头部损伤、胃肠道出血；已知原因的出血性疾病（不包括月经来潮）；明确、高度怀疑或不能排除主动脉夹层；24 小时内接受非可压迫性穿刺术（如肝脏活检、腰椎穿刺）。

相对禁忌证：6 个月内有短暂性脑缺血发作；口服抗凝药治疗中；妊娠或产后 1 周；严重未控制的高血压（收缩压＞180mmHg 和/或舒张压＞110mmHg）；晚期肝脏疾病；感染性心内膜炎；活动性消化性溃疡；长时间或有创性复苏。

六、急性 ST 段抬高型心肌梗死患者护理规范

急性 ST 段抬高心肌梗死的护理贯穿患者诊治的全流程中。

1. 院前及急诊的护理工作规范

（1）对存在可疑症状的患者，应该在 10 分钟内完成心电图。

（2）急诊应该对疑似 STEMI 的胸痛正确分诊、提高就诊优先性，按照前述时间要求尽快完成 ECG、采血等检查，明确诊断。

（3）院前急救系统及急诊对疑似/诊断 STEMI 的患者，应制动休息，给予心电监测，密切观察心率、心律、呼吸、血压、神志，观察胸痛症状变化，观察有无出血表现。

（4）启动绿色通道，尽快协调转运及下一步治疗，指导并协助患者家属完成急诊及住院相关手续。

（5）建立静脉通道，配合医生尽快予负荷抗血小板药物、溶栓药物、抗凝药物等药物及治疗措施，完成直接 PCI 或溶栓相关准备。

（6）对拟行溶栓治疗者，尽快依照易主方案进行溶栓给药、监护、急救与记录工作。

2. 住院期间护理

（1）拟直接 PCI 的患者，尽快完成术前准备，包括备皮、建立静脉通路、术前检查等。

（2）密切观察胸痛症状的变化，观察神志、生命体征变化及尿量情况，观察皮肤黏膜牙龈及尿便颜色有无出血倾向。

（3）遵嘱给予扩冠、抗凝、镇痛、镇静、溶栓等药物治疗，密切观察药物疗效及副作用。

（4）饮食宜清淡、易消化，忌过饱、油腻，忌烟酒。保持大便通畅，避免排便过度用力或屏气，便秘可用导泻剂。

（5）警惕病情变化，注意观察再灌注心律失常、急性心肌梗死并发症等，及早发现并协助医生处理。

（6）做好康复指导，指导患者运动恢复；给予心理支持，稳定患者情绪。

（7）出院前做好健康宣教，指导院外用药、康复及随访方案。

七、急性 ST 段抬高型心肌梗死患者营养治疗规范

1. 营养管理是 STEMI 患者急性期及长期管理的重要组成部分。医学营养治疗（MNT）是心血管疾病综合防治的重要措施之一。营养治疗的目标是控制血脂、血压、血糖和体重，降低心血管疾病危险因素的同时，增加保护因素。

2. 鼓励内科医生自己开营养处方，或推荐患者去咨询临床营养师。

3. 急性心肌梗死的营养治疗应随病情。制订营养治疗方案前应了解患者用药情况，包括利尿药、降压药；血钠、血钾水平、肾功能、补液量及电解质种类、数量；了解患者饮食习惯等。根据病情和患者接受情况，处方营养治疗方案，并通过随访适时修订。

4. 不同时期有不同的营养方案

（1）急性期 1~3 天时一般每天低脂流质饮食。

（2）病情好转，可渐改为低脂半流质饮食，全日能量 1000~1500kcal，禁止可能导致患者肠胀气和浓烈刺激性的食物（如辣椒、豆浆、牛奶、浓茶、咖啡等）。避免过冷过热食物；少食多餐，5~6 餐/日，以减轻心脏负担。

（3）病情稳定后，可进食清淡和易消化的食品，营养素组成比例可参考冠心病饮食原则。病

情稳定逐渐恢复活动后，饮食可逐渐增加或进软食。限制脂类：低脂肪、低胆固醇、高多不饱和脂肪酸饮食原则。脂肪限制在 40g/d 以内，伴有肥胖者应控制能量和碳水化合物。

5. 注意维持适当的容量和电解质平衡。注意血液钾、钠平衡，保证镁摄入。注意食物与药物的相互作用（如华法林）。

八、急性 ST 段抬高型心肌梗死患者健康宣教

健康宣教有助于帮助患者认识和理解疾病，取得患者对诊疗措施的配合，同时解除患者的紧张恐惧心理，树立战胜疾病的信心，促进患者的康复。STEMI 患者健康宣教可分为入院时宣教、住院期间宣教和出院时宣教几部分。

1. 入院时宣教

STEMI 患者入院后一般会收入心脏监护病房（CCU），易由于疾病和环境产生紧张、焦虑、甚至恐惧心理，不利于疾病诊治。

（1）首先向患者和家属介绍住院须知和监护病房的有关制度，以及周围的住院环境，使患者对陌生环境有一定的了解，消除其恐惧心理。

（2）向患者介绍医护人员的基本情况，建立医患信任，使患者积极配合治疗。

2. 住院期间的宣教

（1）介绍疾病相关知识，加深患者及家属对疾病的认识，包括向患者及家属介绍心肌梗死的诱发因素及应注意的有关事项。

（2）向患者介绍饮食、制动/运动的建议。

（3）向患者介绍所用药物及其作用和用药过程中的注意事项。

（4）介绍患者病情进展情况，使患者对自己的治疗和病情有一定的了解，回答患者关于疾病的疑问。

3. 出院时的宣教

（1）向患者讲解出院后的注意事项和按时服药，定期复查的重要性。

（2）让患者掌握预防心肌梗死复发的方法和发生的前期的症状以及自救的方法。

健康宣教可以根据实际情况，采取多种形式开展，如疾病知识介绍宣传手册、多媒体资料等，也可以通过微信等社交软件、患者管理 App 等途径实现。

九、推荐表单

（一）医师表单

急性 ST 段抬高型心肌梗死临床路径医师表单

适用对象：第一诊断为急性 ST 段抬高型心肌梗死（STEMI）（ICD-10：I21.0~I21.3）

患者姓名：		性别：	年龄：	门诊号：	住院号：

发病时间：　年　月　日　分	到达急诊科时间：　年　月　日　分
溶栓开始时间：　年　月　日　分	PCI 开始时间：　年　月　日　分
住院日期：　年　月　日　分	出院日期：　年　月　日　分
标准住院日：7~10 天	实际住院日：　　　天

时间	到达急诊科（0~10 分钟）	到达急诊科（11~30 分钟）
主要诊疗工作	□ 询问病史与体格检查 □ 建立静脉通道 □ 心电和血压监测 □ 描记并评价"18 导联"心电图 □ 开始急救和常规治疗	□ 急请心血管内科二线医师会诊（5 分钟内到达）：复核诊断、组织急救治疗 □ 迅速评估"溶栓治疗"或"直接 PCI 治疗"的适应证和禁忌证 □ 确定再灌注治疗方案 □ 对拟行"直接 PCI"者，尽快术前准备（药物、实验室检查、交代病情、签署知情同意书、通知术者和导管室、运送准备等） □ 对拟行"溶栓治疗"者，立即准备、签署知情同意书并尽早实施
重点医嘱	□ 描记"18 导联"心电图 □ 卧床、禁止活动 □ 吸氧（按需） □ 重症监护（持续心电、血压和血氧饱和度监测等） □ 开始急性心肌梗死急救和常规治疗	□ 急性心肌梗死护理常规 □ 特级护理、卧床、禁食 □ 镇静镇痛 □ 静脉滴注硝酸甘油 □ 尽快准备和开始急诊"溶栓"治疗 □ 从速准备和开始急诊 PCI 治疗 □ 实验室检查（溶栓或急诊 PCI 前必查项目） □ 建立静脉通道 □ 血清心肌酶学和损伤标志物测定（不必等结果）
病情变异记录	□ 无　□ 有，原因： 1. 2.	□ 无　□ 有，原因： 1. 2.
医师签名		

注：适用于 STEMI 发病 < 12 小时者，择期 PCI 患者不适用本流程

时间	到达急诊科（31~90分钟）	住院第1天（进入 CCU 24小时内）
主要诊疗工作	□ 做好患者急诊室导管室 CCU 安全转运准备 □ 密切观察并记录溶栓过程中的病情变化和救治情况 □ 尽早运送患者到导管室，实施直接 PCI 治疗 □ 密切观察并记录直接 PCI 治疗中的病情变化和救治过程 □ 溶栓或介入治疗后患者安全运送至 CCU 继续治疗 □ 重症监护和救治 □ 若无血运重建治疗条件，尽快将患者转运至有血运重建条件的医院	□ 监护、急救和常规药物治疗 □ 密切观察、防治心肌梗死并发症 □ 密切观察和防治溶栓和介入并发症 □ 完成病历书写和病程记录 □ 上级医师查房：诊断、鉴别诊断、危险性分层分析、确定诊疗方案 □ 预防感染（必要时） □ 实验室检查 □ 梗死范围和心功能评价 □ 危险性评估
重点医嘱	□ 急性心肌梗死护理常规 □ 特级护理 □ 密切观察并记录溶栓治疗和直接 PCI 过程中的病情变化和救治过程 □ 持续重症监护（持续心电、血压等监测） □ 吸氧（按需） □ 准备溶栓、直接 PCI 治疗中的救治 □ 实施溶栓治疗 □ 实施直接 PCI 治疗	**长期医嘱：** □ 急性心肌梗死护理常规 □ 特级护理 □ 卧床、吸氧 □ 记录24小时出入量 □ 流质或半流质饮食 □ 保持排便通畅 □ 镇静镇痛（按需） □ 重症监护（持续心电、血压和血氧饱和度监测等） □ 心肌酶动态监测 □ β 受体阻断剂（无禁忌证者常规使用） □ ACEI（不能耐受者可选用 ARB 治疗） □ 硝酸酯类药物 □ 阿司匹林（或吲哚布芬、西洛他唑）+P2Y12 受体拮抗剂（替格瑞洛或氯吡格雷）联合应用 □ 抗凝药物：可用低分子肝素或普通肝素，高出血风险患者可应用比伐芦定，血运重建术后应停用。 □ 调脂治疗：他汀类药物，必要时需加用其他种类的调脂药物 □ 钙离子通道阻滞剂（酌情） □ 质子泵抑制剂（酌情），优先选择泮托拉唑或雷贝拉唑 □ 伴随疾病的治疗药物 **临时医嘱：** □ 病危通知 □ 心电图 □ 感染性疾病筛查 □ 床旁胸部 X 线片 □ 床旁超声心动图
病情变异记录	□ 无　□ 有，原因： 1. 2.	□ 无　□ 有，原因： 1. 2.
医师签名		

时间	住院第 2 天（进入 CCU 24~48 小时）	住院第 3 天（进入 CCU 48~72 小时）
主要诊疗工作	□ 继续重症监护 □ 急性心梗和介入并发症预防和诊治 □ 病历书写和病程记录 □ 上级医师查房：治疗效果评估和诊疗方案调整或补充	□ 继续重症监护 □ 心电监测 □ 上级医师查房：梗死面积和心功能再评价 □ 完成上级医师查房和病程记录 □ 继续和调整药物治疗 □ 确定患者是否可以转出 CCU
重点医嘱	**长期医嘱：** □ 急性心肌梗死护理常规 □ 特级护理或一级护理 □ 卧床或床旁活动 □ 半流质饮食 □ 保持排便通畅 □ 吸氧（按需） □ 记录 24 小时出入量 □ 重症监护（持续心电、血压和血氧饱和度监测等） □ β 受体阻断剂（无禁忌证者常规使用） □ ACEI（不能耐受者可选用 ARB 治疗） □ 硝酸酯类药物 □ 阿司匹林（或吲哚布芬、西洛他唑）+P2Y12 受体拮抗剂（替格瑞洛或氯吡格雷）联合应用 □ 调脂治疗：他汀类药物，必要时需加用其他种类的调脂药物 □ 钙离子通道阻滞剂（酌情） □ 质子泵抑制剂（酌情），优先选择泮托拉唑或雷贝拉唑 □ 伴随疾病的治疗药物 **临时医嘱：** □ 心电图 □ 心肌损伤标志物	**长期医嘱：** □ 急性心肌梗死护理常规 □ 一级护理 □ 床上或床旁活动 □ 半流质饮食或低盐低脂饮食 □ 保持排便通畅 □ 吸氧（按需） □ 记录 24 小时出入量 □ 重症监护（持续心电、血压和血氧饱和度监测等） □ β 受体阻断剂（无禁忌证者常规使用） □ ACEI（不能耐受者可选用 ARB 治疗） □ 硝酸酯类药物 □ 阿司匹林（或吲哚布芬、西洛他唑）+P2Y12 受体拮抗剂（替格瑞洛或氯吡格雷）联合应用 □ 调脂治疗：他汀类药物，必要时需加用其他种类的调脂药物 □ 钙离子通道阻滞剂（酌情） □ 质子泵抑制剂（酌情），优先选择泮托拉唑或雷贝拉唑 □ 伴随疾病的治疗药物 **临时医嘱：** □ 心电图 □ 心肌损伤标志物
病情变异记录	□ 无　□ 有，原因： 1. 2.	□ 无　□ 有，原因： 1. 2.
医师签名		

注：如患者发生恶性心律失常，加用胺碘酮；如发生心力衰竭，加用利尿剂等药物；低血压者可给予多巴胺

时间	住院第 4~5 天 （普通病房第 1~2 天）	住院第 6~8 天 （普通病房第 3~5 天）	住院第 7~10 天 （出院日）
主要诊疗工作	□ 上级医师查房：危险性分层、心功能、监护强度和治疗效果评估 □ 确定下一步治疗方案 □ 完成上级医师查房记录 □ 急性心肌梗死常规治疗 □ 完成上级医师查房记录	□ 上级医师查房与诊疗评估 □ 完成上级医师查房记录 □ 预防并发症 □ 再次血运重建治疗评估：包括 PCI、CABG □ 完成择期 PCI □ 梗死面积和心功能再评价 □ 治疗效果、预后和出院评估 □ 确定患者是否可以出院 □ 康复和宣教	如果患者可以出院： □ 通知患者及其家属出院 □ 向患者交代出院后注意事项，预约复诊日期 □ 将"出院总结"交给患者 如患者不能出院： □ 请在"病程记录"中说明原因和继续治疗和二级预防的方案
重点医嘱	长期医嘱： □ 急性心肌梗死护理常规 □ 二级护理 □ 床旁活动 □ 低盐低脂饮食 □ β 受体阻断剂（无禁忌证者常规使用） □ ACEI（不能耐受者可选用 ARB 治疗） □ 口服硝酸酯类药物 □ 阿司匹林（或吲哚布芬、西洛他唑）+P2Y12 受体拮抗剂（替格瑞洛或氯吡格雷）联合应用 □ 调脂治疗：他汀类药物，必要时需加用其他种类的调脂药物 □ 钙离子通道阻滞剂（酌情） □ 质子泵抑制剂（酌情），优先选择泮托拉唑或雷贝拉唑 □ 伴随疾病的治疗药物 临时医嘱： □ 心电图 □ 心肌损伤标志物	长期医嘱： □ 急性心肌梗死护理常规 □ 二级护理 □ 室内或室外活动 □ 低盐低脂饮食 □ β 受体阻断剂（无禁忌证者常规使用） □ ACEI（不能耐受者可选用 ARB 治疗） □ 口服硝酸酯类药物 □ 阿司匹林（或吲哚布芬、西洛他唑）+P2Y12 受体拮抗剂（替格瑞洛或氯吡格雷）联合应用 □ 调脂治疗：他汀类药物，必要时需加用其他种类的调脂药物 □ 钙离子通道阻滞剂（酌情） □ 质子泵抑制剂（酌情），优先选择泮托拉唑或雷贝拉唑 □ 伴随疾病的治疗药物 临时医嘱： □ 血常规、尿常规、大便常规、凝血功能、生化检查 □ 心电图、心脏超声、胸部 X 线片	长期医嘱： □ 急性心肌梗死护理常规 □ 三级护理 □ 室内或室外活动 □ 低盐低脂饮食 □ β 受体阻断剂（无禁忌证者常规使用） □ ACEI（不能耐受者可选用 ARB 治疗） □ 口服硝酸酯类药物 □ 阿司匹林（或吲哚布芬、西洛他唑）+P2Y12 受体拮抗剂（替格瑞洛或氯吡格雷）联合应用 □ 调脂治疗：他汀类药物，必要时需加用其他种类的调脂药物 □ 钙离子通道阻滞剂（酌情） □ 质子泵抑制剂（酌情），优先选择泮托拉唑或雷贝拉唑 □ 伴随疾病的治疗药物
病情变异记录	□ 无 □ 有，原因： 1. 2.	□ 无 □ 有，原因： 1. 2.	□ 无 □ 有，原因： 1. 2.
医师签名			

（二）护士表单

急性 ST 段抬高型心肌梗死临床路径护士表单

适用对象：第一诊断为急性 ST 段抬高型心肌梗死（STEMI）（ICD-10：I21.0~I21.3）

患者姓名：		性别：	年龄：	门诊号：	住院号：
发病时间：　　年　月　日　分			到达急诊科时间：　　年　月　日　分		
溶栓开始时间：　　年　月　日　分			PCI 开始时间：　　年　月　日　分		
标准住院日：≤10 天			实际住院日：　　　天		

时间	到达急诊（0~10 分钟）	到达急诊（11~30 分钟）	到达急诊（31~90 分钟）
主要护理工作	□ 建立静脉通道 □ 给予吸氧（按需） □ 实施重症监护、做好除颤准备 □ 配合急救治疗（静脉/口服给药等） □ 静脉抽血准备 □ 完成护理记录 □ 指导家属完成急诊挂号、交费和办理"入院手续"等工作	□ 急性心肌梗死护理常规 □ 完成护理记录 □ 特级护理 □ 观察并记录溶栓治疗过程中的病情变化及救治过程 □ 配合监护和急救治疗 □ 配合急诊 PCI 术前准备 □ 做好急诊 PCI 患者转运准备	□ 急性心肌梗死护理常规 □ 特级护理、完成护理记录 □ 配合溶栓治疗监护、急救和记录 □ 配合直接 PCI 观察、监护、急救和记录 □ 做好转运至介入中心的准备
重点医嘱	□ 详见医嘱执行单	□ 详见医嘱执行单	□ 详见医嘱执行单
病情变异记录	□ 无　□ 有，原因： 1. 2.	□ 无　□ 有，原因： 1. 2.	□ 无　□ 有，原因： 1. 2.
护士签名			

时间	到达病房（0~10分钟）	到达病房（11~30分）	到达病房（31~90分）
健康宣教		□ 介绍主管医师、护士 □ 入院宣教（常规、安全）	□ 做PCI术后当日宣教 □ 做溶栓术后当日宣教 □ PCI患者予以饮食饮水活动宣教
护理处置	□ 准备抢救物品 □ 安置患者，佩戴腕带 □ 通知医师 □ 生命体征的监测测量 □ 吸氧 □ 交接液体 □ 病情交班 □ 配合急救治疗 □ 完成护理记录 □ 建立静脉通路（溶栓）	□ 评估患者全身情况 □ 静脉采血 □ 遵医嘱完成治疗 □ 特级护理 □ 完成护理记录	□ 观察生命体征 □ 协助患者完成临床检查 □ 注意化验结果回报 □ 完成护理记录 □ 病情交班 □ 配合急救治疗 □ 完成护理记录 □ 建立静脉通路（溶栓）
基础护理	□ 准备床单位、监护、吸氧 □ 心率、心律的观察 □ 特级护理	□ 评估皮肤、神志、肢体活动 □ 观察尿量 □ 做好病情变化的救治 □ 特级护理	□ 病情的观察（症状、体征、神志、生命体征） □ 保持水、电解质平衡 □ 特级护理
专科护理	□ 使用药物的浓度剂量 □ 各种置管情况 □ 溶栓患者完成实验室检查 □ 溶栓患者建立两条静脉通路给药与采血分开 □ 配合急救治疗（静脉口服给药）	□ PCI患者观察穿刺部位情况 □ 观察再灌注心律失常的发生 □ 观察并记录溶栓治疗过程胸痛缓解情况 □ 观察胸痛缓解情况 □ 观察穿刺部位	□ 穿刺部位渗血血肿及足背动脉搏动情况的观察 □ 准确给予静脉溶栓药 □ 观察溶栓患者有无出血
重点医嘱	□ 详见医嘱执行单	□ 详见医嘱执行单	□ 详见医嘱执行单
病情变异记录	□ 无　□ 有，原因： 1. 2.	□ 无　□ 有，原因： 1. 2.	□ 无　□ 有，原因： 1 2
护士签名			

时间	住院第 1 天	住院第 2 天	住院第 3 天
健康宣教	□ 饮食宣教 □ 服药宣教	□ 指导恢复期的康复和锻炼（床上肢体活动） □ 饮食宣教 □ 疾病宣教	□ 指导恢复期的康复和锻炼（床上或床旁肢体活动） □ 康复宣教和二级预防 □ 转科及出院宣教
护理处置	□ 观察生命体征 □ 观察 24 小时出入量 □ 观察穿刺部位 □ 遵医嘱配合急救和治疗 □ 完成护理记录 □ 维持静脉通畅 □ 静脉和口服给药 □ 协助患者进餐 □ 保持排便通畅	□ 观察生命体征 □ 完成常规化验采集 □ 观察 24 小时出入量 □ 遵医嘱完成治疗 □ 维持静脉通畅 □ 静脉和口服给药 □ 保持排便通畅 □ 生活护理 □ 给予心理支持 □ 完成护理记录	□ 观察生命体征 □ 观察 24 小时出入量 □ 遵医嘱完成治疗 □ 维持静脉通畅 □ 静脉和口服给药 □ 保持排便通畅 □ 生活护理 □ 给予心理支持 □ 完成护理记录 □ 配合稳定患者转出 CCU
基础护理	□ 监测心率、心律、血压、血氧饱和度、呼吸 □ 准确记录出入量 □ 保持水、电解质平衡 □ 协助患者完成各项检查 □ 协助患者进食 □ 协助患者做好生活护理	□ 监测心率、心律、血压、血氧饱和度、呼吸 □ 完成常规标本采集 □ 准确记录出入量 □ 保持水、电解质平衡 □ 协助患者完成各项检查 □ 协助患者进食 □ 协助患者做好生活护理	□ 监测心率、心律、血压、血氧饱和度、呼吸 □ 完成常规标本采集 □ 准确记录出入量 □ 保持水、电解质平衡 □ 协助患者完成各项检查 □ 协助患者进食 □ 办理转出 CCU 事项
专科护理	□ 相关并发症的观察 □ 股动脉鞘管拔除时注意迷走反射的发生 □ 鞘管拔除后伤口沙袋压迫 12 小时，患侧肢体制动 24 小时（血管缝合/封堵者压迫 6 小时、制动 12 小时）	□ 相关并发症的观察	
重点医嘱	□ 详见医嘱执行单	□ 详见医嘱执行单	□ 详见医嘱执行单
病情变异记录	□ 无　□ 有　原因： 1. 2.	□ 无　□ 有　原因： 1. 2.	□ 无　□ 有　原因： 1. 2.
护士签名			

时间	住院第 4~5 天 （普通病房第 1~2 天）	住院第 6~8 天 （普通病房第 3~5 天）	住院第 7~10 天 （出院日）
健康宣教	□ 饮食宣教 □ 服药宣教 □ 指导恢复期的康复和锻炼 　（床旁活动） □ 疾病宣教	□ 指导恢复期的康复和锻炼 　（室内或室外活动） □ 饮食宣教 □ 疾病宣教 □ 二级预防宣教	□ 活动指导（室内或室外活动） □ 康复宣教和二级预防 □ 出院宣教
护理处置	□ 观察生命体征 □ 观察 24 小时出入量 □ 遵医嘱配合急救和治疗 □ 完成护理记录 □ 维持静脉通畅 □ 静脉和口服给药 □ 协助患者进餐 □ 保持排便通畅 □ 完成常规化验采集	□ 观察生命体征 □ 完成常规化验采集 □ 观察 24 小时出入量 □ 遵医嘱完成治疗 □ 维持静脉通畅 □ 静脉和口服给药 □ 保持排便通畅 □ 生活护理 □ 给予心理支持	□ 观察生命体征 □ 遵医嘱完成治疗 □ 维持静脉通畅 □ 静脉和口服给药 □ 保持排便通畅 □ 生活护理 □ 给予心理支持 □ 配合患者做好出院准备
基础护理	□ 监测心率、心律、血压、血氧饱和度、呼吸 □ 准确记录出入量 □ 保持水、电解质平衡 □ 协助患者完成各项检查 □ 协助患者进食 □ 协助患者做好生活护理	□ 监测心率、心律、血压、血氧饱和度、呼吸 □ 完成常规标本采集 □ 准确记录出入量 □ 保持水、电解质平衡 □ 协助患者完成各项检查 □ 协助患者进食 □ 协助患者做好生活护理	□ 监测心率、心律、血压、血氧饱和度、呼吸 □ 完成常规标本采集 □ 准确记录出入量 □ 保持水、电解质平衡 □ 协助患者完成各项检查 □ 协助患者进食 □ 办理出院事项
专科护理	□ 相关并发症的观察 □ 穿刺部位的观察	□ 相关并发症的观察	□ 相关并发症的观察
重点医嘱	□ 详见医嘱执行单	□ 详见医嘱执行单	□ 详见医嘱执行单
病情变异记录	□ 无　□ 有，原因： 1. 2.	□ 无　□ 有，原因： 1. 2.	□ 无　□ 有，原因： 1. 2.
护士签名			

（三）患者表单

急性 ST 段抬高型心肌梗死临床路径患者表单

适用对象：第一诊断为急性 ST 段抬高型心肌梗死（STEMI）（ICD-10：I21.0~I21.3）

患者姓名：		性别：	年龄：	门诊号：	住院号：

发病时间： 年 月 日 分	到达急诊科时间： 年 月 日 分
溶栓开始时间： 年 月 日 分	PCI 开始时间： 年 月 日 分
住院日期： 年 月 日	出院日期： 年 月 日
标准住院日：≤10 天	实际住院日： 天

时间	住院第 1 天	住院第 2 天	住院第 3 天
监测	□ 测量生命体征、体重	□ 测量生命体征	□ 测量生命体征
医患配合	□ 医师询问现病史、既往史、用药情况，收集资料并进行体格检查 □ 配合完善术前相关化验、检查 □ 重症监护（心电、血压和血氧饱和度监测等） □ 溶栓治疗和直接 PCI □ 化验检查、心电图，胸片、血清心肌酶学和损伤标志物测定、心肌酶动态监测、凝血监测、感染性疾病筛查	□ 继续重症监护 □ 化验检查、心电图，X 线胸片、血清心肌酶学和损伤标志物测定	□ 继续重症监护 □ 化验检查、心电图，X 线胸片、血清心肌酶学和损伤标志物测定
护患配合	□ 介绍主管医师、护士 □ 护士行入院护理评估 □ 入院宣教（常规、安全） □ 特级护理 □ 建立静脉通路 □ 配合重症监护和救治	□ 一级护理 □ 配合急救和治疗 □ 做 PCI 术后当日宣教 □ PCI 患者予以饮食、饮水、活动宣教 □ 活动指导	□ 一级护理 □ 配合急救和治疗 □ 活动指导 □ 康复宣教和二级预防
饮食	□ 流质饮食	□ 半流质饮食	□ 低盐低脂饮食
活动	□ 卧床休息，自主体位 □ 患肢制动	□ 卧床休息 □ 床上肢体活动	□ 床上或床边活动

时间	住院第 4~5 天 （普通病房第 1~2 天）	住院第 6~8 天 （普通病房第 3~5 天）	住院第 7~10 天 （出院日）
监测	□ 测量生命体征、体重	□ 测量生命体征	□ 测量生命体征
医患配合	□ 测量生命体征 □ 继续监护：心电、血压 □ 活动指导 □ 康复宣教和二级预防 □ 化验检查、心电图、X 线胸 　片、血清心肌酶学和损伤标 　志物测定	□ 测量生命体征 □ 活动指导 □ 康复宣教和二级预防 □ 化验检查、心电图、X 线胸 　片、血清心肌酶学和损伤标 　志物测定	□ 酌情配合相关检查
护患配合	□ 二级护理 □ 配合急救和治疗 □ 活动指导	□ 二级护理 □ 配合急救和治疗 □ 活动指导 □ 康复宣教和二级预防	□ 活动指导 □ 康复宣教和二级预防 □ 带好出院带药
饮食	□ 低盐低脂饮食	□ 低盐低脂饮食	□ 低盐低脂饮食
活动	□ 床上或床边活动	□ 床旁或室内活动，逐步室外 　活动	□ 室内或室外活动

附：原表单（2019 年版）

急性 ST 段抬高心肌梗死临床路径表单

适用对象：第一诊断为急性 ST 段抬高心肌梗死（STEMI）（ICD10：I21.0- I21.3）

患者姓名：		性别：	年龄：	门诊号：	住院号：

发病时间：　　年　月　日　　分	到达急诊科时间：　　年　月　日　　分
溶栓开始时间：　　年　月　日　　分	PCI 开始时间：　　年　月　日　　分
住院日期：　　年　月　日	出院日期：　　年　月　日
标准住院日：≤10 天	实际住院日：　　天

时间	到达急诊科（0~10 分钟）	到达急诊科（11~30 分钟）
主要诊疗工作	□ 询问病史与体格检查 □ 建立静脉通道 □ 心电和血压监测 □ 描记并评价 18 导联心电图 □ 开始急救和常规治疗	□ 急请心血管内科二线医师会诊（5 分钟内到达）：复核诊断、组织急救治疗 □ 迅速评估溶栓治疗或直接 PCI 治疗的适应证和禁忌证 □ 确定再灌注治疗方案 □ 对拟行直接 PCI 者，尽快术前准备（药物、实验室检查、交代病情、签署知情同意书、通知术者和导管室、运送准备等） □ 对拟行溶栓治疗者，立即准备、签署知情同意书并尽早实施
重点医嘱	□ 描记 18 导联心电图 □ 卧床 □ 吸氧 □ 重症监护（持续心电、血压和血氧饱和度监测等） □ 开始急性心肌梗死急救和常规治疗	□ 急性心肌梗死护理常规 □ 特级护理、卧床、禁食 □ 镇静镇痛 □ 静脉滴注硝酸酯类药物 □ 尽快准备和开始急诊溶栓治疗 □ 从速准备和开始急诊 PCI 治疗 □ 实验室检查（溶栓或急诊 PCI 前必查项目） □ 建立静脉通道 □ 血清心肌酶学和损伤标志物测定（不必等结果）
主要护理工作	□ 建立静脉通道 □ 给予吸氧（按需） □ 实施重症监护、做好除颤准备 □ 配合急救治疗（静脉/口服给药等） □ 静脉抽血准备 □ 完成护理记录 □ 指导家属完成急诊挂号、交费和办理入院手续等工作	□ 急性心肌梗死护理常规 □ 完成护理记录 □ 特级护理 □ 观察并记录溶栓治疗过程中的病情变化及救治过程 □ 配合监护和急救治疗 □ 配合急诊 PCI 术前准备 □ 做好急诊 PCI 患者转运准备
病情变异记录	□ 无　□ 有，原因： 1. 2.	□ 无　□ 有，原因： 1. 2.
护士签名		
医师签名		

注：适用于 STEMI 发病＜12 小时者，择期 PCI 患者不适用本流程。

时间	到达急诊科（31~90 分钟）	住院第 1 天（进入 CCU 24 小时内）
主要诊疗工作	□ 做好患者急诊室导管室 CCU 安全转运准备 □ 密切观察并记录溶栓过程中的病情变化和救治情况 □ 尽早运送患者到导管室，实施直接 PCI 治疗 □ 密切观察并记录直接 PCI 治疗中的病情变化和救治过程 □ 溶栓或介入治疗后患者安全运送至 CCU 继续治疗 □ 重症监护和救治 □ 若无血运重建治疗条件，尽快将患者转运至有血运重建条件的医院	□ 监护、急救和常规药物治疗 □ 密切观察、防治心肌梗死并发症 □ 密切观察和防治溶栓和介入并发症 □ 完成病历书写和病程记录 □ 上级医师查房：诊断、鉴别诊断、危险性分层分析、确定诊疗方案 □ 预防感染（必要时） □ 实验室检查 □ 梗死范围和心功能评价 □ 危险性评估
重点医嘱	□ 急性心肌梗死护理常规 □ 特级护理 □ 密切观察并记录溶栓治疗和直接 PCI 过程中的病情变化和救治过程 □ 持续重症监护（持续心电、血压等监测） □ 吸氧（按需） □ 准备溶栓、直接 PCI 治疗中的救治 □ 实施溶栓治疗 □ 实施直接 PCI 治疗	**长期医嘱：** □ 急性心肌梗死护理常规 □ 特级护理 □ 卧床、吸氧（按需） □ 记录 24 小时出入量 □ 半流质饮食 □ 保持排便通畅 □ 镇静镇痛（按需） □ 重症监护（持续心电、血压和血氧饱和度监测等） □ 心肌酶动态监测 □ β 受体阻断剂（无禁忌证者常规使用） □ ACEI（不能耐受者可选用 ARB 治疗） □ 硝酸酯类药物 □ 阿司匹林或吲哚布芬或西洛他唑+P2Y12 受体拮抗剂联合应用 □ 抗凝药物：可用低分子肝素或普通肝素，高出血风险患者可应用比伐芦定，血运重建术后应停用。 □ 调脂治疗：他汀类药物，必要时需加用其他种类的调脂药物 □ 钙离子通道阻滞剂（酌情） □ 质子泵抑制剂（酌情），优先选择泮托拉唑或雷贝拉唑 □ 伴随疾病的治疗药物 **临时医嘱：** □ 病危通知 □ 心电图 □ 感染性疾病筛查 □ 床旁胸部 X 线片 □ 床旁超声心动图

续 表

时间	到达急诊科（31~90分钟）	住院第 1 天（进入 CCU 24 小时内）
主要护理工作	□ 急性心肌梗死护理常规 □ 特级护理、完成护理记录 □ 配合溶栓治疗监护、急救和记录 □ 配合直接 PCI 观察、监护、急救和记录 □ 做好转运至介入中心的准备	□ 急性心肌梗死护理常规 □ 特级护理、护理记录 □ 实施重症监护 □ 配合急救和治疗 □ 维持静脉通道（包括中心静脉）、静脉和口服给药 □ 抽血化验 □ 执行医嘱和生活护理
病情变异记录	□ 无 □ 有，原因： 1. 2.	□ 无 □ 有，原因： 1. 2.
护士签字		
医师签名		

时间	住院第2天（进入CCU 24~48小时）	住院第3天（进入CCU 48~72小时）
主要诊疗工作	□ 继续重症监护 □ 急性心梗和介入并发症预防和诊治 □ 病历书写和病程记录 □ 上级医师查房：治疗效果评估和诊疗方案调整或补充	□ 继续重症监护 □ 心电监测 □ 上级医师查房：梗死面积和心功能再评价 □ 完成上级医师查房和病程记录 □ 继续和调整药物治疗 □ 确定患者是否可以转出CCU
重点医嘱	长期医嘱： □ 急性心肌梗死护理常规 □ 特级或一级护理 □ 卧床或床旁活动 □ 半流质饮食 □ 保持排便通畅 □ 吸氧（按需） □ 记录24小时出入量 □ 重症监护（持续心电、血压和血氧饱和度监测等） □ β受体阻断剂（无禁忌证者常规使用） □ ACEI（不能耐受者可选用ARB治疗） □ 硝酸酯类药物 □ 阿司匹林或吲哚布芬或西洛他唑+P2Y12受体拮抗剂联合应用 □ 调脂治疗：他汀类药物，必要时需加用其他种类的调脂药物 □ 钙离子通道阻滞剂（酌情） □ 质子泵抑制剂（酌情），优先选择泮托拉唑或雷贝拉唑 □ 伴随疾病的治疗药物 临时医嘱： □ 心电图 □ 心肌损伤标志物	长期医嘱： □ 急性心肌梗死护理常规 □ 一级护理 □ 床上或床旁活动 □ 半流质饮食或低盐低脂饮食 □ 保持排便通畅 □ 吸氧（按需） □ 记录24小时出入量 □ 重症监护（持续心电、血压和血氧饱和度监测等） □ β受体阻断剂（无禁忌证者常规使用） □ ACEI（不能耐受者可选用ARB治疗） □ 硝酸酯类药物 □ 阿司匹林或吲哚布芬或西洛他唑+P2Y12受体拮抗剂联合应用 □ 调脂治疗：他汀类药物，必要时需加用其他种类的调脂药物 □ 钙离子通道阻滞剂（酌情） □ 质子泵抑制剂（酌情），优先选择泮托拉唑或雷贝拉唑 □ 伴随疾病的治疗药物 临时医嘱： □ 心电图 □ 心肌损伤标志物
主要护理工作	□ 配合急救和治疗 □ 生活与心理护理 □ 根据患者病情和危险性分层指导患者恢复期的康复和锻炼 □ 配合稳定患者转出CCU至普通病房	□ 配合医疗工作 □ 生活与心理护理 □ 配合康复和二级预防宣教
病情变异记录	□ 无 □ 有，原因： 1. 2.	□ 无 □ 有，原因： 1. 2.
护士签名		
医师签名		

时间	住院第 4~5 天 （普通病房第 1~2 天）	住院第 6~8 天 （普通病房第 3~5 天）	住院第 7~10 天 （出院日）
主要诊疗工作	□ 上级医师查房：危险性分层、心功能、监护强度和治疗效果评估 □ 确定下一步治疗方案 □ 完成上级医师查房记录 □ 急性心肌梗死常规治疗 □ 完成上级医师查房记录	□ 上级医师查房与诊疗评估 □ 完成上级医师查房记录 □ 预防并发症 □ 再次血运重建治疗评估：包括 PCI、CABG □ 完成择期 PCI □ 梗死面积和心功能再评价 □ 治疗效果、预后和出院评估 □ 确定患者是否可以出院 □ 康复和宣教	如果患者可以出院： □ 通知患者及其家属出院 □ 向患者交代出院后注意事项，预约复诊日期 □ 将出院小结交给患者 如患者不能出院： □ 在病程记录中说明原因和继续治疗和二级预防的方案
重点医嘱	长期医嘱： □ 急性心肌梗死护理常规 □ 二级护理 □ 床旁活动 □ 低盐低脂饮食 □ β 受体阻断剂（无禁忌证者常规使用） □ ACEI（不能耐受者可选用 ARB 治疗） □ 硝酸酯类药物 □ 阿司匹林或吲哚布芬或西洛他唑＋P2Y12 受体拮抗剂联合应用 □ 调脂治疗：他汀类药物，必要时需加用其他种类的调脂药物 □ 抗凝药物：可用低分子肝素或普通肝素，高出血风险患者可应用比伐芦定，血运重建术后应停用 □ 钙离子通道阻滞剂（酌情） □ 质子泵抑制剂（酌情），优先选择泮托拉唑或雷贝拉唑 □ 伴随疾病的治疗药物 临时医嘱： □ 心电图 □ 心肌损伤标志物	长期医嘱： □ 急性心肌梗死护理常规 □ 二级护理 □ 室内或室外活动 □ 低盐低脂饮食 □ β 受体阻断剂（无禁忌证者常规使用） □ ACEI（不能耐受者可选用 ARB 治疗） □ 硝酸酯类药物 □ 阿司匹林或吲哚布芬或西洛他唑＋P2Y12 受体拮抗剂联合应用 □ 调脂治疗：他汀类药物，必要时需加用其他种类的调脂药物 □ 钙离子通道阻滞剂（酌情） □ 质子泵抑制剂（酌情），优先选择泮托拉唑或雷贝拉唑 □ 伴随疾病的治疗药物 临时医嘱： □ 血常规、尿常规、大便常规，凝血功能，生化检查 □ 心电图、心脏超声、胸部 X 线片	长期医嘱： □ 急性心肌梗死护理常规 □ 三级护理 □ 室内或室外活动 □ 低盐低脂饮食 □ β 受体阻断剂（无禁忌证者常规使用） □ ACEI（不能耐受者可选用 ARB 治疗） □ 硝酸酯类药物 □ 阿司匹林或吲哚布芬或西洛他唑＋P2Y12 受体拮抗剂联合应用 □ 调脂治疗：他汀类药物，必要时需加用其他种类的调脂药物 □ 钙离子通道阻滞剂（酌情） □ 质子泵抑制剂（酌情），优先选择泮托拉唑或雷贝拉唑 □ 伴随疾病的治疗药物
主要护理工作	□ 疾病恢复期心理与生活护理 □ 根据患者病情和危险性分层指导并监督患者恢复期的治疗与活动 □ Ⅱ级预防教育	□ 疾病恢复期心理与生活护理 □ 根据患者病情和危险性分层指导并监督患者恢复期的治疗与活动 □ Ⅱ级预防教育 □ 出院准备及出院指导	□ 协助患者办理出院手续 □ 出院指导 □ Ⅱ级预防教育

续　表

时间	住院第 4~5 天 （普通病房第 1~2 天）	住院第 6~8 天 （普通病房第 3~5 天）	住院第 7~10 天 （出院日）
病情 变异 记录	□无　□有，原因： 1. 2.	□无　□有，原因： 1. 2.	□无　□有，原因： 1. 2.
护士 签名			
医师 签名			

第十八章

急性非 ST 段抬高型心肌梗死介入治疗临床路径释义

【医疗质量控制指标】

指标一、到达医院后首剂双联抗血小板药物使用情况。

指标二、到达医院后 β 受体阻断剂使用情况。

指标三、住院期间 β 受体阻断剂、双联抗血小板药物、血管紧张素转化酶抑制剂（ACEI）或血管紧张素受体阻断剂（ARB）、他汀类药物使用情况。

指标四、出院时 β 受体阻断剂、双联抗血小板药物、ACEI 或 ARB、他汀类药物、醛固酮受体拮抗剂使用情况。

指标五、血脂评价实施情况。

指标六、血运重建完成情况。

指标七、住院期间为患者提供健康教育与出院时提供教育告知五要素情况。

指标八、离院方式。

指标九、患者对服务的体验与评价。

一、急性非 ST 段抬高型心肌梗死编码

疾病名称及编码：急性非 ST 段抬高型心肌梗死（ICD-10：I21.4）

手术操作名称及编码：非药物洗脱冠状动脉内支架置入术（ICD-9-CM-3：36.06）

　　　　　　　　　　药物洗脱冠状动脉内支架置入术（ICD-9-CM-3：36.07）

二、临床路径检索方法

I21.4 伴（36.06 或 36.07）

三、国家医疗保障疾病诊断相关分组（CHS-DRG）

MDCF 循环系统疾病及功能障碍

FR2 急性心肌梗死

FM1 经皮冠状动脉支架植入

四、急性非 ST 段抬高型心肌梗死介入治疗临床路径标准住院流程

（一）适用对象

第一诊断为急性非 ST 段抬高型心肌梗死（ICD-10：I21.4）

行冠状动脉内支架置入术（ICD-9-CM-3：36.06/36.07）。

> **释义**
>
> ■ 本路径适用对象为拟接受冠状动脉介入治疗的急性非 ST 段抬高型心肌梗死患者，包括早期介入治疗和择期介入治疗。未接受冠状动脉造影，或只进行了造影未接受支架治疗的不进入本路径。
>
> ■ 冠状动脉介入治疗主要包括单纯球囊扩张成形和支架植入。本路径主要针对冠状动脉内支架置入术，仅行单纯球囊扩张血管成形术的不进入本路径。

（二）诊断依据

根据《不稳定型心绞痛及非 ST 段抬高型心肌梗死诊断与治疗指南》（中华医学会心血管病学分会，2007 年）及 2007 年 ACC/AHA 与 ESC 相关指南。

心肌损伤标志物增高或增高后降低，至少有 1 次数值超过参考值上限的 99 百分位，具备至少下列一项心肌缺血证据者即可诊断：

1. 缺血症状（缺血性胸痛大于 15 分钟，含服硝酸甘油缓解不明显）。
2. 心电图变化提示有新的心肌缺血，即新的 ST-T 动态演变（新发或一过性 ST 压低 ≥ 0.1mV，或 T 波倒置 ≥0.2mV）。

> **释义**
>
> ■ 心肌损伤标志物主要包括：肌钙蛋白（肌钙蛋白 I、肌钙蛋白 T）、磷酸肌酸激酶（CK）及其同工酶（CK-MB）等。心脏肌钙蛋白在确诊及危险分层方面至关重要，相比于传统的心肌损伤标志物 CK 及 CK-MB，肌钙蛋白具有更高的特异性和敏感性。对于心肌梗死患者，肌钙蛋白在症状发作 4 小时内即可出现升高，并可持续至 2 周。诊断心肌梗死的界值为超过正常值上限的 99%。2011 ESC 指南首次推荐通过检测高敏（超敏）肌钙蛋白对患者进行快速诊断筛查，高敏肌钙蛋白的敏感性是肌钙蛋白的 10~100 倍，可在胸痛发作后 3 小时内检测到。应注意除外其他原因导致的心肌损伤标志物升高，如心脏手术、主动脉夹层、肺栓塞、呼吸衰竭、肾衰竭、急性脑血管意外、急性感染性疾病、药物中毒、过度运动等。
>
> ■ 非 ST 段抬高型心肌梗死临床症状可以表现为持续胸痛不缓解，持续 15 分钟以上，含服硝酸甘油无效或效果差，或胸痛反复发作，以及活动耐量明显下降，心绞痛 CCS 分级 III 级以上，以及静息状态胸痛发作。
>
> ■ 与 STEMI 不同，此类患者心电图可以表现为 ST 段压低和 T 波倒置等动态改变，也可以出现一过性的 ST 段抬高。应当注意，表现为正常的心电图不能排除急性冠状动脉综合征。因此，诊断应依据临床表现、心电图和心肌损伤标志物综合判定。

（三）治疗方案的选择

根据《不稳定型心绞痛及非 ST 段抬高型心肌梗死诊断与治疗指南》（中华医学会心血管病学分会，2007 年）及 2007 年 ACC/AHA 与 ESC 相关指南。

1. 危险分层：根据患者 TIMI 风险评分或心绞痛发作类型及严重程度、心肌缺血持续时间、心电图和心肌损伤标志物测定结果，分为低、中、高危三个组别。

> **释义**
>
> ■ TIMI 风险评分：①65 岁以上；②存在 3 个以上冠心病危险因素（高血压病、糖尿病、高血脂、吸烟、冠心病家族史）；③既往冠心病病史；④7 天内服用阿司匹林；⑤24 小时内发作 2 次以上的心绞痛；⑥心电图 ST 段改变；⑦血心肌损伤标志物升高（CK-MB，TnT 或 TnI）。
>
> 每项 1 分，低危：0~2 分；中危：3~4 分；高危：5~7 分。
>
> ■ 补充：有明显血流动力学变化、严重低血压、心力衰竭或心源性休克表现和/或严重恶性心律失常（室性心动过速、心室颤动）为极高危患者。左心室射血分数（LVEF）<40%和/或肾功能不全（肾小球滤过率<60ml/min）为中、高危患者。

> ■ 对非 ST 段抬高型心肌梗死应首先进行危险分层，有助于合理选择治疗策略。危险程度越高越应尽早行 PCI，此类患者符合本路径。对于低危患者、未进行介入治疗的，不进入本路径。
>
> ■ 全球急性冠状动脉事件注册（GRACE）风险评分计算的参数包括年龄、收缩压、脉率、血清肌酐、就诊时的 Killip 分级、入院时心跳骤停、心肌损伤生物标志物升高和 ST 段变化。与 TIMI 评分相比，GRACE 评分在危险分层上更加科学、细致，并与患者的预后密切相关；但临床操作略为复杂，需要借助专业的计算软件，具体可以参考 GRACE 评分的官方网站（http://www.outcomes-umassmed.org/grace/）。

2. 药物治疗：抗心肌缺血药物、抗血小板药物、抗凝药物以及调脂药物。

释义

> ■ 非 ST 段抬高型心肌梗死往往伴有斑块不稳定性和血小板、凝血系统的活化，导致血栓形成，因此药物治疗是围术期治疗的重要基础。药物治疗主要针对三个方面：①充分抗血小板、抗凝，降低血栓事件；②抗缺血治疗，改善患者症状；③控制冠心病危险因素。

3. 冠状动脉血运重建治疗：在强化药物治疗的基础上，中、高危患者可优先选择经皮冠状动脉介入治疗（PCI）或冠状动脉旁路移植术（CABG）。
(1) PCI：有下列情况时，可于 2 小时内紧急行冠状动脉造影，对于无严重合并疾病、冠状动脉病变适合 PCI 的患者，实施 PCI 治疗。①在强化药物治疗的基础上，静息或小运动量时仍有反复的心绞痛或缺血发作；②心肌标志物升高（TNT 或 TNI）；③新出现的 ST 段明显压低；④心力衰竭症状或体征，新出现或恶化的二尖瓣反流；⑤血流动力学不稳定；⑥持续性室性心动过速。无上述指征的中、高危患者可于入院后 12~48 小时内进行早期有创治疗。

释义

> ■ 非 ST 段抬高型心肌梗死患者应根据患者的危险分层决定患者行冠状动脉造影的时机，并根据是否存在明确的、需要干预的冠状动脉病变，决定是否行冠状动脉介入治疗。对于极高危患者应行紧急侵入治疗策略（2 小时内），高危患者应行早期侵入治疗策略（24 小时内），中危患者应在 72 小时内行侵入治疗策略。
>
> ■ 对低危患者不推荐常规 PCI（Ⅲ类推荐，证据水平 C），建议在决定有创评估之前先行无创检查（首选影像学检查）以寻找缺血证据。但对于存在再发心血管事件的危险者，应行择期冠状动脉造影，对需要干预的冠状动脉病变进行 PCI 治疗，这类患者可进入本路径。

(2) CABG：对于左主干病变，3 支血管病变，或累及前降支的 2 支血管病变，且伴有左室功能不全或糖尿病者优先选择 CABG。

> 释义
>
> ■对于冠状动脉造影结果提示需要进行冠状动脉血运重建，但冠状动脉病变或患者自身因素不适合 PCI 治疗的非 ST 段抬高型心肌梗死患者，应考虑 CABG 术，进入外科手术治疗相应路径。

4. 主动脉内球囊反搏术：在强化药物治疗后仍有心肌缺血复发，在完成冠状动脉造影和血运重建前血流动力学不稳定的患者，可应用主动脉内球囊反搏术。

> 释义
>
> ■主动脉球囊反搏可降低心脏后负荷、增加心肌灌注，有助于改善心肌缺血和稳定循环状态，可应用于强化药物治疗后仍有持续性或反复发作心肌缺血的患者以及因机械性并发症导致血流动力学不稳定和/或心源性休克时，为后续处理创造时机，但应积极处理原发问题（改善缺血或处理机械并发症）。

5. 保守治疗：对于低危患者，可优先选择保守治疗，在强化药物治疗的基础上，病情稳定后可进行负荷试验检查，择期冠状动脉造影和血运重建治疗。

> 释义
>
> ■对于危险程度不高、没有高危特征的患者可先进行单纯药物治疗，包括抗缺血、抗凝和抗血小板治疗等，不进入本路径。但对于存在再发心血管事件的危险者，或住院期间再发胸痛、心电图有缺血改变、心肌损伤标志物再次升高者应尽早或择期冠状动脉造影及 PCI 治疗，这类患者可进入本路径。
>
> ■对于早期冠状动脉造影提示病变不需要或不适合实施 PCI 干预的患者，如狭窄程度<50%，仅小面积可能受累，病变或患者自身条件不允许，应积极药物治疗或考虑 CABG 术。此类患者不进入本路径。

6. 改善不良生活方式，控制危险因素。

> 释义
>
> ■冠心病治疗的重要基础是生活方式的改变和危险因素的控制，特别是针对冠心病的二级预防和三级预防。

（四）标准住院日 7~14 天

> 释义
>
> ■非 ST 段抬高型心肌梗死患者入院后，术前准备 0~8 天，期间进行危险分层，药物治疗，根据病情决定早期介入治疗或暂时药物保守治疗；手术时间 0~10 天，

对于高危患者最快可在入院 2~48 小时进行冠脉造影及 PCI 治疗，通常发病 10 天内经药物治疗，病情可以有效控制，控制不理想的可以随时行冠状动脉造影及血运重建（PCI 或 CABG）；术后恢复 3~5 天出院，术后可根据病情、病变、手术的情况进行观察和必要的实验室检查，合理调整药物治疗方案。总住院时间不超过 14 天符合路径要求。

（五）进入路径标准

1. 第一诊断必须符合急性非 ST 段抬高型心肌梗死（ICD-10：I21.4）疾病编码。
2. 除外主动脉夹层、急性肺栓塞、心包炎等疾病。
3. 如患有其他非心血管疾病，但在住院期间不需特殊处理（检查和治疗），也不影响第一诊断时，可以进入路径。

释义

■ 第一诊断符合急性非 ST 段抬高型心肌梗死（临床表现、心电图和心肌损伤标志物达到诊断标准），拟接受冠状动脉介入治疗的患者均适用本路径。

■ 急性非 ST 段抬高型心肌梗死的临床和心电图表现与主动脉夹层、急性肺栓塞、心肌心包炎、主动脉瓣病变等疾病有相似之处，应予以鉴别。

■ 如患者伴有其他非心血管系统疾病，如慢性支气管炎、陈旧脑梗死等，如不影响第一诊断，住院期间不需特殊处理，可进入本路径。

（六）术前准备（术前评估）0~8 天

1. 必需的检查项目
（1）血常规+血型、尿常规+酮体、大便常规+隐血。
（2）凝血功能、肝功能、肾功能、电解质、血糖、血脂、血清心肌损伤标志物、感染性疾病筛查（如乙型肝炎、丙型肝炎、艾滋病、梅毒等）。
（3）心电图、胸片、超声心动图。
2. 根据患者具体情况可查
（1）脑钠肽、D-二聚体、血气分析、红细胞沉降率、C 反应蛋白或高敏 C 反应蛋白。
（2）24 小时动态心电图（holter）、心脏负荷试验、心肌缺血评估（低危、非急诊血运重建患者）。

释义

■ 必查项目是确保手术治疗安全、有效开展的基础，术前必须完成。对检查的异常结果应予以分析，适当干预和纠正。

■ 对于检查发现有介入治疗禁忌证，或合并其他疾病不宜在本次住院期间进行介入治疗的患者不进入路径治疗。

　　■ 根据病情进行相应相关检查，有助于鉴别诊断和预测预后。如脑钠肽显著升高的患者，远期预后差，死亡率高。D-二聚体升高合并低氧血症往往提示肺栓塞的可能性大。红细胞沉降率、C反应蛋白或高敏C反应蛋白升高，可能存在急性炎性反应，特别是免疫系统疾病活动期。这些患者均不适于介入治疗，不宜进入本路径。

　　■ 对于低危或经药物治疗后病情平稳的患者，可通过无创检查评价缺血程度或范围，如果有明确缺血证据，应当择期冠状动脉造影和PCI治疗。在同次住院期间完成介入治疗者进入路径。

（七）选择用药

1. 双重抗血小板药物：常规联用阿司匹林+氯吡格雷。对拟行介入治疗的中、高危患者，可考虑静脉应用GPⅡb/Ⅲa受体拮抗剂。

2. 抗凝药物：低分子肝素或普通肝素等。

3. 抗心肌缺血药物：β受体阻断剂、硝酸酯类、钙离子通道阻滞剂等。

4. 镇静镇痛药：硝酸甘油不能即刻缓解症状或出现急性肺充血时，可静脉注射吗啡。

5. 抗心律失常药物。

6. 调脂药物：早期应用他汀类药物。

7. 血管紧张素转换酶抑制剂（ACEI）：用于左心室收缩功能障碍或心力衰竭、高血压，以及合并糖尿病者。如无禁忌证或低血压，应在24小时内口服。不能耐受者可选用ARB治疗。

8. 其他药物：伴随疾病的治疗药物等。

释义

　　■ 抗血小板药物依照《经皮冠状动脉介入治疗指南（2009）》原则使用，应当权衡出血与缺血的风险利弊。

　　（1）阿司匹林：PCI术前给予100~300mg负荷剂量口服。PCI术后无论植入何种支架均需要75~100mg/d长期服用。

　　（2）P2Y12受体抑制剂：除非有极高出血风险等禁忌证，一旦诊断NSTE-ACS，在阿司匹林基础上应尽快联合应用1种P2Y12受体抑制剂，并维持至少12个月。国内常用药物包括替格瑞洛和氯吡格雷。

　　替格瑞洛（首次180mg负荷量，次日始90mg，2次/日）应用于中高危缺血的患者，且无禁忌证（Ⅰ类推荐，证据水平B）。

　　氯吡格雷：PCI术前应当给予负荷剂量300mg或600mg，PCI术后服用氯吡格雷75mg/d至少12个月（Ⅰ类推荐，证据水平A）。

　　（3）血小板糖蛋白Ⅱb/Ⅲa受体阻断剂：NSTEMI行PCI者，如未服用P2Y12抑制剂，应给予一种血小板糖蛋白Ⅱb/Ⅲa受体阻断剂，如依替巴肽或替罗非班（Ⅰ类推荐，证据水平A）。在实施诊断性CAG前或PCI术前即刻给药均可。如已服用双重抗血小板治疗，对于高危（cTn升高、合并糖尿病等）或血栓并发症患者，可在PCI过程中使用一种血小板糖蛋白Ⅱb/Ⅲa受体拮抗剂（Ⅱ类推荐，证据水平C）。不建议早期常规使用GPI（Ⅲ类推荐，证据水平A）。

■ 抗凝药物依照《经皮冠状动脉介入治疗指南（2009）》原则使用。

（1）普通肝素：行PCI的患者应该使用普通肝素（Ⅰ类推荐，证据水平C）。应用普通肝素剂量的建议：与血小板糖蛋白Ⅱb/Ⅲa受体阻断剂合用者，围术期普通肝素剂量应为50~70IU/kg，使活化凝血时间（ACT）＞200秒；如未与血小板糖蛋白Ⅱb/Ⅲa受体阻断剂合用，围术期普通肝素剂量应为60~100IU/kg，使ACT达到250~350s（HemoTec法）或300~350s（Hemochron法）。

（2）直接凝血酶抑制剂（比伐卢定）：无论术前是否使用普通肝素，对于接受PCI的NSTEMI患者可以使用比伐卢定抗凝（Ⅰ类推荐，证据水平B）。对于合并高出血风险的患者，可以考虑使用比伐卢定抗凝（Ⅱa类推荐，证据水平B）。推荐比伐卢定0.75mg/kg静脉推注，然后1.75mg/（kg·h）维持直至手术后3~4h。

（3）低分子肝素：NSTEMI接受早期保守治疗或延迟PCI者，建议使用低分子肝素（Ⅰ类推荐，证据水平B）。如PCI术前已用低分子肝素抗凝，建议在PCI术中继续使用低分子肝素（Ⅱa类推荐，证据水平B），不建议普通肝素与低分子肝素交叉使用（Ⅲ，B）。如PCI术前8小时内接受过标准剂量依诺肝素皮下注射，无需追加；如超过8小时则需要静脉追加注射0.3mg/kg。严重肾功能障碍患者（肌酐清除率＜30ml/min）如需使用低分子肝素抗凝，其用量应减少50%（Ⅱb类推荐，证据水平C）。

（4）对于已经接受磺达肝癸钠抗凝的患者，在PCI时应该追加静脉普通肝素85IU/kg，当联合使用GPⅡb/Ⅲa受体拮抗剂时，普通肝素剂量调整为60IU/kg（Ⅰ类推荐，证据水平B），并维持术中ACT时间维持在靶标范围内。估算的肾小球滤过率（eGFR）＜20ml/（min·1.73m^2）时，禁用磺达肝癸钠。

（5）PCI术后停用抗凝药物，除非有其他治疗指征（Ⅱa类推荐，证据水平C）。

■ 积极使用硝酸酯类、β受体阻断剂、钙离子通道阻滞剂及尼可地尔等改善缺血症状。还可使用中成药，如速效救心丸，增加冠状动脉血流量，改善缺血心肌血供，缓解心绞痛症状，迅速有效地改善急性心肌缺血缺氧。

■ 如果患者胸痛剧烈伴烦躁，急性肺充血时可合理使用镇静镇痛药，如吗啡静脉推注，但应注意剂量及其对神经、呼吸系统的抑制等副作用。

■ 控制冠心病危险因素，如降脂、降压、控制血糖，以及控制心律失常，改善心功能的药物应依据患者病情合理使用。常用降脂药为他汀类、贝特类等，预防及减少动脉粥样硬化的发生；常用降压药为钙离子通道阻滞剂、血管紧张素转化酶抑制剂等，或使用复方制剂，如氨氯地平贝那普利片（Ⅱ），可提高患者依从性，有效降低血压，减少充盈性心力衰竭的发生率。

（八）手术日为入院第0~10天（如需要进行手术）

1. 麻醉方式：局部麻醉。
2. 手术方式：冠状动脉造影+支架置入术。
3. 手术内置物：冠状动脉内支架。
4. 术中用药：抗血栓药（肝素化，必要时可使用GPⅡb/Ⅲa受体拮抗剂）、血管活性药、抗心律失常药等。

> **释义**
>
> ■ 本路径规定冠脉介入治疗采用局部麻醉，主要在穿刺部位皮下给药。
>
> ■ 常规经桡动脉或股动脉穿刺，造影导管完成冠状动脉造影，介入治疗相关器械完成支架置入术。对PCI患者常规植入支架（Ⅰ类推荐，证据水平C）。
>
> ■ NSTEMI拟行早期侵入检查或治疗的患者，建议优先选用普通肝素（必要时与血小板糖蛋白Ⅱb/Ⅲa受体拮抗剂合用）（Ⅰ类推荐，证据等级B）。应用普通肝素剂量的建议：与血小板糖蛋白Ⅱb/Ⅲa受体拮抗剂合用者，围术期普通肝素剂量应为50~70IU/kg，使活化凝血时间（ACT）>200秒；如未与血小板糖蛋白Ⅱb/Ⅲa受体拮抗剂合用，围术期普通肝素剂量应为60~100IU/kg，使ACT达到250~350秒（HemoTec法）或300~350秒（Hemochron法）。当ACT降至150~180秒以下时，可拔除鞘管。对于行非复杂性PCI者，术后不应常规应用普通肝素（Ⅰ类推荐，证据水平A）。严重肾功能障碍患者（肌酐清除率<30ml/min）建议优先选用普通肝素（Ⅱa类推荐，证据水平C）。
>
> ■ 根据术中患者病情、血流动力学状况，合理使用血管活性药物及抗心律失常等药物。

（九）术后住院恢复3~5天

1. 介入术后必要时住重症监护病房。
2. 介入术后即刻需检查项目：生命体征检查、心电图、心电监测、穿刺部位的检查。
3. 介入术后第1天需检查项目：心电图、心肌损伤标志物、血常规、尿常规。必要时根据需要复查：大便隐血、肝肾功能、电解质、血糖、凝血功能、超声心动图、胸片、血气分析。
4. 根据患者病情，必要时行血流动力学监测和IABP支持。
5. 观察患者心肌缺血等不适症状，及时发现和处理并发症。

> **释义**
>
> ■ 根据患者病情及术中情况进行术后观察，完成术后即刻和术后第1天的各项检查。重点观察出血、血肿并发症，造影剂不良反应（脑、肾脏、胃肠道等），支架内急性、亚急性血栓形成，围术期心肌梗死等。术后尽早持续心电监测，主管医师评估患者病情平稳后方可终止。
>
> ■ 根据病情需要进行相应检查和治疗，包括常规检查、治疗和特殊检查、支持治疗，如有创血流动力学监测、IABP等。检查项目可以不只限定路径中的必查项目，如必须，也可增加同一项目的重复检查次数。

（十）出院标准

1. 生命体征平稳，心肌缺血症状得到有效控制，心功能稳定。
2. 血流动力学稳定。
3. 心电稳定。
4. 无其他需要继续住院处理的并发症。

> **释义**
>
> ■患者病情平稳，生命体征平稳，完成各项必须复查项目，且检查项目无明显异常。

（十一）变异及原因分析

1. 冠状动脉造影后转外科行急诊冠状动脉旁路移植术。
2. 等待二次 PCI 或择期冠状动脉旁路移植术。
3. 病情危重。
4. 出现严重并发症。

> **释义**
>
> ■变异是指入选临床路径的患者未能按预定路径完成医疗行为或未达到预期的医疗质量控制目标。引起变异的原因主要有：并发症、医院原因、个人原因、其他原因。其中微小变异可以不退出路径，重大变异需退出路径，或进入其他途径。但所有变异均应在医师表单中予以说明。
>
> ■微小变异：由于较轻的并发症，如穿刺部位血肿，术后心肌损伤标志物轻度升高，术后轻度体温升高等，不危及生命，但需要延长住院观察时间和增加必要的检查项目，但需要延长的住院天数未超过规定住院天数的 20%，可以不退出本路径。因采用不同耗材而增加医疗费用，但未延长或稍延长住院天数的病例，对医疗操作无影响，可不退出路径。
>
> ■重大变异
>
> （1）介入治疗中病情危重或出现严重并发症，如冠状动脉破裂、冠状动脉急性闭塞、左主干夹层等，须急诊 CABG 术；股动脉穿刺部位血管动静脉瘘或假性动脉瘤或桡动脉穿刺后骨筋膜综合征须外科手术治疗；其他严重并发症，如严重出血性疾病、栓塞性疾病等导致后续治疗、住院时间延长、治疗费用增加，可退出路径。
>
> （2）病情危重，合并症、并发症多，如合并多脏器疾病，或并发严重感染、多脏器衰竭等，病情复杂，需要长时间在监护病房抢救、治疗，需要长时间 IABP 等辅助治疗，住院时间长，医疗费用高，可退出路径。
>
> （3）因医院或患者个人原因要求离院或转院的病例，如从心脏专科医院转至综合医院外科治疗等，可以退出路径。
>
> （4）其他未能预知的原因导致入选路径的患者不能继续执行路径，或继续路径治疗可能影响对疾病的治疗，或治疗时间延长、住院时间超过规定住院天数的 20%，且医疗费用增加，应考虑退出路径。

五、急性非 ST 段抬高型心肌梗死的临床路径给药方案

【用药选择】

1. 根据危险分层针对不同患者制定个性化治疗方案，无论是否行 PCI 治疗，药物治疗是治疗的基础，主要针对三个方面：①充分抗血小板、抗凝，降低血栓事件；②抗缺血治疗，改善患者症状；③控制冠心病危险因素。

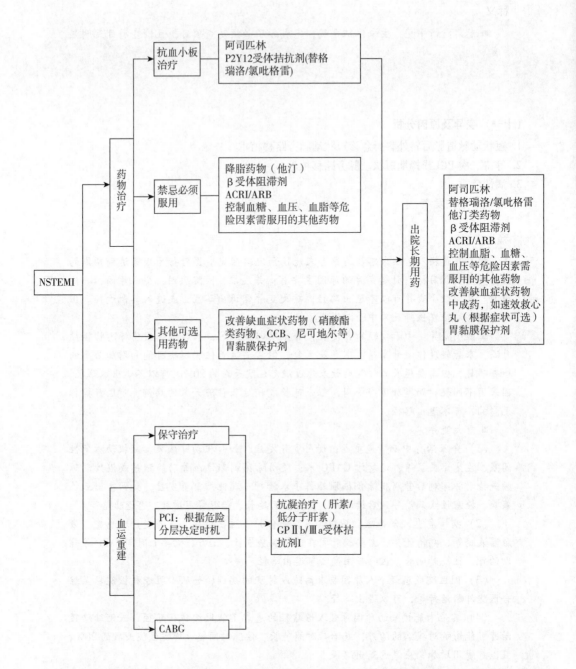

2. 无论是否行 PCI 治疗，就诊时即接受双联抗血小板治疗符合指南推荐（Ⅰ类推荐，证据级别 A）。

3. NSTE-ACS 患者应在入院 24 小时内测定空腹血脂水平（Ⅰ类推荐，证据级别 C），如无禁忌证，无论基线 LDL-C 水平如何，所有患者均应给予他汀类药物治疗（Ⅰ类推荐，证据级别 A）。

4. 如无明显禁忌，所有患者均应常规使用 β 受体阻断剂治疗（Ⅰ类推荐，证据级别 B）。

5. 对于存在胸痛或心肌缺血表现的患者，应给予硝酸酯类药物（Ⅰ类推荐，证据级别 A）。但应注意硝酸酯类药物可能出现耐药性，应维持每天至少 8 小时的无药期。

6. 钙离子通道阻滞剂（CCB）用于 NSTE-ACS 治疗的主要目的是缓解心绞痛症状或控制血压，目前尚无证据支持 CCB 可改善 NSTE-ACS 的长期预后。在应用 β 受体阻断剂和硝酸酯类药物之后患者仍存在心绞痛症状或难以控制的高血压，应加用长效二氢吡啶类 CCB（Ⅰ类推荐，证据级别 C），同时应尽量避免非二氢吡啶类 CCB 与 β 受体阻断剂的联用（Ⅲ类推荐，证据级别 C）。

7. 除非不能耐受，所有 NSTE-ACS 患者均应接受 ACEI 治疗（Ⅰ类推荐，证据级别 A）。对 ACEI 不耐受的 LVEF＜40% 的心力衰竭或心肌梗死患者，推荐使用血管紧张素Ⅱ受体拮抗剂（ARB）（Ⅰ类推荐，证据级别 A）。

8. 血小板糖蛋白Ⅱb/Ⅲa 受体拮抗剂：NSTEMI 行 PCI 者，如未服用氯吡格雷，应给予一种 GPⅡb/Ⅲa 受体拮抗剂（Ⅰ类推荐，证据水平 A）。在实施诊断性 CAG 前或 PCI 术前即刻给药均可。如已服用氯吡格雷，可同时给予一种 GPⅡb/Ⅲa 受体拮抗剂（Ⅱa 类推荐，证据水平 B）。接受择期 PCI 并植入支架的高危患者或高危病变，可应用 GPⅡb/Ⅲa 受体拮抗剂，但应充分权衡出血与获益风险（Ⅱa 类推荐，证据水平 B）。

9. 抗凝药物：所有 NSTEMI 患者在无明确禁忌的情况下，均推荐接受抗凝治疗（Ⅰ类推荐，证据水平 A），应根据缺血和/或出血风险、疗效和/或安全性选择抗凝药物。

10. 选择胃黏膜保护剂，尤其是 PPI 类药物时，应充分考虑其与氯吡格雷间的相互药物作用。

11. 有限的研究表明，麝香保心丸、参松养心等应用于急性心肌梗死患者可有助于减少心律失常，保护心功能。

【药学提示】

1. β 受体阻断剂的常见禁忌情况有：严重心动过缓、房室传导阻滞，支气管哮喘，重度心力衰竭、急性肺水肿等。

2. ACEI 类药物在下列的情况需慎用：重度血容量减少；重度主动脉、二尖瓣狭窄；限制性心包炎；重度充血性心力衰竭（NYHA Ⅳ级）；肾性高血压尤其是双侧肾血管病变或孤立肾伴肾动脉狭窄；原因未明的肾功能不全；有血管杂音的老年吸烟者；服用非甾体抗炎药的肾功能不全者；咳嗽。在 ACEI 无法耐受的情况下可以选择 ARB 类药物。

【注意事项】

作为心血管疾病的常见急重症，NSTEMI 包含了多种情况，并且常合并心力衰竭、心律失常等情况出现，具体用药方案应综合评估患者具体临床情况后决定。

六、急性非 ST 段抬高型心肌梗死患者护理规范

急性非 ST 段抬高心肌梗死的护理贯穿患者诊治的全流程中。

1. 院前及急诊的护理工作规范

（1）对存在可疑症状的患者，应该在 10 分钟内完成心电图。

（2）急诊应对疑似 AMI 的胸痛患者正确分诊，提高诊治优先性，尽快完成 ECG、采血等检查，尽快明确诊断。

（3）院前急救系统及急诊对疑似/诊断 AMI 的患者，应适当制动、休息，给予心电监测，密切观察心率、心律、呼吸、血压、神志，观察胸痛症状变化，观察有无出血表现。

（4）启动绿色通道，尽快协调转运及下一步治疗，指导并协助患者家属完成急诊及住院相关手续。

（5）建立静脉通道，配合医生尽快予负荷抗血小板药物、抗凝药物等药物及治疗措施，完成 PCI 相关术前准备。

2. 住院期间护理

（1）按照危险分层情况推荐的 PCI 时机，完善术前准备，包括备皮、建立静脉通路、术前检

查等。

（2）密切观察胸痛症状的变化，观察神志、生命体征变化及尿量情况，观察皮肤黏膜牙龈及尿便颜色有无出血倾向。

（3）遵嘱给予扩冠、抗凝、镇痛、镇静等药物治疗，密切观察药物疗效及副作用。

（4）饮食宜清淡、易消化，忌过饱、油腻，忌烟酒。保持大便通畅，避免排便过度用力或屏气，便秘可用导泻剂。

（5）警惕病情变化，注意观察再灌注心律失常、急性心肌梗死并发症等，及早发现并协助医生处理。

（6）做好康复指导，指导患者运动恢复；给予心理支持，稳定患者情绪。

（7）出院前做好健康宣教，指导院外用药、康复及随访方案。

七、急性非 ST 段抬高型心肌梗死患者营养治疗规范

1. 营养管理是 NSTEMI 患者急性期及长期管理的重要组成部分。医学营养治疗（MNT）是心血管疾病综合防治的重要措施之一。营养治疗的目标是控制血脂、血压、血糖和体重，降低心血管疾病危险因素的同时，增加保护因素。

2. 鼓励内科医生自己开营养处方，或推荐患者咨询临床营养师。

3. 急性心肌梗死的营养治疗应随病情。制订营养治疗方案前应了解患者的用药情况，包括利尿药、降压药；血钠、血钾水平、肾功能、补液量及电解质种类、数量；了解患者饮食习惯等。根据病情和患者接受情况，处方营养治疗方案，并通过随访适时修订。

4. 不同时期有不同的营养方案：

（1）急性期 1~3 天时一般每天低脂流质饮食。

（2）病情好转，可渐改为低脂半流质饮食，全日能量 1000~1500kcal，禁止可能导致患者肠胀气和浓烈刺激性的食物（如辣椒、豆浆、牛奶、浓茶、咖啡等）。避免过冷过热食物；少食多餐，5~6 餐/日，以减轻心脏负担。

（3）病情稳定后，可进食清淡和易消化的食品，营养素组成比例可参考冠心病饮食原则。病情稳定逐渐恢复活动后，饮食可逐渐增加或进软食。限制脂类：低脂肪、低胆固醇、高多不饱和脂肪酸饮食原则。脂肪限制在 40g/d 以内，伴有肥胖者应控制能量和碳水化合物。

5. 注意维持适当的容量和电解质平衡。注意血液钾、钠平衡，保证镁摄入。注意食物与药物的相互作用（如华法林）。

八、急性非 ST 段抬高型心肌梗死患者健康宣教

健康宣教有助于帮助患者认识和理解疾病，取得患者对诊疗措施的配合，同时解除患者的紧张恐惧心理，树立战胜疾病的信心，促进患者的康复。NSTEMI 患者健康宣教可分为入院时宣教、住院期间宣教和出院时宣教几部分。

1. 入院时宣教

NSTEMI 患者入院后根据病情需要，可以收入普通部分，也可能进入心脏监护病房（CCU）。易由于疾病和环境产生紧张、焦虑、甚至恐惧心理，不利于疾病诊治。

（1）首先向患者和家属介绍住院须知和病房的有关制度，以及周围的住院环境，使患者对陌生环境有一定的了解，消除其恐惧心理。

（2）向患者介绍医护人员的基本情况，建立医患信任，使患者积极配合治疗。

2. 住院期间的宣教

（1）介绍疾病相关知识，加深患者及家属对疾病的认识，包括向患者及家属介绍心肌梗死的诱发因素及应注意的有关事项。

（2）向患者介绍饮食、制动/运动的建议。

（3）向患者介绍所用药物及其作用和用药过程中的注意事项。

（4）介绍患者病情进展情况，使患者对自己的治疗和病情有一定的了解，回答患者关于疾病的疑问。

3. 出院时的宣教

（1）向患者讲解出院后的注意事项和按时服药，定期复查的重要性。

（2）让患者掌握预防心肌梗死复发的方法和发生的前期的症状以及自救的方法。

健康宣教可以根据实际情况，采取多种形式开展，如疾病知识介绍宣传手册、多媒体资料等，也可以通过微信等社交软件、患者管理 App 等途径实现。

九、推荐表单

(一) 医师表单

急性非 ST 段抬高型心肌梗死介入治疗临床路径医师表单

适用对象：第一诊断为急性非 ST 段抬高型心肌梗死（ICD-10：I21.4）

行冠状动脉内支架置入术（ICD-9-CM-3：36.06/36.07）

患者姓名：		性别：	年龄：	门诊号：	住院号：
住院日期：　年　月　日		出院日期：　年　月　日			标准住院日：7~14 天
发病时间：　年　月　日　分			到达急诊科时间：　年　月　日　分		

时间	到达急诊科（0~10 分钟）	到达急诊科（0~30 分钟）	到达急诊科（0~60 分钟）
主要诊疗活动	□ 完成病史采集与体格检查 □ 描记 18 导联心电图，评价初始 18 导联心电图 □ 明确诊断，立即口服阿司匹林及 P2Y12 受体拮抗剂（替格瑞洛/氯吡格雷），有禁忌除外 □ 开始"常规治疗"（参见非 ST 段抬高型心肌梗死诊断与常规治疗）	□ 心血管内科专科医师急会诊 □ 迅速危险分层，评估尽早血运重建治疗或"保守治疗"的适应证和禁忌证 □ 确定急诊冠状动脉造影及血运重建（直接 PCI 和急诊 CABG）治疗方案 □ 对于在急诊科未行早期有创治疗者，尽快将患者转入 CCU 继续治疗，再次评估早期血运重建的必要性及风险	□ 需行"急诊冠状动脉造影和血运重建"的高危患者 □ 向患者及其家属交代病情和治疗措施 □ 签署"手术知情同意书" □ 落实术前服用足量的抗血小板药物 □ 肾功能不全者术前水化 □ 保证生命体征和重要脏器功能 □ 开始"急诊冠状动脉造影和血运重建"治疗 □ 手术后患者转入 CCU 或外科恢复室继续治疗
重点医嘱	**长期医嘱：** □ 重症监护（持续心电、血压和血氧饱和度监测等） **临时医嘱：** □ 吸氧（按需） □ 描记"18 导联"心电图 □ 血清心肌标志物测定 □ 血常规+血型、尿常规+镜检 □ 血脂、血糖、红细胞沉降率、凝血功能、电解质 □ 建立静脉通道 □ 非 ST 段抬高型心肌梗死"常规治疗"	**长期医嘱：** □ 非 ST 抬高型心肌梗死护理常规 □ 一级护理或特级护理 □ 记 24 小时出入量 □ 卧床 □ 重症监护（持续心电、血压和血氧饱和度监测等） □ 吸氧（按需） □ 镇静、镇痛：吗啡（按需） □ 静脉滴注硝酸甘油（按需）	**长期医嘱：** □ 同前 □ 急诊血运重建治疗 **临时医嘱：** □ 备皮 □ 术前镇静（按需） □ 足量使用抗血小板药物
病情变异记录	□ 无　□ 有，原因： 1. 2.	□ 无　□ 有，原因： 1. 2.	□ 无　□ 有，原因： 1. 2.
医师签名			

时间	住院第 1 天（CCU）	住院第 2~3 天（CCU）
主要诊疗工作	□ 监测生命体征及有无呼吸急促、皮疹等过敏状态 □ 观察患者病情变化（穿刺点及周围情况、心电图变化、血红蛋白及心肌损伤标志物变化） □ 上级医师查房：危险性分层、监护强度和治疗效果评估 □ 确定下一步诊疗方案 □ 完成病历及上级医师查房记录 □ 预防手术并发症 □ 在急诊科未行早期有创治疗者，再次危险分层，中、高危患者应在入院后 12~48 小时完成冠脉造影和血运重建	□ 继续重症监护 □ 心电监测 □ 观察患者病情变化 □ 上级医师查房：效果评估和诊疗方案调整 □ 完成病历书写及上级医师查房记录 □ 继续非 ST 段抬高型心肌梗死常规药物治疗 □ 对于保守治疗患者，随时评价进行急诊血运重建的必要性，并强化抗心肌缺血药物治疗 □ 确定患者可否转出 CCU，转出者完成转科记录 □ 低危患者在观察期间未再出现心肌缺血及左心衰竭的临床表现，可留院观察 24~48 小时后出院
重点医嘱	**长期医嘱：** □ 非 ST 段抬高型心肌梗死护理常规 □ 病危通知（高危、极高危患者） □ 一级或特级护理 □ 流质或半流质饮食 □ 吸氧（按需） □ 卧床 □ 保持排便通畅 □ 抗凝（按需） □ β 受体阻断剂（无禁忌证者常规使用） □ ACEI（不能耐受者可选用 ARB 治疗） □ 硝酸酯类药物（按需） □ 阿司匹林+P2Y12 受体拮抗剂（替格瑞洛或氯吡格雷） □ 调脂治疗：他汀类药物 □ 钙离子通道阻滞剂（必要时） **临时医嘱：** □ 心电图、床旁胸片、超声心动图 □ 动态监测心肌损伤标志物 □ 感染性疾病筛查（术前采血）	**长期医嘱：** □ 非 ST 段抬高型心肌梗死护理常规 □ 一级或特级护理 □ 卧床或床旁活动 □ 半流质饮食或低盐低脂饮食 □ 重症监护（必要时） □ 保持排便通畅 □ 药物治疗同前 **临时医嘱：** □ 心电图 □ 心肌损伤标志物
病情变异记录	□ 无　□ 有，原因： 1. 2.	□ 无　□ 有，原因： 1. 2.
医师签名		

时间	住院第 3~5 天 （普通病房第 1~3 天）	住院第 5~7 天 （普通病房第 3~5 天）	住院第 6~14 天 （出院日）
主要诊疗工作	□ 上级医师查房：心功能和治疗效果评估 □ 确定下一步治疗方案 □ 完成上级医师查房记录 □ 完成转科记录 □ 血运重建术（PCI 或 CABG）术后治疗 □ 监测及处理手术并发症	□ 上级医师查房与诊疗评估 □ 完成上级医师查房记录 □ 预防并发症 □ 再次血运重建治疗评估，包括 PCI、CABG □ 完成择期 PCI □ 复查相关检查 □ 心功能再评价 □ 治疗效果、预后和出院评估	□ 通知患者及其家属出院 □ 向患者交代出院后注意事项，预约复诊日期 □ 将"出院小结"交给患者 □ 通知出院处 □ 如果患者不能出院，在病程记录中说明原因和继续治疗
重点医嘱	长期医嘱： □ 非 ST 段抬高型心肌梗死护理常规 □ 一级或二级护理 □ 床旁活动 □ 低盐低脂饮食 □ 药物治疗同前，根据情况调整	长期医嘱： □ 非 ST 段抬高型心肌梗死护理常规 □ 一级或二级护理 □ 室内或室外活动 □ 低盐低脂饮食 □ 药物治疗同前，根据情况调整 临时医嘱： □ 心电图、超声心动图、X 线胸片 □ 血常规、尿常规、大便常规 □ 肝功能、肾功能、电解质、凝血功能	出院医嘱： □ 改善生活方式 □ 低盐低脂饮食 □ 适当运动 □ 控制高血压、高血脂、糖尿病等危险因素 □ 定期复查 □ 出院带药：β 受体阻断剂、ACEI、硝酸酯类药物、阿司匹林、氯吡格雷、他汀类药物、钙离子通道阻滞剂（根据情况）
病情变异记录	□ 无 □ 有，原因： 1. 2.	□ 无 □ 有，原因： 1. 2.	□ 无 □ 有，原因： 1. 2.
医师签名			

（二）护士表单

急性非 ST 段抬高型心肌梗死介入治疗临床路径护士表单

适用对象：第一诊断为急性非 ST 段抬高型心肌梗死（ICD-10：I21.4）

行冠状动脉内支架置入术（ICD-9-CM-3：36.06/36.07）

患者姓名：		性别：	年龄：	门诊号：	住院号：

发病时间： 年 月 日 分	到达急诊科时间： 年 月 日 分
PCI 开始时间： 年 月 日 分	
标准住院日：7~14 天	实际住院日： 天

时间	到达急诊（0~10 分钟）	到达急诊（0~30 分钟）	到达急诊（0~60 分钟）
主要护理工作	□ 协助患者或其家属完成急诊挂号、交费和办理"入院手续"等工作 □ 静脉取血，建立静脉通道	□ 非 ST 段抬高型心肌梗死护理常规 □ 特级护理 □ 给予吸氧（按需） □ 实施重症监护、做好除颤准备 □ 配合急救治疗（静脉/口服给药等） □ 对拟急诊 PCI 患者，配合急诊 PCI 术前准备和转运准备	□ 非 ST 段抬高型心肌梗死护理常规 □ 特级护理 □ 对拟急诊 PCI 患者，配合 PCI 观察、监护、急救和记录 □ 做好转运的准备
重点医嘱	□ 详见医嘱执行单	□ 详见医嘱执行单	□ 详见医嘱执行单
病情变异记录	□ 无 □ 有，原因： 1. 2.	□ 无 □ 有，原因： 1. 2.	□ 无 □ 有，原因： 1. 2.
护士签名			

时间	到达病房（0~90分钟）	住院第1~2天 （术前准备）	住院第1~2天 （手术日）
健康宣教	□ 介绍主管医师、护士 □ 入院宣教（常规、安全） □ 做急诊 PCI 术后当日宣教 □ 急诊 PCI 患者予以饮食、饮水活动宣教	□ 做择期 PCI 术前宣教 □ 服药宣教 □ 疾病宣教	□ 做 PCI 术后当日宣教 □ PCI 患者予以饮食、饮水宣教
护理处置	□ 准备抢救物品 □ 安置患者，佩戴腕带 □ 通知医师 □ 生命体征的监测测量 □ 吸氧（按需） □ 交接液体 □ 病情交班 □ 配合急救治疗 □ 静脉采血 □ 注意化验结果回报 □ 完成护理记录	□ 观察生命体征 □ 观察 24 小时出入量 □ 观察穿刺部位 □ 协助患者完成临床检查 □ 遵医嘱配合急救和治疗 □ 完成护理记录 □ 维持静脉通畅 □ 静脉和口服给药 □ 协助患者进餐 □ 保持排便通畅	□ 评估患者全身情况 □ 观察生命体征 □ 协助患者完成临床检查 □ 注意化验结果回报 □ 完成护理记录
基础护理	□ 准备床单位、监护、吸氧 □ 评估皮肤、神志、肢体活动 □ 观察尿量 □ 做好病情变化的救治 □ 心率、心律的观察 □ 特级护理	□ 生命体征的观察 □ 一级护理 □ 观察 24 小时出入量 □ 协助患者完成各项检查 □ 协助患者进食 □ 协助患者做好生活护理 □ 患者安全及心理护理	□ 病情的观察（症状、体征、神志、生命体征） □ 保持水、电解质平衡 □ 观察 24 小时出入量 □ 一级护理
专科护理	□ 使用药物的浓度剂量 □ 观察穿刺部位 □ 各种置管情况 □ 急诊 PCI 患者观察穿刺部位情况 □ 观察胸痛缓解情况 □ 配合急救治疗（静脉口服给药）	□ 使用药物的浓度剂量 □ 各种置管情况 □ 观察胸痛情况 □ 做好术前准备（备皮、碘过敏试验）	□ 相关并发症的观察 □ PCI 术后定时观察穿刺部位 □ 做好拔除动脉鞘管的准备 □ 股动脉鞘管拔除时注意迷走反射的发生 □ 股动脉鞘管拔除后，伤口沙袋压迫 12 小时，患侧肢体制动 24 小时（血管缝合/封堵者压迫 6 小时、制动 12 小时）
重点医嘱	□ 详见医嘱执行单	□ 详见医嘱执行单	□ 详见医嘱执行单
病情变异记录	□ 无　□ 有，原因： 1. 2.	□ 无　□ 有，原因： 1. 2.	□ 无　□ 有，原因： 1. 2.
护士签名			

时间	住院第 3~4 天 （术后第 1 天）	住院第 5~7 天 （普通病房第 3~5 天）	住院第 6~14 天 （出院日）
健康宣教	□ 饮食宣教 □ 服药宣教 □ 指导恢复期的康复和锻炼 　（床上或床旁活动） □ 疾病宣教	□ 指导恢复期的康复和锻炼 □ 饮食宣教 □ 疾病宣教 □ 康复宣教和二级预防	□ 活动指导 □ 康复宣教和二级预防 □ 出院宣教
护理处置	□ 观察生命体征 □ 观察 24 小时出入量 □ 观察穿刺部位 □ 遵医嘱配合急救和治疗 □ 完成护理记录 □ 维持静脉通畅 □ 静脉和口服给药 □ 协助患者进餐 □ 保持排便通畅	□ 观察生命体征 □ 完成常规化验采集 □ 观察 24 小时出入量 □ 遵医嘱完成治疗 □ 维持静脉通畅 □ 静脉和口服给药 □ 保持排便通畅 □ 生活护理 □ 给予心理支持 □ 完成护理记录	□ 观察生命体征 □ 观察 24 小时出入量 □ 遵医嘱完成治疗 □ 维持静脉通畅 □ 静脉和口服给药 □ 保持排便通畅 □ 生活护理 □ 给予心理支持 □ 完成护理记录 □ 配合患者做好出院准备
基础护理	□ 监测：心率、心律、血压、 　血氧饱和度、呼吸 □ 准确记录出入量 □ 保持水、电解质平衡 □ 协助患者完成各项检查 □ 协助患者进食 □ 协助患者做好生活护理	□ 监测：心率、心律、血压、 　血氧饱和度、呼吸 □ 完成常规标本采集 □ 准确记录出入量 □ 保持水、电解质平衡 □ 协助患者完成各项检查 □ 协助患者进食 □ 协助患者做好生活护理	□ 监测：心率、心律、血 　压、血氧饱和度、呼吸 □ 完成常规标本采集 □ 准确记录出入量 □ 保持水、电解质平衡 □ 协助患者完成各种事项 □ 协助患者进食 □ 办理出院事项
专科护理	□ 相关并发症的观察 □ 穿刺部位的观察	□ 相关并发症的观察	□ 相关并发症的观察
重点医嘱	□ 详见医嘱执行单	□ 详见医嘱执行单	□ 详见医嘱执行单
病情变异记录	□ 无　□ 有，原因： 1. 2.	□ 无　□ 有，原因： 1. 2.	□ 无　□ 有，原因： 1. 2.
护士签名			

（三）患者表单

急性非 ST 段抬高型心肌梗死介入治疗临床路径患者表单

适用对象：第一诊断为急性非 ST 段抬高型心肌梗死（ICD-10：I21.4）

行冠状动脉内支架置入术（ICD-9-CM-3：36.06/36.07）

患者姓名：		性别：	年龄：	门诊号：	住院号：

发病时间： 年 月 日 分	到达急诊科时间： 年 月 日 分
PCI 开始时间： 年 月 日 分	
标准住院日：10~14 天	实际住院日： 天

时间	住院第 1 天	住院第 2 天	住院第 3 天
监测	□ 测量生命体征、体重	□ 测量生命体征、体重	□ 测量生命体征、体重
医患配合	□ 医师询问现病史、既往史、用药情况，收集资料并进行体格、检查 □ 配合完善术前相关化验、检查：心电图、胸片、血清心肌酶学和损伤标志物测定、心肌酶动态监测、凝血监测 □ 感染性疾病筛查 □ 重症监护（心电、血压和血氧饱和度监测等） □ 溶栓治疗和直接 PCI □ 配合重症监护和救治	□ 继续重症监护 □ 化验检查、心电图、X 线胸片、血清心肌酶学和损伤标志物测定	□ 继续重症监护 □ 化验检查、心电图、X 线胸片、血清心肌酶学和损伤标志物测定
护患配合	□ 介绍主管医师、护士 □ 护士行入院护理评估 □ 入院宣教（常规、安全） □ 特级护理 □ 建立静脉通路	□ 一级护理 □ 配合急救和治疗 □ 做 PCI 术后当日宣教 □ PCI 患者予以饮食、饮水活动宣教 □ 活动指导	□ 一级护理 □ 配合急救和治疗 □ 活动指导 □ 康复宣教和二级预防
饮食	□ 流质饮食	□ 半流质饮食	□ 低盐低脂饮食
活动	□ 卧床休息，自主体位 □ 患肢制动	□ 卧床休息，自主体位 □ 患肢可活动	□ 床上或床边活动

时间	住院第 3~5 天 （普通病房第 1~3 天）	住院第 5~7 天 （普通病房第 3~5 天）	住院第 6~14 天 （出院日）
监测	□ 测量生命体征	□ 测量生命体征	□ 测量生命体征
医患配合	□ 化验检查、心电图、X 线胸 　片、血清心肌酶学和损伤标 　志物测定	□ 化验检查、心电图、X 线胸 　片、血清心肌酶学和损伤标 　志物测定	□ 酌情配合相关检查 □ 带好出院用药
护患配合	□ 配合急救和治疗 □ 测量生命体征 □ 活动指导 □ 康复宣教和二级预防	□ 配合急救和治疗 □ 测量生命体征 □ 活动指导 □ 康复宣教和二级预防	□ 活动指导 □ 康复宣教和二级预防
饮食	□ 低盐低脂饮食	□ 低盐低脂饮食	□ 低盐低脂饮食
活动	□ 床边或室内活动	□ 室内活动	□ 室内及室外活动

附：原表单（2009 年版）

急性非 ST 段抬高型心肌梗死介入治疗临床路径表单

适用对象：第一诊断为急性非 ST 段抬高型心肌梗死（ICD-10：I21.4）

行冠状动脉内支架置入术（ICD-9-CM-3：36.06/36.07）

患者姓名：	性别：	年龄：	门诊号：	住院号：

住院日期： 年 月 日	出院日期： 年 月 日	标准住院日：7~14 天

发病时间： 年 月 日 时 分	到达急诊科时间： 年 月 日 时 分

时间	到达急诊科（0~10 分钟）	到达急诊科（0~30 分钟）	到达急诊科（0~60 分钟）
主要诊疗活动	□ 完成病史采集与体格检查 □ 描记 18 导联心电图，评价初始 18 导联心电图 □ 明确诊断，立即口服阿司匹林及氯吡格雷，有禁忌除外 □ 开始"常规治疗"（参见非 ST 段抬高型心肌梗死诊断与常规治疗）	□ 心血管内科专科医师急会诊 □ 迅速危险分层，评估尽早血运重建治疗或保守治疗的适应证和禁忌证 □ 确定急诊冠状动脉造影及血运重建（直接 PCI 和急诊 CABG）治疗方案 □ 对于在急诊科未行早期有创治疗者，尽快将患者转入 CCU 继续治疗，再次评估早期血运重建的必要性及风险	需行急诊冠状动脉造影和血运重建的高危患者： □ 向患者及其家属交代病情和治疗措施 □ 签署手术知情同意书 □ 落实术前服用足量的抗血小板药物 □ 肾功能不全者术前水化治疗 □ 保证生命体征和重要脏器功能 □ 开始急诊冠状动脉造影和血运重建治疗 □ 手术后患者转入 CCU 或外科恢复室继续治疗
重点医嘱	长期医嘱： □ 重症监护（持续心电、血压和血氧饱和度监测等） 临时医嘱： □ 吸氧 □ 描记 18 导联心电图 □ 血清心肌标志物测定 □ 血常规+血型、尿常规+镜检 □ 血脂、血糖、红细胞沉降率、凝血功能、电解质 □ 建立静脉通道 □ 非 ST 段抬高型心肌梗死常规治疗	长期医嘱： □ 非 ST 抬高型心肌梗死护理常规 □ 一级或特级护理 □ 记 24 小时出入量 □ 卧床 □ 重症监护（持续心电、血压和血氧饱和度监测等） □ 吸氧 □ 镇静镇痛：吗啡 □ 静脉滴注硝酸甘油	长期医嘱： □ 同前 □ 急诊血运重建治疗 临时医嘱： □ 备皮 □ 造影剂皮试 □ 术前镇静 □ 预防性抗感染（必要时） □ 足量使用抗血小板药物
主要护理工作	□ 协助患者或其家属完成急诊挂号、交费和办理入院手续等工作 □ 静脉取血	□ 非 ST 段抬高型心肌梗死护理常规 □ 特级护理	□ 非 ST 段抬高型心肌梗死护理常规 □ 特级护理

续 表

时间	到达急诊科（0~10分钟）	到达急诊科（0~30分钟）	到达急诊科（0~60分钟）
病情 变异 记录	□无 □有，原因： 1. 2.	□无 □有，原因： 1. 2.	□无 □有，原因： 1. 2.
护士 签名			
医师 签名			

时间	住院第1天（CCU）	住院第2天（CCU）	住院第3天（CCU）
主要诊疗工作	□ 监测生命体征及有无呼吸急促、皮疹等过敏状态 □ 观察患者病情变化（穿刺点及周围情况、心电图变化、血红蛋白及心肌损伤标志物变化） □ 上级医师查房：危险性分层、监护强度和治疗效果评估 □ 确定下一步诊疗方案 □ 完成病历及上级医师查房记录 □ 预防手术并发症 □ 预防感染（必要时） □ 在急诊科未行早期有创治疗者，再次危险分层，中、高危患者应在入院后12~48小时内完成冠状动脉造影和血运重建	□ 继续重症监护 □ 观察患者病情变化 □ 上级医师查房：效果评估和诊疗方案调整 □ 完成病历书写及上级医师查房记录 □ 继续非ST段抬高型心肌梗死常规药物治疗 □ 对于保守治疗患者，随时评价进行急诊血运重建的必要性，并强化抗心肌缺血药物治疗	□ 继续重症监护 □ 心电监测 □ 上级医师查房 □ 完成病程记录 □ 继续和调整药物治疗 □ 确定患者可否转出CCU，转出者完成转科记录 □ 低危患者在观察期间未再出现心肌缺血及左心衰竭的临床表现，可留院观察24~48小时后出院
重点医嘱	**长期医嘱：** □ 非ST段抬高型心肌梗死护理常规 □ 病危通知 □ 一级或特级护理 □ 流质或半流质饮食 □ 吸氧 □ 卧床 □ 保持排便通畅 □ 术后应用低分子肝素2~8天 □ β受体阻断剂（无禁忌证者常规使用） □ ACEI（不能耐受者可选用ARB治疗） □ 硝酸酯类药物 □ 阿司匹林+氯吡格雷联合 □ 调脂治疗：他汀类药物 □ 钙离子通道阻滞剂（必要时） **临时医嘱：** □ 心电图、床旁胸片、超声心动图 □ 动态监测心肌损伤标志物 □ 感染性疾病筛查	**长期医嘱：** □ 非ST段抬高型心肌梗死护理常规 □ 一级或特级护理 □ 卧床或床旁活动 □ 半流质饮食或低盐低脂饮食 □ 重症监护 □ 保持排便通畅 □ 药物治疗同前 **临时医嘱：** □ 心电图 □ 心肌损伤标志物	**长期医嘱：** □ 非ST段抬高型心肌梗死护理常规 □ 一级或特级护理 □ 卧床或床旁活动 □ 低盐低脂饮食 □ 保持排便通畅 □ 药物治疗同前 **临时医嘱：** □ 心电图 □ 心肌损伤标志物

续　表

时间	住院第 1 天（CCU）	住院第 2 天（CCU）	住院第 3 天（CCU）
主要护理工作	□ 疾病恢复期心理与生活护理 □ 根据患者病情和危险性分层指导并监督患者恢复期的治疗与活动	□ 配合急救和诊疗 □ 生活与心理护理 □ 指导恢复期康复和锻炼	□ 生活与心理护理 □ 康复和二级预防宣教 □ 办理转出 CCU 事项
病情变异记录	□ 无　□ 有，原因： 1. 2.	□ 无　□ 有，原因： 1. 2.	□ 无　□ 有，原因： 1. 2.
护士签名			
医师签名			

时间	住院第 4~6 天 （普通病房第 1~3 天）	住院第 7~9 天 （普通病房第 2~5 天）	住院第 8~14 天 （出院日）
主要诊疗工作	□ 上级医师查房：心功能和治疗效果评估 □ 确定下一步治疗方案 □ 完成上级医师查房记录 □ 完成转科记录 □ 血运重建术（PCI 或 CABG）术后治疗 □ 预防手术并发症	□ 上级医师查房与诊疗评估 □ 完成上级医师查房记录 □ 预防并发症 □ 再次血运重建治疗评估；包括 PCI、CABG □ 完成择期 PCI □ 复查相关检查 □ 心功能再评价 □ 治疗效果、预后和出院评估	□ 通知患者及其家属出院 □ 向患者交代出院后注意事项，预约复诊日期 □ 将"出院总结"交给患者 □ 通知出院处 □ 如果患者不能出院，在病程记录中说明原因和继续治疗
重点医嘱	长期医嘱： □ 非 ST 段抬高型心肌梗死护理常规 □ 二级护理 □ 床旁活动 □ 低盐低脂饮食 □ 药物治疗同前，根据情况调整	长期医嘱： □ 非 ST 段抬高型心肌梗死护理常规 □ 二级护理 □ 室内或室外活动 □ 低盐低脂饮食 □ 药物治疗同前，根据情况调整 临时医嘱： □ 心电图、超声心动图、胸片 □ 血常规、尿常规、大便常规 □ 肝肾功能、电解质、凝血功能	出院医嘱： □ 改善生活方式 □ 低盐低脂饮食 □ 适当运动 □ 控制高血压、高血脂、糖尿病等危险因素 □ 定期复查 □ 出院带药：β 受体阻断剂、ACEI、硝酸酯类药物、阿司匹林、他汀类药物、钙离子通道阻滞剂（根据情况）
主要护理工作	□ 心理与生活护理 □ 根据患者病情和危险性分层指导并监督患者恢复期的治疗与活动 □ 二级预防教育	□ 疾病恢复期心理与生活护理 □ 根据患者病情和危险性分层指导并监督患者恢复期的治疗与活动 □ 二级预防教育 □ 出院准备指导	□ 帮助患者办理出院手续、交费等事项 □ 出院指导
病情变异记录	□ 无　□ 有，原因： 1. 2.	□ 无　□ 有，原因： 1. 2.	□ 无　□ 有，原因： 1. 2.
护士签名			
医师签名			

第十九章

非 ST 段抬高型急性冠状动脉综合征介入治疗临床路径释义

【医疗质量控制指标】

指标一、首次接诊非 ST 段抬高型急性冠状动脉综合征患者症状、重要生命体征评估率。

指标二、首次医疗接触后 10 分钟内完成 12 导联心电图检查率。

指标三、医院使用高灵敏度心肌肌钙蛋白（hs-cTn）检测。

指标四、患者 60 分钟内用高灵敏度心肌肌钙蛋白（hs-cTn）检测获取结果率。

指标五、高危标准的患者，24 小时内有创冠状动脉造影术比率。

指标六、有创策略时使用桡动脉通路比率。

指标七、行紧急侵入治疗策略患者术前规范化药物治疗比率：

行紧急侵入治疗患者术前双重抗血小板药物治疗比率；

行紧急侵入治疗患者术前他汀类药物治疗比率。

指标八、行紧急侵入治疗血管开通成功比率。

指标九、行紧急侵入治疗术中并发症发生比率。

指标十、行择期侵入治疗完全血运重建比率。

指标十一、住院期间非 ST 段抬高型急性冠状动脉综合征患者进行 LVEF 评估的比率。

指标十二、住院期间非 ST 段抬高型急性冠状动脉综合征患者进行 LDL-C 评估的比率。

指标十三、住院期间非 ST 段抬高型急性冠状动脉综合征患者规范化药物治疗率：

住院期间非 ST 段抬高型急性冠状动脉综合征使用 P2Y12 受体拮抗剂的比率；

住院期间非 ST 段抬高型急性冠状动脉综合征患者他汀类药物治疗比率；

住院期间非 ST 段抬高型急性冠状动脉综合征患者 ACEI/ARB/ARNI 药物治疗比率；

住院期间非 ST 段抬高型急性冠状动脉综合征患者 β 受体拮抗剂药物治疗比率；

住院期间非 ST 段抬高型急性冠状动脉综合征 EF＜40%的患者，醛固酮受体拮抗剂药物治疗比率。

指标十四、非 ST 段抬高型急性冠状动脉综合征患者出院规范化药物治疗比率：

非 ST 段抬高型急性冠状动脉综合征患者出院双重抗血小板药物治疗比率；

非 ST 段抬高型急性冠状动脉综合征患者出院高强度他汀类药物治疗比率；

合并 LVEF＜40%的非 ST 段抬高型急性冠状动脉综合征患者出院 ACEI/ARB/ARNI 药物治疗比率；

合并 LVEF＜40%的非 ST 段抬高型急性冠状动脉综合征患者出院 β 受体阻断剂药物治疗比率；

合并 LVEF＜40%的非 ST 段抬高型急性冠状动脉综合征患者出院 EF＜40%螺内酯药物治疗比率。

指标十五、合并高血压/糖尿病的非 ST 段抬高型急性冠状动脉综合征患者降压/降糖药物治疗比率：

合并高血压的患者出院降压药物治疗率；

合并糖尿病患者出院降糖药物治疗率。

指标十六、收集住院期间患者经历的反馈。

指标十七、非 ST 段抬高型急性冠状动脉综合征患者死亡发生率：

非 ST 段抬高型急性冠状动脉综合征患者住院期间死亡发生率；

非 ST 段抬高型急性冠状动脉综合征患者入院后 30 天内死亡发生率；

非 ST 段抬高型急性冠状动脉综合征患者术后 1 年内死亡发生率。

一、非 ST 段抬高型急性冠状动脉综合征介入治疗编码

1. 原编码

疾病名称及编码：不稳定型心绞痛（ICD-10：I20.0/20.1/20.9）

非 ST 段抬高型心肌梗死（ICD-10：I21.4）

手术操作名称及编码：冠状动脉内支架置入术（ICD-9-CM-3：36.06/36.07）

2. 修改编码

疾病名称及编码：不稳定型心绞痛（ICD-10：I20.0）

心绞痛伴有确证的痉挛（ICD-10：I20.1）

非 ST 段抬高型心肌梗死（ICD-10：I21.4）

手术操作名称及编码：非药物洗脱冠状动脉支架植入（ICD-9-CM-3：36.06）

药物洗脱冠状动脉支架植入（ICD-9-CM-3：36.07）

二、临床路径检索方法

（I20.0/I20.1/I21.4）伴（36.06/36.07）

三、国家医疗保障疾病诊断相关分组（CHS-DRG）

MDCF 循环系统疾病及功能障碍

FR2 急性心肌梗死

FR3 心绞痛

FM1 经皮冠状动脉支架植入

四、非 ST 段抬高型急性冠脉综合征介入治疗临床路径标准住院流程

（一）适用对象

第一诊断为不稳定型心绞痛（ICD-10：I20.0/20.1/20.9）或非 ST 段抬高型心肌梗死（ICD-10：I21.4）

行冠状动脉内支架置入术（ICD-9-CM-3：36.06/36.07）。

> 释义
>
> ■ 非 ST 段抬高型急性冠状动脉综合征包括不稳定型心绞痛和非 ST 段抬高型心肌梗死。不稳定型心绞痛是指心绞痛发作频率增加、程度较重、持续时间延长、发作诱因改变，甚至休息时亦出现持续时间较长的心绞痛。非 ST 段抬高型心肌梗死是指不稳定型心绞痛伴有血清心肌坏死标志物明显升高。非 ST 段抬高型急性冠状动脉综合征的血管重建治疗，主要包括经皮冠状动脉介入治疗（PCI）和冠状动脉旁路移植术（CABG）等。本路径适用于行冠状动脉内支架置入术（PCI）的患者。

（二）诊断依据

根据《临床诊疗指南·心血管内科分册》（中华医学会编著，人民卫生出版社，2009 年），《不稳定心绞痛及非 ST 段抬高性心肌梗死诊断与治疗指南》（中华医学会心血管病学分会，

2007）及 ACC/AHA 与 ESC 相关指南。

1. 临床发作特点：表现为运动或自发性胸痛，休息或含服硝酸甘油可迅速缓解，可持续时间较长并反复发作。

2. 心电图表现：胸痛发作时相邻两个或两个以上导联心电图 ST 段压低或抬高＞0.1mV，或 T 波倒置≥0.2mV，胸痛缓解后 ST-T 变化可恢复。

3. 心肌损伤标志物不升高或未达到心肌梗死诊断水平，如心肌损伤标志物升高（心肌损伤标志物增高或增高后降低，至少有 1 次数值超过参考值上限的 99 百分位），则诊断为非 ST 段抬高型心肌梗死。

4. 临床类型

（1）初发心绞痛：病程在 1 个月内新发生的心绞痛，可表现为自发性与劳力性发作并存，疼痛分级在Ⅲ级以上。

（2）恶化劳力性心绞痛：既往有心绞痛史，近 1 个月内心绞痛恶化加重，发作次数频繁，时间延长或痛阈降低［即加拿大劳力型心绞痛分级（CCS Ⅰ～Ⅳ）至少增加 1 级，或至少达到Ⅲ级］。

（3）静息心绞痛：心绞痛发生在休息或安静状态，发作持续时间通常在 20 分钟以上。

（4）梗死后心绞痛：指急性心肌梗死发病 24 小时后至 1 个月内发生的心绞痛。

（5）变异型心绞痛：休息或一般活动时发生的心绞痛，发作时心电图显示 ST 段一过性抬高，多数患者可自行缓解，仅有少数可演变为心肌梗死。

（6）非 ST 段抬高型心肌梗死：休息或轻微活动时发作的缺血性胸痛，持续时间通常超过 15 分钟，可反复发作。

释义

■ 非 ST 段抬高型急性冠状动脉综合征（NSTE-ACS）最常见的症状是急性发作的胸部不适，可为胸痛、胸部压迫感、紧缩感和烧灼感，其病理生理基础主要为冠状动脉严重狭窄和/或易损斑块破裂或糜烂所指的急性血栓形成，伴或不伴血管收缩、微血管栓塞，引起冠状动脉血流减低和心肌缺血。心电图没有持续 ST 段抬高，可以表现为 ST 段一过性抬高、ST 段持续或一过性压低、T 波倒置、T 波低平或心电图正常。根据心肌损伤生物标志［心脏肌钙蛋白］测定结果分为不稳定性心绞痛（心肌缺血尚无细胞坏死）和非 ST 段抬高型心肌梗死（心肌细胞坏死）。不稳定型心绞痛包括了除稳定型劳力性心绞痛以外的初发型、恶化型劳力性心绞痛和各型自发性心绞痛。非 ST 段抬高型心肌梗死和不稳定型心绞痛在病因和临床表现上相似，其主要区别在于缺血程度是否会导致足够量的心肌损害，若不稳定型伴有血清心肌坏死标志物明显升高，此时可确立非 ST 段抬高型心肌梗死的诊断。疑似 NSTE-ACS 的患者，都必须测定心肌损伤生物标志，首选 hs-cTn 0h/1h 诊断方案，即在患者就诊 0 小时和 1 小时抽血检测，通过 1 小时后基线水平升高程度进行 NSTE-ACS 患者的纳入排除。如果 0h/1h 方法的前两次心脏肌钙蛋白测定尚不确定，并且临床状况仍提示 ACS，而建议在 3 小时后进行额外测试。除心肌梗死外，许多其他心脏疾病也会引起心肌细胞损伤，导致肌钙蛋白升高，需要注意鉴别。常见原因包括：快速性心律失常、心力衰竭、高血压急症、心肌炎、Takotsubo 综合征和心脏瓣膜病、主动脉夹层及肺栓塞等。其中主动脉夹层及肺栓塞临床表现可为胸痛，且危及生命。对于患有肾功能不全的老年患者中出现肌钙蛋白升高，往往由而慢性冠状动脉综合征（CCS）或高血压性心脏病等心脏病所导致。

(三) 治疗方案的选择及依据

根据《临床诊疗指南·心血管内科分册》（中华医学会编著，人民卫生出版社，2009年），《不稳定心绞痛及非ST段抬高性心肌梗死诊断与治疗指南》（中华医学会心血管病学分会，2007年）及 ACC/AHA 与 ESC 相关指南。

1. 危险度分层：根据 TIMI 风险评分或患者心绞痛发作类型及严重程度、心肌缺血持续时间、心电图和心肌损伤标志物测定结果，分为低、中、高危三组。

2. 药物治疗：抗心肌缺血药物、抗血小板药物、抗凝药物、调脂药物。

3. 冠脉血运重建治疗：在强化药物治疗的基础上，中、高危患者可优先选择经皮冠状动脉介入治疗（PCI）或冠状动脉旁路移植术（CABG）。

（1）PCI：有下列情况时，可于2小时内紧急冠状动脉造影，对于没有严重合并疾病、冠状动脉病变适合 PCI 者，实施 PCI 治疗：①在强化药物治疗的基础上，静息或小运动量时仍有反复的心绞痛或缺血发作；②心肌标志物升高（TNT 或 TNI）；③新出现的 ST 段明显压低；④心力衰竭症状或体征，新出现或恶化的二尖瓣反流；⑤血流动力学不稳定；⑥持续性室性心动过速。无上述指征的中、高危患者可于入院后12~48小时内进行早期有创治疗。

（2）CABG：对于左主干病变、3支血管病变 SYNTAX 积分高危，且伴有左室功能不全或糖尿病者可作为首选。

4. 主动脉内球囊反搏术：在强化药物治疗后仍有心肌缺血复发，在完成冠状动脉造影和血运重建前血流动力学不稳定的患者，可应用主动脉内球囊反搏术。

5. 保守治疗：对于低危患者，可优先选择保守治疗，在强化药物治疗的基础上，病情稳定后可进行负荷试验检查，择期冠状动脉造影和血运重建治疗。

6. 改善不良生活方式，控制危险因素。

> **释义**
>
> ■ 治疗方案的选择与治疗依据可参考最新指南《非 ST 段抬高性急性冠脉综合征诊断与治疗指南（2012）》（中华医学会心血管病学分会和中华心血管杂志编辑委员会），《中国经皮冠状动脉介入治疗指南（2016）》（中华医学会心血管病分会），2018 ESC/EACTS 心肌血运重建指南及2014年 ACC/AHA 与2020年 ESC 相关指南。
>
> ■ GRACE 评分包括：年龄、入院心率、入院收缩压、血肌酐水平、Killip 分级、入院时心搏骤停病史、心肌坏死标志物升高、心电图 ST 段改变。
>
> ■ 药物治疗、介入治疗和冠状动脉旁路移植手术是现代冠心病治疗的三种手段，其中药物治疗是最基本的手段。药物治疗中，如无禁忌证均需应用抗血小板药物治疗。积极使用抗心肌缺血药物改善心肌缺血症状。β 受体阻断剂如无禁忌建议 LVEF＜40%的患者24小时内使用。他汀类药物如无禁忌建议尽早开始并长期使用高强度他汀，以低密度脂蛋白（LDL）＜1.4mmol/L 或较基础测及值降低50%为目标。ACEI 类药物如无禁忌建议 FVEF＜40%、糖尿病或慢性肾病的心力衰竭的患者服用，如不能耐受可换用 ARB 类药物。醛固酮受体拮抗剂如无禁忌建议 LVEF＜40%的患者服用。服用抗栓药物治疗的患者，为减少胃出血的风险，可同时服用质子泵抑制剂
>
> ■ 根据患者的危险度分层选择合适的冠状动脉血运重建治疗时机，多支冠状动脉病变的患者根据临床情况、合并症以及疾病严重程度（包括病变分布、病变特征和 SYNTAX 评分）选择血运重建策略（罪犯血管 PCI、多血管 PCI 或冠状动脉搭桥手术）。CABG 不适用本路径。

（1）极高危患者，包括：①血流动力学不稳定或心源性休克；②尽管接受了治疗，但仍有反复或顽固性胸痛发作；③危及生命的心律失常或心搏骤停；④心肌梗死机械并发症；⑤急性心力衰竭；⑥≥相个导联 ST 段压低＞1 mm 合并 aVR 和/或 V1 导联 ST 段抬高；建议 2 小时内选择紧急侵入治疗策略。

（2）高危患者，包括：①根据 hs-cTn 明确诊断非 ST 段抬高型心肌梗死；②动态的或可能是新的连续 ST 段/T 波改变，提示进行中的缺血；③一过性 ST 段抬高；④GRACE 评分＞140 分）建议 24 小时内选择早期侵入治疗策略。

（3）低风险的患者，建议在适当的缺血检测或 CCTA 检测到阻塞性冠状动脉疾病后再决定是否采用侵入策略。

（4）对于院外心搏骤停后血流动力学稳定但无 ST 段抬高成功复苏的患者，应考虑延迟而不是立即进行血管造影。

■ 主动脉内球囊反搏可应用于强化药物治疗后仍有持续性或反复发作心肌缺血的患者，尤其适用于等待血管造影和血运重建治疗的 NSTE-ACS 患者。

■ 改善不良生活方式：包括戒烟、控制体重、饮食控制及适当运动。NSTE-ACS 患者可参加心脏康复项目中的有氧运动，并进行运动耐量和运动风险的评估。

■ 控制危险因素：①控制血压治疗：舒张压目标值＜90mmHg（糖尿病患者＜85mmHg）、收缩压目标值＜140mmHg；②控制血脂：长期坚持降脂达标治疗；③控制糖尿病：糖化血红蛋白＜7%。

（四）标准住院日 7~10 天

释义

■ 非 ST 段抬高型急性冠状动脉综合征的患者标准住院日是于 CCU 治疗 1~3 天，由 CCU 病房转出后，于普通病房继续治疗 4~7 天。对于极高危患者立即（＜2 小时）行介入治疗，高危患者早期（＜24 小时）行介入治疗，中危患者 72 小时内行介入治疗。对于需接受择期冠状动脉造影及血运重建的患者应于入普通病房的第 1~4 天完成，术后恢复 3~5 天出院。总住院时间 7~10 天为标准住院日。

（五）进入路径标准

1. 第一诊断必须符合不稳定型心绞痛疾病编码（ICD-10：I20.0/20.1/20.9）或急性非 ST 段抬高型心肌梗死疾病编码（ICD-10：I21.4）。
2. 除外急性 ST 段抬高型心肌梗死、主动脉夹层、急性肺栓塞、急性心包炎等疾病。
3. 如患有其他非心血管疾病，但在住院期间不需特殊处理（检查和治疗），也不影响第一诊断时，可以进入路径。

释义

■ 符合进入路径标准的患者必须是指南中明确诊断的非 ST 段抬高型急性冠状动脉综合征的患者。

■需要除外患有 ST 段抬高型心肌梗死、主动脉夹层、肺栓塞、急性心包炎、肥厚型心肌病等疾病的患者。

■当患者同时患有其他非心血管疾病，本次住院期间不需要检查和治疗，且本次入院第一诊断为非 ST 段抬高型急性冠状动脉综合征，也可以进入路径。

（六）术前准备（术前评估）0~3 天

1. 必需的检查项目

（1）血常规、尿常规、大便常规+隐血。

（2）肝功能、肾功能、电解质、血糖、血脂、血清心肌损伤标志物、凝血功能、感染性疾病筛查（如乙型肝炎、丙型肝炎、艾滋病、梅毒等）。

（3）胸部影像学检查、心电图、超声心动图。

2. 根据患者具体情况可查

（1）血气分析、脑钠肽、D-二聚体、红细胞沉降率、C 反应蛋白或高敏 C 反应蛋白。

（2）24 小时动态心电图、心脏负荷试验。

（3）心肌缺血评估（低危、非急诊血运重建患者）。

释义

■必查项目是确保手术治疗安全、有效开展的基础，在术前必须完成。相关人员应认真分析检查结果，以便及时发现异常情况并采取对应处置。对于接受急诊冠状动脉造影和血运重建的患者，术前应根据患者病情在必查检查项目中选择完成，其他检查入院后继续完成。

■心电图是在术前必须做的，对于行急诊冠状动脉造影和血运重建的患者如怀疑心血管事件导致血流动力学不稳定的患者，应当立即行心脏彩超检查评估心室和瓣膜功能。

■对于有心律失常、心力衰竭、低氧血症等患者可进行动态心电图、血气、D-二聚体、脑钠肽等检查。

■对于低危、非急诊血运重建的患者，通常应于 CCU 病房继续评估心肌缺血情况及完善相关检查，如果 CCU 床位不足时可以收入普通病房，但应严密观察病情变化，如加重可转入 CCU 病房继续诊治。

（七）选择用药

1. 双重抗血小板药物：常规联用阿司匹林+氯吡格雷。

2. 抗凝药物：低分子肝素、普通肝素等。

3. 抗心肌缺血药物：β 受体阻断剂、硝酸酯类、钙通道阻滞剂等。

（1）β 受体阻断剂：无禁忌证者 24 小时内常规口服。

（2）硝酸酯类：舌下含服硝酸甘油后静脉滴注维持，病情稳定后可改为硝酸酯类药物口服。

（3）钙离子通道阻滞剂：对使用足量 β 受体阻断剂后仍有缺血症状或高血压者，如无禁忌可应用非二氢吡啶类钙离子通道阻滞剂。

4. 镇静镇痛药：硝酸甘油不能即刻缓解症状或出现急性肺充血时，可静脉注射吗啡。

5. 抗心律失常药物：有心律失常时应用。

6. 调脂药物：早期应用他汀类药物。

7. 血管紧张素转换酶抑制剂（ACEI）：用于左心室收缩功能障碍或心力衰竭、高血压，以及合并糖尿病者。如无低血压等禁忌证，应在 24 小时内口服。不能耐受者可选用 ARB 治疗。

8. 其他药物：伴随疾病的治疗药物等。

释义

■ 药物治疗是非 ST 段急性冠状动脉综合征的基础治疗。到目前为止，抗血小板药、β 受体阻断剂、他汀降脂药物及 ACEI/ARB 药物已经成为标准治疗。

■ 无论采用何种治疗策略，若无禁忌证，所有患者均应口服阿司匹林首剂量150~300mg，并以 75~100mg/d 的剂量长期服用。阿司匹林联合一种强效 P2Y12 受体拮抗剂（如替格瑞洛）组成的双联抗血小板治疗作为 NSTE-ACS 患者的标准治疗。

■ 非 ST 段抬高型急性冠状动脉综合征诊断明确的患者，侵入性治疗期间在抗血小板治疗的基础上加用抗凝治疗。避免抗凝药物的交叉使用（尤其是普通肝素和低分子肝素）。

■ 积极使用抗心肌缺血药物改善心肌缺血症状，如无禁忌证，住院 24 小时内应启动口服 β 受体阻断剂治疗，并长期服用，静息心率控制在 55~60 次/分钟。对于存在 β 受体阻断剂禁忌，除外严重左室功能障碍，心源性休克、PR 间期>0.24 秒或二、三度房室传导阻滞而未置入心脏起搏器的患者，对于持续或反复发作的患者可应用非二氢吡啶类钙离子通道阻滞剂可作为初始治疗，如使用 β 受体阻断剂和硝酸酯类药物后仍有复发缺血症状，可加用非二氢吡啶类钙离子通道阻滞剂。所有钙离子通道阻滞剂均可用于变异性心绞痛。

■ 对于合并有糖尿病、稳定的慢性肾病、高血压病、心肌梗死后左心室功能不全的患者如无禁忌证均应使用 ACEI，不能耐受的患者使用 ARB 治疗。

■ 对于 LVEF<40% 的心力衰竭患者使用醛固酮受体拮抗剂。

■ 对于硝酸酯不能缓解的急性心肌梗死患者，可给予吗啡镇静镇痛，应用时应注意患者动脉氧分压。

■ 非 ST 段抬高型急性冠状动脉综合征急性期致死性心律失常发生率约为3%，对于有心律失常的患者应积极使用抗心律失常药物控制。

■ 如无禁忌，尽早开始并长期使用高强度他汀类药物治疗。

（八）手术日为入院第 0~7 天（如需要进行手术）

1. 麻醉方式：局部麻醉。

2. 手术方式：冠状动脉造影+支架置入术。

3. 手术内置物：冠状动脉内支架。

4. 术中药：抗血栓药（肝素化，必要时可使用 GPⅡb/Ⅲa 受体拮抗剂）、血管活性药、抗心律失常药等。

5. 介入术后即刻需检查项目：生命体征检查、心电监测、心电图、穿刺部位的检查。

6. 必要时，介入术后住重症监护病房。

7. 介入术后第 1 天需检查项目：心电图。必要时根据病情检查：血常规、尿常规、心肌损伤标志物、大便常规+隐血、肝功能、肾功能、电解质、血糖、凝血功能、超声心动图、胸部 X 线片、血气分析等。

> **释义**
>
> ■ 本路径规定的非 ST 段抬高型急性冠状动脉综合征的介入治疗麻醉方式均是局部麻醉。
>
> ■ 术中经过冠状动脉造影证实病变的位置、性质，依据情况选择相应的支架植入。
>
> ■ 术中需要给予肝素或比伐芦定抗凝治疗，若 PCI 术间出现紧急情况或者血栓栓塞，使用血小板 GPⅡb/Ⅲa 受体拮抗剂，对于术中出现低血压、心律失常等情况需要给予血管活性药物及抗心律失常药物。
>
> ■ 介入术后患者需要立即行心电图、心电监测，密切观察生命体征及穿刺部位的情况。
>
> ■ 对于介入术中出现低血压、心律失常、穿刺部位血肿等情况的患者应严密观察，转入普通病房的患者必要时再次入 CCU 病房。
>
> ■ 非 ST 段抬高型急性冠状动脉综合征患者术后当日应行心电图检查，根据患者病情需要，开展相应的检查及治疗，必要时查心肌损伤标志物、血尿常规等检查，检查内容不只限于路径中规定的必须复查项目，可根据需要增加，如血气分析、凝血功能分析、超声、胸片等。必要时可增加同一项目的检查频次。

(九) 术后住院恢复 3~5 天

必需复查的检查项目：

1. 观察患者心肌缺血等不适症状，及时发现和处理并发症。
2. 继续严密观察穿刺部位出血、渗血情况。

> **释义**
>
> ■ 术后主管医师对患者心肌缺血等不适症状再次进行评估，完成必须复查项目，及时发现和处理相关并发症。

(十) 出院标准

1. 生命体征平稳。
2. 血流动力学稳定。
3. 心肌缺血症状得到有效控制。
4. 无其他需要继续住院的并发症。

> **释义**
>
> ■ 患者出院前不仅应完成必须复查项目，且复查项目应无明显异常，生命体征（体温、血压、心率、呼吸频率）平稳，穿刺部位愈合良好，无出血、血肿、感染及血管杂音。无其他需要继续住院治疗的并发症。

（十一）变异及原因分析

1. 冠状动脉造影后转外科行急诊冠状动脉旁路移植术。
2. 等待二次 PCI 或择期冠状动脉旁路移植术。
3. 病情危重。
4. 出现严重并发症。

释义

■ 变异是指入选临床路径的患者未能按路径流程完成医疗行为或未达到预期的医疗质量控制目标。这包含三方面情况：①按路径流程完成治疗，但出现非预期结果，可能需要后续进一步处理。如本路径治疗后需要外科行冠状动脉旁路移植手术或需要二次行 PCI；②按路径流程完成治疗，但超出了路径规定的时限。实际住院日超出标准住院日要求，或未能在规定的手术日时间限定内实施手术等；③不能按路径流程完成治疗，患者需要中途退出路径。如治疗过程中患者心绞痛未再发作，心电图无缺血改变，无左心衰竭临床证据，未行介入治疗出院的患者，病情危重出现死亡或放弃治疗的患者或治疗中出现严重并发症，导致必须终止路径或需要转入其他路径进行治疗等；对这些患者，主管医师均应进行变异原因的分析，并在临床路径的表单中予以说明。

■ 冠状动脉介入的并发症有：心内并发症，如心脏压塞、冠状动脉夹层，穿刺部位并发症，如严重血肿（包括腹膜后血肿），其他脏器损伤如造影剂肾病、蓝趾综合征等。

■ 医师认可的变异原因主要指患者入选路径后，医师在检查及治疗过程中发现患者合并存在一些事前未预知的对本路径治疗可能产生影响的情况，需要中止执行路径或者是延长治疗时间、增加治疗费用。医师需在表单中明确说明。

■ 因患者方面的主观原因导致执行路径出现变异，也需要医师在表单中予以说明。

五、非 ST 段抬高型急性冠状动脉综合征临床路径给药方案

【用药选择】

对于非 ST 段抬高型急性冠状动脉综合征药物治疗的目的为缓解症状及预防心血管不良事件发生，具体药物如下：

1. 抗心肌缺血药物

（1）硝酸酯类：通过激发血管活性成分一氧化氮（NO），扩张冠状动脉及静脉系统（降低前负荷）发挥抗缺血效应，短效硝酸酯类药物，如硝酸甘油，舌下含服可缓解劳力性心绞痛急性发作；长效硝酸酯类药物，如单硝酸异山梨酯，应用于预防心绞痛发作。

（2）β 受体阻断剂：直接作用于心脏，降低心率、心肌收缩力、房室结传导及异位节律的发生；同时可通过延长心脏舒张期及增加非缺血区域血管阻力来增加缺血心肌的冠状动脉血流。无禁忌证者，LVEF ＜40％的患者 24 小时内使用，β 受体阻断剂应用作为一线治疗药物。

（3）钙离子阻断剂：选择性抑制血管平滑肌和心肌细胞 L 通道开放，从而发挥血管扩张及降低外周血管阻力效应，二氢吡啶类钙离子通道阻滞剂的血管选择性更高。非二氢吡啶类钙离子通道阻滞剂，如维拉帕米、地尔硫草，以降低心率为主，通常不推荐和 β 受体阻断剂联用。对于存在 β 阻断剂禁忌的患者，除外严重左室功能障碍，心源性休克、PR 间期＞ 0.24 秒或二度、三度房室传导阻滞而未置入心脏起搏器的患者，对于持续或反复发作的患者可应

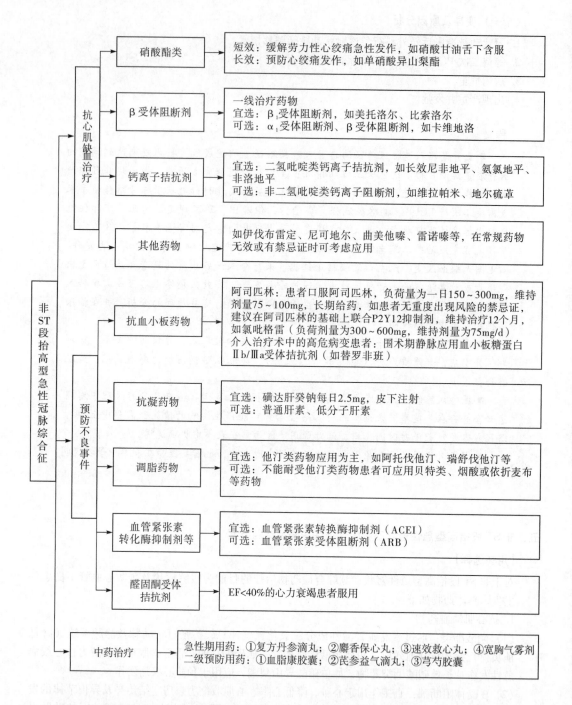

用非二氢吡啶类钙离子通道阻滞剂作为初始治疗。对于使用β受体阻断剂和硝酸酯类药物后仍有复发缺血症状，如无禁忌可应用非二氢吡啶类钙离子通道阻滞剂。二氢吡啶类钙离子通道阻滞剂，如长效尼非地平、氨氯地平、非洛地平，其强效动脉扩张作用使其适用于具有高血压的心绞痛患者，与β受体阻断剂也可联合应用。

（4）其他药物：包括伊伐布雷定（ivabradine）：减慢心率，可用于不能耐受β受体阻断剂患者；尼可地尔（nicorandil）：可在应用不能耐受硝酸酯类药物的患者；曲美他嗪（trimetazi-dine）：抗缺血代谢调节剂，抗心绞痛疗效与普萘洛尔相似；雷诺嗪（ranolazine）：阻止心肌

细胞内 Na^+ 依赖钙超负荷，从而发挥抗缺血和改善代谢作用。

2. 抗血小板药物

（1）阿司匹林：不可逆性阻断血小板 COX-1 及后续血栓素 A2 的产生，抑制血小板聚集。建议无禁忌证的患者口服阿司匹林，负荷量为每日 150~300mg，维持剂量 75~100mg，长期给药，与治疗策略无关。

（2）P2Y12 抑制剂：血小板二磷酸腺苷（ADP）受体 P2Y12 拮抗剂，从而抑制血小板聚集。如患者无高出血风险的禁忌证，建议在阿司匹林的基础上联合 P2Y12 抑制剂，维持治疗 12 个月（Ⅰ，A）。推荐：①替格瑞洛（负荷剂量为 180mg，维持剂量一日 2 次，每次 90mg），②氯吡格雷（负荷剂量为 300~600mg，维持剂量为 75mg/d）。

（3）对介入治疗术中的高危病变患者，可考虑应用血小板 GPⅡb/Ⅲa 受体阻断剂，GPⅡb/Ⅲa 受体拮抗剂阻止纤维蛋白原与糖蛋白Ⅱb/Ⅲa 结合，因而阻断血小板的交联及血小板的聚集，需密切评估出血风险。

3. 抗凝药物：干扰凝血因子，抑制凝血过程中某些环节而阻滞血液凝固。对于诊断明确的患者，评估缺血和出血风险，建议使用抗凝药物。需要 PCI 治疗的患者在使用低分子肝素时避免与普通肝素交叉使用，使用磺达肝癸钠后可以加用普通肝素。PCI 术后都应考虑停止抗凝药物。

4. 调脂药物：通常以他汀类药物应用为主。它是 HMG-CoA 还原酶的竞争性抑制剂，抑制胆固醇合成，继而上调细胞表面 LDL 受体，LDL 的廓清加速，使血 TC 和 LDL 下降，也可使 TG 和 VLDL 下降，而 HDL 和 apoAI 增高。以低密度脂蛋白（LDL）<1.4mmol/L 或较基础测及值降低 50% 为目标。除存在禁忌证外，推荐尽早启动高强度他汀类药物治疗，并长期维持。使用最大剂量他汀类药物 4~6 周后，LDL-C 仍未达标，应考虑联合非他汀类降脂药物（如胆固醇吸收抑制剂依折麦布）进一步降低 LDL-C。最大剂量他汀类药物和依折麦布联用 4~6 周后，LDL-C 仍未达标，可增加 PCSK9 抑制剂。

5. 血管紧张素转换酶抑制剂（ACEI）：抑制血管紧张素Ⅰ至血管紧张素Ⅱ转化活性酶，干扰 RAAS 系统，增加激肽活性及增加激肽介导的前列腺素。无禁忌证的非 ST 段抬高型急性冠状动脉综合征的患者，特别是合并射血分数<40%、高血压、糖尿病或慢性肾病的心衰患者，均应使用 ACEI。不推荐 ACEI 和血管紧张素受体阻断剂（ARB）同时应用，但 ACEI 不能耐受患者可选用 ARB 治疗。

6. 醛固酮受体拮抗剂：射血分数<40% 的心衰患者服用。

7. 其他药物：不推荐常规应用止痛剂，如选择性环氧合酶-2（COX-2）抑制剂、非选择性非甾体抗炎药（NSAIDs）。若必须应用 NSAIDs 类药物，也应当小剂量开始并尽早停用，同时联用小剂量阿司匹林以取得充分的抗血小板效应。

8. 中药治疗

（1）急性期用药：①复方丹参滴丸，5~10 粒/次，舌下含服，适用于本病心痛有瘀者。②麝香保心丸，2~4 粒/次，舌下含服，适用于本病寒凝血瘀心痛者。③速效救心丸，10~15 粒/次，舌下含服，适用于本病心痛有瘀者。④宽胸气雾剂，适用于本病心痛有瘀者。

（2）并发症的治疗：①心律失常。对于缓慢型心律失常，可予麻黄附子细辛汤或心宝丸治疗。对于快速型心律失常，如房性或室性早搏，可给予参松养心胶囊，或稳心颗粒治疗。②心力衰竭。慢性心力衰竭的患者，在标准治疗基础上，芪苈强心胶囊能够进一步改善患者心功能和生活质量。

（3）二级预防治疗中药：①血脂康胶囊。中国冠心病二级预防研究证实长期服用血脂康能够降低心肌梗死后死亡，再次冠脉事件和新发的心血管事件，尤其是老年患者，合并高血压或糖尿病患者，服用血脂康有更好的预防临床终点事件作用。②芪参益气滴丸。"芪参益气滴丸对心肌梗死二级预防的临床试验"1 年随访结果显示，芪参益气滴丸和阿司匹林对心肌梗死二级预防效果相当，且和肠溶阿司匹林相比，芪参益气滴丸安全性尤佳。③芎芍胶囊。国家"十·五"攻关课题"冠心病介入治疗后再狭窄的中医干预治疗方案"研究显示，芎芍胶囊能够降低支架置入术后再狭窄事件的发生率。

【药学提示】

1. 硝酸酯类药物：适用于冠心病心绞痛的治疗及预防，也可用于降低血压或治疗充血性心力衰竭。禁用于对硝酸酯类过敏者、青光眼、明显低血压、休克、肥厚型梗阻性心肌病、急性心肌梗死合并低血压或心动过速。对于酒精过敏者不宜用硝酸甘油，禁忌与西地那非联用，下壁伴右心室心肌梗死时即使无低血压也应慎用。

2. β受体阻断剂：适用于快速心律失常、冠心病、心力衰竭合并高血压、交感神经活性增高、围术期高血压、高循环动力（如甲状腺功能亢进）。禁用于过敏者、支气管哮喘急性发作期、严重心动过缓、二度及二度以上房室传导阻滞、重度心力衰竭、急性肺水肿患者。

3. 钙离子通道阻滞剂：适用于中、重度高血压、冠心病（劳力型心绞痛）、急性冠脉综合征、外周血管病的患者。禁用于过敏者、病态窦房结综合征未安装起搏器者、二度或三度房室传导阻滞未安装起搏器者、收缩压低于90mmHg、急性心肌梗死或充血性心力衰竭的患者。

4. 阿司匹林与P2Y12抑制剂适用于预防动脉粥样硬化血栓形成事件，禁用于对任何一成分过敏者、活动性病理性出血（如消化道溃疡或颅内出血）。

5. GPⅡb/Ⅲa受体拮抗剂：适用于有血栓病史、急性冠状动脉综合征、介入治疗中发生慢血流或无复流现象、静脉旁路移植血管病变、糖尿病小血管病变。禁用于对任何成分过敏的患者、活动性出血、颅内出血、颅内肿瘤、动静脉畸形及动脉瘤的患者及既往使用本品出现血小板减少的患者。

6. 抗凝药物：适用于预防血栓栓塞性疾病、治疗已形成的深静脉栓塞、与阿司匹林同用治疗急性冠状动脉综合征、血液透析体外循环中，防止血栓形成。禁用于过敏患者、严重凝血障碍、有肝素或低分子肝素诱导血小板减少病史、活动性消化道溃疡或出血倾向的器官损害、急性感染性心内膜炎、严重肝肾功能不全的患者。

7. 他汀调脂药物：适用于高胆固醇血症和冠心病的患者。禁用于对本药任何成分过敏者、活动性肝病患者、血清转氨酶持续超过上限3倍且原因不明者、妊娠哺乳期患者。

8. 血管紧张素转换酶抑制剂（ACEI）：适用于高血压和心力衰竭、左室功能异常、急性心肌梗死后、糖尿病肾病的患者。主要禁用于对该类药物任何辅料过敏者、双肾动脉狭窄、妊娠或哺乳期、血管性水肿及左室流出道梗阻（如主动脉瓣狭窄及梗阻型肥厚性心肌病），血钾或肌酐异常增高亦不宜使用。

9. 中药治疗：循证医学证实显示，对于急性冠状动脉综合征PCI术后患者，双联抗血小板治疗的基础上，长期服用活血化瘀中药具有良好收益，未增加出血事件。

【注意事项】

1. 相关药物应用时应熟知其不良反应、禁忌证、药物间的交互作用及慎用人群。

2. 药物干预应同时考虑症状缓解及事件预防，同时需要考虑患者接受介入治疗所需的相关药物。

六、非ST段抬高型急性冠状动脉综合征介入治疗患者护理规范

1. 急性期发病后应绝对卧床休息、吸氧，流质/半流质饮食，持续心电、血压、血氧饱和度监测、记录24小时入出量，保持静脉通道（留置）及各种导管固定妥善。保持环境安静，避免患者情绪激动。观察患者神志、面色、血压、血氧、心率、心律的变化，观察患者有无大汗、胸闷、胸痛、气短、心悸、恶心及呕吐情况。胸痛患者给予镇静剂，如吗啡、哌替啶。应用抗凝、抗血小板药物，并密切观察皮肤、黏膜有无出血情况。

2. 心律失常风险较低的患者，24小时的心电监测，如为房性心律失常，给予抗心律失常药物同时给抗凝治疗，预防血栓栓塞事件。如频发室早（室早＞5个/分钟）、多源室性早搏、室性心动过速，警惕室颤或者心搏骤停的发生，并准备好除颤器。如出现严重房室传导阻滞，行临时起搏器置入术。

3. 伴有心功能不全的患者应严密监测生命体征，给予吸氧，及时清除呼吸道分泌物，保持大便通畅，且告诉患者排便时不可用力，忌屏气，控制静脉液体速度，保持输液通畅，输液过程应严格观察心、肺功能情况，并防止药液渗出血管外。预防呼吸道感染、深静脉血栓及压疮并发症形成，如无禁忌及早启动抗凝治疗，保持室内空气流通，好转后逐渐增加活动量，如肢体远端出现局部肿胀，提示已发生静脉血栓，应及早治疗。

4. 住院期间积极与患者交流、沟通，对患者进行安慰、解释和开导，尽快地使患者熟悉环境和了解监护系统等医疗设备，积极配合治疗，使心情完全放松。

5. 冠状动脉介入治疗术前应常规检查出凝血时间、血细胞分析、肝功能、肾功能、电解质、心电图、心脏超声、心电图，会阴部及双侧腹股沟常规备皮，检查患者两侧桡动脉ALLEN试验是否通畅及两侧足背动脉搏动情况，向患者及家属介绍介入手术的目的、方法和手术的安全性，解除患者的思想顾虑和精神紧张。

6. 冠状动脉介入治疗术后心电监护24小时，严密观察生命体征，观察穿刺部位，如为桡动脉穿刺1~2小时定时减压，如为股动脉穿刺，沙袋压迫止血6小时，术肢制动12小时，使用血管封堵器者，8小时可下床活动，定时术肢按摩，密切观察足背动脉搏动情况。指导患者适当多饮水，促进造影剂排泄，排尿困难者可导尿。

7. 出院时向患者和家属宣教有关疾病的知识，使他们对疾病有足够的认识。避免过度劳累、保持情绪稳定，注意天气变化，避免感冒，保持大小便通畅。外出时随身携带急救药品，如有胸闷、气短、胸痛症状立即停下休息舌下含服药物，及时到医院就诊，病情较重者，立即拨打120急救。

七、非ST段抬高型急性冠状动脉综合征介入治疗患者营养治疗规范

1. 急性发作期以清淡流质饮食为主，控制液体的摄入量。

2. 当症状缓解，可以提供清淡易消化的软食，要求含有较少的脂肪、胆固醇和盐，少食多餐，避免一餐过饱。

3. 合并心功能不全的患者需要较严格地限制盐分的摄入，每天摄入的食盐应不超过3g（酱油1.5ml）。如果能够严格限盐，每天可以摄入1000~1500ml的水分。

4. 行冠状动脉介入治疗术前不可长时间禁食，术后以流质/半流质食物及少产气食物为宜，不要暴饮暴食，或进食过饱。

5. 康复期保持低脂、低胆固醇饮食，少食或禁食脂肪、胆固醇、热量、糖类含量较高的食物，控制热量摄入，适当进食蔬菜和水果，可补充人体需要的各种维生素及电解质，可助于保持大便的通畅。

八、非ST段抬高型急性冠状动脉综合征介入治疗患者健康宣教

1. 严禁吸烟，限制酒的摄入。

2. 合理调节饮食，保持理想体重，少食多餐，少食或禁食脂肪、胆固醇、热量、糖类含量较高的食物，限制钠盐的摄入，多吃蔬菜、水果、全谷物食品，切记暴饮暴食。限制酒的摄入。

3. 耐心向患者讲解康复锻炼的益处，鼓励患者出院后适度运动，要做有氧运动，活动量由小变大，最好在专业医师指导下进行康复锻炼。

4. 给予讲解疾病的相关知识，鼓励患者乐观向上的生活态度，消除焦虑心理，避免情绪激动。

5. 出院后日常生活中注意避免过度劳累、保持情绪稳定，注意天气变化，避免感冒，保持大小便通畅。外出时随身携带急救药品，如硝酸甘油、硝酸异山梨酯、速效救心丸等药物，如有胸闷、气短、胸痛症状立即停下休息舌下含服药物，及时到医院就诊，病情较重者，立即拨打 120 急救。

6. 改善生活方式，按医嘱服药，禁止擅自停药，定时随访，坚持治疗。

7. 流感疫苗接种：建议每年接种流感疫苗，特别是 65 岁及以上的患者，以预防心脏病发作和延长寿命。

九、推荐表单

（一）医师表单

非 ST 段抬高型急性冠状动脉综合征介入治疗临床路径医师表单

适用对象：第一诊断为不稳定型心绞痛（ICD-10：I20.0/20.1/20.9）或非 ST 段抬高型心肌梗死（ICD-10：I21.4）

行冠状动脉内支架置入术（ICD-9-CM-3：36.06/36.07）

患者姓名：		性别：	年龄：	门诊号：		住院号：
住院日期：	年 月 日	出院日期：		年 月 日	标准住院日：7～10 天	
发病时间：	年 月 日 时 分		到达急诊科时间：		年 月 日 时 分	

时间	到达急诊科（0~10 分钟）	到达急诊科（0~30 分钟）
主要诊疗活动	□ 完成病史采集与体格检查 □ 描记"18 导联"心电图，评价初始 18 导联心电图 □ 明确诊断，立即口服阿司匹林、替格瑞洛或氯吡格雷（有禁忌除外） □ 开始常规治疗（参见不稳定型心绞痛诊断与常规治疗）	□ 心血管内科专科医师急会诊 □ 迅速危险分层，评估尽早血运重建治疗或保守治疗的适应证和禁忌证 □ 确定急诊冠脉造影及血运重建（直接 PCI 和急诊 CABG）治疗方案 □ 对于在急诊科未行早期有创治疗者，尽快将患者转入 CCU 继续治疗，再次评估早期血运重建的必要性及风险
重点医嘱	**长期医嘱：** □ 重症监护 □ 持续心电、血压和血氧饱和度监测等 □ 吸氧 **临时医嘱：** □ 描记"18 导联"心电图，胸部影像学检查 □ 血清心肌损伤标志物测定 □ 血常规、血糖、肝功能、肾功能、电解质、凝血功能 □ 感染性疾病筛查 □ 建立静脉通道 □ 其他特殊医嘱	**长期医嘱：** □ 一级护理或特级护理 □ 记 24 小时出入量 □ 重症监护（持续心电、血压和血氧饱和度监测等） □ 吸氧 **临时医嘱：** □ 镇静镇痛：吗啡（酌情） □ 静脉滴注硝酸甘油
病情变异记录	□ 无 □ 有，原因： 1. 2.	□ 无 □ 有，原因： 1. 2.
医师签名		

时间	到达急诊科（0~60分钟）	住院第1天（CCU）
主要诊疗活动	对需要进行"急诊冠状动脉造影和血运重建"治疗的高危患者： □ 向患者及家属交代病情和治疗措施 □ 签署"手术知情同意书" □ 行"急诊冠状动脉造影和血运重建"治疗 □ 术前服用足量的抗血小板药物（阿司匹林，替格瑞洛/氯吡格雷） □ 术前水化（肾功能不全者） □ 维持合适的血压、心率、心功能和重要脏器功能，能承受急诊造影及血运重建 □ 完成常规术前医嘱 □ 手术后将患者转入CCU或外科恢复室继续治疗	□ 监测血压、心率、尿量、呼吸、药物反应等情况 □ 观察穿刺点及周围情况；观察有无心电图变化；检查有无血红蛋白下降及心肌损伤标志物升高 □ 上级医师查房：危险性分层，监护强度和治疗效果评估，制订下一步诊疗方案 □ 完成病历及上级医师查房记录 □ 冠心病常规药物治疗 □ 预防手术并发症 □ 对于在急诊科未行早期有创治疗者，再次危险分层，评价手术必要性及风险，对于高危患者应在入院后24小时内完成冠状动脉造影和血运重建
重点医嘱	**长期医嘱：** □ 重症冠心病护理常规 □ 一级或特级护理 □ 重症监护（持续心电、血压和血氧饱和度监测等） □ 吸氧 □ 记24小时出入量 **临时医嘱：** □ 备皮 □ 术前镇静 □ 足量使用抗血小板药物（阿司匹林+替格瑞洛）	**长期医嘱：** □ 重症冠心病护理常规 □ 一级或特级护理 □ 吸氧 □ 低盐低脂饮食 □ 重症监护（持续心电、血压和血氧饱和度监测等） □ 保持大便通畅 □ β受体阻断剂（无禁忌证者常规使用） □ ACEI：如无禁忌证（低血压、高血钾、严重肾功能不全）者，应在24小时内口服。不能耐受者可选用血管紧张素Ⅱ受体阻断剂（ARB）治疗 □ 醛固酮受体拮抗剂（无禁忌，LVEF<40%的患者使用） □ 硝酸酯类药物 □ 阿司匹林+替格瑞洛/氯吡格雷联合应用 □ 调脂治疗：他汀类药物 □ 钙离子通道阻滞剂（酌情） **临时医嘱：** □ 心电图 □ 动态监测心肌损伤标志物 □ 床旁胸部X线片 □ 床旁超声心动图
病情变异记录	□ 无 □ 有，原因： 1. 2.	□ 无 □ 有，原因： 1. 2.
医师签名		

时间	住院第 4~6 天 （普通病房第 1~3 天）	住院第 7~9 天 （普通病房第 4~6 天）	住院第 8~10 天 （出院日）
主要诊疗工作	□ 上级医师查房：心功能和治疗效果评估 □ 确定下一步治疗方案 □ 完成上级医师查房记录 □ 完成"转科记录" □ 完成上级医师查房记录 □ 血运重建术（PCI 或 CABG）患者术后治疗 □ 预防手术并发症	□ 上级医师查房与诊疗评估 □ 完成上级医师查房记录 □ 预防并发症 □ 再次血运重建治疗评估，包括 PCI、CABG □ 完成择期 PCI □ 心功能再评价 □ 治疗效果、预后和出院评估 □ 确定患者是否可以出院 □ 康复和宣教	如果患者可以出院： □ 通知出院处 □ 通知患者及其家属出院 □ 向患者交代出院后注意事项，预约复诊日期 □ 将"出院总结"交给患者 □ 如果患者不能出院，请在"病程记录"中说明原因和继续治疗 □ 二级预防的方案
重点医嘱	长期医嘱： □ 冠心病护理常规 □ 二级护理 □ 床旁活动 □ 低盐低脂饮食 □ β 受体阻断剂（无禁忌证者常规使用） □ ACEI 或 ARB 治疗（酌情） □ 醛固酮受体拮抗剂（无禁忌，$LVEF < 40\%$ 的患者使用） □ 口服硝酸酯类药物 □ 阿司匹林+氯吡格雷联用 □ 调脂治疗：他汀类药物 □ 钙离子通道阻滞剂（酌情）	长期医嘱： □ 冠心病护理常规 □ 二级护理 □ 床旁活动 □ 低盐低脂饮食 □ β 受体阻断剂（无禁忌证者常规使用） □ ACEI 或 ARB 治疗（酌情） □ 醛固酮受体拮抗剂（无禁忌，$LVEF < 40\%$ 的患者使用） □ 口服硝酸酯类药物 □ 阿司匹林+氯吡格雷联合应用 □ 调脂治疗：他汀类药物 □ 钙离子通道阻滞剂（酌情） 临时医嘱： □ 心电图、心脏超声、胸部 X 线片、肝功能、肾功能、电解质、血常规、尿常规、大便常规、凝血功能	出院医嘱： □ 低盐低脂饮食、适当运动、改善生活方式（戒烟） □ 控制高血压、高血脂、糖尿病等危险因素 □ 出院带药（根据情况）：他汀类药物、抗血小板药物、β 受体阻断剂、ACEI、钙通道阻滞剂、醛固酮受体拮抗剂等 □ 定期复查
病情变异记录	□ 无　□ 有，原因： 1. 2.	□ 无　□ 有，原因： 1. 2.	□ 无　□ 有，原因： 1. 2.
医师签名			

（二）护士表单

非 ST 段抬高型急性冠脉综合征介入治疗临床路径护士表单

适用对象：第一诊断为不稳定型心绞痛（ICD-10：I20.0/20.1/20.9）或非 ST 段抬高型心肌
梗死（ICD-10：I21.4）

行冠状动脉内支架置入术（ICD-9-CM-3：36.06/36.07）

患者姓名：		性别：　　年龄：　　门诊号：	住院号：
住院日期：　　年　月　日		出院日期：　　年　月　日	标准住院日：7~10 天
发病时间：　年　月　日　时　分		到达急诊科时间：　　年　月　日　时　分	

时间	住院第 1 天（CCU）	住院第 1~3 天（CCU）	住院第 1~6 天 （手术日）
健康宣教	□ 介绍主管医师、护士 □ 入院宣教（常规、安全） □ 吸烟者评估尼古丁依赖程度	□ 做 PCI 术前宣教 □ 服药宣教 □ 疾病宣教 □ 饮食、饮水活动的宣教	□ 做 PCI 术后当日宣教 □ PCI 患者予以饮食、饮水活动宣教
护理处置	□ 安置患者，佩戴腕带 □ 通知医师 □ 生命体征的监测测量 □ 吸氧 □ 交接液体 □ 病情交班 □ 配合治疗 □ 完成护理记录	□ 协助患者完成临床检查 □ 遵医嘱完成治疗 □ 完成护理记录	□ 评估患者全身情况 □ 观察生命体征 □ 协助患者完成临床检查 □ 注意化验结果回报 □ 完成护理记录
基础护理	□ 准备床单位、监护、吸氧 □ 生命体征的观察 □ 一级或二级护理 □ 观察 24 小时出入量 □ 生活护理 □ 患者安全及心理护理	□ 生命体征的观察 □ 一级或二级护理 □ 生活护理 □ 观察 24 小时出入量 □ 患者安全及心理护理	□ 病情的观察（症状、体征神志、生命体征） □ 保持水、电解质平衡 □ 观察 24 小时出入量 □ 一级护理
专科护理	□ 使用药物的浓度剂量 □ 各种置管情况 □ 观察胸痛情况	□ 使用药物的浓度剂量 □ 各种置管情况 □ 观察胸痛情况	□ 相关并发症的观察 □ PCI 术后定时观察穿刺部位 □ 做好拔除动脉鞘管的准备 □ 股动脉鞘管拔除时注意迷走反射的发生 □ 鞘管拔除后伤口沙袋压迫 10 小时，患侧肢体制动 12 小时
重点医嘱	□ 详见医嘱执行单	□ 详见医嘱执行单	□ 详见医嘱执行单
病情变异记录	□ 无　□ 有，原因： 1. 2.	□ 无　□ 有，原因： 1. 2.	□ 无　□ 有，原因： 1. 2.
护士签名			

时间	住院第 2~6 天 （术后第 1 天）	住院第 3~7 天 （术后第 2 天）	住院第 3~10 天 （出院日）
健康宣教	□ 饮食宣教 □ 服药宣教 □ 指导恢复期的康复和锻炼 　（床上肢体活动） □ 疾病宣教	□ 指导恢复期的康复和锻炼 　（床上肢体活动） □ 饮食宣教 □ 疾病宣教 □ 康复宣教和二级预防	□ 活动指导 □ 康复宣教和二级预防 □ 出院宣教 □ 对于吸烟者给予戒烟宣教
护理处置	□ 观察生命体征 □ 观察 24 小时出入量 □ 观察穿刺部位 □ 遵医嘱配合急救和治疗 □ 完成护理记录 □ 维持静脉通畅 □ 静脉和口服给药 □ 协助患者进餐 □ 保持排便通畅	□ 观察生命体征 □ 完成常规化验采集 □ 观察 24 小时出入量 □ 遵医嘱完成治疗 □ 维持静脉通畅 □ 静脉和口服给药 □ 保持排便通畅 □ 生活护理 □ 给予心理支持 □ 完成护理记录	□ 观察生命体征 □ 观察 24 小时出入量 □ 遵医嘱完成治疗 □ 维持静脉通畅 □ 静脉和口服给药 □ 保持排便通畅 □ 生活护理 □ 给予心理支持 □ 完成护理记录 □ 配合患者做好出院准备
基础护理	□ 监测心率、心律，血压，血 　氧饱和度，呼吸 □ 一级或二级护理 □ 准确记录出入量 □ 保持水、电解质平衡 □ 协助患者完成各项检查 □ 协助患者进食 □ 协助患者做好生活护理	□ 监测心率、心律，血压，血 　氧饱和度，呼吸 □ 完成常规标本采集 □ 准确记录出入量 □ 保持水、电解质平衡 □ 协助患者完成各项检查 □ 协助患者进食 □ 协助患者做好生活护理 □ 一级或二级护理	□ 监测心率、心律，血压，血 　氧饱和度，呼吸 □ 完成常规标本采集 □ 准确记录出入量 □ 保持水、电解质平衡 □ 协助患者完成各项检查 □ 协助患者进食 □ 办理出院事项 □ 二级护理
专科护理	□ 相关并发症的观察 □ 穿刺部位的观察	□ 相关并发症的观察	□ 相关并发症的观察
重点医嘱	□ 详见医嘱执行单	□ 详见医嘱执行单	□ 详见医嘱执行单
特殊情况记录	□ 无　□ 有，原因： 1. 2.	□ 无　□ 有，原因： 1. 2.	□ 无　□ 有，原因： 1. 2.
护士签名			

（三）患者表单

非 ST 段抬高型急性冠脉综合征介入治疗临床路径患者表单

适用对象：第一诊断为不稳定型心绞痛（ICD-10：I20.0/20.1/20.9）或非 ST 段抬高型心肌
梗死（ICD-10：I21.4）

行冠状动脉内支架置入术（ICD-9-CM-3：36.06/36.07）

患者姓名：	性别：	年龄：	门诊号：	住院号：
住院日期： 年 月 日	出院日期： 年 月 日			标准住院日：7~10 天
发病时间： 年 月 日 时 分	到达急诊科时间： 年 月 日 时 分			

时间	住院第 1~2 天 （手术日）	住院第 2~6 天 （手术日）	住院第 7~10 天 （出院日）
监测	□ 测量生命体征、体重	□ 测量生命体征	□ 测量生命体征
医患配合	□ 护士行入院护理评估 □ 介绍主管医师、护士 □ 医师询问现病史、既往史、用药情况，收集资料并进行体格、检查 □ 配合完善术前相关化验、检查 □ 入院宣教（常规、安全） □ 做 PCI 患者术后当日宣教	□ 做 PCI 患者术后当日宣教 □ PCI 患者予以饮食、饮水、活动宣教 □ 活动指导	□ 活动指导 □ 康复宣教和二级预防
护患配合	□ 一级护理 □ 监护：心电、血压和血氧饱和度等 □ 建立静脉通路 □ 配合重症监护和救治	□ 一级护理 □ 继续监护：心电、血压 □ 配合急救和治疗	□ 二级护理 □ 带好出院带药 □ 酌情配合相关检查
饮食	□ 流质饮食	□ 半流质饮食	□ 低盐低脂饮食
活动	□ 卧床休息，自主体位 □ 患肢制动	□ 卧床休息，自主体位 □ 患肢可活动	□ 床边活动

附：原表单（2016 年版）

非 ST 段抬高型急性冠脉综合征介入治疗临床路径表单

适用对象：第一诊断为不稳定型心绞痛（ICD-10：I20.0/20.1/20.9）或非 ST 段抬高型心肌
梗死（ICD-10：I21.4）

　　　　行冠状动脉内支架置入术（ICD-9-CM-3：36.06/36.07）

患者姓名：		性别：	年龄：	门诊号：	住院号：
住院日期：	年　月　日	出院日期：	年　月　日		标准住院日：7~10 天
发病时间：	年　月　日　时　分		到达急诊科时间：		年　月　日　时　分

时间	到达急诊科（0~10 分钟）	到达急诊科（0~30 分钟）
主要诊疗工作	□ 完成病史采集与体格检查 □ 描记"18 导联"心电图，评价初始 18 导联心电图 □ 明确诊断，立即口服阿司匹林及氯吡格雷（有禁忌除外） □ 开始常规治疗（参见不稳定型心绞痛诊断与常规治疗）	□ 心血管内科专科医师急会诊 □ 迅速危险分层，评估尽早血运重建治疗或保守治疗的适应证和禁忌证 □ 确定急诊冠状动脉造影及血运重建（直接 PCI 和急诊 CABG）治疗方案 □ 对于在急诊科未行早期有创治疗者，尽快将患者转入 CCU 继续治疗，再次评估早期血运重建的必要性及风险
重点医嘱	**长期医嘱：** □ 重症监护 □ 持续心电、血压和血氧饱和度监测等 □ 吸氧 **临时医嘱：** □ 描记"18 导联"心电图，胸部影像学检查 □ 血清心肌损伤标志物测定 □ 血常规、血糖、肝功能、肾功能、电解质、凝血功能 □ 感染性疾病筛查 □ 建立静脉通道 □ 其他特殊医嘱	**长期医嘱：** □ 一级护理或特级护理 □ 记 24 小时出入量 □ 重症监护（持续心电、血压和血氧饱和度监测等） □ 吸氧 **临时医嘱：** □ 镇静镇痛：吗啡（酌情） □ 静脉滴注硝酸甘油
主要护理工作	□ 协助患者或其家属完成急诊挂号、交费和办理入院手续等工作 □ 静脉取血	□ 一级或特级护理
病情变异记录	□ 无　□ 有，原因： 1. 2.	□ 无　□ 有，原因： 1. 2.
护士签名		
医师签名		

时间	到达急诊科（0~60分钟）	住院第1天（CCU）
主要诊疗工作	对需要进行"急诊冠状动脉造影和血运重建"治疗的高危患者： □ 向患者及家属交代病情和治疗措施 □ 签署"手术知情同意书" □ 行"急诊冠状动脉造影和血运重建"治疗 □ 术前服用足量的抗血小板药物（阿司匹林及氯吡格雷） □ 术前水化（肾功能不全者） □ 维持合适的血压、心率、心功能和重要脏器功能，能承受急诊造影及血运重建 □ 完成常规术前医嘱 □ 手术后将患者转入CCU或外科恢复室继续治疗	□ 监测血压、心率、尿量、呼吸、药物反应等情况 □ 观察穿刺点及周围情况；观察有无心电图变化；检查有无血红蛋白下降及心肌损伤标志物升高 □ 上级医师查房：危险性分层，监护强度和治疗效果评估，制订下一步诊疗方案 □ 完成病历及上级医师查房记录 □ 冠心病常规药物治疗 □ 预防手术并发症 □ 对于在急诊科未行早期有创治疗者，再次危险分层，评价手术必要性及风险，对于中、高危患者应在入院后12~48小时内完成冠状动脉造影和血运重建
重点医嘱	长期医嘱： □ 重症冠心病护理常规 □ 一级或特级护理 □ 重症监护（持续心电、血压和血氧饱和度监测等） □ 吸氧 □ 记24小时出入量 临时医嘱： □ 备皮 □ 术前镇静 □ 足量使用抗血小板药物（阿司匹林+氯吡格雷）	长期医嘱： □ 重症冠心病护理常规 □ 一级或特级护理 □ 吸氧 □ 低盐低脂饮食 □ 重症监护（持续心电、血压和血氧饱和度监测等） □ 保持大便通畅 □ β受体阻断剂（无禁忌证者常规使用） □ ACEI：如无禁忌证（低血压、肺淤血或LVEF≤0.40、高血压或糖尿病）者，应在24小时内口服。不能耐受者可选用血管紧张素Ⅱ受体阻断剂（ARB）治疗 □ 硝酸酯类药物 □ 阿司匹林+氯吡格雷联合应用 □ 术后应用低分子肝素2~8天 □ 调脂治疗：他汀类药物 □ 钙离子通道阻滞剂（酌情） 临时医嘱： □ 心电图 □ 动态监测心肌损伤标志物 □ 床旁胸部X线片 □ 床旁超声心动图
主要护理工作	□ 重症冠心病护理常规 □ 特级护理	□ 疾病恢复期心理与生活护理 □ 根据患者病情和危险性分层，指导并监督患者恢复期的治疗与活动
病情变异记录	□ 无 □ 有，原因： 1. 2.	□ 无 □ 有，原因： 1. 2.

续　表

时间	到达急诊科（0~60 分钟）	住院第 1 天（CCU）
护士 签名		
医师 签名		

时间	住院第 2 天（CCU）	住院第 3 天（CCU）
主要诊疗工作	□ 继续重症监护 □ 观察穿刺点及周围情况 □ 观察有无心电图变化 □ 监测有无血色素下降及心肌损伤标志物升高 □ 上级医师查房：评估治疗效果，修订诊疗方案 □ 完成病历、病程记录、上级医师查房记录 □ 继续冠心病常规药物治疗 □ 对于保守治疗患者，随时评价进行急诊血运重建的必要性，并强化抗心肌缺血药物治疗	□ 继续重症监护 □ 心电监测 □ 上级医师查房：评价心功能 □ 完成上级医师查房和病程记录 □ 继续和调整药物治疗 □ 确定患者是否可以转出 CCU □ 对于低危患者在观察期间未再发生心绞痛、心电图也无缺血改变，无左心衰竭的临床证据，留院观察家 2～24 小时其间未发现心肌损伤标志物升高，可留院观察 24～48 小时后出院 □ 转出者完成转科记录
重点医嘱	**长期医嘱：** □ 重症冠心病护理常规 □ 一级或特级护理 □ 卧床（必要时） □ 低盐低脂饮食 □ 持续心电、血压和血氧饱和度监测等 □ 保持大便通畅 □ β 受体阻断剂（无禁忌证者常规使用） □ ACEI 或 ARB 治疗（酌情） □ 硝酸酯类药物 □ 阿司匹林+氯吡格雷联合应用 □ 术后应用低分子肝素 2～8 天 □ 调脂治疗：他汀类药物 □ 钙离子通道阻滞剂（酌情） **临时医嘱：** □ 心电图 □ 心肌损伤标志物	**长期医嘱：** □ 重症冠心病护理常规 □ 一级或特级护理 □ 卧床（必要时） □ 低盐低脂饮食 □ 保持大便通畅 □ β 受体阻断剂（无禁忌证者常规使用） □ ACEI 或 ARB 治疗（酌情） □ 硝酸酯类药物 □ 阿司匹林+氯吡格雷联合应用 □ 术后应用低分子肝素 2～8 天 □ 调脂治疗：他汀类药物 □ 钙离子通道阻滞剂（酌情） **临时医嘱：** □ 心电图 □ 心肌损伤标志物
主要护理工作	□ 配合急救和诊疗 □ 生活与心理护理 □ 根据患者病情和危险性分层指导患者恢复期的康复和锻炼 □ 配合稳定患者由 CCU 转至普通病房	□ 配合医疗工作 □ 生活与心理护理 □ 配合康复和二级预防宣教 □ 如果患者可以转出 CCU：办理转出 CCU 事项 □ 如果患者不能转出 CCU：记录原因
病情变异记录	□ 无　□ 有，原因： 1. 2.	□ 无　□ 有，原因： 1. 2.
护士签名		
医师签名		

时间	住院第 4~6 天 (普通病房第 1~3 天)	住院第 7~9 天 (普通病房第 4~6 天)	住院第 8~10 天 (出院日)
主要诊疗工作	□ 上级医师查房：心功能和治疗效果评估 □ 确定下一步治疗方案 □ 完成上级医师查房记录 □ 完成"转科记录" □ 完成上级医师查房记录 □ 血运重建术（PCI 或 CABG）患者术后治疗 □ 预防手术并发症	□ 上级医师查房与诊疗评估 □ 完成上级医师查房记录 □ 预防并发症 □ 再次血运重建治疗评估，包括 PCI、CABG □ 完成择期 PCI □ 心功能再评价 □ 治疗效果、预后和出院评估 □ 确定患者是否可以出院 □ 康复和宣教	如果患者可以出院： □ 通知出院处 □ 通知患者及其家属出院 □ 向患者交代出院后注意事项，预约复诊日期 □ 将"出院总结"交给患者 如果患者不能出院： □ 请在"病程记录"中说明原因和继续治疗 □ 二级预防的方案
重点医嘱	长期医嘱： □ 冠心病护理常规 □ 二级护理 □ 床旁活动 □ 低盐低脂饮食 □ β 受体阻断剂（无禁忌证者常规使用） □ ACEI 或 ARB 治疗（酌情） □ 口服硝酸酯类药物 □ 阿司匹林+氯吡格雷联用 □ 术后应用低分子肝素 2~8 天 □ 调脂治疗：他汀类药物 □ 钙离子通道阻滞剂（酌情）	长期医嘱： □ 冠心病护理常规 □ 二级护理 □ 床旁活动 □ 低盐低脂饮食 □ β 受体阻断剂（无禁忌证者常规使用） □ ACEI 或 ARB 治疗（酌情） □ 口服硝酸酯类药物 □ 阿司匹林+氯吡格雷联合应用 □ 调脂治疗：他汀类药物 □ 钙离子通道阻滞剂（酌情） 临时医嘱： □ 心电图、心脏超声、胸部 X 线片、肝功能、肾功能、电解质、血常规、尿常规、大便常规、凝血功能	出院医嘱： □ 低盐低脂饮食、适当运动、改善生活方式（戒烟） □ 控制高血压、高血脂、糖尿病等危险因素 □ 出院带药（根据情况）：他汀类药物、抗血小板药物、β 受体阻断剂、ACEI、钙通道阻滞剂等 □ 定期复查
主要护理工作	□ 疾病恢复期心理与生活护理 □ 根据患者病情和危险性分层，指导并监督患者恢复期的治疗与活动 □ 二级预防教育	□ 疾病恢复期心理与生活护理 □ 根据患者病情和危险性分层，指导并监督患者恢复期的治疗与活动 □ 二级预防教育 □ 出院准备指导	□ 帮助患者办理出院手续、交费等事项 □ 出院指导
病情变异记录	□ 无 □ 有，原因： 1. 2.	□ 无 □ 有，原因： 1. 2.	□ 无 □ 有，原因： 1. 2.
护士签名			
医师签名			

第二十章

风湿性二尖瓣狭窄临床路径释义

【医疗质量控制指标】

指标一、常规心电图与超声心动图检查实施情况。

指标二、进行二尖瓣球囊扩张或外科手术适应证的评估。

指标三、B 型利钠肽检测实施情况。

指标四、住院期间红细胞沉降率（ESR）、抗链球菌溶血素"O"、C 反应蛋白（CRP）等检测实施情况。

指标五、拟行经皮二尖瓣球囊扩张术患者行经食道超声心动图检查的实施情况。

指标六、住院期间抗凝、控制心室率或转复窦率药物的使用情况。

指标七、合并心力衰竭的患者相关用药参考心力衰竭路径。

指标八、住院期间为患者提供健康教育与出院时提供教育告知五要素情况。

指标九、离院方式。

指标十、患者对服务的体验与评价。

一、风湿性二尖瓣狭窄编码

1. 原编码

疾病名称及编码：风湿性二尖瓣狭窄（ICD-10：I05.0）

2. 修改编码

疾病名称及编码：风湿性二尖瓣狭窄（ICD-10：I05.0）

二尖瓣狭窄伴有关闭不全（ICD-10：I05.2）

二、临床路径检索方法

I05.0/I05.2

三、国家医疗保障疾病诊断相关分组（CHS-DRG）

MDCF 循环系统疾病及功能障碍

FT3 瓣膜疾患

四、风湿性二尖瓣狭窄临床路径标准住院流程

（一）适用对象

第一诊断为风湿性二尖瓣狭窄（ICD-10：I05.0）。

> 释义
>
> ■ 风湿性二尖瓣狭窄是风湿热的后遗症，是由于瓣叶增厚、瓣叶交界处粘连引起瓣口狭窄，是风湿性心脏瓣膜病中最常见的一种。其可单独出现，也可合并其他心脏瓣膜病变。

（二）诊断依据

根据《临床诊疗指南·心血管内科分册》（中华医学会编著，人民卫生出版社，2009年）、全国高等医药院校教材《内科学》（第8版）（人民卫生出版社，2013年）、2012年ESC和2014年AHA/ACC《瓣膜性心脏病管理指南》。

1. 临床表现：可有呼吸困难、咳嗽、咯血、声嘶和右心衰竭症状以及心律失常、急性肺水肿、肺部感染、血栓栓塞和感染性心内膜炎等并发症。

2. 体格检查：心尖区可闻及第一心音亢进和开瓣音、低调的隆隆样舒张中晚期杂音、可触及舒张期震颤。可有肺动脉高压和右心扩大的心脏体征。

3. 辅助检查：心电图、胸部影像学检查、超声心动图等有相应表现。

释义

■ 经胸超声心动图对于症状和体征怀疑有二尖瓣狭窄的患者明确诊断、评估血流动力学严重程度（平均跨瓣压差、二尖瓣面积和肺动脉压力）、伴随的其他瓣膜病变和瓣膜形态（是否适合球囊扩张术）有着非常重要的价值。二维超声胸骨旁长轴切面可以发现特征性的二尖瓣舒张期圆拱状改变，而短轴切面可见交界处粘连融合并可测量二尖瓣口面积。三维超声心动图测量更为准确，部分医院已开始常规检测。多普勒血流动力学参数通常从心尖四腔心测量而得，包括平均跨瓣压差、峰压差和有效瓣口面积。同时还要观察有无合并的二尖瓣关闭不全及其严重程度和其他瓣膜病变。通常通过三尖瓣反流连续波多普勒估算肺动脉收缩压。Wilkins评分综合了瓣膜厚度、活动度、钙化和瓣下瘢痕，共16分，有助于评估二尖瓣狭窄是否适合球囊扩张术。左房直径和容积指数、有无左房血栓也要仔细观察（当然要完全排除需要经食管超声心动图），还有其他完整的超声心动图数据如左、右室功能等。拟行经皮二尖瓣球囊扩张术的患者术前应行经食管超声心动图检查，明确是否存在左房和左心耳血栓，同时也可进一步评估二尖瓣反流的严重程度。经食管超声心动图可以非常清楚地看到二尖瓣和左心房，对于部分经胸超声心动图难以获得满意图像的患者可作为替代方法。

（三）选择治疗方案的依据

根据《临床诊疗指南·心血管内科分册》（中华医学会 编著，人民卫生出版社，2009年）、全国高等医药院校教材《内科学》（第8版）（人民卫生出版社，2013年）、2012年ESC和2014年AHA/ACC《瓣膜病管理指南》。

1. 内科治疗

（1）一般治疗：减少体力活动，限制钠盐摄入，适当应用利尿剂，避免和控制诱发病情加重的因素，如感染、贫血等。

（2）处理急性肺水肿。

（3）心房颤动和血栓栓塞的防治：抗凝、转复或控制心室率。

（4）抗风湿治疗。

（5）二尖瓣球囊扩张术。

2. 外科治疗：直视分离术和人工瓣膜置换术。

> **释义**
>
> ■ 明确诊断为二尖瓣狭窄的患者可能会因为狭窄进行性加重，伴随的二尖瓣关闭不全或其他瓣膜病变加重，房颤、发热、贫血、甲状腺功能亢进或手术后状态导致血流动力学改变而引起症状恶化。所以诊治过程中如患者症状有变化应及时复查超声心动图以明确原因，同时应努力纠正导致血流动力学改变的因素如感染、贫血、新发房颤。
>
> ■ 急性肺水肿处理原则与急性左心衰竭所致的肺水肿相似，但也要注意以下三点：①避免使用以扩张小动脉为主、减轻心脏后负荷的血管扩张药物，应该选用扩张静脉系统、减轻心脏前负荷为主的硝酸酯类药物，以免导致严重的低血压；但使用时也应该严密监测血压。②正性肌力药物对二尖瓣狭窄的肺水肿无益；③合并急性快速性房颤时，因心室率快，舒张期充盈时间缩短，导致左房压力急剧增加心排血量降低，患者心功能常明显恶化，此时迅速控制心室率非常重要，可先静脉注射洋地黄类药物如毛花苷 C，若效果不佳可联用静脉地尔硫䓬或艾司洛尔；当患者血流动力学不稳定时如肺水肿难以纠正、休克或晕厥，应立即电复律。

（四）标准住院日 4~14 天

> **释义**
>
> ■ 第 1~2 天，检查以完善实验室检查、心电图、胸部影像学检查及超声心动图为主，治疗以改善患者症状、控制并发症及按指南使用相应的药物为主。
>
> ■ 第 2~3 天，根据检查结果评估患者是否有经皮二尖瓣球囊扩张术适应证，是否风湿热处于活动期，是否有心房血栓等情况。
>
> ■ 第 3~5 天，有手术适应证的完成手术及术后康复锻炼。
>
> ■ 大于 5 天，如患者有介入手术后并发症，或者处于风湿热活动期或其他严重并发症，则住院时间将明显延长，但 14 天内基本可以稳定至达到出院标准。

（五）进入路径标准

1. 第一诊断必须符合风湿性二尖瓣狭窄（ICD-10：I05.0）。

2. 只需要内科治疗，进行二尖瓣球囊扩张者，需要无禁忌证（需要外科手术治疗者，进入外科相关路径）。

3. 进行二尖瓣球囊扩张：①具有二尖瓣狭窄症状：二尖瓣口面积≤1.5cm^2 或二尖瓣口面积>1.5cm^2，症状不能用其他原因解释；②无二尖瓣狭窄症状：二尖瓣口面积≤1.0cm^2 或二尖瓣口面积≤1.5cm^2 伴新发心房颤动。

4. 当患者同时具有其他疾病诊断，但在住院期间不需要特殊处理也不影响第一诊断的临床路径流程实施时，可以进入路径。

释义

■ 进入路径的第一诊断必须是风湿性二尖瓣狭窄，需除外少见病因如先天性或老年退行性变所致二尖瓣狭窄；心尖区有舒张期杂音者需用超声心动图鉴别左房黏液瘤或主动脉瓣大量反流导致的相对性二尖瓣狭窄。

■ 拟行经皮二尖瓣球囊扩张术的患者术前应行经食管超声心动图排除左心房和左心耳血栓，不能耐受经食管超声心动图检查者可考虑用左房 CTA 代替。术前应查红细胞沉降率、抗链球菌溶血素"O"、C 反应蛋白除外风湿活动。

（六）住院期间的检查项目

1. 必需的检查项目

（1）血常规、尿常规、大便常规。

（2）肝功能、肾功能、红细胞沉降率、抗链球菌溶血素"O"、C 反应蛋白（CRP）、血生化、凝血功能、心肌酶、NT-pro BNP（BNP）。

（3）心电图、胸部影像学检查、超声心动图。

2. 根据情况可选择的检查项目：血型、感染性疾病筛查（如乙型肝炎、丙型肝炎、梅毒、艾滋病等）、经食管超声心动图、心脏 CT 等。

释义

■ 必查项目是为了评估患者基本情况，指导患者用药及为后续手术治疗安全、有效开展做保障，在入院后必须完成。医务人员应认真分析检查结果，以便及时发现异常情况并采取对应处置。

■ 红细胞沉降率、抗链球菌溶血素"O"、CRP 检查诊断有风湿活动的患者应该积极抗风湿治疗后才能考虑行经皮二尖瓣球囊扩张术。

■ 对于疑有阵发性心律失常者可进行动态心电图检查。拟行经皮二尖瓣球囊扩张术者需用超声心动图明确手术适应证，包括瓣口面积、有无中度以上二尖瓣反流、左室大小、Wilkins 评分，经食管超声心动图明确有无左心房和左心耳血栓。发现有左房血栓者应用华法林抗凝 2~3 个月后重新评估。

（七）治疗方案与药物选择

1. 评估患者是单纯内科药物治疗、二尖瓣球囊扩张还是需要外科手术治疗（进入外科手术路径）。

2. 单纯内科药物治疗

（1）抗风湿治疗。

（2）合并心房颤动患者：转复可以使用普罗帕酮、胺碘酮等；控制心室率可以使用 β 受体阻断剂，非二氢吡啶类钙离子通道阻滞剂和洋地黄类；抗凝可以使用华法林等。

（3）合并慢性心力衰竭：可使用利尿剂和硝酸酯类药物等。

3. 二尖瓣球囊扩张术。

释义

■ 有症状需入院治疗的风湿性二尖瓣狭窄患者，都需要减少体力活动，限制钠盐的摄入，必要时半卧位休息，同时应避免再次发生或控制诱发病情加重的因素，如感染、贫血、新发房颤等。

■ 早期识别和治疗链球菌咽炎是预防风湿热的主要措施。风湿热反复常导致风湿性心脏病进展，无症状的 A 族链球菌感染可能也会导致风湿热复发，即使有症状的 A 族链球菌感染治疗后风湿热也可能复发。因此，对既往有明确风湿热或有风湿性心脏病病史的患者，长期抗链球菌治疗来进行风湿热的二级预防是有必要的。推荐的药物方案为苄星青霉素 120 万 U，每月肌注 1 次，持续至少 10 年或者到患者年龄大于 40 岁。

■ 严重二尖瓣狭窄的患者中 30%~40% 会发生房颤。房颤急性发作可因快心室率缩短了舒张期充盈时间及升高左房压而使血流动力学急剧恶化。治疗时应该抗凝和控制心室率，如果药物不能有效控制心率，可考虑电复律。对于稳定的患者，选择是节律控制还是频率控制策略取决于多项因素，包括房颤持续时间，房颤发作后血流动力学改变、左房大小、既往房颤发作史和栓塞事件。因为风湿本身可导致结间束和房间束纤维化、损伤窦房结，故对二尖瓣狭窄的患者实现节律控制可能更为困难。推荐对于已经通过介入或外科手术解决狭窄的患者，同时其房颤病史<1 年、左房内径扩大不明显且无窦房结或房室结功能障碍者考虑药物复律（胺碘酮或普罗帕酮）或电复律。成功复律后需长期口服抗心律失常药物以预防复发。

■ 控制心室率可以使用 β 受体阻断剂（推荐长效制剂，如琥珀酸美托洛尔缓释片、比索洛尔），非二氢吡啶类钙离子通道阻滞剂（地尔硫革或维拉帕米）或洋地黄类（地高辛）。

■ 二尖瓣狭窄合并房颤时极易发生血栓栓塞，若无禁忌，无论是阵发性、持续性还是永久性房颤都应长期口服华法林抗凝治疗，国际标准化比值（INR）控制在 2.5~3.0。二尖瓣狭窄为中重度、既往有栓塞事件或左房血栓者也应抗凝治疗。

■ 合并心房颤动患者：①使用华法林抗凝；②可以用 β 受体阻断剂及非二氢吡啶类钙离子阻断剂控制心室率；③转律可使用普罗帕酮、胺碘酮等，如果效果不佳或合并血流动力学不稳定可考虑电复律。

■ 慢性轻度心力衰竭时可联合噻嗪类利尿剂（如氢氯噻嗪）和螺内酯治疗，严重心力衰竭或有痛风者可使用袢利尿剂（如呋塞米、托拉塞米）和螺内酯。

■ 合并急性肺水肿者可联合静脉利尿剂（如呋塞米、托拉塞米）、扩血管以扩静脉药物为主，洋地黄类制剂对单纯 MS 无适应证，但如合并快室率房颤可考虑使用，合并快室率房颤者必要时可考虑电复律终止。

■ 经皮二尖瓣球囊扩张术对于瓣膜活动度良好、增厚及钙化不明显的患者疗效理想。手术时将球囊导管经股静脉经房间隔穿刺跨越二尖瓣，用生理盐水稀释的造影剂充盈球囊，分离瓣膜交界处的粘连融合而扩大瓣口，术后症状和血流动力学立即改善，严重并发症少见。其禁忌证包括近期（3 个月）内有血栓栓塞史、存在左房血栓、伴中重度二尖瓣关闭不全等。

■ 需要外科手术治疗的进入外科手术路径。

（八）出院标准

1. 患者症状明显缓解，心功能 Ⅰ~Ⅲ级。

2. 二尖瓣球囊扩张术者，没有需要住院处理的并发症和/或合并症。超声心动图证实瓣膜功能良好，无明显并发症。

（九）变异及原因分析

1. 二尖瓣球囊扩张术围术期并发症：脑卒中、瓣膜功能障碍、心功能不全、栓塞、心脏压塞、出血、溶血、感染性心内膜炎、术后伤口感染、重要脏器功能不全等造成住院日延长和费用增加，如并发症严重需要专科治疗则退出路径。

2. 出现治疗相关不良反应时，需要进行相关诊断和治疗。

3. 患者入院后已发生严重的肺部感染、心功能不全、脑梗死等，需进行积极对症治疗和检查，导致住院时间延长，增加住院费用等，如并发症严重需要专科治疗则退出路径。

4. 当患者同时具有其他疾病诊断，住院期间病情发生变化，需要特殊处理，影响第一诊断的临床路径流程实施时，需要退出路径。

5. 患者需要进行外科手术处理二尖瓣时，退出路径。

五、风湿性二尖瓣狭窄临床路径给药方案

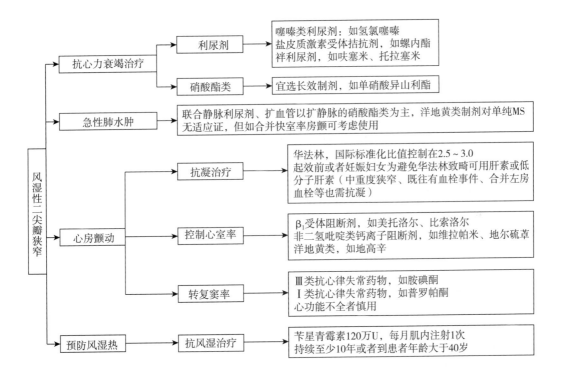

1. 慢性轻度心力衰竭时可联合噻嗪类利尿剂（如氢氯噻嗪）和螺内酯治疗，严重心力衰竭或合并肺水肿或有痛风者可使用襻利尿剂（如呋塞米、托拉塞米）和螺内酯。

2. 扩血管药物需用扩静脉为主的硝酸酯类药物（宜选用长效制剂），洋地黄类制剂对单纯MS无适应证，如合并快室率房颤可考虑使用。

3. 二尖瓣狭窄合并房颤时极易发生血栓栓塞，若无禁忌，无论是阵发性、持续性还是永久性房颤都应长期口服华法林抗凝治疗，国际标准化比值（INR）控制在2.5～3.0，华法林起效前或者妊娠妇女为避免华法林致畸可用肝素或低分子肝素。目前指南指出对于中重度二尖瓣狭窄也可考虑抗凝，既往有栓塞事件和左房血栓者也应抗凝治疗。

4. 控制心室率可以使用β受体阻断剂（推荐长效制剂如琥珀酸美托洛尔缓释片、比索洛

尔），非二氢吡啶类钙离子通道阻滞剂（地尔硫䓬或维拉帕米）和洋地黄类（地高辛）。

5. 对于已经通过介入或外科手术解决狭窄的患者，同时其房颤病史＜1年、左房内径扩大不明显者且无窦房结或房室结功能障碍者考虑药物复律（胺碘酮或普罗帕酮）、电复律或导管消融。成功复律后需长期口服抗心律失常药物以预防复发。

6. 推荐用苄星青霉素120万U，每月肌内注射1次进行风湿热二级预防，持续至少10年或者到患者年龄大于40岁。

六、风湿性二尖瓣狭窄患者护理规范

1. 风湿热发作急性期患者注意卧床休息，发热患者应做好皮肤护理，多汗者及时更换衣物防止受凉，采用物理或药物方法控制体温；运用疼痛评估表评估患者关节疼痛程度，选择合适的体位以减轻关节疼痛，采用热敷、按摩、理疗以减轻关节不适。

2. 应用青霉素前，应询问患者是否曾经对青霉素有过敏反应，即使此前没有，也要告知其可能会发生过敏反应。

3. 合并心力衰竭及肺水肿患者，注意监测心率、血压、每日出入量、体重，吸氧、吸痰、定期翻身拍背加强支持治疗，使用利尿剂患者注意维持水电解质平衡，伴有感染症状者及时应用抗菌药物。

4. 合并房颤者，应关注心室率控制情况，运用洋地黄制剂患者注意监测血药浓度及有无恶心呕吐、心律失常等不良反应；抗凝药物使用过程中注意有无皮肤黏膜出血点，大便隐血或血尿等。

5. 行二尖瓣球囊成形术者，注意定时观察穿刺部位。

6. 心理护理：耐心倾听患者的主诉，了解其所担心的问题并及时解答，帮助其及时调整心态，介绍疾病和治疗的相关知识，使患者意识到积极防治上呼吸道感染、扁桃体炎、咽炎的重要性，并积极配合治疗和护理。鼓励患者闲暇时听广播、看轻松，愉快的电视节目，与病友聊一些休闲话题以转移患者注意力。

七、风湿性二尖瓣狭窄患者营养治疗规范

1. 清淡饮食，注意控制体重，伴有心功能不全或肺水肿患者，限制钠盐及水分摄入。

2. 适当进食高热量、高蛋白、高维生素饮食，以增加机体抵抗力。

3. 合并房颤服用华法林抗凝患者需减少富含维生素K食物（如豆类、胡萝卜、菠菜等）的摄入。

八、风湿性二尖瓣狭窄患者健康宣教

1. 戒烟限酒，减少咖啡摄入，注意休息，适量活动，避免情绪激动。

2. 天气变化时应注意适当增减衣物，避免感冒；积极防治急性扁桃体炎、咽喉炎等溶血性链球菌感染，以防风湿热反复。

3. 适当进行体育锻炼，并循序渐进地增加运动量，提高自身抵抗力，同时避免活动过度。

4. 勤洗手，注意口腔卫生，在接受牙科治疗及各种侵袭性检查或治疗时，应告知医生目前正服用抗凝药，并说明曾患风湿性心脏病，应预防性使用抗炎治疗，并注意休息，以防感染性心内膜炎的发生。

5. 定期心血管内科随访，如自觉心跳加快、跳动不规则或出现胸闷、呼吸困难、心悸等不适，及时心血管内科就诊进行评估。

6. 合并心房颤动需长期服用华法林，定期检测凝血指标，INR维持在2.5~3。

7. 育龄妇女应积极避孕，或在医生指导下控制好孕娩时机，以免在不适合的时机诱发和加重病情。

九、推荐表单

（一）医师表单

风湿性二尖瓣狭窄临床路径医师表单

适用对象：第一诊断为风湿性二尖瓣狭窄（ICD-10：I05.0）

患者姓名：	性别：	年龄：	门诊号：	住院号：
住院日期：　　年　月　日	出院日期：　　年　月　日			标准住院日：4~14 天

时间	住院第 1~2 天	住院第 2~5 天
主要诊疗工作	□ 询问病史及体格检查 □ 上级医师查房 □ 初步的诊断和治疗方案 □ 住院医师完成住院记录、首次病程、上级医师查房等病历 □ 完善检查	□ 继续完成实验室检查 □ 完成必要的相关科室会诊 □ 调整心脏及重要脏器功能 □ 上级医师查房 **拟行二尖瓣球囊扩张术者：** □ 上级医师查房，术前评估和决定手术方案 □ 住院医师完成术前小结、术前讨论、上级医师查房记录等 □ 向患者和/或家属交代围术期注意事项并签署手术知情同意书、自费用品协议书、输血同意书、委托书 □ 完成各项术前准备
重点医嘱	**长期医嘱：** □ 心内科一级护理常规 □ 饮食 □ 吸氧（必要时） □ 半卧位休息（必要时） □ 记录出入量（必要时） □ 利尿剂 □ 长效硝酸酯类 □ 洋地黄类 □ β 受体阻断剂 □ 非二氢吡啶类钙离子通道阻滞剂 □ 华法林 □ 普通肝素或低分子肝素 **临时医嘱：** □ 血常规、尿常规、大便常规 □ 肝功能、肾功能、红细胞沉降率、抗链球菌溶血素"O"、CRP、血生化、凝血功能、心肌酶、pro-BNP（BNP） □ 心电图、胸部影像学检查、超声心动图	**长期医嘱：** 同前，根据病情调整 **临时医嘱：** □ 根据会诊科室要求开检查和化验单 □ 根据患者情况选择血型、感染性疾病筛查（乙型肝炎、丙型肝炎、梅毒、艾滋病等）、食管超声心动图、心脏 CT **拟行经皮二尖瓣球囊扩张术者：** □ 术前禁食、禁水，术区备皮 □ 准备术中特殊用药 □ 其他特殊医嘱
病情变异记录	□ 无　□ 有，原因： 1. 2.	□ 无　□ 有，原因： 1. 2.
医师签名		

时间	住院第 3~13 天	住院第 4~14 天
主要诊疗工作	**单纯内科治疗者：** □ 日常查房，完成病程记录 □ 上级医师查房：确定和调整治疗方案 □ 完成上级医师查房记录 □ 向家属及患者交代病情及下一步诊疗方案 **行二尖瓣球囊扩张术者：** □ 向家属交代病情、手术过程及术后注意事项 □ 术者完成手术记录 □ 完成术后病程 □ 严密观察穿刺部位出血、肢体血运情况，注意有无手术并发症	□ 上级医师查房，评估患者是否达到出院标准，明确是否出院 □ 完成出院志、病案首页、出院诊断证明书等所有病历 □ 向患者交代出院后的后续治疗及相关注意事项，预约复诊时间。
重点医嘱	**长期医嘱：** □ 特级护理常规 □ 饮食 □ 记录出入量（必要时） □ 利尿剂 □ 长效硝酸酯类 □ 洋地黄类 □ β受体阻断剂 □ 非二氢吡啶类钙离子通道阻滞剂 □ 华法林 □ 普通肝素或低分子肝素 □ 其他医嘱 **行二尖瓣球囊扩张术者：** □ 伤口加压包扎 □ 穿刺肢体制动 □ 心电监护 **临时医嘱：** **使用华法林者：** □ 凝血酶原时间 **行二尖瓣球囊扩张术者：** □ 心电图 □ 胸部影像学检查 □ 超声心动图	**出院医嘱：** □ 出院带药 □ 定期复查 □ 不适随诊
病情变异记录	□ 无 □ 有，原因： 1. 2.	□ 无 □ 有，原因： 1. 2.
医师签名		

（二）护士表单

风湿性二尖瓣狭窄临床路径护士表单

适用对象：第一诊断为风湿性二尖瓣狭窄（ICD-10：I05.0）

| 患者姓名： | 性别：　　年龄：　　门诊号： | 住院号： |
| 住院日期：　　年　月　日 | 出院日期：　　年　月　日 | 标准住院日：≤14天 |

时间	住院第1天	住院第1~2天 （术前准备）	住院第2~3天 （手术日）
健康宣教	□ 介绍主管医师、护士 □ 入院宣教（常规、安全）	□ 做球囊扩张术前宣教 □ 服药宣教 □ 疾病宣教 □ 饮食、饮水活动的宣教	□ 做球囊扩张术后当日宣教 □ 患者予以饮食、饮水活动宣教
护理处置	□ 安置患者，佩戴腕带 □ 通知医师 □ 生命体征的监测测量 □ 吸氧 □ 交接药物 □ 病情交班 □ 配合治疗 □ 完成护理记录	□ 协助患者完成临床检查 □ 遵医嘱完成治疗 □ 完成护理记录	□ 评估患者全身情况 □ 观察生命体征 □ 协助患者完成临床检查 □ 注意化验结果回报 □ 完成护理记录
基础护理	□ 准备床单位、监护、吸氧 □ 生命体征的观察 □ 一级或二级护理 □ 观察24小时出入量 □ 生活护理 □ 患者安全及心理护理	□ 生命体征的观察 □ 一级或二级护理 □ 生活护理 □ 观察24小时出入量 □ 患者安全及心理护理	□ 病情的观察（症状、体征神志、生命体征） □ 保持水、电解质平衡 □ 观察24小时出入量 □ 一级护理
专科护理	□ 使用药物的剂量 □ 各种置管情况 □ 观察胸痛情况	□ 使用药物的剂量 □ 各种置管情况 □ 观察胸痛情况	□ 相关并发症的观察 □ 球囊扩张术后定时观察穿刺部位 □ 鞘管拔除后伤口沙袋压迫6小时，患侧肢体制动12小时
重点医嘱	□ 详见医嘱执行单	□ 详见医嘱执行单	□ 详见医嘱执行单
病情变异记录	□ 无　□ 有，原因： 1. 2.	□ 无　□ 有，原因： 1. 2.	□ 无　□ 有，原因： 1. 2.
护士签名			

时间	住院第 3~4 天 （术后第 1 天）	住院第 4~5 天 （术后第 2 天）	住院第 6~14 天 （出院日）
健康宣教	□ 饮食宣教 □ 服药宣教 □ 指导恢复期的康复和锻炼 　（床上肢体活动） □ 疾病宣教	□ 指导恢复期的康复和锻炼 　（床上肢体活动） □ 饮食宣教 □ 疾病宣教 □ 康复宣教和二级预防	□ 活动指导 □ 康复宣教和二级预防 □ 出院宣教 □ 对于吸烟者给予戒烟宣教
护理处置	□ 观察生命体征 □ 观察 24 小时出入量 □ 观察穿刺部位 □ 遵医嘱配合急救和治疗 □ 完成护理记录 □ 维持静脉通畅 □ 静脉和口服给药 □ 协助患者进餐 □ 保持排便通畅	□ 观察生命体征 □ 完成常规化验采集 □ 观察 24 小时出入量 □ 遵医嘱完成治疗 □ 维持静脉通畅 □ 静脉和口服给药 □ 保持排便通畅 □ 生活护理 □ 给予心理支持 □ 完成护理记录	□ 观察生命体征 □ 观察 24 小时出入量 □ 遵医嘱完成治疗 □ 维持静脉通畅 □ 静脉和口服给药 □ 保持排便通畅 □ 生活护理 □ 给予心理支持 □ 完成护理记录 □ 配合患者做好出院准备
基础护理	□ 监测心率、心律，血压，血 　氧饱和度，呼吸 □ 一级或二级护理 □ 准确记录出入量 □ 保持水、电解质平衡 □ 协助患者完成各项检查 □ 协助患者进食 □ 协助患者做好生活护理	□ 监测心率、心律，血压，血 　氧饱和度，呼吸 □ 完成常规标本采集 □ 准确记录出入量 □ 保持水、电解质平衡 □ 协助患者完成各项检查 □ 协助患者进食 □ 协助患者做好生活护理 □ 一级或二级护理	□ 监测心率、心律，血压，血 　氧饱和度，呼吸 □ 完成常规标本采集 □ 准确记录出入量 □ 保持水、电解质平衡 □ 协助患者完成各项检查 □ 协助患者进食 □ 办理出院事项 □ 二级护理
专科护理	□ 相关并发症的观察 □ 穿刺部位的观察	□ 相关并发症的观察	□ 相关并发症的观察
重点医嘱	□ 详见医嘱执行单	□ 详见医嘱执行单	□ 详见医嘱执行单
特殊情况记录	□ 无　□ 有，原因： 1. 2.	□ 无　□ 有，原因： 1. 2.	□ 无　□ 有，原因： 1. 2.
护士签名			

（三）患者表单

风湿性二尖瓣狭窄临床路径患者表单

适用对象：第一诊断为风湿性二尖瓣狭窄（ICD-10：I05.0）

| 患者姓名： | | 性别：　　年龄：　　门诊号： | | 住院号： |

| 住院日期：　　年　月　日 | | 出院日期：　　年　月　日 | | 标准住院日：4~14 天 |

时间	住院第 1~2 天	住院第 2~4 天 （手术日）	住院第 4~14 天 （出院日）
医患配合	□ 测量生命体征、体重 □ 护士行入院护理评估 □ 介绍主管医师、护士 □ 医师询问现病史、既往史、用药情况，收集资料并进行体格检查 □ 配合完善术前相关化验、检查 □ 入院宣教（常规、安全）	□ 测量生命体征、体重 □ 做球囊扩张术后当日宣教 □ 球囊扩张术后患者予以饮食、饮水、活动宣教 □ 活动指导	□ 测量生命体征、体重 □ 活动指导 □ 康复宣教和二级预防
护患配合	□ 测量生命体征、体重 □ 护士行入院护理评估 □ 一级或二级护理 □ 建立静脉通路 □ 入院宣教（常规、安全）	□ 测量生命体征、体重 □ 一级护理 □ 配合急救和治疗	□ 测量生命体征、体重 □ 二级护理 □ 带好出院带药
饮食	□ 流质饮食	□ 半流质饮食	□ 低盐低脂饮食
排泄	□ 正常排尿便	□ 正常排尿便	□ 正常排尿便
活动	□ 卧床休息，自主体位 □ 患肢制动	□ 卧床休息，自主体位 □ 患肢可活动	□ 床边活动

附：原表单（2016 年版）

风湿性二尖瓣狭窄临床路径表单

适用对象：第一诊断为风湿性二尖瓣狭窄（ICD-10：I05.0）

患者姓名：		性别：	年龄：	门诊号：	住院号：
住院日期： 年 月 日		出院日期： 年 月 日			标准住院日：4~14 天

时间	住院第 1~2 天	住院第 2~5 天
主要诊疗工作	□ 询问病史及体格检查 □ 上级医师查房 □ 初步的诊断和治疗方案 □ 住院医师完成住院记录、首次病程、上级医师查房等病历 □ 完善检查	□ 继续完成实验室检查 □ 完成必要的相关科室会诊 □ 调整心脏及重要脏器功能 □ 上级医师查房 **拟行二尖瓣球囊扩张术者：** □ 上级医师查房，术前评估和决定手术方案 □ 住院医师完成术前小结、术前讨论、上级医师查房记录等 □ 向患者和/或家属交代围术期注意事项并签署手术知情同意书、自费用品协议书、输血同意书、委托书 □ 完成各项术前准备
重点医嘱	**长期医嘱：** □ 心内科一级护理常规 □ 饮食 □ 吸氧（必要时） □ 半卧位休息（必要时） □ 患者基础用药 □ 既往用药 **临时医嘱：** □ 血常规、尿常规、大便常规 □ 肝功能、肾功能、红细胞沉降率、抗链球菌溶血素"O"、CRP、血生化、凝血功能、心肌酶、pro-BNP（BNP） □ 心电图、胸部影像学检查、超声心动图	**长期医嘱：** 同前，根据病情调整 **临时医嘱：** □ 根据会诊科室要求开检查和化验单 □ 根据患者情况选择血型、感染性疾病筛查（乙型肝炎、丙型肝炎、梅毒、艾滋病等）、食管超声心动图、心脏 CT **拟行经皮二尖瓣球囊扩张术者：** □ 术前禁食、禁水，术区备皮 □ 准备术中特殊用药 □ 其他特殊医嘱
主要护理工作	□ 介绍病房环境、设施设备 □ 入院护理评估 □ 防止皮肤压疮护理	□ 观察患者病情变化 □ 心理和生活护理 **拟行经皮二尖瓣球囊扩张术者：** □ 做好备皮等术前准备 □ 提醒患者术前禁食、禁水 □ 术前心理护理
病情变异记录	□ 无 □ 有，原因： 1. 2.	□ 无 □ 有，原因： 1. 2.

续　表

时间	住院第 1~2 天	住院第 2~5 天
护士 签名		
医师 签名		

时间	住院第 3~13 天	住院第 4~14 天
主要诊疗工作	**单纯内科治疗者：** □ 日常查房，完成病程记录 □ 上级医师查房：确定和调整治疗方案 □ 完成上级医师查房记录 □ 向家属及患者交代病情及下一步诊疗方案 **行二尖瓣球囊扩张术者：** □ 向家属交代病情、手术过程及术后注意事项 □ 术者完成手术记录 □ 完成术后病程 □ 严密观察穿刺部位出血、肢体血运情况，注意有无手术并发症	□ 上级医师查房，评估患者是否达到出院标准，明确是否出院 □ 完成出院志、病案首页、出院诊断证明书等所有病历 □ 向患者交代出院后的后续治疗及相关注意事项，预约复诊时间
重点医嘱	**长期医嘱：** □ 特级护理常规 □ 饮食 □ 药物治疗（参考治疗方案） □ 其他医嘱 **行二尖瓣球囊扩张术者：** □ 伤口加压包扎 □ 穿刺肢体制动 □ 心电监护 **临时医嘱：** **行二尖瓣球囊扩张术者：** □ 心电图 □ 胸部影像学检查 □ 超声心动图	**出院医嘱：** □ 出院带药 □ 定期复查 □ 不适随诊
主要护理工作	□ 观察患者病情变化并及时报告医生 **行二尖瓣球囊扩张术者：** □ 严密观察穿刺部位出血、渗血征象、观察穿刺点肢体血运情况 □ 术后心理与生活护理	□ 指导患者办理出院手续 □ 出院宣教
病情变异记录	□ 无　□ 有，原因： 1. 2.	□ 无　□ 有，原因： 1. 2.
护士签名		
医师签名		

第二十一章

扩张型心肌病（CRT/CRT-D）临床路径释义

【医疗质量控制指标】

指标一、超声心动：左心室射血分数、左心室舒张末内径。

指标二、血清 B 型利钠肽（BNP）检测实施情况。

指标三、住院期间 β 受体阻断剂、血管紧张素转化酶抑制剂（ACEI）或血管紧张素受体阻断剂（ARB）、醛固酮受体拮抗剂、血管紧张素受体和脑啡肽酶抑制剂（ARNI 类）使用情况。

指标四、住院期间利尿剂使用情况。

指标五、住院期间洋地黄类及其他强心药物使用情况。

指标六、住院期间心力衰竭特殊干预措施使用情况：床旁血滤（CRRT）、无创机械通气（BIPAP）、气管插管机械通气、主动脉内气囊反搏（IABP），体外膜氧合（ECMO）。

指标七、6 分钟步行试验。

指标八、CRT-D 置入术围术期管理，及起搏器程控。

指标九、住院期间健康宣教情况。

指标十、出院时 β 受体阻断剂、血管紧张素转化酶抑制剂（ACEI）或血管紧张素受体阻断剂（ARB）、醛固酮受体拮抗剂、血管紧张素受体和脑啡肽酶抑制剂（ARNI 类）使用情况。

指标十一、出院时利尿剂、补钾药物使用情况。

指标十二、出院时纳入随访管理。

一、扩张型心肌病（CRT/CRT-D）编码

疾病名称及编码：扩张型心肌病（ICD-10：I42.0）

手术操作名称及编码：心脏再同步起搏器置入术 CRT（ICD-9-CM-3：00.50）

心脏再同步除颤器置入术 CRT-D（ICD-9-CM-3：00.51）

二、临床路径检索方法

I42.0 伴（00.50/00.51）

三、国家医疗保障疾病诊断相关分组（CHS-DRG）

MDCF 循环系统疾病及功能障碍

FT1 心肌病

四、扩张型心肌病（CRT/CRT-D）临床路径标准住院流程

（一）适用对象

扩张型心肌病（CRT/CRT-D），需行 CRT/CRT-D 治疗的患者。

> **释义**
>
> ■ 扩张型心肌病是一类既有遗传又有非遗传原因造成的复合型心肌病，以左室、右室或双心室扩大和收缩功能障碍等为特征，通常经二维超声心动图诊断。
>
> ■ CRT/CRT-D 是指不带有或带有除颤手段的心脏再同步化治疗，CRT 是在传统右心房、右心室双心腔起搏基础上增加左心室起搏，以恢复房室、室间和室内运动的同步性的方式治疗心室收缩不同步的心力衰竭患者。

（二）诊断依据

1. 症状：胸闷、心悸、气短、活动耐力下降等。
2. 体征：颈静脉怒张、肺部啰音、肢体水肿等。
3. 心电图：窦性心律或房颤心律（心室率已控制或决定行房室结消融）、QRS 波时限≥120ms 伴 LBBB 或 QRS 波时限≥150ms 不伴 LBBB。
4. 心脏超声：提示扩张型心肌病，EF≤35%。

> **释义**
>
> ■ 扩张型心肌病是多种疾病引发心脏扩大并伴有心力衰竭症状的疾病总称，也可出现在一些没有明确病因的患者，因此需要通过现有检查手段明确可能的临床疾病并对扩张型心肌病进行分类。
>
> ■ 扩张型心肌病可以累及左心系统、右心系统或双心系统，因而可以出现不同的临床表现和体征。颈静脉怒张、肢体水肿往往提示右心系统受累，而肺部啰音的出现是左心系统受累的重要表现。
>
> ■ QRS 波增宽是心室除极活动延长的反映，也是左右心室电活动不同步的重要提示，而左右心室电活动不同步是 CRT 治疗的理论基础。因此，接受 CRT 治疗的心力衰竭患者必须伴有 QRS 波的增宽。
>
> ■ 根据 2016 年欧洲 CRT 植入指南推荐，在充分药物治疗前提下患者心力衰竭分级仍不能达到纽约心功能分级 I 级且左室射血分数≤35%时，对伴有 QRS 波增宽的患者应该考虑 CRT 治疗。如果 QRS 波增宽显示为左束支阻滞型，为 I 类适应证；如果 QRS 波增宽显示为非左束支阻滞型，为 II 类适应证。
>
> ■ 对伴有束支阻滞且左室射血分数≤35%的患者，应考虑 CRT-D 治疗。

（三）进入路径标准

符合诊断依据（二），优化药物治疗 3~6 个月效果不佳，心功能经药物治疗后在 III 级以上，预期寿命大于 1 年且术前停用抗血小板药物 1 周以上的患者入临床路径。

> **释义**
>
> ■ 对于未接受优化药物治疗的患者，应该首先调整患者的药物治疗方案而非考虑 CRT 治疗。

■ 根据我国 2007 年心肌病诊断与治疗建议，推荐心功能经药物治疗后仍在Ⅲ级以上患者接受 CRT 治疗。然而随着更多证据的出现，2013 年欧洲已将纽约心功能分级为Ⅱ级的患者列入治疗适应证，值得我们借鉴。

（四）标准住院日 10~14 天

释义

■ 计划接受 CRT/CRT-D 治疗的扩张型心肌病患者入院后，术前评估 2~3 天，在第 4~5 日实施手术，术后恢复 3~5 天出院。总住院时间不超过 14 天均符合本路径要求。

（五）住院期间的检查项目

1. 必需的检查项目：血常规+血型、肝功能、肾功能、电解质、凝血指标、术前三项、大便常规、尿常规、心肌酶及肌钙蛋白、心电图、动态心电图、心脏超声、胸部正侧位片、脑钠肽、D-二聚体、血气分析。
2. 根据患者病情进行的检查项目：甲状腺功能、冠状动脉 CT 或冠状动脉造影。

释义

■ 必查项目是确保手术治疗安全、有效开展的基础，在术前必须完成。相关人员应认真分析检查结果，以便及时发现异常情况并采取对应处置。

■ 为缩短患者术前等待时间，检查项目可以在患者入院前于门诊完成。

（六）治疗方案的选择

优化药物治疗 3~6 个月。
优化药物包括 ACEI、β 受体阻断剂、醛固酮受体拮抗剂（MRA）。
需行 CRT/CRT-D 的治疗。

释义

■ 药物治疗是扩张型心肌病的基础治疗，充分的观察期是药物发挥最大效应的必要条件。

■ 到目前为止，ACEI、β 受体阻断剂等药物已经成为心力衰竭患者的标准治疗药物。

■ 对于合并肾功能不全的患者，使用 ACEI/ARB 药物要监测肾功能及电解质的变化，避免肾功能恶化和高钾血症的出现。

■ β 受体阻断剂使用要缓慢增加剂量，避免因负性肌力作用而加重心力衰竭症状。

（七）预防性抗菌药物选择与使用时机

抗菌药物（根据手术时间 1~2 次）。

术前、术后 24 小时内。

> **释义**
>
> ■ 推荐使用第一代头孢菌素，如头孢唑林。在发生青霉素耐药葡萄球菌较多的中心或对头孢菌素过敏患者，推荐使用万古霉素。
>
> ■ 建议器械植入前 60 分钟经非肠道途径给予抗菌药物，如果使用万古霉素，应在术前 90~120 分钟使用。
>
> ■ 目前并不推荐术后持续给予抗菌药物治疗，这是基于下列原因：无证据支持、可能发生抗菌药物药物相关不良反应、诱导生物体耐药以及经济效益比。

（八）手术日

心功能Ⅲ级以上患者入院后 1~3 天。

> **释义**
>
> ■ 在相关检查完善后，尽快实施手术可以使患者更早获益并有效减少住院时间。

（九）术后恢复 3~10 天

> **释义**
>
> ■ 术后恢复期需观察有无并发症发生，如气胸、囊袋出血、囊袋感染等。
>
> ■ 了解 CRT/CRT-D 工作状态，确保心室起搏比例占心搏总数的 98% 以上。

（十）出院标准

伤口愈合可，心功能改善。

> **释义**
>
> ■ 出院时伤口必须愈合良好，无局部分泌物、无渗血、囊袋无出血、红肿等表现。
>
> ■ 心功能改善并非是确定患者能否出院的决定性指标，部分患者需要经过一段时间的治疗后心功能才能有所改善。

（十一）变异及原因分析

1. 出现手术并发症，如血气胸、伤口感染、心肌穿孔等，延长住院时间。
2. 因各种原因导致心功能恶化需延长住院时间。

3. 合并严重的肺部感染，延长住院时间。

4. 死亡，退出路径。

5. 患者入院时未决定行 CRT/CRTD 植入，入院后经商议后决定行 CRT/CRTD，需延长住院时间。

> **释义**
>
> ■ 变异是指入选临床路径的患者未能按路径流程完成医疗行为或未达到预期的医疗质量控制目标。这包含三方面情况：①按路径流程完成治疗，但出现非预期结果，可能需要后续进一步处理。如本路径治疗后出现气胸、囊袋出血等并发症需要延长治疗时间；②按路径流程完成治疗，但超出了路径规定的时限。实际住院日超出标准住院日要求，或未能在规定的手术日时间限定内实施手术等；③不能按路径流程完成治疗，患者心功能恶化不能配合完成手术或出现其他疾病而延期进行手术。对这些患者，主管医师均应进行变异原因的分析，并在临床路径的表单中予以说明。
>
> ■ CRT/CRTD 植入的并发症，有气胸、冠状静脉夹层、电极穿孔、囊袋血肿、囊袋感染等。
>
> ■ 医师认可的变异原因主要指患者入选路径后，医师在检查及治疗过程中发现患者合并存在一些事前未预知的对本路径治疗可能产生影响的情况，需要中止执行路径或者是延长治疗时间、增加治疗费用。医师需在表单中明确说明。
>
> ■ 因患者方面的主观原因导致执行路径出现变异，也需要医师在表单中予以说明。

五、扩张型心肌病临床路径给药方案

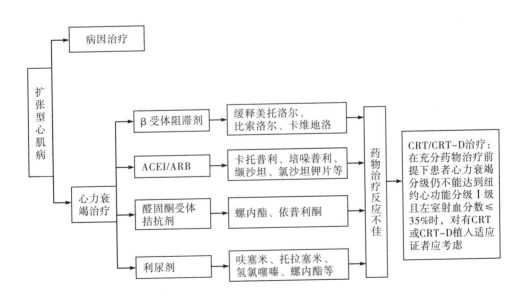

【用药选择】

β 受体阻断剂、ACEI/ARB、醛固酮受体拮抗剂在心力衰竭治疗中都有充分的证据支持，并在无禁忌证患者均为Ⅰ类适应证。对于心力衰竭症状不稳定或加重的患者，不应轻易加用或加量β受体阻断剂。在患者症状稳定、体重无增加并且停用静脉扩血管药物3天后，方可考虑加用小剂量β受体阻断剂，且药物剂量增加应缓慢。对于已应用β受体阻断剂的不稳定心力衰竭患者，如果调整其他心力衰竭药物治疗效果不佳，应考虑减少β受体阻断剂用量。ARB作为ACEI的替代品，用于ACEI不耐受患者。对于能够耐受ACEI治疗的患者，不应首选ARB治疗。此外，仅在少数情况下可以考虑ACEI和ARB的联合使用。近年来ARNI获得了越来越多的循证医学证据。醛固酮受体拮抗剂作为神经内分泌受体拮抗剂被应用于心力衰竭治疗，而非仅仅利用其利尿作用。利尿剂对于缓解患者临床症状有重要作用，因为减少容量负荷是改善患者症状的重要手段。

【药学提示】

1. β受体阻断剂：降低交感神经过度兴奋，降低去甲肾上腺素对心肌细胞的毒性作用及解除冠状动脉痉挛，降低心率，减少心肌氧耗，改善舒张期充盈和顺应性，从而达到治疗心衰的作用。此外，β受体阻断剂还能通过抑制肾素-血管紧张素-醛固酮系统、调控细胞内钙离子转运等方式改善心功能状态。在心衰治疗中，对无禁忌患者，指南推荐应用比索洛尔、卡维地洛和缓释美托洛尔。对于心动过缓、RR长间歇、低血压患者慎用。

2. ACEI/ARB：ACEI可通过抑制肾素-血管紧张素-醛固酮系统和抑制缓激肽降解来达到治疗心力衰竭的作用。ARB可阻断AT1受体并增加AngⅡ与AT2受体结合，进而激活激肽、NO等系统达到心脏保护作用。对于心力衰竭患者，无论心功能分级，只要无禁忌证均应加用ACEI或ARB。在能够耐受ACEI治疗的患者，应首选ACEI治疗而非ARB治疗。在中-重度心力衰竭者，可以考虑联合使用ACEI和ARB以降低心血管死亡，但使用中应遵循在ACEI治疗达到靶剂量后逐渐加用ARB的原则。对于双侧肾动脉狭窄、高钾血症、血肌酐水平显著升高等情况，ACEI/ARB需禁用或慎用。

3. 醛固酮受体拮抗剂：可逆转心力衰竭时因醛固酮升高导致的一系列不良反应，包括水钠潴留、血管内皮功能异常和心肌纤维化等。因此，对于纽约心功能分级Ⅱ～Ⅳ级且LVEF<35%的患者，在无使用禁忌证的情况下均应加用醛固酮受体拮抗剂。然而，当患者血肌酐>2.5mg/dl（男）或>2.0mg/dl（女），估测的肾小球滤过率<30ml/（min·1.73m^2）或血钾水平>5mmol/L时，应用醛固酮受体拮抗剂可能有害。

4. 利尿剂：对于存在水钠潴溜证据的患者，均应使用利尿剂。在心力衰竭患者，合并肾脏病变并非少见，因此在使用利尿剂时应关注患者肾功能状态。肾小球滤过率<30ml/（min·1.73m^2）的患者，非袢利尿剂常常无效。

【注意事项】

β受体阻断剂存在负性肌力作用，因而在使用时，特别是在使用初期，要密切关注患者心功能变化情况，并且严格遵循小剂量开始逐渐加量的原则。另外，关注患者心率和血压变化也极为重要。一旦患者出现低血压、有症状的心动过缓，应及时减少β受体阻断剂用量。对严重的有症状低血压，可通过快速输液纠正，而在有症状的心动过缓患者可以植入临时起搏器。咳嗽是ACEI类药物最常见的不良反应，在不同患者其程度往往差异较大。大多数患者咳嗽症状轻微且逐渐耐受或消失，因此不需调整治疗药物。但对于少数患者，咳嗽症状可以严重影响生活治疗，此时应该换用ARB类药物。给药方法上，应强调ACEI和ARB从小剂量开始并逐渐加量至靶剂量。在严重肾功能减退、双肾动脉狭窄及使用后致血管神经性水肿的患者，禁用ACEI/ARB。利尿剂使用时要关注电解质变化，对于低钾患者可使用保钾利尿剂并酌情补钾治疗，对于低钠患者，可以考虑应用保钠利尿剂托伐普坦。在应用上述药物时，切记监测患者血压水平，避免低血压引发的不良事件。

六、扩张型心肌病（CRT/CRT-D）患者护理规范

1. 一般护理

（1）保证患者充分休息：应根据心功能情况决定活动和休息原则。心功能Ⅰ级患者，可不限制活动，但应增加午休时间；轻度心力衰竭（心功能Ⅱ级）患者，可起床稍事轻微活动，但需增加活动的间歇时间和睡眠时间；中度心力衰竭（心功能Ⅲ级）患者，以卧床休息，限制活动量为宜；重度心力衰竭（心功能Ⅳ级）患者，必须严格卧床休息，给予半卧位或坐位。对卧床患者应照顾其起居，方便患者的生活。病情好转后可逐渐增加活动量，以避免因长期卧床，而导致肌肉萎缩、静脉血栓形成、皮肤损伤、消化功能减退及精神心理异常等不良后果。

（2）饮食：患者应摄取低热量饮食。病情好转后可适当补充热量和高营养。饮食以少盐、易消化清淡饮食为宜；选择富有维生素、钾、镁和含适量纤维素的食品；避免进食产气食物，加重呼吸困难；避免刺激性食物；宜少量多餐，根据血钾水平决定食物中含钾量。

（3）保持大便通畅：保持大便通畅是护理心力衰竭患者非常重要的措施。需训练床上排便习惯，饮食中增加膳食纤维，如发生便秘，应用小剂量缓泻剂和润肠剂，病情许可时扶患者坐起使用便器，并注意观察患者的心率、反应，以防发生意外。

（4）吸氧：一般流量为 2~4L/min，应观察吸氧后患者的呼吸频率、节律、深度的改变，随时评估呼吸困难改善的程度。

（5）加强皮肤口腔护理：长期卧床患者应勤翻身，以防局部受压而发生皮肤破损。加强口腔护理，以防发生由于药物治疗引起菌群失调导致的口腔黏膜感染。

（6）控制静脉输液速度。

2. 心理护理：给予患者精神安慰及心理支持，减轻焦虑，增加安全感。

3. 病情观察和对症护理

（1）注意心力衰竭的临床表现：一旦出现劳力性呼吸困难或夜间阵发性呼吸困难，心率加快、乏力、头昏、失眠、烦躁、尿量减少等症状，应及时与医师联系，并加强观察。如迅速发生极度烦躁不安、大汗淋漓、口唇青紫等表现，同时胸闷、咳嗽、呼吸困难。发绀、咯大量白色或粉红色泡沫痰，应警惕急性肺水肿发生，立即准备配合抢救。

（2）定期观测水电解质变化及酸碱平衡情况：低钾血症可出现乏力、腹胀、心悸、心电图出现 U 波增高及心律失常，并可诱发洋地黄中毒。少数因肾功能减退，补钾过多而致高血钾，严重者可引起心搏骤停，低钠血症表现为乏力、食欲减退、恶心、呕吐、嗜睡等。

4. 围术期护理

（1）术前评估和准备：术前详细了解患者一般情况，是否有感染、呼吸困难、咳嗽、咳痰、不能平卧等，训练床上排便。

（2）术中配合：协助患者平卧，建立静脉通道，心电血氧监护，吸氧 2~3L/min。准备好抢救药物及器械，各种抢救设备处于备用状态。必要时提前行对比剂碘过敏试验。按医疗原则术前术后使用抗菌药物。术中严密观察生命体征。

（3）术毕护理：患者术后卧床制动期间协助饮食、翻身、床上活动和排大小便，观察起搏器囊袋是否出现疼痛、血肿、出血等情况。

（4）术后关注起搏器囊袋伤口愈合状态、定时换药，观察是否有囊袋红肿、血肿、渗液、出血、延迟愈合、瘀斑等情况。

（5）术后心电监测，观察起搏、感知、心律失常情况。

（6）预防和警惕卧床相关不良并发症——静脉血栓。由于手术时间较长、卧床、使用利尿剂等因素导致下肢静脉易形成血栓。应鼓励患者在床上活动下肢和做下肢肌肉收缩运动，协助患者做下肢肌肉按摩。用温水浸泡下肢以加速血液循环，减少静脉血栓形成。当患者肢体远

端出现局部肿胀时，提示已发生静脉血栓，应及早与医师联系。

5. 运动康复护理：指导运动康复，有利于患者改善治疗依从性和提高生活质量。

七、扩张型心肌病（CRT/CRT-D）患者营养治疗规范

1. 对扩张性心肌病患者评估能量需求，评估 NYHA 心功能分级、血生化数据、辅助检查和药物使用，以营养为主的体检结果，以及患者的食物和相关历史等，并制定营养保健计划。

2. 测量和估算患者的静息代谢率。

3. 使用静息代谢率和活动系数估算患者的总能量需求。

4. 个体化能量摄入。

5. 肥胖患者减体重。

6. 个体化蛋白质摄入。

7. 钠和液体的摄入量个体化，钠摄入量在 $< 3g/d$，液体量在 $1.0 \sim 1.5 L/d$。

8. 鼓励患者个体化的身体锻炼计划。

9. 对患者进行自我护理教育和协助护理。

10. 与多学科医疗团队中的其他人商讨有关维生素、矿物质和中草药补充剂的使用利弊。

八、扩张型心肌病（CRT/CRT-D）患者健康宣教

1. 平衡饮食：平衡膳食，规律饮食，总量控制，限制饮水和限盐（每天盐摄入量 $< 3g$），限水（保持出入量平衡，出量略大于入量），戒烟酒，忌浓茶咖啡。

2. 日常起居：保持大便通畅，注意防寒保暖，预防感冒，发生呼吸道感染尽早就医。

3. 合理休息，适当运动：急性期和重症心力衰竭应卧床休息；心功能好转后，可做些有氧活动，但要掌握活动量以不劳累为宜，如有不适症状应立即停止并休息。

4. 按医嘱服药：严格按医嘱坚持服药，用药期间定期复诊随访，注意药物的不良反应，记下服药感受，及时联络医生调整方案。

5. 定期复查：定期化验（复查钾、钠、尿素氮、肌酐、BNP 等），定期检查心电图、超声心动，起搏器程控。

6. 自我监测：注意观察体温、脉搏、呼吸、血压、体重、水肿的变化，如有异常及早就诊。

7. 心理支持：良好的心理状态是治疗成功的开始，对待病情不能悲观，要乐观豁达，面对现实，泰然处之。主动参与，积极配合治疗。家属提供情感支持，给予患者理解和关心。

九、推荐表单

（一）医师表单

扩张型心肌病（CRT/CRT-D）临床路径医师表单

适用对象：第一诊断为扩张型心肌病（ICD-10：I42.000）

行 CRT/CRT-D 安置术

患者姓名：	性别：　　年龄：　　门诊号：	住院号：
住院日期：　　年　月　日	出院日期：　　年　月　日	标准住院日：　　天

时间	住院第1天	住院第2天	住院第3天
主要诊疗工作	□ 询问病史，查体 □ 评价病史及基础病 □ 请上级医师看患者，制定诊疗方案 □ 告知患者及家属诊疗过程 □ 书写首次病程记录 □ 心电血压监测、血氧饱和度监测 **重症监护：** □ 吸氧（按需） □ 超声心电图、动态心电图等检查 □ 心功能评估 □ 改善心功能药物（按需） □ 了解患者是否已停用抗血小板类药物	□ 上级医师查房确定患者是否需要安置 CRT/CRT-D □ 告知患者及家属手术风险及相关的注意事项，签署手术知情同意书 □ 完成术前准备 □ 心功能评估 □ 改善心功能药物（按需） □ 与术者沟通，确定手术时间	□ 上级医师查房确定患者是否需要安置 CRT/CRT-D □ 完成术前准备 □ 心功能评估 □ 改善心功能药物（按需） □ 请术者看患者
重点医嘱	**长期医嘱：** □ 按心内科常规护理 □ 卧床休息 □ 吸氧（按需） □ 陪护1人 □ 饮食 **临时医嘱：** □ 心电图检查 □ 血常规+血型 □ 生化 □ 凝血指标 □ 术前三项 □ 动态心电图 □ 心脏超声 □ BNP □ 血气分析（按需）	**长期医嘱：** □ 按心内科常规护理 □ 卧床休息 □ 吸氧（按需） □ 陪护1人 **临时医嘱：** □ 根据异常指标进行复查 □ 电解质（按需）	**长期医嘱：** □ 按心内科常规护理 □ 卧床休息 □ 吸氧（按需） □ 陪护1人 **临时医嘱：** □ 根据异常指标进行复查 □ 电解质（按需）
病情变异记录	□ 无　□ 有，原因： 1. 2.	□ 无　□ 有，原因： 1. 2.	□ 无　□ 有，原因： 1. 2.
医师签名			

时间	住院第 4 天（手术日）		住院第 5 天（术后第 1 天）
	术前	术后	
主要诊疗工作	□ 住院医师查房，确定患者能否如期手术 □ 术前 2 小时至半小时预防性使用抗菌药物 □ 检查术前检查是否完善 □ 完成术前小结	□ 住院医师接诊术后患者，检查心率、血压、并书写病程记录 □ 囊袋部位包扎、沙袋压迫（3~6 小时）并制动 □ 严密观察囊袋切口部位渗出情况 □ 观察患者不适情况，及时发现处理术后并发症 □ 必要时复查心肌坏死标志物和血常规等 □ 心电、血压及血氧监护 □ 注意心功能	□ 上级医师查房 □ 完成上级医师查房记录 □ 囊袋切口部位换药 □ 严密观察病情，及时发现和处理术后并发症
重点医嘱	长期医嘱： □ 按心内科常规护理 □ 卧床休息 □ 吸氧（按需） □ 陪护 1 人 临时医嘱： □ 抗菌药物皮试（　　） □ 临时应用抗菌药物	长期医嘱： □ 按心内科常规护理 □ 卧床休息 □ 陪护 1 人 □ 注意伤口渗血情况 临时医嘱： □ 压迫止血（根据术中情况压迫时间不等） □ 心电图 1 次 □ 血常规、生化等指标复查（按需）	长期医嘱： □ 按心内科常规护理 □ 卧床休息（按需） □ 陪护 1 人 □ 注意伤口渗血情况 临时医嘱： □ 动态心电图 □ 胸部正侧位 □ 起搏器程控检查 □ 12 导联心电图 □ 心脏彩超 □ 换药
病情变异记录	□ 无　□ 有，原因： 1. 2.	□ 无　□ 有，原因： 1. 2.	□ 无　□ 有，原因： 1 2.
医师签名			

时间	住院第 6 天 （术后第 2 天）	住院第 7~10 天 （术后第 3~7 天）	住院第 ___ 天 （术后第 ___ 天）
主要诊疗工作	□ 住院医师查房 □ 完成病程记录，详细记录医嘱变动情况（原因及更改内容） □ 调整用药（按需）	□ 上级医师查房准许出院 □ 伤口换药 □ 出院医嘱 □ 完成出院小结 □ 出院医嘱：常规改善心功能药物继续服用	
重点医嘱	长期医嘱： □ 按心内科常规护理 □ 卧床休息（按需） □ 陪护 1 人 □ 注意伤口渗血情况 □ 观察穿刺部位情况 临时医嘱： □ 囊袋切口处换药	长期医嘱： □ 按心内科常规护理 □ 卧床休息（按需） □ 陪护 1 人 □ 注意伤口渗血情况 □ 观察穿刺部位情况 临时医嘱： □ 囊袋切口处换药 □ 心脏超声	长期医嘱： 临时医嘱：
病情变异记录	□ 无 □ 有，原因： 1. 2.	□ 无 □ 有，原因： 1. 2.	□ 无 □ 有，原因： 1. 2.
医师签名			

（二）护士表单

扩张型心肌病（CRT/CRT-D）临床路径护士表单

适用对象：第一诊断为扩张型心肌病（ICD-10：I42.000）

行 CRT/CRT-D 安置术

患者姓名：		性别： 年龄： 门诊号：		住院号：
住院日期： 年 月 日		出院日期： 年 月 日		标准住院日： 天

时间	住院第 1 天	住院第 2 天	住院第 3 天
健康宣教	□ 介绍主管医师、护士 □ 入院宣教（常规、安全）	□ 术前宣教 □ 服药宣教 □ 疾病宣教 □ 饮食、饮水、活动的宣教	□ CRT/CRT-D 植入前宣教
护理处置	□ 安置患者，佩戴腕带 □ 通知医师 □ 生命体征的监测测量 □ 吸氧 □ 交接液体 □ 病情交班 □ 配合治疗 □ 完成护理记录	□ 协助患者完成临床检查 □ 遵医嘱完成治疗 □ 完成护理记录	□ 评估患者全身情况 □ 观察生命体征 □ 协助患者完成临床检查 □ 注意化验结果回报 □ 完成护理记录
基础护理	□ 准备床单位、监护、吸氧 □ 生命体征的观察 □ 一级护理 □ 生活护理 □ 患者安全及心理护理	□ 生命体征的观察 □ 一级护理 □ 生活护理 □ 观察 24 小时出入量 □ 患者安全及心理护理	□ 病情的观察 □ 保持水、电解质平衡 □ 观察 24 小时出入量 □ 一级护理 □ 保证睡眠
专科护理	□ 使用药物的浓度剂量 □ 各种置管情况 □ 观察胸痛等不适情况	□ 使用药物的浓度剂量 □ 各种置管情况 □ 观察胸痛等不适情况	□ 介入治疗术前准备 □ 建立好静脉通路 □ 观察胸痛等不适情况
重点医嘱	□ 详见医嘱执行单	□ 详见医嘱执行单	□ 详见医嘱执行单
病情变异记录	□ 无 □ 有，原因： 1. 2.	□ 无 □ 有，原因： 1. 2.	□ 无 □ 有，原因： 1. 2.
护士签名			

时间	住院第 4 天（手术日）		住院第 5 天 （术后第 1 天）
	术前	术后	
健康宣教	□ 饮食宣教 □ 服药宣教 □ 指导穿刺侧肢体活动 □ 疾病宣教	□ 指导恢复期的康复和锻炼 　（床上肢体活动） □ 饮食宣教 □ 疾病宣教 □ 康复宣教和二级预防	□ 饮食宣教 □ 服药宣教 □ 指导器械植入侧肢体活动 □ 疾病宣教
护理工作	□ 一级护理 □ 心理及生活护理 □ 对患者进行术前指导 □ 观察患者一般状况 □ 观察药物不良反应	□ 一级护理 □ 心理及生活护理 □ 对患者进行术后指导 □ 观察患者一般状况 □ 观察药物不良反应 □ 观察术区情况	□ 一级/二级护理 □ 心理及生活护理 □ 观察患者一般状况 □ 观察药物不良反应 □ 观察术区情况
重点医嘱	□ 详见医嘱执行单	□ 详见医嘱执行单	□ 详见医嘱执行单
病情变异记录	□ 无　□ 有，原因： 1. 2.	□ 无　□ 有，原因： 1. 2.	□ 无　□ 有，原因： 1. 2.
护士签名			

时间	住院第 6 天 （术后第 2 天）	住院第 7~10 天 （术后第 3~7 天）	住院第____天 （术后第____天）
健康宣教	□ 饮食宣教 □ 服药宣教 □ 指导器械植入侧肢体活动 □ 疾病宣教	□ 指导恢复期的康复和锻炼 □ 饮食宣教 □ 疾病宣教 □ 康复宣教和二级预防	□ 活动指导 □ 康复宣教和二级预防 □ 出院宣教
护理工作	□ 二级护理 □ 心理及生活护理 □ 观察患者一般状况 □ 观察药物不良反应 □ 观察术区情况	□ 二级护理 □ 心理及生活护理 □ 观察患者一般状况 □ 观察药物不良反应 □ 观察术区情况	
重点医嘱	□ 详见医嘱执行单	□ 详见医嘱执行单	□ 详见医嘱执行单
病情变异记录	□ 无　□ 有，原因： 1. 2.	□ 无　□ 有，原因： 1. 2.	□ 无　□ 有，原因： 1 2.
护士签名			

（三）患者表单

扩张型心肌病（CRT/CRT-D）临床路径患者表单

适用对象：第一诊断为扩张型心肌病（ICD-10：I42.000）

行 CRT/CRT-D 安置术

| 患者姓名： | 性别： | 年龄： | 门诊号： | 住院号： |

| 住院日期： 年 月 日 | 出院日期： 年 月 日 | 标准住院日： 天 |

时间	住院第1~2天	住院第2~3天	住院第4天 （手术日）
医患配合	□ 配合询问病史、收集资料，请务必详细告知既往史、用药史、过敏史 □ 配合进行体格检查 □ 配合进行相关检查与治疗 □ 有任何不适告知医师	□ 配合完善相关检查 □ 医师向患者及家属介绍病情及 CRT/CRT-D 置入术相关内容，如有异常检查结果需进一步检查 □ 签署知情同意书、自费协议书、CRT/CRT-D 植入知情同意书等表单 □ 提供委托签字人身份证复印件 □ 配合用药及治疗 □ 有任何不适告知医师	□ 接受 CRT/CRT-D 植入治疗 □ 患者或家属与医师交流了解置入术情况及术后注意事项 □ 配合用药及治疗
护患配合	□ 配合生命体征、身高、体重测量 □ 配合完成入院护理评估单 □ 接受入院宣教（环境、设施、人员介绍、病室规定、订餐制度、贵重物品保管、安全宣教等） □ 配合佩戴腕带 □ 配合相关检查及治疗 □ 有任何不适告知护士	□ 配合生命体征测量，询问每日排便情况 □ 接受相关化验检查宣教，正确留取标本，配合检查 □ 接受 CRT/CRT-D 置入术前宣教 □ 配合完成术前准备 □ 注意活动安全，避免坠床或跌倒 □ 配合执行探视及陪伴制度 □ 有任何不适告知护士	□ 接受术后护理及宣教 □ 配合用药及治疗 □ 配合执行探视及陪伴制度 □ 有任何不适告知护士
饮食	□ 普通饮食	□ 普通饮食	□ 普通饮食
排泄	□ 正常排尿便	□ 正常排尿便	□ 正常排尿便
活动	□ 适度活动	□ 适度活动	□ 卧床 □ 穿刺侧制动24小时

时间	住院第 5~10 天	住院第＿＿天 （出院日）
医患配合	□ 配合医师进行囊袋切开部位换药 □ 配合相关检查与治疗 □ 有任何不适告知医师	□ 了解 CRT/CRT-D 植入随访情况 □ 接受出院带药宣教 □ 接受疾病健康教育
护患配合	□ 配合生命体征测量 □ 接受术后活动指导 □ 有任何不适告知护士	□ 接受办理出院手续宣教 □ 接受出院带药宣教 □ 接受疾病康复及健康教育宣教 □ 获取出院诊断书 □ 获取出院带药 □ 知道复印病历方法 □ 知道复诊时间
饮食	□ 普通饮食	□ 普通饮食
排泄	□ 正常排尿便	□ 正常排尿便
活动	□ 床边活动	□ 适度活动

附：原表单（2016 年版）

扩张型心肌病（CRT/CRT-D）临床路径表单

适用对象：第一诊断为扩张型心肌病（ICD-10：I42.000）
　　　　　行 CRT/CRT-D 安置术

患者姓名：		性别：	年龄：	门诊号：	住院号：
住院日期：	年　月　日	出院日期：	年　月　日		标准住院日：　天

时间	住院第 1 天	住院第 2 天	住院第 3 天
主要诊疗工作	□ 询问病史，查体 □ 评价病史及基础病 □ 请上级医师看患者，制定诊疗方案 □ 告知患者及家属诊疗过程 □ 书写首次病程记录 □ 心电血压监测、血氧饱和度监测 **重症监护：** □ 吸氧（按需） □ 超声心电图动态心电图等检查 □ 心功能评估 □ 改善心功能药物（按需） □ 了解患者是否已停用抗血小板类药物	□ 上级医师查房确定患者是否需要安置 CRT/CRT-D □ 告知患者及家属手术风险及相关的注意事项，签署手术知情同意书 □ 完成术前准备 □ 心功能评估 □ 改善心功能药物（按需） □ 与术者沟通，确定手术时间	□ 上级医师查房确定患者是否需要安置 CRT/CRT-D □ 完成术前准备 □ 心功能评估 □ 改善心功能药物（按需） □ 请术者看患者
重点医嘱	**长期医嘱：** □ 按心内科常规护理 □ 卧床休息 □ 吸氧（按需） □ 陪护 1 人 □ 饮食 **临时医嘱：** □ 心电图检查 □ 血常规+血型 □ 生化 □ 凝血机制 □ 术前三项 □ 动态心电图 □ 心脏超声 □ BNP □ 血气分析（按需）	**长期医嘱：** □ 按心内科常规护理 □ 卧床休息 □ 吸氧（按需） □ 陪护 1 人 **临时医嘱：** □ 根据异常指标进行复查 □ 电解质（按需）	**长期医嘱：** □ 按心内科常规护理 □ 卧床休息 □ 吸氧（按需） □ 陪护 1 人 **临时医嘱：** □ 根据异常指标进行复查 □ 电解质（按需）
主要护理工作	□ 一级护理 □ 入院宣教 □ 病房设施及相关规定介绍 □ 心理及生活护理	□ 一级/二级护理 □ 心理及生活护理 □ 指导患者相关治疗和检查活动观察患者一般状况 □ 观察药物不良反应	□ 一级/二级护理 □ 心理及生活护理 □ 指导患者相关治疗和检查活动观察患者一般状况 □ 观察药物不良反应

续　表

时间	住院第 1 天	住院第 2 天	住院第 3 天
病情变异记录	□无　□有，原因： 1. 2.	□无　□有，原因： 1. 2.	□无　□有，原因： 1. 2.
护士签名			
医师签名			

时间	住院第 4 天（手术日）		住院第 5 天（术后第 1 天）
	术前	术后	
主要诊疗工作	□ 住院医师查房，确定患者能否如期手术 □ 术前 2 小时至半小时预防性试验抗菌药物 □ 检查术前检查是否完善 □ 完成术前小结	□ 住院医师接诊术后患者，检查心率、血压、并书写病程记录 □ 穿刺部位加压包扎并制动 □ 严密观察穿刺部位、渗出情况 □ 观察患者不适情况，及时发现处理术后并发症 □ 必要时复查心肌坏死标志物和血常规等 □ 心电、血压及血氧监护 □ 注意心功能	□ 上级医师查房 □ 完成上级医师查房记录 □ 穿刺部位换药 □ 严密观察病情，及时发现和处理术后并发症
重点医嘱	长期医嘱： □ 按心内科常规护理 □ 卧床休息 □ 吸氧（按需） □ 陪护 1 人 临时医嘱： □ 抗菌药物皮试（　） □ 临时应用抗菌药物	长期医嘱： □ 按心内科常规护理 □ 卧床休息 □ 陪护 1 人 □ 注意伤口渗血情况 临时医嘱： □ 压迫止血（根据术中情况压迫时间不等） □ 心电图 1 次 □ 血常规、生化等指标复查（按需）	长期医嘱： □ 按心内科常规护理 □ 卧床休息（按需） □ 陪护 1 人 □ 注意伤口渗血情况 临时医嘱： □ 动态心电图 □ 胸部正侧位 □ 起搏器程控检查 □ 12 导联心电图 □ 心脏彩超 □ 换药
主要护理工作	□ 一级护理 □ 心理及生活护理 □ 对患者进行术前指导 □ 观察患者一般状况 □ 观察药物不良反应	□ 一级护理 □ 心理及生活护理 □ 对患者进行术后指导 □ 观察患者一般状况 □ 观察药物不良反应 □ 观察术区情况	□ 一级/二级护理 □ 心理及生活护理 □ 观察患者一般状况 □ 观察药物不良反应 □ 观察术区情况
病情变异记录	□ 无　□ 有，原因： 1. 2.	□ 无　□ 有，原因： 1. 2.	□ 无　□ 有，原因： 1. 2.
护士签名			
医师签名			

时间	住院第 6 天 （术后第 2 天）	住院第 7~10 天 （术后第 3~7 天）	住院第＿＿＿天 （术后第＿＿＿天）
主要诊疗工作	□ 住院医师查房 □ 完成病程记录，详细记录医嘱变动情况（原因及更改内容） □ 调整用药（按需）	□ 上级医师查房准许出院 □ 伤口换药 □ 出院医嘱 □ 完成出院小结 □ 出院医嘱：常规改善心功能药物继续服用 □ 术后 7 天拆线	
重点医嘱	**长期医嘱：** □ 按心内科常规护理 □ 卧床休息（按需） □ 陪护 1 人 □ 注意伤口渗血情况 □ 观察穿刺部位情况 **临时医嘱：** □ 穿刺处换药	**长期医嘱：** □ 按心内科常规护理 □ 卧床休息（按需） □ 陪护 1 人 □ 注意伤口渗血情况 □ 观察穿刺部位情况 **临时医嘱：** □ 穿刺处换药 □ 心脏超声	**长期医嘱：** **临时医嘱：**
主要护理工作	□ 二级护理 □ 心理及生活护理 □ 观察患者一般状况 □ 观察药物不良反应 □ 观察术区情况	□ 二级护理 □ 心理及生活护理 □ 观察患者一般状况 □ 观察药物不良反应 □ 观察术区情况	
病情变异记录	□ 无　□ 有，原因： 1. 2.	□ 无　□ 有，原因： 1. 2.	□ 无　□ 有，原因： 1. 2.
护士签名			
医师签名			

第二十二章

肥厚型梗阻性心肌病临床路径释义

【医疗质量控制指标】

指标一、到达医院后 β 受体阻断剂使用情况。

指标二、到达医院后对合并房颤的患者口服抗凝药的使用率。

指标三、住院期间猝死的危险分层评价情况。

指标四、住院期间患者的健康教育、风险告知及与出院时提供教育告知五要素情况。

指标五、经皮室间隔心肌消融术、双腔永久起搏器（DDD）置入术、心脏除颤器置入术（ICD）指征符合率。

指标六、经皮室间隔心肌消融术、双腔永久起搏器（DDD）置入术、心脏除颤器置入术（ICD）成功率。

指标七、经皮室间隔心肌消融术、双腔永久起搏器（DDD）置入术、心脏除颤器置入术（ICD）并发症发生率。

一、肥厚型梗阻性心肌病编码

疾病名称及编码：肥厚型梗阻性心肌病（ICD-10：I42.1）

手术操作名称及编码：经皮室间隔心肌消融术（ICD-9-CM-3：37.34）

室间隔切除术（ICD-9-CM-3：37.34）

起搏器置入术（ICD-9-CM-3：37.83）

植入式心律转复除颤器（ICD-9-CM-3：37.94）

二、临床路径检索方法

I42.1 伴（37.34/37.83/37.94）

三、国家医疗保障疾病诊断相关分组（CHS-DRG）

MDCF 循环系统疾病及功能障碍

FT1 心肌病

四、肥厚型梗阻性心肌病临床路径标准住院流程

（一）适用对象

肥厚型梗阻性心肌病的患者。

> **释义**
>
> ■ 肥厚型心肌病（HCM）是一种以心肌肥厚为特征的心肌疾病，主要表现为左室室壁增厚，通常指二维超声心动图下测量的左心室壁厚度超过 15mm，有明确家族史患者，室间隔或左室壁超过 13mm，青少年成员 11~14mm，儿童患者指室壁厚度超过正常平均值≥2 倍的标准差，通常不伴有左心室腔的扩大。需排除负荷增加如高血压、主动脉瓣狭窄等引起的左室室壁增厚。

■ 根据超声心动图检查时测定的左室流出道与主动脉压力阶差，HCM 患者分为梗阻性、非梗阻性及隐匿梗阻性 HCM。这种分类方法有利于指导患者治疗方案的选择，是目前临床最常用的分类方法。安静时压力阶差超过 30mmHg 为梗阻性 HCM。隐匿性的患者安静时左室流出道与主动脉压力阶差正常，负荷运动时压差超过 30mmHg，无梗阻性安静或负荷时压力阶差低于 30mmHg。其中梗阻性或者隐匿梗阻性患者均称之为肥厚型梗阻性心肌病或者梗阻性肥厚型心肌病。

（二）诊断依据

1. 症状：胸闷、胸痛（多在劳累后出现）、心悸、黑矇、晕厥、猝死、心力衰竭。
2. 体格检查：心脏杂音（胸骨左缘下段心尖内侧可听到收缩中期或晚期喷射性杂音，体力劳动后或过早搏动后均可使杂音增强，下蹲、紧握拳时均可使杂音减弱）。
3. 家族史。
4. 心脏超声：提示肥厚型梗阻性心肌病 [左心室间隔较心室后壁更为肥厚，左心室腔小，流出道狭窄和心脏收缩时二尖瓣前瓣叶向前移位（SAM 征）]。
5. 心导管检查和左心室造影：左心导管检查显示左心室舒张末期压力显著升高，左心室腔与流出道之间存在收缩期压力阶差。左心室造影可显示流出道前上方肥厚隆起的心室间隔和流出道后壁的二尖瓣前瓣叶，左心室腔弯曲，收缩末期左心室容量小和粗大的乳头肌。

> **释义**
>
> ■ 本病常有明显家族史（约占 2/3），目前被认为是常染色体显性遗传疾病，肌小节结构蛋白编码基因如心脏肌球蛋白重链及心脏型肌球蛋白结合蛋白 C 基因突变是主要的致病因素。
>
> ■ HCM 诊断主要依靠症状、体征和典型的超声心动图改变，超声心动图是诊断 HCM 的首选无创检查方法。HCM 症状和体征变异大，胸痛、胸闷、心悸是最为常见的症状，有的患者可无任何不适，也有患者首发症状就是猝死，而超声心动图可以作为确诊 HCM 的客观评价指标。成人中 HCM 的超声心动图诊断标准为：左室心肌某节段或多个节段室壁厚度≥15mm，并排除引起的心脏负荷增加的其他疾病，如高血压、瓣膜病等。对于超声检查不典型的患者可以给予心脏磁共振检查，心脏磁共振检查比超声心动图能提供更多信息，有助于确诊或者鉴别诊断。应该对所有可疑患者调查家族史。对于拟行侵入性治疗的患者应该完善心导管检查和左室造影检查，以了解冠脉各分支的情况和左室流出道压力、左室的形态。心电检查包括常规 12 导心电图和 24 小时动态心电图也是必须评价手段。先证者及其家系成员建议行基因检测。
>
> ■ HCM 患者心脏杂音常与左室流出道梗阻和二尖瓣反流有关，与左室流出道梗阻有关的杂音多由室间隔上部肥厚以及二尖瓣前叶收缩期前向运动（SAM）引起，导致紧邻 S1 前出现明显的递增递减型杂音，该杂音在心尖和胸骨左缘下部最清晰，可向腋窝和心底部传导，杂音比较粗糙。左室流出道梗阻加剧时杂音增强，常见于患者从蹲、坐、仰卧等姿势变换为直立姿势时，以及 Valsalva 动作、室性早搏后代偿性搏动的心肌收缩力增强或使用硝酸甘油后，左室流出道梗阻减轻时杂音减弱，常见于患者由站姿变换至坐或蹲姿，或双上肢交叉紧握、被动抬高下肢后。

（三）进入路径标准

符合诊断依据（二）并准备行酒精消融术及 DDD/ICD 的患者临床路径。

行酒精消融术适应证：左心导管检查静息状态下左室流出道压力阶差（LVOTPG）≥ 50mmHg 或激发的 LVOTPG≥100mmHg。超声显示主动脉瓣下肥厚，并有与 SAM 有关的压力阶差及室中部的阶差。冠状动脉造影有合适的间隔支。

DDD/ICD 适应证：不适合酒精消融术的患者，心电监测或动态心电图发现恶性心律失常（成对室性早搏、R On T 室性早搏、室性心动过速等）。

> **释义**
>
> ■ 梗阻性肥厚型心肌病治疗分为药物治疗和侵入性治疗。针对流出道梗阻，内科药物治疗效果差、左室流出道压差超过 50mmHg 以上的患者可以考虑侵入性的治疗方法，包括经皮室间隔心肌消融术（PTSMA）和室间隔切除术。拟行 PTSMA 者进入本路径，拟行外科室间隔切除术不进入本路径。
>
> ■ PTSMA 指征如上所述或者参照 2012 年肥厚型梗阻性心肌病室间隔心肌消融术中国专家共识和 2017 年中国成人肥厚型心肌病诊断与治疗指南。
>
> ■ 对于部分梗阻性或者隐匿梗阻性患者激发的 LVOTO≥100mmHg、窦性心律且药物治疗无效的患者，若合并有室间隔酒精消融或室间隔切除术禁忌证或术后发生心传导阻滞风险较高，植入双腔 DDD 起搏器对有严重症状的梗阻型 HCM 可能有用，尤其适应于心率缓慢的患者。拟行 DDD 治疗者进入本路径。
>
> ■ 猝死是年轻 HCM 最严重的临床事件，HCM 是导致年轻人猝死的重要病因，所有 HCM 患者需要危险分层，对于高危患者应该考虑植入 ICD。可以评估患者是否需要植入 ICD 的临床因素包括：具有室颤、持续性室性心动过速或心跳骤停（SCD 未遂）的个人史、非持续性室性心动过速、最大左室室壁厚度超过 30mm、早发猝死家族史、不明原因的晕厥，其他指标如心肌纤维化、携带多个基因突变对评估患者猝死风险可能也有帮助，因此应该完善检查对上述猝死相关危险因素及时识别。拟行 ICD 治疗者进入本临床路径。

（四）标准住院日

平均 7 天。

> **释义**
>
> ■ 术前完善检查 3 天，在住院 3~4 天内行介入治疗，介入治疗术后 3~4 天出院。总住院 7 天符合临床路径要求。

（五）住院期间的检查项目

1. 必需的检查项目：心脏超声、血常规、肝功能、肾功能、电解质、凝血功能指标、术前三项、大便常规、尿常规、动态心电图、心肌酶及肌钙蛋白、冠状动脉造影、左心导管检查。
2. 根据患者病情进行的检查项目：脑钠肽、甲状腺功能、磁共振、运动负荷试验。

> **释义**
>
> ■ 必需检查项目在介入治疗术前必须完成，确保治疗安全性。主管医师、病房护士和介入中心配台护士必须核查。
>
> ■ 术前需要完成甲状腺功能检查，因为进入临床路径的患者几乎均需要行含碘造影剂检查。Holter 也建议术前完成检查，HCM 患者要评价 SCD 风险。脑钠肽可根据患者心功能情况选做。
>
> ■ 对于超声心动图检查不典型的患者术前给予心脏磁共振检查，对于不典型部位肥厚的识别心脏磁共振检查优于超声心动图。
>
> ■ 左室流出道与主动脉之间的压力阶差是动态变化的，受各种改变心肌收缩力和负荷量因素的影响（如脱水、饮酒、饱食、运动、体位、用药等）。因此，对静息时没有发现左室流出道梗阻的患者，如果患者有症状，可考虑做运动负荷检查，以排除隐匿性梗阻，观察运动后左室流出道压差、血压的变化及合并心律失常等情况，运动负荷检查前应做好术前准备。运动负荷方法有标准症状限制 Bruce 方案，替代的方法有药物激发（即亚硝酸戊酯、多巴酚丁胺、异丙肾上腺素）和 Valsalva 试验。

（六）治疗方案的选择

足量长疗程 β 受体阻断剂、非二氢吡啶类钙离子通道阻滞剂、酒精消融术/DDD/ICD 植入。

> **释义**
>
> ■ 药物治疗是肥厚型梗阻性心肌病的基础治疗，β 受体阻断剂是首选药物，根据血压、心率情况逐渐加至最大耐受尽量。对于有胸痛症状的患者，如果左室流出道压力阶差不超过 100mmHg 或者无肺水肿，也可以选用非二氢吡啶类钙离子通道阻滞剂，常用制剂维拉帕米，如果维拉帕米缓释片不耐受，可给予地尔硫草。
>
> ■ 约 1/4 的肥厚型心肌病患者合并房颤，一旦出现房颤即可启动口服抗凝治疗，无须非瓣膜性房颤的抗凝治疗评分。
>
> ■ PTSMA/DDD/ICD 植入治疗指征参照进入路径标准。

（七）预防性抗菌药物选择与使用时机

无。

> **释义**
>
> ■ 一般情况下植入 DDD/ICD 需要预防使用抗菌药物，常规介入应术前给予，术后给予不超过 48~72 小时。PTSMA 可不给予预防性使用抗菌药物，如术中植入临时起搏器，术后需要预防使用抗菌药物。

（八）手术日

入院后 1~3 天。

> **释义**
>
> ■ 本路径规定介入治疗麻醉方式均是局部麻醉。行 PTSMA 患者术前给予镇痛药物，术中和术后根据疼痛情况追加。
>
> ■ 术中心电监测和血流动力学监测。
>
> ■ 术中超声心动图声学造影有利于指导选择消融靶血管，有条件的单位和患者可选择使用该技术。

（九）术后恢复3~7天

> **释义**
>
> ■ 注意做好穿刺位点的管理，减少穿刺并发症。
>
> ■ 行 PTSMA 治疗的患者，介入结束后转至监护病房观察 24 小时，密切监测各项声明体征和心电监测。行 DDD/ICD 治疗的患者如术中出现严重并发症或者血流动力学变化，也建议介入结束后转至监护病房观察。
>
> ■ 术后即刻和术后次日复查超声心动图，明确左室流出道压差变化和及时发现心脏本身的并发症。
>
> ■ 术后常规复查心电图。
>
> ■ 术后抽血检查包括心肌酶和 TNT/TNI、肝肾功能、电解质和血常规。
>
> ■ 术后根据血压、心率情况及时调整 β 受体阻断剂、非二氢吡啶类钙离子通道阻滞剂的使用。

（十）出院标准

症状缓解，流出道压力阶差减小。

> **释义**
>
> ■ 无明显不适、无严重并发症的患者一般术后 3~4 天出院。
>
> ■ PTSMA 有效标准：左室流出道压差下降≥50%，或静息压差＜30mmHg。

（十一）变异及原因分析

1. 出现手术并发症：如血气胸、伤口感染、穿孔等，延长住院时间。
2. 死亡：退出路径。

> **释义**
>
> ■ 变异是指入选临床路径的患者未能按路径流程完成医疗行为或未达到预期的医疗质量控制目标。这包含三方面情况：①按路径流程完成治疗，但出现非预期结果，可能需要后续进一步处理。②按路径流程完成治疗，但超出了路径规定的时限。

实际住院日超出标准住院日要求，或未能在规定的手术日时间限定内实施侵入性治疗等。③不能按路径流程完成治疗，患者需要中途退出路径。如治疗过程中出现严重并发症，导致必须中止路径或需要转入其他路径进行治疗等。对这些患者，主管医师均应进行变异原因的分析，并在临床路径的表单中予以说明。

■ PTSMA 并发症如室间隔穿孔、严重房室传导阻滞、冠状动脉夹层，DDD/ICD 植入并发症如血气胸、伤口感染等，以及共同面临的并发症如心脏压塞、穿刺部位如严重血肿（包括腹膜后血肿）和假性动脉瘤、其他脏器损伤如造影剂肾病、蓝趾综合征等，均可能导致住院时间延长或者转入其他路径处理。

■ 医师认可的变异原因主要指患者入选路径后，医师在检查及治疗过程中发现患者合并存在一些事前未预知的对本路径治疗可能产生影响的情况，需要中止执行路径或者是延长治疗时间、增加治疗费用。医师需在表单中明确说明。

■ 因患者方面的主观原因导致执行路径出现变异，也需要医师在表单中予以说明。

五、肥厚型梗阻性心肌病临床路径给药方案

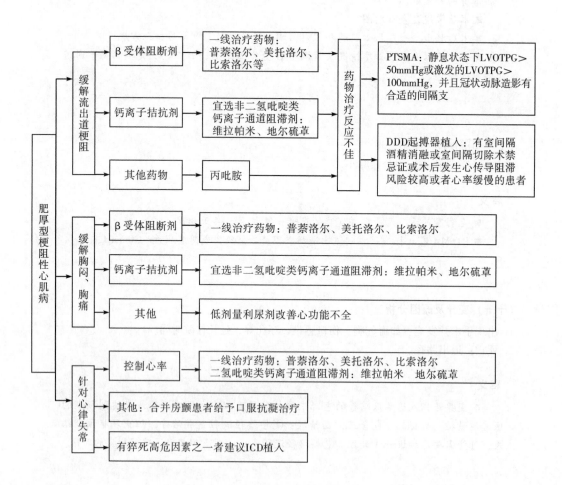

【用药选择】

β受体阻断剂是首选治疗药物，能够有效地减轻流出道梗阻和减缓心率，本身也有抗心律失常作用，临床上常用的β受体阻断剂有普萘洛尔、美托洛尔和比索洛尔，需根据血压、心率情况逐渐加至最大耐受尽量。对于β受体阻断剂不耐受的或者胸痛症状的患者，也可以选用非二氢吡啶类钙离子通道阻滞剂，常用非二氢吡啶类钙离子通道阻滞剂有维拉帕米，如果维拉帕米缓释片不耐受，可给予地尔硫䓬。对于不能耐受β受体阻断剂或者维拉帕米的患者，Ⅰa类抗心律失常的药物丙吡胺也是有效的选择之一。约1/4的患者合并心房颤动，该类患者并发血栓栓塞（包括中风和外周血管栓塞事件）的发病率为接近30%，显著高于普通房颤患者，因此该类患者无需CHA2DS2-VASc评分即可给予口服抗凝治疗，临床使用比较成熟的是华法林，对于患者国际标准化比值波动大不易调整的患者也可选择新型口服抗凝药。

【药学提示】

1. β受体阻断剂：能使心肌收缩力减弱，减缓收缩期二尖瓣前向运动和减轻流出道梗阻，减少心肌氧耗，增加舒张期心室扩张，而且能减慢心率，延长舒张期，增加心搏出量和心肌有效灌注时间，同时本身有抗心律失常作用，因此该类药物适合于有心率快、流出道梗阻、心功能不全等不适的患者，对于心动过缓、RR长间歇、低血压的患者慎用。常用剂量普萘洛尔、美托洛尔等25~200mg/d，根据心率血压逐渐加至最大耐受剂量。

2. 钙离子通道阻滞剂：是β受体阻断剂的替代用药，该类药物阻断钙离子通道，减少钙内流，降低心肌收缩力，改善心肌的顺应性，从而有利于心脏的舒张。适应于心率快、流出道压差不超过100mmHg的患者，对于胸痛明显的患者也可与β受体阻断剂合用。对于左室流出道压差严重升高（超过100mmHg）或者肺水肿患者禁用，慎用与心动过缓、RR长间歇、低血压患者。常用剂量维拉帕米240~480mg/d、地尔硫䓬30~180mg/d，缓释片更好。

3. 丙吡胺：是Ⅰ类抗心律失常药物，本身具有抗快速心律失常的作用，同时该药有较强的负性肌力作用，因此能够缓解左室流出道梗阻。该药适合于快速心律失常、β受体阻断剂或者钙离子通道阻滞剂不耐受的患者。慎用于收缩期心力衰竭、前列腺肥大者。常用剂量100~150mg，每天4次。

4. 肥厚型心肌病合并心房颤动建议服用口服抗凝药物，使用剂量调整同于普通心房颤动抗凝。注意启动抗凝治疗不需要进行CHA2DS2-VASc评分，但出血情况评价可以参考心房颤动抗凝治疗的HAS-BLEED出血评分。首选口服抗凝药物，如果华法林不耐受或者依从性不佳，建议阿司匹林+氯吡格雷长期应用。

【注意事项】

1. β受体阻断剂能和钙离子通道阻滞剂联合使用，注意药物使用要遵循小剂量开始逐渐加量的原则，密切观察对于心率、心功能的抑制作用，一旦出现低血压、有症状的心动过缓，应该及时减量，严重的有症状低血压可以通过快速输液纠正，有症状的心动过缓可以植入临时起搏器。

2. 注意肥厚型梗阻性心肌病患者慎用或者不用能够扩张血管或者降低后负荷的药物，包括ACEI/ARB、二氢吡啶类钙离子通道阻滞剂、硝酸酯类、α受体阻断剂，增加心肌收缩力的药物洋地黄类也慎用或者不用。

六、肥厚型梗阻性心肌病患者护理规范

1. 密切观察病情

（1）密切观察患者心率、心律、血压、呼吸的变化，必要时进行心电监护，警惕恶性心律失常发生。

（2）监测患者周围血管灌流情况，如脉搏、皮肤温度、皮肤颜色等。

（3）监测心力衰竭的征象，必要时严格出入量管理，注意有无心排血量减少、体液潴留的表现。

（4）嘱患者发生头晕、黑矇时应立即下蹲或平卧，防止发生晕厥。

（5）患者出现明显胸痛，应立即休息或遵医嘱服药。

2. 药物治疗护理

（1）正确执行医嘱，掌握治疗所用药物的剂量、浓度、方法及常见不良反应，用药后注意询问患者有无不适。

（2）在患者用药期间，密切观察其用药后反应，并及时调整用药速度，监测患者心率、血压变化、出入量情况、电解质水平，防止直立性低血压发生。

（3）对于服用抗凝药物的患者，定期监测出凝血时间，观察有无出血倾向。

（4）HCM 慎用洋地黄和利尿剂，因可使心室收缩力加强及减少心室充盈量，加重流出道梗阻，使病情加重；心绞痛发作时，不宜用硝酸类制剂，以免加重左心室流出道梗阻。

3. 侵入性治疗护理

（1）护士应了解侵入性治疗的适应证，以准确指导患者做好心理准备，协助医生完成术前检查和症状、体征监测，正确执行药物使用，完善各种术前准备工作。

（2）术后严密监测生命体征，持续心电监护，及时识别和协助处理相关并发症，做好手术伤口管理，为患者提供活动、饮食指导和生活照顾，缓解患者不适感。

4. 并发症的观察与护理

（1）栓塞：遵医嘱给予抗凝血剂，以防血栓形成。心脏附壁血栓脱落则致动脉栓塞，发生栓塞之前一般无预兆，因此需随时观察有无偏瘫、失语、血尿、胸痛、咯血等症状出现，以便及时做出处理。

（2）晕厥/心绞痛：HCM 发生晕厥时应立即取平卧位，抬高下肢，使心室充盈增加，从而增加心排血量。安慰患者，解除紧张情绪。如有心绞痛应及时报告医生，做心电图检查，不宜用硝酸类制剂，必要时给予 β 受体阻断剂和持续吸氧。

（3）阿-斯综合征/SCD：本病有心律失常者阿-斯综合征或 SCD 发生率高，应及时识别并备好抢救用物和药品。

5. 加强心理疏导干预

（1）主动关怀和鼓励患者，倾听患者感受（尤其关注经历过电除颤及心脏按压的患者），反复耐心地进行教育指导，必要时给予适当的控制和监督，介绍治疗方法和进展，消除其焦虑恐惧情绪，力争达到最好的治疗效果。

（2）关注睡眠问题，必要时提供辅助措施提高其睡眠质量。

（3）在患者住院期间以及定期随访过程中结合临床诊疗、护理和社会心理筛查工具，如患者健康问卷-9（PHQ-9）、广泛性焦虑症 7 项（GAD-7）量表等，及时发现其具有临床意义的心理社会不适。

（4）协助指导、联系康复专业人员进行治疗，提供个性化心理干预、行为治疗、建立和谐的家庭治疗环境和社会支持等疗法。

（5）必要时遵医嘱应用抗抑郁药物。

七、肥厚型梗阻性心肌病患者营养治疗规范

1. 给予低盐、高蛋白、维生素和纤维素丰富、营养易消化的饮食，少量多餐。

2. 心功能不全者，应限制钠盐摄入，避免摄入含钠量较高的食品如腌制食物、碳酸饮料、海产品、发酵食品、罐头等；盐替代品应慎用，因常富含钾盐，如与部分药物合用，可致高钾血症。

3. 避免摄入高热量和刺激性食物，防止因饮食不当造成水钠潴留、心肌耗氧增加及便秘等。

八、肥厚型梗阻性心肌病患者健康宣教

所有肥厚型心肌病患者应从入院开始进行健康教育，至少在出院前进行一次针对患者本人及家属的全面健康教育，主要内容至少应包括以下四个大方面：一是 HCM 的危险因素、危险分层以及个体化评估，二是 HCM 药物治疗注意事项，三是生活以及运动方面的注意事项，四是急救知识。

1. HCM 的危险因素、危险分层

（1）心肌病患者出现心力衰竭症状时，限制体力活动甚为重要，可使心率减慢，心脏负荷减轻，心力衰竭得以缓解。

（2）当心力衰竭控制后，仍应限制活动量。HCM 患者休息可使心肌收缩力下降，心室充盈量增多，梗阻症状减轻。

（3）适当规律的运动训练可以改变疾病的自然进程，减少患病率和病死率，提高心肌病患者的生活质量，应根据各指标评估结果，制订有效、安全的运动方案。

（4）有晕厥史者应避免独自外出活动，以免发生意外。

（5）DCM 患者强调避免病毒感染、酒精中毒及其他毒素对心肌的损害。

（6）告知患者和家属恶化指征，严密注意病情变化，症状加重时立即就医。

（7）指导患者学会：保证自身安全的方法，如增加扶手、浴室中放置椅子、使用床边便器等；在日常活动中缓慢行动，避免突然用力消耗过多体力；节约体能的方法，如抬高床头使自己容易坐起、培养在日常生活中（洗漱、洗衣服等）坐下来做事的习惯、多使用"推"而不是"拉"的动作等。

（8）嘱患者戒烟、戒酒，少食多餐，控制总入量，原则为入量不应大于出量。

（9）教会患者如何计算食物的含水量及准确记录出入量和体重。

（10）告知患者如 3 天内体重增加 2kg 以上，应尽快告知医护人员以便调整药物治疗。

2. HCM 药物治疗注意事项

（1）向患者及家属说明药物的名称、剂量、用法，教会他们观察药的疗效和不良反应，如血管紧张素转换酶抑制剂、β 受体阻断剂、利尿剂、血管扩张剂、CCB 和洋地黄制剂等。

（2）如服用抗凝药物，则学会观察有无牙龈出血、鼻出血等出血倾向，使用软毛牙刷刷牙，不用牙签剔牙，避免磕伤、碰伤等。

3. 生活以及运动方面的注意事项

（1）症状较轻者应避免过劳，症状明显者应卧床休息、给予半卧位和吸氧，但需在卧床期间进行床上主动活动、预防深部静脉血栓形成。

（2）嘱患者避免劳累、情绪激动、饱餐、寒冷及烟酒刺激，以防诱发心力衰竭或心绞痛。

（3）患者应避免突然屏气、提取重物等动作，禁止突然的剧烈活动，以免加重左心室流出道梗阻、交感刺激诱发心室颤动，减少晕厥和猝死的危险。

（4）建议戒烟戒酒，饮酒能够使流出道梗阻加重或者激惹静息状态下没有流出道梗阻的患者出现梗阻。

（5）肥胖者应协助其减肥。

4. 康复指导：指导患者配合医生、营养师及康复治疗师等完成心脏二级预防、康复促进和长期随访，准确记录护理学评估、症状、心血管危险因素、用药、心理社会问题等，以期提升患者遵医行为、生活质量和预后。

九、推荐表单

（一）医师表单

肥厚型梗阻性心肌病临床路径医师表单

适用对象：第一诊断为肥厚型梗阻性心肌病（ICD-10：I42.100）
行 DDD/ICD 安置术或酒精消融术

患者姓名：	性别： 年龄： 门诊号：	住院号：
住院日期： 年 月 日	出院日期： 年 月 日	标准住院日： 天

时间	住院第 1 天	住院第 2 天	住院第 3 天
主要诊疗工作	□ 询问病史，体查 □ 评价病史及基础病 □ 书写首次病程记录 □ 接诊后行常规心电图检查 □ 交代病情及其风险 □ 按需给予药物	□ 上级医师查房明确诊断与鉴别诊断，确定患者是否需要安置 DDD/ICD/酒精消融术 □ 完成术前准备，明确有无禁忌证 □ 告知患者及家属手术风险及相关的注意事项，签署手术知情同意书 □ 按需给予药物	□ 常规查房 □ 完成术前准备，明确有无禁忌证 □ 告知患者及家属手术风险及相关注意事项，签署手术知情同意书 □ 按需给予药物
重点医嘱	长期医嘱： □ 按心内科常规护理 □ 卧床休息 □ 吸氧 □ 病重 □ 陪护 1 人 临时医嘱： □ 心电图检查 □ 血常规 □ 生化 □ 凝血机制 □ 术前三项 □ 动态心电图 □ 心脏超声	长期医嘱： □ 按心内科常规护理 □ 卧床休息 □ 吸氧 □ 病重 □ 陪护 1 人 临时医嘱： □ 介入术前常规医嘱	长期医嘱： □ 按心内科常规护理 □ 卧床休息 □ 吸氧 □ 病重 □ 陪护 1 人 临时医嘱： □ 介入术前常规医嘱
病情变异记录	□ 无 □ 有，原因： 1. 2.	□ 无 □ 有，原因： 1. 2.	□ 无 □ 有，原因： 1. 2.
医师签名			

时间	住院第 4 天（手术日）		住院第 5 天
	术前	术后	
主要诊疗工作	□ 住院医师查房 □ 根据手术术前 0.5~2 小时预防性使用抗菌药物 □ 检查术前检查是否完善 □ 按需给予药物	□ 住院医师接诊术后患者，检查心率、血压、并书写病程记录 □ 穿刺部位加压包扎并制动 □ 严密观察穿刺部位、渗出情况 □ 观察患者不适情况，及时发现处理术后并发症 □ 必要时复查心肌坏死标志物和血常规等 □ 心电监护 □ 按需调整药物	□ 上级医师查房 □ 完成上级医师查房记录 □ 穿刺部位换药 □ 严密观察病情，及时发现和处理术后并发症 □ 按需调整药物
重点医嘱	长期医嘱： □ 按心内科常规护理 □ 卧床休息 □ 吸氧 □ 病重 □ 陪护 1 人 临时医嘱： □ 抗菌药物皮试（　） □ 临时应用抗菌药物	长期医嘱： □ 按心内科常规护理 □ 卧床休息 □ 吸氧 □ 病重 □ 陪护 1 人 □ 注意伤口渗血情况 临时医嘱： □ 压迫 6 小时 □ 心电图 1 次 □ 持续心电监护	长期医嘱： □ 按心内科常规护理 □ 卧床休息 □ 吸氧 □ 病重 □ 陪护 1 人 □ 注意伤口渗血情况 临时医嘱： □ 动态心电图 □ 胸片 □ 持续心电监护 □ 血常规、生化
病情变异记录	□ 无　□ 有，原因： 1. 2.	□ 无　□ 有，原因： 1. 2.	□ 无　□ 有，原因： 1. 2.
医师签名			

时间	住院第 6 天	住院第 7 天 （出院日）	住院第＿＿天
主要诊疗工作	□ 上级医师查房 □ 伤口换药 □ 按需调整药物	□ 住院医师查房 □ 按需伤口换药 □ 按需调整药物	
重点医嘱	长期医嘱： □ 按心内科常规护理 □ 卧床休息 □ 吸氧 □ 病重 □ 陪护 1 人 □ 注意伤口渗血情况 □ 观察穿刺部位情况 临时医嘱： □ 穿刺处换药	长期医嘱： □ 按心内科常规护理 □ 卧床休息 □ 吸氧 □ 陪护 1 人 □ 注意伤口血肿、感染、渗血情况 □ 观察穿刺部位情况 临时医嘱： □ 穿刺处换药 □ 心脏超声 □ 出院	长期医嘱： 临时医嘱：
病情变异记录	□ 无　□ 有，原因： 1. 2.	□ 无　□ 有，原因： 1. 2.	□ 无　□ 有，原因： 1. 2.
医师签名			

（二）护士表单

肥厚型梗阻性心肌病临床路径护士表单

适用对象：第一诊断为肥厚型梗阻性心肌病（ICD-10：I42.100）
行 DDD/ICD 安置术或酒精消融术

患者姓名：	性别： 年龄： 门诊号：		住院号：
住院日期： 年 月 日	出院日期： 年 月 日		标准住院日： 天

时间	住院第 1 天	住院第 2 天	住院第 3 天
健康宣教	□ 介绍主管医师、护士 □ 入院宣教（常规、安全）	□ 术前宣教 □ 服药宣教 □ 疾病宣教 □ 饮食、饮水、活动的宣教	□ DDD/ICD/酒精消融术前宣教
护理处置	□ 安置患者，佩戴腕带 □ 通知医师 □ 生命体征的监测测量 □ 吸氧 □ 交接液体 □ 病情交班 □ 配合治疗 □ 完成护理记录	□ 协助患者完成临床检查 □ 遵医嘱完成治疗 □ 完成护理记录	□ 评估患者全身情况 □ 观察生命体征 □ 协助患者完成临床检查 □ 注意化验结果回报 □ 完成护理记录
基础护理	□ 准备床单位、监护、吸氧 □ 生命体征的观察 □ 一级护理 □ 生活护理 □ 患者安全及心理护理	□ 生命体征的观察 □ 一级护理 □ 生活护理 □ 观察 24 小时出入量 □ 患者安全及心理护理	□ 病情的观察 □ 保持水、电解质平衡 □ 观察 24 小时出入量 □ 一级护理 □ 保证睡眠
专科护理	□ 使用药物的浓度剂量 □ 各种置管情况 □ 观察胸痛等不适情况	□ 使用药物的浓度剂量 □ 各种置管情况 □ 观察胸痛等不适情况	□ 介入治疗术前准备 □ 建立好静脉通路 □ 观察胸痛等不适情况
重点医嘱	□ 详见医嘱执行单	□ 详见医嘱执行单	□ 详见医嘱执行单
病情变异记录	□ 无 □ 有，原因： 1. 2.	□ 无 □ 有，原因： 1. 2.	□ 无 □ 有，原因： 1. 2.
护士签名			

时间	住院第 4 天 （手术日）	住院第 5~6 天	住院第 7 天 （出院日）
健康宣教	□ 饮食宣教 □ 服药宣教 □ 指导穿刺侧肢体活动 □ 疾病宣教	□ 指导恢复期的康复和锻炼 　（床上肢体活动） □ 饮食宣教 □ 疾病宣教 □ 康复宣教和二级预防	□ 活动指导 □ 康复宣教和二级预防 □ 出院宣教
护理处置	□ 观察生命体征 □ 观察 24 小时出入量 □ 观察穿刺部位 □ 遵医嘱配合急救和治疗 □ 完成护理记录 □ 维持静脉通畅 □ 静脉和口服给药 □ 协助患者进餐 □ 保持排便通畅	□ 观察生命体征 □ 完成常规化验采集 □ 观察 24 小时出入量 □ 遵医嘱完成治疗 □ 维持静脉通畅 □ 静脉和口服给药 □ 保持排便通畅 □ 生活护理 □ 给予心理支持 □ 完成护理记录	□ 观察生命体征 □ 观察 24 小时出入量 □ 遵医嘱完成治疗 □ 维持静脉通畅 □ 静脉和口服给药 □ 保持排便通畅 □ 生活护理 □ 给予心理支持 □ 完成护理记录 □ 配合患者做好出院准备
基础护理	□ 监测心率、心律，血压，血 　氧饱和度，呼吸 □ 一级护理 □ 准确记录出入量 □ 保持水、电解质平衡 □ 协助患者完成各项检查 □ 协助患者进食 □ 协助患者做好生活护理	□ 监测心率、心律，血压，血 　氧饱和度，呼吸 □ 完成常规标本采集 □ 准确记录出入量 □ 保持水、电解质平衡 □ 协助患者完成各项检查 □ 协助患者进食 □ 协助患者做好生活护理 □ 一级或护理	□ 监测心率、心律，血压，血 　氧饱和度，呼吸 □ 完成常规标本采集 □ 准确记录出入量 □ 保持水、电解质平衡 □ 协助患者完成各项检查 □ 协助患者进食 □ 办理出院事项 □ 二级护理
专科护理	□ 相关并发症的观察 □ 穿刺部位的观察	□ 做好拔除动脉鞘管的准备 □ 鞘管拔除时注意迷走反射的 　发生 □ 鞘管拔除后伤口沙袋压迫 6 小 　时，患侧肢体制动 24 小时 □ 相关并发症的观察	□ 相关并发症的观察
重点医嘱	□ 详见医嘱执行单	□ 详见医嘱执行单	□ 详见医嘱执行单
病情变异记录	□ 无　□ 有，原因： 1. 2.	□ 无　□ 有，原因： 1. 2.	□ 无　□ 有，原因： 1. 2.
护士签名			

(三) 患者表单

肥厚型梗阻性心肌病临床路径患者表单

适用对象：第一诊断为肥厚型梗阻性心肌病（ICD-10：I42.100）
　　　　　行 DDD/ICD 安置术或酒精消融术

患者姓名：		性别：	年龄：	门诊号：		住院号：
住院日期： 年 月 日		出院日期： 年 月 日				标准住院日： 天

时间	住院第 1~2 天	住院第 2~3 天	住院第 4 天（手术日）
医患配合	□ 配合询问病史、收集资料，请务必详细告知既往史、用药史、过敏史 □ 配合进行体格检查 □ 配合进行相关检查与治疗 □ 有任何不适告知医师	□ 配合完善相关检查 □ 医师向患者及家属介绍病情及 DDD/ICD/酒精消融术相关内容，如有异常检查结果需进一步检查 □ 签署知情同意书、自费协议书、心律失常导管消融知情同意书等表单 □ 提供委托签字人身份证复印件 □ 配合用药及治疗 □ 有任何不适告知医师	□ 接受 DDD/ICD/酒精消融术治疗 □ 患者或家属与医师交流了解导管消融情况及术后注意事项 □ 配合用药及治疗
护患配合	□ 配合生命体征、身高、体重测量 □ 配合完成入院护理评估单 □ 接受入院宣教（环境、设施、人员介绍、病室规定、订餐制度、贵重物品保管、安全宣教等） □ 配合佩戴腕带 □ 配合相关检查及治疗 □ 有任何不适告知护士	□ 配合生命体征测量，询问每日排便情况 □ 接受相关化验检查宣教，正确留取标本，配合检查 □ 接受 DDD/ICD/酒精消融术前宣教 □ 配合完成术前准备 □ 注意活动安全，避免坠床或跌倒 □ 配合执行探视及陪伴制度 □ 有任何不适告知护士	□ 接受术后护理及宣教 □ 配合用药及治疗 □ 配合执行探视及陪伴制度 □ 有任何不适告知护士
饮食	□ 普通饮食	□ 普通饮食	□ 普通饮食
排泄	□ 正常排尿便	□ 正常排尿便	□ 正常排尿便
活动	□ 适度活动	□ 适度活动	□ 卧床 □ 穿刺侧制动 24 小时

时间	住院第 5~6 天	住院第 7 天（出院日）
医患配合	□ 配合医师进行介入穿刺部位换药 □ 配合相关检查与治疗 □ 有任何不适告知医师	□ 了解 DDD/ICD/酒精消融随访情况 □ 接受出院带药宣教 □ 接受疾病健康教育
护患配合	□ 配合生命体征测量 □ 接受术后活动指导 □ 有任何不适告知护士	□ 接受办理出院手续宣教 □ 接受出院带药宣教 □ 接受疾病康复及健康教育宣教 □ 获取出院诊断书 □ 获取出院带药 □ 知道复印病历方法 □ 知道复诊时间
饮食	□ 普通饮食	□ 普通饮食
排泄	□ 正常排尿便	□ 正常排尿便
活动	□ 床边活动	□ 适度活动

附：原表单（2016 年版）

肥厚型梗阻性心肌病临床路径执行表单

适用对象：第一诊断为肥厚型梗阻性心肌病（ICD-10：I42.100）

行 DDD/ICD 安置术或酒精消融术

患者姓名：	性别：	年龄：	门诊号：	住院号：
住院日期：　　年　月　日	出院日期：　　年　月　日		标准住院日：　　天	

时间	住院第 1 天	住院第 2 天	住院第 3 天
主要诊疗工作	□ 询问病史，体查 □ 评价病史及基础病 □ 书写首次病程记录 □ 心电监护、血氧饱和度监测 □ 重症监护、吸氧 □ 超声心电图、动态心电图等检查	□ 上级医师查房确定患者是否需要安置 DDD/ICD/酒精消融术 □ 完成术前准备 □ 告知患者及家属手术风险及相关的注意事项，签署手术知情同意书	□ 上级医师查房确定患者是否需要安置 DDD/ICD/酒精消融术 □ 完成术前准备 □ 告知患者及家属手术风险及相关注意事项，签署手术知情同意书
重点医嘱	**长期医嘱：** □ 按心内科常规护理 □ 卧床休息 □ 吸氧 □ 病重 □ 陪护 1 人 **临时医嘱：** □ 心电图检查 □ 血常规 □ 生化 □ 凝血机制 □ 术前三项 □ 动态心电图 □ 心脏超声	**长期医嘱：** □ 按心内科常规护理 □ 卧床休息 □ 吸氧 □ 病重 □ 陪护 1 人 **临时医嘱：**	**长期医嘱：** □ 按心内科常规护理 □ 卧床休息 □ 吸氧 □ 病重 □ 陪护 1 人 **临时医嘱：**
主要护理工作	□ 一级护理	□ 一级护理	□ 一级护理
病情变异记录	□ 无　□ 有，原因： 1. 2.	□ 无　□ 有，原因： 1. 2.	□ 无　□ 有，原因： 1. 2.
护士签名			
医师签名			

时间	住院第 4 天（手术日）		住院第 5 天
	术前	术后	（术后第 1 天）
主要诊疗工作	□ 住院医师查房 □ 根据手术术前 0.5~2 小时预防性使用抗菌药物 □ 检查术前检查是否完善	□ 住院医师接诊术后患者，检查心率、血压、并书写病程记录 □ 穿刺部位加压包扎并制动 □ 严密观察穿刺部位、渗出情况 □ 观察患者不适情况，及时发现处理术后并发症 □ 必要时复查心肌坏死标志物和血常规等 □ 心电监护	□ 上级医师查房 □ 完成上级医师查房记录 □ 穿刺部位换药 □ 严密观察病情，及时发现和处理术后并发症
重点医嘱	长期医嘱： □ 按心内科常规护理 □ 卧床休息 □ 吸氧 □ 病重 □ 陪护 1 人 临时医嘱： □ 抗菌药物皮试（　） □ 临时应用抗菌药物	长期医嘱： □ 按心内科常规护理 □ 卧床休息 □ 吸氧 □ 病重 □ 陪护 1 人 □ 注意伤口渗血情况 临时医嘱： □ 压迫 6 小时 □ 心电图 1 次	长期医嘱： □ 按心内科常规护理 □ 卧床休息 □ 吸氧 □ 病重 □ 陪护 1 人 □ 注意伤口渗血情况 临时医嘱： □ 动态心电图 □ 胸片
主要护理工作	□ 一级护理	□ 一级护理	□ 一级护理
病情变异记录	□ 无　□ 有，原因： 1. 2.	□ 无　□ 有，原因： 1. 2.	□ 无　□ 有，原因： 1. 2.
护士签名			
医师签名			

时间	住院第6天 （术后第2天）	住院第7天 （术后第3天）	住院第___天 （术后第___天）
主要诊疗工作	□ 上级医师查房 □ 伤口换药	□ 住院医师查房 □ 伤口换药	
重点医嘱	**长期医嘱：** □ 按心内科常规护理 □ 卧床休息 □ 吸氧 □ 病重 □ 陪护1人 □ 注意伤口渗血情况 □ 观察穿刺部位情况 **临时医嘱：** □ 穿刺处换药	**长期医嘱：** □ 按心内科常规护理 □ 卧床休息 □ 吸氧 □ 陪护1人 □ 注意伤口血肿、感染、渗血情况 □ 观察穿刺部位情况 **临时医嘱：** □ 穿刺处换药 □ 心脏超声	**长期医嘱：** **临时医嘱：**
主要护理工作	□ 一级护理	□ 二级护理	
病情变异记录	□ 无　□ 有，原因： 1. 2.	□ 无　□ 有，原因： 1. 2.	□ 无　□ 有，原因： 1. 2.
护士签名			
医师签名			

第二十三章

急性心包炎临床路径释义

【医疗质量控制指标】

指标一、住院急性心包炎患者规范诊断率。

指标二、住院急性心包炎患者完成超声心动图检查率。

指标三、住院急性心包炎患者完成心脏 CT 或 MRI 检查率。

指标四、住院急性心包炎患者心功能评估率。

指标五、住院急性心包炎患者心包穿刺术指征符合率。

指标六、住院急性心包炎患者心包穿刺术并发症发生率。

指标七、住院急性心包炎患者心包切开/心包开窗指征符合率。

指标八、住院急性心包炎患者心包切开/心包开窗并发症发生率。

指标九、住院急性心包炎患者死亡率。

一、急性心包炎编码

1. 原编码

疾病名称及编码：急性心包炎（ICD-10：I30.902）

2. 修改编码

疾病名称及编码：急性心包炎（ICD-10：I30.900）

二、临床路径检索方法

I30.900

三、国家医疗保障疾病诊断相关分组（CHS-DRG）

MDCF 循环系统疾病及功能障碍

FZ1 其他循环系统疾患

四、急性心包炎临床路径标准住院流程

（一）适用对象

第一诊断为急性心包炎（ICD-10：I30.902）。

> **释义**
>
> ■ 适用对象编码参见第一部分。
>
> ■ 本路径适用对象为急性心包炎患者，根据胸痛病史、心电图特征性改变和心包摩擦音可作出诊断。超声心动图、胸部 CT 和/或 MRI 可进一步明确。
>
> ■ 注意：急性心包炎可能是单独疾病，也可能是全身性疾病的局部表现或并发症。因此，查找病因同样关键。

（二）诊断依据

根据 2015 年 ESC 心包疾病诊治指南。

1. 临床发作特点

（1）胸痛：常位于胸骨后或心前区，可放射至颈部和背部，呈锐痛，偶可位于上腹部，也可呈钝痛或压榨性痛并放射至左上肢；或随每次心脏跳动而发生刺痛。疼痛多在卧位、咳嗽、深吸气时加重，前倾坐位时减轻。

（2）呼吸困难：为避免心包和胸膜疼痛而产生呼吸变浅变速。呼吸困难也可因发热、大量心包积液导致心腔压塞、邻近支气管、肺组织受压而加重，表现为面色苍白、烦躁不安、胸闷、大汗淋漓等。患者常采取坐位，身体前倾，这样，可使心包积液向下、向前移位以减轻其对心脏及邻近脏器的压迫，从而缓解症状。

（3）全身症状：可伴有潜在的全身疾病如结核、肿瘤、尿毒症所致的咳嗽、咳痰、贫血、体重下降等症状。

2. 临床体征

（1）心包摩擦音：胸骨左缘 3~4 肋间、胸骨下段和剑突附近易听到。其强度受呼吸和体位影响，深吸气或前倾坐位摩擦音增强。可持续数小时、数天、数周不等。当心包内出现渗液，将两层心包完全分开时，心包摩擦音消失；

（2）心包积液：症状的出现与积液的量和速度有关，而与积液性质无关。当心包积液达 200~300ml 以上或积液迅速积聚时出现下列体征。①心脏体征：心脏搏动减弱或消失，心浊音界向两侧扩大。心音轻而远，心率快。少数人在胸骨左缘 3~4 肋间可听到舒张早期额外音（心包叩击音）。②左肺受压迫征象：大量心包积液时，心脏向左后移位，压迫左肺，引起左肺下叶不张，在左肩胛下角区出现肺实变表现，称之为 Ewart 征。③心脏压塞征象：表现为心动过速、心排量下降、发绀、呼吸困难、收缩压下降甚至休克。如积液为缓慢积聚过程，也可产生慢性心脏压塞征，表现为静脉压显著升高，颈静脉怒张和吸气时颈静脉扩张更明显，称 Kussmaul 征，常伴有肝大、腹水和下肢水肿。④脉搏细弱、脉压减小、奇脉：由于动脉收缩压降低，舒张压变化不大所致。奇脉产生的原因主要是胸廓内的血流随呼吸运动而有明显改变所致，表现为吸气时动脉血压下降。

3. 心电图（ECG）表现：除 aVR 和 V1 导联外 ST 段呈弓背向下抬高，aVR 和 V1 导联 ST 段压低 T 波高耸直立，数天后，ST 段回到等位线，T 波开始变平坦，倒置，但不伴 R 波电压降低及病理性 Q 波。大量心包积液时可表现 QRS 波低电压，电交替。

4. 超声心动图检查：诊断心包积液简便、安全、灵敏和可靠的无创性方法，也可提示有无心包粘连。

5. 急性心包炎的病因

（1）感染：病毒、细菌、真菌、寄生虫、立克次体等。

（2）自身免疫：风湿热及其他结缔组织疾病，如系统性红斑狼疮、结节性多动脉炎、类风湿关节炎；心肌梗死后综合征、心包切开后综合征及药物性如肼屈嗪、普鲁卡因胺等。

（3）肿瘤：原发性和继发性。

（4）代谢疾病：尿毒症、痛风等。

（5）物理因素：外伤、放射性等。

（6）其他：淀粉样变性、外伤、心脏手术后、药物等。

6. 急性心包炎诊断标准

至少有以下 4 项中 2 项标准：①与心包炎一致的胸痛；②心包摩擦音；③心电图新出现的广泛 ST 段抬高或 PR 段压低，aVR 和 V1 导联除外；④心包积液（新出现或恶化）。

附加证据：炎症标志物的升高（如 C 反应蛋白，红细胞沉降率、白细胞计数）；心包炎症成像技术（心脏 CT、心脏核磁共振检查）的证据。

> **释义**
>
> ■ 根据 2015 年《ESC 心包疾病诊断和管理指南》，表现出以下情况中的两项时可确诊：胸痛（典型的锐痛）；心包摩擦；新的广泛 ST 段抬高或 PR 段下移；心包积液。
> ■ 临床诊断关键点：
> （1）症状：早期出现心前区疼痛，不同程度的气短或呼吸困难，大量心包积液或压塞时出现急性循环衰竭。
> （2）体征：心包摩擦音，颈静脉明显充盈或怒张，心脏压塞时出现典型的三联征：心音遥远、动脉压下降或奇脉、颈静脉怒张。
> （3）辅助检查：心电图特征性改变、超声心动图、胸部 CT 和/或 MRI 证据。
> ■ 急性心包炎胸痛的原因为炎症或牵拉所致，因此可表现为刺痛、钝痛或有放射痛，体位变化导致回心血量变化或牵拉改变，从而使疼痛减轻或加重。
> ■ 急性心包炎的临床表现和病因多样，因此需要进行全面的病因学筛查。当伴随症状明显，且提示有结核、肿瘤、肾功能不全、自身免疫等问题时，须完善相应检查，同时指导对因治疗。

（三）进入路径标准

第一诊断为急性心包炎（ICD-10：I30.902）。

> **释义**
>
> ■ 第一诊断符合急性心包炎（ICD-10：I30.900）即可进入路径。

（四）标准住院日 2~3 周

> **释义**
>
> ■ 急性心包炎患者入院后给予必要的检查项目、一般治疗、抗炎及针对病因等治疗，如无并发症，病情平稳者，2~3 周可进入恢复期；病情严重者如并发心力衰竭、心源性休克等情况，或有其他严重病因者，住院时间相应延长，总住院时间不超过 3 周均符合本路径要求。

（五）住院期间的检查项目

1. 必需的检查项目
（1）血常规。
（2）肝功能、肾功能、红细胞沉降率、C 反应蛋白、血清心肌损伤标志物、甲状腺功能。
（3）胸部影像学检查、心电图、超声心动图。
2. 根据患者病情进行的检查项目
（1）病原学检查：
1）细菌性：血培养。
2）结核性：结核菌素试验、T-SPOT.TB、结核 PCR 检查。

3）病毒性：常见病毒如肠道病毒、腺病毒、细小病毒 B19、疱疹病毒、EB 病毒的聚合酶链反应基因组学检测；血丙肝病毒、人免疫缺陷病毒检测。

4）自身免疫性：抗核抗体、抗中性粒细胞抗体、抗核抗原等。

5）肿瘤性：肿瘤标志物如 CA125 等。

（2）影像学检查：心脏 CT/核磁共振心脏显像、PET。

（3）心包穿刺液检测：穿刺液涂片、培养、细胞学检查。

（4）心包组织活检。

释义

■ 急性心包炎可导致急性循环衰竭等严重后果，必查项目是诊断本病、判断病情严重程度的手段，相关人员应严格完善检验检查，并认真分析结果，以便及时处理。在 2015 年 ESC 指南中也给出较高推荐级别。血常规、肝功能、肾功能、红细胞沉降率、C 反应蛋白、血清心肌损伤标志物、甲状腺功能对病因筛查及病情评估有帮助，胸部影像学、心电图、超声心动图等对心包炎的诊断及鉴别诊断提供临床证据。

■ 急性心包炎可由各种病因导致，须全面系统化验检查，查找病因，如感染、自身免疫、肿瘤等方面。因此，血培养、结核菌素试验、T-SPOT.TB、结核 PCR 检查，肠道病毒、腺病毒、细小病毒 B19、疱疹病毒、EB 病毒的聚合酶链反应基因组学检测，血丙肝病毒、人免疫缺陷病毒检测，以及抗核抗体谱、肿瘤标志物等需要完善筛查，同时必要时需做影像学、心包穿刺液或心包组织活检检查。

（六）治疗方案的选择

1. 抗炎治疗：急性心包炎可应用阿司匹林、布洛芬等非甾体抗炎药物、秋水仙碱抗炎治疗。

2. 针对病因治疗：病毒性心包炎可应用静脉免疫球蛋白、缬更昔洛韦治疗；结核性心包炎需要利福平、异烟肼、比嗪酰胺、乙胺丁醇等抗结核治疗；化脓性心包炎：应用有效抗菌药物；自身免疫性心包炎：应用免疫抑制剂。

3. 心包腔内治疗：结核性心包炎：为降低缩窄性心包炎发生心包腔内注入尿激酶；化脓性心包炎：行心包切开引流，并进行心包腔内冲洗、可心包腔内注入溶栓药物。

4. 心包穿刺引流：大量心包积液造成心脏压塞时应穿刺引流。

5. 心包切开、心包开窗：反复心包积液、心脏压塞可行心包切开、心包开窗治疗。

释义

■ 治疗方案选择可参考 2015 年《ESC 心包疾病诊断和管理指南》。

■ 急性心包炎的治疗包括对原发病的病因治疗、解除心脏压塞以及对症治疗。

■ 非甾体类抗炎药是主要的治疗手段。布洛芬治疗剂量窗口宽，对冠脉血流无不良影响，副作用少，因此常作为首选。秋水仙碱（0.5mg，bid，体重＜70kg 或不能耐受大剂量者 0.5mg，qd）推荐用于急性心包炎的一线治疗，与阿司匹林或 NSAIDs 联用 3 个月。但不建议糖皮质激素作为一线治疗，系统的糖皮质激素治疗仅限于结缔组织病、自身免疫性疾病的治疗。同时应给与胃肠道保护剂，防止消化道出血。对于结核性心包炎，尽早、足量开始抗结核治疗，直到结核活动停止后 1 年左右再停药。心包穿刺术用于出现心脏压塞、高度怀疑为化脓性心包炎或经过 1 周以上药物治疗仍存在大量心包积液并有明显症状者。

（七）出院标准

胸痛、呼吸困难症状缓解、心包积液得到控制、心脏压塞症状缓解、无其他并发症。

> **释义**
>
> ■患者经过治疗，症状无进一步加重，胸痛、呼吸困难等症状缓解，心包积液复查得到控制，心脏压塞症状缓解，住院期间无其他并发症，经主管医师评估，可予以出院。

（八）变异及原因分析

1. 主动脉夹层破裂致心包积液。
2. 肿瘤所致心包积液。
3. 其他系统性疾病所致心包积液。
4. 出现严重并发症。

> **释义**
>
> ■变异是指入选临床路径的患者未能按预定路径完成医疗行为或未达到预期的医疗质量控制目标。包含以下情况：①按路径流程完成治疗，但超出了路径规定的时限。实际住院日超出标准住院日要求；②不能按路径流程完成治疗，患者需要中途退出路径。如发现主动脉夹层、肿瘤及其他系统疾病所致的心包积液、出现严重并发症。对于这些患者，主管医师均应进行变异原因的分析，并在临床路径的表单中予以说明。
>
> ■医师认可的变异原因主要指患者入选路径后，医师在检查及治疗过程中发现患者合并存在一些事前未预知的对本路径治疗可能产生影响的情况，需要中止执行路径或者是延长治疗时间、增加治疗费用。医师需在表单中明确说明。
>
> ■因患者方面的主观原因导致执行路径出现变异，也需要医师在表单中予以说明。

五、急性心包炎临床路径给药方案

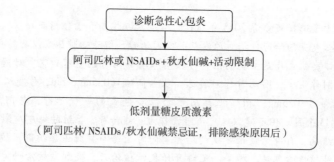

急性心包炎管理	推荐级别	证据水平
建议急性心包炎高危患者住院	I	B
秋水仙碱（0.5mg，bid，体重＜70kg 或不能耐受大剂量者 0.5mg，qd）推荐用于：急性心包炎的一线治疗（与阿司匹林或 NSAIDs 联用 3 个月）	I	A
不建议糖皮质激素作为急性心包炎一线治疗	III	C
建议检测 CRP 水平以指导治疗持续时间和评估治疗反应	IIa	C

【用药选择】

1. 非甾体抗炎药：治疗急性心包炎的目标是缓解疼痛、消除炎症。如果存在心包积液，还需要消除积液。对无禁忌证的患者推荐使用 NSAIDs 治疗，治疗时间的长短取决于症状持续时间，通常为 2 周或更短。阿司匹林和布洛芬具有减少炎症和缓解疼痛的作用。布洛芬的治疗剂量窗口宽，对冠状动脉血流无不良影响，很少有副作用，因此常作为首选药物。

2. 秋水仙碱：秋水仙碱辅助 NSAIDs 治疗时，可减少症状、降低心包炎的复发率，并且耐受性好。秋水仙碱尚未批准用于预防心包炎复发，此种用途属于超适应证用药。

3. 糖皮质激素：糖皮质激素不是急性心包炎的一线用药，仅在 NSAIDs 和秋水仙碱效果不佳时，且排除心包炎特定病因后，才考虑使用糖皮质激素。在病程早期使用糖皮质激素治疗更可能与疾病复发有关。2015 年 ESC 的指南推荐，全身性类固醇治疗应该仅用于符合以下情况的患者：标准治疗难以治疗其症状的患者；结缔组织病所致的急性心包炎；尿毒症性心包炎。

【药学提示】

1. 非甾体抗炎药：一般根据严重程度和药物反应，布洛芬初始剂量为 300~800mg，每 6~8小时 1 次，持续用药数天至数周，直到心包积液消失。阿司匹林 750~1000mg，每 8 小时 1次，治疗 1~2 周，每 1~2 周减量 250~500mg。

2. 秋水仙碱：给药方案为 0.5~1mg/d，无须负荷剂量。体重＜70kg 的患者为一次 0.5mg，一日 1 次；体重＞70kg 的患者一次 0.5mg，一日 2 次，持续 3 个月。秋水仙碱最常见的是胃肠道副作用，如腹泻、恶心和呕吐。但较低剂量用药时（0.5~1.2mg/d）副作用并不常见。较少见的副作用包括骨髓抑制、肝毒性和肌肉毒性。

3. 糖皮质激素：2015 年 ESC 指南推荐在需要时使用低剂量至中等剂量的糖皮质激素，如泼尼松 0.2~0.5mg/（kg·d），并快速减量以降低全身性副作用的风险（表 23-1）。对于合并心包积液的患者，心包内给予类固醇是限制全身性毒性的一个治疗选择。

表 23-1　糖皮质激素如何逐渐减量（以强的松剂量作为参考）

起始剂量为 0.25~0.5mg/（kg·d）	减量
＞50mg	每 1~2 周减量 10mg/d
50~25mg	每 1~2 周减量 5~10mg/d
25~15mg	每 2~4 周减量 2.5mg/d
＜15mg	每 2~6 周减量 1.25~2.5mg/d

六、急性心包炎患者护理规范

1. 监测生命体征（体温、脉搏、呼吸频率、血压）及血氧饱和度。

2. 留置静脉通路。

3. 生活与心理护理。

4. 指导患者配合检查、治疗。

5. 需吸氧患者指导吸氧。

6. 记录出入量、体重。

7. 有心包穿刺引流患者监测引流液性状、颜色、引流量及是否通畅。

七、急性心包炎患者营养治疗规范

1. 进食高蛋白、高热量、易消化的食物。

2. 意识不清者可鼻饲饮食，必要时可短期静脉营养。

3. 合并糖尿病患者选择糖尿病饮食，并监测血糖，警惕低血糖。

4. 合并肾功能不全患者选择低盐、低脂、优质蛋白饮食。

5. 合并痛风患者选择低嘌呤饮食。

八、急性心包炎患者健康宣教

1. 介绍心包、急性心包炎的定义。

2. 介绍急性心包炎主要的症状、体征表现。

3. 什么情况需要去医院，医院会做哪些检验、检查。

4. 介绍急性心包炎怎样治疗，及其预后。

九、推荐表单

（一）医师表单

急性心包炎临床路径医师表单

适用对象：第一诊断为急性心包炎（ICD-10：130.902）

患者姓名：	性别： 年龄： 门诊号：	住院号：
住院日期： 年 月 日	出院日期： 年 月 日	标准住院日：14~21 天

时间	住院第 1 天	住院第 2 天	住院第 3 天
主要诊疗工作	□ 监测血压、心率、呼吸生命体征 □ 心电监测 □ 监测体温 □ 观察有无心电图变化；检查有否心肌损伤标志物升高 □ 上级医师查房：病情分析，制订下一步诊疗方案 □ 完成病历及上级医师查房记录 □ 急性心包炎常规抗炎、对症治疗	□ 继续生命体征监护 □ 观察症状及体征变化 □ 观察有无心电图变化 □ 心电监测 □ 观察超声心动图心包积液、心功能状态 □ 根据诊断及鉴别诊断的需要进行相应血生化检测、病原学检测 □ 上级医师查房：评估病情，修订诊疗方案 □ 完成病程记录、上级医师查房记录 □ 继续急性心包炎常规抗炎、对症治疗 □ 评估是否存在心包穿刺抽液指征	□ 继续生命体征监护 □ 心电监测 □ 上级医师查房：评价是否行心脏核磁共振检查或 CT 检查 □ 进一步查找心包病因 □ 评估初步治疗效果 □ 完成上级医师查房和病程记录 □ 继续和调整药物治疗 □ 根据病因选择相应治疗
重点医嘱	**长期医嘱：** □ 急性心包炎护理常规 □ 一级或特级护理 □ 吸氧（必要时） □ 普通饮食 □ 持续心电、呼吸、血压和血氧饱和度监测 □ 记录出入量、体重 □ 阿司匹林或布洛芬或秋水仙碱（无禁忌证） **临时医嘱：** □ 根据病情 □ 血常规、尿常规 □ 血清心肌损伤标志物、凝血功能、肝功能、肾功能、电解质、血糖、血脂、红细胞沉降率、C 反应蛋白、甲状腺功能 □ 心电图、胸片、超声心动图	**长期医嘱：** □ 急性心包炎护理常规 □ 一级或特级护理 □ 吸氧（必要时） □ 普通饮食 □ 持续心电、呼吸、血压和血氧饱和度监测 □ 记录出入量、体重 □ 阿司匹林或布洛芬或秋水仙碱（无禁忌证） □ 酌情使用袢利尿剂、螺内酯 **临时医嘱：** □ 根据病情	**长期医嘱：** □ 急性心包炎护理常规 □ 一级或特级护理 □ 吸氧（必要时） □ 普通饮食 □ 持续心电、呼吸、血压和血氧饱和度监测 □ 记录出入量、体重 □ 阿司匹林或布洛芬或秋水仙碱（无禁忌证） □ 袢利尿剂、螺内酯根据心包积液情况酌情使用 □ 酌情病因治疗 **临时医嘱：** □ 根据病情

续　表

时间	住院第1天	住院第2天	住院第3天
病情 变异 记录	□无　□有，原因： 1. 2.	□无　□有，原因： 1. 2.	□无　□有，原因： 1. 2.
医师 签名			

时间	住院第 4~10 天	住院第 11~15 天	住院第 16~21 天
主要诊疗工作	□ 继续生命体征监护 □ 心电监测 □ 体温检测 □ 上级医师查房：进一步查找心包炎病因 □ 评估初步治疗效果 □ 完成上级医师查房和病程记录 □ 继续或调整药物治疗 □ 根据病因选择相应治疗。	□ 继续生命体征监护 □ 心电监测 □ 体温监测 □ 观察症状及体征变化 □ 异常血生化、病原学检测结果复查 □ 上级医师查房：评估病情及治疗效果，根据病情调整诊疗方案 □ 完成病历、病程记录、上级医师查房记录 □ 继续治疗	□ 通知患者和家属 □ 通知住院处 □ 向患者交代出院后注意事项，预约复诊日期 □ 完成病历书写 □ 将出院记录副本交给患者 □ 如果患者不能出院，在病程记录中说明原因和继续治疗的方案
重点医嘱	长期医嘱： □ 急性心包炎护理常规 □ 一级护理 □ 吸氧 □ 普通饮食 □ 持续心电、呼吸、血压和血氧饱和度监测 □ 记录出入量 □ 阿司匹林或布洛芬或秋水仙碱（无禁忌证） □ 祥利尿剂、螺内酯根据心包积液情况酌情使用 □ 酌情病因治疗 临时医嘱： □ 根据病情	长期医嘱： □ 急性心包炎护理常规 □ 二级护理 □ 吸氧 □ 普通饮食 □ 停止持续心电、血压和血氧饱和度监测（根据病情） □ 记录出入量 □ 阿司匹林或布洛芬或秋水仙碱（无禁忌证） □ 祥利尿剂、螺内酯根据心包积液情况酌情使用 □ 酌情病因治疗 临时医嘱： □ 异常血生化、病原学检测结果复查	出院医嘱： □ 注意事项 □ 出院带药 □ 门诊随诊
病情变异记录	□ 无　□ 有，原因： 1. 2.	□ 无　□ 有，原因： 1. 2.	□ 无　□ 有，原因： 1. 2.
医师签名			

（二）护士表单

急性心包炎临床路径护士表单

适用对象：第一诊断为急性心包炎（ICD-10：I30.902）

患者姓名：	性别： 年龄： 门诊号：	住院号：
住院日期： 年 月 日	出院日期： 年 月 日	标准住院日：14~21 天

时间	住院第 1 天	住院第 2 天	住院第 3 天
健康宣教	□ 生活与心理护理 □ 指导患者配合检查治疗	□ 生活与心理护理 □ 指导患者配合检查治疗	□ 生活与心理护理 □ 指导患者配合检查治疗
护理处置	□ 病重患者给予心电监护	□ 病重患者给予心电监护	□ 病重患者给予心电监护
基础护理	□ 开放静脉通路	□ 生活与心理护理 □ 指导患者配合检查治疗	□ 生活与心理护理 □ 指导患者配合检查治疗
专科护理	□ 有心包穿刺引流患者注意保持引流管通畅，记录引流量	□ 有心包穿刺引流患者注意保持引流管通畅，记录引流量	□ 有心包穿刺引流患者注意保持引流管通畅，记录引流量
重点医嘱	□ 详见医嘱执行单	□ 详见医嘱执行单	□ 详见医嘱执行单
病情变异记录	□ 无 □ 有，原因： 1. 2.	□ 无 □ 有，原因： 1. 2.	□ 无 □ 有，原因： 1. 2.
护士签名			

时间	住院第 4~10 天	住院第 11~15 天	住院第 16~21 天
健康 宣教	□ 生活与心理护理 □ 指导患者配合检查治疗	□ 生活与心理护理 □ 指导患者配合检查治疗	□ 帮助办理出院手续 □ 出院指导
护理 处置	□ 病重患者给予心电监护	□ 病重患者给予心电监护	□ 病重患者给予心电监护
基础 护理	□ 生活与心理护理 □ 指导患者配合检查治疗	□ 生活与心理护理 □ 指导患者配合检查治疗	□ 拔除管路及留置针
专科 护理	□ 有心包穿刺引流患者注意保 　持引流管通畅，记录引流量	□ 有心包穿刺引流患者注意保 　持引流管通畅，记录引流量	
重点 医嘱	□ 详见医嘱执行单	□ 详见医嘱执行单	□ 详见医嘱执行单
病情 变异 记录	□ 无　□ 有，原因： 1. 2.	□ 无　□ 有，原因： 1. 2.	□ 无　□ 有，原因： 1. 2.
护士 签名			

（三）患者表单

急性心包炎临床路径患者表单

适用对象：第一诊断为急性心包炎（ICD-10：I30.902）

患者姓名：	性别：	年龄：	门诊号：	住院号：
住院日期： 年 月 日	出院日期： 年 月 日		标准住院日：14~21 天	

时间	住院第 1 天	住院第 2 天	住院第 3 天
医患配合	□ 配合医嘱执行 □ 调整心理状态	□ 配合医嘱执行 □ 调整心理状态	□ 配合医嘱执行 □ 调整心理状态
护患配合	□ 配合生活与心理护理 □ 配合检查治疗	□ 生活与心理护理 □ 配合检查治疗	□ 生活与心理护理 □ 配合检查治疗
饮食	□ 配合饮食医嘱	□ 配合饮食医嘱	□ 配合饮食医嘱
排泄	□ 配合护士记录尿便	□ 配合护士记录尿便	□ 配合护士记录尿便
活动	□ 适当活动，避免心包积液加重及牵拉、避免血栓形成	□ 适当活动，避免心包积液加重及牵拉、避免血栓形成	□ 适当活动，避免心包积液加重及牵拉、避免血栓形成

时间	住院第 4~10 天	住院第 11~15 天	住院第 16~21 天
医患配合	□ 配合医嘱执行 □ 调整心理状态	□ 配合医嘱执行 □ 调整心理状态	□ 配合医嘱执行 □ 调整心理状态
护患配合	□ 配合生活与心理护理 □ 配合检查治疗	□ 配合生活与心理护理 □ 配合检查治疗	□ 配合生活与心理护理 □ 配合检查治疗
饮食	□ 配合饮食医嘱	□ 配合饮食医嘱	□ 配合饮食医嘱
排泄	□ 配合护士记录尿便	□ 配合护士记录尿便	□ 配合护士记录尿便
活动	□ 适当活动，避免心包积液加重及牵拉、避免血栓形成	□ 适当活动，避免心包积液加重及牵拉、避免血栓形成	□ 逐渐恢复活动

附：原表单（2017年版）

急性心包炎临床路径表单

适用对象：第一诊断为急性心包炎（ICD-10：I30.902）

患者姓名：	性别：	年龄：	门诊号：	住院号：
住院日期：　　年　月　日	出院日期：　　年　月　日		标准住院日：14~21天	

时间	住院第1天	住院第2天	住院第3天
主要诊疗工作	□ 监测血压、心率、呼吸生命体征 □ 心电监测 □ 监测体温 □ 观察有无心电图变化；检查有否心肌损伤标志物升高 □ 上级医师查房：病情分析，制订下一步诊疗方案 □ 完成病历及上级医师查房记录 □ 急性心包炎常规抗炎、对症治疗	□ 继续生命体征监护 □ 观察症状及体征变化 □ 观察有无心电图变化 □ 心电监测 □ 观察超声心动图心包积液、心功能状态 □ 根据诊断及鉴别诊断的需要进行相应血生化检测、病原学检测 □ 上级医师查房：评估病情，修订诊疗方案 □ 完成病程记录、上级医师查房记录 □ 继续急性心包炎常规抗炎、对症治疗 □ 评估是否存在心包穿刺抽液指征	□ 继续生命体征监护 □ 心电监测 □ 上级医师查房：评价是否行心脏核磁共振检查或CT检查 □ 进一步查找心包炎病因 □ 评估初步治疗效果 □ 完成上级医师查房和病程记录 □ 继续和调整药物治疗 □ 根据病因选择相应治疗
重点医嘱	长期医嘱： □ 急性心包炎护理常规 □ 一级或特级护理 □ 吸氧（必要时） □ 普通饮食 □ 持续心电、呼吸、血压和血氧饱和度监测 □ 记录出入量、体重 □ 阿司匹林或布洛芬或秋水仙碱（无禁忌证） 临时医嘱： □ 根据病情 □ 血常规、尿常规 □ 血清心肌损伤标志物、凝血功能、肝功能、肾功能、电解质、血糖、血脂、红细胞沉降率、C反应蛋白、甲状腺功能 □ 心电图、胸片、超声心动图	长期医嘱： □ 急性心包炎护理常规 □ 一级或特级护理 □ 吸氧（必要时） □ 普通饮食 □ 持续心电、呼吸、血压和血氧饱和度监测 □ 记录出入量、体重 □ 阿司匹林或布洛芬或秋水仙碱（无禁忌证） □ 酌情使用袢利尿剂、螺内酯 临时医嘱： □ 根据病情	长期医嘱： □ 急性心包炎护理常规 □ 一级或特级护理 □ 吸氧（必要时） □ 普通饮食 □ 持续心电、呼吸、血压和血氧饱和度监测 □ 记录出入量、体重 □ 阿司匹林或布洛芬或秋水仙碱（无禁忌证） □ 袢利尿剂、螺内酯根据心包积液情况酌情使用 □ 酌情病因治疗 临时医嘱： □ 根据病情

续 表

时间	住院第 1 天	住院第 2 天	住院第 3 天
主要护理工作	□ 生活与心理护理 □ 指导患者配合检查治疗	□ 生活与心理护理 □ 指导患者配合检查治疗	□ 生活与心理护理 □ 指导患者配合检查治疗 □ 有心包穿刺引流患者注意保持引流管通畅，记录引流量
病情变异记录	□ 无 □ 有，原因： 1. 2.	□ 无 □ 有，原因： 1. 2.	□ 无 □ 有，原因： 1. 2.
医师签名			
护士签名			

时间	住院第 4~10 天	住院第 11~15 天	住院第 16~21 天 （出院日）
主要诊疗工作	□ 继续生命体征监护 □ 心电监测 □ 体温检测 □ 上级医师查房：进一步查找心包炎病因 □ 评估初步治疗效果 □ 完成上级医师查房和病程记录 □ 继续或调整药物治疗 □ 根据病因选择相应治疗。	□ 继续生命体征监护 □ 心电监测 □ 体温监测 □ 观察症状及体征变化 □ 异常血生化、病原学检测结果复查 □ 上级医师查房：评估病情及治疗效果，根据病情调整诊疗方案 □ 完成病历、病程记录、上级医师查房记录 □ 继续治疗	□ 通知患者和家属 □ 通知住院处 □ 向患者交代出院后注意事项，预约复诊日期 □ 完成病历书写 □ 将出院记录副本交给患者 □ 如果患者不能出院，在病程记录中说明原因和继续治疗的方案
重点医嘱	长期医嘱： □ 急性心包炎护理常规 □ 一级护理 □ 吸氧 □ 普通饮食 □ 持续心电、呼吸、血压和血氧饱和度监测 □ 记录出入量 □ 阿司匹林或布洛芬或秋水仙碱（无禁忌证） □ 祥利尿剂、螺内酯根据心包积液情况酌情使用 □ 酌情病因治疗 临时医嘱： □ 根据病情	长期医嘱： □ 急性心包炎护理常规 □ 二级护理 □ 吸氧 □ 普通饮食 □ 停止持续心电、血压和血氧饱和度监测（根据病情） □ 记录出入量 □ 阿司匹林或布洛芬或秋水仙碱（无禁忌证） □ 祥利尿剂、螺内酯根据心包积液情况酌情使用 □ 酌情病因治疗 临时医嘱： □ 异常血生化、病原学检测结果复查	出院医嘱： □ 注意事项 □ 出院带药 □ 门诊随诊
主要护理工作	□ 生活与心理护理 □ 指导患者配合检查治疗 □ 有心包穿刺引流患者注意保持引流管通畅，记录引流量	□ 生活与心理护理 □ 指导患者配合检查治疗 □ 有心包穿刺引流患者注意保持引流管通畅，记录引流量	□ 帮助办理出院手续 □ 出院指导
病情变异记录	□ 无 □ 有，原因： 1. 2.	□ 无 □ 有，原因： 1. 2.	□ 无 □ 有，原因： 1. 2.
医师签名			
护士签名			

第二十四章

缩窄性心包炎临床路径释义

【医疗质量控制指标】

指标一、住院患者死亡率。

指标二、非计划再入院率。

指标三、非计划重返手术率。

指标四、手术并发症率。

一、缩窄性心包炎编码

1. 原编码

疾病名称及编码：缩窄性心包炎（ICD-10：I31.102）

2. 修改编码

疾病名称及编码：慢性缩窄性心包炎（ICD-10：I31.100）

慢性化脓性缩窄性心包炎（ICD-10：I31.100x001）

二、临床路径检索方法

I31.100/ I31.100x001

三、国家医疗保障疾病诊断相关分组（CHS-DRG）

MDCF 循环系统疾病及功能障碍

FZ2 其他循环系统疾患

四、缩窄性心包炎临床路径标准住院流程

（一）适用对象

第一诊断为缩窄性心包炎（ICD-10：I31.102）。

释义

■ 适用对象编码参见第一部分。

■ 本路径适用于缩窄性心包炎的患者，不包括因心内膜或者心肌限制性疾病导致心脏舒张功能障碍和右心衰竭的疾病。

（二）诊断依据

根据 2015 年 ESC 心包疾病诊治指南。

1. 临床特点：主要表现为乏力、呼吸困难、尿少、颈静脉充血／怒张、肝脏肿大、双下肢水肿、胸水、腹水等心脏舒张功能受限所致的一系列循环障碍。缩窄性心包炎常由细菌性心包炎（化脓性心包炎、结核性心包炎）、免疫介导、肿瘤相关性心包炎、心脏术后、放射治疗后等原因导致。

2. 诊断：主要依靠临床表现和相关检查。首选经胸超声心动图检查，典型表现心包层增厚、钙化。但也有部分患者心包无增厚。心室活动受限以及随呼吸运动而发生的改变是超声心动图及心导管造影诊断缩窄性心包炎的重要特征。心脏 CT 和心脏核磁共振检查作为次选影像学检查，主要用于评估心包受累的程度和范围。在其他非侵入性检查手段不能确诊时，可采用心导管检查。

> **释义**
>
> ■缩窄性心包炎的症状随着病程的变化而变化，早期症状体征包括下肢肿胀、腹部不适感和被动的肝淤血。随着疾病的进展，肝淤血加重可出现腹水、全身水肿、黄疸等表现；肺静脉压力升高可导致活动性气促、咳嗽、端坐呼吸等表现。终末期可出现严重乏力、肌肉废用和恶病质。
>
> ■鉴别诊断包括其他原因引起的心脏舒张功能障碍或者右心衰竭，如限制性心肌病、肝硬化、肺心病、心脏瓣膜病等。

（三）进入路径标准

第一诊断为缩窄性心包炎（ICD-10：I31.102）。

> **释义**
>
> ■对于合并活动性结核、急性感染、恶性肿瘤的患者，上述疾病对预后影响更大。因而应优先考虑治疗急性活动性疾病，暂不宜进入路径。
>
> ■若既往患有结核、肿瘤、细菌或病毒感染等，经合理治疗后达到稳定，抑或目前尚需要持续用药，经评估无手术禁忌证，则可进入路径。但可能会增加并发症的风险及治疗费用，延长住院时间。
>
> ■对于存在严重感染、活动性出血或者高出血风险等不适宜手术的患者，不宜进入路径。

（四）标准住院日 2~3 周

> **释义**
>
> ■缩窄性心包炎患者入院后，术前准备 3~5 天，在第 4~7 天实施手术，术后恢复 1~2 周出院。总住院时间不超过 21 天均符合路径要求。对于部分患者在住院前已经完成术前准备，术后恢复良好且无并发症，其住院时间可以短于 15 天。

（五）住院期间的检查项目

1. 必需的检查项目
（1）胸部 X 线影像学检查。
（2）心电图、超声心动图。
（3）血生化检查、血常规、红细胞沉降率、C 反应蛋白。

2. 根据患者病情进行的检查项目

（1）影像学检查：心脏 CT/核磁共振心脏显像。

（2）心导管检查。

（3）结核相关检查：PPD、TB-SPOT 等。

> **释义**
>
> ■必查项目是确保手术治疗安全、有效开展的基础，术前必须完成。临床工作中，在心包剥脱术前需认真分析检查结果，以便及时发现异常情况并采取对应处置。

（六）治疗方案的选择

1. 慢性缩窄性心包炎最主要的治疗是心包切除术。

2. 特殊病因如结核性心包炎，推荐采用药物治疗预防其进展为缩窄性心包炎。

3. 一过性心包缩窄或由炎症因素导致的新近诊断的心包缩窄，可考虑经验性抗炎治疗。

4. 体循环淤血严重者，可酌情应用利尿剂。

> **释义**
>
> ■有严重并发症或者非常虚弱的患者行手术治疗风险较高，需要术者综合评估手术适应证和禁忌证。
>
> ■放射损伤性疾病被认为是心包剥离术的相对禁忌。
>
> ■窦性心动过速是此类患者的代偿反应，减慢心率的药物应尽量避免使用。对于房颤伴快速心室率的患者可考虑使用地高辛减慢心率。总体来说，心室率不应低于 80~90 次/分钟。
>
> ■手术后部分患者立即就有血流动力学及临床症状的改善，另一些患者可推迟至术后数周或数月才有症状改善。
>
> ■合并以下情况的患者预后较差：放射导致的疾病、肾功能受损、肺动脉高压、左心室射血分数降低、中重度三尖瓣反流、低钠血症、高龄。

（七）出院标准

舒张功能受限的症状得到缓解，生命体征稳定。

> **释义**
>
> ■患者出院前应对入院时异常检查项目进行复查。若检查结果仍明显异常，主管医师应进行仔细分析并做出对应处置。

（八）变异及原因分析

1. 肿瘤、活动性结核、未控制的免疫系统疾病等其他系统性疾病所致缩窄性心包炎。

2. 出现严重并发症。

释义

■ 变异是指入选临床路径的患者未能按路径流程完成医疗行为或未达到预期的医疗质量控制目标。包括以下三方面情况：①按路径流程完成治疗，但出现非预期结果，可能需要后续进一步处理。如本路径心包剥离术后出现出血、感染、气胸、血胸、伤口延迟愈合等；②按路径流程完成治疗，但超出了路径规定的时限或限定的费用。如实际住院日超出标准住院日要求或未能在规定的手术日时间限定内实施手术等；③不能按路径流程完成治疗，患者需要中途退出路径。如治疗过程中出现严重并发症，导致必须中止路径或需要转入其他路径进行治疗等。对这些患者，主管医师均应进行变异原因的分析，并在临床路径的表单中予以说明。

■ 心包剥离术死亡率为 5%~15%。早期死亡原因主要是低心排血量、败血症、未控制的出血及肾脏和呼吸功能不全等。

■ 医师认可的变异原因主要指患者入选路径后，医师在检查及治疗过程中发现合并存在一些事前未预知的对本路径治疗可能产生影响的情况，需要中止执行路径或者延长治疗时间、增加治疗费用。医师需在表单中明确说明。

■ 因患者方面的主观原因导致执行路径出现变异，也需要医师在表单中予以说明。

五、缩窄性心包炎临床路径给药方案

【用药选择】

1. 心包剥离术需要预防应用抗菌药物。用药种类方面应选用杀菌剂，不宜选用抑菌剂。剂量方面应给足剂量，静脉快速滴入。

2. 应选用第一、第二代头孢菌素，如头孢呋辛、头孢唑林或头孢拉定。对 β-内酰胺类抗菌药物过敏者，可选用克林霉素预防葡萄球菌、链球菌感染。对于结核性心包炎患者，一般需要正规全疗程抗结核治疗后再考虑手术治疗。

3. 术后静脉继续应用抗菌药物 3~7 天，密切观察伤口，1~3 天换药 1 次，7~9 天时切口拆线。

【药学提示】

1. 过敏反应是头孢菌素最常见的不良反应。使用前须详细询问患者有无过敏史，有过敏史者慎用或不用。具体产品说明书中有规定用前必须皮试的应按说明书执行。目前大多数研究认为，在使用头孢菌素药物前应用该药稀释液做皮试，而不能用青霉素 G 或头孢唑林皮试液代替。此观点已被临床广泛接受。

2. 克林霉素可引起可引起胃肠道反应、假膜性肠炎等，对克林霉素或林可霉素有过敏史者禁用。

3. 抗结核药物对肝肾功能存在潜在损伤，服药期间应定期检测肝功能、肾功能。

六、缩窄性心包炎患者护理规范

1. 斜坡卧位，卧床休息，定期监测体温。对于右心衰竭严重患者应限量饮水。
2. 给予高热量、高蛋白、高维生素饮食，有水肿时给低盐饮食。

七、缩窄性心包炎患者营养治疗规范

给予高热量、高蛋白、高维生素饮食，有水肿时给低盐饮食。

八、缩窄性心包炎患者健康宣教

1. 加强营养，给予高热量、高蛋白、高纤维素、宜消化的食物。
2. 告知服药的重要性，告知药物常见副作用。
3. 充分休息，手术治疗后仍需休息半年左右，以利于心功能恢复。
4. 嘱患者定期随访，复查心电图、心脏彩超。长期抗结核治疗需定期复查肝功能、肾功能。
5. 告知患者手术治疗效果，缓解患者焦虑情绪。

九、推荐表单

（一）医师表单

缩窄性心包炎临床路径医师表单

适用对象：第一诊断为缩窄性心包炎（ICD-10：131.102）

患者姓名：		性别：　年龄：　门诊号：	住院号：
住院日期：　　年　月　日		出院日期：　　年　月　日	标准住院日：14~21 天

时间	住院第 1 天	住院第 2 天	住院第 3 天
主要诊疗工作	□ 监测血压、心率、呼吸生命体征 □ 心电监测 □ 体温监测 □ 评估心功能状态 □ 上级医师查房：病情分析，制订下一步诊疗方案 □ 完成病历及上级医师查房记录 □ 对症治疗	□ 继续生命体征监护 □ 心电监测 □ 体温监测 □ 观察症状及体征变化 □ 超声心动图检查 □ 根据诊断及鉴别诊断的需要进行相应血生化检测、病原学检测 □ 上级医师查房：评估病情，修订诊疗方案 □ 完成病历、病程记录、上级医师查房记录 □ 继续对症治疗	□ 继续生命体征监护 □ 心电监测 □ 体温检测 □ 上级医师查房：评价是否行心脏核磁共振检查或 CT 检查 □ 进一步查找缩窄性心包炎病因 □ 评估初步治疗效果 □ 完成上级医师查房和病程记录 □ 根据病因选择相应治疗 □ 心脏外科会诊评估手术指征
重点医嘱	**长期医嘱：** □ 缩窄性心包炎护理常规 □ 一级或特级护理 □ 吸氧（必要时） □ 低盐饮食 □ 持续心电、血压和血氧饱和度监测 □ 记录出入量、体重 □ 祥利尿剂、螺内酯应用 **临时医嘱：** □ 根据病情	**长期医嘱：** □ 缩窄性性心包炎护理常规 □ 一级或特级护理 □ 吸氧（必要时） □ 低盐饮食 □ 持续心电、血压和血氧饱和度监测 □ 记录出入量、体重 □ 祥利尿剂、螺内酯根据心包积液情况酌情使用 **临时医嘱：** □ 根据病情	**长期医嘱：** □ 缩窄性心包炎护理常规 □ 一级或特级护理 □ 吸氧（必要时） □ 低盐饮食 □ 持续心电、血压和血氧饱和度监测 □ 记录出入量 □ 祥利尿剂、螺内酯根据心包积液情况酌情使用 □ 酌情加用病因治疗 **临时医嘱：** □ 根据病情
病情变异记录	□ 无　□ 有，原因： 1. 2.	□ 无　□ 有，原因： 1. 2.	□ 无　□ 有，原因： 1. 2.
医师签名			

时间	住院第 4~10 天	住院第 11~15 天	住院第 16~21 天 （出院日）
主要诊疗工作	□ 继续生命体征监护 □ 心电监测 □ 体温检测 □ 上级医师查房：进一步查找缩窄性心包炎病因 □ 评估初步治疗效果 □ 完成上级医师查房和病程记录 □ 根据病因选择相应治疗	□ 继续生命体征监护 □ 心电监测 □ 体温监测 □ 观察症状及体征变化 □ 异常血生化、病原学检测结果复查 □ 上级医师查房：评估病情及治疗效果，根据病情调整诊疗方案 □ 完成病历、病程记录、上级医师查房记录 □ 继续或调整治疗方案	□ 通知患者和家属 □ 通知住院处 □ 向患者交代出院后注意事项，预约复诊日期 □ 完成病历书写 □ 将出院记录副本交给患者 □ 如果患者不能出院，在病程记录中说明原因和继续治疗的方案
重点医嘱	长期医嘱： □ 缩窄性心包炎护理常规 □ 一级护理 □ 吸氧 □ 低盐饮食 □ 持续心电、血压和血氧饱和度监测（根据病情） □ 记录出入量 □ 袢利尿剂、螺内酯应用 □ 病因治疗 临时医嘱： □ 根据病情	长期医嘱： □ 缩窄性心包炎护理常规 □ 二级护理 □ 吸氧 □ 低盐饮食 □ 停止持续心电、血压和血氧饱和度监测（根据病情） □ 记录出入量 □ 袢利尿剂、螺内酯根据心包积液情况酌情使用 □ 病因治疗 临时医嘱： □ 异常血生化、病原学检测结果复查	出院医嘱： □ 注意事项 □ 出院带药 □ 门诊随诊
病情变异记录	□ 无 □ 有，原因： 1. 2.	□ 无 □ 有，原因： 1. 2.	□ 无 □ 有，原因： 1. 2.
医师签名			

（二）护士表单

缩窄性心包炎临床路径护士表单

适用对象：第一诊断为缩窄性心包炎（ICD-10：131.102）

患者姓名：	性别：	年龄：	门诊号：	住院号：

住院日期：　　年　月　日	出院日期：　　年　月　日	标准住院日：14~21 天

时间	住院第 1 天	住院第 2 天	住院第 3 天
健康宣教	□ 饮食指导 □ 根据患者病情指导患者配合检查治疗	□ 饮食指导 □ 根据患者病情指导患者配合检查治疗	□ 饮食指导 □ 根据患者病情指导患者配合检查治疗
护理处置	□ 结合医生医嘱进行相应护理处置	□ 结合医生医嘱进行相应护理处置	□ 结合医生医嘱进行相应护理处置
基础护理	□ 生活与心理护理	□ 生活与心理护理	□ 生活与心理护理
专科护理	□ 体循环淤血重者限盐、控制入量	□ 体循环淤血重者限盐、控制入量	□ 体循环淤血重者限盐、控制入量
重点医嘱	□ 详见医嘱执行单	□ 详见医嘱执行单	□ 详见医嘱执行单
病情变异记录	□ 无　□ 有，原因： 1. 2.	□ 无　□ 有，原因： 1. 2.	□ 无　□ 有，原因： 1. 2.
护士签名			

时间	住院第 4~10 天	住院第 11~15 天	住院第 16~21 天（出院日）
健康宣教	□ 饮食指导 □ 根据患者病情指导患者配合检查治疗	□ 饮食指导 □ 根据患者病情指导患者配合检查治疗	□ 出院指导
护理处置	□ 结合医生医嘱进行相应护理处置	□ 结合医生医嘱进行相应护理处置	□ 结合医生医嘱进行相应护理处置
基础护理	□ 生活与心理护理	□ 生活与心理护理	□ 生活与心理护理
专科护理	□ 体循环淤血重者限盐、控制入量	□ 体循环淤血重者限盐、控制入量	□ 帮助办理出院手续
重点医嘱	□ 详见医嘱执行单	□ 详见医嘱执行单	□ 详见医嘱执行单
病情变异记录	□ 无 □ 有，原因： 1. 2.	□ 无 □ 有，原因： 1. 2.	□ 无 □ 有，原因： 1. 2.
护士签名			

（三）患者表单

缩窄性心包炎临床路径患者表单

适用对象：第一诊断为缩窄性心包炎（ICD-10：131.102）

患者姓名：	性别：	年龄：	门诊号：	住院号：
住院日期：　　年　月　日	出院日期：　　年　月　日		标准住院日：14~21 天	

时间	住院第 1 天	住院第 2 天	住院第 3 天
医患配合	□ 遵医嘱完善相关检查、接受相应治疗	□ 遵医嘱完善相关检查、接受相应治疗	□ 遵医嘱完善相关检查、接受相应治疗
护患配合	□ 明确饮食、生活注意事项，配合治疗	□ 明确饮食、生活注意事项，配合治疗	□ 明确饮食、生活注意事项，配合治疗
饮食	□ 配合饮食医嘱	□ 配合饮食医嘱	□ 配合饮食医嘱
排泄	□ 配合护士记录尿便	□ 配合护士记录尿便	□ 配合护士记录尿便
活动	□ 适当活动	□ 适当活动	□ 适当活动

时间	住院第 4~10 天	住院第 11~15 天	住院第 16~21 天（出院日）
医患配合	□ 遵医嘱接受相应治疗	□ 遵医嘱复查相关指标、接受相应治疗	□ 遵医嘱落实出院后注意事项
护患配合	□ 明确饮食、生活注意事项，配合治疗	□ 明确饮食、生活注意事项，配合治疗	□ 落实出院后注意事项
饮食	□ 配合饮食医嘱	□ 配合饮食医嘱	□ 配合饮食医嘱
排泄	□ 配合护士记录尿便	□ 配合护士记录尿便	□ 配合护士记录尿便
活动	□ 适当活动	□ 适当活动	□ 逐渐恢复活动

附：原表单（2017 年版）

缩窄性心包炎临床路径表单

适用对象：第一诊断为缩窄性心包炎（ICD-10：131.102）

患者姓名：	性别：	年龄：	门诊号：	住院号：
住院日期： 年 月 日	出院日期： 年 月 日		标准住院日：14～21 天	

时间	住院第 1 天	住院第 2 天	住院第 3 天
主要诊疗工作	□ 监测血压、心率、呼吸生命体征 □ 心电监测 □ 体温监测 □ 评估心功能状态 □ 上级医师查房：病情分析，制订下一步诊疗方案 □ 完成病历及上级医师查房记录 □ 对症治疗	□ 继续生命体征监护 □ 心电监测 □ 体温监测 □ 观察症状及体征变化 □ 超声心动图检查 □ 根据诊断及鉴别诊断的需要进行相应血生化检测、病原学检测 □ 上级医师查房：评估病情，修订诊疗方案 □ 完成病历、病程记录、上级医师查房记录 □ 继续对症治疗	□ 继续生命体征监护 □ 心电监测 □ 体温检测 □ 上级医师查房：评价是否行心脏核磁共振检查或 CT 检查 □ 进一步查找缩窄性心包炎病因 □ 评估初步治疗效果 □ 完成上级医师查房和病程记录 □ 根据病因选择相应治疗 □ 心脏外科会诊评估手术指征
重点医嘱	长期医嘱： □ 缩窄性心包炎护理常规 □ 一级或特级护理 □ 吸氧（必要时） □ 低盐饮食 □ 持续心电、血压和血氧饱和度监测 □ 记录出入量、体重 □ 袢利尿剂、螺内酯应用 临时医嘱： □ 根据病情	长期医嘱： □ 缩窄性心包炎护理常规 □ 一级或特级护理 □ 吸氧（必要时） □ 低盐饮食 □ 持续心电、血压和血氧饱和度监测 □ 记录出入量、体重 □ 袢利尿剂、螺内酯根据心包积液情况酌情使用 临时医嘱： □ 根据病情	长期医嘱： □ 缩窄性心包炎护理常规 □ 一级或特级护理 □ 吸氧（必要时） □ 低盐饮食 □ 持续心电、血压和血氧饱和度监测 □ 记录出入量 □ 袢利尿剂、螺内酯根据心包积液情况酌情使用 □ 酌情加用病因治疗 临时医嘱： □ 根据病情
主要护理工作	□ 生活与心理护理 □ 体循环淤血重者限盐、控制入量 □ 根据患者病情指导患者配合检查治疗	□ 生活与心理护理 □ 体循环淤血重者限盐限盐、控制入量 □ 根据患者病情指导患者配合检查治疗	□ 生活与心理护理 □ 体循环淤血重者限盐、控制入量 □ 根据患者病情指导患者配合检查治疗

续　表

时间	住院第 1 天	住院第 2 天	住院第 3 天
病情变异记录	□ 无　□ 有，原因： 1. 2.	□ 无　□ 有，原因： 1. 2.	□ 无　□ 有，原因： 1. 2.
护士签名			
医师签名			

时间	住院第 4~10 天	住院第 11~15 天	住院第 16~21 天（出院日）
主要诊疗工作	□ 继续生命体征监护 □ 心电监测 □ 体温检测 □ 上级医师查房：进一步查找缩窄性心包炎病因 □ 评估初步治疗效果 □ 完成上级医师查房和病程记录 □ 根据病因选择相应治疗	□ 继续生命体征监护 □ 心电监测 □ 体温监测 □ 观察症状及体征变化 □ 异常血生化、病原学检测结果复查 □ 上级医师查房：评估病情及治疗效果，根据病情调整诊疗方案 □ 完成病历、病程记录、上级医师查房记录 □ 继续或调整治疗方案	□ 通知患者和家属 □ 通知住院处 □ 向患者交代出院后注意事项，预约复诊日期 □ 完成病历书写 □ 将出院记录副本交给患者 □ 如果患者不能出院，在病程记录中说明原因和继续治疗的方案
重点医嘱	长期医嘱： □ 缩窄性心包炎护理常规 □ 一级护理 □ 吸氧 □ 低盐饮食 □ 持续心电、血压和血氧饱和度监测（根据病情） □ 记录出入量 □ 袢利尿剂、螺内酯应用 □ 病因治疗 临时医嘱： □ 根据病情	长期医嘱： □ 缩窄性心包炎护理常规 □ 二级护理 □ 吸氧 □ 低盐饮食 □ 停止持续心电、血压和血氧饱和度监测（根据病情） □ 记录出入量 □ 袢利尿剂、螺内酯根据心包积液情况酌情使用 □ 病因治疗 临时医嘱： □ 异常血生化、病原学检测结果复查	出院医嘱： □ 注意事项 □ 出院带药 □ 门诊随诊
主要护理工作	□ 生活与心理护理 □ 体循环淤血重者限盐限量、控制入量 □ 根据患者病情指导患者配合检查治疗	□ 生活与心理护理 □ 体循环淤血重者限盐限量、控制入量 □ 根据患者病情指导患者配合检查治疗	□ 帮助办理出院手续 □ 出院指导
病情变异记录	□ 无　□ 有，原因： 1. 2.	□ 无　□ 有，原因： 1. 2.	□ 无　□ 有，原因： 1. 2.
护士签名			
医师签名			

第二十五章

先天性心脏病介入治疗临床路径释义

【医疗质量控制指标】

指标一、发现先天性心脏时间。

指标二、如何发现先天性心脏病。

指标三、临床相关症状。

指标四、身体发育状况。

指标五、查体杂音位置及分级。

指标六、先天性心脏病类型。

指标七、室间隔缺损超声心动图分型。

指标八、超声心动图测量缺损直径。

指标九、右心室肥厚心电图表现。

指标十、右房室内径指标。

指标十一、左心室内径及 LVEF 值。

指标十二、有无肺动脉高压。

指标十三、室间隔缺损、动脉导管未闭术中造影形态、位置、直径。

指标十四、术中选择封堵器类型、直径。

指标十五、术中有无残余分流。

指标十六、室间隔缺损封堵术中三度房室传导阻滞。

指标十七、术中封堵器移位。

指标十八、封堵术中对二尖瓣、主动脉瓣的影响。

指标十九、封堵手术是否成功。

指标二十、术中心脏超声监测。

指标二十一、术中肝素化及肝素用量。

指标二十二、术中并发症。

指标二十三、血管并发症。

指标二十四、预防抗菌药物使用剂量及天数。

指标二十五、术后抗凝天数及剂量。

指标二十六、术前及术后抗血小板药物及剂量。

指标二十七、术后超声心动图。

指标二十八、术后心电图、X 线胸片。

指标二十九、住院天数。

指标三十、出院宣教。

一、先天性心脏病介入治疗编码

1. 原编码

疾病名称及编码：动脉导管未闭（ICD-10：Q25.000）

房间隔缺损（ICD-10：Q21.100）

室间隔缺损（ICD-10：Q21.000）

2. 修改编码

疾病名称及编码：动脉导管未闭（ICD-10：Q25.0）

房间隔缺损（ICD-10：Q21.1）

室间隔缺损（ICD-10：Q21.0）

手术操作名称及编码：房间隔缺损闭式封堵术（ICD-9-CM-3：35.52）

室间隔缺损闭式封堵术（ICD-9-CM-3：35.55）

动脉导管未闭封堵术（ICD-9-CM-3：39.79）

二、临床路径检索方法

（Q25.0/Q21.0/Q21.1）伴（35.52/35.55/39.79）

三、国家医疗保障疾病诊断相关分组（CHS-DRG）

MDCF 循环系统疾病及功能障碍

FV1 先天性心脏病

四、先天性心脏病介入治疗临床路径标准住院流程

（一）适用对象

第一诊断为先天性心脏病（动脉导管未闭 Q25.000、房间隔缺损 Q21.100、室间隔缺损 Q21.000）。

> **释义**
>
> ■ 动脉导管原本系胎儿时期肺动脉与主动脉间的正常血流通道，婴儿出生后，导管失去原来的功能而自行闭合，如果持续不闭合则形成动脉导管未闭（PDA）。动脉导管未闭是最常见的先天性心脏病之一，约占先天性心脏病的 10%~20%，早产儿易发，女性多见，男女比约为 1：2。动脉导管未闭一经诊断，应予治疗，绝大部分都可以通过介入方法治愈。
>
> ■ 房间隔缺损（ASD）是指在胚胎发育过程中，因各种因素影响导致房间隔发生、吸收、融合出现异常，房间隔完整性异常，导致左右心房之间残留未闭的缺损。约占所有先天性心脏病的 10%，占成人先天性心脏病 20%~30%，女性多见。根据解剖学特点，房间隔缺损又分为原发孔型、继发孔型和静脉窦型，继发孔型房间隔缺损多见，占 ASD 的 80%，也是介入治疗主要的适应类型。
>
> ■ 室间隔缺损（VSD）是指胚胎发育过程中因各种因素导致室间隔发育不全，室间隔连续性中断，左右心室之间形成的异常交通。室间隔缺损是最常见的先天性心脏病，约占先天性心脏病的 20%，可单独存在，也可合并其他心脏畸形。部分室间隔缺损可以通过介入治疗治愈。室间隔缺损外科修补术后残余漏，急性心肌梗死后室间隔穿孔也可以通过介入治疗治愈。

（二）诊断依据

根据《临床诊疗指南·心血管分册》（中华医学会编著，人民卫生出版社，2009 年），《临床技术操作规范·心血管病学分册》（中华医学会编著，人民军医出版社，2007 年）。

1. 临床表现：反复发作呼吸道感染，发育迟缓等表现，部分患者为体检时发现先天性心脏病。

2. 体征：心脏听诊可闻及病理性杂音。

3. 辅助检查：超声心动图提示先天性心脏病（动脉导管未闭、房间隔缺损和室间隔缺损）。

> **释义**
>
> ■先天性心脏病：诊断主要依据症状、典型的杂音、超声心动图改变，超声心动图是诊断先天性心脏病最重要的无创检查方法。
>
> ■动脉导管未闭：轻者可无明显症状，重者可发生肺动脉高压、差异性发绀、心力衰竭、艾森曼格综合征。常见的症状有劳累后心悸、气急、乏力，易患呼吸道感染和生长发育迟缓。典型的体征是胸骨左缘第2肋间听到响亮的连续性机器样杂音，伴有震颤，肺动脉瓣第二心音亢进。X线可见心影增大，早期为左心室增大，升主动脉和主动脉弓增宽，肺动脉段突出，肺动脉分支增粗，肺野充血。心电图可见电轴左偏、左心室高电压或左心室肥大。超声心动图可见左心房、左心室增大，肺动脉增宽，在主动脉与肺动脉分叉之间可见异常的管道。
>
> ■房间隔缺损：患者除易患感冒等呼吸道感染外可无症状，活动亦不受限制，一般到青年时期才表现有气急、心悸、乏力等症状。随着年龄增长，会发生各种房性心律失常。有时可有反常栓塞。典型体征为胸骨左缘第2、3肋间闻及Ⅱ~Ⅲ级收缩期吹风样杂音，伴有第二心音亢进和固定分裂。X线胸片可见肺野充血、心影轻到中度增大和肺动脉段突出。心电图可见电轴右偏、不完全性右束支传导阻滞和右心室肥大，房性心律失常多见。超声心动图可见右心房和右心室增大，房间隔中部连续性中断，肺动脉压力升高。
>
> ■室间隔缺损：如缺损较小，可无症状。缺损大者，症状出现早且明显，可影响生长发育。有气促、呼吸困难、多汗、喂养困难、乏力和反复肺部感染，严重时可发生心力衰竭。有明显肺动脉高压时可出现发绀。本病易罹患感染性心内膜炎。典型体征为胸骨左缘3~4肋间有Ⅲ~Ⅳ级粗糙全收缩期杂音，向心前区传导，伴收缩期震颤。X线胸片可见心影增大，左心缘向左向下延长，肺动脉段突出，主动脉结变小，肺门充血。心电图可见左心室高电压、左心室肥厚等表现。超声心动图可见左心房、左心室内径增大，室间隔回声连续中断。
>
> ■部分先天性心脏病患者无临床症状，在体检时发现心脏杂音或者查体也无心脏杂音，后由超声心动图明确诊断。

（三）治疗方案的选择及依据

根据《临床诊疗指南・心血管分册》（中华医学会编著，人民卫生出版社，2009 年），《临床技术操作规范・心血管病学分册》（中华医学会编著，人民军医出版社，2007 年）

1. 一般治疗：心内科护理常规、二级护理、饮食、测血压、陪人。
2. 介入治疗：动脉导管未闭封堵术、房间隔缺损封堵术、室间隔缺损封堵术。

> **释义**
>
> ■先天性心脏病治疗分为介入治疗和外科手术治疗。介入治疗具有创伤小、美观、恢复快、住院时间短、经济、并发症少等特点，可以完全治愈。不能行介入治疗的患者或者合并其他心脏畸形需要外科矫正的可行外科手术治疗。
>
> 1. 动脉导管未闭介入治疗适应证：体重>8kg，具有临床症状或左心房、左心室超负荷表现，无严重的肺动脉高压，且不合并需要外科手术的其他心脏畸形。部分

患者需要行右心导管检查评估血流动力学指标，检测桡动脉血氧饱和度，股动脉血氧饱和度，或者采取试封堵试验决定是否进行封堵治疗。

动脉导管未闭介入治疗操作方法：局部麻醉下，穿刺右侧股动静脉置管，先行心导管检查测量肺动脉、主动脉等处压力。后行主动脉弓降部造影，显示 PDA 形态大小，测量 PDA 直径，经过 PDA 建立动静脉导丝桥，根据测量结果选择合适封堵器，目前最常用的封堵器为蘑菇伞形封堵器。从静脉沿导丝送入输送鞘，再送入封堵器，释放封堵器后再次造影，观察封堵器位置形态，有无残余分流。位置形态良好，无残余分流，即可释放封堵器。

2. 房间隔缺损介入治疗适应证：①年龄≥3 岁；②继发孔型 ASD 直径≥5mm，≤36mm，为左向右分流；③缺损边缘距离冠状静脉窦，上、下腔静脉、肺静脉的距离≥5mm，距离房室瓣≥7mm；④房间隔直径大于所选封堵伞左房侧伞盘直径；⑤无严重的肺动脉高压；⑥无其他需要外科手术的心脏畸形。

房间隔缺损介入治疗操作方法：局部麻醉下，穿刺右侧股静脉置管，给予肝素 100U/kg 肝素化，送入右心导管测量血流动力学指标，后将右心导管送入左上肺静脉，再沿右心导管送入直头加硬长导丝，撤出右心导管。根据床旁心脏超声测量结果，选择合适大小的封堵器，目前常用双盘型封堵器。沿导丝送入输送鞘，再送入封堵器试封堵，床旁心脏超声观察封堵效果，行牵拉试验，形态良好，位置稳固，即可释放封堵器。

3. 室间隔缺损介入治疗适应证：①膜周部室间隔缺损；②年轻≥3 岁；③体重>10kg；④VSD 直径>3mm，<14mm；⑤VSD 上缘距离主动脉右冠窦≥2mm；无右冠窦脱垂及主动脉瓣反流；⑥VSD 位于超声大血管短轴切面 9~12 点之间；⑦肌部 VSD 直径>3mm；⑧外科术后残余分流；⑨心肌梗死或外伤后室间隔穿孔；⑩无严重的肺动脉高压。

室间隔缺损介入治疗操作方法：局部麻醉下，行右侧股动静脉穿刺置管，给予肝素 100U/kg 肝素化，行左右心导管检查，送入猪尾巴导管至左心室，行左心室造影，显示 VSD 形态和大小，测量 VSD 直径。回撤导管至主动脉瓣上造影，显示主动脉瓣反流情况，观察记录术前心电图，床旁心脏超声监测。建立动静脉导丝轨道，选择合适大小的封堵器，目前常用双盘型封堵器，根据不同类型的 VSD，封堵器有对称型、偏心型、细腰不等边型等供选择。沿导丝送入输送鞘，调整输送鞘至合适位置，再送入封堵器试封堵，行左心室和主动脉瓣上造影，了解封堵器位置及形态，有无残余分流，对主动脉瓣的影响，床旁心脏超声监测三尖瓣和主动脉瓣反流情况，心电图监测有无房室传导阻滞，监测无明显异常，位置形态良好，无残余分流，即可释放。

（四）标准住院日 5~7 天

释义

■患者术前完善检查 1~3 天，在住院 3~4 天行介入治疗，介入治疗术后 2~3 天出院。总住院 5~7 天符合临床路径要求。

（五）进入路径标准

1. 第一诊断必须符合先天性心脏病（动脉导管未闭 Q25.000、房间隔缺损 Q21.100、室间隔缺损 Q21.000）疾病编码。

2. 如患有其他非心血管疾病，但在住院期间不需特殊处理（检查和治疗），也不影响第一诊断时，可进入路径。

> **释义**
>
> ■ 第一诊断为动脉导管未闭、房间隔缺损、室间隔缺损，且符合介入治疗标准，可以行介入治疗的患者进入临床路径。
>
> ■ 住院期间合并其他疾病，但不需要本次住院进行特殊检查和治疗，不影响第一诊断疾病诊治过程者，也可以进入路径。

（六）检查项目

1. 血常规、血型、尿常规。

2. 血气分析、生化全套、术前免疫四项（乙肝三系、丙肝抗体、HIV 抗体、梅毒螺旋体抗体）、血凝系列。

3. 胸片、心电图、超声心动图。

4. 必要时检查项目：大便常规、甲状腺系列、风湿系列、肿瘤系列、24 小时动态心电图、经食管超声心动图、肝胆脾 B 超、泌尿系 B 超、颈部血管 B 超、下肢血管 B 超。

> **释义**
>
> ■ 前三项必须检查项目，必须在术前完成，确保介入治疗的安全性，避免手术禁忌证。术前主管医师、护士、介入医师必须核查相关检查项目。
>
> ■ 室间隔缺损及动脉导管未闭介入治疗需要造影，故术前需要检查甲状腺功能。部分房间隔缺损患者经胸超声显示不清，需要经食管超声明确缺损大小、缺损数目、边缘情况。
>
> ■ 24 小时动态心电图可以明确心律失常诊断，指导临床对症治疗。室间隔缺损介入治疗有发生房室传导阻滞可能，术前 24 小时动态心电图有助于术中和术后判断。老年患者根据需要完善肝胆脾 B 超、颈部血管 B 超、下肢血管 B 超等检查。

（七）出院标准

1. 查体：心脏听诊病理性杂音减弱或消失。

2. 复查心脏超声，无残余分流。

> **释义**
>
> ■ 常见先天性心脏病介入治疗技术成熟，目前动脉导管未闭的成功率在 98% ~ 100%，房间隔缺损成功率在 98% 左右，室间隔缺损成功率在 96% 左右，残余分流少见。封堵后即刻查体病理性杂音消失，或者明显减弱。术后 24 小时复查超声心动图见封堵器位置良好，无残余分流，无血管并发症和其他并发症，可以出院。

（八）变异及原因分析

1. 辅助检查合并有其他系统疾病需进一步检查及处理。
2. 术后存在并发症及不良反应。

> **释义**
>
> ■ 变异是指入选临床路径的患者未能按路径流程完成医疗行为或未达到预期的医疗质量控制目标。这包含三方面情况：①按路径流程完成治疗，但出现非预期结果，可能需要后续进一步处理。②按路径流程完成治疗，但超出了路径规定的时限。实际住院日超出标准住院日要求，或未能在规定的手术日时间限定内实施手术等；③不能按路径流程完成治疗，患者需要中途退出路径。如治疗过程中出现严重并发症，导致必须中止路径或需要转入其他路径进行治疗等。对这些患者，主管医师均应进行变异原因的分析，并在临床路径的表单中予以说明。
>
> ■ 先天性心脏病介入治疗，虽然技术成熟，器材选择众多，但仍不能完全杜绝并发症的发生。首先是血管并发症，如血肿、假性动脉瘤、动静脉瘘等。其次介入封堵相关并发症，动脉导管未闭可发生封堵器脱落、封堵器移位、残余分流、溶血等并发症。房间隔缺损可发生封堵器脱落和移位、残余分流、心脏压塞、血栓栓塞、心律失常等并发症。室间隔缺损可发生封堵器脱落和移位、心脏压塞、残余分流、房室传导阻滞等并发症。严重并发症如封堵器脱落、心脏压塞，需要外科手术取出封堵器甚至外科修补治疗，会明显延长住院时间，增加治疗费用，需要转入其他路径处理。
>
> ■ 医师认可的变异原因主要指患者入选路径后，医师在检查及治疗过程中发现患者合并存在一些事前未预知的对本路径治疗可能产生影响的情况，如感染、凝血功能障碍、感染性心内膜炎不能除外、合并其他疾病等，需要延长诊治时间、增加治疗费用。此时需要终止临床路径，医师需在表单中明确说明。
>
> ■ 因患者方面的主观原因导致执行路径出现变异，如患者放弃治疗，或不愿意进一步治疗，也需要医师在表单中予以说明。

五、先天性心脏病介入治疗患者护理规范

1. 完善术前常规检查，如血常规、肝功能、肾功能、电解质、凝血功能、超声心动图等。
2. 做好患者宣教，和患者及家属进行沟通，告知手术流程和方法，术中配合事项，术后注意要点，可能出现的并发症，消除患者紧张情绪。
3. 术前禁食6~8小时，禁水4小时，备皮。
4. 左侧肢体置入留置针，必要时行碘过敏试验。
5. 术后平卧于床。
6. 术后注意观察生命体征，常规心电监护，注意心率、血压、血氧饱和度的变化
7. 穿刺下肢制动，密切观察伤口有无渗血、出血、血肿及血管杂音，保持伤口干燥。
8. 术前全身麻醉的患儿，术后注意观察呼吸情况，头偏向一侧，吸氧，患者苏醒后4~6小时可进食。
9. 密切观察下肢足背动脉搏动情况，皮肤温度，颜色，感觉等，防止下肢血管血栓形成。
10. 注意尿量及尿液颜色，必要时留置导尿。
11. 观察患者皮肤及巩膜颜色变化。
12. 术后第二天常规检查心电图、X线胸片、超声心动图了解封堵器位置及封堵效果。

13. 出院患者健康宣教。

六、先天性心脏病介入治疗患者营养治疗规范

1. 给予易消化，高蛋白，高热量，高维生素饮食。

2. 全身麻醉患儿术后清醒后给予半流质，术后 24 小时避免给予牛奶等易引起腹胀饮食。

七、先天性心脏病介入治疗患者健康宣教

1. 术后注意保暖，避免上呼吸道感染。

2. 术后注意休息，高蛋白，易消化，高维生素饮食，增强抵抗力。

3. 术后正规抗血小板治疗，告知剂量、疗程以及服用方法。

4. 术后第 1、3、6、12 个月专科门诊随访，复查心电图、X 线胸片、超声心动图。

5. 如有不适，随时就诊。

八、推荐表单

（一）医师表单

先天性心脏病介入治疗临床路径医师表单

适用对象：第一诊断为先天性心脏病（动脉导管未闭 Q25.000、房间隔缺损 Q21.100、室间隔缺损 Q21.000）

患者姓名：		性别：	年龄：	门诊号：	住院号：
住院日期： 年 月 日		出院日期： 年 月 日			标准住院日： 天

时间	住院第 1 天	住院第 2 天	住院第 3 天
主要诊疗工作	□ 询问病史，体查 □ 评价病史及基础病 □ 书写首次病程记录 □ 接诊后行常规心电图检查 □ 交代病情及其风险 □ 按需给予药物	□ 上级医师查房明确诊断与鉴别诊断，确定患者是否需要行介入治疗 □ 完成术前准备，明确有无禁忌证 □ 告知患者及家属手术风险及相关的注意事项，签署手术知情同意书 □ 按需给予药物	□ 常规查房 □ 完成术前准备，明确有无禁忌证 □ 告知患者及家属手术风险及相关注意事项，签署手术知情同意书 □ 按需给予药物
重点医嘱	**长期医嘱：** □ 按心内科常规护理 □ 二级护理 □ 饮食 □ 测血压及血氧饱和度 □ 陪护 1 人 **临时医嘱：** □ 血气分析、血常规、尿常规、生化全套、术前免疫四项（乙肝三系、丙肝抗体、HIV 抗体、梅毒螺旋体抗体）、血凝系列 □ 胸片、心电图、超声心动图 □ 必要时检查项目（参考之前内容）	**长期医嘱：** □ 按心内科常规护理 □ 二级护理 □ 饮食 □ 测血压及血氧饱和度 □ 陪护 1 人 **临时医嘱：**	**长期医嘱：** □ 按心内科常规护理 □ 二级护理 □ 饮食 □ 测血压及血氧饱和度 □ 陪护 1 人 **临时医嘱：** □ 介入术前常规医嘱：明日手术、术前备皮+去毛、全麻术前禁食、禁水 6 小时，手术当日晨起补液
病情变异记录	□ 无 □ 有，原因： 1. 2.	□ 无 □ 有，原因： 1. 2.	□ 无 □ 有，原因： 1. 2.
医师签名			

时间	住院第 4 天（手术日）		住院第 5 天
	术前	术后	
主要诊疗工作	□ 住院医师查房 □ 检查术前检查是否完善 □ 按需给予药物	□ 住院医师接诊术后患者，检查心率、血压、并书写病程记录 □ 穿刺部位加压包扎并制动 □ 严密观察穿刺部位、渗出情况 □ 观察患者不适情况，及时发现处理术后并发症 □ 必要查床旁心超和血常规等 □ 心电监护 □ 按需调整药物	□ 上级医师查房 □ 完成上级医师查房记录 □ 穿刺部位换药 □ 严密观察病情，及时发现和处理术后并发症 □ 按需调整药物
重点医嘱	**长期医嘱：** □ 按心内科常规护理 □ 一级护理 □ 饮食 □ 测血压及血氧饱和度 □ 陪护 1 人 **临时医嘱：** □ 抗菌药物皮试（如果使用青霉素类药品） □ 临时应用抗菌药物：术前半小时	**长期医嘱：** □ 按心内科常规护理 □ 一级护理 □ 饮食 □ 测血压及血氧饱和度 □ 陪护 1 人 □ 注意伤口渗血情况 **临时医嘱：** □ 右下肢制动 8～12 小时（股静脉穿刺）/20～24 小时（股动脉穿刺）、沙袋压迫 4～6 小时，观察穿刺部位及肢体远端血运 □ 房间隔缺损、室间隔缺损介入治疗患者，术后低分子肝素针皮下注射，24～48 小时 □ 心电图 1 次 □ 持续心电监护	**长期医嘱：** □ 按心内科常规护理 □ 二级护理 □ 饮食 □ 测血压及血氧饱和度 □ 陪护 1 人 □ 注意伤口渗血情况 拜阿司匹林 0.1～0.2g, qd, 口服 **临时医嘱：** □ 心脏超声 □ 胸片
病情变异记录	□ 无 □ 有，原因： 1. 2.	□ 无 □ 有，原因： 1. 2.	□ 无 □ 有，原因： 1. 2.
医师签名			

时间	住院第 6 天	住院第 7 天 （出院日）
主 要 诊 疗 工 作	□ 上级医师查房 □ 按需伤口换药 □ 按需调整药物	□ 住院医师查房 □ 按需伤口换药 □ 按需调整药物
重 点 医 嘱	长期医嘱： □ 按心内科常规护理 □ 二级护理 □ 饮食 □ 测血压及血氧饱和度 □ 陪护 1 人 □ 注意伤口渗血情况 临时医嘱： □ 穿刺处换药	长期医嘱： □ 按心内科常规护理 □ 二级护理 □ 饮食 □ 测血压及血氧饱和度 □ 陪护 1 人 □ 注意伤口渗血情况 临时医嘱： □ 今日出院
病情 变异 记录	□ 无　□ 有，原因： 1. 2.	□ 无　□ 有，原因： 1. 2.
医师 签名		

（二）护士表单

先天性心脏病介入治疗临床路径护士表单

适用对象：第一诊断为先天性心脏病（动脉导管未闭 Q25.000、房间隔缺损 Q21.100、室间隔缺损 Q21.000）

患者姓名：	性别： 年龄： 门诊号：	住院号：
住院日期： 年 月 日	出院日期： 年 月 日	标准住院日： 天

时间	住院第 1 天	住院第 2 天	住院第 3 天
健康宣教	□ 介绍主管医师、护士 □ 入院宣教（常规、安全）	□ 术前宣教 □ 服药宣教 □ 疾病宣教 □ 饮食、饮水、活动的宣教	□ 介入治疗术前宣教
护理处置	□ 安置患者，佩戴腕带 □ 通知医师 □ 生命体征的监测测量 □ 病情交班 □ 配合治疗 □ 完成护理记录	□ 协助患者完成临床检查 □ 遵医嘱完成治疗 □ 完成护理记录	□ 评估患者全身情况 □ 观察生命体征 □ 协助患者完成临床检查 □ 注意化验结果回报 □ 完成护理记录
基础护理	□ 准备床单位 □ 生命体征的观察 □ 二级护理 □ 生活护理 □ 患者安全及心理护理	□ 生命体征的观察 □ 二级护理 □ 生活护理 □ 患者安全及心理护理	□ 生命体征的观察 □ 二级护理 □ 生活护理 □ 保证睡眠
专科护理	□ 使用药物的浓度剂量 □ 观察有无不适情况	□ 使用药物的浓度剂量 □ 观察有无不适情况	□ 介入治疗术前准备 □ 建立好静脉通路
重点医嘱	□ 详见医嘱执行单	□ 详见医嘱执行单	□ 详见医嘱执行单
病情变异记录	□ 无 □ 有，原因： 1. 2.	□ 无 □ 有，原因： 1. 2.	□ 无 □ 有，原因： 1. 2.
护士签名			

时间	住院第 4 天 （手术日）	住院第 5~6 天	住院第 7 天 （出院日）
健康宣教	□ 饮食宣教 □ 服药宣教 □ 指导穿刺侧肢体活动 □ 疾病宣教	□ 指导恢复期的康复和锻炼 （床上肢体活动） □ 饮食宣教 □ 疾病宣教 □ 康复宣教	□ 活动指导 □ 康复宣教 □ 出院宣教
护理处置	□ 观察生命体征 □ 观察 24 小时出入量 □ 观察穿刺部位 □ 遵医嘱配合急救和治疗 □ 完成护理记录 □ 维持静脉通畅 □ 静脉和口服给药 □ 协助患者进餐 □ 保持排便通畅	□ 观察生命体征 □ 完成常规化验采集 □ 遵医嘱完成治疗 □ 维持静脉通畅 □ 静脉和口服给药 □ 保持排便通畅 □ 生活护理 □ 给予心理支持 □ 完成护理记录	□ 观察生命体征 □ 遵医嘱完成治疗 □ 静脉和口服给药 □ 生活护理 □ 完成护理记录 □ 配合患者做好出院准备
基础护理	□ 监测心率、心律，血压，血氧饱和度，呼吸 □ 一级护理 □ 准确记录出入量 □ 保持水电解质平衡 □ 协助患者完成各项检查 □ 协助患者进食 □ 协助患者做好生活护理	□ 监测心率、心律，血压，血氧饱和度，呼吸 □ 完成常规标本采集 □ 准确记录出入量 □ 保持水电解质平衡 □ 协助患者完成各项检查 □ 协助患者进食 □ 协助患者做好生活护理 □ 二级护理	□ 监测心率、心律，血压，血氧饱和度，呼吸 □ 办理出院事项 □ 二级护理
专科护理	□ 相关并发症的观察 □ 穿刺部位的观察 □ 鞘管拔除后伤口沙袋压迫 4~6 小时，患侧肢体制动 12~24 小时	□ 穿刺部位的观察 □ 相关并发症的观察	□ 相关并发症的观察
重点医嘱	□ 详见医嘱执行单	□ 详见医嘱执行单	□ 详见医嘱执行单
特殊情况记录	□ 无　□ 有，原因： 1. 2.	□ 无　□ 有，原因： 1. 2.	□ 无　□ 有，原因： 1. 2.
护士签名			

（三）患者表单

先天性心脏病介入治疗临床路径患者表单

适用对象：第一诊断为先天性心脏病（动脉导管未闭 Q25.000、房间隔缺损 Q21.100、室间隔缺损 Q21.000）

患者姓名：	性别： 年龄： 门诊号：	住院号：
住院日期： 年 月 日	出院日期： 年 月 日	标准住院日： 天

时间	住院第 1~2 天	住院第 2~3 天	住院第 4 天（手术日）
医患配合	□ 配合询问病史、收集资料，请务必详细告知既往史、用药史、过敏史 □ 配合进行体格检查 □ 配合进行相关检查与治疗 □ 有任何不适告知医师	□ 配合完善相关检查 □ 医师向患者及家属介绍病情及先心病介入治疗相关内容，如有异常检查结果需进一步检查 □ 签署知情同意书、自费协议书、先天性心脏病介入治疗知情同意书等表单 □ 提供委托签字人身份证复印件 □ 配合用药及治疗 □ 有任何不适告知医师	□ 接受先天性心脏病介入治疗 □ 患者或家属与医师交流了解介入治疗情况及术后注意事项 □ 配合用药及治疗
护患配合	□ 配合生命体征、身高、体重测量 □ 配合完成入院护理评估单 □ 接受入院宣教（环境、设施、人员介绍、病室规定、订餐制度、贵重物品保管、安全宣教等） □ 配合佩戴腕带 □ 配合相关检查及治疗 □ 有任何不适告知护士	□ 配合生命体征测量，询问每日排便情况 □ 接受相关化验检查宣教，正确留取标本，配合检查 □ 接受先天性心脏病介入治疗术前宣教 □ 配合完成术前准备 □ 注意活动安全，避免坠床或跌倒 □ 配合执行探视及陪伴制度 □ 有任何不适告知护士	□ 接受术后护理及宣教 □ 配合用药及治疗 □ 配合执行探视及陪伴制度 □ 有任何不适告知护士
饮食	□ 普通饮食	□ 普通饮食	□ 普通饮食
排泄	□ 正常排尿便	□ 正常排尿便	□ 正常排尿便
活动	□ 适度活动	□ 适度活动	□ 卧床 □ 穿刺侧制动 12~24 小时

时间	住院第 5~6 天	住院第 7 天 （出院日）
医患配合	□ 配合医师进行介入穿刺部位换药 □ 配合相关检查与治疗 □ 有任何不适告知医师	□ 了解先天性心脏病介入治疗随访情况 □ 接受出院带药宣教 □ 接受疾病健康教育
护患配合	□ 配合生命体征测量 □ 接受术后活动指导 □ 有任何不适告知护士	□ 接受办理出院手续宣教 □ 接受出院带药宣教 □ 接受疾病康复及健康教育宣教 □ 获取出院诊断书 □ 获取出院带药 □ 知道复印病历方法 □ 知道复诊时间
饮食	□ 普通饮食	□ 普通饮食
排泄	□ 正常排尿便	□ 正常排尿便
活动	□ 床边活动	□ 适度活动

附：原表单（2016 年版）

先天性心脏病介入治疗临床路径表单

适用对象：第一诊断为先天性心脏病（动脉导管未闭 Q25.000、房间隔缺损 Q21.100、室间隔缺损 Q21.000）

患者姓名：	性别：	年龄：	门诊号：	住院号：

住院日期： 年 月 日	出院日期： 年 月 日	标准住院日：5~7 天

发病时间： 年 月 日 时 分	到达急诊时间： 年 月 日 时 分

时间	入院日	手术日
主要诊疗工作	□ 完成病史采集与体格检查 □ 描记 12 导联心电图 □ 向患者家属交代病情	□ 主刀医师查房
重点医嘱	**长期医嘱：** □ 心内科护理常规 □ 二级护理 □ 饮食 □ 测血压及血氧饱和度 □ 陪人 **临时医嘱：** □ 血气分析、血常规、尿常规、生化全套、术前免疫四项（乙肝三系、丙肝抗体、HIV 抗体、梅毒螺旋体抗体）、血凝系列 □ 胸片、心电图、超声心动图 □ 必要时检查项目（参考之前内容） □ 术前医嘱：明日手术、术前备皮+去毛 □ 全麻术前禁食、禁水 6 小时，手术当日晨起补液	**长期医嘱：** □ 抗菌药物（术前半小时） **临时医嘱：** □ 血常规、生化全套 □ 术后心电图、心脏超声
主要护理工作	□ 入院宣教 □ 备皮 □ 静脉取血 □ 青霉素皮试（如果使用青霉素类药品）	□ 测血压 □ 右下肢制动 8 小时（股静脉穿刺）/12 小时（股动脉穿刺）、沙袋压迫 6 小时，观察穿刺部位及肢体远端血运 □ 房间隔缺损介入治疗患者，术后低分子肝素皮下注射，24~48 小时
病情变异记录	□ 无 □ 有，原因： 1. 2.	□ 无 □ 有，原因： 1. 2.
护士签名		
医师签名		

时间	术后第 1 天	术后第 2 天
主要诊疗工作	□ 主刀医师查房 □ 完善术后辅助检查 □ 出院	
重点医嘱	长期医嘱: □ 阿司匹林片 0.1g, qd 临时医嘱: □ 今日出院	临时医嘱: □ 今日出院
主要护理工作	□ 先心病常规护理 □ 特级护理 □ 静脉取血	□ 二级护理 □ 患者宣教
病情变异记录	□ 无 □ 有,原因: 1. 2.	□ 无 □ 有,原因: 1. 2.
护士签名		
医师签名		

第二十六章

冠状动脉瘘（内科治疗）临床路径释义

【医疗质量控制指标】

指标一、冠状动脉瘘引起心脏负荷增加或心绞痛的比例。

指标二、哪些冠状动脉瘘需要处理？什么样的瘘适合介入治疗？

指标三、出院后超声心动图、冠状动脉 CT 增强造影（冠状动脉 CTA）或选择性冠状动脉造影随访的比例。

一、冠状动脉瘘（内科治疗）编码

疾病名称及编码：冠状动脉瘘（ICD-10：125.805）

冠状动脉静脉瘘（ICD-10：125.403）

冠状动脉左房瘘（ICD-10：125.802）

冠状动脉左室瘘（ICD-10：125.806）

冠状动脉右室瘘（ICD-10：125.811）

先天性冠状动脉肺动脉瘘（ICD-10：Q24.505）

先天性冠状动脉异常、动静脉瘘（ICD-10：Q4.506）

先天性冠状动脉右房瘘（ICD-10：Q24.507）

先天性冠状动脉左室瘘（ICD-10：Q24.510）

先天性冠状动脉右室瘘（ICD-10：Q24.511）

二、临床路径检索方法

125.805/125.403/125.802/125.806/125.811/Q24.505/Q4.506/Q24.507/Q24.510/Q24.511

三、国家医疗保障疾病诊断相关分组（CHS-DRG）

MDCF 循环系统疾病及功能障碍

FR3 心绞痛

四、冠状动脉瘘（内科治疗）临床路径标准住院流程

（一）适用对象

诊断为冠状动脉瘘（ICD-10：125.805）或冠状动脉静脉瘘（ICD-10：125.403）或冠状动脉左房瘘（ICD-10：125.802）或冠状动脉左室瘘（ICD-10：125.806）或冠状动脉右室瘘（ICD-10：125.811）或先天性冠状动脉肺动脉瘘（ICD-10：Q24.505）或先天性冠状动脉异常、动静脉瘘（ICD-10：Q4.506）或先天性冠状动脉右房瘘（ICD-10：Q24.507）或先天性冠状动脉左室瘘（ICD-10：Q24.510）或先天性冠状动脉右室瘘（ICD-10：Q24.511）。

> **释义**
>
> ■ 本路径适用于经冠状动脉造影、冠状动脉 CT 增强造影（冠状动脉 CTA）或者超声心动图明确诊断为冠状动脉瘘的患者。

（二）诊断依据

根据《临床诊疗指南·心血管内科分册》（中华医学会编著，人民卫生出版社，2009 年）。

1. 临床发作特点：半数以上患者可无症状，仅在体检时发现心脏杂音，随年龄增长或冠状动脉心腔瘘左向右分流量较大者，可在体力活动后出现心悸、呼吸困难、乏力、心前区疼痛，部分患者出现充血性心力衰竭、心律失常等。如瘘管进入右心房者，更易出现心衰症状。瘘入冠状静脉窦者则易发生房颤。

2. 体检：心前区可闻及连续性杂音，可伴局部震颤。杂音最响部位、性质和响度与受累的冠状动脉走行、瘘口大小和瘘入的心腔有关。右心室瘘者，以胸骨左缘 4、5 肋间舒张期杂音最响；而瘘入右心房者，则胸骨右缘第 2 肋间收缩期杂音最响；肺动脉或左心房瘘的杂音则沿胸骨左缘第 2 肋间柔和的连续性杂音。

3. 辅助检查

（1）心电图：部分病例出现左、右心室过度负荷，或左、右心室肥厚，瘘入冠状静脉窦及右心房者易出现心房纤颤，少数患者可表现为 ST 段下移、T 波倒置等心肌缺血性改变。

（2）胸部 X 线平片：心脏可正常大小，部分患者出现心脏扩大、肺血增多，伴有冠状动脉瘤样扩张的患者可有心脏轮廓的改变。

（3）超声心动图：通过超声心动图可以看到扩张的冠状动脉及其瘘口进入心腔的部位。

（4）CT 冠状动脉成像：可显示受累冠状动脉的形态、走形及瘘口的位置。

（5）心导管检查：计算左右心排血量、左向右的分流量（Qp/Qs）和肺血管的阻力。瘘入右心及冠状静脉窦者可测得此处血氧含量增高。

（6）选择性心血管造影：逆行升主动脉造影及选择性冠状动脉造影可显示受累冠状动脉形态及瘘口注入的心腔、瘘口位置，是明确诊断、为治疗提供依据的必要手段。

4. 临床类型

（1）Sakarupare 根据瘘口位置将冠状动脉瘘分为 5 型：

Ⅰ型：引流入右心室

Ⅱ型：引流入右心房

Ⅲ型：引流入肺动脉

Ⅳ型：引流入左心房

Ⅴ型：引流入左心室

（2）Sakakibara 等根据血管造影形态将冠状动脉瘘分为两型：

A 型（近端型或侧-侧型）：受累的冠状动脉近端瘤样扩张并发出瘘支，瘘支远端的血管腔内径正常。

B 型（远端型或终末动脉型）：受累冠状动脉从其起源处至瘘口处全程扩张，瘘支近端的冠状动脉分支中断于心表和心肌壁内。

释义

■ 起源于右冠状动脉的冠状动脉瘘占了大多数，约为 56%；起源于左冠状动脉的冠状动脉瘘约为 35%；起源于双冠状动脉的冠状动脉瘘约为 5%。90% 的冠状动脉瘘引流于右心系统，最常接受冠状动脉瘘引流的是右心室，约占 41%；其次是右心房，约占 26%；第三是肺动脉，约占 17%；左心室和上腔静脉分别约为 3% 和 1%。极少数冠状动脉瘘是由于外伤、感染性心内膜炎、冠状动脉介入治疗或瓣膜置换等获得性因素所致。

■ 引流到右心系统和静脉系统的冠状动脉瘘，病理生理变化类似于左向右分流型先天性心血管病。引流至右心房、腔静脉或冠状窦者，其病理生理变化类似于房间隔缺损，如分流量大，会导致右心房和右心室的容量负荷过重。引流至肺动脉者，其产生的病理生理变化类似于动脉导管未闭，即肺循环容量负荷和左心系统容量负荷过重，严重者可导致肺动脉高压。

■ 引流至左心房者，则不产生左向分流，但引起左心房的容量负荷过重，类似于二尖瓣反流。引流到左心室者，使得左心室容量负荷过重，产生类似于主动脉瓣关闭不全引起的病理生理变化。

■ 冠状动脉瘘的另一病理生理变化是由于分流的存在，使得分流部位后的冠状动脉远端血流量减少，产生冠状动脉"窃血"现象，导致心肌灌注不足，从而可引起心绞痛发作，尤其是患者有冠状动脉粥样硬化的基础时，心绞痛可能是冠状动脉瘘患者的主要临床表现。

（三）治疗方案的选择及依据

1. 药物治疗：抗心力衰竭药物、抗心律失常药物。

2. 冠状动脉瘘介入栓塞术。

（1）适应证：①有明显外科手术适应证的先天性冠状动脉瘘，不合并其他需要手术矫正的心脏畸形；②外伤性或冠状动脉介入治疗所致医源性冠状动脉瘘；③易于安全到达、能够清晰显影的瘘管；④非多发的冠状动脉瘘开口、单发冠状动脉瘘进行介入治疗效果较好；⑤冠状动脉瘘口狭窄、瘘道瘤样扩张；⑥少数情况下，冠状动脉一支或多支（多为间隔支）形成与心腔相连的多发的微小血管网，可用带膜支架进行封堵。

（2）禁忌证：①要栓塞的冠状动脉分支远端有侧支发出，该处心肌组织供血正常；②受累及的冠状动脉血管极度迂曲；③右心导管提示右向左分流，重度肺动脉高压；④术前1个月内患有严重感染；⑤对于多个瘘口的冠状动脉瘘，目前宜作为相对禁忌证，如果瘘口的解剖特征适合栓塞治疗，术者经验丰富，可以尝试介入治疗。

> 释义
>
> ■ 对于因冠状动脉瘘导致心力衰竭的患者，临床上首先药物治疗心力衰竭，改善患者的症状以及心脏储备能力，为后续的进一步介入或者手术治疗创造条件。引流至右心系统的瘘，一般导致体循环淤血，出现下肢水肿、颈静脉怒张、食欲不振等，治疗上主要以利尿为主，减轻心脏前负荷；引流至左心系统的瘘，增加左心负荷，导致左心衰，表现为肺循环淤血，出现肺水肿、不能平卧等，治疗上以强心、利尿、扩血管、减轻心脏负荷为治疗原则。
>
> ■ 2008年的美国心脏病学会（ACC）/美国心脏学会（AHA）指南中建议对所有较大的冠状动脉瘘进行手术干预，而不考虑是否有症状存在，对小到中等大小的瘘管只在有症状的情况下进行干预治疗。对于有症状的患者（并发症出现或大量左向分流等）进行干预治疗已广为接受。但对于无症状或分流量小的患者是否进行手术干预仍存有争议，部分报道认为较小和无症状的瘘管可以进行保守治疗，存在自发性闭合的可能。2018年美国心脏病学会（ACC）/美国心脏学会（AHA）成人先天性

心脏病管理指南指出：在行冠状动脉造影的患者中，冠状动脉瘘的发生率为 0.1%~0.2%，对于冠状动脉瘘到底采用外科手术治疗还是内科介入治疗尚存在争议，外科手术后心肌梗死发生率达 11%，导致与正常人相比，远期生存率明显下降。因此，无论是先天性或后天获得性的冠状动脉瘘，均需内、外科有经验的团队共同讨论，决定是采用药物保守治疗或介入/外科手术治疗。2020 年欧洲心脏学会（ESC）成人先天性心脏病治疗指南推荐：小型的瘘管不经治疗预后也良好，中型或大型瘘管与长期并发症（心绞痛、心肌梗死、心律失常、心力衰竭和心内膜炎）有关。症状、并发症和明显的分流是经皮介入治疗或外科闭合的主要适应证。但多数研究者认为，由于在当前技术条件下的手术风险远小于病变进展所带来的各种并发症，同时随着年龄不断增加，疾病本身症状出现的概率、并发症发生率及择期手术带来的风险将显著增加，为了防止后期出现的潜在并发症，即使无症状的患者也应给予栓塞治疗。

（四）标准住院日 5~7 天

释义

- 如果患者术后病情平稳，无明显不适，住院时间可以低于上述住院天数。

（五）进入路径标准

1. 诊断必须符合冠状动脉瘘（ICD-10：I25.805）或冠状动脉静脉瘘（ICD-10：I25.403）或冠状动脉左房瘘（ICD-10：I25.802）或冠状动脉左室瘘（ICD-10：I25.806）或冠状动脉右室瘘（ICD-10：I25.811）或先天性冠状动脉肺动脉瘘（ICD-10：Q24.505）或先天性冠状动脉异常、动静脉瘘（ICD-10：Q4.506）或先天性冠状动脉右房瘘（ICD-10：Q24.507）或先天性冠状动脉左室瘘（ICD-10：Q24.510）或先天性冠状动脉右室瘘（ICD-10：Q24.511）。

2. 除外冠状动脉瘤、冠状动脉起源异常、川崎病、主动脉窦瘤破裂。

3. 如患有其他非心血管疾病，但在住院期间不需特殊处理（检查和治疗），也不影响第一诊断时，可以进入路径。

释义

- 患者同时具有其他疾病不影响第一诊断的，临床路径流程实施时均适合进入临床路径。
- 如合并冠状动脉狭窄，需要支架植入的患者不进入该路径。

（六）住院期间及手术前 0~3 天的检查项目

1. 必需的检查项目

（1）血常规、尿常规、大便常规+隐血。

（2）肝功能、肾功能、电解质、血糖、血脂、血清心肌损伤标志物、凝血功能、感染性疾病筛查（如乙型肝炎、丙型肝炎、艾滋病、梅毒等）、血气分析、脑钠肽。

（3）胸部 X 线平片、心电图、24 小时动态心电图超声心动图。

（4）冠状动脉 CTA。

2. 根据患者病情进行的检查项目

（1）D-二聚体、红细胞沉降率、C 反应蛋白或高敏 C 反应蛋白。

（2）食管超声心动图。

> **释义**
>
> ■ 根据病情部分检查可不重复。
> ■ 近期做过冠状动脉 CTA，病情无明显变化的可不再做。
> ■ 没有房颤的患者，可不进行食管超声心动图检查。

（七）选择用药

1. 抗血小板药物：阿司匹林。

2. 抗凝药物：低分子肝素、普通肝素等。

3. 抗心肌缺血药物：β 受体阻断剂、硝酸酯类、钙离子通道阻滞剂等。

4. 抗心力衰竭药物：利尿剂、血管紧张素转换酶抑制剂（ACEI）或血管紧张素 II 受体阻断剂（ARB）药物。

5. 抗心律失常药物：有心律失常时应用。

6. 其他药物：伴随疾病的治疗药物等。

> **释义**
>
> ■ 根据患者症状选择性用药，如有心力衰竭可应用利尿剂、ACEI 等药物；如有心绞痛发作，可应用硝酸酯类药物改善症状；如有房颤等心律失常，可用倍他乐克、胺碘酮等抗心律失常药物。如患者无明显症状，可不用药物。
> ■ 拟用弹簧圈栓塞者，术前不用抗血小板药物。
> ■ 术中应用普通肝素，预防导管内血栓形成，一般 70~100U/kg，对于小中型的瘘管，一般选择用弹簧圈栓塞，术后不需抗凝抗血小板药物，以保证弹簧圈局部尽快形成血栓，完全封堵瘘管，除非弹簧圈放置在靠近瘘管开口紧邻正常的冠状动脉，防止血栓形成影响正常冠状动脉血流，可应用抗凝抗血小板药物。对于大型的冠状动脉瘘，应用封堵器封堵的患者，在完全封堵的情况下，为了不至于血栓形成过快影响近段的正常冠状动脉，可应用抗凝抗血小板药物，如无功能血管，可不应用抗凝药或者抗血小板药物。

（八）手术日为入院第 0~7 天（如需要进行手术）

1. 麻醉方式：局部麻醉。

2. 手术方式：冠状动脉造影+心导管检查+瘘介入栓塞术。

3. 手术内置物：弹簧圈、动脉导管未闭（PDA）或室间隔缺损（VSD）封堵器。

4. 术中用药：抗血栓药（肝素化）、血管活性药、抗心律失常药等。

5. 介入术后即刻需检查项目：生命体征检查、心电监测、心电图、穿刺部位的检查。

6. 必要时，介入术后住重症监护病房。

7. 介入术后第1天需检查项目：心电图。必要时根据病情检查：血常规、尿常规、心肌损伤标志物、大便常规+隐血、肝功能、肾功能、电解质、血糖、凝血功能、超声心动图、胸部X线平片、血气分析等。

释义

■ 一般选择桡动脉入路行冠状动脉造影，选择合适的投照体位，看清瘘管的开口，走行的路线以及汇入的部位。

■ 术中给予肝素应将ACT维持于250~350秒，如有穿刺部位出血或心脏压塞等并发症时必要时可用鱼精蛋白中和肝素。

■ 术后注意观察患者的小便颜色，如有变红或者呈酱油色，考虑溶血，需充分补液，碱化尿液，甚至激素治疗。

（九）术后住院恢复3~5天

必须复查的检查项目：

1. 观察患者心肌缺血等不适症状，及时发现和处理并发症。

2. 继续严密观察穿刺部位出血、渗血情况。

释义

■ 术后对于穿刺部位血肿、触痛或有血管杂音的患者应行血管超声检查以明确有无动静脉瘘、假性动脉瘤等并发症。

■ 对于其他可能出现的并发症如冠状动脉穿孔、血栓栓塞、溶血等也需要及时识别并采取相应的处理措施。

■ 由于每个患者瘘管的数量及形态各异，各医院配备的材料不同，术者的经验同样也存在着较大差异，因此即刻的完全封堵率及术后随访的完全封堵率不尽相同。

■ 对于患者仍有症状，随访冠状动脉CTA或者冠状动脉造影仍有残余分流的患者，可以进行再次封堵治疗。

（十）出院标准

1. 生命体征平稳。

2. 血流动力学稳定。

3. 心律失常或心力衰竭得到很好的控制。

4. 无其他需要继续住院的并发症。

释义

■ 如果出现并发症，是否需要继续住院处理，应由主管医师具体决定。

■ 如出现心肌梗死、溶血、心脏压塞等严重并发症，需及时有效的处理，否则可能导致严重的后果。

（十一）预防性抗菌药物选择与使用时机

操作时间超过 1 小时（必要时）。

> **释义**
>
> ■ 根据目前感控的要求，植入器械的患者，预防感染只需术中一次，术后一次抗菌药物即可，一般选择第一代头孢菌素，对头孢菌素过敏的患者可以选择阿奇霉素或者喹诺酮类。

（十二）变异及原因分析

1. 冠状动脉造影及心导管检查后转外科行急诊外科冠状动脉瘘修补/缝合/结扎术。
2. 冠状动脉造影及心导管检查后转外科行择期外科冠状动脉瘘修补/缝合/结扎术。
3. 等待二次介入栓塞术。
4. 病情危重。
5. 出现严重并发症。

> **释义**
>
> ■ 变异主要包括以下几方面：①按照路径流程完成治疗，但出现非预期结果，可能需要进一步处理。如本路径治疗中出现冠状动脉穿孔、封堵材料脱落或心脏压塞等并发症；②按路径流程完成治疗，但超出了路径规定的时间或限定的费用，如实际住院天数超出标准住院日要求等；③不能按路径流程完成治疗。在诊疗过程中发现患者合并存在一些未预知的、对本路径治疗可能产生影响的情况，需要终止执行路径或延长治疗时间。如术中发现严重的瘘管畸形使微导管不能到达预定位置，使手术无法进行等。
>
> ■ 因患者主观原因导致执行路径出现变异，也需要在表单中予以说明。

五、冠状动脉瘘（内科治疗）临床路径给药方案

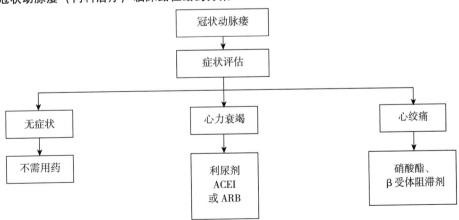

【用药选择】

1. 选择药物治疗方案时，应充分评估患者的症状，无症状或者轻微胸闷胸痛患者可以不用药物治疗；有典型劳力性心绞痛患者可以应用硝酸酯类药物扩冠，或者 β 受体阻断剂，减慢心率，减少心肌耗氧；有心力衰竭的患者，如出现下肢水肿，胸腔腹腔积液，可应用利尿剂，减少水钠潴留；对于合并房颤的患者，可应用 β 受体阻断剂、洋地黄类药物，控制心室率，增加心肌收缩力；对于循环稳定的患者，可应用 ACEI 或 ARB 类药物，改善心室重构，抑制心力衰竭的进展。

2. 应用利尿剂时，要密切监测电解质，特别是血钾水平，血钾低时及时补充，以防心律失常的发生。应用 β 受体阻断剂、ACEI、ARB 类药物时，需密切观察血压、心率以及肾功能的变化，收缩压低于 90mmHg、心率低于 60bpm、肌酐进行性升高时，需及时调整药物用量或者换药。

【药学提示】

抗心律失常药物的促心律失常效应和心外不良反应常见。因此，同疗效相比，更应重视抗心律失常应用的安全性。水钠潴留明显时，要慎用 β 受体阻断剂、ACEI、ARB 类药物。

六、冠状动脉瘘（内科治疗）患者护理规范

1. 术前护理

（1）评估患者睡眠、饮食等一般情况，评估患者的心理状况。

（2）耐心向患者及家属做好术前解释工作。

（3）协助完善各项术前常规检查。

（4）术前手术区备皮：会阴部及双侧腹股沟。

（5）术前晚为患者创造良好的睡眠环境，保证良好的休息。

（6）术前于左上肢建立静脉通道。

2. 术中护理

（1）监测呼吸、心率、血压及心电图变化。

（2）密切检查 ACT，维持在 250~350s。

3. 术后护理

（1）穿刺部位压迫器压迫或者弹力绷带加压包扎，沙袋压迫止血。

（2）股动脉入路的患者，在卧床期间保持术侧下肢制动，可活动踝、趾关节，防止深静脉血栓。

（3）观察穿刺点有无出血、血肿及血管杂音，皮肤颜色、温度，足背动脉搏动情况。

（4）密切观察生命体征，观察有无并发症发生。

七、冠状动脉瘘（内科治疗）患者营养治疗规范

1. 低盐低脂饮食，术后半小时可进半流质饮食。

2. 术后需要服用抗血小板药物的患者，避免辛辣刺激的饮食，对于出血高危的患者需服用 PPI 减少胃肠道出血，在安全的前提下减少抗血小板药物的用量，缩短用药时间。

八、冠状动脉瘘（内科治疗）患者健康宣教

1. 抗血小板药物应用的注意事项和不良反应监测。

2. 抗心律失常药物的注意事项和不良反应监测。

3. 术后半年复查心电图、超声心动图、冠状动脉 CTA 或选择性冠状动脉造影。

九、推荐表单

（一）医师表单

冠状动脉瘘（内科治疗）临床路径医师表单

适用对象：第一诊断为冠状动脉瘘（ICD-10：125.805）或冠状动脉静脉瘘（ICD-10：125.403）或冠状动脉左房瘘（ICD-10：125.802）或冠状动脉左室瘘（ICD-10：125.806）或冠状动脉右室瘘（ICD-10：125.811）或先天性冠状动脉肺动脉瘘（ICD-10：Q24.505）或先天性冠状动脉异常、动静脉瘘（ICD-10：Q4.506）或先天性冠状动脉右房瘘（ICD-10：Q24.507）或先天性冠状动脉左室瘘（ICD-10：Q24.510）或先天性冠状动脉右室瘘（ICD-10：Q24.511）

行冠状动脉造影+心导管检查+瘘介入栓塞术

患者姓名：	性别：	年龄：	门诊号：	住院号：
住院日期：　　年　月　日	出院日期：　　年　月　日			标准住院日：5~7 天

时间	到达急诊（0~24 小时）	住院第 1~2 天
主要诊疗工作	□ 评价病史，分析各项化验结果 □ 必要时联系收入相关病房 □ 电解质紊乱、严重心力衰竭等诱因（病因）或无手术指征采用"药物治疗流程"	□ 对症治疗 □ 确定下一步治疗方案 □ 完成病历书写 □ 向家属交代可能的风险，所需诊治方案，并获得家属的知情同意签字 □ 确定患者是否需要进行冠状动脉造影+冠状动脉瘘栓塞术 □ 完善术前检查
重点医嘱	长期医嘱： □ 卧床 □ 心电、血压和血氧监测 □ 针对心绞痛、心力衰竭等症状对症治疗 临时医嘱： □ 针对异常化验指标进行复查	长期医嘱： □ 心电、血压和血氧监测 □ 对症治疗 临时医嘱： □ 描记 12 导联心电图
病情变异记录	□ 无　□ 有，原因： 1. 2.	□ 无　□ 有，原因： 1. 2.
医师签名		

时间	住院第2~3天 （手术日）	住院第4~5天
主要诊疗工作	□ 术后观察血压、心率和心电图的变化以及有无心脏压塞、血管并发症的发生。有并发症发生则及时处理 □ 术后伤口观察	**如果患者符合出院条件：** □ 通知出院处 □ 通知患者及其家属出院 □ 将"出院小结"交给患者 □ 向患者交代出院后注意事项、定期复查项目和日期 □ 告知随访相关内容及联系方式 **如果患者不能出院：** □ 请在"病程记录"中说明原因和继续治疗
重点医嘱	**长期医嘱：** □ 今日行冠状动脉造影+冠状动脉瘘栓塞术 □ 冠状动脉瘘栓塞术后护理 □ 心电、血压监测 **临时医嘱：** □ 描记12导联心电图 □ 超声心动图（必要时）	**出院医嘱：** □ 出院带药：抗血小板治疗（按需） □ 定期复查
病情变异记录	□ 无　□ 有，原因： 1. 2.	□ 无　□ 有，原因： 1. 2.
医师签名		

（二）护士表单

冠状动脉瘘（内科治疗）临床路径护士表单

适用对象：第一诊断为冠状动脉瘘（ICD-10：125.805）或冠状动脉静脉瘘（ICD-10：125.403）或冠状动脉左房瘘（ICD-10：125.802）或冠状动脉左室瘘（ICD-10：125.806）或冠状动脉右室瘘（ICD-10：125.811）或先天性冠状动脉肺动脉瘘（ICD-10：Q24.505）或先天性冠状动脉异常、动静脉瘘（ICD-10：Q4.506）或先天性冠状动脉右房瘘（ICD-10：Q24.507）或先天性冠状动脉左室瘘（ICD-10：Q24.510）或先天性冠状动脉右室瘘（ICD-10：Q24.511）

行冠状动脉造影+心导管检查+瘘介入栓塞术

患者姓名：		性别： 年龄： 门诊号：		住院号：
住院日期： 年 月 日		出院日期： 年 月 日		标准住院日：5~7 天

时间	住院第 1~2 天	住院第 2~3 天 （手术日）	住院第 4~5 天
健康宣教	□ 介绍主管医师、护士 □ 介绍环境、设施 □ 介绍住院注意事项 □ 入院宣教	□ 冠状动脉造影+冠状动脉瘘栓塞手术术前宣教 □ 主管护士与患者沟通，了解并指导心理应对 □ 宣教疾病知识、用药知识及特殊检查操作过程 □ 告知检查及操作前后饮食、活动及探视注意事项及应对方式	□ 指导术后活动 □ 定时复查 □ 出院带药服用方法 □ 饮食、休息等注意事项指导
护理处置	□ 核对患者，佩戴腕带 □ 建立入院护理病历 □ 卫生处置：剪指（趾）甲、沐浴、更换病号服	□ 随时观察患者病情变化 □ 协助医师完成各项检查化验 □ 术前准备 □ 禁食、禁水	□ 办理出院手续 □ 书写出院小结
基础护理	□ 二级护理 □ 晨晚间护理 □ 患者安全管理	□ 二级护理 □ 晨晚间护理 □ 患者安全管理	□ 三级护理 □ 晨晚间护理 □ 患者安全管理
专科护理	□ 护理查体 □ 呼吸频率、血氧饱和度监测 □ 需要时填写跌倒及压疮防范表 □ 需要时请家属陪护 □ 心理护理	□ 心律、心率、血压监测 □ 遵医嘱完成相关检查 □ 心理护理 □ 必要时吸氧 □ 遵医嘱正确给药 □ 提供并发症征象的依据	□ 病情观察：评估患者生命体征，特别是心律情况 □ 心理护理
重点医嘱	□ 详见医嘱执行单	□ 详见医嘱执行单	□ 详见医嘱执行单
病情变异记录	□ 无 □ 有，原因： 1. 2.	□ 无 □ 有，原因： 1. 2.	□ 无 □ 有，原因： 1. 2.
护士签名			

（三）患者表单

冠状动脉瘘（内科治疗）临床路径患者表单

适用对象：第一诊断为冠状动脉瘘（ICD-10：125.805）或冠状动脉静脉瘘（ICD-10：125.403）或冠状动脉左房瘘（ICD-10：125.802）或冠状动脉左室瘘（ICD-10：125.806）或冠状动脉右室瘘（ICD-10：125.811）或先天性冠状动脉肺动脉瘘（ICD-10：Q24.505）或先天性冠状动脉异常、动静脉瘘（ICD-10：Q4.506）或先天性冠状动脉右房瘘（ICD-10：Q24.507）或先天性冠状动脉左室瘘（ICD-10：Q24.510）或先天性冠状动脉右室瘘（ICD-10：Q24.511）

行冠状动脉造影＋心导管检查＋瘘介入栓塞术

患者姓名：	性别：	年龄：	门诊号：	住院号：
住院日期：　年　月　日	出院日期：　年　月　日			标准住院日：5~7天

时间	住院第1~2天	住院第2~3天 （手术日）	住院第4~5天
医患配合	□ 配合询问病史、收集资料，请务必详细告知既往史、用药史、过敏史 □ 配合进行体格检查 □ 有任何不适告知医师	□ 配合医师完成术前谈话 □ 配合用药及治疗 □ 配合医师调整用药 □ 有任何不适告知医师	□ 接受出院前指导 □ 知道复查程序 □ 获取出院诊断书
护患配合	□ 配合测量体温、脉搏、呼吸、血压、血氧饱和度、体重 □ 配合完成入院护理评估单 □ 接受入院宣教 □ 有任何不适告知护士	□ 配合测量体温、脉搏、呼吸 □ 配合术前准备 □ 接受输液、服药治疗 □ 注意活动安全，避免坠床或跌倒 □ 接受疾病及用药等相关知识指导 □ 有任何不适告知护士	□ 接受出院宣教 □ 办理出院手续 □ 获取出院带药 □ 知道服药方法、作用、注意事项 □ 知道复印病历方法
饮食	□ 普通饮食	□ 普通饮食	□ 普通饮食
排泄	□ 正常排尿便	□ 正常排尿便	□ 正常排尿便
活动	□ 适度活动	□ 适度活动	□ 适度活动

附：原表单（2017 年版）

冠状动脉瘘（内科治疗）临床路径表单

适用对象：第一诊断为冠状动脉瘘（ICD-10：I25.805）或冠状动脉静脉瘘（ICD-10：I25.403）或冠状动脉左房瘘（ICD-10：I25.802）或冠状动脉左室瘘（ICD-10：I25.806）或冠状动脉右室瘘（ICD-10：I25.811）或先天性冠状动脉肺动脉瘘（ICD-10：Q24.505）或先天性冠状动脉异常、动静脉瘘（ICD-10：Q4.506）或先天性冠状动脉右房瘘（ICD-10：Q24.507）或先天性冠状动脉左室瘘（ICD-10：Q24.510）或先天性冠状动脉右室瘘（ICD-10：Q24.511）

行冠状动脉造影+心导管检查+瘘介入栓塞术

患者姓名：	性别：	年龄：	门诊号：	住院号：
住院日期： 年 月 日	出院日期： 年 月 日			标准住院日：5~7 天

时间	住院第 1 天	住院第 1~2 天	住院第 2~3 天（手术日）
主要诊疗工作	□ 询问病史 □ 体格检查 □ 完成入院病历书写 □ 描记 18 导联心电图 □ 安排相关检查 □ 上级医师查房	□ 汇总检查结果 □ 完成术前准备与术前评估 □ 术前讨论，确定手术方案，术前医嘱 □ 完成术前小结、上级医师查房记录等病历书写 □ 向患者及家属交代病情及围术期注意事项 □ 签署手术知情同意书、自费用品协议书等医疗文书	□ 行"冠状动脉造影+心导管检查+瘘介入栓塞术" □ 术者完成手术记录 □ 完成术后病程记录 □ 向患者家属交代手术情况及术后注意事项 □ 上级医师查房 □ 观察生命体征及有无术后并发症并作相应处理
重点医嘱	长期医嘱： □ 先天性心脏病护理常规 □ 二级护理 □ 普通饮食 临时医嘱： □ 血常规、血型、尿常规、大便常规+隐血 □ 肝功能、肾功能、血电解质、血脂、血糖、心肌损伤标志物、凝血功能、感染性疾病筛查 □ 血气分析、D 二聚体、BNP、C 反应蛋白 □ 心电图、24 小时动态心电图、胸部 X 线平片、超声心动图 □ 经食管超声心动图 □ 冠状动脉 CT	长期医嘱： □ 先天性心脏病护理常规 □ 二级护理 □ 普通饮食 临时医嘱： □ 拟于明日局部麻醉下行冠状动脉造影+心导管检查+瘘介入栓塞术 □ 术前可适当使用镇静药物 □ 水化 □ 其他特殊医嘱	长期医嘱： □ 先天性心脏病介入术后护理常规 □ 二级护理 □ 普通饮食 □ 持续心电监测 临时医嘱： □ 血常规、电解质、肝功能、肾功能 □ 水化 □ 术后心电图 □ 其他特殊医嘱

续 表

时间	住院第 1 天	住院第 1~2 天	住院第 2~3 天 （手术日）
主要护理工作	□ 二级护理入院宣教（环境、设施、人员等） □ 入院护理评估（营养状况、性格变化等） □ 安排各项检查	□ 完成患者心理及生活护理 □ 完成日常护理工作 □ 术前准备 □ 术前宣教	□ 完成患者心理及生活护理 □ 观察患者病情变化 □ 定期记录重要监测指标
病情变异记录	□ 无 □ 有，原因： 1. 2.	□ 无 □ 有，原因： 1. 2.	□ 无 □ 有，原因： 1. 2.
护士签名			
医师签名			

时间	住院第 3~4 天 （术后第 1 天）	住院第 5~7 天 （术后第 2 天至出院前）	住院第 3~7 天 （术后第 2~5 天）
主要诊疗工作	□ 上级医师查房 □ 住院医师完成病程记录 □ 观察体温、生命体征情况、有无并发症等并作出相应处理 □ 观察穿刺部位有无血肿，渗血	□ 医师查房 □ 安排相关复查并分析检查结果 □ 观察穿刺部位愈合情况	□ 检查穿刺部位愈合情况 □ 确定患者可以出院 □ 向患者交代出院注意事项复查日期 □ 通知出院处 □ 开出院诊断书 □ 完成出院记录
重点医嘱	长期医嘱： □ 先天性心脏病介入术后护理常规 □ 二级护理 □ 普通饮食 临时医嘱： □ 换药 □ 复查血常规及相关指标 □ 其他特殊医嘱	长期医嘱： □ 停监测 临时医嘱： □ 其他特殊医嘱	临时医嘱： □ 通知出院 □ 出院带药
主要护理工作	□ 完成患者心理及生活护理 □ 观察患者情况 □ 记录生命体征 □ 术后康复指导	□ 完成患者心理及生活护理 □ 康复宣教	□ 完成患者心理及生活护理 □ 帮助患者办理出院手续
病情变异记录	□ 无　□ 有，原因： 1. 2.	□ 无　□ 有，原因： 1. 2.	□ 无　□ 有，原因： 1. 2.
护士签名			
医师签名			

第二十七章

主动脉夹层（内科治疗）临床路径释义

【医疗质量控制指标】

指标一、镇痛，疼痛基本缓解。

指标二、降压达到< 120/80mmHg 以下，进一步可降至 100/70mmHg 左右。

指标三、心率达到< 60 次/分钟，进一步可降至 50 次/分钟左右。

指标四、影像学检查，明确夹层累及范围和程度。

指标五、有手术指证的患者及时安排手术。

一、主动脉夹层编码

疾病名称及编码：主动脉夹层（ICD-10：I71.0）

二、临床路径检索方法

I71.0

三、国家医疗保障疾病诊断相关分组（CHS-DRG）

MDCF 循环系统疾病及功能障碍

FW1 动脉疾患

四、主动脉夹层（内科治疗）临床路径标准住院流程

（一）适用对象

第一诊断为主动脉夹层（ICD-10：I71.0）。

> **释义**
>
> ■ 存在明确的主动脉夹层，主要指急性主动脉夹层，包括：主动脉夹层、壁内血肿和较大的穿透性溃疡。

（二）诊断依据

根据《临床诊疗指南·心血管分册》（中华医学会编著，人民卫生出版社，2009 年）、《主动脉疾病诊治指南》（欧洲心脏病学会年会 ESC，2014 年）。

1. 临床表现

（1）突发的持续剧烈疼痛，呈刀割或者撕裂样，向前胸和背部放射，亦可以延伸至腹部、腰部、下肢和颈部。

（2）有夹层累及主动脉及主要分支的临床表现和体征，如四肢特别是双上肢血压不对称。

2. 辅助检查

（1）CTA、MRA 或组织多普勒超声证实主动脉夹层。

（2）多数患者的红细胞沉降率、C反应蛋白、D-二聚体明显升高。

释义

■ **主动脉夹层**（aortic dissection，AD）是指主动脉内膜撕裂后，循环中的血液通过裂口进入主动脉中层而形成的血肿，现多称为主动脉夹层分离，简称主动脉夹层。急性主动脉夹层是发病极为凶险的心血管病急症。

■ AD的分型主要依据病变发生的部位和累及的范围：

（1）DeBakey法：Ⅰ型：起源于升主动脉，扩展至主动脉弓或其远端；Ⅱ型：起源并局限于升主动脉；Ⅲ型：起源于降主动脉沿主动脉向远端扩展，罕见情况下逆行扩展至主动脉弓和升主动脉。

（2）Stanford法：A型：无论起源部位，所有累及升主动脉的夹层分离；B型：所有不累及升主动脉的夹层分离，仅累及降主动脉。近端指升主动脉，远端指降主动脉，DeBakey法常用，Stanford法与治疗方法选择有关。

■ AD的分类：1类：典型的AD即破裂撕脱的内膜片将主动脉分为真假两腔；2类：主动脉中膜变性，有内膜下血肿形成或内膜下出血；3类：局限与内膜破裂口附近小面积偏心性主动脉壁肿胀；4类：主动脉附壁斑块破裂形成主动脉壁溃疡；5类：医源性或创伤性AD。

■ AD发病的分期：一般分为急性期（发病14天以内）和慢性期（发病14天以上）；也有人主张更精细的分期，即发病时间＜72小时为急性期，72小时~14天为亚急性期，＞14天为慢性期。

■ AD的诊断和影像学检查：AD的诊断需要收集病史、症状、体征等基本临床资料，最后确诊依靠影像学检查。内膜片和真假腔是AD影像学诊断的直接征象。应尽可能明确夹层的破口位置和累及范围。

■ **临床表现**：根据发病时间和受累部位范围的不同，可呈现不同的临床征象组合。

症状和体征：严重胸痛为本病最重要的临床表现，约见于85%的患者。绝大多数患者起病突然，疼痛持续而剧烈，急性发作者疼痛开始即为撕裂样、刀割样或搏动性剧痛，常伴有烦躁不安、焦虑恐惧甚至濒死窒息感甚至有大汗淋漓、面色苍白、四肢湿冷、恶心呕吐和晕厥等休克表现，镇痛药物往往难以缓解。少数患者因严重主动脉瓣关闭不全致充血性心力衰竭。如累及冠状动脉可导致ST段抬高型心肌梗死；累及弓上动脉可发生缺血性脑卒中；累及内脏动脉可导致相应供血器官的缺血坏死；累及脊髓供血可导致截瘫；累及四肢动脉可导致肢体急性缺血；无神经定位体征之晕厥者常系近端病变破入心包腔致心脏压塞。总之，因累及的器官不同，可呈现不同的临床征象组合。

■ AD的诊断和影像学检查：

X线检查：胸部平片诊断主动脉夹层的特异性不高，不能作为确诊手段，但可作为筛选手段。胸片示主动脉及上纵隔增宽。

超声检查：二维超声可以直观动态地观察到主动脉剥脱内膜漂浮运动和扩大的主动脉腔，也可观测是否有心包积液和胸腔积液。彩色多普勒血流显像可以观察真假腔内血流，有助于破裂口的观察。可探测真假腔内血流速度的分层，对主动脉瓣关闭不全的判定也十分可靠。M型和二维超声心动图诊断主动脉夹层的准确率约为75%，但超声对分支血管情况显示不满意。采用经食管超声检查，可大大提高超声心

动图对主动脉夹层的诊断准确率，对 AD 的诊断其敏感性及特异性均＞90%，对降主动脉的诊断价值优于其他任何诊断方法。目前认为，超声心动图优点在于能床边进行，操作简便、快捷、无创、可重复观察，无需造影剂，对评估 AD 是一项简便准确的诊断技术。

■ 多排 CT 血管造影（CTA）：无创、简便、安全、快捷、敏感性和特异性高，成为主动脉夹层首选的检查方法。其敏感性超过 95%，特异性达 87%~100%，并能确定破裂口的位置及累及范围。在主动脉弓分支血管病变检出的敏感性明显优于动脉造影，可给外科医师制定手术方案提供有效的信息，并可用于有效的随访。

■ MRI 检查：MRI 是一种无创性检查方法。无需注射造影剂就能够精确地显示主动脉夹层全貌，对主动脉夹层内膜瓣的显示及真假腔的识别较为可靠，对主动脉夹层的部位及范围以及主动脉分支是否受累，其分支是发自真腔还是假腔，均有较大的诊断价值。MRI 还可显示主动脉夹层对邻近器官的压迫，以及主动脉夹层破裂后形成的纵隔血肿、心包积血和腹膜后出血等并发症，能为治疗方案的选择，尤其是手术方案的选择提供有价值的信息。此外，MRI 能很好显示血栓的新旧程度，可用于监测主动脉夹层假腔内血栓的变化情况以及是否有新的血栓继续形成。其缺点是不能对装置有心脏起搏器或金属异物的患者进行检查或复查；不能显示血管壁或内膜片的钙化。磁共振血管造影（MRA）的采集时间缩短，明显减轻呼吸和心脏运动对图像质量的影响，可用于显示心血管内异常血流区，可检出主动脉瓣关闭不全和主动脉夹层的内膜破口，对内膜破口和分支受累的识别优于 CTA，被认为是诊断 AD 的主要检测手段。

■ 主动脉造影检查：过去认为主动脉造影包括 DSA 为 AD 诊断的最佳标准，对 AD 诊断的敏感性和特异性＞90%，但属有创方法。随着经食管超声、MRA、CTA 等无创检测技术的发展，已取代了主动脉造影的地位。主动脉造影可显示夹层的范围、破口和破口的部位，还可观测主动脉血液反流的严重程度和主动脉分支及冠状动脉是否累及。缺点为有创性，使用含碘造影剂，导管在主动脉内操作也可能导致夹层进展恶化。

（三）选择治疗方案的依据

根据《临床诊疗指南·心血管分册》（中华医学会编著，人民卫生出版社，2009 年）、《主动脉疾病诊治指南》（欧洲心脏病学会年会 ESC，2014 年）。

处理原则：本临床路径主要针对主动脉夹层的高血压危象内科治疗部分。一旦确诊本病，应当立即开始内科处理。根据影像学结果，对患者 Debakey Ⅰ型和Ⅱ型夹层患者，为防止夹层恶化和破裂，应当尽早外科手术治疗。对 Debakey Ⅲ型患者，如病情稳定，不伴有并发症，可选择内科综合治疗。

1. 控制疼痛：可选用吗啡、哌替啶和镇静剂等，镇痛有助于控制血压和心率。根据疼痛控制情况，可每 6~8 小时重复使用 1 次。缺点是有可能成瘾。疼痛剧烈的患者，可采用镇痛泵。

2. 尽快控制血压和心率至可耐受的低限，二者同步进行：β_1 受体阻断剂和血管扩张剂联合应用。首先选用静脉给药路径：硝普钠（或乌拉地尔）加美托洛尔（或艾司洛尔）等，快速（10 分钟内）将血压降至 120/90mmHg 以下，心率至 70 次/分钟以下；若病情允许，患者能耐受，逐渐调整剂量，将血压和心率降至 100/70mmHg 和 50 次/分钟左右。稳定后，可逐步改用口服降压药物，如在 β 受体阻断剂和/或非二氢吡啶类钙离子通道阻滞剂的基础上，加用二氢吡啶类钙离子通道阻滞剂、ARB、ACEI、利尿剂等。

> **释义**
>
> ■ 主动脉夹层的治疗原则：目前多数学者主张 AD 患者均应以内科治疗开始，再经影像学检查评估确定 AD 的类型，以便进一步确定治疗方案。需及时会诊评估手术指征，对有手术指征患者及时外科手术成或介入治疗。国外大量比较研究显示内科治疗可明显降低早期病死率。DeBakey Ⅰ 型、Ⅱ 型主动脉夹层的治疗原则是一旦确诊，须尽早手术，急性者须行急诊手术。虽然急、慢性 DeBakey Ⅲ 型主动脉夹层的内、外科远期效果相似，但目前多数学者主张以下情况需要外科或腔内治疗：①降主动脉夹层有破裂迹象，纵隔血肿或大量胸腔积液或积血；②重要脏器供血障碍；③药物不能控制的疼痛和严重高血压；④真、假腔直径＞5.0mm。
>
> ■ 内科治疗：急性期患者应安置于重症监护病房，在对意识、血压、尿量、心率、心律及中心静脉压等血流动力学的严密监测下进行。以控制疼痛、降低血压、减轻血流搏动波对主动脉壁的冲击，降低左心室收缩率、预防 AD 破裂及其他并发症为原则。合并高血压的患者可应用硝普钠、β 受体阻断剂，也可选用钙离子阻断剂，以减低心肌收缩力、减慢左心室收缩速度和降低外周动脉压。合并有休克者应抗休克治疗，如静脉输全血、血浆或液体。血压明显低于正常时可用升压药如多巴胺等，应从小剂量开始，以防血压升高过快。内科治疗的目标应使收缩压控制在 100~110mmHg，心率每分钟 50~70 次，以便有效地稳定或终止主动脉夹层继续进展，使症状缓解、疼痛消失。

（四）标准住院日 5~7 天

> **释义**
>
> ■ 内科住院时间一般 5~7 天，如果发生合并症或转外科治疗，可能需要延长住院时间。

（五）进入路径标准

1. 第一诊断必须符合 ICD-10：I71.0 主动脉夹层疾病编码。
2. 如患有其他疾病，但在住院期间不需特殊处理（检查和治疗），也不影响第一诊断时，可以进入路径。

> **释义**
>
> ■ 必须符合以上 2 条方可进入本路径。
> ■ 同时具有其他疾病影响第一诊断的临床路径流程实施时均不适合进入本路径。

（六）住院期间检查项目

1. 必需的检查项目

（1）血常规、尿常规、大便常规+隐血。

（2）肝功能、肾功能、电解质、血脂、血糖、血型、凝血功能、D-二聚体、心肌损伤标志物、血气分析、C反应蛋白。

（3）心电图、床旁X线胸片、超声心动图，主动脉CTA或MRA。

（4）四肢血压（ABI）。

2. 根据患者情况可选择：感染性疾病筛查（如乙型肝炎、丙型肝炎、艾滋病、梅毒等）、红细胞沉降率等。

> **释义**
>
> ■ 部分检查可以在急诊或床旁完成。
> ■ 根据病情部分检查可以选择或复查。

（七）药物选择

1. 急性期早期用药

（1）控制疼痛：对持续剧烈的疼痛，可选用吗啡、哌替啶和镇静剂等，镇痛有助于控制血压和心率。根据疼痛控制情况，可每6~8小时重复使用1次。缺点是有可能成瘾。疼痛剧烈的患者，可采用镇痛泵。

（2）尽快控制血压和心率至可耐受的低限，二者同步进行：$β_1$受体阻断剂和血管扩张剂联合应用。首先选用静脉给药路径，如选用硝普钠加美托洛尔和/或乌拉地尔或艾司洛尔等，快速（10分钟内）将血压降至140/90mmHg以下，心率至70次/分钟以下，若病情允许，患者能耐受，逐渐调整剂量，将血压和心率降至100/70mmHg和50次/分钟左右。

2. 急性期症状缓解后用药：症状缓解后，可逐步改用口服降压药物，如在β受体阻断剂和/或非二氢吡啶类钙离子通道阻滞剂的基础上，加用二氢吡啶类钙离子通道阻滞剂、ARB、ACEI、利尿剂等，继续将血压和心率控制在理想水平。

（八）出院标准

1. 疼痛明显缓解或消失，口服降压药物血压降至100~120/60~80mmHg，心率控制在50~70次/分钟。

2. 红细胞沉降率、C反应蛋白明显下降或恢复正常。

3. 没有急诊或近期进行外科手术或腔内介入治疗的指征。

> **释义**
>
> ■ 病情稳定，会诊后没有急诊或近期进行外科手术或腔内介入治疗的指征，可以出院。

（九）变异及原因分析

1. 病情不稳定，夹层进展。

2. 合并严重并发症。

3. 需要外科手术或介入治疗。

释义

　　■微小变异：因为医院个别检验项目难以及时，不能按照要求完成检查；因为节假日不能按照要求完成检查；患者不愿配合完成相应检查，短期不愿按照要求出院随诊。

　　■重大变异：因基础疾病需要进一步诊断和治疗；因各种原因需要其他治疗措施；医院与患者或家属发生医疗纠纷，患者要求离院或转院；不愿按照要求出院随诊而导致入院时间明显延长等。

五、主动脉夹层（内科治疗）临床路径给药方案

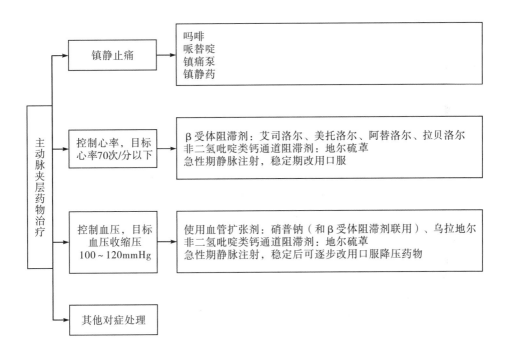

【用药选择】

1. 详见"（七）药物选择"。

2. 镇痛按常规处理，对顽固严重的疼痛有镇痛药依赖倾向的患者要请疼痛科会诊。

3. 合并高血压的患者按高血压急诊处理。在患者可以耐受的情况下，降压的目标应该低至收缩压 100~110mmHg，一般需要联合使用足量β受体阻断剂使心率控制在 50~70 次/分钟。AD 急症常用静脉注射用降压药见下表。

4. 合并休克的患者按休克急诊处理，并尽快会诊是否需要急诊外科或腔内治疗。

降压药	剂量	起效	持续	不良反应
硝普钠	0.25~10g/(kg·min),iv	立即	1~2分	恶心、呕吐、肌颤、出汗
艾司洛尔	250~500g/kg,iv 此后 50~300ug/(kg·min),iv	1~2分	10~20分	低血压、恶心
乌拉地尔	10~50mg,iv 6~24mg/h	5分	2~8小时	头晕、恶心、疲倦
地尔硫䓬	10mg,iv 5~15g/(kg·min),iv	5分	30分	低血压、心动过缓
拉贝洛尔	20~100mg,iv 0.5~2.0mg/min,iv,24小时 不超过300mg	5~10分	3~6小时	恶心、呕吐、头麻、支气管痉挛、传导阻滞、直立性低血压

【药学提示】

1. 镇静镇痛药物有成瘾的顾虑，尤其是短时间内反复使用的患者；吗啡有催吐的不良反应，警惕加重夹层的撕裂。

2. 静脉注射硝普钠能够反射性引起心动过速，一般与β受体阻断剂联用。

【注意事项】

1. 对于合并肾功能不全的患者硝普钠持续使用一般不超过48~72小时。

2. 合并心动过缓、严重房室传导阻滞或者哮喘的患者慎用β受体阻断剂。

六、主动脉夹层（内科治疗）患者护理规范

1. 卧床休息，避免用力。

2. 及时通便，避免便秘。

3. 严密监测血压、心率、液体出入量。

4. 严密观察脏器是否有缺血征象。

5. 心理疏导，减轻患者焦躁。

七、主动脉夹层（内科治疗）患者营养治疗规范

营养素平衡，清淡易消化，通便。

八、主动脉夹层（内科治疗）患者健康宣教

1. 规律服药，严格控制血压、心率。

2. 避免情绪激动、避免过度用力、劳累。

3. 保持大便通畅。

4. 按医嘱定期影像学复查，观察夹层变化。

九、推荐表单

（一）医师表单

主动脉夹层临床路径医师表单

适用对象：第一诊断为主动脉夹层（ICD-10：I71.001）

| 患者姓名： | 性别： | 年龄： | 门诊号： | 住院号： |

| 住院日期： 年 月 日 | 出院日期： 年 月 日 | 标准住院日：7~10 天 |

| 发病时间： 年 月 日 时 分 | 到达急诊时间： 年 月 日 时 分 |

时间	到达急诊科（30 分钟内）	到达急诊科（30~120 分钟）
主要诊疗工作	□ 完成病史采集与体格检查 □ 描记 12 导联心电图、床旁 X 线胸片、心脏及主动脉超声、测量四肢血压 □ 生命体征监测 □ 对主动脉夹层做出初步诊断和病情判断 □ 开始镇痛，控制血压和心率治疗 □ 向患者家属交代病情	□ 持续血压、心率监测 □ 镇痛，控制血压和心率至理想范围 □ 行主动脉 CTA 或 MRA 检查 □ 进一步抢救治疗 □ 血管外科会诊有无急诊手术指征 □ 尽快收住监护病房治疗
重点医嘱	**长期医嘱：** □ 持续心电、血压监测 □ 血氧饱和度监测 **临时医嘱：** □ 描记 12 导联心电图 □ 测量四肢血压、床旁 X 线胸片、心脏及主动脉超声 □ 血气、血常规、尿常规、电解质、肝肾功能、红细胞沉降率、C 反应蛋白、血型、血糖 □ 心肌损伤标志物	**长期医嘱：** □ 主动脉夹层常规护理 □ 特级护理 □ 重症监护（持续心电、血压和血氧饱和度监测等） □ 吸氧 □ 绝对卧床 □ 记 24 小时出入量 **临时医嘱：** □ 静脉使用降压/控制心率药物，酌情给予口服药物 □ 镇痛，镇静药物 □ 主动脉 CTA 或者 MRA □ 其他对症处理
病情变异记录	□ 无　□ 有，原因： 1. 2.	□ 无　□ 有，原因： 1. 2.
医师签名		

时间	住院第 1~3 天	住院第 4~6 天	住院第 7~10 天
主要诊疗工作	□ 上级医师查房 □ 完成病历书写 □ 完成上级医师查房记录 □ 进一步完善检查，并复查有关异常的生化指标 □ 对各系统功能作出评价 □ 根据病情调整诊疗方案	□ 上级医师查房 □ 完成上级医师查房记录 □ 根据病情调整诊疗方案 □ 病情稳定者可转普通病房 □ 血管外科会诊有无择期手术指证	□ 上级医师查房 □ 完成三级医师查房记录 □ 根据病情调整诊疗方案 □ 主动脉夹层常规治疗 □ 通知患者和家属 □ 通知出院处 □ 向患者交代出院后注意事项，预约复诊日期 □ 完成出院病历书写 □ 将出院记录副本交给患者 □ 如果患者不能出院，在病程记录中说明原因和继续治疗的方案
重点医嘱	**长期医嘱：** □ 主动脉夹层常规护理 □ 特级护理 □ 重症监护（持续心电、血压和血氧饱和度监测等） □ 绝对卧床 □ 记录 24 小时出入量 **临时医嘱：** □ 静脉药物降压和控制心室率 □ 酌情加用口服药物，根据血压、心率调整药物的剂量和种类 □ 复查红细胞沉降率、C 反应蛋白、血常规、肝功能、肾功能、电解质 □ 镇痛和镇静 □ 其他对症治疗	**长期医嘱：** □ 主动脉夹层常规护理 □ 特级护理 □ 重症监护（持续心电、血压监测等） □ 绝对卧床 **临时医嘱：** □ 逐步撤除镇痛，镇静治疗 □ 逐步撤除静脉降压和控制心室率药物 □ 逐步加用口服降压和控制心室率药物 □ 复查红细胞沉降率、C 反应蛋白、血常规、肝肾功能、电解质 □ 其他对症治疗	**长期医嘱：** □ 主动脉夹层常规护理 □ 一级/二级护理 □ 床上或床边活动 □ 血压、心率测量，每日 2 次 **临时医嘱：** □ 复查心电图、床旁胸片、心脏及主动脉超声（酌情） □ 复查红细胞沉降率、C 反应蛋白、血常规、肝功能、肾功能、电解质 □ 根据临床情况调整用药 **出院医嘱：** □ 注意事项 □ 出院带药 □ 门诊随诊，3 个月后复查主动脉 CTA 或 MRA
病情变异记录	□ 无　□ 有，原因： 1. 2.	□ 无　□ 有，原因： 1. 2.	□ 无　□ 有，原因： 1. 2.
医师签名			

（二）护士表单

主动脉夹层临床路径护士表单

适用对象：第一诊断为主动脉夹层（ICD-10：I71.001）

| 患者姓名： | 性别： | 年龄： | 门诊号： | 住院号： |

| 住院日期： 　年　月　日 | 出院日期： 　年　月　日 | 标准住院日：7~10 天 |

| 发病时间： 　年　月　日　时　分 | 到达急诊时间： 　年　月　日　时　分 |

时间	到达急诊科（30 分钟内）	到达急诊科（30~120 分钟）
健康宣教	□ 协助患者或家属完成急诊挂号、交费 □ 入院宣教 □ 静脉取血	□ 入院宣教
护理处置	□ 安置患者 □ 通知医师 □ 生命体征的监测测量 □ 保持排便通畅 □ 建立静脉通路	□ 协助患者完成临床检查 □ 遵医嘱完成治疗 □ 完成护理记录 □ 给予心理支持 □ 联系入院
基础护理	□ 心率、心律，血压，血氧饱和度，呼吸 □ 准确记录出入量 □ 协助患者完成检查 □ 协助患者做好生活护理	□ 心率、心律，血压，血氧饱和度，呼吸 □ 准确记录出入量 □ 协助患者完成检查 □ 保持水、电解质平衡 □ 协助患者做好生活护理
专科护理	□ 主动脉夹层常规护理 □ 绝对卧床 □ 相关并发症的观察	□ 主动脉夹层常规护理 □ 绝对卧床 □ 相关并发症的观察 □ 使用药物的浓度剂量 □ 各种置管情况 □ 观察胸痛情况
重点医嘱	□ 详见医嘱执行单	□ 详见医嘱执行单
病情变异记录	□ 无　□ 有，原因： 1. 2.	□ 无　□ 有，原因： 1. 2.
护士签名		

时间	住院第 1~3 天	住院第 4~6 天	住院第 7~10 天
健康宣教	□ 入院宣教 □ 介绍主管医师、护士 □ 静脉取血	□ 服药宣教 □ 疾病宣教 □ 饮食、饮水活动的宣教 □ 完成上级医师查房 □ 床上活动指导	□ 通知患者和家属 □ 通知出院处 □ 向患者交代出院后注意事项，预约复诊日期 □ 将出院记录副本交给患者 □ 如果患者不能出院，在病程记录中说明原因和继续治疗的方案 □ 床边活动指导
护理处置	□ 安置患者，佩戴腕带 □ 通知医师 □ 生命体征的监测测量 □ 保持排便通畅 □ 维持静脉通畅 □ 静脉和口服给药 □ 生活护理 □ 给予心理支持	□ 协助患者完成临床检查 □ 遵医嘱完成治疗 □ 完成护理记录 □ 观察生命体征 □ 维持静脉通畅 □ 静脉和口服给药 □ 保持排便通畅 □ 生活护理 □ 给予心理支持	□ 观察生命体征 □ 遵医嘱完成治疗 □ 维持静脉通畅 □ 静脉和口服给药 □ 保持排便通畅 □ 生活护理 □ 给予心理支持 □ 完成护理记录 □ 配合患者做好出院准备
基础护理	□ 监测心率、心律，血压，血氧饱和度，呼吸 □ 特级护理 □ 准确记录出入量 □ 协助患者完成各项检查 □ 保持水电解质平衡	□ 生命体征的观察 □ 特级护理 □ 患者安全及心理护理 □ 观察 24 小时出入量 □ 保持水电解质平衡	□ 生命体征的观察 □ 一级/二级护理 □ 观察 24 小时出入量 □ 患者安全及心理护理 □ 保持水、电解质平衡
专科护理	□ 绝对卧床 □ 主动脉夹层常规护理 □ 相关并发症的观察 □ 使用药物的浓度剂量 □ 各种置管情况 □ 观察胸痛情况	□ 绝对卧床 □ 主动脉夹层常规护理 □ 相关并发症的观察 □ 使用药物的浓度剂量 □ 各种置管情况 □ 观察胸痛情况	□ 床上或床边活动 □ 主动脉夹层常规护理 □ 相关并发症的观察 □ 观察胸痛情况
重点医嘱	□ 详见医嘱执行单	□ 详见医嘱执行单	□ 详见医嘱执行单
病情变异记录	□ 无 □ 有，原因： 1. 2.	□ 无 □ 有，原因： 1. 2.	□ 无 □ 有，原因： 1. 2.
护士签名			

（三）患者表单

主动脉夹层临床路径患者表单

适用对象：第一诊断为主动脉夹层（ICD-10：I71.001）

患者姓名：	性别：　　年龄：　　门诊号：	住院号：
住院日期：　　年　月　日	出院日期：　　年　月　日	标准住院日：7~10 天
发病时间：　　年　月　日　时　分	到达急诊时间：　　年　月　日　时　分	

时间	到达急诊科（30 分钟内）	到达急诊科（30~120 分钟）
监测	□ 测量生命体征、血氧饱和度、体重	□ 测量生命体征、血氧饱和度
医患配合	□ 安排接诊 □ 护理评估 □ 医师询问现病史、既往史、用药情况，收集资料并进行体格、检查 □ 配合完善相关化验、检查	□ 协助患者完成临床检查 □ 做好疾病的宣教
护患配合	□ 监护：心电、血压和血氧饱和度等 □ 建立静脉通路 □ 配合重症监护和救治 □ 开始镇痛，控制血压和心率治疗 □ 特级护理	□ 监护：心电、血压和血氧饱和度等 □ 继续镇痛，控制血压和心率治疗至理想范围 □ 配合进一步抢救治疗 □ 特级护理
饮食	□ 禁食或流质饮食	□ 禁食或流质饮食
活动	□ 绝对卧床	□ 绝对卧床

时间	住院第 1~3 天	住院第 4~6 天	住院第 7~10 天
监测	□ 测量生命体征、血氧饱和度	□ 测量生命体征、血氧饱和度	□ 测量生命体征、血氧饱和度
医患配合	□ 护士行入院护理评估 □ 介绍主管医师、护士 □ 医师询问现病史、既往史、用药情况，收集资料并进行体格、检查 □ 配合完善术前相关化验、检查 □ 入院宣教（常规、安全）	□ 床上活动指导 □ 疾病宣教	□ 床上或床边活动指导 □ 安排出院和随访，3 个月后复查主动脉 CTA 或 MRA
护患配合	□ 主动脉夹层常规护理 □ 特级护理 □ 重症监护（持续心电、血压和血氧饱和度监测等） □ 继续降压和控制心室率 □ 继续镇痛和镇静	□ 主动脉夹层常规护理 □ 特级护理 □ 重症监护（持续心电、血压监测等） □ 逐步撤除镇痛，镇静治疗 □ 逐步撤除静脉降压和控制心室率药物 □ 逐步加用口服降压和控制心室率药物	□ 主动脉夹层常规护理 □ 一级/二级护理 □ 血压、心率测量，每日 2 次 □ 复查心电图、床旁胸片、心脏及主动脉超声（酌情）
饮食	□ 流质饮食	□ 流质饮食	□ 半流质饮食或易消化饮食
活动	□ 绝对卧床	□ 绝对卧床	□ 床上或床边活动

附：原表单（2019 年版）

主动脉夹层临床路径表单

适用对象：第一诊断为主动脉夹层（ICD-10：I71.0）

患者姓名：	性别：	年龄：	门诊号：	住院号：

住院日期： 年 月 日	出院日期： 年 月 日	标准住院日：7~10 天

发病时间： 年 月 日 分	到达急诊时间： 年 月 日 分

时间	到达急诊科（30 分钟内）	到达急诊科（30~120 分钟）
主要诊疗工作	□ 完成病史采集与体格检查 □ 描记 12 导联心电图、床旁 X 线胸片、心脏及主动脉超声、测量四肢血压 □ 生命体征监测 □ 对主动脉夹层作出初步诊断和病情判断 □ 开始镇痛，控制血压和心率治疗 □ 向患者家属交代病情	□ 持续血压、心率监测 □ 镇痛，控制血压和心率至理想范围 □ 行主动脉 CTA 或 MRA 检查 □ 进一步抢救治疗 □ 大血管外科或心血管介入科会诊 □ 尽快收住监护病房治疗
重点医嘱	**长期医嘱：** □ 持续心电、血压监测 □ 血氧饱和度监测 **临时医嘱：** □ 描记 12 导联心电图 □ 测量四肢血压、床旁 X 线胸片、心脏及主动脉超声、主动脉 CTA 或主动脉 MRA □ 血气分析、血常规、尿常规、电解质、肝肾功能、红细胞沉降率、C 反应蛋白、血型、血糖、凝血功能 □ 心肌损伤标志物 □ D-二聚体	**长期医嘱：** □ 主动脉夹层常规护理 □ 特级护理 □ 重症监护（持续心电、血压和血氧饱和度监测等） □ 吸氧 □ 绝对卧床 □ 记 24 小时出入量 **临时医嘱：** □ 静脉使用降压/控制心率药物，酌情给予口服药物 □ 镇痛、镇静药物 □ 主动脉 CTA 或者 MRA □ 其他对症处理
主要护理工作	□ 协助患者或家属完成急诊挂号、交费 □ 入院宣教 □ 静脉取血	□ 主动脉夹层护理常规 □ 特级护理
病情变异记录	□ 无 □ 有，原因： 1. 2.	□ 无 □ 有，原因： 1. 2.
护士签名		
医师签名		

时间	住院第 1~3 天	住院第 4~6 天	住院第 7~10 天
主要诊疗工作	□ 上级医师查房 □ 完成病历书写 □ 完成上级医师查房记录 □ 进一步完善检查，并复查有关异常的生化指标 □ 对各系统功能作出评价 □ 根据病情调整诊疗方案	□ 上级医师查房 □ 完成上级医师查房记录 □ 根据病情调整诊疗方案 □ 病情稳定者可转普通病房 □ 血管外科会诊有无择期手术指征	□ 上级医师查房 □ 完成三级医师查房记录 □ 根据病情调整诊疗方案 □ 主动脉夹层常规治疗 □ 向患者交代出院后注意事项，预约复诊日期 □ 完成出院病历书写 □ 将出院记录副本交给患者 □ 如果患者不能出院，在病程记录中说明原因和继续治疗的方案
重点医嘱	长期医嘱： □ 主动脉夹层常规护理 □ 特级护理 □ 重症监护（持续心电、血压和血氧饱和度监测等） □ 绝对卧床 □ 记录 24 小时出入量 临时医嘱： □ 静脉药物降压和控制心室率 □ 酌情加用口服药物，根据血压、心率调整药物的剂量和种类 □ 复查心电图、红细胞沉降率、C 反应蛋白、血常规、尿常规、肝功能、肾功能、电解质、D-二聚体 □ 镇痛和镇静 □ 其他对症治疗	长期医嘱： □ 主动脉夹层常规护理 □ 特级护理 □ 重症监护（持续心电、血压监测等） □ 绝对卧床 临时医嘱： □ 逐步撤除镇痛、镇静治疗 □ 逐步撤除静脉降压和控制心室率药物 □ 逐步加用口服降压和控制心室率药物 □ 复查红细胞沉降率、C 反应蛋白、血常规、尿常规、肝功能、肾功能、电解质 □ 其他对症治疗	长期医嘱： □ 主动脉夹层常规护理 □ 一级/二级护理 □ 床上或床边活动 □ 血压、心率测量，每天 2 次 临时医嘱： □ 复查心电图、床旁 X 线胸片、心脏及主动脉超声（酌情） □ 复查红细胞沉降率、C 反应蛋白、血常规、肝功能、肾功能、电解质 □ 根据临床情况调整用药 出院医嘱： □ 注意事项 □ 出院带药 □ 门诊随诊，3 个月后复查主动脉 CTA 或 MRA
主要护理工作	□ 主动脉夹层常规护理 □ 特级护理 □ 静脉取血	□ 主动脉夹层常规护理 □ 特级护理	□ 主动脉夹层常规护理 □ 一级/二级护理 □ 出院宣教 □ 协助办理出院手续
病情变异记录	□ 无 □ 有，原因： 1. 2.	□ 无 □ 有，原因： 1. 2.	□ 无 □ 有，原因： 1. 2.
护士签名			
医师签名			

第二十八章

特发性肺动脉高压［原发性肺动脉高压］临床路径释义

【医疗质量控制指标】

指标一、肺动脉高压靶向药物规范服用率。

指标二、靶向药物严重不良反应发生率。

指标三、肺动脉高压患者基线风险评估完成率。

指标四、肺动脉高压患者定期随访及评估完成率。

指标五、肺动脉高压患者宣教执行率。

指标六、肺动脉高压患者治疗后达到或维持在低风险状态的比率。

指标七、肺动脉高压患者在院心血管事件发生率。

一、特发性肺动脉高压［原发性肺动脉高压］编码

1. 原编码

疾病名称及编码：原发性肺动脉高血压（ICD-10：I27.0）

2. 修改编码

疾病名称及编码：特发性肺动脉高压［原发性肺动脉高血压］（ICD-10：I27.001）

二、临床路径检索方法

I27.001

三、国家医疗保障疾病诊断相关分组（CHS-DRG）

MDCF 循环系统疾病及功能障碍

FW1 动脉疾患

四、特发性肺动脉高压［原发性肺动脉高压］临床路径标准住院流程

（一）适用对象

第一诊断为肺动脉高血压（ICD-10：I27.0）。

> 释义
>
> ■ 适用对象还包括原发性轻度肺动脉高压（I27.000x008）、原发性中度肺动脉高压（I27.000x009）及原发性重度肺动脉高压（I27.000x010）。
>
> ■ 肺动脉高压指肺小动脉本身病变导致的肺动脉压力和肺血管阻力升高，而左心房与肺静脉压力正常，属于国际肺高血压分类中的第一大类。肺动脉高压的血流动力学诊断标准为右心导管测量的肺动脉平均压（mean pulmonary artery wedge pressure, mPAP）≥25mmHg，肺小动脉楔压（pulmonary artery wedge pressure, PAWP）≤15mmHg 及肺血管阻力>3Wood 单位。
>
> 需注意：在国际及国内指南及最新文献中，"原发性肺动脉高压"已被"特发性肺动脉高压"所取代。

■ 特发性肺动脉高压指没有发现任何原因，包括已知的遗传、药物、毒物、感染和结缔组织病、先天性心脏病、门脉高压等其他疾病所导致的肺动脉高压，血流动力学符合上述肺动脉高压诊断标准。

（二）诊断依据

根据 2009 年美国心脏病学学会基金会/美国心脏协会肺动脉高压专家共识及 2009 年欧洲肺动脉高压诊断和治疗指南。

1. 临床表现：呼吸困难、乏力、胸痛、晕厥、水肿等。

2. 辅助检查：心电图示电轴右偏、右心室肥厚；X 线胸片呈肺动脉段突出、右下肺动脉增宽；超声心动图提示右心房室扩大、肺动脉压力增高；右心导管检查证实肺动脉平均压力 ≥ 25mmHg。

释义

■ 特发性肺动脉高压患者症状缺乏特异性，不能通过临床症状明确诊断。在排除左心疾病、呼吸系统疾病、肺栓塞等常见疾病后应考虑肺动脉高压可能。由于肺动脉高压诊断和治疗复杂，涉及多个学科，建议患者就诊于肺血管病专科。目前国内部分省市已建立起地区性肺血管病专科诊疗中心，由接受过系统培训的专科医师对肺动脉高压患者进行诊断和治疗。对暂无肺血管疾病诊治中心的地区，建议医师接诊肺动脉高压患者后尽量将其推荐给熟悉肺动脉高压诊断治疗的医师或其他省份的肺血管疾病诊治中心。

■ 肺动脉高压是一个血流动力学概念，其诊断标准必须符合：在海平面状态下、静息时、右心导管测量肺动脉平均压（mPAP）≥ 25mmHg，同时肺小动脉楔压（PAWP）≤ 15mmHg，肺血管阻力（PVR）> 3 Wood 单位。

■ 晕厥往往提示疾病进展到较为严重阶段，应重视高危人群的定期筛查，提高早期诊断率。

■ 超声心动图是筛查肺动脉高压最重要的无创检查手段，在不合并肺动脉瓣狭窄、肺动脉闭锁及右室流出道梗阻时，超声心动图检查提示三尖瓣峰反流速度 2.9~3.3m/s，有其他肺高血压征象，或三尖瓣峰反流速度 ≥ 3.4m/s，无论有无其他肺高血压征象，均提示肺高血压高度可能，建议进一步完善右心导管检查。如超声心动图检查提示三尖瓣峰反流速度 ≤ 2.8m/s，但合并其他肺高血压征象，或三尖瓣峰反流速度 2.9~3.3m/s，无其他肺高血压征象，则考虑肺高血压中度可能，建议进一步检查包括右心导管检查。超声心动图也是评价肺动脉高压患者右心结构、功能的重要方法，有助于协助评估患者风险及预后。此外超声心动图还有助于发现先天性心脏病、心脏瓣膜异常和其他心脏结构及功能异常情况，在肺高血压的病因诊断中有重要价值。需强调的是，超声心动图只能提示诊断，不能直接确诊肺动脉高压。

■ 右心导管检查是确定患者肺循环血流动力学指标的金标准。符合肺动脉高压的血流动力学定义是诊断特发性肺动脉高压的前提之一。因此，如果未行右心导管检查，则不能诊断特发性肺动脉高压。

■ 特发性肺动脉高血压一经诊断，应行基线风险评估（详见表28-1）。酌情完善下述有助于评估肺动脉高压患者风险及预后的指标包括但不限于：①WHO 肺动脉高压功能分级；②Borg 呼吸困难指数；③6 分钟步行距离；④生物标志物：NT-proBNP 或 BNP；⑤超声心动图：右心房室/左心房室大小、三尖瓣瓣环收缩期位移（TAPSE）、Tei 指数和心包积液等；⑥心脏 MRI：右心室射血分数（RVEF）；⑦右心导管：右心房压力、PAWP、mPAP、肺血管阻力、心排出量及混合静脉血氧饱和度。病情严重需要入住 ICU 的患者不适合进入本路径。

表 28-1　成人肺动脉高压风险分层

指标	低风险＜5%	中等风险 5%～10%	高风险＞10%
WHO 功能分级（WHO FC）	I 级、II 级	III 级	IV 级
6 分钟步行距离（6MWD）	＞440m	165～440m	＜165m
N 末端 B 型利钠肽原（NT-proBNP）	＜300ng/L	300～1400ng/L	＞1400ng/L
右心房压（RAP）	＜8mmHg	8～14mmHg	＞14mmHg
心指数（CI）	≥2.5L/（min·m²）	2.1～2.4L/（min·m²）	≤2.0L/（min·m²）
混合静脉血氧饱和度（SvO$_2$）	＞65%	60%～65%	＜60%

如患者的不同指标分别符合不同风险分组，一般建议：

至少三个低风险标准且无高风险者可归为低风险组。

至少两个高风险因素，且其中包括 CI 或 SvO$_2$ 者可归为高风险组。

介于低风险和高风险之间者为中等风险组。

（三）治疗方案的选择

根据 2009 年美国心脏病学学会基金会/美国心脏协会肺动脉高压专家共识及 2009 年欧洲肺动脉高压诊断和治疗指南。

1. 右心衰竭的处理

（1）一般处理：吸氧，监测心电图、血压和指端氧饱和度。

（2）利尿剂和洋地黄制剂的应用。

（3）血管活性药物应用：适于血流动力学不稳定时。

2. 抗凝治疗：适于部分动脉型肺动脉高压和慢性肺血栓栓塞性肺动脉高压。

3. 肺动脉高压靶向药物治疗：适于动脉型肺动脉高压、慢性肺血栓栓塞性肺动脉高压、未知的和/或多因素所致的肺动脉高压。

（1）钙离子通道阻滞剂。

（2）前列环素及其类似物。

（3）内皮素受体拮抗剂。

（4）磷酸二酯酶抑制剂。

释义

- **一般性治疗** : ①避孕；②康复和运动训练；③预防感染。
- **支持治疗**：①抗凝治疗，适于部分肺动脉高压和慢性肺血栓栓塞性肺高血压；②一般处理，如吸氧，监测心电图、血压和指端氧饱和度；③利尿剂、吸氧、洋地黄制剂及其他心血管药物的应用；④血管活性药物应用 适于血流动力学不稳定时。
- 对所有女性特发性肺动脉高血压患者需严格避孕。静息状态下动脉氧饱和度低于90%的患者推荐进行吸氧治疗。右室容量负荷过重患者应行利尿治疗。而心输出量明显下降患者推荐使用地高辛治疗。
- 特发性肺动脉高血压可能合并小肺动脉原位血栓形成，适当的抗凝治疗有助于改善患者预后。
- 钙离子通道阻滞剂使用时应注意仅用于长期钙离子通道阻滞剂敏感者。
- 对急性肺血管扩张试验阳性的患者应选择钙离子通道阻滞剂（CCBs）。对于心率偏快患者首选地尔硫䓬，心率偏慢患者则首选硝苯地平或氨氯地平。治疗此类患者所需靶剂量往往较大：硝苯地平 120～240mg/d，地尔硫䓬 240～720mg/d，氨氯地平 20mg/d。治疗期间需严密随访患者临床症状、血压、心律、心率、心电图及心脏大小变化，并定期随访。至少每3个月1次超声心动图检查。建议服药1年后复查右心导管，如患者 WHO 心功能稳定在Ⅰ级、Ⅱ级，右心结构和功能基本正常，右心导管测定肺动脉压力正常或接近正常（mPAP≤30mmHg），可判断患者对钙离子通道阻滞剂治疗持续敏感，可考虑在严密监测下长期应用 CCBs 治疗。如不满足上述标准，需考虑逐渐转换为 PAH 靶向药物治疗。
- 对于急性肺血管扩张试验阴性的患者可应根据病情选择肺动脉高压靶向治疗方案：如前列环素类似物、内皮素受体阻断剂、磷酸二酯酶抑制剂或鸟苷酸环化酶激动剂。药物选择主要根据患者病情，患者经济状况及不良反应综合考虑。对患者进行基线危险分层，根据危险分层制定治疗和随访策略，对基线中、高风险患者建议尽早启用两种或两种以上靶向药物联合治疗。治疗过程中需肺血管专科医师密切随访，根据病情变化调整治疗方案。
- 值得注意的是，并非任意两种药物均可进行联合使用；同一类型药物间不应联合使用；PDE-5i 与 sGC 不应联合使用，因两种药物作用通路均为一氧化氮（NO）途径，联合应用可能会引起严重低血压；西地那非联合波生坦会使西地那非的曲线下面积（AUC）降低63%，波生坦的 AUC 增加50%，两者合用时需慎重。
- 对于存在严重右心衰竭患者，除常规容量管理，肺动脉高压靶向药物治疗降低右心后负荷外，可应用药物增加心肌收缩力。临床中对于肺动脉高压导致的右心衰竭患者，首选静脉泵入多巴酚丁胺，二线治疗方案包括静脉泵入米力农或左西孟旦。
- 对于充分药物治疗效果不佳的患者，可考虑行房间隔造口术，通过增加心排出量来改善患者血氧饱和度和临床症状。此项技术需在有经验的中心进行。对于已存在严重右心衰竭患者（右心房压力超过20mmHg）不宜进行此项手术。
- 对于充分药物治疗仍病情严重，心功能维持在Ⅲ～Ⅳ级患者，应在肺移植中心进行登记和评估，必要时进行肺移植治疗。

（四）标准住院日 7~14 天

> **释义**
>
> ■ 本路径以明确诊断、改善症状、提高生活质量为主要目的，10 天内能够明确特发性肺动脉高血压的诊断，改善症状并制定出有针对性治疗方案，达到临床医师制定的病情稳定目标。但特发性肺动脉高血压目前是一种无法治愈的进展性心血管疾病，需终生治疗，因此建议出院后在门诊继续规律随访治疗。
>
> ■ 如果患者条件允许，住院时间可以低于上述住院天数。

（五）进入路径标准

1. 第一诊断必须符合 ICD-10：I27.0 肺动脉高血压疾病编码。
2. 当患者同时具有其他疾病诊断，但在治疗期间不需要特殊处理也不影响第一诊断的临床路径流程实施时，可以进入路径。

> **释义**
>
> ■ ICD-10 中特发性肺动脉高血压［原发性肺动脉高压］的编码为：ICD-10：I27.001。
>
> ■ 患者同时具有其他疾病影响第一诊断的临床路径流程实施时均不适合进入本路径。
>
> ■ 重症特发性肺动脉高血压或需要入住 ICU 的患者不适合进入本路径。

（六）住院期间检查项目

1. 必需检查项目
（1）血常规。
（2）肝功能、肾功能、电解质。
（3）凝血功能、D-二聚体。
（4）血气分析。
（5）心电图、X 线胸片及超声心动图。
（6）6 分钟步行距离（病情许可时）。
2. 根据患者情况可选择的检查项目
（1）红细胞沉降率。
（2）甲状腺功能。
（3）乙型肝炎、丙型肝炎、艾滋病检查。
（4）心力衰竭的生化标志物（如 BNP 或 NT-Pro BNP）。
（5）风湿免疫学指标。
（6）呼吸功能。
（7）睡眠呼吸监测。
（8）肺血管 CT。
（9）肺灌注/通气显像。
（10）心脏磁共振。

（11）右心导管检查、急性肺血管扩张试验、肺动脉造影。

（12）下肢静脉超声检查。

（13）腹部超声检查。

（14）左心导管、冠状动脉造影。

> **释义**
>
> ■ 部分检查可以在门诊完成。
>
> ■ 必需的检查项目中包含诊断及判断疾病程度的项目，是能否进入本路径的必要条件，应在入院后尽快进行。
>
> ■ 右心导管检查时机：原发性肺动脉高压疑诊患者经钙通道阻滞剂治疗1年左右应复查右心导管及急性肺血管扩张试验，以判断是否为长期阳性；原发性肺动脉高压经治疗病情恶化时应复查右心导管。
>
> ■ 建议在5~7天完成上述必需检查，但对于病情危重或暂不稳定患者，可延后存在加重患者病情风险的检查项目：如心导管检查，CT肺动脉造影及肺功能检查。
>
> ■ 根据病情，部分可选择的检查项目可以不进行。

（七）治疗方案

1. 根据基础疾病情况对症治疗。

2. 基础治疗（吸氧、地高辛、利尿剂）。

3. 抗凝治疗。

4. 肺动脉高压靶向药物治疗：适用于肺动脉高压、慢性肺血栓栓塞性肺动脉高压、未知的和/或多因性所致的肺动脉高压。

（1）钙离子通道阻滞剂。

（2）前列环素及其类似物。

（3）内皮素受体拮抗剂。

（4）5型磷酸二酯酶抑制剂。

> **释义**
>
> ■ 导致特发性肺动脉高压病情加重的常见因素有：感染；心律失常；电解质紊乱；咯血和药物不良反应。应根据患者既往治疗情况及入院检查结果给予对症治疗。对于心律失常及咯血，药物治疗控制不佳时可考虑行介入治疗；快速型心律失常可行电复律或射频消融治疗；严重咯血可行支气管动脉栓塞术。
>
> ■ 一般性治疗：避孕、康复和运动训练、预防感染。
>
> ■ 支持治疗：①抗凝治疗，适于部分肺动脉高压和慢性肺血栓栓塞性肺高血压。②一般处理：吸氧，监测心电图、血压和指端氧饱和度。③利尿剂、吸氧、洋地黄制剂及其他心血管药物的应用。④血管活性药物应用 适于血流动力学不稳定时。
>
> ■ 钙离子通道阻滞剂如硝苯地平、维拉帕米仅用于长期钙离子通道阻滞剂敏感者。
>
> ■ 如患者需要联合治疗，建议在皮下或静脉注射前列环素类药物基础上联合磷酸二酯抑制剂或内皮素受体阻断剂，或三者联合应用。

> ■ 鸟苷酸环化酶激动剂是新型肺动脉高压靶向治疗方案，禁忌与 5 型磷酸二酯酶抑制剂联合治疗，以避免出现严重低血压情况。此外，5 型磷酸二酯酶抑制剂禁忌与硝酸酯类药物合用，以避免出现严重低血压情况。
> ■ 必要时行肺移植手术。
> ■ 特发性肺动脉高压患者禁忌应用 β 受体阻断剂和硝酸酯类药物，急性肺血管扩张试验阴性患者不建议应用钙离子通道阻滞剂。

（八）出院标准

1. 症状缓解。
2. 生命体征稳定。
3. 原发病得到有效控制。

释义

> ■ 对于心功能Ⅳ级患者，症状缓解指血流动力学指标稳定，可撤除血流动力学药物，心功能至少恢复至Ⅲ级。
> ■ 若患者已经明确诊断，经过治疗后达到上述出院标准，患者可带药出院。
> ■ 若患者临床症状控制不佳，或者生命体征仍不平稳，可能需要延长住院时间，具体由主管医师决定。

（九）变异及原因分析

1. 病情危重，需气管插管及人工呼吸机辅助呼吸。
2. 等待外科手术和介入治疗。
3. 合并严重感染不易控制者。

释义

> ■ 微小变异：因为医院检验项目的及时性，不能按照要求完成检查；因为节假日不能按照要求完成检查；患者不愿配合完成相应检查，短期不愿按照要求出院随诊。
> ■ 重大变异：因严重右心衰竭或因合并其他并发症需要进一步诊断和治疗；因各种原因需要其他治疗措施；医院与患者或家属发生医疗纠纷，患者要求离院或转院；不愿按照要求出院随诊而导致住院时间明显延长。

五、特发性肺动脉高压临床路径给药方案

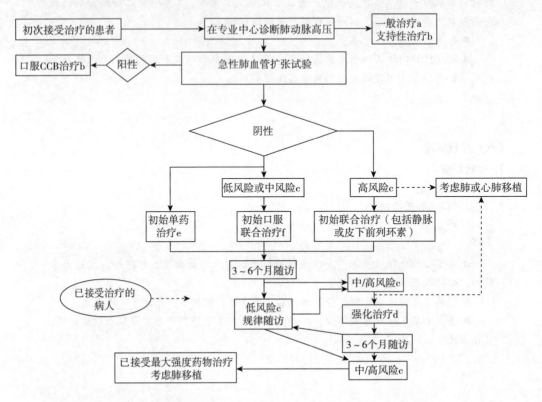

注：a 包括避孕、预防感染、康复锻炼等；

b 使用 CCB 的患者应在治疗 3~4 个月后进行全方面评估，随时调整用药或进行靶向治疗；

c 风险评估见表 28-1；

d 联合/强化治疗方案应个体化制定，制定后遵医嘱用药。

肺动脉高压靶向药物治疗见表 28-2。

表 28-2 根据 PAH 患者 WHO 心功能分级推荐靶向药物单药治疗建议

肺动脉高压靶向药物治疗

	心功能 II 级	心功能 III 级	心功能 IV 级
一线推荐药物	安立生坦，波生坦，西地那非，他达拉非，马昔腾坦，利奥西呱，司来帕格	安立生坦，波生坦，西地那非，他达拉非，马昔腾坦，利奥西呱，吸入伊洛前列素，皮下注射曲前列尼尔，司来帕格	静脉注射伊前列醇
二线推荐药物	伐地那非	贝前列素，伐地那非 皮下注射曲前列尼尔，吸入伊洛前列素	安立生坦，波生坦，西地那非，他达拉非，伐地那非，马昔腾坦，利奥西呱，皮下注射曲前列尼尔，吸入伊洛前列素
起始联合治疗	推荐	推荐	推荐

【用药选择】

1. 抗凝：目前推荐应用华法林治疗。新型口服抗凝药在原发性肺动脉高压患者中应用的疗效和安全性尚不明确。

2. 应用 CCBs 前，必须确认为急性肺血管扩张试验阳性患者。需根据患者基础血压和心率情况选择合适药物。使用 CCB 后应定期行风险评估，随时调整用药或改为靶向药物治疗。

3. 对于风险分层为低风险的患者，如 WHO 功能分级稳定在 I 级，临床症状较轻的患者推荐应用单一口服肺动脉高压靶向治疗药物。表单中推荐的各种口服药物之间在推荐程度上无差异，需根据临床医生对各类药物的熟悉程度，潜在不良反应和患者经济状况等情况来具体选择。

4. 对于其他低/中风险患者，推荐首选起始联合治疗方案。对于高风险患者或血流动力学不稳定患者，推荐尽早应用静脉或皮下注射或吸入前列环素类药物。

5. 对于经充分联合治疗仍处于中/高风险患者需考虑行肺移植。

【药学提示】

1. 肺动脉高压靶向治疗药物均有不同程度降低体循环血压作用，故和体循环降压药合用时需严密监测血压变化情况。

2. 5 型磷酸二酯酶抑制剂禁忌和硝酸酯类药物及鸟苷酸环化酶激动剂合用，以避免出现严重低血压事件。

3. 波生坦有潜在肝功能损害风险，故在肝功能受损患者中波生坦非首选治疗药物。但如果判断患者肝功能受损和右心衰竭明确相关，也可谨慎使用波生坦治疗。因波生坦降低肺血管阻力，改善右心功能后，相当比例患者肝功能可明显好转。

4. 注意其他说明书中列举的药物相互作用风险。

【注意事项】

1. 使用利尿剂治疗期间需定期监测电解质，及时纠正电解质紊乱。

2. 使用地高辛治疗期间需监测地高辛浓度。

3. 需记录患者应用肺动脉高压靶向治疗药物期间出现的不良反应情况。

4. 需定期随访患者，及时调整治疗方案。

六、特发性肺动脉高压患者护理规范

1. 评估患者的生活方式，说明不良生活方式与疾病的关系，指导采用健康生活方式。

2. 根据心功能分级决定活动量：I 级不限制一般体力活动；II 级多卧床休息，避免较强的体力活动；III 级卧床休息，严格限制一般的体力活动；IV 级绝对卧床休息，保证充足的睡眠。

3. 饮食方面适当限盐，增加富含钾的食物，注意保证充足的能量摄入。

4. 预防感染，病室内定期开窗通风。

5. 给予静脉用药、吸入用药、皮下注射药物使用期间的护理，指导患者按时服用口服药，观察药物的疗效和不良反应。

6. 注意患者大便情况，预防及处理便秘。

7. 严格记录患者的出入量并定期测量体重

8. 密切观察生命体征，根据病情给予心电监护，严防肺动脉高压危象的发生。

9. 加强心理护理，增强战胜疾病的信心。

七、特发性肺动脉高压患者营养治疗规范

1. 少食多餐，保证充足均衡的营养。

2. 不宜暴饮暴食，进食清淡易于消化的食物。

3. 对于有右心衰竭和水肿征象的患者，适当限制钠盐摄入，控制液体入量。

4. 注意补充钾、铁和钙。

5. 适当摄入膳食纤维，保持大便通畅。

八、特发性肺动脉高压患者健康宣教

1. 戒烟限酒，健康饮食及生活方式。

2. 切忌随意停药及改变用药方案。

3. 指导生育期女性患者严格避孕。

4. 鼓励患者家中自测血压、心率、体重等。

5. 给予康复和运动训练指导，建议病情相对稳定的患者应进行适度运动和康复训练

6. 预防感染：注意个人卫生，避免前往人群聚集地区，推荐在秋冬交替季节接种流感疫苗和肺炎链球菌疫苗，降低肺部感染发生风险。

7. 择期手术会增加肺高血压患者病情恶化的风险，应尽可能采用局部或区域阻滞麻醉，避免全身麻醉，尤其是需气管插管的全身麻醉手术。

8. 给予出行建议：WHO 心功能较差（Ⅲ级、Ⅳ级）或动脉血氧分压＜60mmHg 时需谨慎飞行或在飞行过程中有氧气支持。应避免前往高海拔（1500~2000m 以上）地区或低氧环境。

九、推荐表单

（一）医师表单

特发性肺动脉高压临床路径医师表单

适用对象：第一诊断为特发性肺动脉高血压（ICD-10：I27.001）

患者姓名：		性别： 年龄： 门诊号：	住院号：
住院日期： 年 月 日		出院日期： 年 月 日	标准住院日：5～10天
发病时间： 年 月 日 时 分		到达急诊时间： 年 月 日 时 分	

时间	到达急诊科 （适于血流动力学不稳定患者）	住院第1天
主要诊疗工作	□ 完成病史采集与体格检查 □ 描记18导联心电图并对其作出评价 □ 完成床旁超声心动图检查 □ 生命体征监测，完善检查 □ 肺血管病专科医师会诊 □ 药物治疗稳定血流动力学，改善右心衰竭 □ 向患者家属交代病情	□ 上级医师查房 □ 制订进一步诊疗方案 □ 完成病历书写 □ 完成上级医师查房记录 □ 开始完善相关检查 □ 密切观察生命体征
重点医嘱	**长期医嘱：** □ 心脏病护理常规 □ 特级护理 □ 持续心电监测 □ 无创血压监测 □ 血氧饱和度监测 □ 吸氧 □ 记24小时出入量 □ 卧床 **临时医嘱：** □ 描记18导联心电图 □ 血气、血常规、电解质、肝功能、肾功能、血糖、D-二聚体 □ 床旁胸片 □ 床旁超声心动图 □ 静脉应用利尿剂 □ 血管活性药物	**长期医嘱：** □ 心脏病常规护理 □ 一级/二级护理 □ 持续心电监测 □ 吸氧 □ 记录24小时出入量及体重 □ 洋地黄制剂和利尿剂 **临时医嘱：** □ 血常规、肝功能、肾功能、电解质、凝血功能、D-二聚体 □ 血气分析 □ 心电图、胸片及超声心动图 □ 必要时检查：红细胞沉降率、甲状腺功能、乙型肝炎、丙型肝炎、艾滋病检查、BNP或NT-Pro BNP、风湿免疫学指标、呼吸功能 □ 血管活性药物（必要时） □ 纠正水、电解质和酸碱平衡紊乱
病情变异记录	□ 无 □ 有，原因： 1. 2.	□ 无 □ 有，原因： 1. 2.
医师签名		

时间	住院第 2~7 天	住院第 8~9 天	住院第 10 天（出院日）
主要诊疗工作	□ 日常查房，完成病程记录 □ 完成上级医师查房记录 □ 进一步完善检查 □ 依据病情调整治疗方案 □ 密切观察生命体征	□ 上级医师查房 □ 制订进一步诊疗方案 □ 完成病历书写 □ 完成上级医师查房记录 □ 进一步完善检查 □ 密切观察生命体征	□ 通知住院处 □ 向患者交代出院后注意事项，预约复诊日期 □ 完成病历书写 □ 如果患者不能出院，在病程记录中说明原因和继续治疗的方案
重点医嘱	**长期医嘱：** □ 心脏病护理常规 □ 一级/二级护理 □ 持续心电监测 □ 吸氧 □ 记 24 小时出入量及体重（根据患者情况） □ 利尿剂等 **临时医嘱：** □ 肺血管 CT、肺灌注/通气显像、6 分钟步行距离、下肢静脉超声、睡眠呼吸监测、腹部超声（必要时） □ 右心导管检查和急性肺血管扩张试验、肺动脉造影（必要时） □ 血管活性药物（必要时）	**长期医嘱：** □ 心脏病常规护理 □ 二级护理 □ 持续心电监测 □ 吸氧 □ 记录 24 小时出入量及体重 □ 利尿剂酌情逐渐减量 □ 加用肺动脉高压靶向药物治疗，观察药物的疗效和不良反应 □ 逐渐停用所有血管活性药物 **临时医嘱：** □ 复查血常规、肝功能、肾功能、电解质 □ 复查心电图	□ 注意事项 □ 出院带药 □ 门诊随诊 □ 定期复查
病情变异记录	□ 无　□ 有，原因： 1. 2.	□ 无　□ 有，原因： 1. 2.	□ 无　□ 有，原因： 1. 2.
医师签名			

（二）护士表单

特发性肺动脉高压临床路径护士表单

适用对象：第一诊断为特发性肺动脉高血压（ICD-10：I27.001）

患者姓名：	性别：　　年龄：　　门诊号：	住院号：
住院日期：　　年　月　日	出院日期：　　年　月　日	标准住院日：5~10 天
发病时间：　年　月　日　时　分	到达急诊时间：　　年　月　日　时　分	

时间	住院第 1~3 天	住院第 4~6 天	住院第 7~10 天
健康宣教	□ 介绍主管医生、护士 □ 介绍环境、设施 □ 介绍住院注意事项 □ 向患者宣教戒烟、戒酒的重要性	□ 主管护士与患者沟通，了解并指导心理应对 □ 宣教疾病知识、用药知识及6 分钟步行距离试验、右心导管检查基本知识 □ 告知检查及操作前后饮食、活动及探视注意事项及应对方式	□ 康复和锻炼 □ 定时复查 □ 出院带药服用方法 □ 饮食、休息等注意事项指导 □ 讲解增强体质的方法，减少感染的机会
护理处置	□ 核对患者、佩戴腕带 □ 建立入院护理病历 □ 卫生处置：剪指（趾）甲、洗澡、更换病号服	□ 随时观察患者病情变化 □ 协助医生完成各项检查化验 □ 术前准备 □ 禁食、禁水	□ 办理出院手续 □ 书写出院小结
基础护理	□ 二级护理 □ 晨晚间护理 □ 患者安全管理	□ 二级护理 □ 晨晚间护理 □ 患者安全管理	□ 二级护理 □ 晨晚间护理 □ 患者安全管理
专科护理	□ 护理查体 □ 呼吸频率、血氧饱和度监测 □ 记 24 小时出入量 □ 需要时填写跌倒及压疮防范表 □ 需要时请家属陪伴 □ 心理护理	□ 呼吸频率、血氧饱和度监测 □ 记 24 小时出入量及体重 □ 遵医嘱完成相关检查 □ 心理护理 □ 必要时吸氧 □ 遵医嘱正确给药 □ 提供并发症征象的依据	□ 病情观察：评估患者生命体征，特别是呼吸频率及血氧饱和度 □ 心理护理
重点医嘱	□ 详见医嘱执行单	□ 详见医嘱执行单	□ 详见医嘱执行单
病情变异记录	□ 无　□ 有，原因： 1. 2.	□ 无　□ 有，原因： 1. 2.	□ 无　□ 有，原因： 1. 2.
护士签名			

（三）患者表单

特发性肺动脉高压临床路径患者表单

适用对象：第一诊断为特发性肺动脉高血压（ICD-10：I27.001）

患者姓名：	性别： 年龄： 门诊号：	住院号：
住院日期： 年 月 日	出院日期： 年 月 日	标准住院日：5~10天
发病时间： 年 月 日 时 分	到达急诊时间： 年 月 日 时 分	

时间	入院日	住院第2~6天	住院第7~10天（出院日）
医患配合	□ 配合询问病史、收集资料，请务必详细告知既往史、用药史、过敏史 □ 配合进行体格检查 □ 有任何不适告知医师	□ 配合完善相关检查、化验，如采血、留尿、心电图、X线胸片、6分钟步行距离等 □ 医师向患者及家属介绍病情，如有异常检查结果需进一步检查 □ 配合用药及治疗 □ 配合右心导管检查术前签字 □ 配合医师调整用药 □ 有任何不适告知医师	□ 接受出院前指导 □ 知道复查程序 □ 获取出院诊断书
护患配合	□ 配合测量体温、脉搏、呼吸、血压、血氧饱和度、体重 □ 配合完成入院护理评估单（简单询问病史、过敏史、用药史） □ 接受入院宣教（环境介绍、病室规定、订餐制度、贵重物品保管等） □ 有任何不适告知护士	□ 配合测量体温、脉搏、呼吸，询问每日排便情况 □ 接受相关化验检查宣教，正确留取标本，配合检查 □ 配合右心导管检查及急性肺血管扩张试验 □ 有任何不适告知护士 □ 接受输液、服药治疗 □ 注意活动安全，避免坠床或跌倒 □ 配合执行探视及陪伴 □ 接受疾病及用药等相关知识指导	□ 接受出院宣教 □ 办理出院手续 □ 获取出院带药 □ 知道服药方法、作用、注意事项 □ 知道复印病历方法
饮食	□ 控制液体入量	□ 控制液体入量	□ 控制液体入量
排泄	□ 正常排尿便	□ 正常排尿便	□ 正常排尿便
活动	□ 适度活动	□ 适度活动	□ 适度活动

附：原表单（2010 年版）

原发性肺动脉高压临床路径表单

适用对象：第一诊断为原发性肺动脉高压（ICD-10：I27.0）

患者姓名：	性别：	年龄：	门诊号：	住院号：

住院日期： 年 月 日	出院日期： 年 月 日	标准住院日：7~14 天

发病时间： 年 月 日 时 分	到达急诊时间： 年 月 日 时 分

时间	到达急诊科 （适于血流动力学不稳定患者）	住院第 1 天
主要诊疗工作	□ 完成病史采集与体格检查 □ 描记 18 导联心电图并对其作出评价 □ 生命体征监测，完善检查 □ 请肺血管病专科医师会诊 □ 制订治疗方案 □ 向患者家属交代病情	□ 上级医师查房 □ 制订进一步诊疗方案 □ 完成病历书写 □ 完成上级医师查房记录 □ 进一步完善检查 □ 密切观察生命体征
重点医嘱	长期医嘱： □ 心脏病护理常规 □ 特级护理 □ 持续心电监测 □ 无创血压监测 □ 血氧饱和度监测 □ 吸氧 □ 记 24 小时出入量 □ 卧床 临时医嘱： □ 描记 18 导联心电图 □ 血气、血常规、电解质、肝功能、肾功能、血糖、D-二聚体 □ 床旁胸片 □ 床旁超声心动图 □ 静脉应用利尿剂 □ 血管活性药物	长期医嘱： □ 心脏病常规护理 □ 一级/二级护理 □ 持续心电监测 □ 吸氧 □ 记录 24 小时出入量 □ 洋地黄制剂和利尿剂 临时医嘱： □ 血常规、肝功能、肾功能、电解质、凝血功能、D-二聚体 □ 血气分析 □ 心电图、胸片及超声心动图 □ 必要时检查：红细胞沉降率、甲状腺功能、乙型肝炎、丙型肝炎、艾滋病检查、BNP 或 NT-Pro BNP、风湿免疫学指标、呼吸功能 □ 血管活性药物（必要时） □ 纠正水、电解质和酸碱平衡紊乱
主要护理工作	□ 协助患者或家属完成急诊挂号、交费 □ 入院宣教 □ 静脉取血 □ 建立静脉通路	□ 入院宣教 □ 患者心理和生活护理 □ 安排各项检查时间 □ 静脉取血
病情变异记录	□ 无 □ 有，原因： 1. 2.	□ 无 □ 有，原因： 1. 2.

续　表

时间	到达急诊科 （适于血流动力学不稳定患者）	住院第 1 天
护士 签名		
医师 签名		

时间	住院第 2~7 天	住院第 8~13 天	住院第 14 天 （出院日）
主要诊疗工作	□ 日常查房，完成病程记录 □ 完成上级医师查房记录 □ 进一步完善检查 □ 依据病情调整治疗方案 □ 密切观察生命体征	□ 上级医师查房 □ 制订进一步诊疗方案 □ 完成病历书写 □ 完成上级医师查房记录 □ 进一步完善检查 □ 密切观察生命体征	□ 通知住院处 □ 向患者交代出院后注意事项，预约复诊日期 □ 完成病历书写 □ 如果患者不能出院，在病程记录中说明原因和继续治疗的方案
重点医嘱	**长期医嘱：** □ 心脏病护理常规 □ 一级/二级护理 □ 持续心电监测 □ 吸氧 □ 记 24 小时出入量 □ 洋地黄制剂和利尿剂 **临时医嘱：** □ 肺血管 CT、肺灌注/通气显像、睡眠呼吸监测、6 分钟步行距离、下肢静脉超声、腹部超声（必要时） □ 右心导管检查和急性肺血管扩张试验、肺动脉造影（必要时） □ 升压药（必要时）	**长期医嘱：** □ 心脏病常规护理 □ 二级护理 □ 持续心电监测 □ 吸氧 □ 记录 24 小时出入量 □ 洋地黄制剂和利尿剂 □ 肺动脉高压靶向药物治疗，观察药物的疗效和不良反应 □ 基础疾病的药物治疗 **临时医嘱：** □ 复查血常规、肝功能、肾功能、电解质 □ 复查心电图 □ 左心导管、冠状动脉造影、心脏磁共振（必要时）	□ 注意事项 □ 出院带药 □ 门诊随诊 □ 定期复查
主要护理工作	□ 入院宣教 □ 患者心理和生活护理 □ 安排各项检查时间	□ 入院宣教 □ 患者心理和生活护理 □ 安排各项检查时间 □ 静脉取血	□ 出院宣教 □ 协助办理出院手续
病情变异记录	□ 无　□ 有，原因： 1. 2.	□ 无　□ 有，原因： 1. 2.	□ 无　□ 有，原因： 1. 2.
护士签名			
医师签名			

第二篇

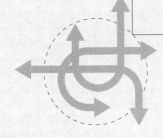

心血管病
临床路径释义药物信息表

Therapeutic Drugs

第一章

抗血小板药

■ 药品名称	阿司匹林　Aspirin
适应证	抑制血小板黏附和聚集，减少动脉粥样硬化或者患者的心肌梗死、暂时性脑缺血或卒中发生
制剂与规格	阿司匹林肠溶缓释片[保(乙)]：50mg
用法与用量	口服：每日1次，每次1~3片，或遵医嘱。本品宜在餐后温水送服
注意事项	1. 交叉过敏，对本药过敏也可能对其他非甾体抗炎药过敏 2. 下列情况慎用：对其他镇痛药、抗炎药或抗风湿药过敏；花粉性鼻炎、鼻息肉或慢性呼吸道感染（特别是过敏性症状）者；同时使用抗凝药物（低剂量肝素治疗除外）；支气管哮喘；慢性或复发性胃或十二指肠病变；肾损害；严重的肝功能障碍；葡萄糖-6-磷酸脱氢酶缺陷者（偶见引起溶血性贫血）；痛风（可影响排尿酸药的作用，小剂量时可能引起尿酸滞留）
禁忌	对本品或含水杨酸的物质过敏，胃、十二指肠溃疡，出血倾向（出血体质）
不良反应	1. 消化系统：恶心、呕吐、上腹部不适、疼痛、溃疡、胃肠出血、ALT及AST升高 2. 血液系统：凝血酶原减少、凝血时间延长、贫血、粒细胞减少、血小板减少、出血倾向 3. 中枢神经系统：头晕、头痛、耳鸣、听力下降、精神障碍等 4. 呼吸系统：呼吸困难（阿司匹林哮喘）、鼻息肉、肺水肿 5. 内分泌系统：血尿酸增高 6. 皮肤：过敏、味觉异常、脱发、皮疹 7. 其他：水杨酸中毒
特殊人群用药	肝功能、肾功能不全患者：严重的肝功能障碍慎用，肝功能减退时可加重肝毒性反应，加重出血倾向，肝功能不全和肝硬化患者易出现肾脏不良反应。肾损害时慎用，肾衰竭时可有加重肾毒性的危险 儿童：儿童或青少年服用可能发生少见但致命的Reye综合征 老年人：老年患者肾功能下降时容易出现不良反应 妊娠与哺乳期妇女：本品易于通过胎盘屏障。动物实验在妊娠头3个月内应用本品可致畸胎，在妊娠后3个月长期大量应用本品可使妊娠期延长，有增加过期产综合征及产前出血的危险。在妊娠的最后2周应用，可增加胎儿出血或新生儿出血的危险，在妊娠晚期长期用药也有可能使胎儿动脉导管收缩或早期闭锁，导致新生儿持续性肺动脉高压及心力衰竭。本品可在乳汁中排泄，长期大剂量用药时婴儿有可能产生不良反应
药典	USP、Eur. P.、Chin. P.
国家处方集	CNF
其他推荐依据	

续 表

■ 药品名称	氯吡格雷　Clopidogrel Bisulfate
适应证	1. 氯吡格雷用于以下患者，预防动脉粥样硬化血栓形成事件：①近期心肌梗死患者（数天至 35 天以内），近期缺血性卒中患者（7 天至 6 个月以内）或确诊外周动脉性疾病的患者。②急性冠脉综合征的患者 2. 非 ST 段抬高性急性冠脉综合征（包括不稳定型心绞痛或非 Q 波心肌梗死），包括经皮冠状动脉介入术后植入支架的患者，与阿司匹林合用 3. 用于 ST 段抬高性急性冠脉综合征患者，与阿司匹林联合，可合并在溶栓治疗中使用
制剂与规格	氯吡格雷片[基,保(乙)]（以 $C_{16}H_{16}ClNO_2S$ 计）：①25mg；②75mg
用法与用量	1. 成人和老年人：推荐剂量为 75mg，1 次/日，与或不与食物同服 2. 急性冠脉综合征：非 ST 段抬高性急性冠脉综合征（不稳定型心绞痛或非 Q 波心肌梗死）患者，应以单次负荷量氯吡格雷 300mg 开始（合用阿司匹林 75~325mg/d），然后以 75mg、1 次/日连续服药，每日维持剂量不应超过 100mg 3. ST 段抬高性急性心肌梗死：应以负荷量氯吡格雷开始，然后以 75mg/d，1 次，合用阿司匹林，可合用或不合用溶栓剂。对于年龄超过 75 岁的患者，不使用氯吡格雷负荷剂量。在症状出现后应尽早开始联合治疗，并至少用药 4 周；近期心肌梗死患者（数天至 35 天以内），近期缺血性卒中患者（7 天至 6 个月以内）或确诊外周动脉性疾病的患者：推荐剂量为每天 75mg 4. 如果漏服：在常规服药时间的 12 小时内漏服，患者应立即补服一次标准剂量，并按照常规服药时间服用下一次剂量；超过常规服药时间 12 小时后漏服，患者应在下次常规服药时间服用标准剂量，无需剂量加倍
注意事项	1. 肾功能不全时不需要调整剂量，但经验有限，需慎用 2. 下列情况慎用：创伤、外科手术或其他病理状态使出血危险性增加者，接受阿司匹林、非甾体抗炎药、肝素、血小板糖蛋白 Ⅱb/Ⅲa 抑制药或溶栓药物治疗者，出血性疾病（尤其是胃肠及眼内疾病）者 3. 用药期间监测异常的出血情况、白细胞和血小板计数。择期手术且无需抗血小板治疗者，术前 1 周停用本药 4. 合用质子泵抑制药可能影响疗效
禁忌	对本品过敏，严重肝功损害患者，活动性病理性出血（如活动性消化性溃疡或颅内出血），哺乳期妇女
不良反应	偶见胃肠道反应（腹痛、消化不良、便秘或腹泻），皮疹，皮肤黏膜出血；罕见白细胞减少和粒细胞缺乏
特殊人群用药	肝功能、肾功能不全患者：肾功能损害、肝功能损害患者应慎用氯吡格雷 妊娠与哺乳期妇女：妊娠期间避免使用；哺乳期妇女禁用
药典	USP
国家处方集	CNF
其他推荐依据	
■ 药品名称	替罗非班　Tirofiban
适应证	与肝素联用于冠脉综合征，以及该类患者进行冠状动脉血管成形术或冠脉内斑块切除术，以防治其心脏缺血并发症

续 表

制剂与规格	盐酸替罗非班注射液^[保(乙)]：①50ml：12.5mg；②100ml：5mg 注射用盐酸替罗非班^[保(乙)]：5mg
用法与用量	血管成形术/动脉内斑块切除术：按体重，起始剂量为 10μg/kg，在 3 分钟内静脉推注，而后以每分钟 0.15μg/kg 的速率维持滴注 36 小时。如果激活凝血时间＜180 秒应撤掉动脉鞘管。肌酐清除率＜30ml/min 者，剂量应减少 50%
注意事项	1. 血浆清除率＜30ml/min（包括需要血液透析）的患者，剂量减少 50% 2. 以下情况慎用：1 年内出血史；已知的凝血障碍、血小板异常或血小板减少病史；1 年内的脑血管病史；1 个月内的外科手术或严重躯体创伤史；未控制的高血压［收缩压＞180mmHg 和/或舒张压＞110mmHg］；急性心包炎；出血性视网膜病；慢性血液透析 3. 仅供静脉使用。本品可与肝素联用，从同一液路输入。必须注意避免长时间负荷输入
禁忌	对本品任何成分过敏者；有活动性内出血史、颅内出血史、颅内肿瘤、动静脉畸形及动脉瘤；主动脉夹层；既往使用替罗非班出现血小板减少的患者
不良反应	出血，如颅内出血、腹膜后出血、心包积血、肺出血和脊柱硬膜外血肿、致死性出血；急性和/或严重血小板计数减少可伴有寒战、轻度发热或出血并发症；过敏反应，恶心，发热，头痛，血红蛋白、血细胞比容下降
特殊人群用药	肝功能、肾功能不全患者：轻中度肝功能不全者不需调整剂量 妊娠与哺乳期妇女：妊娠安全性不确定，孕妇使用应权衡利弊。哺乳期妇女应权衡利弊决定中断哺乳还是中断药物治疗
药典	
国家处方集	CNF
其他推荐依据	

第二章

抗凝药

■ 药品名称	肝素　Heparin
适应证	用于防治血栓形成或栓塞性疾病（如心肌梗死、血栓性静脉炎、肺栓塞等），各种原因引起的弥散性血管内凝血，血液透析、体外循环、导管术、微血管手术等操作中及某些血液标本或器械的抗凝处理
制剂与规格	肝素钠注射液[保(甲)]：①2ml：1000IU；②2ml：5000IU[基]；③2ml：12 500IU[基]
用法与用量	预防性治疗：皮下注射，高危血栓形成者，在外科手术前 2 小时给 5000IU，然后每隔 8~12 小时给 5000IU，共约 7 日（但避免硬膜外麻醉） 儿童：静脉注射，一次 50IU/kg（按体重），以后每 4 小时给予 50~100IU。静脉滴注，50IU/kg（按体重），以后24 小时给予 20 000IU/m² （按体表面积），加至氯化钠注射液中缓慢滴注
注意事项	1. 以下情况慎用：有过敏性疾病及哮喘病史，要进行易致出血的操作（如口腔手术等）者，已口服足量的抗凝血药者，月经量过多者，出血性器质性病变；视网膜血管疾病患者 2. 不可肌内注射给药 3. 用药期间定期检测凝血时间，避免肌内注射其他药物
禁忌	对本品过敏；有自发出血倾向者；血液凝固迟缓者（如血友病、紫癜、血小板减少）；外伤或术后渗血；先兆流产或产后出血者；亚急性感染性心内膜炎；海绵窦细菌性血栓形成；胃、十二指肠溃疡；严重肝功能、肾功能不全；重症高血压；胆囊疾病及黄疸
不良反应	自发性出血倾向，有黏膜、伤口、齿龈渗血，皮肤淤斑或紫癜，月经量过多等；严重时有内出血征象、麻痹性肠梗阻、咯血、呕血、血尿、血便及持续性头痛；偶见过敏反应，过量甚至可致心搏停搏。肌内注射可引起局部血肿，静脉注射可致短暂血小板减少症（肝素诱导血小板减少症）；长期使用有时反可形成血栓；ALT、AST 升高
特殊人群用药	肝功能、肾功能不全患者：肝功能、肾功能不全者慎用或禁用 妊娠与哺乳期妇女：妊娠期妇女慎用
药典	USP、Eur. P.、Chin. P.
国家处方集	CNF
其他推荐依据	
■ 药品名称	华法林　Warfarin
适应证	用于预防及治疗深静脉血栓及肺栓塞，预防心肌梗死后血栓栓塞并发症（卒中或体循环栓塞），预防心房颤动、心瓣膜疾病或人工瓣膜置换术后引起的血栓栓塞并发症（卒中或体循环栓塞）
制剂与规格	华法林钠片[基,保(甲)]：①1mg；②2.5mg；③3mg；④5mg

续　表

用法与用量	口服： 1. 成人常用量，第 1~3 天一日 3~4mg（年老体弱及糖尿病患者半量即可），3 天后可给维持量，一日 2.5~5.0mg 2. 快速抗凝：先用肝素治疗后，然后华法林和肝素重叠（最少 5~7 日）直至 INR 在目标范围内 2 日以上，停用肝素
注意事项	1. 本品个体差异较大，治疗期间应严密观察病情及出血，并依据凝血酶原时间、INR 值调整用量，INR 目标值在 2.0~3.0 2. 在无凝血酶原测定的条件时，切不可滥用本品 3. 妇女经期慎用
禁忌	肝功能、肾功能不全；未经治疗或不能控制的高血压；近期手术者；中枢神经系统或眼部手术；凝血功能障碍；最近颅内出血；活动性溃疡；感染性心内膜炎、心包炎或心包积液；活动性溃疡；外伤；先兆流产
不良反应	出血：早期表现有淤斑，紫癜，齿龈出血，鼻出血，伤口出血经久不愈，月经量过多等；肠壁血肿可致亚急性肠梗阻，硬膜下颅内血肿和穿刺部位血肿；偶见恶心、呕吐，腹泻，瘙痒性皮疹，过敏反应及皮肤坏死；罕见双侧乳房坏死，微血管病或溶血性贫血以及大范围皮肤坏疽
特殊人群用药	老年人：慎用 妊娠与哺乳期妇女：妊娠期妇女禁用。少量华法林可由乳汁分泌，常规剂量对婴儿影响较小
药典	USP、Eur. P.、Chin. P.
国家处方集	CNF
其他推荐依据	
■ 药品名称	**注射用依诺肝素钠　Enoxaparin Sodium for Injection**
适应证	1. 用于预防静脉血栓栓塞性疾病，特别是与骨科或普外手术有关的血栓形成 2. 深静脉血栓（伴或不伴有肺栓塞） 3. 不稳定型心绞痛及非 Q 波心肌梗死，与阿司匹林合用 4. 血液透析体外循环中防止血栓形成
制剂与规格	注射用依诺肝素钠[保(乙)]：①40mg：4000A X aIU；②100mg：10000A X aIU
用法与用量	皮下注射： 1. 外科患者中预防静脉血栓栓塞性疾病：①中度血栓形成危险时，皮下注射，一次 2000U（0.2ml），一日 1 次或一次 4000U（0.4ml），一日 1 次。②普外手术时，术前 2 小时给予第一次皮下注射。③高度血栓形成倾向时，推荐剂量为术前 12 小时开始给药，每日 1 次 4000A X aIU（0.4ml）。治疗一般持续 7~10 天。④某些患者适合更长的治疗周期，若有静脉栓塞倾向，应延长治疗至静脉血栓栓塞危险消除且患者不需卧床为止。⑤在矫形外科手术中，连续 3 周，每日 1 次 4000A X aIU 是有益的 2. 内科患者预防静脉血栓栓塞性疾病：每日 1 次皮下给药 4000A X aIU（0.4ml）。治疗最短应为 6 天，直至患者不需卧床为止，最长 14 天 3. 深静脉栓塞，伴或不伴有肺栓塞，临床症状不严重：每日 1 次，150A X aIU/kg；或每日 2 次，100A X aIU/kg。当患者为复杂性栓塞性疾病时，推荐每日 2 次 100A X aIU/kg。疗程一般为 10 日。应在适合时开始口服抗凝药治疗，并应持续本品治疗直至达到抗凝治疗效果（INR：2~3）

续　表

	4. 不稳定性心绞痛及非 Q 波心肌梗死：每次100A Ⅹ aIU/kg，每 12 小时给药 1 次，应与阿司匹林同用（一日 1 次，100~325mg）。一般疗程为 2~8 天，直至临床症状稳定
	5. 血液透析体外循环中，防止血栓形成：推荐剂量为 100 A Ⅹ aIU/kg。对于有高度出血倾向的血液透析患者，应减量，即双侧血管通路予 50A Ⅹ aIU/kg 或单侧血管通路予 75A Ⅹ aIU/kg。应于血液透析开始时，在动脉血管通路给予低分子肝素钠。上述剂量药物的作用时间一般为 4 小时。然而，当出现纤维蛋白环时，应再给予 50~100 A Ⅹ aIU/kg 的剂量
注意事项	1. 肝功能不全患者应给予特别注意
	2. 肾功能损害时出血危险性增大。轻中度肾功能不全者，治疗时严密监测；严重肾功能不全时需要调整剂量，推荐剂量预防时一次 2000U，一日 1 次，治疗时一次 100U/kg，一日 1 次
	3. 以下情况慎用：止血障碍，肝功能、肾功能不全者，消化道溃疡史，出血倾向的器官损伤史，近期出血性卒中，难控制的严重高血压，糖尿病性视网膜病变，近期接受神经或眼科手术和蛛网膜下腔/硬膜外麻醉
	4. 禁止肌内注射
	5. 使用前和使用中应监测血小板计数，如显著下降（低于原值的 30%~50%），应停用本品
禁忌	对肝素及低分子肝素过敏；严重的凝血障碍；低分子肝素或肝素诱导的血小板减少症史（以往有血小板计数明显下降）；活动性消化道溃疡；有出血倾向的器官损伤；急性感染性心内膜炎（心脏瓣膜置换术所致的感染除外）。以下情况不推荐使用：严重的肾功能损害；出血性脑卒中；难以控制的动脉高压；与其他药物共用（见药物相互作用）
不良反应	可见出血，部分注射部位瘀点、瘀斑；罕见注射部位坚硬炎性结节，局部或全身过敏反应，血小板减少症，免疫性血小板减少症伴有血栓形成，骨质疏松倾向，ALT、AST 升高
特殊人群用药	肝功能、肾功能不全患者：肝功能不全患者应给予特别注意，详见【注意事项】 儿童：不推荐使用 老年人：肾功能在正常范围内的老年人，预防性用药时无须调整剂量或一日用药次数 妊娠与哺乳期妇女：孕妇仅在必要时才可使用。哺乳期妇女使用时应停止哺乳
药典	USP、Eur. P.、Chin. P.
国家处方集	CNF
其他推荐依据	游伊娜，郭玲娟. 依诺肝素钠联合硫酸氢氯吡格雷治疗 64 例不稳定型心绞痛患者的临床疗效分析［J］. 现代诊断与治疗，2014（6）：1272-1273.
■ 药品名称	那屈肝素　Nadroparin
适应证	预防血栓栓塞性疾病，特别是预防外科手术后血栓栓塞性疾病；治疗血栓栓塞性疾病，如严重的冠心病心绞痛；在血液透析中预防血液块形成
制剂与规格	那屈肝素钙注射液[保(乙)]：①0.3ml：2850IU；②0.4ml：3800IU；③0.6ml：5700IU（欧洲药典单位）
用法与用量	1. 治疗不稳定型心绞痛和非 Q 波性心肌梗死：皮下注射（初始一次静脉给药），每千克体重 86IU，每 12 小时 1 次，联合使用阿司匹林（推荐剂量：在 160~325mg 的符合剂量后，口服剂量 75~325mg）
	2. 治疗性用药，对已形成的深静脉栓塞的治疗：每日 2 次注射，间隔 12 小时。每次注射剂量 85IU/kg（按体重）

续　表

	3. 预防性治疗，全身麻醉下施行手术的患者：每日 1 次，中度血栓栓塞形成危险的手术，而且患者没有显示有严重的血栓栓塞危险，2850IU（0.3ml，大约在术前 2 小时进行第一次注射）
注意事项	1. 预防血栓栓塞时，严重肾功能损害患者剂量应减少 25%；治疗血栓栓塞，不稳定型心绞痛和非 ST 段抬高心肌梗死时，轻中度肾功能损害剂量应减少 25% 2. 不建议妊娠期间使用本品，除非治疗益处超过可能风险 3. 以下情况慎用：肝功能不全，肾功能不全，严重动脉性高血压，消化性溃疡病史，其他可能引起出血的器质性损伤，脉络膜-视网膜血管疾病，脑部、脊髓或眼科手术的术后期 4. 不能用于肌内注射 5. 整个治疗过程中必须监测血小板计数
禁忌	对肝素及低分子肝素过敏；严重的凝血障碍；低分子肝素或肝素诱导的血小板减少症史（以往有血小板计数明显下降）；活动性消化道溃疡；有出血倾向的器官损伤；急性感染性心内膜炎（心脏瓣膜置换术所致的感染除外）。以下情况不推荐使用：严重的肾功能损害；出血性脑卒中；难以控制的动脉高压
不良反应	可见出血，部分注射部位瘀点、瘀斑，罕见注射部位坚硬炎性结节，局部或全身过敏反应，血小板减少症，免疫性血小板减少症伴有血栓形成，骨质疏松倾向，转氨酶升高
特殊人群用药	肝功能、肾功能不全患者：肾功能不全时慎用 妊娠与哺乳期妇女：不建议母乳喂养期间使用
药典	Eur. P.
国家处方集	CNF
其他推荐依据	
■ 药品名称	达肝素　Dalteparin
适应证	用于急性深静脉血栓，血液透析和血液滤过期间防止凝血，不稳定型冠状动脉疾病（如不稳定型心绞痛、非 ST 段抬高心肌梗死），预防手术相关血栓形成
制剂与规格	达肝素钠注射液[保(乙)]：①0.2ml：2500IU；②0.2ml：5000IU；③0.3ml：7500IU
用法与用量	1. 不稳定性心绞痛和非 Q 波型心肌梗死：皮下注射，120IU/kg（按体重），每日 2 次。最大剂量为每 2 小时 10 000IU。至少治疗 6 天，如医师认为必要可以延长 2. 急性深静脉血栓的治疗：皮下注射，每日 1 次，200IU/kg（按体重），每日总量不可超过 18 000IU。也可每日 2 次，100IU/kg（按体重），适用于出血危险较高的患者 3. 预防与手术有关的血栓形成：中度血栓风险的患者，皮下注射，术前 1～2 小时 2500IU，术后每日早晨 2500IU，直到患者可以活动，一般需要 5～7 天或更长；5000IU，每天 1 次，一般需 12～14 天，持续性活动受限的患者可更长
注意事项	1. 以下情况慎用：血小板减少症和血小板缺陷，严重肝功能、肾功能不全，未控制的高血压，高血压性或糖尿病性视网膜病，近期手术后大剂量使用时 2. 禁止肌内注射 3. 使用时须监测血小板计数
禁忌	对本品或其他低分子肝素过敏；急性胃、十二指肠溃疡；急性脑出血；严重凝血系统疾病；脓毒性心内膜炎；中枢神经系统、眼部、耳部的损伤或手术；进行急性深静脉血栓治疗伴用局部麻醉

续　表

不良反应	可出现注射部位皮下血肿，暂时性轻微血小板减少症（Ⅰ型），暂时性 AST、ALT 升高；罕见皮肤坏死，脱发，过敏反应，注射部位以外的出血；很少见过敏样反应，严重的免疫介导型血小板减少症（Ⅱ型）伴动、静脉血栓或血栓栓塞
特殊人群用药	妊娠与哺乳期妇女：不推荐妊娠期妇女使用。哺乳期妇女慎用
药典	Eur. P.
国家处方集	CNF
其他推荐依据	
■ 药品名称	磺达肝癸钠　Fondaparinux
适应证	用于进行下肢重大骨科手术患者预防静脉血栓栓塞事件的发生；无指征进行紧急（＜120 分钟）PCI 的不稳定型心绞痛或非 ST 段抬高心肌梗死（NSTEMI）的治疗；使用溶栓或初始不接受其他形式再灌注治疗的 ST 段抬高心肌梗死（STEMI）治疗
制剂与规格	磺达肝癸钠注射液[保(乙)]：0.5ml∶2.5mg
用法与用量	皮下注射： 1. 常规：一次 2.5mg，一日 1 次。STEMI 患者的首剂应静脉给药 2. 肌酐清除率为 20~50ml/min 的手术患者：剂量减至一次 1.5mg，一日 1 次 疗程：手术患者在术后 6 小时开始给予，至少持续到术后 5~9 天；进行髋关节骨折手术者应考虑将使用时间再延长 24 天；急性冠脉综合征患者在诊断后应尽早开始治疗，直至出院或最长 8 天
注意事项	1. 不能通过肌内注射给予 2. 出血风险增加的患者，如先天性或获得性出血异常（如血小板计数＜50 000/mm³）、胃肠道活动性溃疡疾病，以及近期颅内出血或脑、脊髓或眼科手术后不久患者，应谨慎使用 3. 对于静脉血栓栓塞的防治，不应与任何能增加出血风险的药物合用。如地西卢定、溶栓药物、GPⅡb/Ⅲa 受体阻断药、肝素或低分子肝素。其他抗血小板药物（乙酰水杨酸、双嘧达莫、噻氯匹定或氯吡格雷）及非甾体抗炎药物应慎用 4. 对于不稳定型心绞痛/非 ST 段抬高心肌梗死和 ST 段抬高心肌梗死的患者，正在同时接受其他能增加出血风险的药物治疗（如 GPⅡb/Ⅲa 受体阻断药或溶栓药）时，应慎用本药 5. 预防静脉血栓栓塞-肌酐清除率＜每分钟 50ml 的患者出血风险增加，应谨慎使用
禁忌	已知对磺达肝癸钠或本品中任何赋形剂成分过敏；具有临床意义的活动性出血；急性细菌性心内膜炎；肌酐清除率＜20ml/min 的严重肾脏损害
不良反应	常见出血（血肿、血尿、咯血、齿龈出血）。不常见贫血、呼吸困难、皮疹、瘙痒
特殊人群用药	肝功能、肾功能不全患者：严重肝功能受损使用本药不需要进行剂量调整 儿童：本品在 17 岁以下患者中的安全性和疗效尚没有研究 老年人：由于肾功能通常随年龄增加而降低，老年患者出血风险会增加时，应慎用本药 妊娠与哺乳期妇女：除非明确需要，不应用于妊娠及哺乳期妇女
药典	
国家处方集	CNF
其他推荐依据	

第三章

硝酸酯类药

■ 药品名称	硝酸甘油　Nitroglycerin
适应证	用于心绞痛；急性心肌梗死；急性左心衰竭；冠状动脉血管造影期间导管诱发的冠状动脉痉挛
制剂与规格	硝酸甘油片^[基,保(甲)]：0.5mg 硝酸甘油注射液^[保(甲)]：①1ml：1mg；②1ml：2mg；③1ml：5mg^[基]；④10ml：10mg 硝酸甘油气雾剂^[保(乙)]：14g：0.1g（0.5mg/喷） 硝酸甘油贴片：25mg
用法与用量	1. 片剂：舌下含服，一次0.25~0.5mg，每5分钟1次，如15分钟内总量达3片后疼痛持续存在，应立即就医处理 2. 注射液：静脉滴注，初始剂量5μg/min，常用剂量10~200μg/min。用5%葡萄糖注射液或氯化钠注射液稀释 3. 气雾剂：舌下喷雾，一次1~2喷，可在10分钟内重复给药 4. 贴片：贴于左前胸皮肤，一次1片，一日1次
注意事项	1. 下列情况慎用：血容量不足、收缩压低 2. 可使肥厚性梗阻型心肌病引起的心绞痛恶化 3. 不应突然停止用药，以避免反跳现象 4. 长期连续用药可产生耐药性
禁忌	对硝酸酯类药过敏者、心肌梗死早期、严重贫血、青光眼、颅内压增高者、梗阻性肥厚型心肌病禁用，禁止与5型磷酸二酯酶抑制药（西地那非）合用
不良反应	可见头痛、眩晕、虚弱、心悸、心动过速、直立性低血压、口干、恶心、呕吐、虚弱、出汗、苍白、虚脱、晕厥、面部潮红、心动过缓、心绞痛加重、药疹和剥脱性皮炎
特殊人群用药	肝功能、肾功能不全患者：严重肝功能、肾功能不全者慎用 妊娠与哺乳期妇女：仅当确有必要时方可用于妊娠妇女。哺乳期妇女应谨慎使用
药典	USP、Eur. P.、Chin. P.
国家处方集	CNF
其他推荐依据	
■ 药品名称	硝酸异山梨酯　Isosorbide Dinitrate
适应证	1. 注射液：适用于不稳定型心绞痛的对症治疗，血管痉挛性心绞痛（变异型心绞痛）的长期治疗；急性心肌梗死；急性左心衰竭（伴有左心室功能降低的心肌功能不全） 2. 喷雾剂：适用于治疗急性心绞痛发作，预防心绞痛，急性心肌梗死和急性左心衰竭。预防及缓解由心导管引起的冠状动脉痉挛、延长由经皮穿刺腔内冠状动脉成形术（PTCA）期间心肌缺血的耐受性
制剂与规格	硝酸异山梨酯注射液^[保(甲)]：10ml：10mg 硝酸异山梨酯喷雾剂：每瓶12.7g（＝15.0ml）溶液含硝酸异山梨酯375mg

续 表

用法与用量	1. 注射液:剂量必须根据病情需要和临床反应进行调整,并要监测血流动力学参数。初始剂量可以从每小时 1~2mg 开始,然后根据患者个体需要进行调整,最大剂量通常不超过每小时 8~10mg。但当患者存在心力衰竭时,可能需要加大剂量,达到每小时 10mg,个别病例甚至可高达每小时 50mg。0.1% 异舒吉注射液经稀释后可利用自动输液装置静脉连续滴注,或在医院持续心电监护下不经稀释直接通过输液泵给药 2. 喷雾剂:将 1~3 喷每隔 30 秒 1 次喷入口腔来治疗或预防体力消耗或精神紧张引起的心绞痛发作。在发作时,一次喷入超过 3 喷时,必须根据医嘱指示进行。在急性心肌梗死或急性心力衰竭时,开始可用 1~3 喷,在 5 分钟之内无反应时,可以再喷 1 次,如果在 10 分钟内没有改善,在严密血压监测下也可继续喷入
注意事项	1. 应用本品时必须密切观察脉搏及血压,以便及时调整剂量。低充盈压、主动脉和/或二尖瓣狭窄、伴有颅内压增高的疾病、直立性调节功能障碍、肥厚型梗阻性心肌病、缩窄性心包炎、心脏压塞、闭角型青光眼、近期心肌梗死、甲状腺功能低下、营养不良、严重肝脏或肾脏疾病、低温症等情况下使用时必须特别谨慎并进行密切监护 2. 不应为服用含磷酸二酯酶抑制剂的药品而中断硝酸异山梨酯的治疗,此举可能会增加心绞痛发作的风险 3. 用药期间宜保持卧位,站起时应缓慢,以防突发性直立性低血压
禁忌	1. 已知对硝酸盐过敏的患者 2. 心源性休克(除非能够维持适当的舒张末压) 3. 急性循环衰竭及严重低血压(收缩压 < 90mmHg)的患者 4. 有明显贫血、头部创伤、脑出血或低血容量的患者 5. 合并使用西地那非、伐地那非或他达那非,会导致严重的低血压
不良反应	常见不良反应为头痛(> 10%),持续使用后症状通常会减弱。治疗初期或增加剂量时,常见低血压和/或直立性头晕(1%~10%),并伴有头晕、瞌睡、反射性心动过速和乏力。偶见(< 1%)恶心,呕吐,面部潮红,皮肤过敏(如皮疹)。剥脱性皮炎的发生率未知。有报道显示,硝酸酯类可导致严重低血压,伴有恶心、呕吐、烦躁、苍白和大汗。循环衰竭(有时伴有心动过缓和晕厥)和因严重低血压导致心绞痛加重的现象不常见
特殊人群用药	儿童:本品用于儿童的安全性、有效性尚未确立 老年人:同一般患者人群 妊娠与哺乳期妇女:目前对孕妇无足够及良好的对照试验。哺乳期间对婴儿是否有害,目前证据亦不明确或不充分。因此妊娠或哺乳期间,仅可在医嘱下方可使用。动物实验未发现对胚胎有任何毒害
药典	Chin. P.、Jpn. P.、Pol. P.
国家处方集	CNF
其他推荐依据	Roffi M, Patrono C, Collet JP, et al. 2015 ESC Guidelines for the management of acute coronary syndromes in patients presenting without persistent ST-segment elevation. Task Force for the Management of Acute Coronary Syndromes in Patients Presenting without Persistent ST-Segment Elevation of the European Society of Cardiology (ESC) [J]. G Ital Cardiol (Rome), 2016, 17 (10): 831-872.
■ 药品名称	**单硝酸异山梨酯缓释胶囊** Isosorbide Mononitrate Sustained-release Capsules
适应证	1. 冠心病的长期治疗 2. 心绞痛(包括心肌梗死后)的长期治疗和预防 3. 与洋地黄和/或利尿剂合用治疗慢性充血性心力衰竭

续　表

制剂与规格	单硝酸异山梨酯缓释胶囊[保(乙)]：50mg
用法与用量	除另有医嘱，否则每日 1 次，每次 1 粒（50mg），用适量温水整粒吞服（不可咀嚼）
注意事项	1. 只有在医师特别监护下才能用于以下情况：低充盈压、主动脉瓣和/或二尖瓣狭窄、伴有颅内压增高的疾病和体位性循环调节障碍 2. 本品不适用于急性心绞痛发作 3. 持续使用本品的患者应被告知不能使用含西地那非的产品。不应为服用含磷酸二酯酶抑制剂的药品而中断硝酸异山梨酯的治疗，此举可能会增加心绞痛发作的风险 4. 硝酸酯类药物具有耐药性，本品每日 1 次给药，可提供硝酸酯低浓度期，避免耐药性的发生，又可预防反跳性心绞痛，适宜于长期治疗 5. 本品可在一定程度上影响人的反应速度，如驾驶及操作机械的能力受到影响，若同时饮用酒精，这种情况会更显著
禁忌	1. 已知对硝酸盐过敏的患者 2. 急性循环衰竭（休克、血管性虚脱） 3. 心源性休克（除采用适当措施保证舒张末期压足够高外） 4. 严重低血压（收缩压＜90mmHg） 5. 硝酸盐治疗期间，不能使用西地那非 6. 急性心肌梗死伴低充盈压（除非在有持续血流动力学监护条件下的监护病室使用）
不良反应	常见不良反应为头痛（≥10%），但随着时间的推移和持续应用会逐渐减退。首次用药或增加剂量时，常可见直立性低血压和/或轻度头痛，这些症状可能与头晕、嗜睡、反射性心动过速和乏力有关。少见（0.1%～1%）恶心、呕吐、潮红和皮肤过敏反应（如红斑）。个别病例出现剥脱性皮炎。有使用有机硝酸盐出现严重低血压的报道，包括恶心、呕吐、坐立不安、苍白、多汗。少见循环衰竭现象（常伴有心动过缓和晕厥）。少见严重低血压导致心绞痛症状加重现象。非常罕见胃灼热的报道
特殊人群用药	儿童：本品用于儿童的安全性、有效性尚未确立 老年人：无证据表明老年人用药需调整剂量 妊娠与哺乳期妇女：妊娠初期（3 个月内）的妇女禁用，妊娠期间除非明确必需且在医师的监督下方可使用异乐定，哺乳期妇女应慎用本品。目前对孕妇无足够及良好的对照试验。哺乳期间对婴儿是否有害，目前证据亦不明确或不充分。因此妊娠或哺乳期间，仅可在医嘱下方可使用。动物实验未发现对胚胎有任何毒害
药典	Chin. P.、USP、Eur. P.
国家处方集	CNF
其他推荐依据	中华医学会心血管病学分会. 硝酸酯在心血管疾病中规范化应用的专家共识［J］. 中华心血管病杂志，2010，38（9）：770-774.
■ 药品名称	**单硝酸异山梨酯注射液　Isosorbide Mononitrate Injection**
适应证	适用于治疗心绞痛，与洋地黄和/或利尿剂合用治疗慢性心力衰竭
制剂与规格	单硝酸异山梨酯注射液[保(乙)]：①5ml：20mg[基]；②10ml：20mg；③5ml：25mg
用法与用量	静脉滴注。临用前加 0.9%氯化钠注射液或 5%葡萄糖注射液稀释后静脉滴注。药物剂量可根据患者的反应调整，一般有效剂量为每小时 2～7mg。开始给药速度为 60μg/min，一般速度为 60～120μg/min，每日 1 次，10 天为一疗程

续 表

注意事项	1. 给不明原因的肺循环高压（原发性肺动脉高压）的患者服用本品，由于对肺通气不足部分血液供应相对增加的结果，可以导致动脉血氧含量的暂时降低（低氧血症），这种情况特别见于心脏冠状血管循环紊乱（冠心病）的患者 2. 因本品可增高眼内压，青光眼患者慎用 3. 在下列情况下需要特别小心的医疗监护：主动脉瓣狭窄和/或二尖瓣狭窄；有循环调节紊乱倾向（直立性低血压）的患者；伴有颅内压升高的疾病（到目前为止进一步压力增加只见于静脉输入高剂量硝酸甘油后）；严重肝功能、肾功能损害的患者；甲状腺功能减退、营养不良及体重过低患者
禁忌	1. 对硝基化合物过敏者 2. 急性心肌梗死并低充盈压 3. 左心功能不全并低充盈压 4. 休克状态 5. 严重低血压（收缩压＜90mmHg） 6. 心肌疾病并心内容积受限（肥厚梗阻型心肌病） 7. 缩窄性心包炎 8. 心脏压塞 9. 合并使用西地那非（Sildenafil）。因西地那非可明显增强单硝酸异山梨酯的降血压作用
不良反应	1. 用药初期常发生头痛（所谓硝酸盐性头痛），通常可在继续用药几天后消失 2. 初次给药或剂量增加时，常会有血压降低和/或直立性低血压并伴有反射性脉率增加以及乏力、头晕的感觉，有时会有恶心、呕吐、瞬间皮肤发红、发热和皮肤过敏反应 3. 在少数情况下，可以出现严重的血压降低并伴有心绞痛症状加重（硝酸盐的矛盾效应）和/或显著的矛盾性心动过缓 4. 偶见报道有虚脱和昏厥（突然丧失知觉） 5. 在个别情况下可能发生剥脱性皮炎（炎症性皮肤病）。有报道提及持续长期使用高剂量5-单硝酸异山梨酯产生耐药性和与其他硝基化合物的交叉耐药性，应当避免持续高剂量使用，以防止效用的减弱或消失 注意：使用本品后，因血流的相对重新分布进入换气不足的肺小泡区域，会出现短暂性动脉血供氧不足。冠心病患者可因此导致心肌缺血 当出现任何上述未提到的不良反应时，应及时通知医师、药师
特殊人群用药	肝功能、肾功能不全患者：依照说明书，无特殊要求 儿童：本品用于儿童的疗效、安全性尚未确立
	老年人：依照说明书，无特殊要求 妊娠与哺乳期妇女：虽然动物实验显示单硝酸异山梨酯对胚胎没有损害作用，但由于没有足够的孕妇及哺乳期妇女的用药经验，用药时，应仔细权衡利弊
药典	Chin. P.
国家处方集	CNF
其他推荐依据	中华医学会心血管病学分会. 中国心力衰竭诊断和治疗指南（2014）[J]. 中华心血管病杂志，2014，42（2）：98-122.

第四章

β 受体阻断剂

■ 药品名称	普萘洛尔　Propranolol
适应证	1. 高血压 2. 劳力性心绞痛 3. 室上性快速心律失常 4. 室性心律失常 5. 肥厚型心肌病 6. 作为二级预防，降低心肌梗死病死率 7. 用于嗜铬细胞瘤患者的心动过速（配合 α 受体阻断剂） 8. 用于控制甲状腺功能亢进症的心率过快，也可用于治疗甲状腺危象
制剂与规格	普萘洛尔片[基,保(甲)]：10mg 普萘洛尔缓释片[保(乙)]：①40mg；②80mg 普萘洛尔注射液[保(乙)]：5ml：5mg
用法与用量	口服： 1. 高血压：初始剂量，一次 10mg，一日 3~4 次，可单独使用或与利尿剂合用。剂量应逐渐增加，一日最大剂量 200mg 2. 心绞痛：一次 5~10mg，一日 3~4 次；每 3 日可增加 10~20mg，渐增至一日 200mg，分 3~4 次服用 3. 室上性、室性快速性心律失常：一次 10~30mg，一日 3~4 次，根据需要及耐受程度调整用量 4. 心肌梗死：一次 30~240mg，一日 2~3 次 静脉注射： 1. 成人：一次 1~3mg，缓慢注射，必要时 5 分钟后可重复，总量 5mg 2. 儿童：一次 0.01~0.1mg/kg，缓慢注射（＞10 分钟），不宜超过 1mg
注意事项	1. 以下情况慎用：过敏史、充血性心力衰竭、糖尿病、肺气肿、肝功能不全、甲状腺功能减退、雷诺病或其他周围血管疾病、肾功能减退等 2. 用药期间，应定期检查血常规、血压、心功能、肝功能、肾功能等 3. β 受体阻断剂的耐受量个体差异大，用量必须个体化。首次使用本品时需从小剂量开始，逐渐增加剂量并密切观察反应以免发生意外 4. 冠心病患者使用本品不宜骤停，否则可出现心绞痛、心肌梗死或室性心动过速 5. 甲状腺功能亢进患者用本品也不可骤停，否则使甲状腺功能亢进症状加重 6. 长期应用本品可有少数患者出现心力衰竭，倘若出现，可用洋地黄类和/或利尿药纠正，并逐渐递减剂量，最后停用 7. 糖尿病患者可引起血糖过低，故糖尿病患者应定期检查血糖；非糖尿病患者无降糖作用
禁忌	支气管哮喘；心源性休克；二度或三度房室传导阻滞；重度心力衰竭；窦性心动过缓
不良反应	1. 眩晕，头晕，支气管痉挛，呼吸困难，充血性心力衰竭，神志模糊（尤见于老年人），精神抑郁，反应迟钝，发热，咽痛，粒细胞缺乏，出血倾向（血小板减少），四肢冰冷，

续　表

	腹泻，倦怠，眼、口、皮肤干燥，指（趾）麻木，异常疲乏等；嗜睡，失眠，恶心，皮疹
	2. 个别病例有周身性红斑狼疮样反应，多关节病综合征，幻视，性功能障碍（或性欲下降）
	3. 剂量过大时引起低血压（血压下降），心动过缓，惊厥，呕吐，可诱发缺血性脑梗死，可有心源性休克，甚至死亡
特殊人群用药	老年人：应减少剂量 妊娠与哺乳期妇女：慎用
药典	USP、Eur. P.、Chin. P.
国家处方集	CNF
基本药物目录	【基】
其他推荐依据	
■ 药品名称	阿替洛尔　Atenolol
适应证	1. 高血压 2. 心绞痛 3. 心肌梗死 4. 也可用于心律失常，甲状腺功能亢进的心率过快 5. 嗜铬细胞瘤的心动过速（配合 α 受体阻断剂）
制剂与规格	阿替洛尔片[保(甲)]：①12.5mg[基]；②25mg[基]；③50mg[基]；④100mg
用法与用量	口服： 成人：初始剂量，一次 6.25~12.5mg，一日 2 次，按需要及耐受量渐增至一日 50~200mg 儿童：初始剂量，一次 0.25~0.5mg/kg（按体重），一日 2 次
注意事项	1. 患有慢性阻塞性肺疾病的高血压患者慎用 2. 有心力衰竭症状的患者用本品时，与洋地黄或利尿药合用，如心力衰竭症状仍存在，应逐渐减量使用 3. 本品停药过程至少 3 日，常可达 2 周，如果有停药反应，如心绞痛发作，则暂时再给药，待稳定后渐停用 4. 本品可改变因血糖降低而引起的心动过速 5. 本药可使末梢动脉血循环失调，患者可能对用于治疗过敏反应常规剂量的肾上腺素无反应
禁忌	二度或三度房室传导阻滞、心源性休克、病态窦房结综合征及严重窦性心动过缓、支气管哮喘患者
不良反应	可见低血压，心动过缓，头晕，四肢冰冷，疲劳，乏力，肠胃不适，精神抑郁，脱发，血小板减少症，银屑病样皮肤反应，银屑病恶化，皮疹及眼干燥症，心脏传导阻滞
特殊人群用药	肝功能、肾功能不全患者：肾功能不全者需调整剂量。肌酐清除率 < 15ml/（min·1.73m²），一日 25mg；肌酐清除率 15~35ml/（min·1.73m²），一日最大剂量 50mg 儿童：注意监测心率、血压 老年人：用药时所需剂量可以减少，尤其是肾功能减退的患者 妊娠与哺乳期妇女：本品可透过胎盘并出现在脐带血液里，缺乏妊娠早期 3 个月使用本药的研究，胎儿有受损的可能。妊娠期妇女较长时间服用本药，与胎儿宫内生长迟缓有关。本品在乳汁中有明显的聚集，哺乳期妇女服用时应谨慎小心
药典	USP、Eur. P.、Chin. P.

国家处方集	CNF
其他推荐依据	
■ 药品名称	美托洛尔　Metoprolol
适应证	1. 高血压、心绞痛、心肌梗死、肥厚型心肌病、主动脉夹层、心律失常、甲状腺功能亢进症等，有经验医师指导下用于心力衰竭 2. 本品缓释片仅用于：①高血压；②心绞痛；③伴有左心室收缩功能异常的症状稳定的慢性心力衰竭
制剂与规格	酒石酸美托洛尔片、胶囊[保(甲)]：①25mg[基]；②50mg[基]；③100mg 琥珀酸美托洛尔缓释片[保(乙)]：①23.5mg；②47.5mg；③95mg 酒石酸美托洛尔注射液[保(甲)]：①2ml：2mg；②5ml：5mg[基] 注射用酒石酸美托洛尔[保(甲)]：①2mg；②5mg
用法与用量	口服： 1. 高血压：普通制剂一次 100~200mg，一日 2 次；缓释剂一次 47.5~95mg，一日 1 次；控释剂一日 0.1g，早晨顿服或遵医嘱 2. 心绞痛、心律失常：片剂、胶囊，初始一次 25~50mg，每 6~12 小时 1 次，然后一次 50~100mg，一日 2 次；缓释片，一次 95~190mg，一日 1 次；空腹服用 静脉注射： 1. 不稳定型心绞痛、急性心肌梗死：即刻静脉注射一次 5mg，可间隔 2 分钟后重复给予，直到最大剂量一次 15mg。之后 15 分钟开始口服 2. 室上性快速型心律失常：初始以每分钟 1~2mg 的速度静脉注射，一次 5mg；如病情需要，可间隔 5 分钟重复注射，总剂量 10~15mg，注射后 4~6 小时，控制后用口服维持
注意事项	1. 下列情况慎用：低血压、心脏功能不全、慢性阻塞性肺疾病 2. 嗜铬细胞瘤应先行使用 α 受体阻断药 3. 对于要进行全身麻醉的患者，至少在麻醉前 48 小时停用
禁忌	重度或急性心力衰竭、二度或三度房室传导阻滞、失代偿性心力衰竭（肺水肿、低灌注和低血压）、有临床意义的窦性心动过缓或病态窦房结综合征、心源性休克、末梢循环灌注不良、严重的周围血管疾病、哮喘及喘息性支气管炎、治疗室上性快速心律失常时，收缩压<110mmHg 的患者不宜采用酒石酸美托洛尔静脉给药
不良反应	可见心率减慢，心脏传导阻滞，血压降低，心力衰竭加重，外周血管痉挛导致的四肢冰冷或脉搏不能触及，雷诺病，疲乏和眩晕，抑郁，头痛，多梦，失眠，幻觉，恶心，胃痛，便秘，腹泻，气急，关节痛，瘙痒，腹膜后腔纤维变性，失聪，眼痛等
特殊人群用药	肝功能、肾功能不全患者：肝脏功能不全者慎用 妊娠与哺乳期妇女：对胎儿和新生儿可产生不利影响，尤其是心动过缓，孕妇不宜使用
药典	USP
国家处方集	CNF
其他推荐依据	
■ 药品名称	比索洛尔　Bisoprolol
适应证	1. 高血压

续　表

	2. 冠心病 3. 期前收缩 4. 快速性室上性心动过速 5. 中至重度慢性稳定性心力衰竭
制剂与规格	富马酸比索洛尔片、胶囊^[基,保(甲)]：①2.5mg；②5mg
用法与用量	口服。高血压或心绞痛：一次5mg，一日1次。轻度高血压患者可以从2.5mg开始治疗，可增至一次10mg，一日1次
注意事项	1. 和其他β受体阻断剂一样，比索洛尔可能增加机体对过敏原的敏感性和加重过敏反应，此时肾上腺素治疗不一定会产生预期的治疗效果 2. 下列情况慎用：支气管痉挛；与吸入型麻醉药合用；血糖浓度波动较大的糖尿病患者及酸中毒患者；严格禁食者；有严重过敏史，正在进行脱敏治疗；一度房室传导阻滞；变异型心绞痛；外周动脉阻塞性疾病；患有银屑病或有银屑病家族史的患者。嗜铬细胞瘤患者仅在使用肾上腺素α受体阻断剂后才能服用本品 3. 使用本品可能掩盖甲状腺毒症的症状 4. 由于本品的降压作用存在个体差异，应用本品可能会减弱患者驾车或操纵机器的能力，尤其在开始服药、增加剂量及与乙醇同服时更应注意 5. 除非特别指明，否则使用本品时不得突然停药
禁忌	对本品过敏，急性心力衰竭或处于心力衰竭失代偿期需用静脉注射正性肌力药物治疗的患者，心源性休克，二度和三度房室传导阻滞，病态窦房结综合征，窦房传导阻滞，心动过缓（心率<60次/分钟），血压过低（收缩压<100mmHg），严重支气管哮喘或严重慢性阻塞性肺疾病，外周动脉阻塞性疾病晚期和雷诺病，未经治疗的嗜铬细胞瘤，代谢性酸中毒者
不良反应	可见轻度乏力，胸闷，头晕，心动过缓，嗜睡，心悸，头痛和下肢水肿，腹泻，便秘，恶心，腹痛，红斑，瘙痒，血压明显下降，脉搏缓慢或房室传导阻滞，麻刺感或四肢冰冷，肌肉无力，肌肉痛性痉挛及泪少；对伴有糖尿病的年老患者，其糖耐量可能降低，并掩盖低血糖表现
特殊人群用药	儿童：尚无儿童应用本品的经验，因此儿童避免使用 老年人：老年患者用药时不需要调整剂量 妊娠与哺乳期妇女：比索洛尔可能损害孕妇和/或胎儿（新生儿），一般情况下β受体阻断剂能够降低胎盘灌注，而胎盘灌注与发育迟缓、子宫内死亡、早产有关。在胎儿和新生儿，可能发生低血糖和心动过缓等不良反应。除非明确了必须使用，否则孕妇不能应用比索洛尔。如果必须使用，应监测子宫胎盘血流量和胎儿的生长情况。一旦发现对孕妇和胎儿产生有害的作用，应该选择其他的治疗方法。必须对新生儿进行严密监测，出生后的前3日最易发生低血糖和心动过缓等症状。本品是否经人乳排泄尚不清楚，不建议哺乳期妇女使用
药典	USP
国家处方集	CNF
其他推荐依据	
■ 药品名称	阿罗洛尔　Arotinolol
适应证	1. 原发性高血压病（轻至中度） 2. 心绞痛

续　表

	3. 快速型心律失常 4. 原发性震颤
制剂与规格	盐酸阿罗洛尔片[保(乙)]：①5mg；②10mg
用法与用量	口服：一次 10mg，一日 2 次。根据患者年龄、症状等进行增减，最大剂量一日 30mg
注意事项	1. 下列情况慎用：充血性心力衰竭、特发性低血糖、控制不充分的糖尿病患者、长时间禁食者、低血压、心运过缓、一度房室传导阻滞、末梢血循环障碍（雷诺病、间歇性跛行） 2. 在用药期间，需定期检查心功能（心率、血压、心电图、X 线片等）。尤其出现心动过缓及低血压时，须减量或停药，必要时使用阿托品 3. 手术前 48 小时内不宜给药 4. 有可能出现眩晕、站立不稳症状，提醒服用本药的患者（尤其是在服用初期）在驾驶汽车等伴有危险的机械作业中予以注意 5. 用于嗜铬细胞瘤患者时，须始终联合应用 α 受体阻断剂
禁忌	明显窦性心动过缓、二度或三度房室传导阻滞、窦房传导阻滞、病态窦房结综合征、糖尿病性酮症、代谢性酸中毒、有可能出现支气管哮喘或支气管痉挛、心源性休克、肺动脉高压所致右侧心力衰竭、充血性心力衰竭、未治疗的嗜铬细胞瘤、妊娠期妇女或有妊娠可能的妇女、对本药有过敏史者
不良反应	常见心动过缓、心悸、头痛、胸痛、头晕、失眠、乏力、腹痛、稀便、食欲缺乏、恶心、肝功能异常、尿素氮及肌酐升高、三酰甘油及尿酸升高、总胆固醇、空腹血糖值、CPK、白细胞增多等；偶见过敏反应
特殊人群用药	肝功能、肾功能不全患者：严重肝功能、肾功能障碍的患者慎用 老年人：用药时应从小剂量（如一次 5mg）开始，慎重给药，老年患者一般不宜过度降压，且用药易引起血压过度下降和心动过缓，需停药时，应缓慢减量 妊娠与哺乳期妇女：应避免使用
药典	Jpn. P.
国家处方集	CNF
其他推荐依据	
■ 药品名称	倍他洛尔　Betaxolol
适应证	高血压、心绞痛、心律失常
制剂与规格	盐酸倍他洛尔片：①10mg；②20mg；③40mg
用法与用量	口服：一次 20mg，一日 1 次。停药时须经 1~2 周或更长时间，逐渐减少剂量停药
注意事项	下列情况慎用：哮喘，慢性阻塞性支气管病，心力衰竭，心动过缓，周围血管疾病，肺功能不全，甲状腺功能减退，糖尿病，治疗过的嗜铬细胞瘤性高血压，银屑病和有过敏史者；停药时须经 1~2 周或更长时间，逐渐减少剂量停药
禁忌	对本品过敏者，支气管哮喘；严重慢性阻塞性肺疾病；明显心力衰竭；心源性休克；经治疗未能控制的心功能不全；心动过缓；严重的变异型心绞痛；低血压；严重的周围血管疾病；未经治疗的嗜铬细胞瘤性高血压
不良反应	疲乏，四肢冷，心率减慢，胃功能紊乱，性欲降低，心力衰竭，血压突然降低，支气管痉挛，低血糖，雷诺病，皮疹

续 表

特殊人群用药	妊娠与哺乳期妇女：慎用
药典	
国家处方集	CNF
其他推荐依据	

■ 药品名称	索他洛尔 Sotalol
适应证	用于各种危及生命的室性快速型心律失常
制剂与规格	盐酸索他洛尔片[保(乙)]：①40mg；②80mg[基] 盐酸索他洛尔注射液[保(乙)]：2ml：20mg 注射用盐酸索他洛尔[保(乙)]：40mg
用法与用量	口服：一次 40~80mg，一日 2 次，空腹服用。从小剂量开始，逐渐加量。室性心动过速，一日 160~480mg，分 2 次给药。肾功能不全者延长给药间隔时间至 24~48 小时 静脉注射：推荐剂量 0.5~1.5mg/kg（按体重），用 5% 葡萄糖溶液 20ml 稀释，10 分钟内缓慢推注，如有必要可在 6 小时后重复
注意事项	1. 用药期间宜住院观察，检测血药浓度、血钾、血钙浓度及心电图等 2. 长期用药的患者宜在 1~2 周逐渐减量，不应突然停药 3. 避免与能延长 QT 间期的药物合用。服用本品前应在严密监测下停用其他抗心律失常药
禁忌	支气管哮喘、窦性心动过缓、二度或三度房室传导阻滞（除非安放了心脏起搏器）、先天性或获得性心电图 QT 间期延长综合征、心源性休克、未控制的充血性心力衰竭及对本品过敏者
不良反应	可见低血压，支气管痉挛，疲倦，心动过缓（＜50 次/分钟），呼吸困难，心律失常，乏力，眩晕，扭转性室性心动过速，心源性室性心动过速，心室颤动
特殊人群用药	儿童：18 岁以下患者慎用 妊娠与哺乳期妇女：慎用
药典	USP、Eur. P.
国家处方集	CNF
其他推荐依据	

■ 药品名称	拉贝洛尔 Labetalol
适应证	用于各种类型高血压
制剂与规格	盐酸拉贝洛尔片[保(乙)]：①50mg[基]；②100mg[基]；③200mg 盐酸拉贝洛尔注射液：①2ml：25mg；②5ml：50mg；③10ml：50mg 注射用盐酸拉贝洛尔：①25mg；②50mg
用法与用量	口服：一次 100mg，一日 2~3 次，2~3 天后根据需要加量。常用维持量为一次 200~400mg，一日 2 次，饭后服用，一日最大剂量 2400mg 静脉注射：一次 25~50mg，加 10% 葡萄糖注射液 20ml，于 5~10 分钟内缓慢注射，如降压效果不理想可于 15 分钟后重复 1 次，直至产生理想的降压效果。总剂量不应超过 200mg 静脉滴注：100mg，加 5% 葡萄糖注射液或氯化钠注射液 250ml，以每分钟 1~4mg 的速度滴注，有效剂量为 50~200mg，但对嗜铬细胞瘤患者可能需 300mg 以上

续　表

注意事项	1. 用量必须强调个体化 2. 口服制剂可用于妊娠高血压 3. 下列情况慎用：慢性心力衰竭，糖尿病，甲状腺功能低下，肺气肿或非过敏性支气管炎，雷诺病或周围血管疾病者 4. 少数患者可在服药后 2~4 小时出现直立性低血压，因此用药剂量应该逐渐增加 5. 若降压过低，可用去氧肾上腺素或阿托品予以拮抗
禁忌	病态窦房结综合征、心脏传导阻滞（二度或三度房室传导阻滞）未经安装起搏器的患者、重度或急性心力衰竭、心源性休克患者、脑出血、支气管哮喘、对本品过敏者
不良反应	可见眩晕、乏力、幻觉、恶心、消化不良、腹痛、腹泻、口干、头皮麻刺感、心动过速、急性肾衰竭、瘙痒、乏力、胸闷、直立性低血压
特殊人群用药	肝功能、肾功能不全患者：慎用 儿童：小儿忌静脉注射 老年人：老年人用药生物利用度高，因此，可适当减少用药剂量 妊娠与哺乳期妇女：孕妇忌静脉注射，口服制剂可安全有效地用于妊娠高血压，不影响胎儿生长发育
药典	USP、Eur. P.
国家处方集	CNF
其他推荐依据	
■ 药品名称	卡维地洛　Carvedilol
适应证	原发性高血压、有症状的心力衰竭
制剂与规格	卡维地洛片[保(乙)]：①3. 125mg；②6. 25mg；③10mg；④12. 5mg；⑤20mg；⑥25mg
用法与用量	口服。高血压：成人，开始 2 日，一次 12.5mg，一日 1 次，以后一次 25mg，一日 1 次。最大剂量一日 50mg，分 1~2 次服用。老年人，应从 10mg 开始，并注意密切观察
注意事项	1. 密切监测肾功能，发生肾功能减退应减量或停药 2. 下列情况慎用：糖尿病患者；伴有糖尿病的充血性心力衰竭患者；伴有低血压（收缩压＜100mmHg）的充血性心力衰竭患者；有支气管痉挛倾向的患者、慢性阻塞性肺疾病患者，外周血管疾病的患者，变异型心绞痛患者 3. 嗜铬细胞瘤患者使用卡维地洛前，应先使用 α 受体阻断剂
禁忌	1. 对本品任何成分过敏者 2. 纽约心脏病协会分级为Ⅳ级的失代偿性心力衰竭，需使用静脉正性肌力药的患者 3. 哮喘患者、伴有支气管痉挛的慢性阻塞性肺疾病（COPD）患者 4. 严重肝功能异常 5. 二度或三度房室传导阻滞、严重心动过缓（心率＜50 次/分钟）、病态窦房结综合征（包括窦房传导阻滞） 6. 心源性休克 7. 严重低血压（收缩压＜85mmHg） 8. 手术前 48 小时内

续　表

不良反应	常见头晕、头痛、水肿、房室传导阻滞、心动过缓、低血压、使原有间歇性跛行或雷诺病患者症状加重、恶心、呕吐、腹痛、腹泻、便秘；偶见肾功能损害和肝功能异常；罕见过敏反应
特殊人群用药	儿童：尚无18岁以下患者安全性及疗效的研究资料 老年人：应用本药时，应从低剂量（10mg）开始，并注意密切观察。手术患者使用卡维地洛要小心，因为卡维地洛与麻醉药有协同负性肌力作用及低血压等 妊娠与哺乳期妇女：用于妊娠妇女尚无足够的临床经验，β受体阻断剂降低胎盘灌注，可能会导致胎死宫内、流产和早产，对胎儿和新生儿也存在副作用（特别是低血糖和心动过缓），还会增加新生儿发生心肺并发症的危险性，所以孕妇或有可能妊娠的妇女禁用。卡维地洛和/或其代谢产物可通过乳汁分泌，因此哺乳期妇女应避免使用，如需服用应停止母乳喂养
药典	Eur. P.
国家处方集	CNF
其他推荐依据	
■ 药品名称	艾司洛尔　Esmolol
适应证	心房颤动、心房扑动时控制心室率、围手术期高血压、窦性心动过速
制剂与规格	盐酸艾司洛尔注射液[保(乙)]：①2ml：0.2g[基]；②10ml：0.2g 注射用盐酸艾司洛尔[保(乙)]：①0.1g；②0.2g
用法与用量	静脉注射和静脉滴注：围手术期高血压或心动过速，初始剂量1mg/kg（按体重），30秒内静脉注射，继续以每分钟0.15mg/kg的速度静脉滴注，最大维持量为每分钟0.3mg/kg。肾衰竭患者半衰期延长，注意监测
注意事项	1. 用药期间应定期监测血压、心率、心功能变化 2. 高浓度给药（＞10mg/ml）会造成严重的静脉反应，包括血栓性静脉炎，20mg/ml的浓度在血管外可造成严重的局部反应，甚至坏死，故应尽量经大静脉给药 3. 糖尿病患者应用时应小心，本品可掩盖低血糖反应
禁忌	支气管哮喘或有支气管哮喘病史、严重慢性阻塞性肺疾病、窦性心动过缓、二度或三度房室传导阻滞、难治性心功能不全、心源性休克、对本品过敏者
不良反应	1. 心血管系统：低血压、心动过缓、传导阻滞、外周灌注不足的症状 2. 神经系统：头痛、头晕、嗜睡、乏力、惊厥等 3. 呼吸、消化系统：气管痉挛、呼吸困难、消化不良、腹部不适、恶心、呕吐、便秘、口干等 4. 注射部位发生炎症反应：水肿、红斑、烧灼感、血栓性静脉炎和外渗性皮肤坏死
特殊人群用药	肝功能、肾功能不全患者：肾衰竭患者半衰期延长，注意监测 老年人：慎用
药典	
国家处方集	CNF
其他推荐依据	

■ 药品名称	噻吗洛尔 Timolol
适应证	用于原发性开角型青光眼，高眼压症，闭角型青光眼的辅助治疗，手术后引起的高眼压反应，原发性高血压病，心绞痛或心肌梗死后的治疗，预防偏头痛
制剂与规格	马来酸噻吗洛尔剂：①2.5mg；②5mg
用法与用量	口服： 1. 高血压：初始剂量一次2.5~5mg，一日2~3次，根据心率及血压变化增减剂量，维持量通常为一日20~40mg，一日最大剂量60mg。增加药物剂量的间期至少为7天 2. 心肌梗死：一次2.5mg，一日2次，可渐增至一日20mg
注意事项	以下情况慎用：自发性低血糖患者及接受胰岛素或口服降糖药治疗的患者，不宜单独用于治疗闭角型青光眼，心功能损害者避免与钙通道阻滞剂合用，心脑血管供血不足患者，轻中度慢性阻塞性肺疾病，支气管痉挛或有支气管痉挛病史的患者
禁忌	支气管哮喘或有支气管哮喘史者，严重慢性阻塞性肺疾病，窦性心动过缓，二度或三度房室传导阻滞，心源性休克，难治性心力衰竭，对本品过敏者及小儿
不良反应	可见眼烧灼感及刺痛，心动过缓，头晕，重症肌无力的症状加重，感觉异常，嗜睡，失眠，噩梦，抑郁，精神错乱，幻觉，支气管痉挛，呼吸衰竭，呼吸困难，鼻出血，咳嗽，上呼吸道感染，掩盖糖尿病患者应用胰岛素或降糖药后的低血糖症状
特殊人群用药	肝功能、肾功能不全患者：应减量 儿童：小儿禁用 妊娠与哺乳期妇女：哺乳期妇女慎用
药典	USP、Eur. P.
国家处方集	CNF
其他推荐依据	

第五章

钙离子通道阻滞剂

第一节 钙离子通道阻滞剂——非二氢吡啶类

■ 药品名称	维拉帕米 Verapamil
适应证	心绞痛，室上性心律失常，原发性高血压；注射剂用于快速阵发性室上性心动过速的转复，心房扑动或心房颤动心室率的暂时控制
制剂与规格	盐酸维拉帕米片[基,保(甲)]：40mg 盐酸维拉帕米缓释片、胶囊[保(乙)]：①120mg；②180mg；③240mg 注射用盐酸维拉帕米[保(甲)]：①5mg；②10mg 盐酸维拉帕米注射液[基]：2ml：5mg
用法与用量	口服：成人，心绞痛，一次80~120mg，一日3次 静脉注射：必须在持续心电监测和血压监测下，缓慢静脉注射至少2分钟。最佳给药间隔，必须个体化。初始剂量5~10mg（或0.075~0.150mg/kg），稀释后给药。如初反应不满意，首剂15~30分钟后再给1次5~10mg（或0.075~0.150mg/kg） 静脉滴注：加入氯化钠注射液或5%葡萄糖注射液中静脉滴注，每小时5~10mg，一日总量不超过50~100mg
注意事项	1. 下列情况慎用并需进行严密的医疗监护：一度房室传导阻滞、低血压、心动过缓、严重肝功能损害、伴有QRS增宽（>0.12秒）的室性心动过速、进行性肌营养不良、急性心肌梗死、与β受体阻断剂合用 2. 用药期间应定期检查血压 3. 由于个体敏感性的差异，使用本品时可能影响驾车和操作机器的能力，严重时可能使患者在工作时发生危险。这种情况更易出现于治疗开始、增加剂量、从其他药物换药或与乙醇同服时 4. 不能与葡萄柚汁同时服用
禁忌	对本品过敏，急性心肌梗死并发心动过缓、低血压、左侧心力衰竭，心源性休克，病态窦房结综合征，严重的心脏传导功能障碍（如窦房传导阻滞、二度或三度房室传导阻滞），预激综合征并发心房扑动或心房颤动，充血性心力衰竭
不良反应	常见便秘；偶见恶心、头晕、头痛、面部潮红、疲乏、神经衰弱、足踝水肿、皮肤瘙痒、红斑、皮疹、血管性水肿；罕见过敏、肌肉痛、关节痛、感觉异常；长期用药后出现齿龈增生，男性乳房发育；静脉或大剂量给药可能出现低血压，心力衰竭，心动过缓，心脏传导阻滞，心脏停搏

续　表

特殊人群用药	肝功能、肾功能不全患者：肝功能不全患者慎用。严重肝功能不全时，口服给予正常剂量的30%，静脉给药时作用时间延长，反复用药可能导致蓄积。肾功能不全患者慎用，血液透析不能清除维拉帕米 老年人：老年人清除半衰期可能延长且易发生肝或肾功能不全，建议老年人从小剂量开始服用 妊娠与哺乳期妇女：孕妇避免使用，哺乳期妇女服用本品期间应暂停哺乳
药典	USP、Eur. P.、Chin. P.
国家处方集	CNF
其他推荐依据	
■ 药品名称	地尔硫䓬　Diltiazem
适应证	口服制剂用于冠状动脉痉挛引起的心绞痛，劳力性心绞痛，高血压，肥厚型心肌病；注射制剂用于室上性心动过速，手术时异常高血压的急救处置，高血压急症，不稳定型心绞痛
制剂与规格	盐酸地尔硫䓬片[基,保(甲)]：30mg 盐酸地尔硫䓬缓释片、胶囊[保(乙)]：①30mg；②60mg；③90mg 盐酸地尔硫䓬控释胶囊[保(乙)]：①90mg；②120mg；③150mg 盐酸地尔硫䓬注射液[保(乙)]：①1ml：10mg；②2ml：10mg；③10ml：10mg；④10ml：50mg 注射用盐酸地尔硫䓬[保(乙)]：①10mg；②50mg
用法与用量	口服： 1. 片剂：初始剂量，一次30mg，一日4次，餐前及睡前服药，每1~2天增加1次剂量。维持剂量，一日90~360mg 2. 缓释片、胶囊：初始剂量，一次60~120mg，一日2次。维持剂量，一日240~360mg 3. 控释胶囊：一次90mg~150mg，一日1次 静脉滴注：不稳定型心绞痛患者，从小剂量开始，每分钟1~5μg/kg。最大速度为每分钟5μg/kg（注射用盐酸地尔硫䓬用5ml以上的氯化钠注射液或5%葡萄糖注射液溶解）
注意事项	1. 下列情况慎用：充血性心力衰竭，心肌病，急性心肌梗死，心动过缓，一度房室传导阻断，低血压，伴有预激综合征的心房颤动、心房扑动患者，正使用β受体阻断剂者 2. 长期给药应定期监测肝功能、肾功能
禁忌	对本品过敏；病态窦房结综合征（未安装起搏器）；二度或三度房室传导阻滞（未安装起搏器）；收缩压＜90mmHg；充血性心力衰竭；严重低血压；心源性休克；急性心肌梗死或肺充血；严重心肌病；心房扑动或心房颤动合并房室旁路通道；室性心动过速
不良反应	常见的不良反应有水肿，头痛，恶心、眩晕，皮疹，乏力。其他可见心绞痛，心律失常，房室传导阻滞、低血压、感觉异常、食欲缺乏、呕吐、腹泻。罕见急性肝损害，停药后可恢复。暂时性皮肤反应等
特殊人群用药	肝功能、肾功能不全患者：肝功能、肾功能不全时需要减小剂量，慎用 老年人：老年人应从低剂量开始 妊娠与哺乳期妇女：可分泌入乳汁且近于血药浓度，必须使用时须停止哺乳
药典	USP、Eur. P.、Chin. P.
国家处方集	CNF
其他推荐依据	

第二节 钙离子通道阻滞剂——二氢吡啶类

■ 药品名称	硝苯地平 · Nifedipine
适应证	高血压、冠心病、慢性稳定型心绞痛（劳力性心绞痛）
制剂与规格	硝苯地平片[基,保(甲)]：①5mg；②10mg 硝苯地平胶囊[保(甲)]：①5mg；②10mg 硝苯地平胶丸[保(甲)]：①5mg；②10mg 硝苯地平缓释片[保(甲)]：①10mg；②20mg[基]；③30mg[基] 硝苯地平控释片[保(甲)]：①30mg；②60mg 硝苯地平缓释胶囊：20mg
用法与用量	口服： 1. 片剂、胶囊、胶丸：初始剂量一次 10mg，一日 3 次，维持剂量一次 10～20mg，一日 3 次。冠脉痉挛者可一次 20～30mg，一日 3～4 次，单次最大剂量 30mg，一日最大剂量 120mg 2. 缓释片、缓释胶囊：一次 1 片（30mg），一日 1 次，必要时可增加至 60mg，一日 1 次，一次 10～20mg，一日 2 次，单次最大剂量 40mg，一日最大剂量 120mg 3. 控释片：一次 30mg，一日 1 次，一次 1 片（30mg），一日 1 次，必要时可增加至 60mg，一日 1 次
注意事项	1. 严重肝功能不全时，减小剂量 2. 老年人用药应从小剂量开始 3. 严重主动脉瓣狭窄者慎用 4. 终止服药应缓慢减量 5. 影响驾车和操作机械的能力 6. 不得与利福平合用
禁忌	1. 禁用于已知对硝苯地平或本品中任何成分过敏者 2. 硝苯地平禁用于心源性休克 3. 由于酶诱导作用，与利福平合用时，硝苯地平达不到有效的血药浓度。因而不得与利福平合用 4. 硝苯地平禁用于怀孕 20 周内和哺乳期妇女
不良反应	常见面部潮红、头晕、头痛、恶心、下肢肿胀、低血压、心动过速。较少见呼吸困难。罕见胸痛、晕厥、胆石症、过敏性肝炎
特殊人群用药	肝功能、肾功能不全患者：尚不明确 儿童：尚无儿童用药的安全性和有效性资料 老年人：尚无本品用于老年患者的资料 妊娠与哺乳期妇女：怀孕 20 周以内的孕妇禁用。对于孕妇尚无足够的研究。动物试验显示有胚胎毒性、胎仔毒性及致畸性。哺乳期间必须服用硝苯地平时，应先停止哺乳
药典	Chin. P.、USP、Eur. P.
国家处方集	CNF

续　表

其他推荐依据	Hypertension Canada's 2017 Guidelines for Diagnosis, Risk Assessment, Prevention, and Treatment of Hypertension in Adults
■ 药品名称	尼群地平　Nitrendipine
适应证	高血压
制剂与规格	尼群地平片[保(甲)]：①12.5mg；②25mg 尼群地平胶囊、软胶囊[保(甲)]：10mg
用法与用量	口服：初始剂量，一次 10mg，一日 1 次，以后可调整一次 20mg，一日 2 次
注意事项	在用药期间须定期测量血压、心电图，少数接受 β 受体阻断剂治疗者加用本药后出现心力衰竭，有主动脉瓣狭窄的患者危险性更大
禁忌	对本品过敏，严重主动脉瓣狭窄
不良反应	较少见头痛，面部潮红；少见头晕，恶心，低血压，足踝部水肿，心绞痛发作；过敏者可见过敏性肝炎，皮疹，剥脱性皮炎
特殊人群用药	肝功能、肾功能不全患者：肝功能不全时慎用。肾功能不全对本品影响较小，但应慎用 老年人：老年人应减少剂量，服用 β 受体阻断剂者应慎重加用本品，并从小剂量开始。推荐老年人初始剂量为一日 10mg 妊娠与哺乳期妇女：本品在妊娠期妇女中应用的研究尚不充分，尚未发生问题，但应注意不良反应
药典	Eur. P.、Chin. P.
国家处方集	CNF
其他推荐依据	
■ 药品名称	氨氯地平　Amlodipine
适应证	高血压、稳定型和变异型心绞痛
制剂与规格	苯磺酸氨氯地平片[保(甲)]：①2.5mg；②5mg[基]；③10mg（以氨氯地平计，下同） 苯磺酸氨氯地平分散片、胶囊[保(甲)]：5mg 马来酸氨氯地平片[基,保(甲)]：5mg 甲磺酸氨氯地平片[保(甲)]：5mg L-门冬氨酸氨氯地平片[保(甲)]：5mg
用法与用量	口服：初始剂量，一次 5mg，一日 1 次，最高剂量一次 10mg，一日 1 次。与其他抗高血压药合用时，一次 2.5mg，一日 1 次。肝功能受损、老年人，初始剂量一次 2.5mg，一日 1 次，逐渐增量。肾功能损害可采用正常剂量。6~17 岁儿童高血压患者，推荐剂量为2.5~5mg，每日 1 次
注意事项	伴有严重冠状动脉阻塞性疾病的患者，在开始使用钙通道阻滞剂治疗或增加剂量时，可能出现心绞痛频率增加、时间延长和/或程度加重，或发生急性心肌梗死
禁忌	对二氢吡啶类药物或本品任何成分过敏者，重度主动脉瓣狭窄，严重低血压

续 表

不良反应	可见因血管扩张导致的头晕、头痛、潮红、低血压、心动过速、外周水肿（尤其是踝部）。较少见心悸、恶心及其他胃肠不适、精神抑郁。少见心绞痛、心动过缓、直立性低血压。过敏反应可见药疹、发热、肝功能异常。动物实验有致畸性
特殊人群用药	肝功能、肾功能不全患者：肝功能不全时半衰期延长，慎用。肾功能损害可采用正常剂量 老年人：老年人宜从小剂量开始，逐渐增量 妊娠与哺乳期妇女：孕妇只在非常必要时使用。尚不知本品能否通过乳汁分泌，服药的哺乳期妇女应停止哺乳
药典	Eur. P.
国家处方集	CNF
其他推荐依据	
■ 药品名称	苯磺酸氨氯地平片 Amlodipine Besilate Tablets
适应证	高血压及冠心病
制剂与规格	苯磺酸氨氯地平片[基,保(甲)]：5mg
用法与用量	成人：通常本品治疗高血压的起始剂量为 5mg，每日 1 次，最大剂量为 10mg，每日 1 次。身材小、虚弱、老年或伴肝功能不全患者，起始剂量为 2.5mg，每日 1 次；此剂量也可为本品联合其他抗高血压药物治疗的剂量。剂量调整应根据患者个体反应及目标血压进行。一般应在调整步骤之前等待 7~14 天。如临床需要，在对患者进行严密监测的情况下，也可以快速地进行剂量调整 1. 治疗慢性稳定型或血管痉挛性心绞痛：推荐剂量是 5~10mg，每日 1 次，老年及肝功能不全的患者建议使用较低剂量治疗，大多数患者的有效剂量为 10mg，每日 1 次 2. 治疗冠心病：推荐剂量为 5~10mg，每日 1 次。在临床研究中，大多数患者需要 10mg/d 的剂量
注意事项	1. 低血压：症状性低血压可能发生，特别是在严重的主动脉狭窄患者中。因本品的扩血管作用是逐渐产生的，服本品后发生急性低血压的情况罕有报道 2. 心绞痛加重或心肌梗死：极少数患者，特别是伴有严重冠状动脉阻塞性疾病的患者，在开始使用苯磺酸氨氯地平治疗或增加剂量时，可出现心绞痛恶化或发生急性心肌梗死 3. 肝功能受损患者的使用：因本品通过肝脏大量代谢，并且肝功能不全患者的血浆清除半衰期为 56 小时，因此本品用于重度肝功能不全患者时应缓慢增量
禁忌	对氨氯地平及本品任何成分过敏者禁用
不良反应	总体而言，患者对于使用本品每日剂量达 10mg 范围内均有较好的耐受性。本品治疗过程中报道的不良反应，多为轻或中度。在本品 10mg（n=1730）直接与安慰剂（n=1250）对照的临床研究中，氨氯地平组由于不良反应停药的仅有 1.5%，对比安慰剂组（约 1%）差异无统计学意义。最常被报告的比安慰剂频繁的不良反应：与剂量相关的不良反应，包括水肿、头晕、潮红、心悸；其他不良反应，与剂量的相关性不确定，但是在安慰剂对照研究中发生率超过 1% 的包括疲劳、恶心、腹痛、嗜睡；个别不良反应显示与药物和剂量相关，且女性应用氨氯地平的不良反应发生率比男性多的包括水肿、潮红、心悸、嗜睡
特殊人群用药	儿童：有临床数据提示，本品（2.5~5.0mg/d）在 6~17 岁儿童患者有效。6~17 岁儿童高血压患者应用本品的推荐剂量为 2.5~5.0mg，每日 1 次。尚无儿童患者每日应用本品 5mg 以上剂量的研究。尚无本品对 6 岁以下儿童患者的血压影响资料

续　表

	老年人：目前尚没有充分的临床研究以确定老年患者（65 岁以上）与年轻患者对本品的反应是否不同。其他的临床应用中没有发现老年患者与年轻患者在反应上的差别。一般来说，考虑到多数情况下老年人有肝、肾或心功能的减退及并发其他疾病或合用其他药物的可能更大，老年患者的剂量选择要谨慎，通常开始宜用剂量范围内的低剂量。老年患者对本品的清除率降低，导致曲线下面积（AUC）增加 40%～60%，因此宜从小剂量起始 妊娠与哺乳期妇女：在妊娠期妇女中未进行充足且良好对照的研究。只有当潜在受益超过对胎儿的潜在风险时，才可在妊娠期间使用氨氯地平。尚不知本品能否通过乳汁分泌，服药的哺乳期妇女应停止哺乳
药典	Chin. P.
国家处方集	CNF
其他推荐依据	中国国家处方集：化学药品与生物制品卷 . 2010 年版
■ 药品名称	尼莫地平　Nimodipine
适应证	缺血性脑血管病、偏头痛、蛛网膜下腔出血所致脑血管痉挛，急性脑血管病恢复期的血液循环改善，突发性耳聋，轻中度高血压
制剂与规格	尼莫地平片[保(甲)]：①20mg；②30mg 尼莫地平胶囊[保(甲)]：20mg 尼莫地平缓释片：60mg 尼莫地平缓释胶囊：60mg 注射用尼莫地平：①2mg；②4mg；③8mg 尼莫地平注射液：① 10ml ：2mg；② 20ml ：4mg；③ 40ml ：8mg；④ 50ml ：10mg；⑤100ml：20mg
用法与用量	口服： 1. 急性脑血管病恢复期：一次 30～40mg，一日 4 次 2. 缺血性脑血管病：普通制剂一日 30～120mg，分 3 次服用，连续 1 个月。缓释制剂一次 60～120mg，一日 2 次，连续 1 个月 3. 偏头痛：一次 40mg，一日 3 次，12 周为一疗程 4. 蛛网膜下腔出血所致脑血管痉挛：一次 40～60mg，一日 3～4 次，3～4 周为 1 个疗程 5. 突发性耳聋：一日 40～60mg，分 3 次服用，5 天为一疗程，一般用药 3～4 个疗程 6. 轻中度高血压：一次 40mg，一日 3 次，一日最大剂量为 240mg 静脉注射：用于动脉瘤性蛛网膜下腔出血后脑血管痉挛引起的缺血性神经损伤。体重＜70kg 或血压不稳定，开始 2 小时 0.5mg/h，耐受良好，2 小时后可增至 1mg/h；体重＞70kg，开始 1mg/h，耐受良好，2 小时后可增至 2mg/h
注意事项	1. 脑水肿及颅内压增高患者须慎用 2. 本品可引起血压的降低。在高血压合并蛛网膜下腔出血或脑卒中患者中，应注意减少或暂时停用降血压药物，或减少本品的用药剂量 3. 可产生假性肠梗阻，表现为腹胀、肠鸣音减弱。当出现上述症状时应当减少用药剂量和保持观察 4. 避免与 β 受体阻断剂或其他钙离子拮抗剂合用
禁忌	对本品成分过敏者，严重肝功能不全
不良反应	头晕，头痛，中枢兴奋；血压下降，心动过速，心动过缓；面部潮红，出汗，热感，皮肤刺痛；胃肠道不适，胃肠道出血，偶见肠梗阻；肝功能损害，血小板减少

续　表

特殊人群用药	肝功能、肾功能不全患者：本品的代谢物具有毒性反应，肝功能不全者应慎用
	妊娠与哺乳期妇女：动物实验提示本品具有致畸性。药物可由乳汁分泌，哺乳期妇女不宜应用
药典	Chin. P.
国家处方集	CNF
其他推荐依据	
■ 药品名称	非洛地平　Felodipine
适应证	高血压、稳定型心绞痛
制剂与规格	非洛地平片[保(甲)]：①2.5mg[基]；②5mg[基]；③10mg
	非洛地平缓释片[保(乙)]：①2.5mg[基]；②5mg[基]；③10mg
	非洛地平缓释胶囊[保(乙)]：2.5mg
用法与用量	口服：
	1. 片剂：常规初始剂量一次 2.5mg，一日 2 次；维持剂量一次 5mg 或 10mg，一日 1 次；必要时可进一步增加剂量。肾功能不全不需要调整剂量
	2. 缓释片、缓释胶囊：初始剂量一次 5mg，一日 1 次，维持剂量一次 5mg 或 10mg，一日 1 次，整片吞服
注意事项	1. 下列情况慎用：主动脉瓣狭窄、肝脏损害、严重肾功能损害（GFR < 30ml/min），急性心肌梗死后心力衰竭
	2. 剂量超过一日 10mg 可增加周围性水肿和其他血管扩张不良事件的发生率
禁忌	对本品任何成分过敏；不稳定型心绞痛；失代偿性心力衰竭；急性心肌梗死；妊娠期妇女
不良反应	常见头痛，皮肤潮红，周围性水肿；少见心动过缓，心悸，眩晕，感觉异常，恶心，腹痛，皮疹，瘙痒，疲劳；罕见晕厥，呕吐，关节痛，肌痛，性功能障碍，荨麻疹；非常罕见齿龈增生，牙龈炎，肝药酶增加，皮肤光敏反应，白细胞分裂性血管炎，尿频，过敏反应，血管水肿，发热
特殊人群用药	肝功能、肾功能不全患者：肝功能不全时减小剂量，并注意监测血压。肾功能不全不需要调整剂量
	老年人：老年人需减少剂量并注意监测
	妊娠与哺乳期妇女：可泌入乳汁，哺乳妇女停药或停止哺乳
药典	USP、Eur. P.、Chin. P.
国家处方集	CNF
其他推荐依据	
■ 药品名称	尼卡地平　Nicardipine
适应证	1. 原发性高血压、稳定型心绞痛
	2. 注射剂用于手术时异常高血压的急救处置及高血压急症

续　表

制剂与规格	盐酸尼卡地平片[保(乙)]：10mg（以盐酸尼卡地平计，下同） 盐酸尼卡地平缓释片[保(乙)]：①20mg；②40mg 盐酸尼卡地平缓释胶囊[保(乙)]：40mg 注射用盐酸尼卡地平[保(乙)]：①5mg；②10mg；③20mg 盐酸尼卡地平注射液[保(乙)]：①2ml：2mg；②5ml：5mg；③10ml：10mg
用法与用量	口服： 1. 片剂：常规初始剂量，一次20mg，一日3次；维持剂量，一次20~40mg，一日3次；增加剂量前至少连续给药3日以上 2. 缓释片、缓释胶囊：一次40mg，一日2次 注射： 1. 手术时异常高血压的紧急处理：2~10μg/（kg·min），静脉滴注，必要时10~30μg/kg，静脉注射 2. 高血压急症：0.5~6μg/（kg·min），静脉滴注
注意事项	1. 下列情况慎用：卒中史，主动脉瓣狭窄，心力衰竭，青光眼，急性脑梗死和脑缺血患者、孕妇和儿童 2. 在用药期间应定期监测血压、心率、心电图
禁忌	对本品过敏；颅内出血尚未完全止血；脑卒中急性期颅内压增高；重度主动脉瓣狭窄或二尖瓣狭窄；急性心功能不全，心源性休克
不良反应	常见足踝部水肿，头晕，头痛，面部潮红；另见心悸，心动过速，乏力，失眠，恶心，呕吐，便秘，腹泻，腹痛，食欲缺乏，皮疹，感觉异常，尿频，粒细胞减少，抑郁，阳痿，注射部位可出现疼痛、发红等
特殊人群用药	肝功能、肾功能不全患者：严重肝功能不全、中度肾功能不全时，减少剂量或延长用药间隔 老年人：老年人应从低剂量开始 妊娠与哺乳期妇女：哺乳期妇女避免使用
药典	Chin. P.
国家处方集	CNF
其他推荐依据	
■ 药品名称	拉西地平　Lacidipine
适应证	高血压
制剂与规格	拉西地平片[保(乙)]：①4mg；②6mg
用法与用量	口服：常规初始剂量，一次4mg，一日1次，晨服更佳；根据患者反应，3~4周后可加量至一次6~8mg，一日1次。肝功能不全者，初始剂量一次2mg，一日1次。老年人，初始剂量为一次2mg，一日1次，必要时可增至一日4~6mg，一日1次
注意事项	下列情况慎用：新发心肌梗死，不稳定型心绞痛，心脏储备力差，QT间期延长者
禁忌	对本品过敏；严重主动脉瓣狭窄；心源性休克；急性心肌梗死
不良反应	常见头痛，皮肤潮红，水肿，眩晕和心悸；少见无力，皮疹（包括红斑和瘙痒），胃肠道不适，恶心，多尿，肌肉痉挛，情绪障碍，心绞痛加重，齿龈增生

续 表

特殊人群用药	肝功能、肾功能不全患者：肝功能不全时慎用，需减小剂量，初始剂量一日 1 次 2mg。肾功能不全无需调整剂量 老年人：老年人初始剂量为一次 2mg，一日 1 次，必要时可增至一日 4~6mg，一日 1 次 妊娠与哺乳期妇女：孕妇应权衡利弊，临娩妇女慎用。本品可分泌入乳，哺乳期妇女避免使用
药典	
国家处方集	CNF
其他推荐依据	

■ 药品名称	乐卡地平 Lercanidipine
适应证	轻、中度原发性高血压
制剂与规格	盐酸乐卡地平片[保(乙)]：10mg
用法与用量	口服：餐前 15 分钟服用，一次 10mg，一日 1 次，根据患者反应可增至一次 20mg，一日 1 次
注意事项	下列情况慎用：行透析治疗、心脏病或需安装起搏器者
禁忌	对二氢吡啶类过敏；左心室流出道梗阻；未控制的充血性心力衰竭；不稳定型心绞痛；严重肾脏或肝脏疾病；急性心肌梗死
不良反应	可见面部潮红，踝部水肿，心悸，心动过速，头痛，眩晕，胃肠道反应，皮疹，疲劳，嗜睡，肌痛，低血压
特殊人群用药	肝功能、肾功能不全患者：轻度至中度肝功能、肾功能不全需要适当调整剂量 儿童：不宜服用 妊娠与哺乳期妇女：不宜服用
药典	
国家处方集	CNF
其他推荐依据	

■ 药品名称	巴尼地平 Barnidipine
适应证	原发性高血压、肾性高血压
制剂与规格	盐酸巴尼地平缓释胶囊：①10mg；②15mg
用法与用量	口服：早餐后服用。初始剂量，一次 10mg，一日 1 次；维持剂量，一次 10mg 或 15mg，一日 1 次。不可咬破或打开胶囊
注意事项	1. 服用本品可影响驾车和机械操作的能力 2. 停用本品应缓慢减量并注意观察
禁忌	对本品过敏者，孕妇或可能妊娠的妇女禁用
不良反应	少见血尿酸、BUN、肌酐升高，恶心、呕吐、便秘，心悸，面部潮红，热感，头胀，水肿，乏力，胸闷，头痛，头重，眩晕，蹒跚感，皮疹，瘙痒感，皮肤发红，耳鸣，肌酸激酶升高；另外可见血压过低，心动过速，牙龈肥厚，过敏样症状，肝功能损害，黄疸

续　表

特殊人群用药	肝功能、肾功能不全患者：严重肝功能、肾功能不全时慎用 老年人：老年人应从低剂量开始，密切观察 妊娠与哺乳期妇女：孕妇或可能妊娠的妇女禁用。哺乳期妇女服用时，应停止哺乳
药典	
国家处方集	CNF
其他推荐依据	

■ 药品名称	马来酸左旋氨氯地平　Levoamlodipine Maleate
适应证	1. 高血压病。可单独使用本品治疗也可与其他抗高血压药物合用 2. 慢性稳定型心绞痛及变异型心绞痛。可单独使用本品治疗也可与其他抗心绞痛药物合用
制剂与规格	马来酸左旋氨氯地平片[基,保(乙)]：2.5mg 马来酸左旋氨氯地平分散片：①2.5mg；②5mg（以左旋氨氯地平计）
用法与用量	1. 治疗高血压：初始剂量为2.5mg（1片），每日1次；最大剂量为5mg（2片），每日1次 2. 治疗心绞痛：初始剂量为2.5~5.0mg（1~2片），每日1次
注意事项	1. 患者对本品能很好的耐受 2. 较少见的不良反应为头痛、水肿、疲劳、失眠、恶心、腹痛、面部潮红、心悸和头晕 3. 极少见的不良反应为瘙痒、皮疹、呼吸困难、无力、肌肉痉挛和消化不良 4. 与其他钙通道阻滞剂相似，极少有心肌梗死和胸痛的不良反应报道，而且这些不良反应不能与患者本身的基础疾病明确区分 5. 尚未发现与本品有关的实验室检查参数异常 6. 对二氢吡啶类钙通道阻滞剂过敏的患者禁用
禁忌	同氨氯地平
不良反应	较少见头痛、水肿、疲劳、失眠、恶心、腹痛、面部潮红、心悸、头晕；极少见瘙痒、皮疹、呼吸困难、无力、肌肉痉挛、消化不良
特殊人群用药	肝功能、肾功能不全患者：肝功能不全者慎用 老年人：宜从小剂量开始，逐渐增量
药典	
国家处方集	
其他推荐依据	

第六章

血管紧张素转换酶抑制剂 （ACEI）

■ 药品名称	卡托普利　Captopril
适应证	高血压、心力衰竭
制剂与规格	卡托普利片^[基,保(甲)]：①12.5mg；②25mg 卡托普利胶囊^[保(甲)]：25mg 卡托普利滴丸：6.25mg
用法与用量	口服： 1. 成人：初始剂量，一次 12.5mg，一日 2~3 次，必要时 1~2 周内增至一次 50mg。近期大量服用利尿剂，处于低钠/低血容量，血压正常或偏低的心力衰竭患者，初始剂量一次 6.25mg，一日 3 次 2. 儿童：初始剂量，一次 0.3mg/kg（按体重），一日 3 次，必要时每 8~24 小时增加 0.3mg/kg。宜在餐前 1 小时服药
注意事项	1. 下列情况慎用：自身免疫性疾病、骨髓抑制、脑动脉或冠状动脉供血不足、血钾过高、主动脉瓣狭窄、严格饮食限制钠盐或进行透析者 2. 出现血管神经水肿伴有喉部水肿，应停用本品，迅速皮下注射 1：1000 肾上腺素 0.3~0.5ml 3. 发生持续性的咳嗽，停药可以得到缓解。对于由 ACEI 导致的咳嗽，必须考虑进行咳嗽的鉴别诊断 4. 用药期间注意定期监测白细胞、尿蛋白、血钾。①最初 3 个月每 2 周查 1 次白细胞计数和分类计数；②每月查 1 次尿蛋白，如蛋白尿逐渐增多，暂停本品或减少用量；③可能增高血钾，与保钾利尿剂合用时尤应注意检查血钾
禁忌	对本品或其他血管紧张素转换酶抑制药过敏；双侧肾动脉狭窄；有血管神经性水肿史；妊娠期妇女
不良反应	常见皮疹，心悸，心动过速，胸痛，咳嗽，味觉迟钝；少见蛋白尿，眩晕，头痛，晕厥，血管性水肿，心律失常，面部潮红或苍白，白细胞与粒细胞减少
特殊人群用药	肝功能、肾功能不全患者：肾功能不全时谨慎使用并监测；更易出现高钾血症或其他不良反应。初始剂量为一次 12.5mg，一日 2 次 儿童：儿童仅限于其他降压治疗无效时 老年人：老年人须酌减剂量 妊娠与哺乳期妇女：哺乳期妇女需权衡利弊；妊娠前 3 个月禁用
药典	USP、Eur. P.、Jpn. P.、Chin. P.
国家处方集	CNF
其他推荐依据	

续　表

■ 药品名称	依那普利　Enalapril
适应证	原发性高血压、肾性高血压、心力衰竭
制剂与规格	马来酸依那普利片[基,保(甲)]：①2.5mg；②5mg；③10mg 马来酸依那普利胶囊[保(甲)]：①5mg；②10mg
用法与用量	口服： 1. 原发性高血压：初始剂量，一次 5~10mg，一日 1 次。维持剂量一次 10~20mg，一日 1 次，最大剂量一日 40mg，分 1~2 次服用；肾功能不全时减少剂量或延长间隔，透析患者于透析时使用 2.5mg 2. 肾性高血压：初始剂量，一次 5mg 或以下，一日 1 次，根据需要调整剂量 3. 心力衰竭：初始剂量，一次 2.5mg，一日 1 次，根据耐受情况逐渐加量在 2~4 周内至一日5~20mg，分 1~2 次服用
注意事项	1. 下列情况慎用：主动脉瓣狭窄、肥厚型心肌病、哺乳期妇女 2. 在用药期间，应定期监测白细胞计数和肾功能 3. 接受本品治疗在用高流量透析膜（如 AN69）进行血液透析时有较高的类过敏反应发生率
禁忌	对本品过敏；双侧肾动脉狭窄；有血管神经性水肿史
不良反应	常见头晕，头痛，疲乏，咳嗽；少见肌肉痉挛，口干，恶心，呕吐，腹泻，便秘，消化不良，心悸，心动过速，阳痿，直立性低血压，失眠，神经过敏，感觉异常，皮疹；罕见血管神经性水肿，男子女性型乳房
特殊人群用药	肝功能、肾功能不全患者：肝功能不全时应密切监测肝功能。肾功能不全时谨慎使用并监测；更易出现高钾血症或其他不良反应；肌酐清除率＜30ml/min 时起始剂量为一次 2.5mg，一日 1 次 儿童：儿童不需要调整剂量；新生儿和肾小球滤过率＜30ml/min 的儿童患者中不推荐使用 妊娠与哺乳期妇女：哺乳期妇女慎用
药典	USP、Eur. P.、Chin. P.
国家处方集	CNF
其他推荐依据	
■ 药品名称	贝那普利　Benazepril
适应证	高血压、充血性心力衰竭
制剂与规格	盐酸贝那普利片[保(乙)]：①5mg；②10mg
用法与用量	口服： 1. 高血压：初始剂量，一次 10mg，一日 1 次，根据血压调整，每隔 1~2 周调整 1 次，最大剂量为一次 40mg，一日 1 次。肌酐清除率＜30ml/min 时，起始剂量为一日 1 次 5mg 2. 心力衰竭：初始剂量，一次 2.5mg，一日 1 次，根据耐受情况逐渐加量至一次 5~20mg，一日 1 次

续 表

注意事项	1. 下列情况慎用：主动脉瓣狭窄、二尖瓣狭窄 2. 用药期间应监测患者肝功能，极少发生肝炎和肝衰竭 3. 接受本品治疗在用高流量透析膜（如 AN69）进行血液透析时有较高的类过敏反应发生率
禁忌	对本品过敏；双侧肾动脉狭窄；有血管神经性水肿史
不良反应	同卡托普利
特殊人群用药	肝功能、肾功能不全患者：肝功能不全时应密切监测肝功能。肾功能不全时慎用并监测；易出现高钾血症或其他不良反应；肌酐清除率＜30ml/min 时，起始剂量为一日 1 次 5mg 老年人：老年患者伴有心力衰竭、冠状动脉及脑动脉硬化患者使用时均应注意 妊娠与哺乳期妇女：妊娠期妇女不宜使用。可能造成羊水过少或造成胎儿及新生儿低血压，肾功能受损，头颅畸形。可分泌入乳，能达到婴儿体循环的贝那普利可忽略不计，但不建议哺乳期服用本药
药典	USP
国家处方集	CNF
其他推荐依据	
■ 药品名称	赖诺普利　Lisinopril
适应证	高血压、心力衰竭
制剂与规格	赖诺普利片[保(乙)]：①5mg[基]；②10mg[基]；③20mg 赖诺普利胶囊[基,保(乙)]：①5mg；②10mg
用法与用量	口服： 1. 高血压：初始剂量，一次 10mg，一日 1 次；维持剂量，一次 20~40mg，一日 1 次；最大剂量，一次 80mg，一日 1 次。服用利尿药时提前 2~3 天停用利尿药或减小初始剂量为 5mg 2. 心力衰竭：初始剂量，一次 2.5mg，一日 1 次，根据耐受性逐渐加量至一次 5~20mg，一日 1 次
注意事项	1. 下列情况慎用：肾功能损害、急性心肌梗死 2. 接受本品治疗在用高流量透析膜（如 AN69）进行血液透析时有较高的类过敏反应发生率
禁忌	对本品过敏；有血管神经性水肿史；双侧肾动脉狭窄
不良反应	常见头痛、头晕、疲乏、嗜睡、恶心、咳嗽；可见低血压、心悸、周围性水肿、皮疹、胃炎、便秘、焦虑、失眠、关节及肌肉痛、哮喘、血管神经性水肿及肾损害
特殊人群用药	肝功能、肾功能不全患者：肾功能不全时谨慎使用并监测；易出现高钾血症或其他不良反应 老年人：老年人按肾功能及血压控制情况调整剂量 妊娠与哺乳期妇女：妊娠期妇女不宜使用；哺乳期妇女避免使用
药典	
国家处方集	CNF

续　表

其他推荐依据	
■ 药品名称	雷米普利　Ramipril
适应证	原发性高血压、充血性心力衰竭、急性心肌梗死后（2~9 天）出现的轻至中度心力衰竭、非糖尿病肾病，尤其是伴有高血压者
制剂与规格	雷米普利片^[保(乙)]：①1.25mg；②2.5mg；③5mg；④10mg
用法与用量	口服： 1. 高血压：初始剂量，一次 2.5mg，一日 1 次，晨服。根据需要 3 周后增加剂量，维持剂量，一次 2.5~5.0mg，一日 1 次，最大剂量为一日 10mg 2. 急性心肌梗死后（2~9 天）轻至中度心力衰竭：初始剂量，一日 1.25~2.50mg，分 2 次服用。间隔 1~2 日剂量可加倍；最大剂量同，一日 5mg，分 2 次服用 3. 非糖尿病肾病：初始剂量，一次 1.25mg，一日 1 次，2~3 周后剂量加倍；维持剂量，一日 5mg，肌酐清除率<60ml/min 时，减少剂量
注意事项	1. 下列情况慎用：肾损害，低血容量，高钾血症，瓣膜狭窄，麻醉前、期间或刚刚结束后，严重难治性高血压，老年人，周围血管疾病或弥漫性动脉粥样硬化者 2. 同时使用利尿剂，有充血性心力衰竭或肝功能、肾功能不全的老年患者应慎用本品 3. 服用利尿药时，应提前 2~3 天停用或减少利尿药并初始剂量减半
禁忌	对本药或其他 ACEI 过敏；有血管神经性水肿史；双侧肾动脉狭窄；肾移植后；主动脉或二尖瓣狭窄；肥厚型心肌病；原发性醛固酮增多症；妊娠、哺乳期妇女及儿童 当雷米普利用于急性心肌梗死后轻至中度心力衰竭时，有额外的禁忌证：持续的低血压（收缩压<90mmHg）、直立性低血压（坐位 1 分钟后收缩压降低≥20mmHg）、严重心力衰竭（心功能Ⅳ级）、不稳定型心绞痛、致命的室性心律失常、肺源性心脏病。由于缺乏治疗经验，雷米普利不能用于下列情况：正接受甾体、非甾体抗炎药物，免疫调节剂和/或细胞毒化合物治疗的肾病，透析，原发性肝脏疾病或肝功能损害，未经治疗的、失代偿性心力衰竭
不良反应	同卡托普利
特殊人群用药	肝功能、肾功能不全患者：肝功能不全时应密切监测肝功能。肾功能不全时谨慎使用并监测；更易出现高钾血症或其他不良反应 儿童：禁用 老年人：肝功能、肾功能不全的老年患者应慎用本品 妊娠与哺乳期妇女：禁用
药典	
国家处方集	CNF
其他推荐依据	
■ 药品名称	培哚普利　Perindopril
适应证	高血压、充血性心力衰竭
制剂与规格	培哚普利片^[保(乙)]：①2mg；②4mg（以培哚普利叔丁胺盐计）

续　表

用法与用量	口服： 1. 高血压：一次 4mg，一日 1 次，3~4 周后若有需要可增至一次 8mg，一日 1 次。老年患者由小剂量一日 2mg 开始治疗，如果必要，1 个月后可增至一日 4 mg 2. 充血性心力衰竭：起始剂量一次 2mg，一日 1 次；维持量 4mg，一日 1 次
注意事项	1. 以下情况慎用：动脉硬化、严重心力衰竭（心功能Ⅳ级）、胰岛素依赖性糖尿病、老年人 2. 增加剂量时应检测血钾和血肌酐，并且按照心功能分级，每隔 3~6 个月进行 1 次检测，评估治疗的安全性
禁忌	对本品过敏；双侧肾动脉狭窄；有血管神经性水肿史；妊娠 4~9 个月孕妇；哺乳期妇女；先天性半乳糖血症、葡萄糖和半乳糖吸收障碍综合征、缺乏乳糖酶的患者
不良反应	可见头痛，疲倦，眩晕，情绪或睡眠紊乱，痛性痉挛，低血压，皮疹，胃痛，食欲缺乏，恶心，腹痛，味觉异常，干咳，血管神经性水肿，蛋白尿，高钾血症
特殊人群用药	肝功能、肾功能不全患者：肝功能不全时应密切监测肝功能。肾衰竭患者应降低剂量，定期监测血钾和血肌酐水平 老年人：老年人开始治疗之前，应检查肾功能和血钾 妊娠与哺乳期妇女：妊娠早期不推荐使用，妊娠中、晚期（4~9 个月）时禁用。哺乳期妇女禁用
药典	Eur. P.
国家处方集	CNF
其他推荐依据	
■ 药品名称	福辛普利　Fosinopril
适应证	高血压、心力衰竭
制剂与规格	福辛普利片[保(乙)]：①10mg；②20mg；③40mg
用法与用量	口服： 1. 高血压：初始剂量，一次 10mg，一日 1 次，4 周后根据需要加量；维持剂量，一日 10~40mg。同时服用利尿药时，提前 2~3 天停用利尿药或用药后监测几小时直至血压稳定 2. 心力衰竭：初始剂量，一次 10mg，一日 1 次，根据耐受情况逐渐加量至一次 20~40mg，一日 1 次
注意事项	下列情况慎用：自身免疫性疾病、骨髓抑制、脑或冠状动脉供血不足、血钾过高、肾功能障碍、肝功能障碍、严格饮食限制钠盐或进行透析治疗者
禁忌	对本品过敏；双侧肾动脉狭窄；有血管神经性水肿史；妊娠和哺乳期妇女
不良反应	常见头痛，头晕，疲乏，嗜睡，恶心，咳嗽；少见症状性低血压，直立性低血压，晕厥，心悸，周围性水肿，皮疹，皮炎，便秘，胃炎，焦虑，失眠，感觉异常，关节痛，肌痛，哮喘。罕见血管神经性水肿
特殊人群用药	肝功能、肾功能不全患者：肾功能障碍慎用 儿童：不推荐 老年人：不需要降低剂量 妊娠与哺乳期妇女：禁用
药典	

续　表

国家处方集	CNF
其他推荐依据	
■ 药品名称	咪达普利　Imidapril
适应证	原发性高血压、肾实质性病变所致继发性高血压
制剂与规格	盐酸咪达普利片[保(乙)]：①2.5mg；②5mg；③10mg
用法与用量	口服：成人，一次 5~10mg，一日 1 次。高龄患者、肾功能障碍、严重高血压及肾实质性病变继发高血压患者，初始剂量一次 2.5mg，一日 1 次
注意事项	1. 肌酐清除率<30ml/min 时用药需慎重，或剂量减半，或延长用药间隔 2. 下列情况慎用：严重肾功能障碍、双侧肾动脉狭窄或单侧肾动脉狭窄、脑血管障碍及高龄患者 3. 手术前 24 小时内最好不用本药
禁忌	对本品过敏；有血管神经性水肿史；双侧肾动脉狭窄；妊娠或可能妊娠的妇女；用葡萄糖硫酸纤维素吸附器进行治疗的患者；用丙烯腈甲烯丙基磺酸钠膜（AN69）进行血液透析的患者
不良反应	见卡托普利
特殊人群用药	肝功能、肾功能不全患者：肝功能不全者慎用；肾功能不全时谨慎使用并监测；更易出现高钾血症或其他不良反应 老年人：老年人从低剂量开始（如 2.5mg），边观察患者状态边慎重用药 妊娠与哺乳期妇女：妊娠、哺乳期妇女慎用本药，必须用药时，终止哺乳
药典	
国家处方集	CNF
其他推荐依据	
■ 药品名称	西拉普利　Cilazapril
适应证	原发性高血压、肾性高血压、慢性心力衰竭
制剂与规格	西拉普利片：2.5mg
用法与用量	口服： 1. 原发性高血压：初始剂量，一次 1mg，一日 1 次，维持剂量，一次 2.5~5.0mg，一日 1 次 2. 肾性高血压：初始剂量，一次 0.25~0.50mg，一日 1 次，维持剂量按个体调整 3. 慢性心力衰竭：初始剂量，一次，0.5mg，一日 1 次，根据病情逐渐增至一次 1.0~2.5mg，一日 1 次，最大剂量为一次 5mg，一日 1 次
注意事项	1. 肝硬化、严重肾功能损害、低钠和血容量不足者慎用 2. 腹水患者、妊娠及哺乳期妇女、儿童禁用 3. 服用利尿药时，提前 2~3 天停用利尿药并减少初始剂量减半
禁忌	对本品过敏；双侧肾动脉狭窄；腹水；主动脉瓣狭窄；心脏流出道阻塞；孕妇
不良反应	可见头痛，头晕，乏力，低血压，消化不良，恶心，皮疹，干咳，血管神经性水肿

续　表

特殊人群用药	肝功能、肾功能不全患者：肾功能不全时谨慎使用并监测，可根据患者的肌酐清除率而减少剂量；更易出现高钾血症或其他不良反应 儿童：禁用 老年人：对使用较大剂量利尿药的老年慢性心力衰竭患者开始使用应严格按推荐的 0.5mg 起始剂量用药 妊娠与哺乳期妇女：禁用
药典	Eur. P.
国家处方集	CNF
其他推荐依据	

第七章

血管紧张素 Ⅱ 受体阻滞剂 （ARB）

■ 药品名称	氯沙坦　Losartan
适应证	原发性高血压
制剂与规格	氯沙坦钾片[保(乙)]：①50mg；②100mg 氯沙坦钾胶囊[保(乙)]：50mg
用法与用量	口服：一次 50mg，一日 1 次。部分患者剂量可增加到一次 100mg，一日 1 次。血管容量不足的患者，初始剂量，一次 25mg，一日 1 次。本品可与食物同服或单独服用
注意事项	1. 不推荐肾小球滤过率＜30ml/min 和肝脏受损的儿童使用本品 2. 以下情况慎用：血管容量不足的患者；严重的充血性心力衰竭患者；双侧肾动脉狭窄或只有单侧肾脏而肾动脉狭窄的患者
禁忌	对本品任何成分过敏者禁用
不良反应	可见乏力，胸痛，水肿；心悸，心动过速；腹痛，腹泻，消化不良，恶心，食欲缺乏；背痛，肌肉痉挛；头晕，头痛，失眠；咳嗽，鼻充血；偶有面部水肿，发热，直立性低血压，晕厥，心绞痛，二度房室传导阻滞，心肌梗死，心律失常，焦虑，共济失调，脱发，皮炎，光敏感，瘙痒，皮疹，荨麻疹，视物模糊，阳痿。大剂量应用可引起高钾血症
特殊人群用药	肝功能、肾功能不全患者：肝功能不全患者应使用较低剂量 儿童：已在 1 个月至 16 岁的儿童中建立本品抗高血压的应用，不推荐肾小球滤过率＜30ml/min 和肝脏受损的儿童使用本品 妊娠与哺乳期妇女：妊娠期妇女在怀孕中期和后期用药时避免使用；哺乳期妇女停止哺乳或停用药物
药典	USP
国家处方集	CNF
其他推荐依据	
■ 药品名称	**氯沙坦钾氢氯噻嗪　Losartan Potassiumand Hydrochlorothiazide**
适应证	用于原发性高血压，适用于联合用药治疗的患者
制剂与规格	氯沙坦钾氢氯噻嗪片[保(乙)]：（氯沙坦钾/氢氯噻嗪）50mg/12.5mg
用法与用量	口服：常用起始剂量为一次 1 片（50mg/12.5mg），一日 1 次。反应不足时可增至最大剂量一次 2 片，一日 1 次。本品可与食物同服或单独服用
注意事项	禁用于无尿患者、磺胺类药物过敏的患者。其他见氯沙坦
禁忌	同氯沙坦

续　表

不良反应	同氯沙坦
特殊人群用药	同氯沙坦
药典	
国家处方集	CNF
其他推荐依据	
■ 药品名称	缬沙坦　Valsartan
适应证	轻、中度原发性高血压
制剂与规格	缬沙坦胶囊^[基,保(甲)]：80mg
用法与用量	口服：每日 1 次，每次 80mg（1 粒），对血压控制不满意者可增至 160mg（2 粒），或遵医嘱。本品可单独使用，也可与其他抗高血压药物或利尿剂联合使用。抗高血压作用通常在服药 2 周内出现，4 周时达到最大疗效。肾功能不全或非胆汁淤积型肝功能不全患者无需调整剂量
注意事项	1. 对存在血容量和电解质异常的患者，应当注意预防低血压 2. 严重肝功能、肾功能不全者慎用
禁忌	对本品过敏者禁用
不良反应	不良反应少见、轻微且为一过性： 1. 偶见轻度头痛、头晕、疲乏、腹痛、干咳，直立性低血压改变少见 2. 偶见血钾增高、中性粒细胞减少、血红蛋白和血细胞比容降低、血肌酐和转氨酶增高 3. 有腹泻、鼻炎、咽炎、关节痛、恶心等不良反应的报道
特殊人群用药	儿童：尚不明确 老年人：尚不明确 妊娠与哺乳期妇女：妊娠期妇女禁用，哺乳期妇女慎用
药典	Chin. P.
国家处方集	CNF
其他推荐依据	中国国家处方集·化学药品与生物制品卷．2010 年版
■ 药品名称	缬沙坦氢氯噻嗪　Valsartan and Hydrochlorothiazid
适应证	用于轻、中度原发性高血压
制剂与规格	缬沙坦氢氯噻嗪片、胶囊^[保(乙)]：（缬沙坦/氢氯噻嗪）80mg/12.5mg
用法与用量	口服：一次 1 片（80mg/12.5mg），一日 1 次
注意事项	同缬沙坦
禁忌	禁用于无尿患者、磺胺类药物过敏的患者。其他同缬沙坦
不良反应	同缬沙坦
特殊人群用药	同缬沙坦
药典	

续　表

国家处方集	CNF
其他推荐依据	
■ 药品名称	坎地沙坦　Candesartan
适应证	原发性高血压
制剂与规格	坎地沙坦片[保(乙)]：①4mg；②8mg；③12mg 坎地沙坦胶囊[保(乙)]：①4mg；②8mg 坎地沙坦分散片：4mg
用法与用量	口服：一次 4~8mg，一日 1 次，必要时可增加剂量至一次 12mg，一日 1 次。有肾功能不全的患者，一次 2mg，一日 1 次开始，谨慎使用
注意事项	1. 以下情况慎用：双侧或单侧肾动脉狭窄患者；高钾血症患者；有药物过敏史的患者 2. 以下患者应该从小剂量开始，增加剂量时应监测患者，缓慢进行：进行血液透析的患者，严格进行限盐疗法的患者，服用利尿降压药的患者，低钠血症，肾功能不全患者，心力衰竭患者 3. 手术前 24 小时最好停止服用
禁忌	对本品过敏；妊娠或可能妊娠的妇女；严重肝功能不全；肾功能不全；胆汁淤积患者
不良反应	1. 心血管系统：可见头晕、蹒跚、心悸、发热 2. 精神神经系统：头痛、头重、失眠、嗜睡 3. 胃肠道：恶心、呕吐、食欲缺乏、胃部不适、剑突下疼痛、口腔炎 4. 肝脏：ALT、AST、乳酸脱氢酶升高 5. 血液系统：贫血、白细胞计数减少、白细胞计数增多、嗜酸性粒细胞增多 6. 泌尿系统：尿素氮及肌酐升高，出现蛋白尿 7. 皮肤：可见湿疹、皮疹及瘙痒等过敏反应及血管神经性水肿 8. 其他：倦怠、乏力、鼻出血、尿频、水肿；血钾、总胆固醇、肌酸磷酸激酶及尿酸升高；血清总蛋白减少
特殊人群用药	肝功能、肾功能不全患者：对于肝功能不全的患者有可能使肝功能恶化，本品的清除率可能降低，应从小剂量开始服用，慎用。对于有肾功能不全的患者，由于过度降压，有可能使肾功能恶化，因此用药从一次 2mg，一日 1 次开始服用，慎用 老年人：慎用 妊娠与哺乳期妇女：哺乳期妇女避免用药，必须服药时，应停止哺乳
药典	
国家处方集	CNF
其他推荐依据	
■ 药品名称	替米沙坦　Telmisartan
适应证	用于原发性高血压
制剂与规格	替米沙坦片[保(乙)]：①20mg；②40mg；③80mg 替米沙坦胶囊[保(乙)]：①20mg；②40mg

续　表

用法与用量	口服：应个体化给药，初始剂量一次 40mg，一日 1 次，最大剂量为一次 80mg，一日 1 次。轻中度肝功能不全者，一日不应超过 40mg
注意事项	1. 原发性醛固酮增多症的患者不推荐使用 2. 以下情况慎用：血管容量不足的患者；严重的充血性心力衰竭患者；双侧肾动脉狭窄或只有单侧肾脏而肾动脉狭窄的患者；主动脉瓣或二尖瓣狭窄、阻塞性肥厚型心肌病患者慎用
禁忌	对本品过敏者；妊娠中、末期及哺乳期；胆汁淤积胆道阻塞性疾病患者；严重肝功能不全患者；严重肾功能不全患者（肌酐清除率< 30ml/min）
不良反应	见坎地沙坦
特殊人群用药	儿童：18 岁以下患者不推荐使用 老年人：老年人服用不需要调整剂量 妊娠与哺乳期妇女：妊娠早期 3 个月不推荐使用
药典	
国家处方集	CNF
其他推荐依据	
■ 药品名称	奥美沙坦　Olmesartan
适应证	高血压
制剂与规格	奥美沙坦酯片[保(乙)]：①20mg；②40mg
用法与用量	口服。成人，起始剂量一次 20mg，一日 1 次，2 周治疗后仍需进一步降低血压的患者，剂量可增至一次 40mg，一日 1 次
注意事项	肾动脉狭窄，低钠和/或血容量不足的患者慎用
禁忌	对本品所含成分过敏者；妊娠中、晚期妇女禁用
不良反应	少见头晕，背痛，支气管炎，肌酸激酶升高，腹泻，头痛，血尿，高糖血症、高三酰甘油血症，流感样症状，咽炎，鼻炎和鼻窦炎；偶见咳嗽，胸痛，乏力，疼痛，外周性水肿，眩晕，腹痛，消化不良，肠胃炎，恶心，心动过速，高胆固醇血症，高脂血症，高尿酸血症，关节疼痛，关节炎，肌肉疼痛，骨骼疼痛，皮疹和面部水肿
特殊人群用药	肝功能、肾功能不全患者：严重肝功能、肾功能损害者慎用 儿童：不宜使用 妊娠与哺乳期妇女：哺乳期妇女必须用药时须停止哺乳；妊娠期妇女禁用
药典	
国家处方集	CNF
其他推荐依据	

第八章

抗心律失常药

■ 药品名称	胺碘酮　Amiodarone
适应证	针剂：当不宜口服给药时治疗严重的心律失常，尤其适用于下列情况：房性心律失常伴快速室性心律；预激综合征的心动过速；严重的室性心律失常；体外电除颤无效的心室颤动相关心脏停搏的心肺复苏
制剂与规格	注射用盐酸胺碘酮[保(甲)]：3ml：0.15g 盐酸胺碘酮片[基,保(甲)]：0.2g
用法与用量	初始剂量为24小时内给予1000mg；头10分钟给药150mg静脉滴注（15mg/min），随后6小时静脉滴注360mg（1mg/min），剩余18小时静脉滴注540mg（0.5mg/min）。第一个24小时后，维持滴注速度0.5mg/min（720mg/24h）
注意事项	1. 应纠正低钾血症，监测QT间期，建议定期检查肝功能，应在持续心电监护下使用 2. 注射时禁止与可导致尖端扭转性室速的抗心律失常药物联合应用
禁忌	窦性心动过缓，窦房传导阻滞和病态窦房结综合征，除非已安装起搏器（有窦性停搏的危险）；严重房室传导异常（除非已安装起搏器）；与能诱发尖端扭转性室性心动过速的药物合用；甲状腺功能异常；已知对碘、胺碘酮或其中任何赋形剂过敏；孕妇及哺乳期妇女
不良反应	窦性心动过缓、窦性停搏、房室传导阻滞，偶有QT间期延长伴扭转性室性心动过速；甲状腺功能亢进或减退；角膜黄棕色色素沉着；便秘，偶见恶心、呕吐、食欲缺乏；少见震颤、共济失调、近端肌无力、锥体外系反应；长期服药可有光敏感、皮肤石板蓝样色素沉着、皮疹、肝炎或脂肪浸润、转氨酶增高、过敏性肺炎，肺间质或肺泡纤维性肺炎、小支气管腔闭塞、限制性肺功能改变；低钙血症及血清肌酐升高
特殊人群用药	儿童：不推荐用药 老年人：应在心电监护下使用 妊娠与哺乳期妇女：禁用
药典	Chin. P.、BP
国家处方集	
其他推荐依据	
■ 药品名称	利多卡因　Lidocaine
适应证	用于急性心肌梗死后室性早搏和室性心动过速，洋地黄类中毒、心脏外科手术及心导管引起的室性心律失常
制剂与规格	利多卡因注射液[保(甲)]：①5ml：50mg；②5ml：100mg[基]；③10ml：200mg[基]；④20ml：400mg

续　表

用法与用量	1. 室性心律失常：静脉注射，1.0~1.5 mg/kg，2~3 分钟缓慢静脉注射，如有需要，可重复 　　1~2次，每 5 分钟重复。至 1 小时内最大剂量 200~300 mg，然后以 1~4 mg/min，持续滴 　　注。一般以 5% 葡萄糖注射液配成 1~4mg/ml 药液滴注或用输液泵给药 2. 室性心律失常紧急处理：肌内注射，一次 300mg，较稳定的患者，一次 50~100 mg。如 　　有需要，60~90 分钟后重复给药
注意事项	1. 下列情况慎用：如充血性心力衰竭、严重心肌受损、低血容量者、休克者 2. 用药期间应注意监测血压、监测心电图，并备有抢救设备；心电图 PR 间期延长或 QRS 　　波增宽，出现其他心律失常或原有心律失常加重者应立即停药
禁忌	阿-斯综合征（急性心源性脑缺血综合征），预激综合征，严重心传导阻滞（包括窦房、房 室及心室内传导阻滞）
不良反应	头晕、眩晕、恶心、呕吐、倦怠、言语不清、感觉异常、肌肉震颤、惊厥、神志不清、呼 吸抑制；低血压、窦性心动过缓、心脏停搏、房室传导阻滞、心肌收缩力减弱、心排血量 下降；红斑皮疹、血管神经性水肿
特殊人群用药	肝功能、肾功能不全患者：肝功能不全及肝血流降低、肾功能不全者慎用 儿童：新生儿用药可引起中毒，早产儿较正常儿半衰期长 老年人：老年人用药应根据需要及耐受程度调整剂量，＞70 岁患者剂量应减半 妊娠与哺乳期妇女：孕妇慎用
药典	USP、Eur. P.、Chin. P.
国家处方集	CNF
其他推荐依据	

■ 药品名称	普罗帕酮　Propafenone
适应证	用于阵发性室性心动过速及室上性心动过速，预激综合征者伴室上性心动过速，心房扑动 或心房颤动的预防，各类早搏
制剂与规格	盐酸普罗帕酮片[保(甲)]：①50mg[基]；②150mg 盐酸普罗帕酮胶囊[保(甲)]：①50mg；②100mg；③150mg 盐酸普罗帕酮注射液[保(甲)]：①5ml：17.5mg；②10ml：35mg[基]
用法与用量	口服：一次 100~200mg，一日 3~4 次。维持量，一日 300~600mg，分 2~4 次服用 静脉注射：一次 70mg，加 5% 葡萄糖液稀释，于 10 分钟内缓慢注射，必要时 10~20 分钟重 复 1 次，总量不超过 210mg。然后改为静脉滴注，滴速 0.5~1.0mg/min 或口服维持
注意事项	1. 下列情况慎用：严重心肌损害者、严重的心动过缓、明显低血压患者 2. 如出现窦房或房室传导高度阻滞时，可静脉注射乳酸钠、阿托品、异丙肾上腺素等解救
禁忌	无起搏器保护的窦房结功能障碍、严重的房室传导阻滞、双束支传导阻滞者、严重充血性 心力衰竭、心源性休克、严重低血压及对本药过敏者
不良反应	口干，唇舌麻木，头痛，头晕，恶心，呕吐，便秘，胆汁淤积性肝损伤，房室传导阻滞， QT 间期延长，PR 间期轻度延长，QRS 时间延长等
特殊人群用药	肝功能、肾功能不全患者：慎用 老年人：老年患者的有效剂量较正常低，应谨慎应用 妊娠与哺乳期妇女：慎用

续　表

药典	USP、Eur. P.
国家处方集	CNF
其他推荐依据	
■ 药品名称	普鲁卡因胺　Procainamide
适应证	用于危及生命的室性心律失常
制剂与规格	盐酸普鲁卡因胺片：0.25g 盐酸普鲁卡因胺注射液：1ml：0.1g
用法与用量	口服：一次 0.25~0.5g，每 4 小时 1 次 静脉注射：一次 0.1g，5 分钟缓慢注入，必要时每隔 5~10 分钟重复 1 次，总量不得超过 10~15mg/kg 静脉滴注：10~15mg/kg 滴注 1 小时，然后以每小时 1.5~2.0mg/kg 维持
注意事项	1. 交叉过敏反应：对普鲁卡因及其他有关药物过敏者，可能对本品也过敏 2. 下列情况慎用：过敏患者、支气管哮喘、低血压、心脏收缩功能明显降低者 3. 用于治疗房性心动过速时需在使用地高辛的基础上应用 4. 静脉应用易出现低血压，静脉用药速度要慢 5. 用于治疗房性心动过速时需在使用地高辛的基础上应用
禁忌	1. 对本品过敏者 2. 病态窦房结综合征（除非已有起搏器）、二度或三度房室传导阻滞（除非已有起搏器）、红斑狼疮（包括有既往史者）、低钾血症、重症肌无力者 3. 地高辛中毒者
不良反应	可见心脏停搏、传导阻滞及室性心律失常、心电图出现 QRS 波增宽、PR 及 QT 间期延长、R 在 T 上、多型性室性心动过速或心室颤动、严重低血压，心脏传导异常、口苦、恶心、呕吐、腹泻、肝大、ALT 及 AST 升高、荨麻疹、瘙痒、血管神经性水肿及斑丘疹；另见红斑狼疮样综合征，发热、寒战、关节痛、皮肤损害、腹痛等；头晕，精神抑郁及伴幻觉的精神失常，溶血性或再生不良性贫血，粒细胞减少，嗜酸性粒细胞增多，血小板减少及骨髓肉芽肿，血浆凝血酶原时间及部分凝血活酶时间延长，肉芽肿性肝炎及肾病综合征，进行性肌病及舍格伦综合征
特殊人群用药	肝功能、肾功能不全患者：肝功能、肾功能障碍者慎用 儿童：小儿常用量尚未确定，可参考以下资料：3~6mg/kg（按体重），静脉注射 5 分钟，静脉滴注维持量为每分钟 0.025~0.050mg/kg（按体重） 老年人：应酌情调整剂量 妊娠与哺乳期妇女：本品可透过胎盘屏障在胎儿体内蓄积，妊娠及哺乳期妇女应用时需权衡利弊
药典	USP、Eur. P.、Chin. P.
国家处方集	CNF
其他推荐依据	
■ 药品名称	美西律　Mexiletine
适应证	用于慢性室性心律失常

续 表

制剂与规格	盐酸美西律片^[基,保(甲)]：①50mg；②100mg 盐酸美西律胶囊^[保(甲)]：100mg 盐酸美西律注射液：2ml：100mg
用法与用量	口服：首次 0.2~0.3g，必要时 2 小时后再服 0.1~0.2g。维持量一日 0.4~0.8g，分 2~3 次服用。成人极量为一日 1.2g，分 3 次服用 静脉注射：开始 0.1g，加入 5% 葡萄糖液 20ml 中，缓慢注射 3~5 分钟。如无效，可在 5~10 分钟后再给 50~100mg。然后以 1.5~2.0mg/min 滴注，3~4 小时以后减至 0.75~1.00mg/min，并维持 24~48 小时
注意事项	1. 下列情况慎用：低血压、严重充血性心力衰竭、室内传导阻滞、严重窦性心动过缓 2. 用药期间应定期检查血压、心电图、血药浓度
禁忌	心源性休克、二度或三度房室传导阻滞、病窦综合征、哺乳期妇女禁用
不良反应	恶心、呕吐、肝功能损害、头晕、震颤、共济失调、眼球震颤、嗜睡、昏迷及惊厥、复视、视物模糊、精神失常、失眠、窦性心动过缓及窦性停搏、胸痛、窦性心动过速、低血压、心力衰竭、皮疹、极个别有白细胞及血小板计数减少
特殊人群用药	肝功能、肾功能不全患者：慎用 老年人：老年人应用时应监测肝功能 妊娠与哺乳期妇女：哺乳期妇女禁用
药典	USP、Eur. P.、Chin. P.
国家处方集	CNF
其他推荐依据	
■ 药品名称	普萘洛尔　Propranolol（见 β 受体阻断剂项下的普萘洛尔）
■ 药品名称	阿替洛尔　Atenolol（见 β 受体阻断剂项下的阿替洛尔）
■ 药品名称	美托洛尔　Metoprolol（见 β 受体阻断剂项下的美托洛尔）
■ 药品名称	索他洛尔　Sotalol（见 β 受体阻断剂项下的索他洛尔）
■ 药品名称	维拉帕米　Verapamil
适应证	心绞痛，室上性心律失常，原发性高血压；注射剂用于快速阵发性室上性心动过速的转复，心房扑动或心房颤动心室率的暂时控制
制剂与规格	盐酸维拉帕米片^[基,保(甲)]：40mg 盐酸维拉帕米缓释片、胶囊^[保(乙)]：①120mg；②180mg；③240mg 注射用盐酸维拉帕米^[保(甲)]：①5mg；②10mg 盐酸维拉帕米注射液：2ml：5mg^[基]
用法与用量	心律失常： 成人：①慢性心房纤颤服用洋地黄者，一日 240~320mg，分 3~4 次用药；②预防阵发性室上性心动过速，未服用洋地黄者，一日 240~480mg，分 3~4 次用药 儿童：年龄 1~5 岁，一日 4~8mg/kg（按体重），分 3 次用药，或每 8 小时 40~80mg；＞5 岁，每 6~8 小时 80mg

续　表

注意事项	1. 下列情况慎用并需进行严密的医疗监护：一度房室传导阻滞、低血压、心动过缓、严重肝功能损害、伴有 QRS 增宽（＞0.12 秒）的室性心动过速、进行性肌营养不良、急性心肌梗死、与 β 受体阻断剂合用 2. 用药期间应定期检查血压 3. 由于个体敏感性的差异，使用本品时可能影响驾车和操作机器的能力，严重时可能使患者在工作时发生危险。这种情况更易出现于治疗开始、增加剂量、从其他药物换药或与乙醇同服时 4. 不能与葡萄柚汁同时服用
禁忌	对本品过敏，急性心肌梗死并发心动过缓、低血压、左侧心力衰竭，心源性休克，病态窦房结综合征，严重的心脏传导功能障碍（如窦房传导阻滞、二度或三度房室传导阻滞），预激综合征并发心房扑动或心房颤动，充血性心力衰竭
不良反应	常见便秘；偶见恶心、头晕、头痛、面部潮红、疲乏、神经衰弱、足踝水肿、皮肤瘙痒、红斑、皮疹，血管性水肿；罕见过敏、肌肉痛、关节痛、感觉异常；长期用药后出现齿龈增生，男性乳腺发育；静脉或大剂量给药可能出现低血压，心力衰竭，心动过缓，心脏传导阻滞，心脏停搏
特殊人群用药	肝功能、肾功能不全患者：肝功能不全患者慎用。严重肝功能不全时，口服给予正常剂量的 30%，静脉给药时作用时间延长，反复用药可能导致蓄积。肾功能不全患者慎用，血液透析不能清除维拉帕米 老年人：老年人清除半衰期可能延长且易发生肝或肾功能不全，建议老年人从小剂量开始服用 妊娠与哺乳期妇女：孕妇避免使用，哺乳期妇女服用本品期间应暂停哺乳
药典	USP、Eur. P.、Chin. P.
国家处方集	CNF
其他推荐依据	
■ 药品名称	丙吡胺　Disopyramide
适应证	用于其他药物无效的危及生命的室性心律失常
制剂与规格	磷酸丙吡胺片[保(乙)]：0.1g
用法与用量	口服：成人，首剂 0.2g，以后一次 0.10~0.15g，每 6 小时 1 次。应根据需要及耐受程度调整用量。心电图 QRS 增宽超过 25%时应停药
注意事项	1. 下列情况慎用：一度房室或室内阻滞、肾衰竭、未经治疗控制的充血性心力衰竭或有心力衰竭史者、广泛心肌损害、低血压、肝功能受损者、低钾血症 2. 用药期间应监测血压、心电图、心功能、肝功能、肾功能、眼压和血钾 3. 血液透析可清除本品，故透析后可能需加一剂药 4. 服用硫酸奎尼丁或盐酸普鲁卡因胺者如需换用本品，应先停服硫酸奎尼丁 6~12 小时或盐酸普鲁卡因胺 3~6 小时
禁忌	二度或三度房室传导阻滞及双束支传导阻滞（除非已有起搏器）、病态窦房结综合征、心源性休克、青光眼、尿潴留、重症肌无力者

续 表

不良反应	可见口干、尿潴留、尿频、尿急、便秘、视物模糊、青光眼加重等；恶心、呕吐、食欲减退、腹泻；呼吸暂停、神志丧失、心脏停搏、传导阻滞及室性心律失常、心电图 PR 间期延长、QRS 波增宽及 QT 延长、扭转性室性心动过速及心室颤动、心力衰竭复发或加重、低血压、休克；肝脏胆汁淤积、肝功能不正常、粒细胞减少、失眠、精神抑郁或失常、低血糖、阳痿、水潴留；静脉注射时血压升高，过敏性皮疹，光敏性皮炎，潮红及紫癜也偶有发生
特殊人群用药	肝功能、肾功能不全患者：肝功能不全者应适当减量。肾功能受损者应依据肾功能适当减量，肾衰竭时应慎用。血液透析可清除本品，故透析后可能需加量 老年人：老年人及肾功能受损者应根据肾功能适当减量 妊娠与哺乳期妇女：本品可通过胎盘屏障，已报道可引起妊娠期妇女子宫收缩。乳汁中可能有较高的药物浓度
药典	
国家处方集	CNF
其他推荐依据	

■ 药品名称	莫雷西嗪　Moracizine
适应证	室性早搏，室性心动过速
制剂与规格	盐酸莫雷西嗪片^[基,保(甲)]：50mg
用法与用量	口服。成人：常用量，一次 150~300mg，每 8 小时 1 次，一日最大剂量 900mg。剂量应个体化
注意事项	1. 以下情况慎用：心肌梗死后无症状的非致命性室性心律失常、一度房室传导阻滞和室内阻滞、严重心力衰竭 2. 用药期间应注意检查血压、心电图、肝功能 3. 在应用本品前，应停用其他抗心律失常药物 1~2 个半衰期
禁忌	二度或三度房室传导阻滞及双束支传导阻滞且无起搏器者、心源性休克、对本品过敏者
不良反应	头晕，头痛，嗜睡，乏力，口干，恶心，呕吐，腹痛，消化不良；出汗，感觉异常，复视；致心律失常作用等
特殊人群用药	肝功能、肾功能不全患者：慎用
药典	USP、Chin. P.
国家处方集	CNF
其他推荐依据	

■ 药品名称	安他唑啉　Antazoline
适应证	房性、室性早搏，室性心动过速，心房颤动等心律失常及过敏性疾病
制剂与规格	盐酸安他唑啉片：0.1g
用法与用量	口服。一次 0.1~0.2g，一日 3~4 次，餐后服用
注意事项	器质性心脏病，心排出量不足者慎用
禁忌	心力衰竭患者

续　表

不良反应	偶见恶心、呕吐、嗜睡、粒细胞减少
特殊人群用药	尚不明确
药典	
国家处方集	CNF
其他推荐依据	
■ 药品名称	阿普林定　Aprindine
适应证	用于频发的室性和房性期前收缩，阵发性室性和房性心动过速，预激综合征合并心动过速等
制剂与规格	盐酸阿普林定片：①25mg；②50mg
用法与用量	口服： 成人：初始剂量100mg，其后6~8小时50~100mg，当日不超过300mg，第二日和第三日内各100~150mg，分2~3次服用，此后逐渐减至维持量，一日50~100mg，分2次服用 儿童及老年患者：用量酌减
注意事项	1. 下列情况慎用：有器质性心脏病的患者、帕金森病、有精神病史者 2. 用药期间应定期检查血常规、肝功能、肾功能、心电图
禁忌	中、重度房室传导阻滞及重度室内传导阻滞患者，有癫痫样发作史者、黄疸或血常规异常、严重心功能不全者、对本品过敏者
不良反应	眩晕，共济失调，感觉异常，幻视，复视，记忆障碍，手颤；严重的可发生癫痫样抽搐，亦可见恶心、呕吐，腹泻；偶见ALT升高，胆汁淤积型黄疸和粒细胞缺乏症等特异质反应
特殊人群用药	肝功能、肾功能不全患者：慎用 儿童：慎用 老年人：慎用 妊娠与哺乳期妇女：慎用
药典	
国家处方集	CNF
其他推荐依据	
■ 药品名称	托西溴苄铵　Bretylum Tosilate
适应证	各种病因所致的室性心律失常（如频发性早搏、阵发性室性心动过速、心室扑动和颤动）
制剂与规格	托西溴苄铵注射液：2ml：0.25g
用法与用量	静脉注射或肌内注射：一次3~5mg/kg（按体重），以5%葡萄糖注射液稀释后，取卧位在10~20分钟内缓慢静脉注射。必要时4~6小时后重复。也可在静脉注射出现疗效后，肌内注射维持，一次肌内注射不宜超过5ml，并应变换注射部位
注意事项	1. 以下情况慎用：主动脉瓣狭窄；肺动脉高压及其他有心排血量减低的情况 2. 不宜与含钙离子的药物合用 3. 因本品起效较慢，宜尽早用药

续　表

禁忌	低血压者
不良反应	危急情况时用药可产生直立性低血压，开始用药时可能产生一过性心律失常加重或出现其他心律失常、心绞痛发作等；静脉注射过快时发生恶心及呕吐；其他较少见的有心动过缓、心律失常、心绞痛发作、腹泻及腹痛、过敏性皮疹、潮红、发热、出汗、鼻充血及轻度结膜炎、头晕、头痛等；个别病例高热
特殊人群用药	肝功能、肾功能不全患者：慎用
药典	USP
国家处方集	CNF
其他推荐依据	
■ 药品名称	腺苷　Adenosine
适应证	阵发性室上性心动过速，超声心动图药物负荷试验
制剂与规格	腺苷注射液[保(乙)]：2ml：6mg
用法与用量	静脉注射： 成人：起始剂量为6mg，若1~2分钟内未见症状改善，第二次或第三次给予12mg直至症状改善 儿童：起始剂量0.05~0.10mg/kg（按体重），依症状是否改善每隔1~2分钟以0.05~0.10mg/kg之剂量缓慢增加直至症状改善，但不超过最大剂量0.25~0.30mg/kg
注意事项	1. 对心力衰竭患者或先用β受体阻断剂者，治疗室上性心动过速优于维拉帕米 2. 不宜长期用于预防阵发性室性心动过速
禁忌	二度或三度房室传导阻滞者或病态窦房结综合征者（带有人工起搏器者除外）；心房颤动或扑动伴异常旁路者；已知或估计有支气管狭窄或支气管痉挛的肺部疾病患者；对本品过敏者
不良反应	常见恶心、头晕、潮红、呼吸困难，胸部不适；罕见低血压，上肢不适，ST段压低，一度或二度房室传导阻滞，神经过敏；严重的有背部不适，无力，出汗，心悸，嗜睡，腹痛，情绪不稳，咳嗽，视物模糊，口干，耳不适，金属味等；非致命的心肌梗死，三度房室传导阻滞，室性心动过速，心动过缓，窦房传导阻滞，窦性停搏等
特殊人群用药	肝功能、肾功能不全患者：严重肝功能不全者不可使用；肾功能不全者伴有凝血缺陷者慎用 妊娠与哺乳期妇女：慎用
药典	USP、Eur. P.
国家处方集	CNF
其他推荐依据	

第九章

血脂调节药

第一节 他汀类药

■ 药品名称	辛伐他汀 Simvastatin
适应证	高脂蛋白血症，冠心病、杂合子家族性高胆固醇血症儿童患者
制剂与规格	辛伐他汀片[保(甲)]：①5mg；②10mg[基]；③20mg[基] 辛伐他汀分散片：10mg 辛伐他汀胶囊[保(甲)]：5mg 辛伐他汀干混悬剂：10mg
用法与用量	口服： 1. 心血管事件高危人群：初始剂量，一次 20~40mg，晚间顿服。调整剂量应间隔 4 周以上 2. 纯合子家族性高胆固醇血症：一次 40mg，晚间顿服；或一日 80mg，分早晨 20mg、午间 20mg 和晚间 40mg 服用。严重肾功能不全者（肌酐清除率＜30ml/min），起始剂量应为一日 5mg，并密切监测
注意事项	1. 以下情况慎用，如大量饮酒者、肝病史患者 2. 血清 ALT 及 AST 升高至正常上限 3 倍时，须停止本品治疗 3. 对于有弥散性的肌痛、肌软弱及肌酸激酶（CK）升高至大于正常值 10 倍以上的情况应考虑为肌病，须立即停止本品的治疗
禁忌	对本品过敏，活动性肝脏疾病或无法解释的血清转氨酶持续升高，孕妇和哺乳妇女
不良反应	常见恶心、腹泻、皮疹、消化不良、瘙痒、脱发、眩晕；罕见肌痛、胰腺炎、感觉异常，外周神经病变，血清 AST 显著和持续升高，横纹肌溶解，肝炎、黄疸，血管神经性水肿，脉管炎，血小板减少症，嗜酸性粒细胞增多，关节痛，光敏感性，发热，面部潮红，呼吸困难等
特殊人群用药	肝功能、肾功能不全患者：慎用 儿童：长期使用安全性未定 妊娠与哺乳期妇女：禁用
药典	USP、Eur. P.、Chin. P.
国家处方集	CNF
其他推荐依据	

续 表

■ 药品名称	普伐他汀 Pravastatin
适应证	用于高脂蛋白血症，家族性高胆固醇血症
制剂与规格	普伐他汀钠片[保(乙)]：①5mg；②10mg；③20mg
用法与用量	口服：初始剂量一次 10~20mg，睡前顿服。最大剂量一日 40mg
注意事项	同辛伐他汀
禁忌	对本品过敏，活动性肝病，肝功能试验持续升高者，孕妇及哺乳期妇女，严重肾功能不全者禁用
不良反应	常见腹泻、胀气、眩晕、头痛、恶心、皮疹；少见阳痿、失眠；罕见肌痛、肌炎、横纹肌溶解（肌肉疼痛、发热、乏力，常伴血肌酸磷酸激酶增高）
特殊人群用药	肝功能、肾功能不全患者：严重肾损害或既往史者，大量饮酒，肝病史者慎用。血清 ALT 及 AST 高至正常上限 3 倍时，须停止本品治疗 儿童：18 岁以下患者暂不推荐使用 妊娠与哺乳期妇女：禁用
药典	Eur. P.
国家处方集	CNF
其他推荐依据	
■ 药品名称	匹伐他汀钙片 Pitavastatin Calcium Tablets
适应证	高胆固醇血症、家族性高胆固醇血症 注意：①用前必须进行充分检查，确诊患有高胆固醇血症、家族性高胆固醇血症后再考虑使用；②由于对家族性高胆固醇血症中纯合体低密度脂蛋白没有使用经验，所以在治疗上只有判定为不得不使用的情况，才考虑作为低密度脂蛋白非药物疗法的辅助治疗而考虑使用本品
制剂与规格	匹伐他汀钙片[保(乙)]：①1mg；②2mg
用法与用量	通常，成人一日 1 次，晚饭后口服匹伐他汀钙 1~2mg。按照年龄和治疗反应适当增减剂量，在低密度脂蛋白胆固醇降低不充分的情况下可以增量，每日最大给药量为 4mg
注意事项	1. 肝病患者给药时，初始给药量为每日 1mg，最大给药量为每日 2mg 2. 由于随着匹伐他汀钙给药量（血药浓度）的增加，会有横纹肌溶解症有关的不良事件发生，因此增量至 4mg 时，要充分注意 CK（CPK）升高、肌红蛋白尿、肌肉痛及无力感等横纹肌溶解症前期症状（国外临床试验中 8mg 以上的给药由于横纹肌溶解症及相关不良事件的发生而终止）
禁忌	下列患者禁止给药：①对本品所含成分有过敏史者；②重症肝病患者或胆道闭塞患者；③正在服用环孢素的患者；④妊娠或准备妊娠或哺乳期妇女 下列患者原则上禁止使用，但在必要时可以慎用：临床检查肾功能异常患者，只限于判断本药与贝特类药物在临床上不得不合并用药的情况
不良反应	临床试验（日本）受试者 886 人中有 197 人（22.2%）出现不良反应。自觉和他觉症状共有 50 人（5.6%），主要有腹痛、药疹、倦怠感、麻木、瘙痒等症状。与临床检查值相关的异常有 167 人（18.8%），主要是 γ-GTP 上升、CK（CPK）上升、血清 ALT（GPT）上升、血清 AST（GOT）上升等

	日本上市后的安全性监测中，20 002 例中有 1210 例（6.0%）出现了不良反应 严重不良反应有横纹肌溶解症（发生率不明）、肌病（发生率不明）、肝功能障碍、黄疸、血小板减少（发生率不明）
特殊人群用药	肝功能、肾功能不全患者：肝病患者或有既往史的患者、酒精中毒者慎用。肾病患者或有既往史的患者慎用 儿童：儿童用药的安全性尚未得到证实（没有使用经验） 老年人：一般的高龄患者生理功能下降，因此出现不良反应时应该注意减少用药量（有易发生横纹肌溶解症的报告） 妊娠与哺乳期妇女：孕妇或可能妊娠的妇女禁用。哺乳期妇女禁用
药典	Jpn. P.
国家处方集	
其他推荐依据	中国成人血脂异常防治指南修订联合委员会. 中国成人血脂异常防治指南（2016 年修订版）[J]. 中国循环杂志，2016，31（10）：937-953.
■ 药品名称	氟伐他汀　Fluvastatin
适应证	原发性高胆固醇血症、原发性混合型血脂异常（Ⅱa 型和Ⅱb 型）
制剂与规格	氟伐他汀钠胶囊[保（乙）]：①20mg；②40mg
用法与用量	口服：一次 20~40mg，晚餐时或睡前顿服。剂量可按需要调整。严重肾功能不全者禁用
注意事项	同辛伐他汀
禁忌	对本品过敏，活动性肝病，持续的不能解释的转氨酶升高，严重肾功能不全，妊娠与哺乳期妇女禁用
不良反应	常见腹泻，胀气，眩晕，头痛，恶心，皮疹；少见肌痛，背痛，失眠；其他他汀类药治疗时出现的肌炎和横纹肌溶解在本品较少见
特殊人群用药	肝功能、肾功能不全患者：对轻至中度肾功能不全的患者不必调整剂量。大量饮酒及肝病患者慎用。血清 ALT 及 AST 升高至正常上限 3 倍时，须停止本品治疗 儿童：18 岁以下患者不推荐使用 妊娠与哺乳期妇女：禁用
药典	USP
国家处方集	CNF
其他推荐依据	
■ 药品名称	洛伐他汀　Lovastatin
适应证	高胆固醇血症、混合型高脂蛋白血症
制剂与规格	洛伐他汀片[保（乙）]：20mg 洛伐他汀分散片：20mg 洛伐他汀胶囊[保（乙）]：①10mg；②20mg
用法与用量	口服：成人，常用量一次 10~20mg，一日 1 次。晚餐时服用。剂量可按需要调整，但最大剂量不超过一日 80mg。严重肾功能损害的患者（肌酐清除率<30ml/min）禁用

续　表

注意事项	同辛伐他汀
禁忌	对本品过敏，有活动性肝病患者，不明原因血转氨酶持续升高。妊娠与哺乳期妇女禁用
不良反应	常见胃肠道不适、腹泻、胀气、头痛、皮疹、头晕、视物模糊、味觉障碍；偶见血转氨酶可逆性升高；少见阳痿、失眠；罕见肌炎、肌痛、横纹肌溶解（表现为肌肉疼痛、乏力、发热，并伴有血肌酸磷酸激酶升高、肌红蛋白尿等）
特殊人群用药	肝功能、肾功能不全患者：肝病及肝病史患者慎用。中度肾功能不全患者不必调整剂量；对于严重肾功能不全的患者（肌酐清除率＜30ml/min），可适当考虑降低剂量，使用剂量超过一日10mg时应慎重考虑，并小心使用。血清 ALT 及 AST 升高至正常上限3倍时，须停止本品治疗 儿童：长期用药安全性未确立 妊娠与哺乳期妇女：禁用
药典	USP、Eur. P.
国家处方集	CNF
其他推荐依据	

■ 药品名称	瑞舒伐他汀　Rosuvastatin
适应证	原发性高胆固醇血症或混合型血脂异常症（Ⅱa 型和Ⅱb 型），纯合子家族性高胆固醇血症
制剂与规格	瑞舒伐他汀钙片、胶囊[基,保(乙)]：①5mg；②10mg；③20mg
用法与用量	口服：起始剂量为一次 5~10mg，一日1次。如有必要，可在治疗4周后调整剂量。一日最大剂量为20mg。严重肾功能损害的患者（肌酐清除率＜30ml/min）禁用
注意事项	同辛伐他汀
禁忌	对本品过敏，活动性肝病，原因不明的血清 ALT 及 AST 持续升高，血清 ALT 及 AST 升高超过3倍的正常值上限；严重肾功能损害的患者（肌酐清除率＜30ml/min）；肌病患者；同时使用环孢素者
不良反应	常见头痛，头晕，便秘，恶心，腹痛，肌痛；少见瘙痒，皮疹，荨麻疹；罕见过敏反应（包括血管神经性水肿），肌病和横纹肌溶解，肝转氨酶升高，关节痛；极罕见多发性神经病，黄疸，肝炎等
特殊人群用药	肝功能、肾功能不全患者：肝脏疾病患者慎用 儿童：18岁以下患者不推荐使用。儿科使用的经验局限于少数（年龄≥8岁）纯合子家族性高胆固醇血症的患儿
药典	
国家处方集	CNF
其他推荐依据	

第二节 贝 特 类 药

■ 药品名称	非诺贝特　Fenofibrate
适应证	高胆固醇血症（Ⅱa型）、内源性高三酰甘油血症、单纯型（Ⅳ型）和混合型（Ⅱb型和Ⅲ型）
制剂与规格	非诺贝特片、胶囊[基,保(乙)]：100mg 非诺贝特咀嚼片：①100mg；②200mg 非诺贝特微粒化胶囊：①100mg；②160mg；③200mg 非诺贝特缓释胶囊：250mg
用法与用量	口服： 1. 片剂、咀嚼片、胶囊：一次100mg，一日3次，维持量一次100mg，一日1~2次。用餐时服 2. 微粒化胶囊：一次160mg或200mg，一日1次。不可嚼服 3. 缓释胶囊：一次250mg，一日1次。不可掰开或嚼服
注意事项	当AST、ALT升高至正常值3倍以上时，应停止治疗
禁忌	对本品过敏者、肝功能、肾功能不全者、胆囊疾病史、胆石症、原发性胆汁性肝硬化、不明原因的肝功能持续异常、妊娠及哺乳期妇女、儿童
不良反应	常见腹部不适、腹泻、便秘、乏力、头痛、性欲丧失、阳痿、眩晕、失眠、肌炎、肌痛、肌无力、肌病；偶见横纹肌溶解；有使胆石增加的趋向
特殊人群用药	肝功能、肾功能不全患者：禁用 儿童：禁用 妊娠与哺乳期妇女：禁用
药典	USP、Eur. P.
国家处方集	CNF
其他推荐依据	
■ 药品名称	苯扎贝特　Bezafibrate
适应证	高三酰甘油血症、高胆固醇血症、混合型高脂血症
制剂与规格	苯扎贝特片[保(乙)]：200mg 苯扎贝特缓释片：400mg
用法与用量	口服： 1. 片剂：一次200~400mg，一日3次，餐后或与饭同服。维持量一次400mg，一日2次 2. 缓释片：一次400mg，一日1次，不可掰开或嚼服 肾功能不全患者：肌酐清除率40~60ml/min，一次400mg，一日2次；肌酐清除率15~40ml/min，一次400mg，一日或隔日1次；肌酐清除率<15ml/min，一次400mg，三日1次

续　表

注意事项	用药后出现胆石症、肝功能显著异常、可疑的肌病的症状（如肌痛、触痛、乏力等）或血肌酸磷酸激酶显著升高，则应停药
禁忌	对本品过敏、胆囊疾病史、胆石症、原发性胆汁性肝硬化者、严重肝及肾功能不全者禁用
不良反应	见非诺贝特
特殊人群用药	肝功能、肾功能不全患者：严重肝及肾功能不全者禁用 儿童：不宜使用 妊娠与哺乳期妇女：不宜使用
药典	USP、Eur. P.
国家处方集	CNF
其他推荐依据	
■ 药品名称	吉非罗齐　Gemfibrozil
适应证	1. 用于饮食控制、减轻体重无效的Ⅳ型、Ⅴ型高脂血症 2. 饮食控制、减轻体重及其他药物治疗无效的Ⅱb型高脂血症
制剂与规格	吉非罗齐片[保(乙)]：0.15g 吉非罗齐胶囊[保(乙)]：0.3g
用法与用量	口服：一次0.3~0.6g，一日2次，早餐及晚餐前30分钟服用
注意事项	1. 用药期间应定期检查：全血象及血小板计数；肝功能试验；血脂；血肌酸磷酸激酶 2. 治疗3个月后无效即应停药 3. 如用药后出现胆石症、肝功能显著异常、可疑的肌病的症状（如肌痛、触痛、乏力等）或血肌酸磷酸激酶显著升高，应停药
禁忌	对本品过敏、胆囊疾病、胆石症、原发性胆汁性肝硬化、严重肝功能、肾功能不全、妊娠与哺乳期妇女禁用
不良反应	见非诺贝特
特殊人群用药	肝功能、肾功能不全患者：严重肝功能、肾功能不全者禁用 妊娠与哺乳期妇女：禁用
药典	USP、Eur. P.
国家处方集	CNF
其他推荐依据	

第三节　烟酸类药

■ 药品名称	注射用烟酸　Nicotinic Acid for Injection
适应证	1. 用于维生素PP缺乏症的预防和治疗

续　表

	2. 扩张小血管。烟酸可缓解血管痉挛症状，改善局部供血 3. 缺血性心脏病。采用烟酸治疗心肌梗死和心绞痛，多数患者的心绞痛症状得到缓解 4. 降血脂。应用大剂量烟酸可降低血脂
制剂与规格	注射用烟酸[保(乙)]：25mg
用法与用量	成人：肌内注射，一次 50~100mg，一日 5 次；静脉缓慢注射，一次 25~100mg，一日 2 次或多次 小儿：静脉缓慢注射，一次 25~100mg，一日 2 次
注意事项	青光眼、糖尿病、溃疡病及肝功能不全患者慎用
禁忌	对本品过敏者
不良反应	常见皮肤潮红、瘙痒。有的出现恶心、呕吐、腹泻等胃肠道症状，并加重溃疡。偶可见荨麻疹、蚁走样瘙痒和轻度肝功能损害
特殊人群用药	肝功能、肾功能不全患者：本品未进行该项实验且无可靠参考文献 儿童：本品未进行该项实验且无可靠参考文献 老年人：本品未进行该项实验且无可靠参考文献 妊娠与哺乳期妇女：本品未进行该项实验且无可靠参考文献
药典	Chin. P.
国家处方集	CNF
其他推荐依据	钟波，许立红. 烟酸占替诺治疗椎-基底动脉供血不足临床观察 [J]. 中国社区医师（医学专业半月刊），2008，10（18）：23.
■ 药品名称	阿昔莫司　Acipimox
适应证	高三酰甘油血症（Ⅳ型高脂蛋白血症）、高胆固醇血症（Ⅱa 型）、高三酰甘油和高胆固醇血症（Ⅱb 型、Ⅲ型及 V 型）
制剂与规格	阿昔莫司胶囊[保(乙)]：0.25g
用法与用量	口服：一次 250mg，一日 2~3 次，餐后服用。根据 TG 及 TC 水平调整剂量，一日总剂量不超过 1200mg。Ⅳ型高脂血症，一次 0.25g，一日 2 次；Ⅱb 型、Ⅲ型及 V 型高脂血症，一次 0.25g，一日 3 次。根据血中三酰甘油及胆固醇水平调整剂量，一日总量不超过 1.2g，餐后服用
注意事项	1. 肾功能不全时，应根据肌酐清除率调整剂量，肌酐清除率 40~80ml/min，一日 0.25g；20~40ml/min，隔日 0.25g 2. 长期应用者，应定期检查血脂及肝功能、肾功能 3. 偶有皮肤潮红及瘙痒，尤其在刚开始服药时，但继续用药，此现象会很快消失
禁忌	对本药过敏、消化性溃疡、妊娠及哺乳期妇女禁用
不良反应	常见面部潮红；少见头痛；偶见恶心、呕吐、胃部不适、腹痛、腹泻；极少数发生过敏反应、皮疹、荨麻疹、哮喘、低血压
特殊人群用药	肝功能、肾功能不全患者：肾功能不全时，应根据肌酐清除率调整剂量，肌酐清除率40~80ml/min，一日 0.25g；20~40ml/min，隔日 0.25g。长期应用者，应定期检查血脂及肝功能、肾功能 妊娠与哺乳期妇女：禁用

续 表

药典	USP、Eur. P.
国家处方集	CNF
其他推荐依据	

■ 药品名称	烟酸肌醇　Inositol Nicotinate
适应证	高脂血症、动脉粥样硬化、各种末梢血管障碍性疾病（如闭塞性动脉硬化症、肢端动脉痉挛症、冻伤、血管性偏头痛等）的辅助治疗
制剂与规格	烟酸肌醇酯片^[保(乙)]：0.2g
用法与用量	口服：一次 0.2~0.6g，一日 3 次，连续服用 1~3 个月
注意事项	胃酸缺乏者应同时服用稀盐酸或柠檬汁以减少不良反应
禁忌	1. 对本品或其他烟酸类药物过敏者禁用 2. 患活动性肝病、不明原因 ALT、AST 升高等肝功能异常者禁用 3. 活动性溃疡病、有出血倾向者禁用
不良反应	可有轻度恶心、发汗、瘙痒感等反应
特殊人群用药	妊娠与哺乳期妇女：哺乳期妇女应考虑停药或停止哺乳
药典	
国家处方集	
其他推荐依据	

■ 药品名称	维生素 E 烟酸酯　Vitamin E Nicotinate
适应证	高脂血症，防治动脉粥样硬化
制剂与规格	维生素 E 烟酸酯胶囊、胶丸：0.1g
用法与用量	口服：一次 0.1~0.2g，一日 3 次
注意事项	下列情况慎用：动脉出血、糖尿病、青光眼、痛风、高尿酸血症、肝病、溃疡病、低血压、肝功能不全
禁忌	对本品过敏者禁用
不良反应	颈、面部感觉温热，皮肤发红，头痛等，严重皮肤潮红，瘙痒，胃肠道不适
特殊人群用药	肝功能、肾功能不全患者：肝病、肝功能不全者慎用
药典	
国家处方集	CNF
其他推荐依据	

第四节　其他类药

■ 药品名称	普罗布考　Probucol
适应证	高胆固醇血症
制剂与规格	普罗布考片[保(乙)]：①0.125g；②0.25g
用法与用量	口服。一次 0.5g，一日 2 次，早晚餐时服用
注意事项	1. 服用本品期间应定期检查心电图 QT 间期 2. 服用三环类抗抑郁药、抗心律失常药和吩噻嗪类药物的患者，合用时发生心律失常的危险性增大
禁忌	对本品过敏、近期心肌损害（如心肌梗死）、严重室性心律失常、心源性晕厥或不明原因晕厥、QT 间期延长或正在使用延长 QT 间期的药物、血钾或血镁过低者
不良反应	常见腹泻，胀气，腹痛，恶心、呕吐；少见头痛，头晕，感觉异常，失眠，耳鸣，皮疹，皮肤瘙痒等；罕见心电图 QT 间期延长，室性心动过速，血小板减少；有发生血管神经性水肿的报道
特殊人群用药	肝功能、肾功能不全患者：肾功能不全时需减量 儿童：不宜服用 妊娠与哺乳期妇女：慎用
药典	USP、Eur. P.
国家处方集	CNF
其他推荐依据	
■ 药品名称	依折麦布　Ezetimibe
适应证	原发性高胆固醇血症、纯合子家族性高胆固醇血症、纯合子谷甾醇血症
制剂与规格	依折麦布片[保(乙)]：10mg
用法与用量	口服。成人，一次 10mg，一日 1 次。可单独服用或与他汀类联合应用
注意事项	妊娠及哺乳期妇女慎用。应权衡利弊后决定是否使用
禁忌	1. 对本品过敏者 2. 活动性肝病或不明原因的血清 ALT 及 AST 持续升高的患者
不良反应	单独应用本品常见头痛、腹痛、腹泻；他汀类联合应用常见头痛、乏力、腹痛、便秘、腹泻、腹胀、恶心、ALT 升高、AST 升高、肌痛
特殊人群用药	儿童：＜10 岁儿童不推荐应用 妊娠与哺乳期妇女：慎用；应权衡利弊后决定是否使用
药典	
国家处方集	CNF
其他推荐依据	

第十章

其他抗心肌缺血药

■ 药品名称	曲美他嗪　Trimetazidine
适应证	心绞痛发作的预防性治疗，眩晕和耳鸣的辅助性对症治疗
制剂与规格	盐酸曲美他嗪片[保(乙)]：20mg
用法与用量	口服：一次 20mg，一日 3 次，三餐时服用
注意事项	1. 不应用于入院前或入院后最初几天的治疗 2. 心绞痛发作时，对冠状动脉病况应重新评估，并考虑治疗的调整（药物治疗和可能的血运重建）
禁忌	对本品过敏者
不良反应	罕见恶心、呕吐、过敏反应
特殊人群用药	妊娠与哺乳期妇女：本品不能排除致畸的危险，最好避免在妊娠期间服用。哺乳期妇女在治疗期间应暂停哺乳
药典	
国家处方集	CNF
其他推荐依据	
■ 药品名称	环磷腺苷　Adenosine Cyclophosphate
适应证	心绞痛，心肌梗死，心肌炎及心源性休克，改善风湿性心脏病的心悸、气急、胸闷等症状
制剂与规格	注射用环磷腺苷[保(乙)]：①20mg；②40mg；③60mg 环磷腺苷注射液[保(乙)]：①2ml：20mg；②5ml：40mg 环磷腺苷葡萄糖注射液[保(乙)]：250ml：40mg（葡萄糖 12.5g） 环磷腺苷氯化钠注射液[保(乙)]：250ml：40mg（氯化钠 2.25g）
用法与用量	肌内注射：一次 20mg，溶于氯化钠注射液 2ml 中，一日 2 次 静脉注射：一次 20mg，溶于氯化钠注射液 20ml 中，一日 2 次 静脉滴注：一次 40mg，溶于 250~500ml 5%葡萄糖注射液中，一日 2 次 疗程：冠心病以 15 日为一疗程，可连续应用 2~3 个疗程
注意事项	大剂量静脉注射（按体重每分钟达 0.5mg/kg）时，可引起腹痛、头痛、肌痛、睾丸痛、背痛、四肢无力、恶心、手脚麻木、高热等
禁忌	病态窦房结综合征、支气管哮喘、心绞痛患者禁用
不良反应	偶见发热和皮疹；大剂量静脉注射（按体重每分钟达 0.5mg/kg）时，可引起腹痛、头痛、肌痛、睾丸痛、背痛、四肢无力、恶心、手脚麻木、高热等

续　表

特殊人群用药	尚不明确
药典	
国家处方集	CNF
其他推荐依据	

■ 药品名称	三磷酸腺苷　Adenosine Triphosphate
适应证	进行性肌萎缩、脑出血后遗症、心功能不全、心肌疾患及肝炎等的辅助治疗。用于中止阵发性室上性心动过速而转复为窦性心律
制剂与规格	三磷酸腺苷二钠片：①10mg；②20mg 三磷酸腺苷二钠胶囊：20mg 注射用三磷酸腺苷二钠^[保(乙)]：①10mg；②20mg 三磷酸腺苷二钠注射液^[保(乙)]：①1ml：10mg；②2ml：20mg 三磷酸腺苷二钠氯化钠注射液^[保(乙)]：①50ml：10mg（氯化钠0.45g）；②100ml：20mg（氯化钠0.9g）
用法与用量	口服：一次20~40mg，一日3次。用量可根据年龄酌情增减 肌内注射或静脉注射：一次10~20mg，一日1~2次
注意事项	1. 下列情况慎用：心肌梗死及脑出血发病期、60岁以上老人、窦性心动过缓者 2. 静脉注射宜缓慢，以免引起头晕、头胀、胸闷及低血压等不良反应
禁忌	对本品过敏，病态窦房结综合征，窦房结功能不全者禁用
不良反应	暂时性呼吸困难，低血压，头晕，胸闷，咳嗽，呃逆，无力感；偶有过敏性休克、发热；哮喘史者可能诱发哮喘；转复心律时有短暂的心脏停搏，转复后可出现乏力
特殊人群用药	老年人：60岁以上老人慎用
药典	
国家处方集	CNF
其他推荐依据	

■ 药品名称	参芎葡萄糖注射液　Salivae Miltiorrhizae Liguspyragine Hydrochloride and Glucose Injection
适应证	闭塞性脑血管疾病及其他缺血性血管病（有文献报道本品可用于冠心病心绞痛、急性心肌梗死等）
制剂与规格	参芎葡萄糖注射剂：100ml：丹参素20mg、盐酸川芎嗪100mg
用法与用量	静脉滴注：每天1次，每次100~200ml，或遵医嘱；儿童及老年患者应遵医嘱
注意事项	1. 静脉滴注速度不宜过快 2. 糖尿病患者用药可在医师指导下使用 3. 本品不宜与碱性注射剂一起配伍
禁忌	1. 对本品过敏者禁用 2. 脑出血及有出血倾向的患者忌用
不良反应	未发现明显的不良反应，偶见有皮疹

续 表

特殊人群用药	儿童：尚不明确 老年人：老年不稳定心绞痛患者按规定使用一疗程（14 天），治疗前后血尿常规、血糖、血脂、肝功能无明显变化；30 例平均年龄 66 岁慢性肺心病患者按规定使用本品 10~14 天未见不良反应。其他疾病的老年患者在使用本品的过程中，按规定用法用量均未见有明显不良反应报道，建议老年患者在医师指导下使用 妊娠与哺乳期妇女：尚不明确
药典	
国家处方集	
其他推荐依据	刘纲，丁碧云. 参芎葡萄糖注射液治疗冠心病不稳定型心绞痛的 Meta 分析［J］. 中国中医急症，2016，25（2）：272-275.
■ **药品名称**	盐酸曲美他嗪缓释片　Trimetazidine Dihydrochloride Modified Release Tablets
适应证	适用于在成年人中作为附加疗法对一线抗心绞痛疗法控制不佳或无法耐受的稳定型心绞痛患者进行对症治疗
制剂与规格	盐酸曲美他嗪缓释片[保(乙)]：35mg
用法与用量	每日 2 次，每次 1 片，早晚餐时服用。3 个月后评价治疗效果，若无治疗作用可停药
注意事项	1. 此药不作为心绞痛发作时的对症治疗用药，也不适用于对不稳定型心绞痛或心肌梗死的初始治疗，此药不应用于入院前或入院后最初几天的治疗，心绞痛发作时，对冠状动脉病况应重新评估，并考虑治疗的调整（药物治疗和可能的血运重建） 2. 曲美他嗪可引起或加重帕金森症状（震颤、运动不能、张力亢进），应定期进行检查，尤其针对老年患者。出现可疑情况时，应由神经科医师进行适当检查 3. 发生运动障碍时，如帕金森症状、不宁腿综合征、震颤、步态不稳，应彻底停用曲美他嗪 4. 上述事件发生率低，且停药后通常是可逆的。多数患者停用曲美他嗪后 4 个月内恢复。如果停药后帕金森症状持续 4 个月以上，则应征询神经科医师的意见 5. 可能会出现与步态不稳或低血压相关的跌倒，特别是对于服用抗高血压药物的患者 6. 对于预期暴露量会增加的患者，开具曲美他嗪处方时应谨慎：①中度肾功能损害；②超过 75 岁以上的老年患者 7. 本品含有日落黄 FCF S（E110）及胭脂红 A（E124），可能会引起过敏反应 8. 对驾驶和使用机器能力的影响：临床研究显示曲美他嗪对血流动力学没有影响，然而上市后已观察到头晕和嗜睡病例（参见"不良反应"），这可能会影响驾驶和使用机器的能力
禁忌	1. 对药品任一组分过敏者禁用 2. 帕金森病、帕金森叠加综合征、震颤、不宁腿综合征以及其他相关的运动障碍者 3. 严重肾功能损害者（肌酐清除率＜30ml/min）
不良反应	常见眩晕、头痛、腹痛、腹泻、消化不良、恶心和呕吐、皮疹、瘙痒、荨麻疹、虚弱；罕见心悸、期外收缩、心动过速、低动脉压、直立性低血压、潮红

续　表

特殊人群用药	肝功能、肾功能不全患者：对于中度肾功能损害（肌酐清除率 30~60ml/min）患者，推荐剂量为每日早餐期间服用一片 35mg 片剂。严重肾功能损害者禁用 儿童：尚未确定曲美他嗪在 18 岁以下人群中的安全性和疗效，无可用数据 老年人：由于存在肾功能与年龄相关的下降，老年患者的曲美他嗪暴露量可能增加。在中度肾功能损害（肌酐清除率 30~60ml/min）患者中，推荐剂量为每日 2 次，每次 1 片，即在早晚用餐时各服用 1 片。老年患者剂量增加时应谨慎 妊娠与哺乳期妇女：无孕妇使用曲美他嗪的数据。动物研究未显示在生殖毒性方面直接或间接的有害影响。从安全的角度考虑，最好避免在妊娠期间服用该药物。曲美他嗪及其代谢产物是否经母乳排出尚不清楚，不能排除对新生儿/婴幼儿的风险。哺乳期间不应服用曲美他嗪。生殖毒性研究表明不影响雌性和雄性大鼠的生育能力
药典	
国家处方集	
其他推荐依据	中华医学会心血管病学分会，中华心血管病杂志编辑委员会. 慢性稳定性心绞痛诊断与治疗指南［J］. 中华心血管杂志，2007，35（3）：195-206.
■ 药品名称	**丹参川芎嗪注射液**　Salviae Miltiorrhizae and Ligustrazine Hydrochloride Injection
适应证	用于闭塞性脑血管疾病，如脑供血不全、脑血栓形成、脑栓塞及其他缺血性心血管疾病，如冠心病的胸闷、心绞痛、心肌梗死、缺血性卒中、血栓闭塞性脉管炎等症
制剂与规格	丹参川芎嗪注射液：每支 5ml
用法与用量	静脉滴注：用 5%~10% 葡萄糖注射液或生理盐水 250ml~500ml 稀释，每次 5~10ml
注意事项	1. 静脉滴注速度不宜过快 2. 糖尿病患者用药可在医师指导下使用 3. 若有不良反应，遵医嘱
禁忌	1. 对本品过敏者禁用 2. 脑出血及有出血倾向的患者忌用
不良反应	未发现明显的毒副反应作用，曾报道有过敏反应，可见皮疹、瘙痒、心悸、胸闷、寒战、头晕、头痛、恶心、呕吐、胃肠道不适、浅静脉炎等，停药后消失。曾有过敏性休克和喉头水肿的报道
特殊人群用药	儿童：用药按儿童剂量使用 老年人：用药按老年剂量使用 妊娠与哺乳期妇女：用药尚不明确
药典	
国家处方集	
其他推荐依据	陈可冀，张敏州，霍勇. 急性心肌梗死中西医结合诊疗专家共识［J］. 中国中西医结合杂志，2014（4）：389-395.

第十一章

α受体阻断剂

■ 药品名称	乌拉地尔　Urapidil
适应证	各种类型高血压，重症高血压，高血压危象，难治性高血压，控制围术期高血压
制剂与规格	乌拉地尔缓释片、胶囊[基,保(乙)]：30mg 注射用盐酸乌拉地尔[保(乙)]：①25mg；②50mg 盐酸乌拉地尔注射液[保(乙)]：①5ml：25mg[基]；②10ml：50mg 乌拉地尔氯化钠注射液[保(乙)]：100ml：50mg/0.9g 乌拉地尔葡萄糖注射液[保(乙)]：100ml：50mg/5g
用法与用量	口服：高血压，一次30~60mg，一日2次，维持剂量一日30~180mg 静脉注射：一次20~50mg，监测血压变化，降压效果应在5分钟内即可显示。若效果不够满意，可重复用药 静脉注射：10~50毫克/次，用生理盐水20~40ml稀释，缓慢注射 静脉滴注或用输液泵输入（在静脉注射后使用）：①高血压，最大浓度为4mg/ml，推荐初始输入速度为每分钟2mg，维持剂量速度为平均每小时9mg；治疗期限一般不超过7天；②急性心力衰竭：通常每分钟100~400μg，可逐渐增加剂量，并根据血压和临床状况予以调整。伴严重高血压者可缓慢静脉注射12.5~25.0mg［参考2010年急性心力衰竭诊断和治疗指南（中华医学会）］
注意事项	1. 静脉注射或静脉滴注，患者须取卧位 2. 过敏反应有皮肤瘙痒、潮红，有皮疹应停药 3. 过量可致低血压，可抬高下肢及增加血容量，必要时加升压药 4. 注射液不能与碱性液体混合 5. 血压下降的程度由前15分钟内输入的药物剂量决定，然后用低剂量维持
禁忌	对本品成分过敏，主动脉峡部狭窄或动静脉分流（肾透析时的分流除外），哺乳期妇女
不良反应	可见头痛、头晕、恶心、呕吐、出汗、烦躁、乏力、心悸、心律失常、呼吸困难；少见过敏反应（瘙痒、皮肤发红、皮疹等）；罕见血小板计数减少；超量用药可见头晕、直立性低血压、虚脱、疲劳等
特殊人群用药	肝功能、肾功能不全患者：肝功能不全者应慎用 老年人：老年人慎用，初始剂量宜小 妊娠与哺乳期妇女：孕妇仅在绝对必要的情况下方可使用。哺乳期妇女禁用
药典	Jpn. P.
国家处方集	CNF
其他推荐依据	

续　表

■ 药品名称	哌唑嗪　Prazosin
适应证	高血压（第二线用药）、充血性心力衰竭（严重的难治性患者），也用于麦角胺过量
制剂与规格	盐酸哌唑嗪片[保(甲)]：①0.5mg；②1mg[基]；③2mg[基]
用法与用量	口服： 成人：首剂 0.5mg，睡前顿服，此后一次 0.5~1.0mg，一日 2~3 次，逐渐按疗效调整为一日 6~15mg，分 2~3 次服用 儿童：7 岁以下，一次 0.25mg，一日 2~3 次；7~12 岁，一次 0.5mg，一日 2~3 次，按疗效调整剂量 肾功能不全时应减小剂量，起始剂量一次 1mg，一日 2 次为宜。肝病患者也应减小剂量
注意事项	1. 剂量必须按个体化原则，以降低血压反应为准 2. 可以单独或与其他药物联合应用来控制妊娠期严重高血压 3. 精神病患者、机械性梗阻引起的心力衰竭患者慎用 4. 首次服用、加量或停药数日后再次用药常会出现明显的直立效应
禁忌	对本品过敏者禁用
不良反应	可见直立性低血压引起的晕厥；常见眩晕，头痛，嗜睡，心悸，呕吐，腹泻，便秘，水肿，抑郁，易激动，皮疹。少见腹痛，肝功能损害，感觉异常，幻觉，大小便失禁，手足麻木，阳痿，阴茎持续勃起。不良反应主要在服药初期出现
特殊人群用药	肝功能、肾功能不全患者：肝病患者应减小剂量。肾功能不全时应减小剂量，起始剂量一次 1mg，一日 2 次为宜 老年人：老年人对本品的降压作用敏感，有使老年人发生体温过低的可能；老年人肾功能降低时剂量需减小 妊娠与哺乳期妇女：对哺乳期妇女未见不良反应
药典	USP、Eur. P.、Chin. P.
国家处方集	CNF
其他推荐依据	
■ 药品名称	多沙唑嗪　Doxazosin
适应证	用于高血压、良性前列腺增生的治疗
制剂与规格	甲磺酸多沙唑嗪缓释片[保(乙)]：4mg
用法与用量	口服： 普通片：成人，起始剂量一次 1mg，一日 1 次，1~2 周后根据临床反应和耐受情况调整剂量；首剂及调整剂量时宜睡前服。维持剂量 1~8mg，一日 1 次 缓释片：一次 4mg，一日 1 次。不得咀嚼、掰开或碾碎后服用
注意事项	1. 本品可能出现头晕、疲劳（特别是刚治疗开始时）、嗜睡，可能导致反应能力下降，从事驾驶或机械操作者应谨慎 2. 首次服用、加量或停药数日后再次用药常会出现明显的直立效应

续　表

禁忌	已知对喹唑啉类或本品的任何成分过敏者、近期发生心肌梗死者、已接受本品治疗者如发生心肌梗死，应针对个体情况决定其梗死后治疗。有胃肠道梗阻、食管梗阻或任何程度胃肠道腔径缩窄病史者禁用
不良反应	常见直立性低血压、头晕、乏力、外周性水肿、呼吸困难、头痛、全身不适、直立性头晕、眩晕、虚弱、嗜睡、腹痛、腹泻、恶心、呕吐、胃肠炎、口干、背痛、胸痛、心悸、心动过速、肌痛、支气管炎、咳嗽、瘙痒、尿失禁、膀胱炎及鼻炎、阴茎异常勃起、阳痿、皮疹、血小板减少症、紫癜、鼻出血、白细胞减少、血尿、胆汁淤积、黄疸、肝功能异常及视物模糊
特殊人群用药	肝功能、肾功能不全患者：肝功能不全者慎用 妊娠与哺乳期妇女：慎用
药典	USP、Eur. P.
国家处方集	CNF
其他推荐依据	

■ 药品名称	特拉唑嗪　Terazosin
适应证	用于轻度或中度高血压，良性前列腺增生
制剂与规格	盐酸特拉唑嗪片[基,保(甲)]：2mg
用法与用量	口服。高血压：初始剂量为睡前服用1mg，以尽量减少首剂低血压事件的发生。1周后一日单剂量可加倍已达到预期效应。常用维持剂量为一日2~10mg。加用噻嗪类利尿药或其他抗高血压药时应减少本药用量
注意事项	1. 首次用药、剂量增加时或停药后重新用药会发生眩晕、轻度头痛或瞌睡。老年患者较年轻患者更易发生直立性低血压 2. 建议特拉唑嗪不用于有排尿晕厥史的患者 3. 使用本品治疗良性前列腺增生前应排除前列腺癌的可能性
禁忌	已知对本品及α受体阻断药过敏者、孕妇禁用
不良反应	常见体虚、疲乏、心悸、恶心、外周水肿、眩晕、嗜睡、鼻充血/鼻炎和视物模糊/弱视。其他可见背痛、头痛、心动过速、直立性低血压、晕厥、水肿、体重增加、肢端疼痛、性欲降低、抑郁、神经质、感觉异常、呼吸困难、鼻窦炎、阳痿。偶见过敏反应、血小板减少症和阴茎异常勃起等
特殊人群用药	肝功能、肾功能不全患者：肾功能损伤患者无需改变剂量 老年人：老年患者较年轻患者更易发生直立性低血压 妊娠与哺乳期妇女：妊娠期妇女禁用。哺乳期妇女使用本品时应停止哺乳
药典	USP、Eur. P.
国家处方集	CNF
其他推荐依据	

第十二章

血管舒张性抗高血压药

■ 药品名称	硝普钠　Nitroprusside
适应证	高血压急症（高血压危象、高血压脑病、恶性高血压、嗜铬细胞瘤手术前后阵发性高血压、外科麻醉期间进行控制性降压），急性心力衰竭，急性肺水肿
制剂与规格	注射用硝普钠[基,保(甲)]：50mg
用法与用量	静脉滴注： 成人：开始每分钟 0.5μg/kg（按体重）。根据治疗反应以每分钟 0.5μg/kg 递增，逐渐调整剂量，常用剂量为每分钟 3μg/kg，极量为每分钟 10μg/kg，总量为 3500μg/kg 儿童：常用量每分钟 1.4μg/kg（按体重），按效应逐渐调整用量 用前将本品 50mg 溶解于 5% 葡萄糖注射液 5ml 中，再稀释于 250～1000ml 5% 葡萄糖注射液中，避光静脉滴注。溶液的保存与应用不应超过 24 小时
注意事项	1. 本品不可静脉注射，应缓慢点滴或使用微量输液泵 2. 用药期间，应经常监测血压，急性心肌梗死患者使用本品时须监测肺动脉舒张压或嵌压 3. 左心衰竭伴低血压时，应用本品须同时加用心肌正性肌力药如多巴胺或多巴酚丁胺 4. 适用于严重心力衰竭、原有后负荷增加以及伴心源性休克患者
禁忌	对本品成分过敏者、代偿性高血压（如动静脉分流或主动脉缩窄）、孕妇及哺乳期妇女禁用
不良反应	血压降低过快过剧时可出现眩晕、大汗、头痛、肌肉颤搐、神经紧张、焦虑、烦躁、胃痛、反射性心动过速、心律失常、症状的发生与静脉给药速度有关；硫氰酸盐中毒或逾量时，可出现运动失调、视物模糊、谵妄、眩晕、头痛、意识丧失、恶心、呕吐、耳鸣、气短；皮肤出现光敏感、皮肤石板蓝样色素沉着、过敏性皮疹、氰化物中毒或超量时、可出现反射消失、昏迷、心音遥远、低血压、脉搏消失、皮肤粉红色、呼吸浅、瞳孔散大
特殊人群用药	肝功能、肾功能不全患者：慎用。肾功能不全而本品应用超过 48～72 小时者，每日须测定血浆中氰化物或硫氰酸盐，保持硫氰酸盐不超过 100μg/ml；氰化物不超过 3μmol/ml 老年人：老年人用本品须注意增龄时肾功能减退对本品排泄的影响，老年人对降压反应也比较敏感，故用量宜酌减 妊娠与哺乳期妇女：禁用
药典	USP、Eur. P.、Int. P.、Chin. P.
国家处方集	CNF
其他推荐依据	
■ 药品名称	二氮嗪　Diazoxide
适应证	用于恶性高血压、高血压危象、幼儿特发性低血糖症、胰岛细胞瘤引起的严重低血糖
制剂与规格	二氮嗪注射液：①10ml：0.15g；②20ml：0.3g

续 表

用法与用量	静脉注射： 1. 成人：一次 150mg，或一次 1~3mg/kg（按体重），严重高血压隔 5~15 分钟后重复注射 1 次，达效后，按需要每 4~24 小时 1 次，直到随后所用口服降压药发生作用，此过程一般需 4~5 天。极量一日 1.2g 2. 儿童：一次 1~3mg/kg（按体重），用法同成人 快速静脉注射： 1. 成人：一次 200~400mg，在 15~20 秒内注完。抢救高血压危象时，可在 0.5~3 小时内再注射 1 次，一日总量不超过 1200mg 2. 儿童：一次 5mg/kg（按体重）。患者卧位快速静脉注射。症状缓解后再改以口服降压药维持
注意事项	1. 对噻嗪类利尿药、袢利尿药、碳酸酐酶抑制剂等过敏者，也可能对本药过敏 2. 下列情况慎用：急性主动脉夹层、心肌梗死、代偿性高血压、冠状动脉或脑动脉供血不足、痛风、低钾血症 3. 可加剧高血糖和高尿酸血症 4. 注射时防止漏出血管外，以免引起疼痛和炎症
禁忌	对本品成分过敏者、充血性心力衰竭、糖尿病、孕妇及哺乳期妇女、肾功能不全的重型高血压患者禁用
不良反应	水钠潴留，水肿，尿量减少；少见血糖过高，心律失常，低血压，胸闷，神志模糊，发热，皮疹，出血，手麻；眩晕或头晕；味觉改变，便秘，胃肠道反应；背痛，面部潮红，头痛，乏力，耳鸣，注射部位静脉发热和疼痛；肝功能、肾功能损害，水、电解质紊乱
特殊人群用药	肝功能、肾功能不全患者：慎用 儿童：不宜久用 老年人：应减量使用 妊娠与哺乳期妇女：禁用
药典	USP、Eur. P.、Int. P.
国家处方集	CNF
其他推荐依据	
■ **药品名称**	肼屈嗪　Hydralazine
适应证	高血压、心力衰竭
制剂与规格	盐酸肼屈嗪片[保(乙)]：①10mg；②25mg；③50mg
用法与用量	口服，餐后服用： 成人：一次 10mg，一日 4 次。2~4 天后，加至一次 25mg，一日 4 次，共 1 周；第 2 周后增至一次 50mg，一日 4 次。最大剂量不超过一日 300mg 儿童：一次 0.75mg/kg（按体重），一日 2~4 次，1~4 周内渐增至最大量，一日 7.5mg/kg 或一日 300mg
注意事项	1. 合并冠心病患者慎用 2. 用药期间随访检查抗核抗体、血常规，必要时查红斑狼疮 3. 缓慢增加剂量或合用 β 受体阻断剂可使不良反应减少。停用本品须缓慢减量 4. 中度原发性高血压，不宜单独应用，应合并应用利尿药和 β 受体阻断剂

续　表

禁忌	对本品成分过敏者、主动脉瘤、脑卒中、严重肾功能不全者禁用
不良反应	常见头痛，恶心，呕吐，腹泻，心悸，心动过速；少见便秘，低血压，面部潮红，流泪，鼻塞；罕见免疫变态反应，长期大量应用（一日 400mg 以上），可见皮疹，瘙痒，胸痛，淋巴结肿大，周围神经炎，水肿，红斑狼疮综合征
特殊人群用药	肝功能、肾功能不全患者：严重肾功能不全者禁用 老年人：老年人对本品的降压作用较敏感，并易有肾功能减退，故宜减少剂量 妊娠与哺乳期妇女：慎用
药典	Eur. P.、Chin. P.
国家处方集	CNF
其他推荐依据	
■ 药品名称	米诺地尔　Minoxidil
适应证	高血压（第二或第三线用药）
制剂与规格	米诺地尔片：2.5mg
用法与用量	口服： 成人：初始剂量，一次 2.5mg，一日 2 次，以后每 3 日将剂量加倍；维持量一日 10~40mg，单次或分次服用。最多一日不能超过 100mg 儿童：初始剂量，一次 0.2mg/kg（按体重），一日 1 次。以后每 3 日调整剂量，一次一日增加 0.1mg/kg（按体重），12 岁以下一日最多 50mg。维持量，一日 0.25~1mg/kg，单次或分次服用
注意事项	1. 应用本品期间应定时测量血压、体重 2. 突然停药可致血压反跳，故宜逐渐撤药 3. 治疗初期血尿素氮及肌酐增高，但继续治疗后下降至用药前水平
禁忌	对本品过敏者禁用
不良反应	常见心率加快、心律失常、皮肤潮红、水钠潴留、体重增加、下肢水肿、毛发增生；较少见心绞痛、胸痛、头痛；少见过敏反应、皮疹、瘙痒
特殊人群用药	肝功能、肾功能不全患者：肾功能不全者慎用 老年人：老年人对降压作用敏感，通常肾功能较差，口服应用本品应减量，使用溶液时应谨慎 妊娠与哺乳期妇女：慎用
药典	USP、Eur. P.、Chin. P.
国家处方集	CNF
其他推荐依据	
■ 药品名称	地巴唑　Dibazol
适应证	轻度高血压，脑血管痉挛，胃肠平滑肌痉挛，脊髓灰质炎后遗症，外周颜面神经麻痹，妊娠后高血压综合征
制剂与规格	地巴唑片[保(乙)]：①20mg；②30mg

续　表

用法与用量	口服。高血压、胃肠痉挛：一次10~20mg，一日3次
注意事项	尚不明确
禁忌	血管硬化症患者
不良反应	大剂量时可引起多汗，面部潮红，轻度头痛，头晕，恶心，血压下降
特殊人群用药	尚不明确
药典	
国家处方集	CNF
其他推荐依据	

第十三章

中枢性抗高血压药

■ 药品名称	可乐定　Clonidine
适应证	高血压（不作为第一线用药）、高血压急症、偏头痛、绝经期潮热、痛经、阿片类成瘾的戒毒治疗；滴眼液用于青光眼、高眼压症
制剂与规格	盐酸可乐定片[保(乙)]：①0.075mg；②0.1mg 盐酸可乐定滴丸：0.075mg 盐酸可乐定注射液：1ml：0.15mg
用法与用量	口服： 1. 高血压：初始一次0.1mg，一日2次；隔2~4天后可按需一日递增0.1~0.2mg。常用维持剂量为一日0.3~0.9mg，分2~4次服用 2. 严重高血压紧急治疗：首剂0.2mg，继以每小时0.1mg，直至舒张压控制或总量达0.7mg，后改用维持剂量 静脉注射： 降压：常用剂量0.15~0.3mg，加入葡萄糖注射液20~50ml缓慢注射，不宜超过一日0.75mg
注意事项	1. 下列情况慎用：脑血管病、冠状动脉供血不足、精神抑郁史、近期心肌梗死、雷诺病、窦房结或房室结功能低下、血栓闭塞性脉管炎 2. 长期用药可产生耐药性，加用利尿剂可纠正 3. 停药必须在1~2周内逐渐减量，同时加以其他降压治疗以免血压反跳。手术必须停药，应在术前4~6小时停药，术中静脉滴注降压药，术后复用本品
禁忌	对本品过敏者、低压性青光眼
不良反应	常见口干、倦怠、头痛、眩晕、血管神经性水肿、短暂肝功能异常、便秘等；较少见头晕、性功能减退、直立性低血压、心悸、心动过速、心动过缓、水钠潴留、恶心、呕吐等。罕见烦躁不安、幻视幻听、心力衰竭、心电图异常、短暂血糖升高、血清肌酸激酶升高
特殊人群用药	肝功能、肾功能不全患者：慢性肾功能不全者慎用 老年人：老年人注意防止直立性低血压 妊娠与哺乳期妇女：仅在必要时使用
药典	USP、Eur. P.、Jpn. P.、Chin. P.
国家处方集	CNF
其他推荐依据	
■ 药品名称	甲基多巴　Methyldopa
适应证	高血压
制剂与规格	甲基多巴片[保(乙)]：0.25g

续　表

用法与用量	口服： 成人：一次250mg，一日2~3次。每2天调整剂量1次，至达预期疗效。与噻嗪类利尿药合用时，初始一日0.5g，维持剂量一日0.5~2.0g，分2~4次，最大剂量一日<3g 儿童：一日10mg/kg（按体重），分2~4次服用。每2天调整剂量1次，最大剂量一日小于65mg/kg或3g 注：一般晚上加量以减少药物的过度镇静作用。用药2~3个月后可产生耐药性，加用利尿剂可纠正
注意事项	1. 用药前和用药过程中应定期检查血常规、Coombs试验和肝功能 2. 下列情况慎用：嗜铬细胞瘤、冠心病、溶血性贫血、有抑郁病史者 3. 服用甲基多巴出现水肿或体重增加的患者，可用利尿剂治疗 4. 出现下列情况须立即停药：①一旦水肿进行性加重或有心力衰竭迹象应停服；②患有严重双侧脑血管病者，若服药过程中发生不自主性舞蹈症；③若发生溶血性贫血应立即停药
禁忌	活动性肝脏疾病、Coombs试验阳性者禁用
不良反应	常见下肢水肿、口干、头痛、乏力；较少见药物热、嗜酸性粒细胞增多、肝功能变化、精神改变（抑郁或焦虑、梦呓、失眠）、性功能减退、乳房增大、恶心、呕吐、腹泻、晕厥等；少见肝功能损害、骨髓抑制、白细胞及血小板减少、溶血性贫血、帕金森病样改变等
特殊人群用药	肝功能、肾功能不全患者：慎用 老年人：老年人须酌减药量 妊娠与哺乳期妇女：可用于妊娠期妇女，不建议哺乳期妇女服用
药典	USP、Eur. P.、Int. P.、Jpn. P.、Chin. P.
国家处方集	CNF
其他推荐依据	

第十四章

利尿剂

第一节 袢利尿药

■ 药品名称	呋塞米　Furosemide
适应证	水肿性疾病、预防急性肾衰竭、高血压危象、高钾血症、高钙血症、稀释性低钠血症；抗利尿激素分泌过多症、急性药物及毒物中毒
制剂与规格	呋塞米片[基,保(甲)]：20mg 呋塞米注射液[基,保(甲)]：2ml：20mg
用法与用量	口服： 高血压：起始一日 40~80mg，分 2 次服用，并酌情调整剂量 静脉注射： 高血压危象：起始 40~80mg，伴急性左心衰竭或急性肾衰竭时，可酌情增加剂量 静脉注射和静脉滴注： 急性左心衰竭：起始 20~40mg 静脉注射，继以静脉滴注 5~40mg/h，其总剂量在起初 6 小时不超过 80mg，起初 24 小时不超过 200mg。应用过程中应检测尿量，并根据尿量和症状的改善状况调整剂量
注意事项	1. 存在低钾血症或低钾血症倾向时，应注意补充钾盐 2. 常规剂量静脉注射时间应超过 1~2 分钟，大剂量静脉注射时每分钟不超过 4mg 3. 与降压药合用时，应酌情调整降压药剂量 4. 不作为原发性高血压的首选药物 5. 与磺胺类、噻嗪类药物有交叉过敏反应
禁忌	对磺酰胺类、噻嗪类药物过敏者，低钾血症、肝性脑病、超量服用洋地黄者
不良反应	1. 常见与水、电解质紊乱有关的症状，如直立性低血压，休克，低钾血症，低氯血症，低氯性碱中毒，低钠血症，低钙血症以及与此有关的口渴，乏力，肌肉酸痛，心律失常 2. 少见过敏反应（皮疹、间质性肾炎、心搏骤停），视物模糊，黄视症，光敏感，头晕，头痛，食欲缺乏，恶心，呕吐，腹痛，腹泻，胰腺炎，肌肉强直，粒细胞减少，血小板减少性紫癜，再生障碍性贫血，肝功能损害，指（趾）感觉异常，高糖血症，尿糖阳性，原有糖尿病加重，高尿酸血症。耳鸣、听力障碍多见于大剂量静脉快速注射时（每分钟剂量 4mg 以上至 15mg），多为暂时性，少数为不可逆性，尤其当与其他有耳毒性的药物同时应用时。在高钙血症时，可引起肾结石。尚有本药可加重特发性水肿的报道

续　表

特殊人群用药	肝功能、肾功能不全患者：无尿或严重肾功能损害者慎用，后者因需加大剂量，故用药间隔时间应延长，以免出现耳毒性等不良反应 儿童：本药在新生儿的半衰期明显延长，故新生儿用药间隔应延长 老年人：老年人应用本药时发生低血压、电解质紊乱，血栓形成和肾功能损害的机会增多 妊娠与哺乳期患者：可通过胎盘屏障，妊娠期妇女尤其是妊娠前 3 个月应尽量避免应用。可经乳汁分泌，哺乳期妇女应慎用
药典	USP、Eur. P.、Int. P.、Jpn. P.、Viet. P.、Chin. P.
国家处方集	CNF
其他推荐依据	2010 年急性心力衰竭诊断和治疗指南（中华医学会）
■ 药品名称	托拉塞米　Torsemide
适应证	适用于需要迅速利尿或不能口服利尿的充血性心力衰竭、肝硬化腹水、肾脏疾病所致的水肿患者
制剂与规格	托拉塞米注射液[保(乙)]：①1ml：10mg；②2ml：20mg 注射用托拉塞米[保(乙)]：①10mg；②20mg
用法与用量	1. 充血性心力衰竭所致的水肿、肝硬化腹水：一般初始剂量为 5mg 或 10mg，每日 1 次，缓慢静脉注射，也可以用 5% 葡萄糖溶液或生理盐水稀释后进行静脉输注；如疗效不满意可增加剂量至 20mg，每日 1 次，每日最大剂量为 40mg，疗程不超过 1 周 2. 肾脏疾病所致的水肿：初始剂量 20mg，每日 1 次，以后根据需要可逐渐增加剂量至最大剂量每日 100mg，疗程不超过 1 周
注意事项	1. 使用本品者应定期检查电解质（特别是血钾）、血糖、尿酸、肌酐、血脂等 2. 本品开始治疗前排尿障碍必须被纠正，特别对老年患者或治疗刚开始时要仔细监测观察电解质和血容量的不足和血液浓缩的有关症状 3. 肝硬化腹水患者应用本品进行利尿时，应住院进行治疗，这些患者如利尿过快，可造成严重的电解质紊乱和肝昏迷 4. 本品与醛固酮拮抗剂或与保钾药物一起使用可防止低钾血症和代谢性碱中毒 5. 前列腺肥大的患者排尿困难，使用本品尿量增多可导致尿潴留和膀胱扩张 6. 在刚开始用本品治疗或有其他药物转为使用本品治疗或开始一种新的辅助药物治疗时，个别患者警觉状态受到影响（如在驾驶车辆或操作机器时） 7. 本品必须缓慢静脉注射，本品不应与其他药物混合后静脉注射，但可根据需要用生理盐水或 5% 葡萄糖溶液稀释 8. 如需长期用药建议尽早从静脉给药转为口服给药，静脉给药疗程限于 1 周
禁忌	肾衰竭无尿患者、肝性脑病前期或肝性脑病患者、对本品或磺酰脲类药过敏患者、低血压、低血容量、低钾或低钠血症患者、严重排尿困难（如前列腺肥大）者禁用
不良反应	常见头痛，头晕，乏力，失眠，鼻炎，咳嗽，腹泻，胸痛，心电图异常，便秘，恶心，消化不良，食欲缺乏，关节痛，咽喉痛，肌肉痛，水肿，神经质，排尿过度；高血糖症，低钾血症（多见于低钾饮食、呕吐、腹泻、快速给药、肝功能异常等）；偶见瘙痒，皮疹，光敏反应；罕见口干，肢体感觉异常，视觉障碍
特殊人群用药	儿童：对儿童患者是否安全有效尚不明确 老年人：老年人使用本品的疗效和安全性与年轻人无区别，但老年患者使用本品初期尤其需注意监测血压、电解质、观察有无血容量不足和有无排尿困难

	妊娠与哺乳期妇女：未在妊娠期妇女中进行过充分的对照试验，妊娠期妇女服用本品时需权衡利弊。目前尚不知本品是否分泌入乳汁，哺乳期妇女应慎用本品
药典	USP、Eur. P.、BP
国家处方集	CNF
其他推荐依据	
■ 药品名称	布美他尼　Bumetanide
适应证	1. 水肿性疾病 2. 预防急性肾衰竭 3. 高血压危象 4. 高钾血症、高钙血症、稀释性低钠血症 5. 抗利尿激素分泌过多症 6. 急性药物及毒物中毒 7. 对某些呋塞米无效的病例仍可能有效
制剂与规格	布美他尼片[保(乙)]：1mg 布美他尼注射液[保(乙)]：①2ml：0.5mg；②2ml：1mg 注射用布美他尼[保(乙)]：①0.5mg；②1mg
用法与用量	口服：高血压，成人，一次 0.5~1.0mg，一日 1 次。最大剂量，一日 5mg 静脉注射：左心衰竭、肺水肿，起始一次 1~2mg，必要时隔 20 分钟重复。最大剂量一日 10mg 静脉滴注：一次 2~5mg，加入 0.9%氯化钠注射液 500ml 中稀释后，缓慢静脉滴注，时间不短于 30~60 分钟
注意事项	同呋塞米
禁忌	同呋塞米
不良反应	有报道本药偶见未婚男性遗精和阴茎勃起困难。大剂量时可发生肌肉酸痛、胸痛、男性乳腺发育。对糖代谢的影响可能小于呋塞米。其他同呋塞米
特殊人群用药	同呋塞米
药典	USP、Eur. P.、Jpn. P.、Chin. P.
国家处方集	CNF
其他推荐依据	

第二节　噻嗪类及其他利尿剂

■ 药品名称	氢氯噻嗪　Hydrochlorothiazide
适应证	水肿性疾病，高血压，中枢性或肾性尿崩症，肾石症（预防含钙盐成分形成的结石）

续　表

制剂与规格	氢氯噻嗪片[基,保(甲)]：25mg
用法与用量	口服。高血压：一日 25~100mg，分 1~2 次服用，并按降压效果调整剂量
注意事项	1. 在用药期间，应定期检查血电解质、血糖、血尿酸、血肌酶、尿素氮和血压 2. 有低钾血症倾向的患者，应酌情补钾或与补钾利尿药合用 3. 与磺酰胺类、噻嗪类药物有交叉过敏反应
禁忌	对磺酰胺类、噻嗪类药物过敏者
不良反应	低钾血症，低氯性碱中毒，低氯低钾性碱中毒，低钠血症，及上述水、电解质紊乱导致的口干、烦渴、肌肉痉挛、恶心、呕吐和极度疲乏无力；高糖血症，高尿酸血症；少见过敏反应（皮疹、荨麻疹），血白细胞减少或缺乏症、血小板减少性紫癜；罕见胆囊炎、胰腺炎、性功能减退、光敏感、色觉障碍
特殊人群用药	肝功能、肾功能不全患者：无尿或严重肾功能减退者大剂量可致药物蓄积。严重肝功能损害者，水、电解质紊乱可诱发肝性脑病 老年人：老年人应用本类药物较易发生低血压、电解质紊乱和肾功能损害 妊娠与哺乳期妇女：慎用
药典	USP、Eur. P.、Int. P.、Jpn. P.、Viet. P.、Chin. P.
国家处方集	CNF
其他推荐依据	

■ 药品名称	氯噻酮　Chlortalidone
适应证	水肿性疾病、高血压、中枢性或肾性尿崩症、肾石症的预防
制剂与规格	氯噻酮片：①50mg；②100mg
用法与用量	口服。高血压：一次 25~100mg，一日 1 次或隔日 1 次，与其他抗高血压药联合应用时一日 12.5~25.0mg。早晨用药
注意事项	1. 一日 1 次用药时，应在早晨用药，以免夜间排尿次数增加，间歇用药（非明日用药）能减少电解质紊乱发生的机会 2. 下列情况慎用，如无尿或严重肾功能减退，糖尿病，高尿酸血症或有痛风病史，严重肝功能损害，高钙血症，低钠血症，红斑狼疮，胰腺炎，交感神经切除者，有黄疸的婴儿 3. 与磺酰胺类、噻嗪类药物有交叉过敏反应
禁忌	同氢氯噻嗪
不良反应	同氢氯噻嗪
特殊人群用药	肝功能、肾功能不全患者：严重肝功能损害时慎用，低血钾可能造成肝昏迷，无尿或严重肾功能减退者（肾小球滤过率≤20ml/min）慎用 妊娠与哺乳期妇女：妊娠期妇女应慎用，哺乳期妇女不宜服用
药典	USP、Eur. P.、Int. P.、Chin. P.
国家处方集	CNF
其他推荐依据	

续　表

■ 药品名称	螺内酯　Spironolactone
适应证	水肿性疾病、高血压（作为治疗高血压的辅助药物）、原发性醛固酮增多症、低钾血症的预防
制剂与规格	螺内酯片[基,保(甲)]：20mg 螺内酯胶囊[基,保(甲)]：20mg
用法与用量	口服。高血压：开始一日 40~80mg，分 2~4 次服用，至少 2 周。首日剂量可增加至常规剂量的2~3 倍，以后酌情调整剂量
注意事项	1. 用药期间应定期检查血电解质。如出现高钾血症，应立即停药 2. 不宜与血管紧张素转换酶抑制剂合用
禁忌	高钾血症、低钠血症患者禁用
不良反应	1. 常见：①高钾血症，最为常见，尤其是单独用药、进食高钾饮食、与钾剂或含钾药物如青霉素钾等以及存在肾功能损害、少尿、无尿时。即使与噻嗪类利尿药合用，高钾血症的发生率仍可达 8.6%~26%，且常以心律失常为首发表现，故用药期间必须密切随访血钾和心电图；②胃肠道反应，如恶心、呕吐、胃痉挛和腹泻，尚有报道可致消化性溃疡 2. 少见：①低钠血症，单独应用时少见，与其他利尿药合用时发生率增高；②抗雄激素样作用或对其他内分泌系统的影响，长期服用本药在男性可致男性乳房发育、阳痿、性功能低下，在女性可致乳房胀痛、声音变粗、毛发增多、月经失调、性功能下降；③中枢神经系统表现，长期或大剂量服用本药可发生行走不协调、头痛等 3. 罕见：①过敏反应，出现皮疹甚至呼吸困难；②暂时性血清肌酐、尿素氮升高，主要与过度利尿、有效血容量不足、引起肾小球滤过率下降有关；③轻度高氯性酸中毒；④肿瘤，有报道 5 例患者长期服用本药和氢氯噻嗪发生乳腺癌
特殊人群用药	肝功能、肾功能不全患者：慎用 老年人：老年人用药较易发生高钾血症和利尿过度 妊娠与哺乳期妇女：孕妇慎用，且用药时间应尽量短
药典	USP、Eur. P.、Int. P.、Jpn. P.、Chin. P.
国家处方集	CNF
其他推荐依据	
■ 药品名称	吲达帕胺　Indapamide
适应证	原发性高血压
制剂与规格	吲达帕胺片剂[基,保(甲)]：2.5mg 吲达帕胺胶囊[保(甲)]：2.5mg 吲达帕胺滴丸：2.5mg 吲达帕胺缓释片[基,保(甲)]：1.5mg 吲达帕胺缓释胶囊[保(甲)]：1.5mg
用法与用量	口服：一次 2.5mg，一日 1 次。缓释剂，一日 1.5mg，最好早晨服用，缓释药片不能掰开或嚼碎

续 表

注意事项	1. 交感神经切除术后慎用 2. 加大剂量并不能提高吲达帕胺的抗高血压疗效，只能增加利尿作用 3. 用药期间注意监测电解质，低钾血症或低钾血症倾向时，注意补充钾盐
禁忌	对磺胺过敏者；严重肾功能不全；肝性脑病或严重肝功能不全；低钾血症
不良反应	腹泻，头痛、食欲缺乏、失眠、反胃、直立性低血压；有皮疹、瘙痒等过敏反应；低血钠、低血钾、低氯性碱中毒
特殊人群用药	老年人：慎用 妊娠与哺乳期妇女：妊娠期妇女应避免使用。因为药物可能进入乳汁，哺乳期妇女应避免服用
药典	USP、Eur. P.、Chin. P.
国家处方集	CNF
其他推荐依据	

第十五章

其他抗高血压药

■ 药品名称	利血平　Reserpine
适应证	高血压、高血压危象
制剂与规格	利血平片：①0.1mg；②0.25mg 利血平注射液[保(甲)]：①1ml：1mg；②1ml：2.5mg
用法与用量	口服：初始剂量一次 0.10~0.25mg，一日 1 次，经 1~2 周调整剂量，最大剂量一次 0.5mg 肌内注射：高血压危象时，首次 0.5~1.0mg，以后按需要每 4~6 小时 0.4~0.6mg
注意事项	下列情况慎用：帕金森病、癫痫、心律失常、心肌梗死、心脏抑制、呼吸功能不全、消化性溃疡、溃疡性结肠炎、胃肠功能失调、胆石症、高尿酸血症和有痛风病史者
禁忌	对本品及萝芙木制剂过敏；活动性溃疡；溃疡性结肠炎；抑郁症；严重肾功能障碍及孕妇
不良反应	大量口服或注射给药易出现不良反应，常见有注意力不集中、倦怠、晕厥、头痛、乏力、神经紧张、抑郁、焦虑、多梦、梦呓、清晨失眠、阳痿、性欲减退、帕金森病等。较常见腹泻、眩晕、口干、食欲减退、恶心、呕吐、鼻塞等，上述不良反应持续出现时须多加注意。较少见便血、呕血、胃痛、心律失常、心动过缓、支气管痉挛、手指强硬颤动等；偶见体液潴留、充血性心力衰竭、皮肤潮红、皮疹、视物模糊等
特殊人群用药	肝功能、肾功能不全患者：慎用。严重肾功能障碍者禁用 儿童：慎用 老年人：慎用 妊娠与哺乳期妇女：妊娠期妇女禁用；哺乳期妇女慎用
药典	USP、Eur. P.、Int. P.、Jpn. P.、Viet. P.、Chin. P.
国家处方集	CNF
其他推荐依据	
■ 药品名称	复方利血平　Compound Reserpine
适应证	早期和中期高血压病
制剂与规格	复方利血平片[保(甲)]：复方制剂，每片含利血平 0.032mg，氢氯噻嗪 3.1mg，维生素 B$_6$ 1.0mg，泛酸钙 1.0mg，三硅酸镁 30mg，氯化钾 30mg，维生素 B$_1$ 1.0mg，硫酸双肼屈嗪 4.2mg，盐酸异丙嗪 2.1mg
用法与用量	口服：一次 1~2 片，一日 3 次
注意事项	用药期间出现明显抑郁症状，即应减量或停药
禁忌	胃及十二指肠溃疡患者禁用

续 表

不良反应	同利血平
特殊人群用药	同利血平
药典	Chin. P.
国家处方集	CNF
其他推荐依据	
■ 药品名称	复方利血平氨苯蝶啶　Compound Hypotensive
适应证	轻、中度高血压
制剂与规格	复方利血平氨苯蝶啶片[保(甲)]：复方片。每片含氢氯噻嗪 12.5mg，氨苯蝶啶 12.5mg，硫酸双肼屈嗪 12.5mg，利血平 0.1mg
用法与用量	口服：常用量，一次 1 片，一日 1 次。维持量，一次 1 片，2~3 日 1 次，或遵医嘱
注意事项	参见利血平
禁忌	参见利血平
不良反应	参见利血平
特殊人群用药	参见利血平
药典	
国家处方集	CNF
其他推荐依据	
■ 药品名称	贝那普利氢氯噻嗪片　Benazepril Hydrochloride and Hydrochlorothiazide Tablets
适应证	高血压。本品适用于单一治疗不能达到满意疗效的患者，也可用于两个单药相应剂量联合使用的替代治疗
制剂与规格	贝那普利氢氯噻嗪片[保(乙)]：10mg/12.5mg；每片含盐酸贝那普利 10mg，氢氯噻嗪 12.5mg
用法与用量	口服：每天 1 次，一次 1 片
注意事项	1. 过敏样和相关反应：可能由于 ACEI 影响类花生酸和多肽的代谢，包括内源性缓激肽的代谢，因此接受 ACEI（包括贝那普利）的患者可能会发生多种不良反应，一些可能是严重的 2. 肾功能损伤：本品在肾损伤患者中慎重使用 3. 其他代谢紊乱：在高剂量下，噻嗪类利尿剂可能会降低葡萄糖的耐受性并升高血清胆固醇、三酰甘油和尿酸的水平 4. 咳嗽：在咳嗽的鉴别诊断时必须考虑 ACEI 诱发咳嗽的作用 5. 主动脉和二尖瓣狭窄：与其他有血管扩张作用的药物一样，在主动脉或二尖瓣狭窄患者中使用时必须特别慎重
禁忌	1. 已知对贝那普利、氢氯噻嗪或本品中任一辅料过敏 2. 在以前的 ACEI 治疗过程中有血管性水肿病史 3. 无尿症、严重肾衰竭（肌酐清除率<30ml/min）和肝衰竭 4. 顽固性低钾血症、低钠血症和症状性高尿酸血症

	5. 妊娠期妇女禁用
不良反应	使用本品报告的不良反应与使用贝那普利或氢氯噻嗪报告的不良反应相似；这些不良反应通常为轻度的和一过性的
特殊人群用药	儿童：在儿童中未对本品进行过有关有效性和安全性的研究 老年人：对于老年患者（肌酐清除率 30~60ml/min）需要监测 妊娠与哺乳期妇女：在妊娠期间禁用本品。不推荐哺乳期妇女使用本品
药典	
国家处方集	
其他推荐依据	2007ACEI 在心血管病中应用中国专家共识、2016ACEI 在冠心病患者中应用中国专家共识推荐
■ 药品名称	银杏蜜环口服溶液　Ginkgo Leaf Extract and Armillariella Mellea Powders Oral Solution
适应证	主要用于冠心病、心绞痛，缺血性脑血管疾病，可改善心、脑缺血性症状
制剂与规格	银杏蜜环口服溶液【保（乙）】：每支装 10ml
用法与用量	口服：一次 10ml，一日 3 次，或遵医嘱
注意事项	尚不明确
禁忌	尚不明确
不良反应	尚不明确
特殊人群用药	儿童：尚不明确 老年人：尚不明确 妊娠与哺乳期妇女：尚不明确
药典	
国家处方集	
其他推荐依据	彭丽岚，龚举贤. 银杏蜜环口服液治疗冠状动脉粥样硬化性心脏病心绞痛疗效观察［J］. 四川中医，2017，35（4）：192-193.

第十六章
血管扩张剂

■ 药品名称	硝酸甘油注射液　Nitroglycerin Injection
适应证	用于心绞痛；急性心肌梗死；急性左心衰竭；冠状动脉血管造影期间导管诱发的冠状动脉痉挛
制剂与规格	硝酸甘油注射液[保(甲)]：①1ml：1mg；②1ml：2mg；③1ml：5mg[基]；④10ml：10mg
用法与用量	静脉滴注：初始剂量5μg/min。降低血压或治疗心力衰竭时，可每3~5分钟增加5μg/min，在20μg/min无效时可以10μg/min递增，以后可20μg/min
注意事项	1. 下列情况慎用：血容量不足、收缩压低者 2. 可使梗阻性肥厚型心肌病引起的心绞痛恶化 3. 不应突然停止用药，以避免反跳现象 4. 长期连续用药可产生耐药性 5. 本品注射液含有乙醇，不能用于对乙醇过敏者
禁忌	对硝酸酯类药过敏者、心肌梗死早期、严重贫血、青光眼、颅内压增高者、梗阻性肥厚型心肌病，禁止与V型磷酸二酯酶抑制药（西地那非）合用
不良反应	可见头痛、眩晕、虚弱、心悸、心动过速、直立性低血压、口干、恶心、呕吐、虚弱、出汗、苍白、虚脱、晕厥、面部潮红、心动过缓、心绞痛加重、药疹和剥脱性皮炎
特殊人群用药	肝功能、肾功能不全患者：严重肝功能、肾功能不全者慎用 妊娠与哺乳期妇女：仅当确有必要时方可用于妊娠期妇女。哺乳期妇女应谨慎使用
药典	USP、Eur. P.、Chin. P.
国家处方集	CNF
其他推荐依据	
■ 药品名称	硝酸异山梨酯　Isosorbide Dinitrate
适应证	适用于不稳定型心绞痛的对症治疗，血管痉挛性心绞痛（变异型心绞痛）的长期治病；急性心肌梗死；急性左心衰竭（伴有左心室功能降低的心肌功能不全）
制剂与规格	注射用硝酸异山梨酯[保(甲)]：①2.5mg；②5mg；③10mg；④20mg；⑤25mg 硝酸异山梨酯注射液[保(甲)]：①5ml：5mg；②10ml：10mg；③50ml：50mg 硝酸异山梨酯氯化钠注射液[保(甲)]：①100ml：10mg[基]；②200ml：20mg 硝酸异山梨酯葡萄糖注射液[保(甲)]：①100ml：10mg[基]；②250ml：25mg
用法与用量	静脉注射或静脉滴注：初始剂量可从1~2mg/h开始，根据个体需要进行调整，最大剂量不超过8~10mg/h。心力衰竭时，有时需要大剂量，达10mg/h，个别可至50mg/h。常用浓度为50μg/ml或100μg/ml，需要限制液体摄入时浓度可为200μg/ml

注意事项	见硝酸甘油
禁忌	见硝酸甘油
不良反应	见硝酸甘油
特殊人群用药	参见硝酸甘油
药典	Chin. P.
国家处方集	CNF
其他推荐依据	
■ 药品名称	硝普钠　Nitroprusside
适应证	高血压急症（高血压危象、高血压脑病、恶性高血压、嗜铬细胞瘤手术前后阵发性高血压、外科麻醉期间进行控制性降压），急性心力衰竭，急性肺水肿
制剂与规格	注射用硝普钠[基,保(甲)]：50mg
用法与用量	静脉滴注： 成人：开始每分钟 0.5μg/kg（按体重）。根据治疗反应以每分钟 0.5μg/kg 递增，逐渐调整剂量，常用剂量为每分钟 3μg/kg，极量为每分钟 10μg/kg，总量为 3.5mg/kg 儿童：常用量每分钟 1.4μg/kg（按体重），按效应逐渐调整用量 用前将本品 50mg 溶解于 5% 葡萄糖注射液 5ml 中，再稀释于 250~1000ml 5% 葡萄糖注射液中，避光静脉滴注。溶液保存与应用不应超过 24 小时
注意事项	1. 本品不可静脉注射，应缓慢点滴或使用微量输液泵 2. 用药期间，应经常监测血压，急性心肌梗死患者使用本品时须监测肺动脉舒张压或楔压 3. 左心衰竭伴低血压时，应用本品须同时加用心肌正性肌力药如多巴胺或多巴酚丁胺 4. 适用于严重心力衰竭、原有后负荷增加以及伴心源性休克患者
禁忌	对本品成分过敏者、代偿性高血压（如动静脉分流或主动脉缩窄）、孕妇及哺乳期妇女禁用
不良反应	血压降低过快过剧时可出现眩晕、大汗、头痛、肌纤维颤搐、神经紧张、焦虑、烦躁、胃痛、反射性心动过速、心律失常，症状的发生与静脉给药速度有关；硫氰酸盐中毒或逾时时，可出现运动失调、视物模糊、谵妄、眩晕、头痛、意识丧失、恶心、呕吐、耳鸣、气短，皮肤出现光敏感、皮肤石板蓝样色素沉着、过敏性皮疹；氰化物中毒或超量时，可出现反射消失、昏迷、心音遥远、低血压、脉搏消失、皮肤粉红色、呼吸浅、瞳孔散大
特殊人群用药	肝功能、肾功能不全患者：慎用。肾功能不全而本品应用超过 48~72 小时者，每日须测定血浆中氰化物或硫氰酸盐，保持硫氰酸盐不超过 100μg/ml、氰化物不超过 3μmol/ml 老年人：老年人用本品须注意增龄时肾功能减退对本品排泄的影响，老年人对降压反应也比较敏感，故用量宜酌减 妊娠与哺乳期妇女：禁用
药典	USP、Eur. P.、Chin. P.
国家处方集	CNF
其他推荐依据	

续 表

■ 药品名称	酚妥拉明　Phentolamine
适应证	用于诊断嗜铬细胞瘤及治疗其所致的高血压发作，治疗左心衰竭，治疗去甲肾上腺素静脉给药外溢防止皮肤坏死
制剂与规格	甲磺酸酚妥拉明注射液[保(甲)]：①1ml∶5mg；②1ml∶10mg[基] 注射用甲磺酸酚妥拉明[基,保(甲)]：10mg
用法与用量	静脉滴注：心力衰竭时减轻心脏负荷，成人每分钟0.17~0.4mg静脉滴注
注意事项	1. 下列情况精神病、糖尿病患者慎用 2. 必须监测血压 3. 使用本品可影响驾车和机械操作的能力 4. 由于存在亚硫酸酯，可能导致急性气喘、休克或失去知觉等过敏反应 5. 可能会发生心肌梗死、脑血管痉挛和脑血管闭塞，通常与明显的低血压有关
禁忌	1. 对本品过敏者，已知对亚硫酸酯过敏者 2. 低血压、心肌梗死或有心肌梗死史者、冠状动脉功能不全、心绞痛、冠心病、胃炎、消化性溃疡、严重动脉硬化者 3. 严重肝功能、肾功能不全者
不良反应	常见直立性低血压、心动过速、心律失常、鼻塞、恶心、呕吐；少见晕厥、乏力；罕见心绞痛、心肌梗死、神志模糊、头痛、共济失调、言语含糊
特殊人群用药	肝功能、肾功能不全患者：严重肝功能、肾功能不全者禁用 老年人：应用本品时需慎重 妊娠与哺乳期妇女：本品尚缺乏对妊娠期妇女的研究，只有在必须使用时，方可在妊娠期使用。尚不知本品是否经乳汁分泌，但为慎重起见，哺乳期妇女要选择停药或者停止哺乳
药典	USP、Eur. P.、Chin. P.
国家处方集	CNF
其他推荐依据	

第十七章

升压药

■ 药品名称	多巴酚丁胺　Dobutamine
适应证	用于器质性心脏病时心肌收缩力下降引起的心力衰竭
制剂与规格	注射用盐酸多巴酚丁胺[保(甲)]：①20mg；②125mg；③250mg 盐酸多巴酚丁胺注射液[保(甲)]：①2ml：20mg[基]；②20ml：250mg
用法与用量	静脉滴注：一次 250mg，加入 5% 葡萄糖液或氯化钠注射液中，以每分钟 2.5~10μg/kg 滴入。每分钟 100~250μg，使用时注意监测血压 [参见 2010 年急性心力衰竭诊断和治疗指南（中华医学会）]
注意事项	1. 用药期间应监测心电图、血压、心排出量，必要或可能时监测肺毛细血管楔压 2. 用药前，应先补充血容量、纠正血容量。给药浓度随用量和患者所需液体量而定 3. 治疗时间和给药速度按患者的治疗效应调整，可依据心率、血压、尿量以及是否出现异位搏动等情况 4. 正在应用 β 受体阻断剂的患者不推荐应用
禁忌	对本品或其他拟交感药过敏者
不良反应	可见心悸、恶心、头痛、胸痛、气短等。如出现收缩压升高、心率增快，则多与剂量有关，应减量或暂停用药
特殊人群用药	妊娠与哺乳期妇女：应用时必须权衡利弊
药典	USP、Eur. P.、Chin. P.
国家处方集	CNF
其他推荐依据	
■ 药品名称	去甲肾上腺素　Noradrenaline
适应证	急性心肌梗死、体外循环引起的低血压，血容量不足所致休克、低血压，嗜铬细胞瘤切除术后的低血压，急救时补充血容量的辅助治疗，椎管内阻滞时的低血压，心搏骤停复苏后血压维持
制剂与规格	重酒石酸去甲肾上腺素注射液[基,保(甲)]：①1ml：2mg；②2ml：10mg
用法与用量	静脉滴注：宜用 5% 葡萄糖注射液或葡萄糖氯化钠注射液稀释，不宜以氯化钠注射液稀释 成人：常用量，开始以每分钟 8~12μg 速度滴注，调整滴速以达到血压升到理想水平；维持量为每分钟 2~4μg，必要时可增加，需注意保持或补充血容量 儿童：常用量，开始每分钟 0.02~0.10μg/kg（按体重）速度滴注，按需要调节滴速
注意事项	1. 用药过程中必须监测动脉压、中心静脉压、尿量、心电图 2. 禁止与含卤素的麻醉剂和其他儿茶酚胺类药合并使用

续　表

禁忌	可卡因中毒及心动过速患者，高血压病，妊娠期妇女，对其他拟交感胺类药交叉过敏反应者禁用
不良反应	药液外漏可引起局部组织坏死；本品强烈的血管收缩可以使重要内脏器官血流减少，特别是对肾血流可锐减；持久或大量使用时后果严重；静脉输注时沿静脉径路皮肤发白、注射局部皮肤破溃、皮肤发绀、发红，严重可眩晕，上述反应虽属少见，但后果严重；过敏反应，有皮疹、面部水肿；过量时，可出现心律失常、血压升高、心率减慢、严重头痛及高血压、焦虑不安、抽搐等
特殊人群用药	儿童：儿童应选择粗大静脉，并需要换注射部位 老年人：老人长期大量使用可使心排血量减低 妊娠与哺乳期妇女：妊娠期妇女禁用
药典	USP、Eur. P.、Chin. P.
国家处方集	CNF
其他推荐依据	

第十八章

正性肌力药

第一节 洋地黄制剂

■ 药品名称	地高辛 Digoxin
适应证	急、慢性心力衰竭，控制心房颤动、心房扑动引起的快速心室率、室上性心动过速
制剂与规格	地高辛片^[基,保(甲)]：0.25mg 地高辛注射液^[基,保(甲)]：2ml：0.5mg
用法与用量	口服： 1. 成人：常用量，一次 0.125~0.50mg，一日 1 次，7 天可达稳态血药浓度，若快速负荷量，可一次 0.25mg，每 6~8 小时 1 次，一日总剂量 0.75~1.25mg；维持量，一次 0.125~0.50mg，一日 1 次 2. 儿童，一日总量：早产儿 0.02~0.03mg/kg（按体重）；1 个月以下新生儿 0.03~0.04mg/kg；1 个月至 2 岁，0.05~0.06mg/kg；2~5 岁，0.03~0.04mg/kg；5~10 岁，0.020~0.035mg/kg；10 岁及以上，按照成人常用量。分 3 次或每 6~8 小时 1 次给予，维持剂量为总量的 1/5~1/3，分 2 次，每 12 小时 1 次或一日 1 次 静脉注射： 1. 成人：常用量，一次 0.25~0.50mg，用 5% 葡萄糖注射液稀释后缓慢注射，以后可用 0.25mg，每隔 4~6 小时按需注射，但一日总量不超过 1mg。不能口服者需静脉注射，维持量 0.125~0.500mg，一日 1 次 2. 儿童，一日总量：早产新生儿，0.015~0.025mg/kg（按体重）；足月新生儿，0.02~0.03mg/kg；1 个月至 2 岁，0.04~0.05mg/kg；2~5 岁，0.025~0.035mg/kg；5~10 岁，0.015~0.030mg/kg；10 岁及以上，按照成人常用量。分 3 次或每 6~8 小时给予
注意事项	1. 下列情况慎用：低钾血症、不完全性房室传导阻滞、高钙血症、甲状腺功能低下、缺血性心脏病、急性心肌梗死早期、活动性心肌炎、肾功能不全 2. 用药期间，应定期监测地高辛血药浓度，血压、心率及心律，心电图，心功能，电解质尤其是钾、钙、镁，肾功能 3. 剂量应个体化。疑有洋地黄中毒时，应作地高辛血药浓度测定。胺碘酮会增加地高辛在血液中的浓度，引起中毒，同时使用时，地高辛的用量必须减少（减量一半） 4. 不能与含钙注射剂合用
禁忌	1. 任何洋地黄类制剂中毒者 2. 室性心动过速、心室颤动、梗阻性肥厚型心肌病（若伴收缩功能不全或心房颤动仍可考虑） 3. 预激综合征伴心房颤动或心房扑动者
不良反应	常见心律失常、食欲缺乏、恶心、呕吐、下腹痛、无力和软弱；少见视物模糊、色视、腹泻、中枢神经系统反应如精神抑郁或错乱；罕见嗜睡、头痛、皮疹和荨麻疹

续　表

特殊人群用药	儿童：新生儿对本品的耐受性不定，其肾清除减少；早产儿与未成熟儿对本品敏感，按其不成熟程度而减小剂量。按体重或体表面积，1个月以上婴儿比成人用量略大 老年人：老年人应用时，因肝功能、肾功能不全，表观分布容积减小或电解质平衡失调者，对本品耐受性低，必须减少剂量 妊娠与哺乳期妇女：本品可通过胎盘屏障，故妊娠后期母体用量可能增加，分娩后6周须减量。本品可排入乳汁，哺乳期妇女应用须权衡利弊
药典	USP、Eur. P.、Chin. P.
国家处方集	CNF
其他推荐依据	

■ 药品名称	去乙酰毛花苷　Deslanoside
适应证	急性心力衰竭，慢性心力衰竭急性加重，控制心房颤动、心房扑动引起的快速心室率
制剂与规格	去乙酰毛花苷注射液[基,保(甲)]：2ml：0.4mg
用法与用量	肌内注射或静脉注射： 成人：用5%葡萄糖注射液20ml稀释后缓慢静脉注射，2周内未用过洋地黄毒苷，或在1周内未用过地高辛的患者，初始剂量0.4~0.6mg，以后每2~4小时可再给0.2~0.4mg，总量一日1.0~1.6mg 儿童：早产儿和足月新生儿或肾功能减退、心肌炎患儿，肌内注射或静脉注射，一日0.022mg/kg；2周至3岁，一日0.025mg/kg；分2~3次间隔3~4小时给予。见效后改用地高辛常用维持量
注意事项	见地高辛
禁忌	见地高辛
不良反应	见地高辛
特殊人群用药	见地高辛
药典	USP、Eur. P.、Chin. P.
国家处方集	CNF
其他推荐依据	

■ 药品名称	毛花苷C　Lanatoside C
适应证	急性心力衰竭或慢性心力衰竭急性加重，控制快速心室率的心房颤动、心房扑动的心室率
制剂与规格	毛花苷C注射液：2ml：0.4mg
用法与用量	静脉注射： 成人：常用量，首剂0.125~0.250mg，加入5%葡萄糖注射液20~40ml后缓慢注入，时间不少于5分钟，按需要可2小时后重复1次0.125~0.250mg，总剂量一日0.25~0.50mg。极量一次0.5mg，一日1mg 儿童：常用量，一日0.007~0.010mg/kg（按体重）或0.3mg/m²（按体表面积），首剂给予一半剂量，其余分成几个相等部分，间隔0.5~2小时给予。病情好转后，可改用地高辛口服
注意事项	见地高辛

续　表

禁忌	见地高辛
不良反应	见地高辛
特殊人群用药	见地高辛
药典	
国家处方集	CNF
其他推荐依据	
■ 药品名称	毒毛花苷 K　Strophanthin K
适应证	急性心力衰竭（特别适用于洋地黄无效者），心率正常或心率缓慢的心房颤动的急性心力衰竭患者
制剂与规格	毒毛花苷 K 注射液[保(甲)]：1ml：0.25mg
用法与用量	静脉注射： 成人：常用量，首剂 0.125~0.250mg，加入 5% 葡萄糖注射液20~40ml 后缓慢注入，时间不少于 5 分钟，按需要可 2 小时后重复 1 次 0.125~0.250mg，总剂量一日 0.25~0.50mg。极量一次 0.5mg，一日 1mg。病情好转后，可改用地高辛口服 儿童：常用量，一日 0.007~0.010mg/kg（按体重）或 0.3mg/m² （按体表面积），首剂给予一半剂量，其余分成几个相等部分，间隔 0.5~2 小时给予
注意事项	见地高辛
禁忌	本品毒性剧烈，过量时可引起严重心律失常；近 1 周内用过洋地黄制剂者，不宜应用，以免中毒危险；已用全效量洋地黄者禁用，停药 7 日后慎用；不宜与碱性溶液配伍
不良反应	见地高辛
特殊人群用药	见地高辛
药典	Chin. P.
国家处方集	CNF
其他推荐依据	

第二节　非洋地黄类制剂

■ 药品名称	多巴酚丁胺　Dobutamine（见升压药多巴酚丁胺）
■ 药品名称	米力农注射液　Milrinone Injection
适应证	适用于对洋地黄、利尿剂、血管扩张剂治疗无效或效果欠佳的各种原因引起的急、慢性顽固性充血性心力衰竭
制剂与规格	米力农注射液[保(乙)]：5ml：5mg

续　表

用法与用量	静脉注射：负荷量 25~75μg/kg，5~10 分钟缓慢静脉注射，以后每分钟 0.25~1.00μg/kg 维持。每日最大剂量不超过 1.13mg/kg 口服：一次 2.5~7.5mg，每日 4 次
注意事项	1. 用药期间应监测心率、心律、血压、必要时调整剂量 2. 不宜用于严重瓣膜狭窄病变及梗阻性肥厚型心肌病患者。急性缺血性心脏病患者慎用 3. 合用强利尿剂时，可使左室充盈压过度下降，且易引起水，电解质失衡 4. 对心房扑动、心房颤动患者，因可增加房室传导作用导致心室率增快，宜先用洋地黄制剂控制心室率 5. 肝功能、肾功能损害慎用 6. 尚未用于心肌梗死、孕妇及哺乳期妇女、儿童，应慎重
禁忌	低血压、心动过速、心肌梗死慎用；肾功能不全者宜减量
不良反应	较氨力农少见。少数有头痛、室性心律失常、无力、血小板计数减少等。过量时可有低血压、心动过速。长期口服因副作用大，可导致远期死亡率升高，已不再应用
特殊人群用药	儿童：未进行该项实验且无可靠参考文献 老年人：未进行该项实验且无可靠参考文献 妊娠与哺乳期妇女：未进行该项实验且无可靠参考文献
药典	Chin. P.
国家处方集	CNF
其他推荐依据	中国医师协会心脏重症专家委员会. 低心排血量综合征中国专家共识 2017 [J]. 解放军医学杂志，2017，42（1）：933-944.

■ 药品名称	盐酸奥普力农注射液　Olprinone Hydrochloride Injection
□ 其他名称	爱尔辛泰
适应证	使用其他药物疗效不佳的急性心力衰竭的短期静脉治疗
制剂与规格	盐酸奥普力农注射液[保(乙)]：5ml∶5mg（以 $C_{14}H_{10}N_4O \cdot HCl \cdot H_2O$ 计）
用法与用量	1. 成人给予盐酸奥普力农注射液时，先按照 10μg/kg 盐酸奥普力农的剂量静脉缓慢注射 [原液或其稀释液（用生理盐水或葡萄糖注射液稀释）]，注射时间控制在 5 分钟；此后按 0.1~0.3μg/（kg·min）的速度静脉滴注。应根据病情适当增减剂量，必要时可增加剂量至 0.4μg/（kg·min）。一日的总给药量不能超过 0.6mg/kg 2. 使用本品后 120 分钟，如患者的临床症状仍未改善时，须停药，并给予妥善处理。尚缺乏长时间给药的经验，给药时间超过 3 小时时，不良反应的发生率有增加的倾向，须密切观察病情 3. 药物使患者症状改善且患者病情稳定后，应改用其他治疗方法
注意事项	1. 下列情况慎用：①重症快速型心律失常患者；②重症冠心病患者；③肾功能损伤者；④严重的低血压患者；⑤老年患者 2. 给药前，须纠正电介质紊乱、体液不足，同时加强呼吸管理 3. 用药期间须监测心率、血压、心电图、尿量、体液和电解质平衡，如有可能监测肺动脉楔压、心排出量和血氧等，以免药物过量

续 表

	4. 对于严重的主动脉瓣狭窄、严重的二尖瓣狭窄患者或大量使用利尿剂的患者，可能不足以充分发挥本品的疗效 5. 肾功能受损时，静脉点滴的剂量应从 0.1μg/（kg·min）开始，并加强监测 6. 本品可能产生过度利尿以及低血钾，接受强心苷类药物治疗的患者应予以注意 7. 本品与坎利酸钾注射剂、尿激酶注射剂、氟氧头孢注射剂混合时，发生配伍变化，禁止混合使用 8. 须根据病情调整本品的滴注速度。通常使用生理盐水和葡萄糖注射液等稀释本品。本品不应与其他注射液混合滴注
禁忌	1. 肥厚性梗阻型心肌病患者禁用，可能加重左室流出道狭窄 2. 孕妇或可能妊娠者禁用
不良反应	本产品不良反应发生率较低，出现严重不良反应时须减量或停止给药。 1. 重要不良反应：①可能发生心室颤动、室性心动过速（包括尖端扭转型室性心动过速）、血压下降；②可能出现肾功能障碍，如出现异常，须停止给药。 2. 其他不良反应：①循环系统：心动过速、室上性或室性早搏等心律失常；②消化系统：呕吐；③精神神经系统：头痛、头沉；④血液：血小板减少、贫血、白细胞减少或白细胞增多；⑤泌尿系统：尿量减少；⑥过敏反应：发疹；⑦呼吸系统：低氧血症；⑧其他：发热感
特殊人群用药	儿童：尚不明确 老年人：静脉点滴的剂量从 0.1μg/（kg·min）开始，并加强监测 妊娠与哺乳期妇女：孕妇或可能妊娠的妇女禁止使用本品。使用本品时禁止哺乳
药典	
国家处方集	
其他推荐依据	奥普力农在急性心力衰竭中应用专家共识组.奥普力农在急性心力衰竭中应用的专家共识［J］.中华急诊医学杂志，2016，25（5）：573-576.
■ 药品名称	**注射用盐酸多巴胺** Dopamine Hydrochloride for Injection
适应证	适用于心肌梗死、创伤、内毒素败血症、心脏手术、肾衰竭、充血性心力衰竭等引起的休克综合征；补充血容量后休克仍不能纠正者，尤其有少尿及周围血管阻力正常或较低的休克。由于本品可增加心排血量，也用于洋地黄和利尿剂无效的心功能不全
制剂与规格	注射用盐酸多巴胺[保（甲）]：20mg
用法与用量	静脉滴注： 1. 成人常用量，开始时每分钟 1~5μg/kg（按体重），10 分钟内以每分钟 1~4μg/kg 速度递增，以达到最大疗效 2. 慢性顽固性心力衰竭，静脉滴注开始时，每分钟按体重 0.5~2.0μg/kg 逐渐递增。多数患者按每分钟 1~3μg/kg 给予即可生效 3. 闭塞性血管病变患者，静脉滴注开始时按每分钟 1μg/kg，渐增至每分钟 5~10μg/kg，以达到最满意效应 4. 如危重病例，先按每分钟 5μg/kg 滴注，然后以每分钟 5~10μg/kg 递增到每分钟 20~50μg/kg，以达到最满意效应。或本品 20mg 加入 5% 葡萄糖注射液 200~300ml 中静脉滴注，开始时按每分钟 75~100μg 滴入，以后根据血压情况，可加快速度和加大浓度，但最大剂量不超过每分钟 500μg

续 表

注意事项	交叉过敏反应：对其他拟交感胺类药高度敏感的患者，可能对本品也异常敏感
	1. 下列情况应慎用
	    （1）闭塞性血管病（或有既往史者），包括动脉栓塞、动脉粥样硬化、血栓闭塞性脉管炎、冻伤（如冻疮），糖尿病性动脉内膜炎、雷诺病等慎用
	    （2）对肢端循环不良的患者，须严密监测，注意坏死及坏疽的可能性
	    （3）频繁的室性心律失常时应用本品须谨慎
	    （4）嗜铬细胞瘤患者不宜使用
	2. 在静脉滴注本品时须进行血压、心排血量、心电图及尿量的监测
	3. 给药说明
	    （1）应用多巴胺治疗前必须先纠正低血容量
	    （2）在静脉滴注前必须稀释，稀释液的浓度取决于剂量及个体需要的液体量，若不需扩容，可用 0.8mg/ml 溶液，如有液体潴留可用 1.6～3.2mg/ml 溶液。中、小剂量对周围血管阻力无作用，用于处理低心排血量引起的低血压；较大剂量则用于提高周围血管阻力以纠正低血压
	    （3）选用粗大的静脉作静脉注射或静脉滴注，以防药液外溢，导致组织坏死；如确已发生液体外溢，可用 5～10mg 酚妥拉明稀释溶液在注射部位做浸润
	    （4）静脉滴注时应控制每分钟滴速，滴注的速度和时间需根据血压、心率、尿量、外周血管灌流情况、异位搏动出现与否等而定。可能时应做心排血量测定
	    （5）休克纠正时应立即减慢滴速
	    （6）遇有血管过度收缩引起舒张压不成比例升高和脉压减小、尿量减少、心率增快或出现心律失常时，滴速必须减慢或暂停滴注
	    （7）如在静脉滴注多巴胺时血压继续下降或经调整剂量仍持续低血压，应停用多巴胺，改用更强的血管收缩药
	    （8）突然停药可产生严重低血压，故停用时应逐渐递减

禁忌	对盐酸多巴胺及本品任何成分过敏者禁用
不良反应	常见的有胸痛、呼吸困难、心律失常（尤其用大剂量）、心搏快而有力、全身软弱无力感；心跳缓慢、头痛、恶心呕吐者少见。长期应用大剂量，或小剂量用于外周血管病患者出现的反应有手足疼痛或手足发冷；外周血管长期收缩，可能导致局部坏死或坏疽
特殊人群用药	肝功能、肾功能不全患者：尚不明确 儿童：尚不明确 老年人：尚不明确 妊娠与哺乳期妇女：对人体研究尚不充分，动物实验未见有致畸，妊娠鼠使用后，新生仔鼠存活率降低，而且存活者有潜在形成白内障的风险。孕妇应用时必须权衡利弊；本品是否排入乳汁未定，但在哺乳期妇女应用未发生问题
药典	Chin. P.、USP、Eur. P.、BP
国家处方集	CNF
其他推荐依据	国家药典委员会. 中华人民共和国药典临床用药须知：2010 年版 ［M］. 北京：中国医药科技出版社，2011：218-219.

第十九章

解痉平喘药

■ 药品名称	氨茶碱　Aminophylline
适应证	支气管哮喘、喘息性支气管炎、慢性阻塞性肺疾病，以及急性心功能不全和心源性哮喘
制剂与规格	氨茶碱注射液[保(甲)]：①2ml：250mg[基]；②2ml：500mg[基]；③5ml：250mg
用法与用量	静脉注射： 1. 成人：一次 0.125~0.250g，0.25g 用 25%葡萄糖注射液 20~40ml 稀释后，缓慢静脉注射，注射时间 20~30 分钟，极量一次 0.5g，一日 1g 2. 儿童：一次 2~4mg/kg（按体重） 静脉滴注：一次 0.25g~0.50g，用葡萄糖注射液 250ml 稀释后缓慢滴注，最大滴速每分钟 25mg
注意事项	1. 新生儿、老年人、妊娠期和哺乳期妇女，心脏及肝脏疾病、消化性溃疡、甲状腺功能亢进、高血压、癫痫、心力衰竭、慢性酒精中毒、急性发热性疾病患者慎用 2. 茶碱类药物可致心律失常和/或使原有的心律失常恶化，患者心率和/或心律的任何改变均应密切注意
禁忌	对本品过敏的患者、活动性消化道溃疡和未经控制的惊厥性疾病
不良反应	恶心、呕吐、易激动、失眠；心动过速、心律失常；发热、脱水、惊厥甚至呼吸、心搏骤停致死
特殊人群用药	肝功能、肾功能不全患者：肾功能或肝功能不全的患者，应酌情调整用药剂量或延长给药间隔 儿童：慎用 老年人：慎用 妊娠与哺乳期妇女：慎用
药典	USP、Eur. P.、Chin. P.
国家处方集	CNF
其他推荐依据	2010 年急性心力衰竭诊断和治疗指南（中华医学会）
■ 药品名称	二羟丙茶碱　Diprophylline
适应证	用于支气管哮喘、具有喘息症状的支气管炎、慢性阻塞性肺疾病等缓解喘息症状。也用于心源性肺水肿引起喘息。尤适用于不能耐受茶碱的哮喘病例
制剂与规格	二羟丙茶碱片[保(乙)]：①100mg；②200ml 二羟丙茶碱注射液[保(乙)]：2ml：250mg
用法与用量	静脉滴注：一次 0.25~0.75g，以 5%或 10%葡萄糖注射液 250~500ml 稀释后静脉滴注，滴注时间1~2 小时

续　表

	静脉注射：一次 0.50~0.75g，用 25％葡萄糖注射液 20~40ml 稀释后缓慢注射，注射时间 15~20 分钟
注意事项	参见氨茶碱 哮喘急性严重发作的患者不首选本品
禁忌	对本品过敏，活动性消化道溃疡和未经控制的惊厥性疾病
不良反应	类似茶碱。剂量过大时可出现恶心、呕吐、易激动、失眠、心动过速、心律失常，可见发热、脱水、惊厥等症状，严重者甚至呼吸、心搏骤停
特殊人群用药	儿童：新生儿慎用 老年人：慎用 妊娠与哺乳期妇女：慎用
药典	USP、Eur. P.、Chin. P.
国家处方集	CNF
其他推荐依据	

第二十章

糖皮质激素类药

■ 药品名称	地塞米松　Dexamethasone
适应证	过敏性、炎症性与自身免疫性疾病
制剂与规格	地塞米松磷酸钠注射液[保(甲)]：①1ml：1mg；②1ml：2mg[基]；③1ml：5mg[基] 醋酸地塞米松注射液[保(甲)]：①0.5ml：2.5mg；②1ml：5mg；③5ml：25mg
用法与用量	静脉注射或静脉滴注：用于各种危重病例的抢救，一次 2~20mg，每隔 2~6 小时重复给药，直至病情稳定 肌内注射：用于过敏性休克或过敏性疾病，一次 2~6mg，严重者每隔 2~6 小时重复给药
注意事项	1. 下列情况慎用：心脏病和急性心力衰竭者；高脂蛋白血症、高血压、甲状腺功能减退、重症肌无力者 2. 用药过程中应监测患者的血红蛋白、血糖、血清钾、血压的变化，并注意是否有隐性出血
禁忌	见氢化可的松
不良反应	少见有水钠潴留、血糖升高；静脉注射可引起肛门生殖区的感觉异常或激惹；长期应用可致医源性库欣综合征，表现有满月脸、向心性肥胖、紫纹、出血倾向、痤疮、糖尿病倾向、高血压、骨质疏松或骨折。其他可参见氢化可的松
特殊人群用药	妊娠与哺乳期妇女：慎用
药典	USP、Eur. P.、Chin. P.
国家处方集	CNF
其他推荐依据	
■ 药品名称	氢化可的松　Hydrocortisone
适应证	肾上腺皮质功能减退症及垂体功能减退症，也用于过敏性、炎症性疾病，抢救危重中毒性感染
制剂与规格	氢化可的松注射液[基,保(甲)]：①2ml：10mg；②5ml：25mg；③20ml：100mg 注射用氢化可的松琥珀酸钠[基,保(甲)]：①67.5mg（以氢化可的松计 50mg）；②135mg（以氢化可的松计 100mg）
用法与用量	静脉滴注：用于各种危重病例的抢救，一次 100~200mg；严重过敏反应、哮喘持续状态及休克，一次 100mg，连续应用不宜超过 3~5 天
注意事项	同地塞米松。但①注射液中含有乙醇，必须稀释至 0.2mg/ml 浓度后滴注；②中枢神经系统受抑制、肝功能受损伤者宜选择氢化可的松琥珀酸钠注射液

续 表

禁忌	肾上腺皮质激素过敏者、有严重精神病史、癫痫、活动性消化性溃疡、新近胃肠吻合术者、肾上腺皮质功能亢进、严重骨质疏松、青光眼、严重糖尿病者禁用
不良反应	偶见局部组织刺激、过敏反应，皮肤瘙痒、烧灼感或干燥感；长期大量应用可致皮肤萎缩、色素脱失、毛细血管扩张、酒渣样皮炎、口周皮炎、医源性库欣综合征表现（如满月脸、向心性肥胖、皮肤紫纹、出血倾向、痤疮、糖尿病倾向、高血压、骨质疏松或骨折、低血钙、低血钾等）；动脉粥样硬化、下肢水肿、创面愈合不良、月经紊乱、股骨头坏死、儿童生长发育受抑制、有欣快感、激动、烦躁不安、定向力障碍等精神症状；其他不良反应如肌无力、肌萎缩、胃肠道反应、恶心、呕吐、消化性溃疡、肠穿孔、胰腺炎、水钠潴留、青光眼、白内障、眼压增高、颅内压增高等。少见用药后血胆固醇、脂肪酸升高，白细胞、淋巴细胞、单核细胞、嗜酸性粒细胞、嗜碱性粒细胞计数下降，血小板计数下降或增加。若快速静脉滴注大剂量可发生全身性过敏反应，如面部、鼻黏膜及眼睑肿胀，荨麻疹、气短、胸闷、喘鸣等。外用偶见有局部烧灼感、瘙痒、刺激及干燥感，若长期、大面积使用，可能导致皮肤萎缩、毛细血管扩张、皮肤条纹及痤疮，甚至出现全身性不良反应
特殊人群用药	肝功能、肾功能不全患者：肾功能损伤者慎用 儿童：尽量应用小剂量 妊娠与哺乳期妇女：慎用
药典	USP、Eur. P.、Chin. P.
国家处方集	CNF
其他推荐依据	

第二十一章

合并快速心室率的房颤用药

■ 药品名称	去乙酰毛花苷 Deslanoside（见洋地黄制剂去乙酰毛花苷）
备注	有预激综合征的心房颤动患者禁用
■ 药品名称	毛花苷 C Lanatoside C（见洋地黄制剂毛花苷 C）
备注	另：有预激综合征的心房颤动患者禁用
■ 药品名称	地高辛 Digoxin（见洋地黄制剂地高辛）
备注	口服用药，有预激综合征的心房颤动患者禁用
■ 药品名称	胺碘酮 Amiodarone（见抗心律失常药胺碘酮）
■ 药品名称	普萘洛尔 Propranolol
适应证	1. 高血压 2. 劳力性心绞痛 3. 室上性快速心律失常 4. 室性心律失常 5. 肥厚型心肌病 6. 作为二级预防，降低心肌梗死病死率 7. 用于嗜铬细胞瘤患者的心动过速（配合 α 受体阻断剂） 8. 用于控制甲状腺功能亢进症的心率过快，也可用于治疗甲状腺危象
制剂与规格	盐酸普萘洛尔片[基,保(甲)]：10mg 盐酸普萘洛尔缓释片[保(乙)]：①40mg；②80mg 盐酸普萘洛尔注射液[保(乙)]：5ml：5mg
用法与用量	口服：室上性、室性快速性心律失常患者，一次 10~30mg，一日 3~4 次，根据需要及耐受程度调整用量 静脉注射：①成人，一次 1~3mg，缓慢注射，必要时 5 分钟后可重复，总量 5mg；②儿童，一次 0.01~0.1mg/kg，缓慢注射（＞10 分钟），不宜超过 1mg
注意事项	1. 以下情况慎用：过敏史，充血性心力衰竭，糖尿病，肺气肿，肝功能不全，甲状腺功能减退，雷诺病或其他周围血管疾病，肾功能减退等 2. 用药期间，应定期检查血常规、血压、心功能、肝功能、肾功能等 3. β 受体阻断药的耐受量个体差异大，用量必须个体化。首次使用本品时需从小剂量开始，逐渐增加剂量并密切观察反应以免发生意外 4. 冠心病患者使用本品不宜骤停，否则可出现心绞痛、心肌梗死或室性心动过速 5. 甲状腺功能亢进患者用本品不可骤停，否则使甲状腺功能亢进症状加重

续　表

	6. 长期应用本品可有少数患者出现心力衰竭，倘若出现，可用洋地黄类和/或利尿药纠正，并逐渐递减剂量，最后停用 7. 糖尿病患者可引起血糖过低，非糖尿病患者无降糖作用。故糖尿病患者应定期检查血糖
禁忌	支气管哮喘；心源性休克；二度或三度房室传导阻滞；重度心力衰竭；窦性心动过缓
不良反应	1. 眩晕，头晕，支气管痉挛，呼吸困难，充血性心力衰竭，神志模糊（尤见于老年人），精神抑郁，反应迟钝，发热，咽痛，粒细胞缺乏，出血倾向（血小板减小），四肢冰冷，腹泻，倦怠，眼、口、皮肤干燥，指（趾）麻木，异常疲乏等；嗜睡，失眠，恶心，皮疹 2. 个别病例有周身性红斑狼疮样反应，多关节病综合征，幻视，性功能障碍（或性欲减退） 3. 剂量过大时引起低血压（血压下降），心动过缓，惊厥，呕吐，可诱发缺血性脑梗死，可有心源性休克，甚至死亡
特殊人群用药	老年人：老人应减少剂量 妊娠与哺乳期妇女：慎用
药典	USP、Eur. P.、Chin. P.
国家处方集	CNF
其他推荐依据	
■ 药品名称	美托洛尔　Metoprolol
适应证	高血压、心绞痛、心肌梗死、肥厚型心肌病、主动脉夹层、心律失常、甲状腺功能亢进症等，有经验医师指导下用于心力衰竭 本品缓释片仅用于：①高血压；②心绞痛；③伴有左心室收缩功能异常的症状稳定的慢性心力衰竭
制剂与规格	酒石酸美托洛尔片[保(甲)]：①25mg[基]；②50mg[基]；③100mg 酒石酸美托洛尔胶囊（酒石酸）[保(甲)]：①25mg；②50mg；③100mg 酒石酸美托洛尔注射液[保(甲)]：①2ml：2mg；②5ml：5mg[基] 注射用酒石酸美托洛尔[保(甲)]：①2mg；②5mg
用法与用量	静脉注射：室上性快速型心律失常，初始以每分钟 1~2mg 的速度注射，一次 5mg；如病情需要，可间隔 5 分钟重复注射，总剂量 10~15mg，注射后 4~6 小时，心律失常控制，用口服制剂维持，一日 2~3 次，每次剂量不超过 50mg 口服：心力衰竭，初始剂量一次 6.25mg，一日 2~3 次，以后视临床情况每 2~4 周增加剂量，最大剂量一次 50~100mg，一日 2~3 次
注意事项	参见 β 受体阻断剂美托洛尔 另：应在使用洋地黄和/或利尿剂、ACEI 等抗心力衰竭的治疗基础上使用本药
禁忌	重度或急性心力衰竭、二度或三度房室传导阻滞、失代偿性心力衰竭（肺水肿、低灌注和低血压）、有临床意义的窦性心动过缓或病态窦房结综合征、心源性休克、末梢循环灌注不良、严重的周围血管疾病、哮喘及喘息性支气管炎、治疗室上性快速型心律失常时，收缩压<110 mmHg 的患者不宜采用酒石酸美托洛尔静脉给药
不良反应	可见心率减慢，心脏传导阻滞，血压降低，心力衰竭加重，外周血管痉挛导致的四肢冰冷或脉搏不能触及，雷诺病，疲乏和眩晕，抑郁，头痛，多梦，失眠，幻觉，恶心，胃痛，便秘，腹泻，气急，关节痛，瘙痒，腹膜后腔纤维变性，耳聋，眼痛等

续　表

特殊人群用药	肝功能、肾功能不全患者：肝脏功能不全者慎用 妊娠与哺乳期妇女：对胎儿和新生儿可产生不利影响，尤其是心动过缓，孕妇不宜使用
药典	USP、Eur. P.
国家处方集	CNF
其他推荐依据	

■ 药品名称	艾司洛尔　Esmolol
适应证	心房颤动、心房扑动时控制心室率、围手术期高血压、窦性心动过速
制剂与规格	盐酸艾司洛尔注射液[基,保(乙)]：2ml：200mg 注射用盐酸艾司洛尔[保(乙)]：①0.1g；②0.2g
用法与用量	静脉注射和静脉滴注：控制心房颤动、心房扑动时心室率，成人先静脉注射负荷量每分钟0.5mg/kg，约 1 分钟，随后静脉滴注维持量每分钟 0.05mg/kg 开始，4 分钟后若疗效理想则继续维持，若疗效不佳可重复给予负荷量并将维持量以每分钟 0.05mg/kg 的幅度递增。维持量最大可加至每分钟 0.3mg/kg。肾衰竭患者半衰期延长，注意监测
注意事项	参见 β 受体阻断剂艾司洛尔
禁忌	支气管哮喘或有支气管哮喘病史、严重慢性阻塞性肺疾病、窦性心动过缓、二度或三度房室传导阻滞、难治性心功能不全、心源性休克、对本品过敏者
不良反应	1. 心血管系统：低血压、心动过缓、传导阻滞、外周灌注不足的症状 2. 神经系统：头痛、头晕、嗜睡、乏力、惊厥等 3. 呼吸、消化系统：气管痉挛、呼吸困难、消化不良、腹部不适、恶心、呕吐、便秘、口干等 4. 注射部位发生炎症反应：水肿、红斑、烧灼感、血栓性静脉炎和外渗性皮肤坏死
特殊人群用药	肝功能、肾功能不全患者：肾衰竭患者半衰期延长，注意监测 老年人：慎用
药典	
国家处方集	CNF
其他推荐依据	

■ 药品名称	地尔硫䓬　Diltiazem
适应证	口服制剂用于冠状动脉痉挛引起的心绞痛，劳力性心绞痛，高血压，肥厚型心肌病；注射制剂用于室上性心动过速，手术时异常高血压的急救处置，高血压急症，不稳定型心绞痛
制剂与规格	盐酸地尔硫䓬片[基,保(甲)]：30mg 盐酸地尔硫䓬缓释片、胶囊[保(乙)]：①30mg；②60mg；③90mg 盐酸地尔硫䓬控释胶囊[保(乙)]：①90mg；②120mg；③150mg 盐酸地尔硫䓬注射液[保(乙)]：①1ml：10mg；②2ml：10mg；③10ml：10mg；④10ml：50mg 注射用盐酸地尔硫䓬[保(乙)]：①10mg；②50mg
用法与用量	静脉滴注：室上性心动过速，单次静脉注射 10mg，约 3 分钟缓慢静脉注射，根据情况适当增减

续 表

用法与用量	口服：
	1. 片剂：初始剂量，一次 30mg，一日 4 次，餐前及睡前服用，每 1~2 天增加 1 次剂量。维持剂量，一日 90~360mg
	2. 缓释片、胶囊：初始剂量，一次 60~120mg，一日 2 次。维持剂量，一日 240~360mg
	3. 控释胶囊：一次 90mg~150mg，一日 1 次
	静脉滴注：不稳定型心绞痛，从小剂量开始，每分钟 1~5μg/kg。最大速度为每分钟 5μg/kg（注射用盐酸地尔硫草用 5ml 以上的氯化钠注射液或 5% 葡萄糖注射液溶解）
禁忌	对本品过敏；病态窦房结综合征（未安装起搏器）；二度或三度房室传导阻滞（未安装起搏器）；收缩压＜90mmHg；充血性心力衰竭；严重低血压；心源性休克；急性心肌梗死或肺充血；严重心肌病；心房扑动或心房颤动合并房室旁路通道；室性心动过速
不良反应	常见的不良反应有水肿，头痛，恶心，眩晕，皮疹，乏力。其他可见心绞痛，心律失常，房室传导阻滞、低血压、感觉异常、食欲缺乏、呕吐、腹泻。罕见急性肝损害，停药后可恢复。暂时性皮肤反应等
特殊人群用药	肝功能、肾功能不全患者：需要减小剂量，慎用
	老年人：应从低剂量开始
	妊娠与哺乳期妇女：可分泌入乳汁且近于血药浓度，哺乳期妇女必须使用时须停止哺乳
药典	USP、Eur. P.、Chin. P.
国家处方集	CNF
其他推荐依据	

第二十二章

镇静镇痛药

■ 药品名称	吗啡　Morphine
适应证	注射液及普通片剂用于其他镇痛药无效的急性锐痛，如严重创伤、战伤、烧伤、晚期癌症等疼痛；心肌梗死而血压尚正常者，可使患者镇静并减轻心脏负担；用于心源性哮喘可使肺水肿症状暂时有所缓解；麻醉和手术前给药可保持患者宁静入睡；与阿托品等药合用，用于内脏绞痛（如胆绞痛等） 缓控释片主要适用于重度癌痛患者镇痛
制剂与规格	盐酸吗啡注射液[基,保(甲)]：①0.5ml∶5mg；②1ml∶10mg 盐酸吗啡片[基,保(甲)]：①5mg；②10mg；③20mg；④30mg；⑤50mg 硫酸缓释片[基,保(甲)]：30mg 硫酸吗啡控释片[保(甲)]：①10mg；②30mg；③60mg
用法与用量	成人： 皮下注射：常用量，一次 5~15mg，一日 15~40mg；极量，一次 20mg，一日 60mg 静脉注射：用于镇痛，常用量5~10mg 口服：常用量，一次 5~15mg，一日 15~60mg；极量，一次 30mg，一日 100mg
注意事项	1. 以下情况慎用：有药物滥用史，颅内压升高，低血容量性低血压，胆道疾病或胰腺炎，老年人，严重肾衰竭，严重慢性阻塞性肺部疾病，严重肺源性心脏病，严重支气管哮喘或呼吸抑制 2. 本品使用3~5天会产生对药物的耐受性，长期应用可成瘾，治疗突然停止时会发生戒断症状 3. 本品按麻醉药品严格管理和使用 4. 中毒解救，除一般中毒处理外，还可静脉注射纳洛酮0.005~0.010mg/kg（成人0.4mg）。亦可用烯丙吗啡作为拮抗药
禁忌	已知对吗啡过敏者、婴幼儿（缓、控释片）、未成熟新生儿、妊娠期妇女、临盆产妇、哺乳期妇女、呼吸抑制已显示发绀、颅内压增高和颅脑损伤、支气管哮喘、肺源性心脏病代偿失调、甲状腺功能减退、肾上腺皮质功能不全、前列腺肥大、排尿困难及严重肝功能不全、休克尚未纠正控制前、麻痹性肠梗阻等患者禁用
不良反应	1. 注射剂连续 3~5 日即产生耐受性，1 周以上可成瘾；但对于晚期中重度癌痛患者，如果治疗适当，少见依赖及成瘾现象 2. 常见：腹痛，食欲减退，便秘，口干，消化不良，恶心，呕吐，思维混乱，头痛，失眠，肌肉不自主收缩，嗜睡，支气管痉挛，咳嗽减少，皮疹，寒战，瘙痒，出汗 3. 不常见：肝酶升高，胆部疼痛，胃肠功能紊乱，肠梗阻，味觉反常，兴奋，烦躁不安，欣快，幻觉，不适，情绪改变，感觉异常，呼吸抑制，癫痫发作，眩晕，视觉异常，戒断症状，绝经，性欲减退，阳痿，尿潴留，低血压，晕厥，外周性水肿，肺水肿，荨麻疹和过敏反应，药物依赖，面部潮红，瞳孔缩小，药物耐受
特殊人群用药	肝功能、肾功能不全患者：严重肾衰竭患者慎用 儿童：婴幼儿（普通片剂及注射液）慎用。未成熟新生儿禁用

续　表

	老年人：慎用 妊娠与哺乳期妇女：妊娠期妇女、临盆产妇、哺乳期妇女禁用
药典	USP、Eur. P.、Chin. P.
国家处方集	CNF
其他推荐依据	
■ **药品名称**	哌替啶　Pethidine
适应证	用于各种剧痛，如创伤性疼痛、手术后疼痛、对内脏绞痛应与阿托品配伍应用。也用于分娩镇痛时，须监护本品对新生儿的抑制呼吸作用
制剂与规格	盐酸哌替啶注射液[基,保(甲)]：①1ml：50mg；②2ml：100mg 盐酸哌替啶片：50mg
用法与用量	口服： 成人：常用量，一次50~100mg，一日200~400mg；极量，一次150mg，一日600mg 儿童：一次以1.1~1.76mg/kg（按体重）为度 注射： 肌内注射：成人，常用量一次25~100mg，一日100~400mg，极量一次150mg，一日600mg 静脉注射：成人，一次以0.3mg/kg（按体重）为限
注意事项	1. 肝功能损伤、甲状腺功能不全者慎用 2. 本品务必在单胺氧化酶抑制药（如呋喃唑酮、丙卡巴肼等）停用14天以上方可给药，而且应先试用小剂量（1/4常用量），否则会发生难以预料的、严重的并发症，临床表现为多汗、肌肉僵直、血压先升高后剧降、呼吸抑制、发绀、昏迷、高热、惊厥，终致循环虚脱而死亡 3. 本品为国家特殊管理的麻醉药品，注射剂仅限住院患者使用，一次处方规定一次常用量
禁忌	室上性心动过速、颅脑损伤、颅内占位性病变、慢性阻塞性肺疾病、支气管哮喘、严重肺功能不全等。严禁与单胺氧化酶抑制药同用
不良反应	本品的耐受性和成瘾性程度介于吗啡与可待因之间，一般不应连续使用。治疗剂量时可出现轻度的眩晕、出汗、口干、恶心、呕吐、心动过速及直立性低血压等
特殊人群用药	肝功能、肾功能不全患者：肝功能损伤者慎用 老年人：慎用 妊娠与哺乳期妇女：本品能通过胎盘屏障及分泌入乳汁，因此产妇分娩镇痛时以及哺乳期间使用时剂量酌减
药典	USP、Eur. P.、Chin. P.
国家处方集	CNF
其他推荐依据	

第二十三章

调节水电解质紊乱和酸碱平衡药

■ 药品名称	葡萄糖　Glucose
适应证	用于补充能量和体液；低血糖症；高钾血症；高渗溶液用作组织脱水剂；配制腹膜透析液
制剂与规格	葡萄糖注射液^[保(甲)]：①10ml：0.5g；②20ml：1g^[基]；③500ml：25g^[基]；④500ml：50g^[基]；⑤500ml：125g^[基]；⑥20ml：10g^[基]；⑦100ml：50g^[基]；⑧250ml：125g^[基]
用法与用量	静脉滴注： 1. 补充热能，应根据所需热能计算葡萄糖用量，一般可给予10%~25%葡萄糖注射液静脉滴注，并同时补充体液 2. 静脉营养治疗时，在非蛋白质热能中，葡萄糖供能大于脂肪供能，必要时每5~10g葡萄糖加入胰岛素1U。低血糖症重者可予以50%葡萄糖静脉注射
注意事项	1. 倾倒综合征及低血糖反应（胃大部分切除患者做口服糖耐量试验时易出现，应改为静脉葡萄糖试验） 2. 应用高渗葡萄糖溶液时选用大静脉滴注 3. 水肿及严重心肾功能不全、肝硬化腹水者，易致水潴留，应控制输注量，心功能不全者尤其应该控制滴速
禁忌	糖尿病酮症酸中毒未控制者；高血糖非酮症性高渗状态
不良反应	静脉炎；高浓度葡萄糖注射液外渗可致局部肿痛；反应性低血糖；高血糖非酮症昏迷；长期单纯补给葡萄糖时易出现低钾、低钠及低磷血症；原有心功能不全者补液过快可致心悸、心律失常，甚至急性左心衰竭；1型糖尿病患者应用高浓度葡萄糖时偶有发生高钾血症
特殊人群用药	儿童及老年人：补液过快、过多，可致心悸、心律失常，甚至急性左心衰竭 妊娠与哺乳期妇女：分娩时注射过多葡萄糖，可刺激胎儿胰岛素分泌，发生产后婴儿低血糖
药典	USP、Eur. P.、Chin. P.
国家处方集	CNF
其他推荐依据	
■ 药品名称	**葡萄糖氯化钠**
适应证	补充热能和体液。用于各种原因引起的进食不足或大量体液丢失
制剂与规格	葡萄糖氯化钠注射液^[保(甲)]：（葡萄糖/氯化钠）①100ml：5g/0.9g^[基]；②100ml：10g/0.9g^[基]；③250ml：12.5g/2.25g^[基]；④250ml：25g/2.25g^[基]；⑤500ml：25g/4.5g^[基]；⑥500ml：50g/4.5g^[基]；⑦1000ml：50g/9g
用法与用量	同时考虑葡萄糖和氯化钠的用法用量

续　表

注意事项	同葡萄糖和氯化钠 5%葡萄糖与0.9%氯化钠混合液或10%葡萄糖与0.9%氯化钠混合液
禁忌	同葡萄糖和氯化钠
不良反应	同葡萄糖和氯化钠
特殊人群用药	同葡萄糖和氯化钠
药典	USP、Eur. P.、Chin. P.
国家处方集	CNF
其他推荐依据	
■ 药品名称	**氯化钠　Sodium Chloride**
适应证	用于各种原因所致的低渗性、等渗性和高渗性脱水，高渗性非酮症糖尿病昏迷，低氯性代谢性碱中毒。外用可冲洗眼部、伤口等。浓氯化钠主要用于各种原因所致的水中毒及严重的低钠血症
制剂与规格	氯化钠注射液[基,保(甲)]：①50ml：0.45g；②100ml：0.9g；③250ml：2.25g；④500ml：4.5g；⑤1000ml：9g 浓氯化钠注射液[基,保(甲)]：10ml：1g
用法与用量	静脉滴注： 1. 高渗性失水：所需补液总量（L）＝［血钠浓度（mmol/L）－142］/血钠浓度（mmol/L）×0.6×体重（kg），第一日补给半量，余量在以后2~3日内补给，并根据心肺肾功能酌情调节。在治疗开始的48小时内，血 Na^+ 浓度每小时下降不超过0.5mmol/L。若患者存在休克，应先予氯化钠注射液，并酌情补充胶体，待休克纠正，血钠＞155mmol/L，血浆渗透浓度＞350mOsm/L，可予低渗氯化钠注射液。待血浆渗透浓度＜330mOsm/L，改用0.9%氯化钠注射液 2. 等渗性失水：原则给予等渗溶液，但应注意防止高氯血症出现 3. 低渗性失水：血钠＜120mmol/L或出现中枢神经系统症状时，给予3%~5%氯化钠注射液缓慢滴注，在6小时内将血钠浓度提高至120mmol/L以上。待血钠回升至120~125mmol/L以上，可改用等渗溶液或等渗溶液中酌情加入高渗葡萄糖注射液或10%氯化钠注射液 4. 低氯性碱中毒：给予0.9%氯化钠注射液或复方氯化钠注射液（林格液）500~1000ml，以后根据碱中毒情况决定用量
注意事项	1. 下列情况慎用：水肿性疾病，腹水，充血性心力衰竭，急性左心衰竭，脑水肿及特发性水肿等；高血压；低钾血症 2. 根据临床需要，检查血清中钠、钾、氯离子浓度；血液中酸碱浓度平衡指标，肾功能及血压和心肺功能 3. 浓氯化钠不可直接静脉注射或滴注，应加入液体稀释后应用
禁忌	妊娠高血压者禁用
不良反应	输液容量过多和滴速过快，可致水钠潴留，引起水肿、血压升高、心率加快、胸闷、呼吸困难、急性左心衰竭。不适当给予高渗氯化钠可致高钠血症。过多、过快输注低渗氯化钠，可致溶血及脑水肿

特殊人群用药	肝功能、肾功能不全患者：肾病综合征，肝硬化，急性肾衰竭少尿期，慢性肾衰竭尿量减少而对利尿药反应不佳者慎用 儿童及老年人：补液量和速度应严格控制
药典	USP、Eur. P.、Chin. P.
国家处方集	CNF
其他推荐依据	
■ 药品名称	复方氯化钠注射液（林格液）　Compound Sodium Chloride Injection（Ringer's Solution）
适应证	各种原因所致的失水，包括低渗性、等渗性和高渗性失水；高渗性非酮症糖尿病昏迷；低氯性代谢性碱中毒
制剂与规格	复方氯化钠注射液[保(甲)]：100ml 含氯化钠 0.85g、氯化钾 0.03g、氯化钙 0.003g，①250ml[基]；②500ml[基]；③1000ml
用法与用量	静脉滴注：剂量视病情需要及体重而定。常用剂量，一次 500~1000ml。低氯性碱中毒，根据碱中毒情况决定用量
注意事项	根据临床需要检查，血清中钠、钾、钙及氯离子的浓度；血液中酸碱浓度平衡指标、肾功能及血压和心肺功能
禁忌	妊娠高血压者
不良反应	输液容量过多和滴速过快，可致水钠潴留，引起水肿、血压升高、心率加快、胸闷、呼吸困难、急性左心衰竭。不适当给予高渗氯化钠可致高钠血症。过多、过快输注低渗氯化钠，可致溶血及脑水肿
特殊人群用药	肝功能、肾功能不全患者：肾病综合征，肝硬化，急性肾衰竭少尿期，慢性肾衰竭尿量减少而对利尿药反应不佳者慎用 儿童及老年人：补液量和速度应严格控制
药典	USP、Eur. P.、Chin. P.
国家处方集	CNF
其他推荐依据	
■ 药品名称	乳酸钠林格液　Solution Ringer's lactated
适应证	调节体液、电解质及酸碱平衡药。用于代谢性酸中毒或有代谢性酸中毒的脱水病例
制剂与规格	乳酸钠林格注射液[基,保(甲)]：500ml（含氯化钠 1.5g、氯化钾 0.75g、氯化钙 0.05g、乳酸钠 1.55g）
用法与用量	静脉滴注：成人，一次 500~1000ml，按年龄、体重及症状不同可适当增减。给药速度：成人，每小时300~500ml
注意事项	1. 酗酒、水杨酸中毒、糖原贮积症Ⅰ型时有发生乳酸性酸中毒倾向，不宜再用乳酸钠纠正酸碱平衡 2. 糖尿病患者服用双胍类药物（尤其是降糖灵），阻碍肝脏对乳酸的利用，易引起乳酸中毒
禁忌	妊娠高血压者

续　表

不良反应	输液容量过多和滴速过快，可致水钠潴留，引起水肿、血压升高、心率加快、胸闷、呼吸困难、急性左心衰竭。不适当给予高渗氯化钠可致高钠血症。过多、过快输注低渗氯化钠，可致溶血及脑水肿
特殊人群用药	肝功能、肾功能不全患者：肾病综合征，肝硬化，急性肾衰竭少尿期，慢性肾衰竭尿量减少而对利尿药反应不佳者慎用 儿童及老年人：补液量和速度应严格控制
药典	USP、Eur. P.、Chin. P.
国家处方集	CNF
其他推荐依据	
■ 药品名称	氯化钾　Potassium Chloride
适应证	用于防治低钾血症，治疗洋地黄中毒引起的频发性、多源性早搏或快速心律失常
制剂与规格	氯化钾注射液^[保(甲)]：①10ml：1g；②10ml：1.5g^[基]
用法与用量	静脉滴注： 成人：将10%氯化钾注射液10~15ml 加入5%葡萄糖注射液500ml 中滴注。一般补钾浓度不超过 3.4g/L（45mmol/L），速度不超过 0.75g/h（10mmol/h），一日补钾量为 3.0~4.5g（40~60mmol）；在体内缺钾引起严重快速室性异位心律失常时，钾盐浓度可升高至 0.5%~1%，滴速可达 1.5g/h（20mmol/h），补钾总量可达一日 10g 或以上；如病情危急，补钾浓度和速度可超过上述规定。但需严密动态观察血钾及心电图等，防止高钾血症发生 儿童：一日剂量 0.22g/kg（3.0mmol/kg）（按体重）或 3.0g/m² （按体表面积）计算
注意事项	1. 本品严禁直接静脉注射 2. 用药期间需作以下随访检查：血钾、血镁、血钠、血钙、酸碱平衡指标、心电图、肾功能和尿量
禁忌	高钾血症者、急慢性肾功能不全者忌用
不良反应	1. 本品可刺激静脉内膜引起疼痛 2. 滴注速度较快、应用过量或原有肾功能损害时，应注意发生高钾血症 3. 口服偶见胃肠道刺激症状，如恶心、呕吐、咽部不适、胸痛（食管刺激）、腹痛、腹泻，甚至消化性溃疡及出血。在空腹、剂量较大及原有胃肠道疾病者更易发生
特殊人群用药	肝功能、肾功能不全患者：慢性肾功能不全患者慎用 老年人：老年人肾脏清除 K⁺ 功能下降，应用钾盐时较易发生高钾血症 妊娠与哺乳期妇女：妊娠期妇女用药资料尚不明确，动物实验未见补钾对妊娠动物有不良作用
药典	USP、Eur. P.、Chin. P.
国家处方集	CNF
其他推荐依据	
■ 药品名称	门冬氨酸钾镁片　Potassium Aspartate and Magnesium Aspartate Tablets
适应证	电解质补充药，可用于低钾血症、洋地黄中毒引起的心律失常（主要是室性心律失常）以及心肌炎后遗症、充血性心力衰竭、心肌梗死的辅助治疗

续　表

制剂与规格	门冬氨酸钾镁片[保(乙)]：每片含无水门冬氨酸镁 0.140g（相当于 11.8mg 镁离子）和无水门冬氨酸钾 0.158g（相当于 36.2mg 钾离子）
用法与用量	口服：餐后服用，常规用量为每次 1~2 片，每日 3 次；根据具体情况剂量可增加至每次 3 片、每日 3 次
注意事项	1. 肾功能损害、房室传导阻滞患者慎用 2. 有电解质紊乱的患者应常规性检测血钾、镁离子浓度 3. 由于胃酸能够影响其疗效，因此本品应餐后服用 4. 因本品能够抑制四环素、铁盐和氟化钠的吸收，故服用本品与上述药物时应间隔 3 小时以上
禁忌	高钾血症、高镁血症、急性和慢性肾衰竭、艾迪生病、三度房室传导阻滞、心源性休克（血压＜90mmHg）、活动性消化道溃疡、对本品过敏患者禁用
不良反应	大剂量可能导致腹泻。尚可见食欲缺乏、恶心、呕吐等胃肠道反应，停药后可恢复
特殊人群用药	儿童：尚不明确 老年人：剂量不变 妊娠与哺乳期妇女：尚不明确
药典	Chin. P.
国家处方集	
其他推荐依据	杨杰孚，张健，霍勇，等. 心力衰竭合理用药指南［J/CD］. 中国医学前沿杂志（电子版），2016，8（9）：19-66.

第二十四章

对比剂（心血管系统检查）

■ 药品名称	复方泛影葡胺　Compound Meglumine Diatrizoate
适应证	泌尿系造影，心脏血管造影，脑血管造影，其他脏器和周围血管造影，CT 增强扫描和其他各种腔道、瘘管造影，也可用于冠状动脉造影
制剂与规格	复方泛影葡胺注射液[保(乙)]：①60%（292mgI/ml）20ml：12g；②76%（370mgI/ml）20ml：15.2g（组分：泛影酸钠 1 份与泛影葡胺 6.6 份加适量氢氧化钠制成的灭菌水溶液。附有试验用注射液 1ml：0.3g）
用法与用量	1. 心血管造影或主动脉造影：经导管注入心腔，成人常用量 40~60ml（76%），或按体重 1ml/kg，用压力注射器在 2 秒左右注入，重复注射或与其他造影同时进行时，总量不宜超过 225ml。小儿常用量按体重 1.0~1.5ml/kg（76%），重复注射总量不宜超过 4ml/kg。婴幼儿不超过 3ml/kg 2. 冠状动脉造影：经导管注入，成人常用量一次 4~10ml（76%），可重复注射，需在心电图监护下注射 3. CT 增强扫描：50~150ml（60%或76%），静脉推注或滴注 注：其他造影用法用量参见说明书
注意事项	1. 严禁注入脑室、颅内、椎管内蛛网膜下腔、与蛛网膜下腔交通的囊腔和瘘管 2. 可引起过敏反应，在应用前用配有的试验用注射液做碘过敏试验 3. 遵循使用离子型对比剂的一般注意事项 4. X 线对比剂。血清和尿中高浓度的对比剂会影响胆红素、蛋白或无机物（如铁、铜、钙和磷酸盐）的实验室测定结果。在使用对比剂的当天不应做这些检查
禁忌	严重甲状腺功能亢进者、严重肝功能、肾功能不全者、多发性骨髓瘤、活动性肺结核者、对本品过敏者禁用
不良反应	常见轻度反应有恶心、呕吐、流涎、眩晕、荨麻疹；中、重度反应有咽喉水肿、血压下降、呼吸困难等
特殊人群用药	肝功能、肾功能不全者：慎用 老年人：使用时须谨慎 儿童：新生儿、婴幼儿和幼儿在检查前禁止长时间禁食和使用泻药 妊娠与哺乳期妇女：孕妇使用时应权衡利弊
药典	USP、Chin. P.
国家处方集	CNF
其他推荐依据	

续 表

■ 药品名称	泛影酸钠 Sodium Diatrizoate
适应证	主要用于泌尿系造影,亦用于心血管、脑血管、周围血管、胆管等造影,各种注入法造影如关节腔、子宫输卵管及瘘管等造影
制剂与规格	泛影酸钠注射液[保(乙)]:①20ml:10g;②30ml:15g(附有试验用注射液1ml:0.3g)
用法与用量	静脉注射:心脏大血管造影,50%注射液,一次40ml 注:其他造影用法用量参见说明书
注意事项	同复方泛影葡胺 对血管壁、细胞壁的通透性及血脑屏障有损害作用,并减少脑脊液的产生,可引起暂时性低血压
禁忌	严重甲状腺功能亢进者、严重肝功能、肾功能不全者、活动性肺结核者禁用。对本品过敏者禁用
不良反应	常见恶心、呕吐、流涎、眩晕、荨麻疹等
特殊人群用药	儿童:新生儿、婴幼儿检查前须纠正水和电解质平衡紊乱 老年人:检查前须纠正水和电解质平衡紊乱
药典	USP、Eur. P.、Int. P.、Pol. P.、Chin. P.
国家处方集	CNF
其他推荐依据	

■ 药品名称	碘普胺(碘普罗胺) Iopromide
适应证	1. 浓度300mgI/ml,用于CT增强、数字减影血管造影(DSA)、静脉尿路造影、四肢静脉造影、静脉造影、动脉造影、体腔造影(如关节造影、子宫输卵管造影、瘘道造影) 2. 浓度370mgI/ml,用于CT增强、数字减影血管造影(DSA)、静脉尿路造影、动脉造影(尤其是心血管造影)、体腔造影(如关节造影、子宫输卵管造影、瘘道造影)
制剂与规格	碘普罗胺注射剂: 300mgI/ml:①20ml:12.46g;②50ml:31.15g;③100ml:62.3g 370mgI/ml:①20ml:15.38g;②50ml:38.45g;③100ml:76.9g
用法与用量	血管造影:用量视患者年龄、体重、心排出量、患者的一般情况,临床目的,被检查血管床的性质和容量而不同。参考剂量:动脉给药。①冠状动脉造影和左心室造影:成人,浓度370mgI/ml,每个操作的最大用量225ml,碘最大量86g。左侧冠状动脉3~14ml;右侧冠状动脉3~14ml;左心室30~60ml。②主动脉造影和内脏血管造影:成人,每个操作的最大用量225ml,碘最大量86g 注:其他造影用法用量参见说明书
注意事项	1. 不能用于蛛网膜下腔造影、脑室造影或脑池造影 2. 动脉法DSA比静脉法对比剂用量及浓度均可降低 3. 遵循使用非离子型对比剂的一般注意事项 4. 使用二甲双胍的糖尿病患者血管内造影时,同碘克沙醇
禁忌	严重甲状腺功能亢进者禁用;孕妇及盆腔炎者禁用作子宫、输卵管造影;对含碘对比剂过敏者禁用

续 表

不良反应	偶见轻微热感、皮肤发红；少见恶心、呕吐等症状。少数病例静脉造影引起明显的组织反应或变态反应
特殊人群用药	肝功能、肾功能不全患者：慎用 妊娠与哺乳期妇女：对妊娠及哺乳期妇女用药安全尚未确定，应予慎用；禁用于孕妇的子宫、输卵管造影
药典	USP、Chin. P.
国家处方集	CNF
其他推荐依据	
■ 药品名称	碘帕醇　Iopamidol
适应证	脊髓神经根造影术，脑池造影和脑室造影术；脑动脉造影术，冠状动脉造影术，胸主动脉和腹主动脉造影术，心血管造影术，选择性内脏动脉造影术，周围动脉造影术和静脉造影术。大脑动脉，周围动脉及腹部动脉的数字减影血管造影术；静脉尿路造影术；CT 检查中增强扫描；关节造影术，瘘道造影术；数字减影血管造影术
制剂与规格	碘帕醇注射剂^[保(甲)]： 300mgI/ml：①30ml：9g；②50ml：15g；③100ml：30g 370mgI/ml：①30ml：11.1g；②50ml：18.5g；③100ml：37g
用法与用量	静脉给药： 心血管造影术：儿童，370mgI/ml，<2 岁 10~15ml；2~9 岁 15~30ml；10~18 岁 20~50ml。一次性注射，周围大静脉注射给药或直接通过中心导管给药。累积注射剂量，<2 岁 40ml；2~4 岁 50ml；5~9 岁 100ml；10~18 岁 125ml 动脉给药： 1. 选择性内脏动脉造影或主动脉造影：成人，370mgI/ml，大血管如主动脉或腹腔动脉可高达 50ml。多次注射的最大总量 225ml 2. 选择性冠状动脉造影：成人，370mgI/ml，2~10ml 3. 脑室造影或主动脉根注射后非选择性的冠状动脉造影：25~50ml。各检查总的最大用量 200ml。必须在心电监测下进行 注：其他造影用法用量参见说明书
注意事项	1. 禁止鞘内给药 2. 遵循使用非离子型对比剂的一般注意事项。同碘克沙醇 3. 给药剂量取决于检查的种类、患者年龄、体重、心排出量和全身情况及使用的技术
禁忌	对碘过敏者禁用；甲状腺功能亢进、心脏代偿不全及癫痫患者禁用
不良反应	常见头痛；偶见恶心、呕吐、眩晕、精神症状；罕见有轻度癫痫发作。可引起脱水，尤其老年患者、患氮质血症或衰弱患者可能出现休克
特殊人群用药	肝功能、肾功能不全患者：慎用 老年人：慎用 妊娠与哺乳期妇女：孕妇不宜行腹部造影
药典	USP、Eur. P.、Jpn. P.、Chin. P.
国家处方集	CNF

续　表

其他推荐依据	
■ 药品名称	碘佛醇　Ioversol
适应证	成人的冠状动脉造影和心室造影、外周和内脏动脉造影、头部和体部的 CT 增强扫描、排泄性尿路造影、静脉性数字减影血管造影和静脉造影；儿童心血管造影
制剂与规格	碘佛醇注射液^[保(甲)]： 320mgI/ml：①20ml：6.4g；②50ml：16g；③100ml：32g；④125ml：40g 350mgI/ml：①50ml：17.5g；②100ml：35g；③125ml：43.75g
用法与用量	包括或不包括左心室造影的选择性冠状动脉造影：浓度 320mgI/ml 或 350mgI/ml 成人：常用剂量，左冠状动脉造影 2~10ml；右冠状动脉 2~6ml；左心室造影 30~40ml。如有必要，可重复，但每次注入前应相隔几分钟待血流动力学紊乱消退，总剂量不应超过 250ml 儿童：1 岁和以上，一次 1~1.5ml/kg（按体重）。在进行多次注入时，最高总剂量不应超过 5ml/kg 或总剂量 250ml
注意事项	1. 遵循使用非离子型对比剂的一般注意事项。参见碘克沙醇 2. 必须避免碘佛醇注射液长期与血液接触，因为可能会导致血栓栓塞并发症
禁忌	对碘过敏者
不良反应	头痛、恶心、呕吐、荨麻疹、胸闷、热感、疼痛等，多数轻微，但和其他碘对比剂一样也可能发生严重反应，如支气管痉挛甚至过敏性休克
特殊人群用药	肝功能、肾功能不全患者：肝功能不全者，肾功能不全者（或血清肌酐> 270μmol/L 时）慎用 儿童：幼儿慎用 老年人：慎用 妊娠与哺乳期妇女：药物对妊娠及哺乳的影响尚不明确
药典	USP
国家处方集	CNF
其他推荐依据	
■ 药品名称	碘美普尔　Iomeprol
适应证	静脉尿路造影、CT、海绵体造影、静脉和动脉 DSA、ERCP、排尿性膀胱尿道造影（MCU）、外周静脉、关节、子宫输卵管或胆管造影、逆行尿道或肾盂输尿管造影、脊髓或常规血管造影、心血管、瘘管、椎间盘、乳管、泪囊、涎管造影
制剂与规格	碘美普尔注射液^[保(乙)]：①50ml：12.5g；②100ml：25g；③50ml：15g；④75ml：22.5g；⑤100ml：30g；⑥50ml：17.5g；⑦100ml：35g；⑧50ml：20g；⑨100ml：40g
用法与用量	根据不同的检查需要选择不同的浓度与剂量。详见说明书 1. 介入性动脉造影，浓度 300mgI/ml 或 400mgI/ml：成人，不得超过 250ml，单次注射的体积取决于所要检查的血管面积；儿童，根据体重和年龄确定用量 2. 动脉 DSA：①心血管造影，浓度 300mgI/ml 或 400mgI/ml。成人，不得超过 250ml，单次注射的体积取决于所要检查的血管面积；儿童，3~5ml/kg。②常规选择性冠状动脉造影，浓度 300mgI/ml 或 400mgI/ml。成人，每支动脉 4~10ml，必要时重复

续　表

注意事项	遵循使用非离子型对比剂的一般注意事项。参见碘克沙醇
禁忌	对碘过敏者禁用；甲状腺功能亢进、心脏代偿不全及癫痫患者禁用
不良反应	少见头痛、恶心、呕吐、味觉改变、心动过速、心律失常、心电图异常、肝功能、肾功能改变、变态反应等
特殊人群用药	肝功能、肾功能不全患者：肾功能严重损害者慎用 妊娠与哺乳期妇女：本品对妊娠期妇女的安全性尚未确立，妊娠及哺乳期妇女慎用
药典	
国家处方集	CNF
其他推荐依据	
■ 药品名称	碘克沙醇　Iodixanol
适应证	成人的心血管造影、脑血管造影（常规的与 i. a. DSA）、外周动脉造影（常规的与 i. a. DSA）、腹部血管造影（i. a. DSA）、尿路造影、静脉造影以及 CT 增强检查 注：i. a. DSA＝动脉数字减影血管造影
制剂与规格	碘克沙醇注射液[保(乙)]： 270mgI/ml：①50ml：13.5g；②100ml：27g 320mgI/ml：①50ml：16g；②100ml：32g
用法与用量	动脉给药：心血管造影。左心室与主动脉根注射，浓度为 320mgI/ml，一次注射 30 ~ 60ml；选择性冠状动脉造影，浓度为 320mgI/ml，一次注射 40 ~ 80ml。儿童，浓度为 270 或 320mgI/ml，用量应根据年龄、体重和病理情况，推荐最大总剂量为按体重 10ml/kg 静脉给药： 静脉造影：浓度为 270/320mgI/ml，每腿 50 ~ 150ml CT 增强：成人，浓度为 270 或 320mgI/ml，头部 CT 的用量为 50 ~ 150ml，体部 CT 用量为 75 ~ 150ml。儿童，头、体部 CT 用量为 2 ~ 3ml/kg（按体重），可至 50ml（少数病例可至 150ml） 注：其他造影用法用量参见说明书
注意事项	1. 遵循使用非离子型对比剂的一般注意事项，如在给药前后应给患者充足的水分等。如有必要，可在检查前由静脉维持输液直到对比剂从肾脏清除。冠状动脉造影在心电图监视下，及时纠正低血压 2. 给药剂量取决于检查的类型、年龄、体重、心输出量和患者全身情况及所使用的技术。推荐的剂量可作为指导，用于动脉内注射的单次剂量，可重复使用 3. 老年人同其他成年人剂量 4. 在对比剂清除之前避免任何加重肾脏负担的肾毒性药物、口服胆囊对比剂、动脉钳闭术、肾动脉成形术或其他大型手术 5. 使用二甲双胍的糖尿病患者血管内注射含碘对比剂前，必须测定血清肌酐水平：①对于正常的患者，在注射对比剂时必须停用二甲双胍，48 小时后（或直至肾功能/血清肌酐达正常值）才可恢复用药；②对于不正常的患者，必须停用二甲双胍 48 小时后才可做对比剂检查，并只有在肾功能/血清肌酐水平恒定后才能恢复二甲双胍的用药；③对急救病例，医师必须评估使用对比剂检查的利弊，并需采取预防措施，如停用二甲双胍、给患者充足的水分、监测肾功能和仔细观察乳酸性酸中毒的症状

续　表

禁忌	对有明确的甲状腺毒症表现者、代偿失调的心功能不全者禁用。对妊娠妇女和儿童的安全性尚未确定，不宜应用
不良反应	常见轻度感觉异常，如冷热感；外周血管造影时常会引起热感、远端疼痛；少见恶心、呕吐、腹部不适或腹痛；偶见轻度呼吸道和皮肤反应，如呼吸困难、皮疹、荨麻疹、瘙痒和血管神经性水肿；罕见咽喉水肿、支气管痉挛、肺水肿和过敏性休克
特殊人群用药	肝功能、肾功能不全患者：慎用 老年人：慎用 儿童：用药安全性尚未确定，不宜使用 妊娠与哺乳期妇女：对妊娠妇女的安全性尚未确定，不宜应用
药典	USP
国家处方集	CNF
其他推荐依据	

第二十五章

溶栓药

■ 药品名称	纤溶酶　Fibrinogenase
适应证	用于脑梗死、高凝血状态及血栓性脉管炎等外周血管疾病
制剂与规格	注射用纤溶酶[保(乙)]：1ml：100U
用法与用量	静脉滴注： 1. 预防用：治疗高凝血状态时，一次 100U，以注射用水适量溶解后，加到 250ml 氯化钠注射液或 5%葡萄糖注射液中，以每分钟 45~50 滴的速度进行静脉滴注，一日 1 次。14 日为 1 个疗程 2. 治疗用：若患者一般状况良好，除第一次使用 100U 外，以后可一日使用 1 次，一次用 200~300U，加到 500ml 0.9%氯化钠注射液或 5%葡萄糖注射液中稀释进行静脉滴注，7~10 日为 1 个疗程。若患者一般状况较差，除第一次使用 100U 外，以后可隔日用 200U 进行静脉滴注，1 个疗程为 7~10 日
注意事项	1. 用药过程中如出现患肢胀麻、酸痛、头胀痛、发热感、出汗、多眠等，可自行消失或缓解，不需特殊处理 2. 用药过程中如出现血尿或皮下出血点，应立即停止使用并对症处理 3. 血小板<$80×10^9$/L 应停药观察。严重高血压应控制在 180/110mmHg 以下才能应用，若舒张压偏高应使用 5%葡萄糖溶液作稀释液，而不用 0.9%氯化钠注射液做稀释液。糖尿病患者则应用 0.9%氯化钠注射液作稀释液，而不用 5%葡萄糖溶液 4. 2 个疗程之间应间隔 5~7 日 5. 使用时应检查药业有无浑浊、沉淀现象 6. 过敏体质者慎用
禁忌	1. 有凝血机制障碍、出血倾向患者禁用 2. 严重肝功能、肾功能损伤、活动性肺结核空洞及消化性溃疡患者禁用 3. 妊娠及哺乳期妇女禁用
不良反应	1. 可发生创面、注射部位、皮肤及黏膜出血 2. 可引起头痛、头晕或 ALT 及 AST 升高。极少数患者可出现过敏反应
特殊人群用药	肝功能、肾功能不全患者：严重肝功能、肾功能损伤患者禁用 儿童：慎用 老年人：老年患者是本品应用的主要对象之一，但安全性尚未见确切报告，临床使用中必须严密观察 妊娠与哺乳期妇女：禁用
药典	
国家处方集	CNF
其他推荐依据	

第二十六章

其他治疗药物

■ 药品名称	溴苄胺　Bretylium
适应证	各种病因所致的室性心律失常（如频发性期前收缩、阵发性室性心动过速、心室扑动和颤动）
制剂与规格	托西溴苄铵注射液：2ml∶0.25g
用法与用量	静脉注射或肌内注射：一次 5~10mg/kg（按体重），以 5% 葡萄糖注射液稀释后缓慢静脉注射，在10~20分钟内注完。必要时 4~6 小时后修复。也可在静脉注射出现疗效后，以肌内注射维持
注意事项	1. 以下情况慎用，如肾功能不全、主动脉瓣狭窄、肺动脉高压及其他有心排血量减低的情况 2. 一次肌内注射不宜超过 5ml，并应变换注射部位。静脉注射时患者应取卧位 3. 不宜与含钙离子的药物合用 4. 本品起效较慢，宜尽早用药
禁忌	低血压者
不良反应	危急情况时用药可产生直立性低血压，开始用药时可能产生一过性心律失常加重或出现其他心律失常、心绞痛发作等；静脉注射过快时发生恶心及呕吐；其他较少见的有心动过缓、心律失常、心绞痛发作、腹泻及腹痛、过敏性皮疹、潮红、发热、出汗、鼻充血及轻度结膜炎、头晕、头痛等；个别病例高热
特殊人群用药	肝功能、肾功能不全患者：肾功能不全者慎用
药典	
国家处方集	CNF
其他推荐依据	
■ 药品名称	**盐酸索他洛尔片　Sotalol Hydrochloride Tablets**
适应证	1. 转复、预防室上性心动过速，特别是房室结折返性心动过速，也可用于预激综合征伴室上性心动过速 2. 心房扑动，心房颤动 3. 各种室性心律失常，包括室性早搏、持续性及非持续性室性心动过速 4. 急性心肌梗死并发严重心律失常
制剂与规格	盐酸索他洛尔片[基,保(乙)]：80mg
用法与用量	口服。一日 1~2 片，分 2 次服用，从小剂量开始，逐渐加量。室性心动过速者，一日 2~6 片。肾功能不全者应减少剂量

续　表

注意事项	1. 用药前及用药过程中要检查电解质，注意有无低钾、低镁，需及时纠正 2. 用药过程中需注意心率及血压变化 3. 应监测心电图 QTc 变化，QTc > 500ms 应停药 4. 肾功能不全，需慎用或减量
禁忌	心动过缓，心率 < 60 次/分病态窦房结综合征，二度或三度房室传导阻滞，室内传导阻滞，低血压、休克、QT 间期延长，未控制心力衰竭及过敏者禁用
不良反应	1. 与 β 受体阻断剂作用相关的有心动过缓、低血压、支气管痉挛 2. 可有乏力、气短、眩晕、恶心、呕吐、皮疹等 3. 本品严重的不良反应是心律失常，可表现为原有心律失常加重或出现新的心律失常，严重时可出现扭转型室性心动过速、多源性室性心动过速、心室颤动，多与剂量大、低钾、QT 间期延长、严重心脏病变等有关
特殊人群用药	肝功能、肾功能不全患者：肾功能不全，需慎用或减量 儿童：未进行该项实验且无可靠参考文献 老年人：需慎用，特别肾功能不全、电解质紊乱者 妊娠与哺乳期妇女：慎用
药典	
国家处方集	
其他推荐依据	欧洲心脏病学会. 2016 ESC Guidelines for the management of atrial fibrillation developed in collaboration with EACTS ［J］. European Heart Journal，2016，37：2893-2962.

■ 药品名称	谷红注射液　Safflower Extract and Aceglutamide Injection
□ 其他名称	因必欣　英能
适应证	治疗脑血管疾病如脑供血不足、脑血栓、脑栓塞及脑出血恢复期；肝病、神经外科手术等引起的意识功能低下、智力减退、记忆力障碍等；还可用于治疗冠心病、脉管炎等
制剂与规格	谷红注射液：①5ml；②10ml
用法与用量	静脉滴注：一次 10~20ml，用 5% 或 10% 葡萄糖注射液或 0.9% 氯化钠注射液 250~500ml 稀释后应用，一日 1 次。10~15 天为一疗程
注意事项	1. 本品不良反应包括过敏性休克，应在有抢救条件的医疗机构使用，过敏体质者慎用，用药后出现过敏反应或其他严重不良反应应立即停药并及时救治 2. 严格按照药品说明书规定使用，初次使用该注射剂的患者应慎重使用，加强监测。对长期使用的在每疗程间要有一定的时间间隔
禁忌	对本品或含有红花的制剂有过敏或严重不良反应病史者禁用
不良反应	包括全身性损害，呼吸系统损害，心血管系统损害，中枢及外周神经系统损害，胃肠系统损害，皮肤及其附件损害及其他，详见产品说明书
特殊人群用药	肝功能、肾功能不全患者，有出血倾向者：遵医嘱 儿童：本品未进行该项实验且无可靠参考文献 老年人：临床应用中，老年患者使用推荐剂量的本品，其疗效及安全性与普通人群比较未发现显著差异 妊娠与哺乳期妇女：本品未进行该项实验且无可靠参考文献

续 表

药典	
国家处方集	
其他推荐依据	刘龙涛, 付长庚, 王松子等. 谷红注射液临床应用中国专家共识 [J]. 中西医结合心脑血管病杂志, 2020, 18（11）: 1665-1670.
■ 药品名称	瑞巴派特 Rebamipide
适应证	胃溃疡、急性胃炎、慢性胃炎的急性加重期胃黏膜病变（糜烂、出血、充血、水肿）的改善
制剂与规格	瑞巴派特片[保（乙）]: 0.1g
用法与用量	口服: 急性胃炎、慢性胃炎的急性加重期胃黏膜病变（糜烂、出血、充血、水肿）的改善: 成人, 一次 0.1g（1 片）, 一天 3 次 胃溃疡: 成人, 一次 0.1g（1 片）, 一天 3 次, 早、晚及睡前服用
注意事项	服药期间若出现瘙痒、皮疹或湿疹等过敏反应, 应立即停药
禁忌	对本品成分有过敏既往史的患者禁止服用
不良反应	据日本文献报道: 在被调查的 10 047 例病例中有 54 例（0.54%）出现了包括临床检验值异常在内的不良反应。其中 65 岁以上的老年患者 3035 例中, 有 18 例（0.59%）出现了不良反应。在不良反应的种类、发生率方面未显示老年人与非老年人间的差异 1. 严重不良反应: ①白细胞减少（0.1%以下）、血小板减少（频度不明*）: 有时出现白细胞计数减少、血小板减少, 这时应充分进行观察, 发现异常时, 应终止给药, 做适当处理; ②肝功能障碍（0.1%以下）、黄疸（频度不明*）: 有时出现伴随 GOT、GPT、γ-GPT、AL-P 上升等肝功能障碍、黄疸, 这时应充分进行观察, 发现异常时, 应终止给药, 做适当处理 2. 一般不良反应: ①出现症状时, 停止给药; ②转氨酶显著上升, 或同时出现发热、出疹等症状时, 停止服药, 并采取适当的措施 *因是自发性的报告, 其不良反应的发生频度不明
特殊人群用药	儿童: 本品对于小儿的安全性尚未确认（使用经验少） 老年人: 由于一般老年患者生理功能低下, 应注意消化系统的不良反应 妊娠与哺乳期妇女: ①由于妊娠期给药的安全性尚未确认, 对于孕妇或可能妊娠的妇女, 只有在判断治疗上的有益性大于危险性时才可以给药; ②根据动物实验（大白鼠）报告, 药物可向母乳中转移, 故哺乳期妇女用药时应避免哺乳
药典	Jpn. P.
国家处方集	CNF
其他推荐依据	中华医学会消化病学分会. 中国慢性胃炎共识意见（2017 年, 上海）[J]. 中华消化杂志, 2017, 37（11）: 721-738.
■ 药品名称	盐酸伊伐布雷定片 Ivabradine Hydrochloride Tablets
适应证	适用于窦性心律且心率≥75 次/分钟、伴有心脏收缩功能障碍的 NYHAII～IV级慢性心力衰竭患者, 与标准治疗包括 β 受体阻断剂联合用药, 或者用于禁忌或不能耐受 β 受体阻断剂治疗时

续 表

制剂与规格	盐酸伊伐布雷定片$^{[保(乙)]}$：按 $C_{27}H_{36}N_2O_5$ 计，①5mg；②7.5mg
用法与用量	口服：一日 2 次，早、晚进餐时服用。本品起始治疗仅限于稳定性心力衰竭患者。建议在有慢性心力衰竭治疗经验的医师指导下使用。通常推荐的起始剂量为 5mg，一日 2 次。治疗 2 周后，如果患者的静息心率持续高于 60 次/分钟，将剂量增加至 7.5mg，一日 2 次；如果患者的静息心率持续低于 50 次/分钟或出现与心动过缓有关的症状，例如头晕、疲劳或低血压，应将剂量下调至 2.5mg（半片 5mg 片剂），一日 2 次；如果患者的心率在 50~60 次/分钟，应维持 5mg，一日 2 次 治疗期间，如果患者的静息心率持续低于 50 次/分钟，或者出现与心动过缓有关的症状，应将 7.5mg 或 5mg 一日 2 次的剂量下调至下一个较低的剂量。如果患者的静息心率持续高于 60 次/分钟，应将 2.5mg 或 5mg 一日 2 次的剂量上调至上一个较高的剂量。如果患者的心率持续低于 50 次/分钟或者心动过缓症状持续存在，则必须停药
注意事项	特别警告： 1. 在开始使用本品进行治疗前，或对已经使用本品的患者调整剂量时，都应考虑连续心率测定、心电图或 24 小时动态心电监测的结果，以明确静息心率。这也适用于心率较慢的患者，特别是心率下降至 50 次/分钟以下或者接受剂量下调的患者 2. 本品对心律失常没有预防或治疗作用，对快速性心律失常无效。不推荐用于心房颤动患者或其他窦房结功能受影响的心律失常患者 3. 二度房室传导阻滞的患者不推荐应用伊伐布雷定 4. 在考虑使用本品进行治疗之前，心力衰竭必须稳定。NYHA 心功能分级为 Ⅳ 级的患者用药时需谨慎 5. 不推荐脑卒中后立即使用本品 6. 本品影响视网膜功能。到目前为止，尚无证据证实伊伐布雷定对视网膜的毒性作用。如果出现任何意外的视觉功能恶化，应考虑停止治疗。色素性视网膜炎患者慎用
禁忌	1. 对本品活性成分或者任何一种辅料过敏 2. 治疗前静息心率低于每分钟 70 次 3. 心源性休克 4. 急性心肌梗死 5. 重度低血压（＜90/50mmHg） 6. 重度肝功能不全 7. 病态窦房结综合征 8. 窦房传导阻滞 9. 不稳定或急性心力衰竭 10. 依赖起搏器起搏者（心率完全由起搏器控制） 11. 不稳定型心绞痛 12. 三度房室传导阻滞 13. 与强效细胞色素 P450 3A4 抑制剂联用，例如唑类抗真菌药物（酮康唑，依曲康唑）、大环内酯类抗生素（克拉霉素，口服红霉素，交沙霉素，泰利霉素）、HIV 蛋白酶抑制剂（奈非那韦，利托那韦）和萘法唑酮 14. 与具有降低心率作用的中效 CYP3A4 抑制剂维拉帕米或地尔硫草联合使用 15. 孕妇、哺乳期妇女及未采取适当避孕措施的育龄妇女
不良反应	最常见的不良反应为闪光现象（光幻视）和心动过缓，为剂量依赖性，与伊伐布雷定的药理学作用有关。（不良反应列表参见本品说明书）

续　表

特殊人群用药	肝功能、肾功能不全患者：轻度肝损害患者无需调整剂量，中度肝损害患者使用本品时需谨慎。重度肝功能不全患者禁用本品。肾功能不全且肌酐清除率大于 15ml/min 的患者无需调整剂量。尚无肌酐清除率低于 15ml/min 的患者使用本品的临床资料，此类人群用药时需谨慎 儿童：伊伐布雷定治疗 18 岁以下儿童慢性心力衰竭的安全性和有效性尚未确立，相关数据见本品说明书，但这些数据没有对用药剂量给出任何建议 老年人：75 岁或以上的老年患者，应考虑以较低的起始剂量开始给药（2.5mg，即半片 5mg 片剂，一日 2 次）
药典	
国家处方集	
推荐依据	国家卫生计生委合理用药专家委员会，中国药师协会. 心力衰竭合理用药指南［J］. 中国医学前沿杂志，2016，8（9）：19-66.
■ 药品名称	**注射用磷酸肌酸钠　Creatine Phosphate Sodium for Injection**
适应证	心脏手术时加入心脏停搏液中保护心肌，缺血状态下的心肌代谢异常
制剂与规格	注射用磷酸肌酸钠：①0.5g；②1g（按 $C_4H_8N_3Na_2O_5P$ 计算）
用法与用量	遵医嘱静脉滴注，每次 1g，每日 1~2 次，在 30~45 分钟内静脉滴注。心脏手术时加入心脏停搏液中保护心肌：心脏停搏液中的浓度为 10mmol/L
注意事项	1. 快速静脉注射 1g 以上的磷酸肌酸钠可能会引起血压下降 2. 大剂量（5~10g/d）给药引起大量磷酸盐摄入，可能会影响钙代谢和调节稳态的激素的分泌，影响肾功能和嘌呤代谢 3. 上述大剂量需慎用且仅可短期使用 4. 配伍禁忌：无 5. 对驾驶和操纵机械的影响：无
禁忌	1. 对本品组分过敏者禁用 2. 慢性肾功能不全患者禁止大剂量（5~10g/d）使用本品
不良反应	尚不明确。用药过程中如有任何不适，应立即通知医师
特殊人群用药	肝功能、肾功能不全患者：肾功能不全患者适当减少用药剂量，肝功能不全患者用药尚不明确 儿童：未进行该项实验且无可靠参考文献 老年人：通常无需调整用药剂量，但肾功能不全者应适当减少用药剂量 妊娠与哺乳期妇女：无禁忌
药典	Chin. P.
国家处方集	
其他推荐依据	Landoni G，Zangrillo A，Lomivorotov VV，et al. Cardiac protection with phosphocreatine：a meta-analysis.［J］. Journal of Cardiothoracic & Vascular Anesthesia，2016，30（4）：S16.
■ 药品名称	**尼可地尔片　Nicorandil Tablets**
适应证	适用于冠心病、心绞痛的治疗

续　表

制剂与规格	尼可地尔片[基,保(甲)]：5mg
用法与用量	口服。一次 5~10mg，一日 3 次
注意事项	1. 本品性状发生改变时，禁止使用 2. 请放在儿童不易拿到之处
禁忌	1. 青光眼患者禁用 2. 严重肝、肾疾病患者禁用 3. 对本品过敏者禁用
不良反应	1. 常见有头痛、头晕、耳鸣、失眠等反应，服用阿司匹林可减轻症状，否则应停药；出现皮疹等过敏反应时应停药 2. 胃肠症状腹痛、腹泻、食欲缺乏、消化不良、恶心、呕吐、便秘等，偶见口角炎，可有氨基转移酶升高 3. 心血管系统：心悸、乏力、颜面潮红、下肢水肿，还可引起反射性心率加快，严重低血压等反应
特殊人群用药	肝功能、肾功能不全患者：严重肝、肾疾病患者禁用 儿童：目前未进行该项实验且无可靠参考文献 老年人：目前未进行该项实验且无可靠参考文献 妊娠与哺乳期妇女：孕妇或哺乳期妇女慎用
药典	
国家处方集	
其他推荐依据	中华医学会心血管病学分会基础研究学组，中华医学会心血管病学分会介入心脏病学组，中华医学会心血管病学分会女性心脏健康学组，等. 冠状动脉微血管疾病诊断与治疗中国专家共识 [J]. 中国循环杂志，2017，32（5）：421-430.

第二十七章

心血管病中成药治疗用药

■ 药品名称	黄芪注射液　Huangqi Zhusheye
药物组成	黄芪
功能与主治	益气扶正，养心健脾。用于心脾气虚所致的心悸气短，神疲乏力；病毒性心肌炎、心功能不全见上述证候者。亦可用于脾虚湿困之肝炎
临床应用	1. 心悸：因脾气虚弱，心气不足，血脉涩滞，心失温养所致，症见心悸气短，神疲乏力，自汗，胸闷，动则悸甚，舌淡红，苔薄白，脉细弱；病毒性心肌炎、心功能不全见上述证候者 2. 黄疸：由脾虚湿滞，困遏清阳，壅塞肝胆，疏泄失常所致，症见胁肋不舒，纳差食少，或面目及肌肤发黄晦暗，心悸，气短，神疲乏力，腹胀，便溏，舌淡苔薄，脉濡细；慢性肝炎见上述证候者 此外，本品还有用于萎缩性胃炎、脑梗死、白细胞减少症、慢性阻塞性肺疾病、糖尿病肾病并慢性肾衰竭、原发性肾病综合征、高血压性肾损害、病毒性心肌炎、慢性心力衰竭、小儿脑瘫的报道
制剂与规格	黄芪注射液[保(乙)]：①2 毫升/支（相当于原药材 4g）；②10 毫升/支（相当于原药材 20g）
用法与用量	肌内注射：一次 2～4ml，一日 1～2 次 静脉滴注：一次 10～20ml，一日 1 次，或遵医嘱
注意事项	1. 本品为温养之品，心肝热盛、脾胃湿热者禁用 2. 服药期间忌食生冷食物；忌烟酒、浓茶 3. 保持精神舒畅，劳逸适度。忌过度思虑，避免恼怒等不良情绪 4. 过敏体质者应慎用，出现过敏反应应及时停用 5. 一般不得和其他药物混合滴注 6. 若发现浑浊、沉淀、变色、漏气或瓶身细微破裂，均不得使用
禁忌	孕妇禁用
不良反应	不良反应以过敏反应为主，包括药物热、药疹和过敏性休克；其次为呼吸系统损害，包括速发型哮喘、喉头水肿；尚可导致其他不良反应，如心房纤颤、剧烈头痛、腰部剧痛、肝功能、肾功能损害、溶血性贫血、手指肿胀
特殊人群用药	肝功能、肾功能不全患者：应慎重使用。如确需使用，应减量或遵医嘱 儿童：用药应严格按千克体重计算 老年人：应慎重使用。如确需使用，应减量或遵医嘱 妊娠与哺乳期妇女：对孕妇、哺乳期妇女的安全性尚未确立，应谨慎使用
药典	
其他推荐依据	国家药典委员会. 中华人民共和国药典临床用药须知（2010 年版）［M］. 北京：中国医药科技出版社，2011.

续 表

■ 药品名称	安神补心丸（胶囊、颗粒）　Anshen Buxin Wan（Jiaonang、Keli）
药物组成	丹参、五味子（蒸）、石菖蒲、安神膏［合欢皮、菟丝子、墨旱莲、首乌藤、地黄、珍珠母、女贞子（蒸）］
功能与主治	养心安神。用于心血不足、虚火内扰所致的心悸失眠、头晕耳鸣
临床应用	1. 不寐：系由心血不足，虚火内扰，阳不入阴而致，症见入睡困难或眠而多梦，易醒心悸，口燥咽干，盗汗，烦热，头晕，耳鸣，腰膝酸软，神疲乏力，舌淡红少苔，脉细数；神经衰弱、围绝经期综合征、贫血见上述证候者 2. 心悸：因阴血不足，虚火内扰，心失所养，神无所依所致，症见心中动悸，烦躁易惊，头晕，耳鸣，失眠，健忘，或面色不华，唇舌色淡，或五心烦热，盗汗，口干，脉细弱或细；心律失常、心肌炎见上述证候者
制剂与规格	安神补心丸^[保（乙）]：每15丸重2g 安神补心胶囊^[保（乙）]：每粒装0.5g 安神补心颗粒^[保（乙）]：每袋装1.5g
用法与用量	口服： 安神补心丸：一次15丸，一日3次 安神补心胶囊：一次4粒，一日3次 安神补心颗粒：一次1.5g，一日3次
注意事项	1. 不宜饮用浓茶、咖啡等兴奋性饮品 2. 保持心情舒畅，劳逸适度
禁忌	尚不明确
不良反应	目前尚未检索到不良反应报道
特殊人群用药	肝功能、肾功能不全患者：肝病、肾病等慢性病严重者应在医师指导下服用 儿童：应在医师指导下服用，必须在成人监护下使用 老年人：年老体弱者应在医师指导下服用 妊娠与哺乳期妇女：孕妇、哺乳期妇女应在医师指导下服用
药典	Chin. P.
其他推荐依据	国家药典委员会. 中华人民共和国药典临床用药须知（2010年版）［M］. 北京：中国医药科技出版社，2011.
■ 药品名称	通脉颗粒　Tongmai Keli
药物组成	丹参、川芎、葛根
功能与主治	活血通脉。用于瘀血阻络所致的中风，症见半身不遂、肢体麻木及胸痹心痛、胸闷憋气；脑动脉硬化、缺血性中风及冠心病心绞痛见上述证候者
临床应用	1. 中风：由瘀阻脑络所致，症见头晕头痛，甚至半身不遂，口眼歪斜，偏身麻木，言语謇涩，舌质黯，脉涩；脑动脉硬化、缺血性中风见上述证候者 2. 胸痹：由瘀阻心脉所致，症见胸部憋闷疼痛，甚则胸痛彻背，痛处固定不移，入夜尤甚，心悸气短，舌质紫黯，脉弦涩；冠心病心绞痛见上述证候者 此外，尚有用于治疗高血压的报道
制剂与规格	通脉颗粒：每袋装10g

续　表

用法与用量	口服。一次 10g，一日 2~3 次
注意事项	1. 孕妇慎用 2. 心痛剧烈及持续时间长者，应作心电图及心肌酶学检查，并采取相应的医疗措施
禁忌	尚不明确
不良反应	尚未检索到不良反应的报道
特殊人群用药	妊娠与哺乳期妇女：孕妇禁用
药典	
其他推荐依据	国家药典委员会. 中华人民共和国药典临床用药须知（2010 年版）［M］. 北京：中国医药科技出版社，2011.
■ 药品名称	心脑康胶囊　Xinnaokang Jiaonang
药物组成	丹参、赤芍、川芎、红花、九节菖蒲、郁金、远志（蜜炙）、地龙、葛根、泽泻、制何首乌、枸杞子、鹿心粉、牛膝、炒酸枣仁、甘草
功能与主治	活血化瘀，通窍止痛。用于瘀血阻络所致的胸痹、眩晕，症见胸闷、心前区刺痛、眩晕、头痛；冠心病心绞痛、脑动脉硬化见上述证候者
临床应用	1. 胸痹：因瘀血阻滞，胸阳不展所致，症见胸闷，心前区刺痛，脉弦细而涩，舌紫暗；冠心病心绞痛见上述证候者 2. 眩晕：因瘀血阻于脑窍，脑络失养所致。症见头晕目眩，阵发头痛，痛处固定不移，脉弦而涩，舌紫苔薄；脑动脉硬化见上述证候者
制剂与规格	心脑康胶囊[保(乙)]：每粒装 0.25g
用法与用量	口服。一次 4 粒，一日 3 次
注意事项	1. 宜饭后服用 2. 若出现剧烈心绞痛、心肌梗死，并伴有气促、汗出、面色苍白者，应及时救治
禁忌	孕妇禁用
不良反应	目前尚未检索到不良反应的报道
特殊人群用药	妊娠与哺乳期妇女：孕妇禁用
药典	Chin. P.
其他推荐依据	国家药典委员会. 中华人民共和国药典临床用药须知（2010 年版）［M］. 北京：中国医药科技出版社，2011.
■ 药品名称	心脑康片　Xinnaokang Pian
□ 其他名称	珍世宝
药物组成	丹参、制何首乌、赤芍、枸杞子、葛根、川芎、红花、泽泻、牛膝、地龙、郁金、远志（蜜炙）、九节菖蒲、炒酸枣仁、鹿心粉、甘草
功能与主治	活血化瘀，通窍止痛。用于瘀血阻络所致的胸痹、眩晕，症见胸闷、心前区刺痛、眩晕、头痛；冠心病心绞痛、脑动脉硬化见上述证候者

续　表

临床应用	1. 胸痹：因瘀血阻滞，胸阳不展所致，症见胸闷，心前区刺痛，脉弦细而涩，舌紫暗；冠心病心绞痛见上述证候者 2. 眩晕：因瘀血阻于脑窍，脑络失养所致，症见头晕目眩，阵发头痛，痛处固定不移，脉弦而涩，舌紫苔薄；脑动脉硬化见上述证候者
制剂与规格	心脑康片[保(乙)]：片剂，每片 0.25g
用法与用量	口服。一次 4 片，一日 3 次
注意事项	1. 本品含制何首乌，避免与肝毒性药物同时使用 2. 过敏体质者慎用
禁忌	1. 对本品及所含成份过敏者禁用 2. 孕妇禁用
不良反应	监测数据显示，心脑康制剂有恶心、呕吐、口干，腹痛、腹泻、腹胀、腹部不适、皮疹、瘙痒、头晕、头痛，胸闷、心悸、过敏或过敏样反应等不良反应报告，有肝功能生化指标异常个案报告
特殊人群用药	肝功能、肾功能不全患者：服药期间如果发现肝生化指标异常或出现全身乏力、食欲不振、厌油、恶心、尿黄、目黄、皮肤黄染、皮肤瘙痒等可能与肝损伤有关的临床表现时，或原有肝生化检查异常、肝损伤临床症状加重时，应立即停药并就医 儿童：尚不明确 老年人：尚不明确 妊娠与哺乳期妇女：孕妇禁用；哺乳期妇女慎用
药典	Chin. P.
其他推荐依据	王宏道. 心脑康联合曲美他嗪对心绞痛患者血清细胞因子及血液流变学的影响 [J]. 河南医学研究，2018，27（1）：2.

■ 药品名称	丹参注射液（注射用丹参）　Danshen Zhusheye
药物组成	丹参
功能与主治	活血化瘀。用于瘀血痹阻所致的胸痹心痛，冠心病心绞痛见上述证候者
临床应用	胸痹：因瘀血闭阻而致，症见胸部疼痛，痛处固定，入夜尤甚，甚或痛引肩背，时或心悸不宁，舌质紫黯或有瘀斑，脉弦涩；冠心病、心绞痛见上述证候者 此外，丹参注射液尚有用于治疗银屑病、颈性眩晕、糖尿病周围神经病变的报道
制剂与规格	丹参注射液[基,保(甲)]：每支装 ①2ml；②10ml 注射用丹参[保(甲)]：每支装 400mg
用法与用量	丹参注射液：肌内注射，一次 2~4ml，一日 1~2 次；静脉注射，一次 4ml（用 50% 葡萄糖注射液 20ml 稀释后使用），一日 1~2 次；静脉滴注，一次 10~20ml（用 5% 葡萄糖注射液 100~500ml 稀释后使用），一日 1 次。或遵医嘱 注射用丹参：静脉滴注。临用前先用适量注射用水、生理盐水溶液或 5% 葡萄糖注射液充分溶解，再用生理盐水溶液或 5% 葡萄糖注射液 500ml 稀释。一次 1 支，一日 1 次，或遵医嘱

续　表

注意事项	1. 不得与罂粟碱、山梗菜碱、番木鳖碱、喹诺酮类抗生素、细胞色素 C、硫酸庆大霉素、注射用头孢拉定、普萘洛尔、维生素 C 等注射剂混合使用；不宜与川芎嗪、维生素 K、凝血酶类药物、阿托品注射液配伍使用 2. 服药期间宜清淡饮食 3. 过敏体质者慎用 4. 在治疗期间，心绞痛持续发作，宜加用硝酸酯类药。若出现剧烈心绞痛，或见气促、汗出、面色苍白者，心肌梗死，应及时急诊救治 5. 注射用丹参与其他化学药品配伍使用时，如出现混浊或产生沉淀，则禁止使用 6. 静脉注射慎用 7. 溶解不完全时请勿使用 8. 若发现浑浊、沉淀、变色、漏气或瓶身细微破裂，均不得使用
禁忌	月经期及有出血倾向者禁用
不良反应	据文献报道，本药主要不良反应为皮肤损害（主要表现为皮疹、斑丘疹、瘙痒），还有神经系统损害（主要表现为多汗、头痛）、消化系统损害（主要表现为呕吐、恶心）、肌肉骨骼系统损害（主要表现为肌肉骨骼痛）、泌尿系统损害（主要表现为多尿） 另有本药致过敏性休克的报道，本药的其他不良反应还有头晕、心慌、胸闷、气促、球结膜水肿、呃逆、剥脱性皮炎、过敏性哮喘、热原反应、输血区血管痉挛性疼痛、过敏性紫癜等
特殊人群用药	妊娠与哺乳期妇女：孕妇禁用
药典	
其他推荐依据	国家药典委员会. 中华人民共和国药典临床用药须知（2010 年版）［M］. 北京：中国医药科技出版社，2011.
■ 药品名称	**注射用丹参多酚酸盐**　Zhusheyong Danshen Duofensuan Yan
□ 其他名称	**多普赛　百通美　百通安**
药物组成	丹参多酚酸盐
功能与主治	活血、化瘀、通脉。用于冠心病稳定型心绞痛，分级为 Ⅰ 级、Ⅱ 级，心绞痛症状表现为轻、中度，中医辩证为心血瘀阻证者，症见胸痛、胸闷、心悸
临床应用	可用于治疗心绞痛、心力衰竭、急性冠脉综合症等疾病，改善冠状动脉微循环障碍，提高患者生存质量；亦可用于中医辨证为心血瘀阻证者，症见胸痛、胸闷、心悸
制剂与规格	注射用丹参多酚酸盐[保(乙)]：冻干粉针剂。①每瓶装 50mg（含丹参乙酸镁 40mg）；②每瓶装 100mg（含丹参乙酸镁 80mg）；③每瓶装 200mg（含丹参乙酸镁 160mg）
用法与用量	静脉滴注：一次 200mg，用 5%葡萄糖注射液或 0.9%氯化钠注射液 250~500ml 溶解后使用。一日 1 次。疗程 2 周
注意事项	1. 目前尚无充分的药物相互作用研究资料，严禁混合配伍，谨慎联合用药，如确需联合使用其他药品时，应谨慎考虑与本品的间隔时间以及药物相互作用等问题 2. 本品有过敏性休克病例报告，应在有抢救条件的医疗机构使用，用药后出现过敏反应或其他严重不良反应须立即停药并及时救治。 3. 严格按照药品说明书使用 4. 本品性状发生改变或容器破损时均禁止使用

续 表

	5. 使用本品时应避免和碱性药物混合在同一容器内使用；本品含有二价镁离子，和喹诺酮类药物合用会产生沉淀 6. 用药前应仔细询问患者用药史和过敏史。有过敏病史者、出血倾向者、肝功能异常患者、初次使用中药注射剂者应慎重使用，如确需使用请遵医嘱，并加强监测，特别是开始30分钟。发现异常，立即停药，积极救治 7. 目前尚无儿童、哺乳期妇女应用本品的系统研究资料，不建议儿童、哺乳期妇女使用
禁忌	1. 禁忌与其他药品混合配伍使用 2. 对本品或含有丹参类药物有过敏史或有严重不良反应病史者禁用 3. 孕妇禁用 4. 禁忌与其他药品在同一容器内混合配伍使用
不良反应	1. 少数患者发生头晕、头昏、头胀痛 2. 偶有患者在输液中因静滴速度快致轻度头痛 3. 偶尔有血谷丙转氨酶升高，在停药后消失 4. 过敏反应：皮疹、瘙痒、全身皮肤潮红、呼吸困难、憋气、心悸、发绀、血压下降、过敏性休克 5. 全身性损害：畏寒、寒战、发热、乏力、疼痛、多汗、颤抖 6. 呼吸系统：呼吸急促 7. 心血管系统：心悸、胸闷、心律失常、血压升高 8. 消化系统：呕吐、恶心、腹痛、腹胀、腹泻、肝脏生化指标异常 9. 神经精神系统：头晕、头痛、头胀、麻木 10. 皮肤及其附件：风团样皮疹、斑丘疹、红斑疹 11. 用药部位：注射部位的疼痛、麻木、静脉炎 12. 其他：面部水肿
特殊人群用药	1. 有出血倾向者慎用 2. 妊娠与哺乳期妇女慎用
药典	
其他推荐依据	国家卫生计生委合理用药专家委员会等. 冠心病合理用药指南（第2版）［M］. 北京：中国中医药出版社. 2018.
■ 药品名称	冠脉宁片　Guanmaining Pian
药物组成	丹参、葛根、延胡索（醋制）、郁金、血竭、乳香（炒）、没药（炒）、桃仁（炒）、红花、当归、鸡血藤、制何首乌、黄精（蒸）、冰片
功能与主治	活血化瘀，行气止痛。用于气滞血瘀所致的胸痹，症见胸闷、心前区刺痛、心悸、舌质紫黯、脉沉弦；冠心病心绞痛见上述证候者
临床应用	胸痹：多因气滞血瘀、瘀阻心脉所致。症见胸闷而痛，或胸痛隐隐，痛有定处，舌黯红苔薄，脉弦涩；冠心病心绞痛见上述证候者
制剂与规格	冠脉宁片^{［保（乙）］}：每片重0.5g
用法与用量	口服。一次5片，一日3次；或遵医嘱

续　表

注意事项	1. 脾胃虚弱、年老体衰者不宜长期使用 2. 有出血倾向或出血性疾病者慎用 3. 忌食生冷、辛辣、油腻食物，忌烟酒、浓茶 4. 在治疗期间，心绞痛持续发作，宜加用硝酸酯类药。如果出现剧烈心绞痛、心肌梗死等，应及时救治 5. 本品含乳香、没药，胃弱者慎用
禁忌	孕妇忌服
不良反应	据文献报道，部分患者有口干、便秘、面红身热反应。偶有胃中不适感，味觉异常者
特殊人群用药	妊娠与哺乳期妇女：孕妇禁用
药典	
其他推荐依据	国家药典委员会. 中华人民共和国药典临床用药须知（2010 年版）［M］. 北京：中国医药科技出版社，2011.
■ 药品名称	**香丹注射液**　Xiangdan Zhusheye
药物组成	降香、丹参
功能与主治	活血化瘀，理气开窍。用于心绞痛，亦可用于心肌梗死等
临床应用	胸痹：因气滞血瘀而致，症见胸部闷痛或刺痛，固定不移，入夜尤甚，或心悸不宁，胸闷气短，舌紫黯或有瘀斑，脉弦涩或结代；冠心病心绞痛见上述证候者 此外，本品还可用于气滞血瘀引起的中风先兆、肺源性心脏病、早期脑出血
制剂与规格	香丹注射液[保(甲)]：①2 毫升/支；②10 毫升/支
用法与用量	肌内注射：一次 2ml，一日 1~2 次 静脉滴注：一次 10~20ml，用 5%~10% 葡萄糖注射液 250~500ml 稀释后使用，或遵医嘱
注意事项	1. 过敏体质慎用 2. 在治疗期间，心绞痛持续发作，宜加用硝酸酯类药；若出现剧烈心绞痛、心肌梗死，应及时急诊救治 3. 盐酸左氧氟沙星注射液与香丹注射液存在配伍禁忌 4. 若发现浑浊、沉淀、变色、漏气或瓶身细微破裂，均不得使用 5. 本品一般不宜与其他药物同时滴注，以免发生不良反应 6. 香丹注射液与 10% 的葡萄糖注射液、生理盐水和 0.9% 氯化钠注射液配伍时出现不溶微粒倍增现象，因此不宜配伍合用 7. 与喹诺酮类药物配伍后产生淡黄色沉淀，因此严禁直接配伍，并且禁止采用两者前后顺序静脉滴注的合用方法 8. 与盐酸川芎嗪配伍混合后立即出现乳棕色凝块，临床的确需同时合用时，应分别加入，并在两组液体间加输足量的其他液体 9. 还要特别注意避免与 pH 较低的注射液合用，如环丙沙星注射液、盐酸甲氧氯普胺注射液、盐酸普萘洛尔注射液、维生素 B_1、维生素 B_6 等，否则易产生沉淀 10. 不宜与抗癌药如阿糖胞苷、环磷酰胺、氟尿嘧啶等合用，因其能促进恶性肿瘤的转移；不宜与止血药合用，如维生素 K、凝血酶等；不宜与抗酸药同用，如氧化镁合剂、复方氧化合剂、复方氢氧化铝等；不宜与麻黄碱、山梗菜碱等合用；不宜与阿托品合用；不宜与盐酸利多卡因、肌苷注射液配伍使用

续　表

禁忌	月经期及有出血倾向者禁用
不良反应	据文献报道，香丹注射液的不良反应多为过敏反应，按报道例数多少依次为过敏性休克（主要表现为面色苍白、心悸、胸闷、气急、口唇发绀、血压下降、意识丧失）、全身性反应（主要表现为胸闷、呼吸困难、烦躁、出汗、风团、哮喘、剧咳）、皮疹（可有荨麻疹、大疱性表皮松解型药疹、剥脱性皮炎等，主要表现为斑丘疹、丘疹，常伴瘙痒）、药物热（主要表现为寒战、发热）、喉头水肿（主要表现为胸闷、憋气、喉头有阻塞感）、过敏性紫癜（躯干、四肢散在充血性淤斑）；其次是心血管系统损害（主要表现为发绀、高血压、苍白、水肿、心律失常、心悸、心动过速）、神经系统损害（主要表现为头晕、头痛、麻痹、抽搐、听力下降、突发性耳聋、焦躁不安、意识模糊、神志恍惚、幻听、乱语）、肌肉骨骼系统损害（主要表现为全身肌肉疼痛、红肿、发冷、发热、关节疼痛，继续用药疼痛加剧）、消化系统损害（主要表现为腹痛、厌食、口干、恶心、呕吐、转氨酶升高、黄疸、胰腺炎）、血液系统损害（主要表现为血尿、紫癜、血小板减少）
特殊人群用药	对老人、儿童、肝功能、肾功能异常患者等特殊人群和初次使用中药注射剂的患者应慎重使用，加强监测。对长期使用的在每疗程间要有一定的时间间隔 妊娠与哺乳期妇女：禁用
药典	
其他推荐依据	国家药典委员会. 中华人民共和国药典临床用药须知（2010 年版）［M］. 北京：中国医药科技出版社，2011.

■ 药品名称	心可宁胶囊　Xinkening Jiaonang
药物组成	丹参、三七、红花、水牛角浓缩粉、牛黄、冰片、蟾酥、人参须
功能与主治	益气活血，通脉止痛。用于气虚血瘀，痹阻心脉所致的胸痹，症见胸闷心痛、心悸气短、痛处固定；冠心病、心绞痛见上述证候者
临床应用	胸痹：因气虚血瘀，痹阻心脉而致，症见胸闷心痛，痛处固定，心悸气短，动则喘息，倦怠乏力，或少气懒言，面色无华，或易汗出，舌淡红胖，有齿痕，脉细弱无力或结代；冠心病心绞痛见上述证候者
制剂与规格	心可宁胶囊[保(乙)]：每粒装 0.4g
用法与用量	口服。一次 2 粒，一日 3 次
注意事项	1. 经期妇女慎用 2. 慎与洋地黄类药品同用 3. 饮食宜清淡 4. 在治疗期间，心绞痛持续发作，宜加用硝酸酯类药。若出现剧烈心绞痛、心肌梗死，应及时救治
禁忌	孕妇及出血性疾病者禁用
不良反应	有文献报道，心可宁胶囊可致变态反应
特殊人群用药	妊娠与哺乳期妇女：孕妇禁用
药典	
其他推荐依据	国家药典委员会. 中华人民共和国药典临床用药须知（2010 年版）［M］. 北京：中国医药科技出版社，2011.

续　表

■ 药品名称	大活络丸　Dahuoluo Wan
药物组成	蕲蛇、乌梢蛇、全蝎、地龙、天麻、威灵仙、制草乌、肉桂、细辛、麻黄、羌活、防风、松香、广藿香、豆蔻、僵蚕（炒）、天南星（制）、牛黄、乌药、木香、沉香、丁香、青皮、香附（醋制）、麝香、安息香、冰片、两头尖、赤芍、没药（制）、乳香（制）、血竭、黄连、黄芩、贯众、葛根、水牛角、大黄、玄参、红参、白术（麸炒）、甘草、熟地黄、当归、何首乌、骨碎补（烫、去毛）、龟甲（醋淬）、狗骨（油酥）
功能与主治	祛风散寒，除湿化痰，活络止痛。用于风痰瘀阻所致的中风，症见半身不遂、肢体麻木、足痿无力；或寒湿瘀阻之痹病、筋脉拘急、腰腿疼痛；亦用于跌打损伤、行走不利及胸痹心痛
临床应用	1. 中风：由风痰瘀阻，气血两亏，肝肾不足所致。症见半身不遂，或瘫痪，口舌歪斜，手足麻木，疼痛拘挛，或肢体痿软无力；缺血性中风、面神经麻痹见上述证候者 2. 痹病：由寒湿瘀阻而致。症见肢体关节疼痛，屈伸不利，筋脉拘急，麻木不仁，畏寒喜暖，腰腿沉重，行走不便，舌黯淡，苔白腻，脉沉弦或沉缓；风湿性关节炎、骨关节炎、坐骨神经痛见上述证候者 3. 胸痹：由心气不足，痰瘀阻滞而致。心胸憋闷不舒，或心胸作痛，心悸，神疲，喘息气短，舌黯淡或有瘀点，脉弱或涩；冠心病心绞痛见上述证候者 4. 跌打损伤：因外力损伤，血离其经，瘀血阻络所致。症见肢体肿胀疼痛，局部活动受限；急性软组织损伤见上述证候者 此外，本品还可用于治疗癫痫、高脂血症
制剂与规格	大活络丸[保(乙)]：丸剂，每丸重 3.5g
用法与用量	温黄酒或温开水送服。一次 1 丸，一日 1~2 次
注意事项	1. 阴虚火旺者慎用 2. 脾胃虚寒者慎用 3. 缺血性中风急性期不宜单纯使用，应配合其他治疗方法 4. 服药期间忌食油腻食物，戒酒
禁忌	肾脏病患者、孕妇、新生儿禁用
不良反应	有文献报道，有患者服用后出现皮疹，眼、口腔黏膜糜烂，形成大疱性表皮坏死松解型药疹；又有报道服大活络丹引起口唇疱疹、过敏反应及消化道出血
特殊人群用药	肝功能、肾功能不全患者：肾脏病患者禁用 儿童：新生儿禁用 妊娠与哺乳期妇女：妊娠期妇女禁用
药典	
其他推荐依据	国家药典委员会. 中华人民共和国药典临床用药须知（2010 年版）［M］. 北京：中国医药科技出版社，2011.
■ 药品名称	注射用血塞通（冻干）　Zhusheyong Xuesaitong
药物组成	三七总皂苷
功能与主治	活血祛瘀，通脉活络。用于中风偏瘫、瘀血阻络及脑血管疾病后遗症、胸痹心痛、视网膜中央静脉阻塞属瘀血阻滞证者

续 表

临床应用	1. 胸痹：由瘀阻心脉所致。症见胸部憋闷疼痛，甚则胸痛彻背，痛处固定不移，入夜尤甚，心悸气短，舌质紫黯，脉弦涩；冠心病心绞痛见上述证候者 2. 中风：由瘀阻脑络所致。症见半身不遂，口眼歪斜，偏身麻木，言语謇涩，舌质黯，脉涩；中风后遗症见上述证候者 3. 暴盲：因脉络瘀阻所致。症见外眼端好，视力急降，两眼疼痛，甚则失明，舌质紫黯；视网膜中央静脉阻塞见上述证候者，亦有注射用血塞通应用于高血脂、高血压、术后深静脉血栓、动脉硬化闭塞症、糖尿病视网膜病变、糖尿病周围神经病变、糖尿病肾病等疾病的临床报道
制剂与规格	注射用血塞通^[保(甲)]：注射剂，①每支装 100mg；②每支装 200mg；③每支装 400mg
用法与用量	静脉滴注：一日 1 次，一次 200~400mg，稀释后缓慢滴注 静脉注射：一日 1 次，一次 200mg，稀释后缓慢注射；糖尿病患者可用氯化钠注射液代替葡萄糖注射液稀释后使用；15 天为一疗程，停药 1~3 天后可进行第二疗程
注意事项	1. 本品可能引起过敏性休克，用药后一旦出现过敏反应或者其他严重不良反应，应立即停药并给予适当的治疗；发生严重不良反应的患者须立即给予肾上腺素紧急处理，必要时应吸氧、静脉给予激素，采用包括气管内插管在内的畅通气道等治疗措施 2. 有出血倾向者慎用；孕妇、月经期妇女慎用；过敏体质者、肝功能、肾功能异常者、初次使用中药注射剂的患者应谨慎使用，加强监测 3. 本品应单独使用，严禁与其他药品混合配伍
禁忌	人参和三七过敏者禁用；对本品过敏者禁用；出血性疾病急性期禁用
不良反应	1. 全身性损害：发热、寒战、过敏样反应、过敏性休克等 2. 呼吸系统损害：胸闷、呼吸困难、呼吸急促、哮喘、喉水肿等 3. 皮肤及其附件损害：皮疹、瘙痒、剥脱性皮炎等 4. 心率及心律紊乱：心悸、心动过速等 5. 中枢及外周神经系统损害：头晕、头痛、抽搐、震颤等 6. 胃肠系统损害：恶心、呕吐等 7. 心血管系统损害：发绀、面部潮红、血压下降、血压升高等 8. 其他损害：血尿、肝功能异常等
特殊人群用药	肝功能、肾功能不全患者：肝功能、肾功能异常者慎用 儿童：尚不明确 老年人：尚不明确 妊娠与哺乳期妇女：孕妇慎用
药典	
其他推荐依据	胡元会. 中医临床诊疗指南释义. 心病分册 [J]. 北京：中国中医药出版社，2015.
■ 药品名称	血塞通胶囊　Xuesaitong Jiaonang
药物组成	三七总皂苷
功能与主治	活血祛瘀，通脉活络，抑制血小板聚集和增加脑血流量。用于脑路瘀阻，中风偏瘫，心脉瘀阻，胸痹心痛；脑血管病后遗症，冠心病心绞痛属上述证候者

临床应用	1. 中风：用于瘀阻脑络所致的中风，症见半身不遂，口眼歪斜，偏身麻木，言语謇涩，舌质黯，脉涩；中风后遗症见上述证候者 2. 胸痹：用于瘀阻心脉所致的胸痹心痛。症见胸部憋闷疼痛，甚则胸痛彻背，痛处固定不移，入夜尤甚，心悸气短，舌质紫黯，脉弦涩；冠心病、心绞痛见上述证候者
制剂与规格	血塞通胶囊[基,保(乙)]：每粒50mg
用法与用量	口服。一次100mg（2粒），一日3次
注意事项	孕妇及过敏体质者慎用
禁忌	尚不明确
不良反应	尚不明确
特殊人群用药	肝功能、肾功能不全患者：尚不明确 儿童：尚不明确 老年人：尚不明确妊娠与哺乳期妇女：妊娠期妇女慎用
药典	
其他推荐依据	宋伟峰，罗淑媛. 血塞通软胶囊对冠心病合并心力衰竭患者的疗效及对心功能的影响［J］. 中国地方病防治杂志，2018，33（1）：75-77.
■ 药品名称	天王补心丸　Tianwang Buxin Wan
药物组成	地黄、天冬、麦冬、炒酸枣仁、柏子仁、当归、党参、五味子、茯苓、制远志、石菖蒲、玄参、丹参、朱砂、桔梗、甘草
功能与主治	滋阴养血，补心安神。用于心阴不足，心悸健忘，失眠多梦，大便干燥
临床应用	1. 心悸：因心肾阴虚、心失所养所致，症见心悸、气短、舌红少苔、脉细数或结代；病毒性心肌炎、冠心病、心律失常、原发性高血压及甲状腺功能亢进等见上述证候者 2. 不寐：因阴虚血少、心神失养所致，症见心悸、失眠多梦、健忘、舌红少苔、脉细数；神经官能症、围绝经期综合征、老年性记忆力减退见上述证候者 此外，本品还有治疗复发性口疮的报道
制剂与规格	天王补心丸[基,保(甲)]：大蜜丸，每丸重9g；浓缩丸，每8丸相当于原药材3g
用法与用量	口服。水蜜丸一次6g，小蜜丸一次9g，大蜜丸一次1丸，一日2次；浓缩丸一次8丸，一日3次
注意事项	1. 本品含有朱砂，不宜长期服用 2. 不宜饮用浓茶、咖啡等刺激性饮品 3. 严重心律失常者，需急诊观察治疗
禁忌	肝功能、肾功能不全者：禁用
不良反应	尚未检索到不良反应的报道
特殊人群用药	
药典	
其他推荐依据	国家药典委员会. 中华人民共和国药典临床用药须知（2010年版）［M］. 北京：中国医药科技出版社，2011.

续　表

■ 药品名称	生脉注射液　Shengmai Zhusheye
药物组成	红参、麦冬、五味子
功能与主治	益气养阴，复脉固脱。用于气阴两虚所致的脱证、心悸、胸痹，症见心悸气短、四肢厥冷、面白汗出、脉微细；休克、心肌梗死、病毒性心肌炎见上述证候者
临床应用	1. 脱证：因气阴两虚而致。症见心悸，气短，面色无华或面色潮红，烦躁，口渴，小便短少，四肢厥冷，大汗淋漓，舌红少苔，脉细数或至数不匀；休克见上述证候者 2. 心悸：因气阴两虚而致。症见心悸，怔忡，胸闷气短，面色不华或面色潮红，头晕，自汗或盗汗，舌红，苔少，脉细数或至数不匀；病毒性心肌炎等见上述证候者 3. 胸痹：因气阴两虚而致。症见胸闷或心痛阵作，心悸，气短，头晕，乏力，失眠，舌偏红，脉细或结代；冠心病心绞痛、心肌梗死见上述证候者。此外，本品还可用于心律失常、原发性低血压、脑梗死、中暑、肿瘤患者化疗中白细胞减少、甲状腺功能亢进症并发心律失常者
制剂与规格	生脉注射液[保(甲)]：每支装①2ml；②10ml；③20ml
用法与用量	肌内注射：一次2~4ml，一日1~2次 静脉滴注：一次20~60ml，用5%葡萄糖注射液250~500ml稀释后使用，或遵医嘱
注意事项	1. 过敏体质者慎用 2. 本品一般不得与其他注射剂混合使用 3. 若发现浑浊、沉淀、变色、漏气或瓶身细微破裂，均不得使用
禁忌	孕妇禁用
不良反应	以速发型过敏反应为主，以皮肤过敏反应为主，表现为瘙痒、皮疹及全身荨麻疹，其次是过敏性休克；尚可导致其他不良反应，如严重腹胀、角膜水肿和视物异常、低血压、上行血管疼痛、急性肝损害、窦性停搏、药物热等；生脉注射液不良反应60岁以上老年多发
特殊人群用药	儿童、年老体弱者、肝功能、肾功能异常者和初次使用中药注射剂的患者要加强临床监护。临床应用时，滴速不宜过快，儿童及年老体弱者以20~40滴/分钟为宜
药典	
其他推荐依据	国家药典委员会. 中华人民共和国药典临床用药须知（2010年版）[M]. 北京：中国医药科技出版社，2011.
■ 药品名称	注射用红花黄色素　Zhusheyong Honghua Huangsesu
□ 其他名称	乐坦
药物组成	红花黄色素
功能与主治	活血化瘀，通脉止痛。用于心血瘀阻引起的Ⅰ级、Ⅱ级、Ⅲ级的稳定型劳力性心绞痛，症见胸痛、胸闷、心慌（心悸）、气短等
临床应用	1. 用于冠心病、心绞痛、急性冠脉综合征、急性心肌梗死、心肌缺血、冠脉介入术抗血小板聚集治疗、胸痹心痛、胸闷、胸痛、心慌（心悸）、气短等 2. 用于脑梗死、脑供血不足、颅外伤后遗症、颅内压增高等 3. 用于腰椎间盘突出症、颈椎病、骨折、各种骨创伤后抗血栓、脊髓缺血再灌注损伤、椎基底动脉供血不足、软组织损伤、外伤性肿痛等

续　表

	4. 用于糖尿病肾病、糖尿病周围神经病变、糖尿病视网膜病变、糖尿病脉管炎等 5. 用于慢性肾功能不全、原发性肾病综合征、慢性肾炎等 6. 用于突发性耳聋、糖尿病眼病等
制剂与规格	注射用红花黄色素：每瓶装 50mg（含羟基红花黄色素 A 42.5mg）
用法与用量	静脉滴注：注射用红花黄色素 100mg，加入 0.9%氯化钠注射液 250ml 中，静脉缓慢滴注，每日 1 次，14 天为一疗程
注意事项	1. 有出血倾向者慎用 2. 过敏体质者慎用 3. 本品不得与其他药物混合滴注
禁忌	对本品过敏者禁用，孕妇禁用
不良反应	个别患者用药后出现发热、心悸，皮肤过敏性丘疹，轻度嗜睡
特殊人群用药	肝功能、肾功能不全患者：尚不明确 儿童：尚不明确 老年人：尚不明确 妊娠与哺乳期妇女：尚不明确
药典	
其他推荐依据	沈琳，何燕，许轶君. 注射用红花黄色素治疗冠心病心绞痛临床观察［J］. 中成药，2006，28（8）：1154-1156.
■ 药品名称	**心达康胶囊（片）　Xindakang Jiaonang（Pian）**
药物组成	沙棘
功能与主治	活血化瘀。用于瘀血痹阻所致的胸痹，症见心悸、心痛、气短、胸闷；冠心病心绞痛见上述证候者
临床应用	胸痹：多因瘀血痹阻而致，症见胸闷心痛，心悸，气短，神疲乏力，或易出汗，舌质紫黯或有瘀斑，脉细涩或结代；冠心病心绞痛见上述证候者
制剂与规格	心达康胶囊[保(乙)]：5mg（以异鼠李素计） 心达康片[保(乙)]：①5mg；②10mg
用法与用量	口服： 胶囊：一次 10mg，一日 3 次。1 个月为一疗程 片剂：一次 10mg，一日 3 次。3 个月为一疗程
注意事项	1. 饮食宜清淡，忌食油腻 2. 在治疗期间，心绞痛持续发作，宜加用硝酸酯类药。若出现剧烈心绞痛、心肌梗死，应及时救治
禁忌	月经期及有出血倾向者禁用
不良反应	文献报道心达康片可引起胃肠反应
特殊人群用药	妊娠与哺乳期妇女：孕妇慎用
药典	

续 表

其他推荐依据	国家药典委员会. 中华人民共和国药典临床用药须知（2010 年版）[M]. 北京：中国医药科技出版社，2011.
■ 药品名称	**大株红景天注射液 Dazhu Hongjingtian Zhusheye**
药物组成	大株红景天
功能与主治	活血化瘀，用于治疗冠心病稳定型劳力性心绞痛，中医辨证为心血瘀阻证，症见胸部刺痛，绞痛，固定不移，痛引肩背及臂内侧，胸闷，心悸不宁，唇舌紫暗，脉细涩
临床应用	胸痹：因心血瘀阻而致，症见胸部疼痛，痛处固定，入夜尤甚，甚或痛引肩背，时或心悸不宁，唇舌紫暗，脉细涩；冠心病稳定型劳力性心绞痛见上述证候者
制剂与规格	大株红景天注射液：注射剂，每支装 5ml
用法与用量	静脉滴注：一次 10ml，加入 250ml 的 5% 葡萄糖注射液中，一日 1 次。10 天为一疗程
注意事项	1. 用药后出现过敏反应或其他严重不良反应须立即停药并及时救治 2. 临床使用应辨证用药，严格按照药品说明规定的功能主治使用，禁止超功能主治用药 3. 医护人员应严格按照说明书规定剂量用药，不得超剂量、高浓度应用 4. 本品应单独使用，禁忌与其他药品混合配伍使用。谨慎联合用药，如确需联合使用其他药品时，应谨慎考虑与本品的间隔时间以及药物相互作用等问题 5. 严格控制滴速，一般控制在 50~60 滴/分钟，耐受者方可逐步提高滴速，以 60 滴/分钟为宜 6. 加强用药监护。用药过程中，应密切观察用药反应，特别是开始 30 分钟。发现异常，立即停药，采用积极救治措施 7. 对老人、儿童、肝功能、肾功能异常患者等特殊人群和初次使用本品的患者应慎重使用，加强监测。对长期使用的在每疗程间要有一定的时间间隔 8. 本品是纯中药制剂，保存不当可能影响产品质量。本品使用前应对光检查，发现药液出现浑浊、沉淀或瓶身有漏气、裂纹等现象时不得使用，如经葡萄糖或氯化钠注射液稀释后，出现浑浊亦不得使用
禁忌	1. 医护人员应在用药前仔细询问患者的过敏史，对使用该药品或含有大株红景天制剂曾发生过不良反应的患者、过敏体质的患者（包括对其他药品易产生过敏反应的患者）禁用 2. 妊娠期妇女禁用
不良反应	皮疹、瘙痒、寒战、发热、恶心等，偶见严重过敏反应，表现为过敏性休克等
特殊人群用药	肝功能、肾功能不全患者：详见"注意事项" 儿童：目前尚无儿童应用本品的系统研究资料，不建议儿童使用 老年人：应遵照医嘱谨慎用药 妊娠与哺乳期妇女：妊娠期妇女禁用，哺乳期妇女应慎重使用
药典	
其他推荐依据	胡元会. 中成药临床应用指南·心血管疾病分册 [M]. 北京：中国中医药出版社，2017.
■ 药品名称	**冠心舒通胶囊 Guanxin Shutong Jiaonang**
药物组成	广枣、丹参、丁香、冰片、天竺黄
功能与主治	活血化瘀，通经活络，行气止痛；用于胸痹心血瘀阻证

续 表

临床应用	胸痹：心血瘀阻证，症见胸痛、胸闷、心慌、气短；冠心病、心绞痛见上述证候者
制剂与规格	冠心舒通胶囊[保(乙)]：0.3g
用法与用量	口服。一次3粒，一日3次。4周为一疗程
注意事项	重度心绞痛患者不宜单独使用本品，可与硝酸甘油等药物合并使用
禁忌	妊娠期妇女禁用
不良反应	个别患者用药后出现恶心、胃部不适、胃中嘈杂不安等胃肠道反应
特殊人群用药	肝功能、肾功能不全患者：尚不明确 儿童：尚不明确 老年人：尚不明确 妊娠与哺乳期妇女：妊娠期妇女禁用；哺乳期妇女慎用
药典	Chin. P.
其他推荐依据	刘红旭. 经皮冠状动脉介入治疗（PCI）围手术期心肌损伤中医诊疗专家共识解读［J］. 世界中医药，2016，11（3）：377-380.
■ 药品名称	舒眠胶囊 Shumian Jiaonang
药物组成	酸枣仁（炒）、柴胡（酒炒）、白芍（炒）、合欢花、合欢皮、僵蚕（炒）、蝉蜕、灯心草
功能与主治	疏肝解郁、宁心安神。用于肝郁伤神所致的失眠症。症见失眠多梦，精神抑郁或急躁易怒，胸胁苦满或胸膈不畅，口苦目眩，舌边尖略红，苔白或微黄，脉弦
临床应用	不寐：因肝气郁结，心神暗伤，神不安宁所致。症见不易入睡，心烦多梦，精神抑郁，急躁易怒，胸胁苦满，目眩口苦。睡眠障碍、抑郁、焦虑见上述证候者
制剂与规格	舒眠胶囊[保(乙)]：每粒装0.4g
用法与用量	口服。一次3粒，一日2次，晚饭后临睡前各服用1次。疗程为4周
注意事项	注意避免精神刺激，酗酒，过度疲劳；睡前避免摄食过量，避免参加导致过度兴奋的活动等
禁忌	尚不明确
不良反应	少数人服药后出现胃部不适
特殊人群用药	尚不明确
药典	
其他推荐依据	梁英，汪卫东，张鸿燕，等. 舒眠胶囊与解郁安神胶囊治疗失眠症（肝郁伤神证）多中心随机双盲对照研究［J］. 中国新药杂志，2015，10：1155-1159.
■ 药品名称	舒心通脉胶囊 Shuxin Tongmai Jiaonang
药物组成	马齿苋、千年健、川芎、丹参、降香、冰片
功能与主治	理气活血，通络止痛。用于气滞血瘀引起的胸痹、症见胸痛、胸闷、心悸等；冠心病、心绞痛见上述证候者

续　表

临床应用	1. 心悸：肝气郁结证，心悸怔忡、胸闷肋胀、情绪变化可诱发或加重为主症，兼见嗳气叹息、心烦失眠、大便不畅等症，舌质暗红，苔薄黄，脉弦或结代；室性早搏见上述证候者 2. 胸痹：心血瘀阻证，症见心前区刺痛或闷痛，痛有定处，痛处拒按，夜间尤甚，面色黧黑，或唇甲青紫，或皮下瘀斑，舌下络脉曲张，脉涩或结代；冠心病心绞痛见上述证候者
制剂与规格	舒心通脉胶囊：每粒装 0.45g
用法与用量	口服。一次 2~3 粒，一日 3 次；或遵医嘱
注意事项	孕妇慎服
禁忌	尚不明确
不良反应	尚不明确
特殊人群用药	肝功能、肾功能不全患者：尚不明确 儿童：尚不明确 老年人：尚不明确 妊娠与哺乳期妇女：孕妇慎服，哺乳期妇女用药尚不明确
药典	
其他推荐依据	胡元会. 中成药临床应用指南·心血管疾病分册［M］. 北京：中国中医药出版社，2017
■ 药品名称	疏血通注射液　Shuxuetong Zhusheye
药物组成	水蛭、地龙
功能与主治	活血化瘀，通经活络
临床应用	动脉粥样硬化
制剂与规格	疏血通注射液：注射剂，每支装 2ml
用法与用量	静脉滴注，每日 6ml 或遵医嘱，加于 5% 葡萄糖注射液（或 0.9% 氯化钠注射液）250~500ml 中，缓慢滴入
注意事项	1. 本品不良反应包括过敏性休克，应在有抢救条件的医疗机构使用，使用者应接受过过敏性休克抢救培训，用药后出现过敏反应或其他严重不良反应须立即停药并及时救治 2. 本品应单独使用，禁忌与其他药品混合配伍使用。谨慎联合用药，如确需要联合使用其他药品时，应谨慎考虑间隔时间及药物相互作用等问题 3. 用药前应仔细询问患者用药史和过敏史 4. 药品稀释后应即配即用，不宜长时间放置 5. 用药过程中，应密切观察用药反应，特别是开始 30 分钟，发现异常，应立即停药并开始采取救治措施 6. 根据文献报道，对老人、肝功能、肾功能异常和初次使用、超过日剂量 12ml 的患者应慎重使用，加强监测 7. 本品为纯中药制剂，保存不当可能影响产品质量。使用本品前应认真检查，如药液出现浑浊、沉淀、变色、有异物或内包装损坏等异常现象，应禁止使用 8. 遵照《中药注射剂临床使用基本原则》的相关规定，严格按照药品说明书规定的功能主治使用 9. 严格掌握用法用量，按照药品说明书推荐剂量使用药品，不超剂量、过快滴注和长期连续用药

	10. 本品与可能增加出血风险的溶栓药、抗凝药与抗血小板药合并使用时，临床应谨慎合并用药并加强监测
不良反应	疏血通注射液上市后报告的主要不良反应如下： 1. 过敏反应：全身皮肤潮红、皮疹、瘙痒、荨麻疹、喉头水肿、呼吸困难、憋气、心悸、发绀、血压下降、过敏性休克等 2. 全身性损害：寒战、发热、高热、畏寒、乏力等 3. 呼吸系统：胸闷、呼吸困难、呼吸急促、咳嗽、憋气等
特殊人群用药	肝功能、肾功能不全：详见"注意事项" 儿童：尚不明确 老年人：详见"注意事项" 妊娠与哺乳期妇女：详见"注意事项"
药典	
其他推荐依据	胡元会. 中成药临床应用指南·心血管疾病分册［M］. 北京：中国中医药出版社，2017.
■ 药品名称	速效救心丸　Suxiao Jiuxin Wan
药物组成	川芎、冰片
功能与主治	行气活血，祛瘀止痛，增加冠状动脉血流量，缓解心绞痛，用于气滞血瘀型冠心病、心绞痛
临床应用	1. 胸痹：因气滞血瘀，心脉闭阻所致，症见胸闷心痛、痛有定处或牵引左臂内侧、心悸、舌紫暗苔薄，脉细涩；冠心病心绞痛见上述证候者 2. 心悸：因气滞血瘀，心脉闭阻，心失所养而致，症见心悸不宁，惊剔不安，胸闷心痛，气短，舌质紫暗有瘀斑；功能性心律失常见上述证候者
制剂与规格	速效救心丸[基,保(甲)]：滴丸剂，每丸重 40mg
用法与用量	含服：一次 4~6 丸，一日 3 次；急性发作时，一次 10~15 丸
注意事项	1. 寒凝血瘀、阴虚血瘀胸痹心痛不宜单用 2. 伴有中重度心力衰竭的心肌缺血者慎用 3. 有过敏史者慎用 4. 服药期间，忌食生冷、辛辣、油腻之品，忌烟酒、浓茶 5. 治疗期间，心绞痛持续发作，宜加用硝酸酯类药 6. 如果出现剧烈心绞痛、心肌梗死等，应及时救治
禁忌	尚不明确
不良反应	尚不明确
特殊人群用药	肝功能、肾功能不全患者：尚不明确 儿童：尚不明确 老年人：尚不明确 妊娠与哺乳期妇女：妊娠期妇女禁用。哺乳期妇女用药尚不明确
药典	Chin. P.
其他推荐依据	国家中医药管理局医政司. 国家基本药物临床应用指南（2012 年版）［M］. 北京：人民卫生出版社，2009.

续　表

■ 药品名称	通脉养心丸　Tongmai Yangxin Wan
药物组成	地黄、鸡血藤、麦冬、甘草、制何首乌、阿胶、五味子、党参、醋龟甲、大枣、桂枝
功能与主治	益气养阴，通脉止痛。用于冠心病心绞痛及心律不齐之气阴两虚证，症见胸痛、胸闷、心悸、气短、脉结代
临床应用	因气阴两虚所致，症见胸痛、胸闷、心悸、气短、脉结代；冠心病心绞痛及心律不齐见上述证候者
制剂与规格	通脉养心丸[保(乙)]：每 10 丸重 1g
用法与用量	口服。一次 40 丸，一日 1~2 次
注意事项	尚不明确
禁忌	尚不明确
不良反应	尚不明确
特殊人群用药	尚不明确
药典	Chin. P.
其他推荐依据	胡元会. 中成药临床应用指南·心血管疾病分册 [M]. 北京：中国中医药出版社，2017.
■ 药品名称	心脑宁胶囊　Xinnaoning Jiaonang
药物组成	银杏叶、小叶黄杨、丹参、大果木姜子、薤白
功能与主治	活血行气，通络止痛。用于气滞血瘀的胸痹，头痛，眩晕，症见胸闷刺痛，心悸不宁，头晕目眩等；冠心病、脑动脉硬化见上述证候者
临床应用	1. 胸痹：多由气滞血瘀，心血瘀阻，痰浊内阻所致，症见胸痛胸闷、胸胁胀满、心悸、唇舌紫暗、脉沉等；包括初发心绞痛、恶化劳力性心绞痛、静息心绞痛伴心电图缺血改变和心肌梗死后早起心绞痛 2. 心悸：多由胸阳不振，瘀血阻脉，痰浊内阻所致，心悸气短，畏寒肢冷，胸胁满闷，面色晦暗，唇甲青紫，舌紫暗或有齿痕、瘀点，脉沉涩或结代等；心律失常，如心动过速、心动过缓、过早搏动、心房颤动或扑动、房室传导阻滞、病态窦房结综合征、预激综合征以及心功能不全，一部分神经官能症等
制剂与规格	心脑宁胶囊[保(乙)]：①0.45g×24 粒/盒；②0.45g×36 粒/盒
用法与用量	口服。一次 2~3 粒，一日 3 次
注意事项	尚不明确
禁忌	孕妇忌服
不良反应	尚不明确
特殊人群用药	尚不明确
药典	Chin. P.
其他推荐依据	中华中医药学会. 老年疾病安全用药手册 [M]. 北京：科学出版社，2017.

续　表

■ 药品名称	杏芎氯化钠注射液　Xingxiong Lühuana Zhusheye
药物组成	银杏叶提取物、磷酸川芎嗪
功能与主治	活血化瘀，有抗血小板聚集，扩张血管，改善微循环作用，适用于缺血性心脑血管疾病的治疗，如脑供血不足、脑血栓形成、脑栓塞、脑血管痉挛、脑功能不全、老年性痴呆、帕金森病、脑中风、高血压、高血脂、动脉硬化、冠心病、心绞痛、心肌梗死。也可以用于肝纤维化、糖尿病引起的微循环病变，脉管炎等
临床应用	用于治疗缺血性心脑血管疾病如脑供血不足、脑血栓形成、脑栓塞、脑血管痉挛、脑功能不全、老年性痴呆、高血压、高血脂症等疾病
制剂与规格	杏芎氯化钠注射液：100ml
用法与用量	静脉缓慢滴注：一次 1 瓶，一日 1 次，10~15 天为一疗程或遵医嘱
注意事项	1. 对冠心病患者在静脉滴注时应注意观察心脏、血压的变化 2. 发现溶液浑浊、颜色异常或有沉淀异物、瓶身细微破裂、瓶口松动或漏气，不得使用
禁忌	1. 对本品过敏者禁用 2. 脑出血或有出血倾向的患者禁用
不良反应	本品耐受性良好，极少数可出现血压降低，头晕，头痛，四肢疼痛，发热等，个别病例可发生过敏反应，减量或者停药后可自行缓解
特殊人群用药	肝功能、肾功能不全患者：暂无说明 儿童：本品未进行该项实验且无可靠参考文献 老年人：临床应用中，老年患者使用推荐剂量的本品，其疗效及安全性与普通人群相比未发现显著差异 妊娠与哺乳期妇女：目前尚无有关妊娠妇女使用本品的临床资料，尚不足以对妇女妊娠期间应用的安全性进行评价。本药及其代谢物是否在人乳中分泌尚无研究资料，因此，接受本品治疗的妇女不建议哺乳
药典	
其他推荐依据	卢金华，程熙，赖靖慧. 杏芎氯化钠注射液治疗缺血性脑卒中疗效观察［J］. 中国实用神经疾病杂志. 2018（2）：147-149.
■ 药品名称	血塞通软胶囊　Xuesaitong Ruanjiaonang
□ 其他名称	理洫王
药物组成	三七总皂苷
功能与主治	活血祛瘀，通脉活络。用于瘀血闭阻脉络证的中风中经络恢复期，症见偏瘫，半身不遂，口舌歪斜，舌强言蹇或不语。或用于心血瘀阻型冠心病心绞痛，症见胸闷，胸痛，心悸，舌紫暗或有瘀斑
临床应用	1. 中风：用于瘀阻脑络所致的中风，症见偏瘫，半身不遂，口舌歪斜，偏身麻木，舌强言蹇或不语，舌质暗，脉涩；脑卒中见上述证候者 2. 胸痹：用于瘀阻心脉所致的胸痹心痛，症见胸闷，胸痛，甚则胸痛彻背，痛处固定不移，入夜尤甚，心悸气短，舌紫暗，或有瘀斑，脉弦涩；冠心病、心绞痛见上述证候者

续 表

制剂与规格	血塞通软胶囊^[保(乙)]：每粒装 0.33g（含三七总皂苷 60mg）
用法与用量	口服。一次 2 粒，一日 2 次
注意事项	尚不明确
禁忌	孕妇禁用
不良反应	尚不明确
特殊人群用药	肝功能、肾功能不全患者：尚不明确 儿童：尚不明确 老年人：尚不明确 妊娠与哺乳期妇女：妊娠期妇女禁用，哺乳期妇女用药尚不明确
药典	
其他推荐依据	万杏芬. 血塞通软胶囊治疗不稳定型心绞痛的疗效观察 ［J］. 实用心脑肺血管病杂志，2011，19（10）：1768.
■ 药品名称	血栓通胶囊 Xueshuantong Jiaonang
药物组成	三七总皂苷
功能与主治	活血祛瘀，通脉活络。用于脑络瘀阻引起的中风偏瘫，心脉瘀阻引起的胸痹心痛，脑梗死，冠心病心绞痛见上述证候者
临床应用	1. 中风：因脑络瘀阻所致的中风，脑梗死见上述证候者 2. 胸痹：因心脉瘀阻所致的胸痹心痛，冠心病心绞痛见上述证候者 3. 视网膜病变：如中心性渗出性脉络膜视网膜病变 4. 骨痹（骨关节病）
制剂与规格	血栓通胶囊^[基,保(乙)]：每粒装 0.18g（含三七总皂苷 100mg）
用法与用量	口服。一次 1~2 粒，一日 3 次
注意事项	尚不明确
禁忌	尚不明确
不良反应	尚不明确
特殊人群用药	尚不明确
药典	
其他推荐依据	国家基本药物临床应用指南（2012 版）及国家中医药管理局中医诊疗方案
■ 药品名称	养心定悸胶囊 Yangxin Dingji Jiaonang
药物组成	地黄、麦冬、红参、大枣、阿胶、黑芝麻、桂枝、生姜、炙甘草
功能与主治	养血益气，复脉定悸。用于气虚血少，心悸气短，心律不齐，盗汗失眠，咽干舌燥，大便干结

临床应用	经典名方"炙甘草汤"现代化制剂。治疗各种心血管疾病如冠心病、心力衰竭等引起或相关的各类心律失常：①快速性心律失常（如室性早搏、房颤、房性早搏等）；②缓慢性心律失常（如窦性心动过缓、房室传导阻滞、病窦综合征等）；③复杂性心律失常（如房颤伴长RR间歇、窦性心动过缓伴室早等）；④术后心律失常（如房颤射频消融术后、PCI术后）；⑤功能性心律失常。同时，有效改善心律失常相关临床症状如心悸、心慌气短、胸闷乏力、失眠等
制剂与规格	养心定悸胶囊[保(乙)]：胶囊，每粒装 0.5g
用法与用量	口服。一次 6~8 粒，一日 2 次
注意事项	腹胀便溏、食少苔腻者忌服
禁忌	尚不明确
不良反应	尚不明确
特殊人群用药	
药典	
其他推荐依据	北京高血压防治协会等. 基层心血管病综合管理实践指南 2020［J］. 中国医学前沿杂志. 2020，12（8）：1-73.
■ 药品名称	银丹心泰滴丸　Yindan Xintai Diwan
药物组成	银杏叶、滇丹参、绞股蓝、艾片
功能与主治	活血化瘀，通脉止痛。用于瘀血闭阻引起的胸痹，症见胸闷，胸痛，心悸；冠心病，心绞痛属上述证候者
临床应用	胸痹：因瘀血闭阻心脉所致。症见胸部疼痛，痛处不移，入夜更甚，心悸不宁，舌黯红，脉沉细涩；冠心病心绞痛见上述证候者
制剂与规格	银丹心泰滴丸[保(乙)]：每 10 丸重 0.35g
用法与用量	口服或舌下含服。一次 10 丸，一日 3 次，疗程 4 周；或遵医嘱
注意事项	尚不明确
禁忌	尚不明确
不良反应	尚不明确
特殊人群用药	肝功能、肾功能不全患者：尚不明确 儿童：尚不明确 老年人：尚不明确 妊娠与哺乳期妇女：尚不明确
药典	
其他推荐依据	汪洋，王可. 银丹心泰滴丸联合常规方案治疗冠心病心绞痛（血瘀证）的临床观察［J］. 中医药导报，2015，21（11）：77-79.

续　表

■ 药品名称	银杏酮酯滴丸　Yinxing Tongzhi Diwan
□ 其他名称	傲士
药物组成	银杏酮酯，辅料为聚乙二醇 6000
功能与主治	活血化瘀通络。用于血瘀型胸痹及血瘀型轻度脑动脉硬化引起的眩晕；冠心病，心绞痛
临床应用	胸痹：多因瘀血闭阻心脉所致。症见胸部疼痛，痛处不移，入夜更甚，心悸不宁，舌黯红，脉沉细涩。冠心病心绞痛见上述证候者 眩晕：因瘀血阻于脑窍，脑络失养所致。症见头晕目眩，阵发头痛，痛处固定不移，脉弦而涩，舌紫苔薄；脑动脉硬化见上述证候者
制剂与规格	银杏酮酯滴丸【保(乙)】：滴丸，每丸含银杏酮酯 10mg
用法与用量	口服。一次 4 丸，一日 3 次
注意事项	1. 心力衰竭者、孕妇及过敏体质者慎用 2. 严格按照说明书用法用量使用，需要长期用药者，应在医师指导下使用 3. 对于有出血倾向或使用抗凝血、抗血小板治疗的患者，应在医师指导下使用本品 4. 含有银杏叶的制剂可能会增加出血的风险，围手术期时应由医师评估后使用 5. 药品性状发生改变时禁止使用 6. 请将此药品放在儿童不能接触的地方
禁忌	对本品及所含成分过敏者禁用
不良反应	1. 胃肠系统：恶心、呕吐、口干、腹胀、腹痛、腹部不适、胃酸过多等 2. 神经系统：头晕、头痛等 3. 皮肤及其附件：皮疹、瘙痒等 4. 心血管系统：胸闷、心悸等 5. 其他：乏力、过敏或过敏样反应等
特殊人群用药	肝功能、肾功能不全患者：尚不明确 儿童：尚不明确 老年人：尚不明确 妊娠与哺乳期妇女：孕妇慎用
药典	
其他推荐依据	艾民，颜昌福，夏福纯，等. 银杏酮酯滴丸对冠心病 PCI 术后患者的临床疗效观察［J］. 中国心血管病研究，2016，14（11）：1035-1037.
■ 药品名称	银盏心脉滴丸　Yinzhan Xinmai Diwan
药物组成	灯盏细辛、丹参、银杏叶、艾片
功能与主治	苗医：转呼西蒙，蒙柯：蒙修，纳英，洗抢给，娘埋对运罗 中医：活血化瘀，通脉止痛。用于瘀血闭阻引起的冠心病心绞痛，症见胸闷，胸痛，心悸，气短等
临床应用	胸痹：由瘀阻心脉所致，症见胸部憋闷疼痛，甚则胸痛彻背，痛处固定不移，入夜尤甚，心悸气短，舌质紫暗，脉弦涩；冠心病心绞痛见上述证候者

制剂与规格	银盏心脉滴丸[保(乙)]：每丸重 25mg
用法与用量	口服或舌下含服。一次 10 丸，一日 3 次；或遵医嘱
注意事项	1. 过敏体质慎用 2. 饮食宜清淡、低盐、低脂，食勿过饱。忌食生冷、辛辣、油腻之品，忌烟酒、浓茶 3. 在治疗期间，心绞痛持续发作，宜加用硝酸酯类药。若出现剧烈心绞痛，心肌梗死，或见气促、汗出、面色苍白者，应及时急诊救治
禁忌	脑出血急性期、月经期及有出血倾向者禁用
不良反应	尚不明确
特殊人群用药	肝功能、肾功能不全患者：尚不明确 儿童：尚不明确 老年人：尚不明确 妊娠与哺乳期妇女：妊娠期妇女慎用
药典	
其他推荐依据	高瑛子，刘庆杰. 银盏心脉滴丸联合曲美他嗪治疗对冠心病心绞痛患者运动耐量的影响 [J].中西医结合心血管病杂志，2015，3（11）：129-130.
■ 药品名称	养心达瓦依米西克蜜膏　Yangxin Dawayimixike Migao
药物组成	檀香、紫檀香、人工麝香、西红花、天竺黄、熏鲁香、牛舌草花、蚕茧、珍珠、沉香、金箔、银箔、肉桂、盒果藤、苹果、余甘子、香青兰、马齿苋子、琥珀、松罗、欧矢车菊根、芫荽子、玫瑰花、豆蔻、小檗果、大叶补血草等
功能与主治	增强支配器官的功能，健胃爽神。用于心胸作痛，心悸，胃虚，视弱及神经衰弱
临床应用	胸痹：由瘀阻心脉所致，症见胸部憋闷疼痛，甚则胸痛彻背，痛处固定不移，入夜尤甚，心悸气短，舌质紫黯，脉弦涩；冠心病心绞痛见上述证候者
制剂与规格	养心达瓦依米西克蜜膏[保(乙)]：35g×1 瓶/盒
用法与用量	口服。一次 3g，一日 2 次
注意事项	运动员慎用
禁忌	尚不明确
不良反应	尚不明确
特殊人群用药	肝功能、肾功能不全患者：尚不明确 儿童：尚不明确 老年人：尚不明确 妊娠与哺乳期妇女：孕妇慎用
药典	
其他推荐依据	阿斯亚吾甫尔，努尔买买提. 维药养心达瓦依米西克治疗冠心病心绞痛临床观察 [C]. 全国第四次中医科研方法学暨花生枝叶治疗失眠症研究成果汇报学术研讨会，2010.

续 表

■ 药品名称	复方高滋斑片　Fufang Gaoziban Pian
药物组成	牛舌草、欧矢车菊根、檀香、大叶补血草、香青兰、家独行菜子、紫苏子、牛舌草花、蚕茧、薰衣草、芫荽子
功能与主治	强心健脑，安神，通脉。用于异常黑胆质性心悸、失眠、头晕、头痛、神经衰弱、高血压等
临床应用	头风头痛：由肝阳上亢、肾阳不足、气虚血瘀导致的头晕头痛，失眠多梦，心悸烦躁，气郁叹息，脉弦；神经衰弱、燥郁、高血压见上述证候者
制剂与规格	复方高滋斑片^[保(乙)]：12 片×2 板
用法与用量	口服。一次 4~6 片，一日 2 次
注意事项	尚不明确
禁忌	尚不明确
不良反应	尚不明确
特殊人群用药	肝功能、肾功能不全患者：尚不明确 儿童：尚不明确 老年人：尚不明确 妊娠与哺乳期妇女：孕妇慎用
药典	
其他推荐依据	地里夏提·斯依提，阿力甫·吐尔地，再娜甫·赛甫里. 复方高滋斑片治疗 115 例高血压病的临床疗效观察 ［C］. 中国南方国际心血管病学术会议专刊，2010.
■ 药品名称	刺五加注射液　Ciwujia Zhusheye
药物组成	刺五加
功能与主治	平补肝肾，益精壮骨。用于肝肾不足所致的短暂性脑缺血发作，脑动脉硬化，脑血栓形成，脑栓塞等。亦用于冠心病，心绞痛合并神经衰弱和围绝经期综合征等
临床应用	胸痹：因肝肾不足，瘀血阻滞所致。症见胸闷，心区刺痛，心烦易怒，腰膝酸软，舌红少津，苔薄或剥，脉细数或结代；冠心病心绞痛、心脏神经官能症见上述证候者
制剂与规格	刺五加注射液^[保(乙)]：每瓶 100ml（含总黄酮 300mg）
用法与用量	静脉滴注：一次 300~500mg，一日 1~2 次
注意事项	1. 用药前要认真询问患者的过敏史，对过敏体质者应慎用，如确需使用应注意监护 2. 严禁混合配伍，谨慎联合用药。本品应单独使用，禁忌与其他药物混合配伍使用。谨慎联合用药，如确需与其他药物联合使用时应更换输液器或使用适当溶媒冲洗输液器至无上组药物残留，并应参考其他药物的半衰期谨慎考虑联合用药的间隔时间以及药物相互作用等问题 3. 严格掌握用法用量及疗程，不得超过剂量使用，要严格按体重计算用量

续　表

	4. 静脉滴注时滴速过快可产生血管的疼痛感，静脉滴注本品应遵循先慢后快的原则。开始滴注时应为 20 滴/分钟，15~20 分钟后，患者无不适，可改为 40~50 滴/分钟，并注意监护患者有无不良反应发生。 5. 使用本品时应控制药液温度，建议尽可能接近体温 6. 加强用药监护。用药过程中，应密切观察用药反应，特别是开始 30 分钟，如出现过敏反应，应立即停药，采用积极救治措施，进行解救 7. 首次使用本品应密切注意观察，一旦出现皮疹、瘙痒、面部潮红，特别是出现心悸、胸闷、呼吸困难、咳嗽等症状应立即停药，及时给予脱敏治疗 8. 对老人、肝功能、肾功能异常者和初次使用中药注射剂的患者应慎重使用，加强监护。对长期使用的在每疗程间要有一定的时间间隔 9. 应严格按照本品适应证范围使用 10. 如发现药液颜色变深、变浅、有异物、产生沉淀或浑浊、漏气、玻璃瓶有细微裂纹禁止使用
禁忌	1. 对本品有过敏史的患者禁止使用 2. 高敏体质或对同类产品有严重过敏史者禁止使用 3. 本品严禁混合配伍使用 4. 哮喘及肺源性心脏病患者使用本品有病情加重的风险，此类患者禁止使用
不良反应	1. 静脉滴注过程中偶见轻微血管疼痛，减慢滴速后疼痛感可消失 2. 药物热：偶见全身发热、寒战 3. 皮肤反应：多发生于首次用药，少数发生连续用药数天以后。多表现为全身性，但以头面部、颈部以及胸部为甚，均伴有程度不等的瘙痒、面部潮红，部分伴有轻中度胸闷、烦躁、呼吸困难、恶心、呕吐、腹痛、口唇麻木等表现，停药或常规处理即可恢复 4. 过敏性休克：一般于注射后数秒至 5 分钟内发生，先是局部瘙痒、皮疹，继而心悸、恶心、呕吐、发热、胸闷、烦躁、呼吸困难、血压稍降低或升高、腹痛、口唇麻木和肢体抽搐，并发急性肺水肿、视物模糊，个别出现呼吸、心搏骤停，过敏性休克甚至死亡 5. 消化系统：恶心、腹痛、腹泻、呕吐等，停药或常规处理即可恢复 6. 循环系统：血管疼痛、血压升高，并伴有心慌、胸闷、头痛、头晕，甚至视物模糊、手足搐动、心力衰竭等个别导致心动过速、心悸、诱发心绞痛，停药后对症治疗均能恢复 7. 神经系统：意识丧失、头晕、头痛。偶见眼部胀痛 8. 呼吸系统：过敏性哮喘、咳嗽。个别首次静脉滴注给药 5~30 分钟出现频繁咳嗽、憋喘、心悸、咽痒、不能平卧，双肺满布哮鸣音，及时处理均迅速缓解 9. 其他：偶见育龄妇女泌乳
特殊人群用药	肝功能、肾功能不全患者：应慎重使用，加强监护。对长期使用的在每疗程间要有一定的时间间隔 儿童：尚不明确 老年人：应慎重使用，加强监护。对长期使用的在每疗程间要有一定的时间间隔 妊娠与哺乳期妇女：尚不明确，偶见育龄妇女泌乳
药典	
其他推荐依据	钟朝晖，李万华. 刺五加注射液治疗冠心病心绞痛随机对照试验的 Meta 分析 [J]. 中国药业，2007，16 (15)：5-6.
■ 药品名称	**益心丸**　Yixin Wan
药物组成	红参、牛角尖粉、蟾酥、冰片、红花、人工牛黄、附片（黑顺片）、人工麝香、三七、安息香、珍珠

续 表

功能与主治	益气温阳，活血止痛。用于心气不足，心阳不振、瘀血闭阻所致的胸痹，症见胸闷心痛，心悸气短、畏寒肢冷、乏力自汗；冠心病心绞痛见上述证候者
临床应用	胸痹：因瘀血闭阻而致，症见心胸绞痛、刺痛，痛有定处，入夜尤甚，胸闷，心悸气短，畏寒肢冷，乏力自汗，舌质紫黯或有瘀斑，脉弦涩或结代；冠心病心绞痛见上述证候者
制剂与规格	益心丸^[保(乙)]：丸剂，每 10 丸重 0.22g
用法与用量	舌下含服或吞服。一次 1~2 丸，一日 1~2 次
注意事项	月经期慎用。运动员慎用
禁忌	孕妇禁用
不良反应	尚不明确
特殊人群用药	肝功能、肾功能不全患者：尚不明确 儿童：尚不明确 老年人：尚不明确 妊娠与哺乳期妇女：孕妇禁用
药典	Chin. P.
其他推荐依据	郭志华，易似红，毛以林，等. 益心丸治疗充血性心力衰竭的临床研究 [J]. 中华中医药杂志，2001，16（1）：44-46.
■ 药品名称	**麝香保心丸　Shexiang Baoxin Wan**
药物组成	人工麝香、人参提取物、人工牛黄、肉桂、苏合香、蟾酥、冰片
功能与主治	芳香温通，益气强心。用于气滞血瘀所致的胸痹，症见心前区疼痛、固定不移；心肌缺血所致的心绞痛、心肌梗死见上述证候者
临床应用	胸痹：由气滞血瘀，脉络闭塞所致。症见胸痹，胸闷，心前区疼痛，痛处固定不移，舌质黯红或紫，脉弦涩；冠心病心绞痛、心肌梗死见上述证候者
制剂与规格	麝香保心丸^[基,保(甲)]：丸剂，每丸 22.5mg
用法与用量	口服。一次 1~2 丸，一日 3 次；或症状发作时服用
注意事项	1. 本品建议饭后服用 2. 脾胃虚弱者慎用 3. 哺乳期妇女慎用 4. 过敏体质者慎用 5. 运动员慎用 6. 不宜与藜芦、五灵脂、赤石脂同用 7. 药品性状发生改变时禁止使用 8. 请将此药品放在儿童不能接触的地方
禁忌	孕妇及对本品过敏者禁用
不良反应	恶心、呕吐、腹胀、腹痛、腹泻、便秘、口干、舌下含服口腔麻木、头晕、头痛、皮疹、瘙痒、乏力、心悸、潮红等，有寒战、呼吸困难、过敏反应个案病例报告

续　表

特殊人群用药	肝功能、肾功能不全患者：根据一项治疗稳定型冠心病的 2674 例多中心随机对照试验，麝香保心丸组与安慰剂组肝功能、肾功能不良反应发生率无统计学差异 儿童：尚不明确 老年人：根据一项治疗稳定型冠心病的 2674 例多中心的随机对照试验，老年患者（平均年龄 63.8 岁）按说明书用法用量服药不良反应与成年人无统计学差异 妊娠与哺乳期妇女：孕妇禁用；哺乳期妇女慎用
药典	Chin. P.
其他推荐依据	［1］Ge JB, Fan W H, Zhou J M, et al. Efficacy and safety of Shexiang Baoxin pill（MUSKARDIA）in patients with stable coronary artery disease：a multicenter, double-blind, placebo-controlled phase IV randomized clinical trial ［J］. Chinese Medical Journal, 2021, 134. ［2］国家卫生计生委合理用药专家委员会，中国药师协会. 冠心病合理用药指南（第 2 版）［J］. 中国医学前沿杂志：电子版，2018, 10（6）：130.

第二十八章

手术预防用抗菌药物

第一节　抗菌药物预防性应用的基本原则*

一、非手术患者抗菌药物的预防性应用

（一）预防用药目的

预防特定病原菌所致的或特定人群可能发生的感染。

（二）预防用药基本原则

1. 用于尚无细菌感染征象但暴露于致病菌感染的高危人群。

2. 预防用药适应证和抗菌药物选择应基于循证医学证据。

3. 应针对一种或二种最可能细菌的感染进行预防用药，不宜盲目地选用广谱抗菌药或多药联合预防多种细菌多部位感染。

4. 应限于针对某一段特定时间内可能发生的感染，而非任何时间可能发生的感染。

5. 应积极纠正导致感染风险增加的原发疾病或基础状况。可以治愈或纠正者，预防用药价值较大；原发疾病不能治愈或纠正者，药物预防效果有限，应权衡利弊决定是否预防用药。

6. 以下情况原则上不应预防使用抗菌药物：普通感冒、麻疹、水痘等病毒性疾病；昏迷、休克、中毒、心力衰竭、肿瘤、应用肾上腺皮质激素等患者；留置导尿管、留置深静脉导管以及建立人工气道（包括气管插管或气管切口）患者。

（三）对某些细菌性感染的预防用药指征与方案

在某些细菌性感染的高危人群中，有指征的预防性使用抗菌药物，预防对象和推荐预防方案，见附录1：抗菌药物在预防非手术患者某些特定感染中的应用。此外，严重中性粒细胞缺乏（ANC≤0.1×10^9/L）持续时间超过7天的高危患者和实体器官移植及造血干细胞移植的患者，在某些情况下也有预防用抗菌药物的指征，但由于涉及患者基础疾病、免疫功能状态、免疫抑制剂等药物治疗史等诸多复杂因素，其预防用药指征及方案需参阅相关专题文献。

二、围手术期抗菌药物的预防性应用

围手术期抗菌药物预防用药，应根据手术切口类别（表1-1）、手术创伤程度、可能的污染细菌种类、手术持续时间、感染发生机会和后果严重程度、抗菌药物预防效果的循证医学证据、对细菌耐药性的影响和经济学评估等因素，综合考虑决定是否预防用抗菌药物。但抗菌药物的预防性应用并不能代替严格的消毒、灭菌技术和精细的无菌操作，也不能代替术中保温和血糖控制等其他预防措施。

---

*内容引自：《关于印发抗菌药物临床应用指导原则（2015年版）的通知》（国卫办医发〔2015〕43号）

1. 清洁手术（Ⅰ类切口）：手术脏器为人体无菌部位，局部无炎症、无损伤，也不涉及呼吸道、消化道、泌尿生殖道等人体与外界相通的器官。手术部位无污染，通常不需预防用抗菌药物。但在下列情况时可考虑预防用药：①手术范围大、手术时间长、污染机会增加；②手术涉及重要脏器，一旦发生感染将造成严重后果者，如头颅手术、心脏手术等；③异物植入手术，如人工心瓣膜植入、永久性心脏起搏器放置、人工关节置换等；④有感染高危因素如高龄、糖尿病、免疫功能低下（尤其是接受器官移植者）、营养不良等患者。

2. 清洁-污染手术（Ⅱ类切口）：手术部位存在大量人体寄殖菌群，手术时可能污染手术部位引致感染，故此类手术通常需预防用抗菌药物。

3. 污染手术（Ⅲ类切口）：已造成手术部位严重污染的手术。此类手术需预防用抗菌药物。

4. 污秽-感染手术（Ⅳ类切口）：在手术前即已开始治疗性应用抗菌药物，术中、术后继续，此不属预防应用范畴。

表1-1　手术切口类别

切口类别	定义
Ⅰ类切口（清洁手术）	手术不涉及炎症区，不涉及呼吸道、消化道、泌尿生殖道等人体与外界相通的器官
Ⅱ类切口（清洁-污染手术）	上、下呼吸道，上、下消化道，泌尿生殖道手术，或经以上器官的手术，如经口咽部手术、胆道手术、子宫全切除术、经直肠前列腺手术，以及开放性骨折或创伤手术等
Ⅲ类切口（污染手术）	造成手术部位严重污染的手术，包括：手术涉及急性炎症但未化脓区域；胃肠道内容物有明显溢出污染；新鲜开放性创伤但未经及时扩创；无菌技术有明显缺陷如开胸、心脏按压者
Ⅳ类切口（污秽-感染手术）	有失活组织的陈旧创伤手术；已有临床感染或脏器穿孔的手术

注：1. 本指导原则均采用以上分类。而目前我国在病案首页中将手术切口分为Ⅰ类、Ⅱ类、Ⅲ类，其Ⅰ类与本指导原则中Ⅰ类同，Ⅱ类相当于本指导原则中Ⅱ、Ⅲ类，Ⅲ类相当于本指导原则中Ⅳ类。参考本指导原则时应注意两种分类的区别。

　　2. 病案首页0类系指体表无切口或经人体自然腔道进行的操作以及经皮腔镜操作，其预防用药参考附录3。

（三）抗菌药物品种选择

1. 根据手术切口类别、可能的污染菌种类及其对抗菌药物敏感性、药物能否在手术部位达到有效浓度等综合考虑。

2. 选用对可能的污染菌针对性强、有充分的预防有效的循证医学证据、安全、使用方便及价格适当的品种。

3. 应尽量选择单一抗菌药物预防用药，避免不必要的联合使用。预防用药应针对手术路径中可能存在的污染菌。如心血管、头颈、胸腹壁、四肢软组织手术和骨科手术等经皮肤的手术，通常选择针对金黄色葡萄球菌的抗菌药物。结肠、直肠和盆腔手术，应选用针对肠道革兰阴性菌和脆弱拟杆菌等厌氧菌的抗菌药物。

4. 头孢菌素过敏者，针对革兰阳性菌可用万古霉素、去甲万古霉素、克林霉素；针对革兰阴性杆菌可用氨曲南、磷霉素或氨基糖苷类。

5. 对某些手术部位感染会引起严重后果者，如心脏人工瓣膜置换术、人工关节置换术等，若术前发现有耐甲氧西林金黄色葡萄球菌（MRSA）定植的可能或者该机构MRSA发生率高，可选用万古霉素、去甲万古霉素预防感染，但应严格控制用药持续时间。

6. 不应随意选用广谱抗菌药物作为围手术期预防用药。鉴于国内大肠埃希菌对氟喹诺酮类药物耐药率高，应严格控制氟喹诺酮类药物作为外科围手术期预防用药。

7. 常见围手术期预防用抗菌药物的品种选择，见附录2：抗菌药物在围手术期预防应用的品种选择。

（四）给药方案

1. 给药方法：给药途径大部分为静脉输注，仅有少数为口服给药。静脉输注应在皮肤、黏膜切开前 0.5~1 小时内或麻醉开始时给药，在输注完毕后开始手术，保证手术部位暴露时局部组织中抗菌药物已达到足以杀灭手术过程中沾染细菌的药物浓度。万古霉素或氟喹诺酮类等由于需输注较长时间，应在手术前 1~2 小时开始给药。

2. 预防用药维持时间：抗菌药物的有效覆盖时间应包括整个手术过程。手术时间较短（＞2小时）的清洁手术术前给药一次即可。如手术时间超过 3 小时或超过所用药物半衰期的 2 倍以上，或成人出血量超过 1500ml，术中应追加一次。清洁手术的预防用药时间不超过 24 小时，心脏手术可视情况延长至 48 小时。清洁-污染手术和污染手术的预防用药时间亦为 24 小时，污染手术必要时延长至 48 小时。过度延长用药时间并不能进一步提高预防效果，且预防用药时间超过 48 小时，耐药菌感染机会增加。

三、侵入性诊疗操作患者的抗菌药物的预防应用

随着放射介入和内镜诊疗等微创技术的快速发展和普及，我国亟待规范诊疗操作患者的抗菌药物预防应用。根据现有的循证医学证据、国际有关指南推荐和国内专家的意见，对部分常见特殊诊疗操作的预防用药提出了建议，见附录 3：特殊诊疗操作抗菌药物预防应用的建议。

第二节　第一代头孢菌素类

■ 药品名称	头孢唑林　Cefazolin
适应证	本品为第一代头孢菌素。除肠球菌、MRSA 外，对其他革兰阳性球菌均有良好抗菌活性；对部分大肠埃希菌、奇异变形杆菌、肺炎克雷伯菌有抗菌活性。也用于外科手术预防用药
制剂与规格	注射用头孢唑林钠[保(甲)]：①0.5g[基]；②1g[基]；③1.5g；④2g
用法与用量	静脉给药，常规单次剂量 1~2g
注意事项	青霉素过敏者、有胃肠道疾病史者慎用
禁忌	对头孢菌素过敏者及有青霉素过敏性休克或即刻反应史者禁用
不良反应	不良反应有肝功能、肾功能损害、药物热、药疹等
特殊人群用药	肝功能、肾功能不全患者：肝功能、肾功能不全者慎用；肾功能减退者首剂量 0.5g，并应按肌酐清除率调节用量和给药间隔 儿童：不推荐用于新生儿 老年人：老年患者宜适当减量或延长给药间隔 妊娠与哺乳期妇女：孕期、哺乳期用药需权衡利弊
药典	USP、Eur. P.、Chin. P.
国家处方集	CNF
其他推荐依据	

续　表

■ 药品名称	头孢拉定　Cefradine
适应证	第一代头孢菌素，适用于外科手术预防用药
制剂与规格	注射用头孢拉定：①0.5g；②1.0g
用法与用量	静脉给药，常规单次剂量 1~2g
注意事项	应用头孢拉定的患者以硫酸铜法测定尿糖时可出现假阳性反应
禁忌	对头孢菌素过敏者及有青霉素过敏性休克或即刻反应史者禁用
不良反应	恶心、呕吐、腹泻、上腹部不适等胃肠道反应较为常见
特殊人群用药	肝功能、肾功能不全患者：头孢拉定主要经肾排出，肾功能减退者需减少剂量或延长给药间期 儿童：慎用 老年人：肾功能减退的老年患者应当减少剂量或延长给药时间 妊娠与哺乳期妇女：孕妇及哺乳期妇女慎用，妊娠安全性分级为 B 级，哺乳期妇女应用时需权衡利弊
药典	USP、Eur. P.、Chin. P.
国家处方集	CNF
其他推荐依据	

■ 药品名称	头孢硫脒　Cefathiamidine
适应证	第一代头孢菌素，适用于外科手术预防用药
制剂与规格	注射用头孢硫脒[保(乙)]：①0.5g；②1.0g；③2.0g
用法与用量	静脉滴注：一次 2g，一日 2~4 次
注意事项	1. 有胃肠道疾病史者，特别是溃疡性结肠炎、局限性肠炎或抗生素相关性结肠炎者应慎用 2. 应用本品的患者抗球蛋白试验可出现阳性
禁忌	对头孢菌素类抗生素过敏者或对青霉素过敏性休克者禁用
不良反应	偶见荨麻疹、哮喘、瘙痒、寒战、高热、血管神经性水肿、非蛋白氮、ALT 及 AST 升高
特殊人群用药	肝功能、肾功能不全患者：肾功能减退者须适当减量 老年人：老年患者肾功能减退，应用时须适当减量 妊娠与哺乳期妇女：妊娠早期妇女慎用；哺乳妇女使用需权衡利弊
药典	Chin. P.
国家处方集	CNF
其他推荐依据	

■ 药品名称	头孢西酮钠　Cefazedone Sodium
适应证	第一代头孢菌素，适用于外科手术预防用药。本品对金黄色葡萄球菌、凝固酶阴性葡萄球菌、肺炎链球菌、β-溶血链球菌等革兰阳性菌具有良好的抗菌活性

续 表

制剂与规格	注射用头孢西酮钠：①0.5g；②1.0g
用法与用量	静脉注射或静脉滴注：成人，一日1~4g，分2~3次用药；4周以上儿童，一日50mg/kg，分2~3次用药
注意事项	青霉素过敏者慎用
禁忌	对本品或其他头孢菌素类抗生素过敏者禁用；早产儿及新生儿禁用
不良反应	发热、皮疹、红斑等过敏反应
特殊人群用药	肝功能、肾功能不全患者：肾功能不全者慎用 儿童：早产儿及新生儿禁用 妊娠与哺乳期妇女：孕妇、哺乳期妇女用药要权衡利弊
药典	
国家处方集	韩国抗生物质医药品基准（韩抗基）
其他推荐依据	

■ 药品名称	头孢替唑钠　Ceftezole Sodium
适应证	第一代头孢菌素，适用于外科手术预防用药。本品对革兰阳性菌，尤其是球菌，包括产青霉素酶和不产生青霉素酶的金黄色葡萄球菌、化脓性链球菌、肺炎球菌、B组溶血性链球菌、草绿色链球菌、表皮葡萄球菌，以及白喉杆菌、炭疽杆菌皆比较敏感
制剂与规格	注射用头孢替唑钠：①0.5g；②0.75g；③1.0g；④1.5g；⑤2.0g
用法与用量	静脉给药：成人，一次0.5~4g，一日2次。儿童，一日20~80mg/kg（按体重），分1~2次静脉给药
注意事项	青霉素过敏者慎用
禁忌	对本品或其他头孢菌素类抗生素过敏者禁用；对利多卡因或酰基苯胺类局部麻醉剂有过敏史者禁用本品肌注
不良反应	少见过敏反应，如皮疹、荨麻疹、皮肤发红、瘙痒、发热等；偶见血肌酐升高；罕见严重肾功能异常、粒细胞减少、白细胞减少等
特殊人群用药	肝功能、肾功能不全患者：肾功能不全者慎用 妊娠与哺乳期妇女：孕妇、哺乳期妇女用药要权衡利弊
药典	Chin. P.
国家处方集	日本抗生物质医药品基准（日抗基）
其他推荐依据	

第三节 第二代头孢菌素类

■ 药品名称	头孢呋辛钠 Cefuroxime Sodium
适应证	第二代头孢菌素，适用于颅脑手术，周围血管外科手术，胃十二指肠手术，阑尾手术，结、直肠手术，肝胆系统手术，胸外科手术、心脏大血管手术，泌尿外科手术，应用人工植入物的骨科手术，妇科手术的预防用药
制剂与规格	注射用头孢呋辛钠：①0.25g[基]；②0.5g[基]；③0.75g[基]；④1.0g；⑤1.5g[基]；⑥2.0g；⑦2.25g；⑧2.5g；⑨3.0g
用法与用量	静脉给药：常规单次剂量1.5g
注意事项	1. 对青霉素类药物过敏者，慎用 2. 使用时应注意监测肾功能，特别是对接受高剂量的重症患者 3. 肾功能不全者应减少一日剂量 4. 头孢呋辛能引起抗生素相关性肠炎，应警惕。抗生素相关性肠炎诊断确立后，应给予适宜的治疗。轻度者停药即可，中、重度者应给予液体、电解质、蛋白质补充，并需选用对梭状芽胞杆菌有效的抗生素类药物治疗 5. 有报道少数患儿使用本品时出现轻、中度听力受损
禁忌	对头孢菌素过敏者及有青霉素过敏性休克史者禁用
不良反应	过敏反应（皮疹、瘙痒、荨麻疹等），局部反应（血栓性静脉炎），胃肠道反应（腹泻，恶心、抗生素相关性肠炎等）等
特殊人群用药	肝功能、肾功能不全患者：严重肝功能、肾功能不全者慎用 儿童：5岁以下小儿禁用 老年人：老年患者口服本药，不必根据年龄调整剂量 妊娠与哺乳期妇女：妊娠安全性分级为 B 级；哺乳妇女用药应权衡利弊，如需使用，应暂停哺乳
药典	USP、Eur. P.、Chin. P.
国家处方集	CNF
其他推荐依据	
■ 药品名称	头孢替安 Cefotiam
适应证	第二代头孢菌素，适用于颅脑手术，周围血管外科手术，胃十二指肠手术，阑尾手术，结、直肠手术，肝胆系统手术，胸外科手术、心脏大血管手术，泌尿外科手术，应用人工植入物的骨科手术，妇科手术的预防用药
制剂与规格	注射用盐酸头孢替安[保(乙)]：①0.5g；②1g
用法与用量	静脉给药：常规单次剂量为1~2g
注意事项	1. 有胃肠道疾病史者，特别是溃疡性结肠炎、局限性肠炎或抗生素相关性结肠炎者慎用 2. 本品可引起血象改变，严重时应立即停药

续　表

禁忌	对头孢菌素过敏者及有青霉素过敏性休克史者禁用
不良反应	偶见过敏、胃肠道反应、血象改变及一过性 AST 及 ALT 升高；可致肠道菌群改变，造成维生素 B 和维生素 K 缺乏；偶可致继发感染；大量静脉注射可致血管和血栓性静脉炎
特殊人群用药	肝功能、肾功能不全患者：肾功能不全者应减量并慎用 儿童：早产儿和新生儿使用本药的安全性尚未确定 老年人：老年患者用药剂量应按其肾功能减退情况酌情减量 妊娠与哺乳期妇女：孕妇或可能已妊娠的妇女、哺乳妇女应权衡利弊后用药
药典	USP、Eur. P.、Chin. P.
国家处方集	CNF
其他推荐依据	
■ 药品名称	头孢西丁　Cefoxitin
适应证	第二代头孢菌素，适用于颅脑手术，周围血管外科手术，胃十二指肠手术，阑尾手术，结、直肠手术，肝胆系统手术，胸外科手术、心脏大血管手术，泌尿外科手术，应用人工植入物的骨科手术，妇科手术的预防用药
制剂与规格	注射用头孢西丁钠[保(乙)]：①1g；②2g
用法与用量	静脉给药：常规单次剂量为 1~2g
注意事项	1. 青霉素过敏者慎用 2. 肾功能损害者及有胃肠疾病史（特别是结肠炎）者慎用 3. 本品与氨基糖苷类抗生素配伍时，会增加肾毒性
禁忌	对头孢菌素过敏者及有青霉素过敏性休克史者禁用
不良反应	最常见的为局部反应，静脉注射后可出现血栓性静脉炎，肌内注射后可有局部硬结压痛；偶见变态反应、低血压、腹泻等
特殊人群用药	儿童：3 个月以内婴儿不宜使用本药 妊娠与哺乳期妇女：妊娠安全性分级为 B 级；哺乳妇女应权衡利弊后用药
药典	USP、Eur. P.、Chin. P.
国家处方集	CNF
其他推荐依据	
■ 药品名称	头孢美唑　Cefmetazole
适应证	第二代头孢菌素，适用于颅脑手术，周围血管外科手术，胃十二指肠手术，阑尾手术，结、直肠手术，肝胆系统手术，胸外科手术、心脏大血管手术，泌尿外科手术，应用人工植入物的骨科手术，妇科手术的预防用药
制剂与规格	注射用头孢美唑钠[保(乙)]：①1g；②2g
用法与用量	静脉给药：常规单次剂量 1~2g

续　表

注意事项	1. 下述患者慎用：对青霉素类抗生素有过敏史者，或双亲、兄弟姐妹等亲属属于过敏体质者，严重肾损害者（有可能出现血药浓度升高、半衰期延长），经口摄食不足患者或非经口维持营养者、全身状态不良者（通过摄食，可能出现维生素K缺乏）等 2. 给药期间及给药后至少1周内避免饮酒
禁忌	对本品有过敏性休克史者禁用
不良反应	过敏反应（如皮疹、瘙痒、荨麻疹、红斑、发热），罕见休克、肝功能异常等
特殊人群用药	肝功能、肾功能不全患者：严重肝功能、肾功能障碍者慎用 儿童：早产儿、新生儿慎用 老年人：慎用 妊娠与哺乳期妇女：慎用
药典	USP、Eur. P.、Chin. P.
国家处方集	CNF
其他推荐依据	

第四节　第三代头孢菌素类

■ 药品名称	头孢曲松　Ceftriaxone
适应证	第三代头孢菌素，适用于颅脑手术，结、直肠手术，有反复感染史患者的肝胆系统手术，胸外科手术，应用人工植入物的骨科手术，妇科手术的预防用药
制剂与规格	注射用头孢曲松钠[保(甲)]：①0.25g；②0.5g；③0.75g；④1.0g；⑤1.5g；⑥2.0g；⑦3.0g；⑧4.0g
用法与用量	静脉给药：成人，每24小时1~2g或每12小时0.5~1g，最高剂量一日4g；小儿常用量，一日20~80mg/kg（按体重）
注意事项	1. 对青霉素过敏患者应用本品时应根据患者情况充分权衡利弊后决定。有青霉素过敏性休克或即刻反应者，不宜再选用头孢菌素类 2. 有胃肠道疾病史者，特别是溃疡性结肠炎、局限性肠炎或抗生素相关性结肠炎（头孢菌素类很少产生抗生素相关性肠炎）者应慎用
禁忌	1. 禁用于对本品及其他头孢菌素抗生素过敏的患者。有青霉素过敏性休克史的患者避免应用本品 2. 头孢曲松不得用于高胆红素血症的新生儿和早产儿的治疗，体外研究显示头孢曲松可从血清蛋白结合部位取代胆红素，从而引起这些患者的胆红素脑病 3. 在新生儿中，不得与补钙治疗同时进行，否则可能导致头孢曲松的钙盐沉淀的危险
不良反应	胃肠道反应、过敏反应等

续　表

特殊人群用药	儿童：出生体重＜2kg 的新生儿使用本药的安全性尚未确定。本药可将胆红素从血清白蛋白上置换下来，患有高胆红素血症的新生儿（尤其是早产儿），应避免使用本药 老年人：除非患者虚弱、营养不良或有重度肾功能损害时，老年人应用头孢曲松一般不需调整剂量 妊娠与哺乳期妇女：妊娠安全性分级为 B 级；哺乳期妇女权衡利弊后应用
药典	USP、Eur. P.、Chin. P.
国家处方集	CNF
其他推荐依据	

■ 药品名称	头孢噻肟　Cefotaxime
适应证	第三代头孢菌素，适用于颅脑手术，结、直肠手术，有反复感染史患者的肝胆系统手术，胸外科手术，应用人工植入物的骨科手术，妇科手术的预防用药
制剂与规格	注射用头孢噻肟钠^[保(甲)]：①0.5g；②1g；③2g
用法与用量	静脉给药： 成人：一日 2~6g，分 2~3 次给药 儿童：新生儿，一次 50mg/kg；7 日内新生儿，每 12 小时 1 次；7~28 日新生儿，每 8 小时 1 次
注意事项	1. 有胃肠道疾病者慎用 2. 用药前须确定是否需进行过敏试验 3. 本品与氨基糖苷类抗生素不可同瓶滴注
禁忌	对头孢菌素过敏者及有青霉素过敏性休克史者禁用
不良反应	不良反应发生率低（3%~5%），包括皮疹和药物热、静脉炎、腹泻、恶心、呕吐、食欲缺乏等
特殊人群用药	肝功能、肾功能不全患者：严重肾功能减退患者应用本药时须根据肌酐清除率调整剂量 儿童：婴幼儿不宜做肌内注射 老年人：老年患者应根据肾功能适当减量 妊娠与哺乳期妇女：妊娠安全性分级为 B 级；哺乳期妇女用药时宜暂停哺乳
药典	USP、Eur. P.、Chin. P.
国家处方集	CNF
其他推荐依据	

■ 药品名称	头孢哌酮　Cefoperazone
适应证	第三代头孢菌素，适用于有反复感染史患者的肝胆系统手术的预防用药
制剂与规格	注射用头孢哌酮钠：①0.5g；②1.0g；③1.5g；④2.0g
用法与用量	成人：一次 1~2g，每 12 小时 1 次 儿童：一日 50~200mg/kg，分 2~3 次给药
注意事项	1. 肝病、胆道梗阻严重或同时有肾功能减退者，用药剂量应予以适当调整 2. 部分患者可引起维生素 K 缺乏和低凝血酶原血症，用药期间应进行出血时间、凝血酶原时间监测
禁忌	对头孢菌素过敏者及有青霉素过敏性休克史者禁用

不良反应	皮疹较为多见；少数患者尚可发生腹泻、腹痛；嗜酸性粒细胞增多，轻度中性粒细胞减少；暂时导性 AST 及 ALT、碱性磷酸酶、尿素氮或血肌酐升高等
特殊人群用药	儿童：新生儿和早产儿用药须权衡利弊 妊娠与哺乳期妇女：妊娠安全性分级为 B 级；哺乳期妇女用药时宜暂停哺乳
药典	USP、Eur. P.、Chin. P.
国家处方集	CNF
其他推荐依据	
■ 药品名称	头孢哌酮舒巴坦
适应证	第三代头孢菌与含 β-内酰胺酶抑制剂适用于有反复感染史患者的肝胆系统手术的预防用药
制剂与规格	注射用头孢哌酮钠舒巴坦钠 （1：1）[保(乙)]：①1.0g；②2.0g
用法与用量	成人：一次 2~4g，每 12 小时 1 次
注意事项	接受 β-内酰胺类或头孢菌素类抗生素治疗的患者可发生严重的及偶可发生的致死性过敏反应。一旦发生过敏反应，应立即停药并给予适当的治疗
禁忌	对头孢菌素过敏者及有青霉素过敏性休克史者禁用
不良反应	皮疹较为多见；少数患者尚可发生腹泻、腹痛；嗜酸性粒细胞增多，轻度中性粒细胞减少；暂时性 AST 及 ALT、碱性磷酸酶、尿素氮或血肌酐升高等
特殊人群用药	肝功能、肾功能不全患者：根据患者情况调整用药剂量 儿童：新生儿和早产儿用药须权衡利弊 老年人：老年人呈生理性的肝功能、肾功能减退，因此应慎用本药并需调整剂量 妊娠与哺乳期妇女：妊娠安全性分级为 B 级；哺乳期妇女用药时宜暂停哺乳
药典	USP、Eur. P.、Chin. P.
国家处方集	CNF
其他推荐依据	

第五节　其他类别抗菌药

■ 药品名称	环丙沙星　Ciprofloxacin
适应证	适用于泌尿外科手术预防用药
制剂与规格	环丙沙星注射液[保(甲)]：100ml：0.2g 环丙沙星葡萄糖注射液[保(乙)]：100ml：0.2g 乳酸环丙沙星注射液：①100ml：0.1g；②100ml：0.2g；③250ml：0.25g 乳酸环丙沙星 0.9%氯化钠注射液：①100ml：0.2g；②200ml：0.4g 注射用乳酸环丙沙星：①0.2g；②0.4g

续 表

用法与用量	一次 0.1~0.2g，每 12 小时 1 次
注意事项	1. 宜空腹服用 2. 患中枢神经系统疾病者（如癫痫、脑动脉硬化患者）慎用
禁忌	对环丙沙星及任何一种氟喹诺酮类药过敏的患者禁用；孕妇、哺乳期妇女及 18 岁以下者禁用
不良反应	胃肠道反应较为常见，可表现为腹部不适或疼痛、腹泻、恶心或呕吐；中枢神经系统反应可有头晕、头痛、嗜睡或失眠；过敏反应有皮疹、皮肤瘙痒、面部潮红、胸闷等
特殊人群用药	肝功能、肾功能不全患者：慎用 儿童：18 岁以下患者禁用 老年人：应减量给药 妊娠与哺乳期妇女：禁用
药典	USP、Eur. P.、Chin. P.
国家处方集	CNF
其他推荐依据	
■ 药品名称	甲硝唑　Metronidazole
适应证	适用于经口咽部黏膜切口的大手术，阑尾手术，结、直肠手术，涉及阴道的妇科手术
制剂与规格	甲硝唑注射液[保(甲)]：①20ml∶100mg；②100ml∶0.2g；③100ml∶0.5g；④250ml∶0.5g；⑤250ml∶1.25g 甲硝唑葡萄糖注射液[保(乙)]：250ml，内含甲硝唑 0.5g、葡萄糖 12.5g 注射用甲硝唑磷酸二钠：0.915g
用法与用量	静脉给药：常规单次剂量 0.5g
注意事项	1. 出现运动失调或其他中枢神经系统症状时应停药 2. 用药期间应戒酒，饮酒后出现腹痛、呕吐、头痛等症状
禁忌	对本药或其他硝基咪唑类药物过敏或有过敏史者、活动性中枢神经系统疾病者、血液病者、妊娠及哺乳期妇女禁用
不良反应	1. 消化系统：恶心、呕吐、食欲缺乏、腹部绞痛，一般不影响治疗 2. 神经系统：头痛、眩晕，偶有感觉异常、肢体麻木、共济失调、多发性神经炎等，大剂量可致抽搐 3. 少数病例发生荨麻疹、面部潮红、瘙痒、膀胱炎、排尿困难、口中金属味及白细胞减少等，均属可逆性，停药后自行恢复
特殊人群用药	肝功能、肾功能不全患者：肝功能不全患者慎用 老年人：老年患者应注意监测血药浓度并调整剂量 妊娠与哺乳期妇女：孕妇及哺乳期妇女禁用，妊娠安全性分级为 B 级
药典	USP、Eur. P.、Chin. P.
国家处方集	CNF
其他推荐依据	

续　表

■ 药品名称	克林霉素　Clindamycin
适应证	适用于对 β-内酰胺类抗菌药物过敏者，预防葡萄球菌、链球菌感染的外科手术
制剂与规格	盐酸克林霉素注射液[保(甲)]：①4ml：0.3g；②8ml：0.6g；③2ml：0.3g 注射用盐酸克林霉素[保(甲)]：0.5g 克林霉素磷酸酯注射液[保(甲)]：①2ml：0.3g；②4ml：0.6g 注射用克林霉素磷酸酯[保(甲)]：①0.3g；②0.6g；③1.2g
用法与用量	静脉给药：常规单次剂量 0.6~0.9g
注意事项	1. 有胃肠疾病或病史者，特别是溃疡性结肠炎、克罗恩病或假膜性肠炎患者、有哮喘或其他过敏史者慎用 2. 本品不能透过血-脑脊液屏障，故不能用于脑膜炎 3. 不同细菌对本品的敏感性可有相当大的差异，故药敏试验有重要意义
禁忌	本品与林可霉素有交叉耐药性，对克林霉素或林可霉素有过敏史者禁用
不良反应	1. 消化系统：恶心、呕吐、食欲缺乏、腹部绞痛，一般不影响治疗 2. 血液系统：偶可发生白细胞计数减少、中性粒细胞减少、嗜酸性粒细胞增多和血小板减少等 3. 少数病例发生荨麻疹、潮红、瘙痒、膀胱炎、排尿困难、口中金属味及白细胞计数减少等，均属可逆性，停药后自行恢复
特殊人群用药	肝功能、肾功能不全患者：肝功能不全者、严重肾功能障碍者慎用 儿童：新生儿禁用，4 岁以内儿童慎用，16 岁以内儿童应用应注意重要器官功能监测 老年人：老年患者用药时需密切观察 妊娠与哺乳期妇女：孕妇应用需充分权衡利弊，FDA 妊娠安全性分级为 B 级；哺乳期妇女慎用，用药时宜暂停哺乳
药典	USP、Eur. P.、Chin. P.
国家处方集	CNF
其他推荐依据	
■ 药品名称	氨曲南　Aztreonam
适应证	适用于对 β-内酰胺类抗菌药物过敏者，预防革兰阴性杆菌感染的外科手术
制剂与规格	注射用氨曲南[保(乙)]：①0.5g；②1.0g；③2.0g
用法与用量	静脉给药：常规单次剂量为 1~2g
注意事项	1. 氨曲南与青霉素之间无交叉过敏反应，但对青霉素、头孢菌素过敏及过敏体质者仍需慎用 2. 有不同程度的抗生素相关性肠炎
禁忌	对氨曲南有过敏史者禁用
不良反应	常见为恶心、呕吐、腹泻及皮肤过敏反应等
特殊人群用药	老年人：老年人用药剂量应按其肾功能减退情况酌情减量 妊娠与哺乳期妇女：妊娠安全性分级为 B 级，哺乳期妇女使用时应暂停哺乳

续　表

药典	USP、Eur. P.、Chin. P.
国家处方集	CNF
其他推荐依据	
■ 药品名称	万古霉素　Vancomycin
适应证	适用于耐甲氧西林葡萄球菌检出率高的医疗机构进行工人材料植入手术（如人工心脏瓣膜置换、永久性心脏起搏器置入、人工关节置换等）预防感染
制剂与规格	注射用盐酸万古霉素[保(乙)]：①0.5g（50万U）；②1.0g（100万U）
用法与用量	静脉给药：一次1g，每12小时给药1次
注意事项	1. 听力减退或有耳聋病史者慎用 2. 不宜肌内注射，静脉滴注时尽量避免药液外漏，且应经常更换注射部位，滴速不宜过快 3. 在治疗过程中应监测血药浓度
禁忌	对万古霉素过敏者，严重肝功能、肾功能不全者，孕妇及哺乳期妇女禁用
不良反应	休克、过敏样症状、急性肾功能不全等
特殊人群用药	肝功能、肾功能不全患者：严重肝功能、肾功能不全者禁用 儿童：儿童（尤其是低体重出生儿、新生儿）应监测血药浓度，慎重给药 老年人：老年患者确有指征使用时必须调整剂量或调整用药间隔 妊娠与哺乳期妇女：禁用
药典	USP、Eur. P.、Chin. P.
国家处方集	CNF
其他推荐依据	
■ 药品名称	去甲万古霉素　Norvancomycin
适应证	适用于耐甲氧西林葡萄球菌检出率高的医疗机构进行工人材料植入手术（如人工心脏瓣膜置换、永久性心脏起搏器置入、人工关节置换等）预防感染
制剂与规格	注射用盐酸去甲万古霉素[保(乙)]：①0.4g（40万U）；②0.8g（80万U）
用法与用量	静脉给药：一次400~800mg，每12小时给药1次
注意事项	1. 听力减退或有耳聋病史者慎用 2. 不可肌内注射或静脉注射 3. 治疗期间应定期检查听力，检查尿液中蛋白、管型、细胞数及测定尿相对密度等
禁忌	对本药或万古霉素类抗生素过敏者禁用
不良反应	可出现皮疹、恶心、静脉炎等；可引致耳鸣、听力减退、肾功能损害等
特殊人群用药	肝功能、肾功能不全患者：肾功能不全患者慎用，如有应用指征时需在治疗药物浓度监测下，根据肾功能减退程度减量应用 儿童：新生儿、婴幼儿用药必须充分权衡利弊

续 表

	老年人：用于老年患者有引起耳毒性与肾毒性的危险（听力减退或丧失）。老年患者即使肾功能测定在正常范围内，使用时应采用较小治疗剂量 妊娠与哺乳期妇女：妊娠期患者避免应用；哺乳期妇女慎用
药典	Chin. P.
国家处方集	CNF
其他推荐依据	

注：1. Ⅰ类切口手术常用预防抗菌药物为第一代头孢菌素：头孢唑林或头孢拉定等

2. Ⅰ类切口手术常用预防抗菌药物单次使用剂量：头孢唑林 1~2g；头孢拉定 1~2g；头孢呋辛 1.5g；头孢曲松 1~2g；甲硝唑 0.5g；其他详见具体药品表单。头孢菌素应在 30 分钟内滴完

3. 对 β-内酰胺类抗菌药物过敏者，可选用克林霉素预防葡萄球菌、链球菌感染，可选用氨曲南预防革兰阴性杆菌感染。必要时可联合使用

4. 耐甲氧西林葡萄球菌检出率高的医疗机构，如进行人工材料植入手术（如人工心脏瓣膜置换、永久性心脏起搏器置入、人工关节置换等），也可选用万古霉素或去甲万古霉素预防感染

第二十九章

治疗用抗菌药物

第一节 青霉素类

■ 药品名称	青霉素 Benzylpenicillin
适应证	1. 适用于溶血性链球菌、肺炎链球菌、不产青霉素酶葡萄球菌的感染；炭疽、破伤风、气性坏疽等梭状芽胞杆菌感染及梅毒、钩端螺旋体病、回归热、白喉。与氨基糖苷类药物联合用于治疗草绿色链球菌心内膜炎。亦可用于流行性脑脊髓膜炎、放线菌病、淋病、樊尚咽峡炎、莱姆病、鼠咬热、李斯特菌病、除脆弱拟杆菌以外的厌氧菌感染 2. 风湿性心脏病或先天性心脏病患者手术前预防用药
制剂与规格	注射用青霉素钠[保(甲)]：①0.12g（2万U）；②0.24g（40万U）[基]；③0.48g（80万U）[基]；④0.6g（100万U）；⑤0.96g（160万U）[基]；⑥2.4g（400万U） 注射用青霉素钾[保(甲)]：①0.125g（20万U）；②0.25g（40万U）[基]；③0.5g（80万U）[基]；④0.625g（100万U）
用法与用量	肌内注射：成人，一日（80~200）万U，分3~4次给药；小儿，2.5万U/kg（按体重），每12小时给药1次 静脉滴注：成人，一日（200~2000）万U，分2~4次给药；小儿，每日（5~20）万U/kg（按体重），分2~4次给药
注意事项	1. 应用前询问药物过敏史并进行青霉素皮肤试验 2. 对一种青霉素过敏者可能对其他青霉素类药物、青霉胺过敏，有哮喘、湿疹、花粉症、荨麻疹等过敏性疾病患者应慎用 3. 大剂量使用时应定期检测电解质
禁忌	有青霉素类药物过敏史或青霉素皮肤试验阳性患者禁用
不良反应	青霉素过敏反应较常见，包括荨麻疹等各类皮疹、白细胞计数减少、间质性肾炎、哮喘发作等和血清病样反应
特殊人群用药	肝功能、肾功能不全患者：轻、中度肾功能损害者使用常规剂量不需减量，严重肾功能损害者应延长给药间隔或调整剂量 妊娠与哺乳期妇女：妊娠期妇女给药属FDA妊娠风险B级；哺乳期妇女用药时宜暂停哺乳
药典	USP、Eur. P.、Chin. P.
国家处方集	CNF
其他推荐依据	

■ 药品名称	青霉素 V　Phenoxymethylpenicillin
适应证	1. 青霉素敏感菌株所致的轻、中度感染，包括链球菌所致的扁桃体炎、咽喉炎、猩红热、丹毒等 2. 肺炎球菌所致的支气管炎、肺炎、中耳炎、鼻窦炎及敏感葡萄球菌所致的皮肤软组织感染等 3. 螺旋体感染和作为风湿热复发和感染性心内膜炎的预防用药
制剂与规格	青霉素 V 钾片[保(甲)]：①100 万 U；②60 万 U；③0.25g（40 万 U）；④0.5g（80 万 U）
用法与用量	口服： 成人：①链球菌感染，一次 125~250mg，每 6~8 小时 1 次，疗程 10 日；肺炎球菌感染，一次 250~500mg，每 6 小时 1 次，疗程至退热后至少 2 日；葡萄球菌感染、螺旋体感染，一次 250~500mg，每 6~8 小时 1 次；预防风湿热复发，一次 250mg，一日 2 次；预防心内膜炎，在拔牙或上呼吸道手术前 1 小时口服 2g，6 小时后再加服 1g（27kg 以下小儿剂量减半） 小儿：一次 2.5~9.3mg/kg（按体重），每 4 小时 1 次；或一次 3.75~14mg/kg，每 6 小时 1 次；或一次 5~18.7mg/kg，每 8 小时 1 次
注意事项	1. 对头孢菌素类药物过敏者及有哮喘、湿疹、花粉症、荨麻疹等过敏性疾病患者应慎用 2. 患者一次开始服用前，必须先进行青霉素皮试 3. 长期或大剂量服用者，应定期检查肝、肾、造血系统功能和检测血清钾或钠
禁忌	青霉素皮试阳性反应者、对青霉素类药物过敏者及传染性单核细胞增多症患者禁用
不良反应	常见恶心、呕吐、上腹部不适、腹泻等胃肠道反应及黑毛舌；皮疹、荨麻疹等过敏反应
特殊人群用药	肝功能、肾功能不全患者：肾功能减退者应根据血浆肌酐清除率调整剂量或给药间期 老年人：老年患者应根据肾功能情况调整用药剂量或用药间期 妊娠与哺乳期妇女：妊娠期妇女给药属 FDA 妊娠风险 B 级；哺乳期妇女慎用或用药时暂停哺乳
药典	USP、Eur. P.
国家处方集	CNF
其他推荐依据	
■ 药品名称	普鲁卡因青霉素　Procaine Benzylpenicillin
适应证	1. 与青霉素相仿，但由于血药浓度较低，故仅限于青霉素高度敏感病原体所致的轻、中度感染，如 A 组链球菌所致的扁桃体炎、猩红热、肺炎链球菌肺炎、青霉素敏感金黄色葡萄球菌所致皮肤软组织感染、樊尚咽峡炎等 2. 可用于治疗钩端螺旋体病、回归热和早期梅毒等
制剂与规格	注射用普鲁卡因青霉素[保(乙)]：①40 万 U [普鲁卡因青霉素 30 万 U，青霉素钠（钾）10 万 U]；②80 万 U [普鲁卡因青霉素 60 万 U，青霉素钠（钾）20 万 U]
用法与用量	肌内注射：每次（40~80）万 U，每日 1~2 次
注意事项	1. 哮喘、湿疹、花粉症、荨麻疹等过敏性疾病患者应慎用本品 2. 应用前需详细询问药物过敏史并进行青霉素、普鲁卡因皮肤试验
禁忌	有青霉素类药物或普鲁卡因过敏史者禁用；青霉素或普鲁卡因皮肤试验阳性患者禁用
不良反应	过敏反应（如荨麻疹、间质性肾炎、白细胞减少等）；赫氏反应；二重感染等

续 表

特殊人群用药	妊娠与哺乳期妇女：妊娠期妇女给药属 FDA 妊娠风险 B 级；哺乳期妇女用药时宜暂停哺乳
药典	USP、Eur. P.、Chin. P.
国家处方集	CNF
其他推荐依据	
■ 药品名称	苄星青霉素　Benzathine Benzylpenicillin
适应证	用于预防风湿热、治疗各期梅毒也可用于控制链球菌感染的流行
制剂与规格	注射用苄星青霉素[基,保(甲)]：①30 万 U；②60 万 U；③120 万 U
用法与用量	肌内注射：成人，一次（60~120）万 U，2~4 周 1 次；小儿，一次（30~60）万 U，2~4 周 1 次
注意事项	同青霉素
禁忌	有青霉素类药物过敏史者或青霉素皮肤试验阳性患者禁用
不良反应	过敏反应（同青霉素）；二重感染等
特殊人群用药	妊娠与哺乳期妇女：妊娠期妇女给药属 FDA 妊娠风险 B 级；哺乳期妇女用药时宜暂停哺乳
药典	USP、Eur. P.、Chin. P.
国家处方集	CNF
其他推荐依据	
■ 药品名称	阿莫西林　Amoxicillin
适应证	适用于治疗敏感菌所致的下列感染：①中耳炎、鼻窦炎、咽炎、扁桃体炎等上呼吸道感染；②急性支气管炎、肺炎等下呼吸道感染；③泌尿、生殖道感染；④皮肤、软组织感染；⑤适用于治疗急性单纯性淋病；⑥尚可用于治疗伤寒、伤寒带菌者及钩端螺旋体病；⑦亦可与克拉霉素、兰索拉唑联合治疗幽门螺杆菌感染
制剂与规格	阿莫西林片[基,保(甲)]：①0.125g；②0.25g 阿莫西林胶囊[基,保(甲)]：①0.125g；②0.25g 阿莫西林克拉维酸钾干混悬剂[基,保(甲)]：袋装，①0.125g；②0.25g。瓶装，①1.25g；②2.5g 阿莫西林颗粒[保(甲)]：125mg 注射用阿莫西林钠：①0.5g；②2g
用法与用量	口服：成人，一次 0.5g，每6~8 小时 1 次，日剂量不超过4g；小儿，每日 20~40mg/kg（按体重），每8 小时 1 次；3 个月以下婴儿，一日 30mg/kg，每 12 小时 1 次 肌内注射或稀释后静脉滴注：成人，一次 0.5~1g，每6~8 小时 1 次；小儿，一日 50~100mg/kg，分3~4 次给药 肾功能不全时剂量：肌酐清除率为 10~30ml/min 者，一次 0.25~0.50g，每 12 小时 1 次；肌酐清除率<10ml/min 者，一次 0.25~0.50g，每 24 小时 1 次 透析时剂量：每次血液透析后应补充给予 1g 剂量
注意事项	1. 巨细胞病毒感染、淋巴细胞白血病、淋巴瘤等患者不宜使用

续　表

	2. 传染性单核细胞增多症患者应避免使用
	3. 哮喘、湿疹、花粉症、荨麻疹等过敏性疾病史者慎用
禁忌	有青霉素类药物过敏史者或青霉素皮肤试验阳性患者禁用
不良反应	恶心、呕吐、腹泻及抗生素相关性肠炎等胃肠道反应；皮疹、药物热和哮喘等过敏反应；贫血、血小板减少、嗜酸性粒细胞增多等
特殊人群用药	肝功能、肾功能不全患者：肾功能严重损害者慎用 老年人：老年人用药时可能需要调整剂量 妊娠与哺乳期妇女：妊娠期妇女应仅在确有必要时应用本品；由于乳汁中可分泌少量阿莫西林，哺乳期妇女服用后可能导致婴儿过敏
药典	Eur. P、Chin. P.
国家处方集	CNF
其他推荐依据	
■ 药品名称	磺苄西林　Sulbenicillin
适应证	适用于敏感的铜绿假单胞菌、某些变形杆菌属以及其他敏感革兰阴性菌所致肺炎、尿路感染、复杂性皮肤软组织感染和败血症等。对本品敏感菌所致腹腔感染、盆腔感染宜与抗厌氧菌药物联合应用
制剂与规格	注射用磺苄西林钠：1.0g∶100万U
用法与用量	静脉滴注或静脉注射： 成人：中度感染，一日剂量8g，重症感染或铜绿假单胞菌感染时剂量需增至一日20g，分4次静脉给药 儿童：根据病情每日80~300mg/kg（按体重），分4次给药
注意事项	1. 使用本品前需详细询问药物过敏史并进行青霉素皮肤试验，呈阳性反应者禁用 2. 对一种青霉素过敏者可能对其他青霉素类药物、青霉胺过敏
禁忌	有青霉素类药物过敏史者或青霉素皮肤试验阳性患者禁用
不良反应	过敏反应较常见，包括皮疹、发热等，偶见过敏性休克，一旦发生须就地抢救，保持气道畅通、吸氧并给予肾上腺素、糖皮质激素等治疗措施；恶心、呕吐等胃肠道反应；实验室检查异常包括白细胞或中性粒细胞减少，ALT及AST一过性增高等
特殊人群用药	肝功能、肾功能不全患者：严重肝功能、肾功能不全者慎用 妊娠与哺乳期妇女：妊娠期妇女应仅在确有必要时应用本品
药典	Chin. P.
国家处方集	CNF
其他推荐依据	
■ 药品名称	替卡西林　Ticarcillin
适应证	对大肠埃希菌、奇异变形杆菌、普通变形杆菌等肠杆菌属、流感嗜血杆菌、沙门菌属、铜绿假单胞菌等具有良好的抗菌活性。①适用于治疗敏感菌所致的下呼吸道感染、骨和骨关节感染、皮肤及软组织感染、尿路感染及败血症等；②与氨基糖苷类、喹诺酮类等抗菌药

续　表

	联用，可用于治疗铜绿假单胞菌所致感染
制剂与规格	注射用替卡西林钠：①0.5g；②1g；③3g；④6g
用法与用量	成人：肌内注射，泌尿系统感染，一次1g，一日4次；静脉给药，一日200~300mg/kg，分次给药 儿童：静脉给药，一日200~300mg/kg，分次给药。婴儿，一日225mg/kg，分次给药；7日龄以下新生儿，一日150mg/kg，分次给药
注意事项	对头孢菌素过敏者、凝血功能异常者慎用
禁忌	对本品或其他青霉素类过敏者禁用
不良反应	低钾血症及出血时间延长；皮疹、瘙痒、药物热等过敏反应较多见
特殊人群用药	肝功能、肾功能不全患者：严重肝功能、肾功能不全者慎用 妊娠与哺乳期妇女：妊娠期妇女慎用，妊娠安全性分级为B级；哺乳期妇女慎用
药典	USP、Eur. P.
国家处方集	CNF
其他推荐依据	
■ 药品名称	**注射用哌拉西林　Piperacillin for Injection**
适应证	1. 治疗铜绿假单胞菌和敏感革兰阴性杆菌所致的各种感染，如败血症、尿路感染、呼吸道感染、胆道感染、腹腔感染、盆腔感染以及皮肤、软组织感染等 2. 与氨基糖苷类药联用治疗粒细胞减少症免疫缺陷患者的感染
制剂与规格	注射用哌拉西林钠（按哌拉西林计）[基,保(甲)]：①0.5g；②1g；③2g
用法与用量	成人：中度感染，一日8g，分2次给药；严重感染，一次3~4g，每6小时1次。一日最大剂量不可超过24g 儿童：①婴幼儿和12岁以下儿童，一日100~200mg/kg；②新生儿：体重<2kg者，出生后第1周内，一次50mg/kg，每12小时1次；1周以上，一次50mg/kg，每8小时1次；体重2kg以上者，出生后第1周内，一次50mg/kg，每8小时1次；1周以上，一次50mg/kg，每6小时1次
注意事项	1. 有出血史者，溃疡性结肠炎、克罗恩病或假膜性肠炎者，体弱者慎用 2. 哌拉西林不可加入碳酸氢钠溶液中静脉滴注
禁忌	对青霉素、头孢菌素或其他β-内酰胺类抗生素过敏或有过敏史者禁用
不良反应	青霉素类药物过敏反应较常见；局部注射部位疼痛、血栓性静脉炎等；腹泻、稀便、恶心、呕吐等
特殊人群用药	肝功能、肾功能不全患者：慎用 儿童：12岁以下儿童的用药安全性剂量尚未正式确定，应慎用 老年人：慎用 妊娠与哺乳期妇女：妊娠期妇女应仅在确有必要时才能使用本药，妊娠安全性分级为B级；哺乳期妇女用药应权衡利弊或暂停哺乳
药典	USP、Eur. P.、Chin. P.

续　表

国家处方集	CNF
其他推荐依据	
■ 药品名称	**注射用阿洛西林　Azlocillin for Injection**
适应证	敏感的革兰阳性及革兰阴性菌（包括铜绿假单胞菌）所致的呼吸道、泌尿道、生殖器官、胆道、胃肠道、败血症、脑膜炎、心内膜炎等严重感染，手术、烧伤后感染，骨、皮肤及软组织感染
制剂与规格	注射用阿洛西林钠[保(乙)]：①0.5g；②1g；③2g；④3g
用法与用量	成人：一日6~10g，严重病例可增至10~16g，分2~4次滴注 儿童：一次75mg/kg，一日2~4次 婴儿及新生儿：一次100mg/kg，一日2~4次
注意事项	同美洛西林
禁忌	对青霉素类抗生素过敏者禁用
不良反应	恶心、呕吐、腹泻及抗生素相关性肠炎等胃肠道反应；皮疹，药物热和哮喘等过敏反应
特殊人群用药	肝功能、肾功能不全患者：肾功能减退患者应适当降低用量 老年人：老年患者肾功能减退，须调整剂量 妊娠与哺乳期妇女：妊娠安全性分级为B级；哺乳期妇女应权衡利弊用药
药典	Pol. P.
国家处方集	CNF
其他推荐依据	

第二节　头孢菌素类

一、第一代头孢菌素类

■ 药品名称	**注射用头孢唑林钠　Cefazolin Sodium for Injection**
适应证	第一代头孢菌素。除肠球菌、MRSA外，对其他革兰阳性球菌均有良好抗菌活性；对部分大肠埃希菌、奇异变形杆菌、肺炎克雷伯菌有抗菌活性。 临床用于敏感菌所致的呼吸道、尿路感染，皮肤软组织、骨和关节、肝胆系统感染，心内膜炎、败血症，眼、耳、鼻、咽喉部感染；也用于外科手术预防用药
制剂与规格	注射用头孢唑林钠：①0.5g；②1g；③1.5g；④2g
用法与用量	1. 肌内注射、静脉注射、静脉滴注：一次0.5~1.0g，一日2~4次。严重感染可增至一日6g，分2~4次静脉给予。儿童一日量为50~100mg/kg，分2~3次给予 2. 外科手术预防用药：术前0.5~1小时给药1g，手术超过6小时者术中加用0.5~1.0g，术后每6~8小时给药0.5~1.0g致术后24小时

续　表

注意事项	1. 对青霉素过敏或过敏体质者慎用 2. 交叉过敏反应：患者对一种头孢菌素或头霉素过敏者对其他头孢菌素或头霉素也可能过敏。患者对青霉素、青霉素衍生物或青霉胺过敏者也可能对头孢菌素或头霉素过敏 3. 头孢唑林与庆大霉素或其他肾毒性抗生素合用有增加肾损害的危险性 4. 静脉滴注：将本品用灭菌注射用水、氯化钠注射用水或葡萄糖注射液溶解后使用，当静脉滴注体积超过 100ml 时不用注射用水 5. 配置后的溶液应避光保存。室温保存不得超过 48 小时
禁忌	对头孢菌素过敏者及有青霉素过敏性休克或即刻反应者禁用
不良反应	1. 静脉注射发生的血栓性静脉炎和肌内注射区疼痛均较头孢噻吩少而轻 2. 药疹发生率为 1.1%，嗜酸性粒细胞增多的发生率为 1.7%，偶有药物热
特殊人群用药	肝功能、肾功能不全患者：肝功能、肾功能不全者慎用。肾功能减退者首剂量 0.5g，并应按肌酐清除率调节用量和给药间隔 儿童：不推荐用于新生儿 老年人：老年患者宜适当减量或延长给药间隔 妊娠与哺乳期妇女：用药需权衡利弊
药典	USP、Eur. P.、Chin. P.
国家处方集	CNF
其他推荐依据	
■ 药品名称	头孢拉定　Cefradine
适应证	第一代头孢菌素。适用于治疗敏感菌所致的轻、中度感染，如急性咽炎、扁桃体炎、中耳炎、支气管炎急性发作、肺炎等呼吸道感染、泌尿生殖道感染及皮肤软组织感染等
制剂与规格	头孢拉定胶囊[基,保(甲)]：①0.25g；②0.5g 头孢拉定片[基,保(甲)]：①0.25g；②0.5g 头孢拉定颗粒[保(乙)]：①0.125g；②0.25g 头孢拉定干混悬剂：①0.125g；②0.25g；③1.5g；④3g 注射用头孢拉定[保(乙)]：①0.5g；②1g
用法与用量	成人：①口服给药，一次 0.25~0.50g，每 6 小时 1 次；严重感染时可增至一次 1g，一日最高剂量为 4g。②肌内注射及静脉给药，一次 0.5~1g，每 6 小时 1 次。一日最高剂量为 8g 儿童：①口服给药，一次 6.25~12.5mg/kg，每 6 小时 1 次。②肌内注射及静脉给药，1 周岁以上小儿，一次 12.5~25.0mg/kg，每 6 小时 1 次 肌酐清除率 > 20ml/min 时，其推荐剂量为每 6 小时 0.5g；肌酐清除率为 5~20ml/min 时，其剂量为每 6 小时 0.25g；肌酐清除率 < 5ml/min 时，其剂量为每 12 小时 0.25g
注意事项	应用头孢拉定的患者以硫酸铜法测定尿糖时可出现假阳性反应
禁忌	对头孢菌素过敏者及有青霉素过敏性休克或即刻反应史者禁用
不良反应	恶心、呕吐、腹泻、上腹部不适等胃肠道反应较为常见
特殊人群用药	肝功能、肾功能不全患者：头孢拉定主要经肾排出，肾功能减退者需减少剂量或延长给药间期

续　表

	儿童：慎用 老年人：肾功能减退的老年患者应适当减少剂量或延长给药时间 妊娠与哺乳期妇女：慎用。妊娠安全性分级为 B 级，哺乳期妇女应用时需权衡利弊
药典	USP、Eur. P.、Chin. P.
国家处方集	CNF
其他推荐依据	
■ 药品名称	注射用头孢硫脒　Cefathiamidine for Injection
适应证	第一代头孢菌素。用于敏感菌所引起呼吸系统、肝胆系统、五官、尿路感染及心内膜炎、败血症
制剂与规格	注射用头孢硫脒[保(乙)]：①0.5g；②1g；③2g
用法与用量	成人：①肌内注射，一次 1.5~1g，一日 4 次；②静脉滴注，一次 2g，一日 2~4 次 儿童：①肌内注射，一日 50~150mg/kg，分 3~4 次给药；②静脉滴注，一日 50~100mg/kg，分 2~4 次给药
注意事项	1. 有胃肠道疾病史者，特别是溃疡性结肠炎、局限性肠炎或抗生素相关性结肠炎者应慎用 2. 应用本品的患者抗球蛋白试验可出现阳性
禁忌	对头孢菌素类抗生素过敏者或对青霉素过敏性休克者禁用
不良反应	偶见荨麻疹、哮喘、瘙痒、寒战、高热、血管神经性水肿、非蛋白氮、ALT 及 AST 升高
特殊人群用药	肝功能、肾功能不全患者：肾功能减退者须适当减量 老年人：老年患者肾功能减退，应用时须适当减量 妊娠与哺乳期妇女：妊娠早期妇女慎用；哺乳期妇女慎用，用药需权衡利弊
药典	
国家处方集	CNF
其他推荐依据	
■ 药品名称	头孢氨苄　Cefalexin
适应证	第一代口服头孢菌素。用于金黄色葡萄球菌、大肠埃希菌、肺炎杆菌、流感杆菌等敏感菌所致的下列感染： 1. 扁桃体炎、扁桃体周炎、咽喉炎、支气管炎、肺炎、支气管扩张感染以及手术后胸腔感染 2. 急性及慢性肾盂肾炎、膀胱炎、前列腺炎及泌尿生殖系感染 3. 中耳炎、外耳炎、鼻窦炎 4. 上颌骨周炎、上颌骨骨膜炎、上颌骨骨髓炎、急性腭炎、牙槽脓肿、根尖性牙周炎、智齿周围炎、拔牙后感染 5. 睑腺炎、睑炎、急性泪囊炎 6. 毛囊炎、疖、丹毒、蜂窝织炎、脓疱、痈、痤疮感染、皮下脓肿、创伤感染、乳腺炎、淋巴管炎等

续　表

制剂与规格	头孢氨苄胶囊[基,保(甲)]：①125mg；②250mg 头孢氨苄片[基,保(甲)]：①125mg；②250mg 头孢氨苄颗粒[基,保(甲)]：①50mg；②125mg 头孢氨苄干混悬剂：1.5g 头孢氨苄泡腾片：125mg
用法与用量	成人：口服，一般剂量一次 250~500mg，每 6 小时 1 次。一日最高剂量为 4g。单纯性膀胱炎、单纯皮肤软组织感染以及链球菌咽峡炎，一次 500mg，每 12 小时 1 次 儿童：口服，一日 25~50mg/kg，一日 4 次。皮肤软组织感染及链球菌咽峡炎，一次 12.5~50mg/kg，每 12 小时 1 次
注意事项	有胃肠道疾病史者，特别是溃疡性结肠炎、局限性肠炎或抗生素相关性结肠炎者应慎用
禁忌	对头孢菌素过敏者及有青霉素过敏性休克或即刻反应史者禁用
不良反应	恶心、呕吐、腹泻和腹部不适较为多见；皮疹、药物热等过敏反应
特殊人群用药	肝功能、肾功能不全患者：慎用 儿童：6 岁以下小儿慎用 老年人：老年患者应根据肾功能情况调整用药剂量或用药间期 妊娠与哺乳期妇女：妊娠早期妇女慎用；哺乳妇女慎用，用药需权衡利弊
药典	USP、Eur. P.、Chin. P.
国家处方集	CNF
其他推荐依据	

■ 药品名称	头孢羟氨苄　Cefadroxil
适应证	第一代口服头孢菌素。主要用于敏感菌所致的尿路感染，呼吸道感染，皮肤软组织感染，骨关节感染
制剂与规格	头孢羟氨苄胶囊[保(乙)]：①0.125g；②0.25g；③0.5g 头孢羟氨苄片[保(乙)]：①0.125g；②0.25g 头孢羟氨苄颗粒[保(乙)]：①0.125g；②0.25g
用法与用量	成人：口服，一次 0.5~1.0g，一日 2 次。肾功能不全者首次给予 1g 负荷剂量，然后根据肌酐清除率（Ccr）调整剂量。Ccr 为 25~50ml/min 者，一次 0.5g，每 12 小时 1 次；Ccr 为 10~25ml/min 者，一次 0.5g，每 24 小时 1 次；Ccr 为 0~10ml/min 者，一次 0.5g，每 36 小时 1 次 儿童：口服，一次 15~20mg/kg，一日 2 次。A 组溶血性链球菌咽炎或扁桃体炎，一次 15mg/kg，每 12 小时 1 次，共 10 日
注意事项	有胃肠道疾病史者，特别是溃疡性结肠炎、局限性肠炎或抗生素相关性结肠炎者应慎用
禁忌	对头孢菌素过敏者及有青霉素过敏性休克或即刻反应史者禁用
不良反应	以恶心、上腹部不适等胃肠道反应为主；少数患者尚可发生皮疹等过敏反应
特殊人群用药	肝功能、肾功能不全患者：慎用 老年人：老年患者肾功能减退，用药时需调整剂量 妊娠与哺乳期妇女：妊娠安全性分级为 B 级；哺乳期妇女须权衡利弊后应用

药典	USP
国家处方集	CNF
其他推荐依据	

二、第二代头孢菌素类

■ 药品名称	头孢呋辛 Cefuroxim
适应证	第二代注射用头孢菌素。对革兰阳性球菌的活性与第一代头孢菌素相似或略差，但对葡萄球菌和革兰阴性杆菌产生的 β-内酰胺酶显得相当稳定 适用于治疗敏感菌或敏感病原体所致的下列感染：①呼吸系统感染；②泌尿生殖系统感染；③骨和关节感染；④皮肤软组织感染；⑤预防手术感染；⑥其他，如败血症、脑膜炎等严重感染
制剂与规格	注射用头孢呋辛钠[保(甲)]：①0.25g[基]；②0.5g[基]；③0.75g[基]；④1.0g；⑤1.5g[基]；⑥2.0g；⑦2.25g；⑧2.5g；⑨3.0g
用法与用量	深部肌内注射，静脉注射或滴注 成人：每8小时0.75~1.5g，疗程5~10日。对于生命受到威胁的感染或罕见敏感菌所引起的感染，每6小时1.5g；预防手术感染，术前0.5~1小时静脉注射1.5g，若手术时间过长，则每隔8小时静脉或肌内注射0.75g 儿童：3个月以上患儿，一日50~100mg/kg（按体重），分3~4次给药。重症感染，一日用量不低于0.1g/kg（按体重），但不能超过成人使用的最高剂量 肾功能不全患者应根据肌酐清除率调整
注意事项	1. 对青霉素药物过敏者慎用 2. 使用时应注意监测肾功能，特别是对接受高剂量的重症患者
禁忌	对头孢菌素过敏者及有青霉素过敏性休克史者禁用
不良反应	过敏反应（皮疹、瘙痒、荨麻疹等），局部反应（血栓性静脉炎），胃肠道反应（腹泻、恶心、抗生素相关性肠炎等）等
特殊人群用药	肝功能、肾功能不全患者：严重肝功能、肾功能不全者慎用 儿童：5岁以下小儿禁用 老年人：老年患者口服本药，不必根据年龄调整剂量 妊娠与哺乳期妇女：妊娠安全性分级为B级；哺乳妇女用药应权衡利弊，如需使用，应暂停哺乳
药典	USP、Eur. P.、Chin. P.
国家处方集	CNF
其他推荐依据	
■ 药品名称	注射用头孢替安 Cefotiam for Injection
适应证	第二代注射用头孢菌素。用于敏感菌所致的肺炎、支气管炎、胆道感染、腹膜炎、尿路感染以及手术和外伤所致的感染和败血症

续 表

制剂与规格	注射用盐酸头孢替安[保(乙)]：①0.5g；②1g
用法与用量	肌内注射或静脉给药： 成人：一日 1~2g，分 2~4 次给予；败血症时可增至一日 4g 儿童：一日 40~80mg/kg，分 3~4 次给予，重症感染时可增至一日 160mg/kg 肌酐清除率≥16.6ml/min 者，不需调整剂量；肌酐清除率＜16.6ml/min 者，每 6~8 小时用量应减为常用剂量的 75%
注意事项	1. 有胃肠道疾病史者，特别是溃疡性结肠炎、局限性肠炎或抗生素相关性结肠炎者慎用 2. 本品可引起血象改变，严重时应立即停药
禁忌	对头孢菌素过敏者及有青霉素过敏性休克史者禁用
不良反应	偶见过敏、胃肠道反应、血象改变及一过性 AST 及 ALT 升高；可致肠道菌群改变，造成维生素 B 和维生素 K 缺乏；偶可致继发感染；大量静脉注射可致血管和血栓性静脉炎
特殊人群用药	肝功能、肾功能不全患者：肾功能不全者应减量并慎用 儿童：早产儿和新生儿使用本药的安全性尚未确定 老年人：老年患者用药剂量应按其肾功能减退情况酌情减量 妊娠与哺乳期妇女：孕妇或可能妊娠的妇女、哺乳妇女应权衡利弊后用药
药典	USP、Jpn. P.
国家处方集	CNF
其他推荐依据	
■ 药品名称	头孢丙烯　Cefprozil
适应证	第二代口服头孢菌素。用于敏感菌所致的下列轻、中度感染： 1. 呼吸道感染，如化脓性链球菌性咽炎或扁桃体炎；肺炎链球菌、流感嗜血杆菌和卡他莫拉菌引起的中耳炎或急性鼻窦炎、急性支气管炎继发细菌感染和慢性支气管炎急性发作 2. 金黄色葡萄球菌（包括产青霉素酶菌株）和化脓性链球菌等引起的非复杂性皮肤和皮肤软组织感染
制剂与规格	头孢丙烯片[保(乙)]：①0.25；②0.5g 头孢丙烯分散片[保(乙)]：0.25g 头孢丙烯咀嚼片[保(乙)]：0.25g 头孢丙烯胶囊[保(乙)]：①0.125g；②0.25g 头孢丙烯颗粒[保(乙)]：0.125g 头孢丙烯干混悬剂：①0.125g；②0.75g；③1.5g；④3.0g
用法与用量	口服： 成人：呼吸道感染，一次 0.5g，一日 1~2 次；皮肤或皮肤软组织感染，一日 0.5g，分 1~2 次给药；严重病例，一次 0.5g，一日 2 次 儿童：①0.5~12 岁患儿：中耳炎，一次 15mg/kg，一日 2 次；急性鼻窦炎，一次 7.5mg/kg，一日 2 次；严重感染，一次 15mg/kg，一日 2 次。②2~12 岁患儿：急性扁桃体炎、咽炎，一次 7.5mg/kg，一日 2 次；皮肤或皮肤软组织感染，一次 20mg/kg，一日 1 次 肾功能不全时，根据肌酐清除率进行剂量调整。肝功能不全患者无需调整剂量

续　表

注意事项	1. 有青霉素过敏史者慎用。对青霉素类药物所致过敏性休克或其他严重过敏反应者不宜使用 2. 如发生过敏反应，应停止用药 3. 长期使用可诱发二重感染，尤其是抗生素相关性肠炎 4. 同时服用强利尿药治疗的患者使用头孢菌素应谨慎，因这些药物可能会对肾功能产生有害影响 5. 患有胃肠道疾病，尤其是肠炎患者慎用
禁忌	对头孢丙烯及其头孢菌素类过敏患者禁用
不良反应	1. 胃肠道反应：软便、腹泻、胃部不适、食欲减退、恶心、呕吐、嗳气等 2. 过敏反应，常见为皮疹、荨麻疹、嗜酸性粒细胞增多、药物热等。儿童发生过敏反应较成人多见，多在开始治疗后几天内出现，停药后几天内消失
特殊人群用药	儿童：慎用 老年人：65 岁以上老人使用本药，与健康成人志愿者对比，药物浓度-时间曲线下面积增高 35%~60%，肌酐清除率下降 40% 妊娠与哺乳期妇女：妊娠安全性分级为 B 级。哺乳妇女应慎用或暂停哺乳
药典	USP
国家处方集	CNF
其他推荐依据	
■ 药品名称	**注射用头孢尼西　Cefonicid for Injection**
适应证	适用于敏感菌引起的下列感染：下呼吸道感染、尿路感染、败血症、皮肤软组织感染、骨和关节感染，也可用于手术预防感染。在外科手术前单剂量注射 1g 头孢尼西可以减少由于手术过程中污染或潜在污染而导致的术后感染发生率。在剖宫产手术中使用头孢尼西（剪断脐带后）可以减少某些术后感染发生率
制剂与规格	注射用头孢尼西钠：①0.5g；②1.0g
用法与用量	肾功能正常患者： 1. 一般轻度至中度感染：成人每日剂量为 1g，每 24 小时 1 次；在严重感染或危及生命的感染中，可每日 2g，每 24 小时给药 1 次 2. 无并发症的尿路感染：每日 0.5g，每 24 小时 1 次 3. 手术预防感染：手术前 1 小时单剂量给药 1g，术中和术后没有必要再用。必要时如关节成形手术或开胸手术可重复给药 2 天；剖宫产手术中，应脐带结扎后才给予本品。疗程依病情而定 肾功能不全患者：对于肾功能损害患者使用本品必须严格依据患者的肾功能损害程度调整剂量。初始剂量为 7.5mg/kg，维持剂量应根据肌酐清除率进行调整，患者在进行透析之后，无需再追加剂量
注意事项	1. 有青霉素过敏史或其他药物过敏病史者应慎用。对麻醉药过敏患者禁止使用利多卡因作为溶剂 2. 本品治疗开始和治疗中可引起肠道紊乱，严重的导致假膜性肠炎，出现腹泻时应引起警惕。一旦出现，轻度停药即可，中、重度患者应给予补充电解质、蛋白质以及适当的抗生素（如万古霉素）治疗 3. 重症患者在大剂量给药或合用氨基糖苷类抗生素治疗时，必须经常注意肾功能情况

续 表

禁忌	对头孢菌素类抗生素过敏者禁用
不良反应	1. 对青霉素过敏患者也可能对本品过敏 2. 长期使用任何广谱抗生素都可能导致其他非敏感菌过度生长,可诱发二重感染
特殊人群用药	肝功能、肾功能不全患者:肾脏或肝脏损害患者在使用该药物时,应加倍小心
药典	USP、Eur. P.、Chin. P.
国家处方集	
其他推荐依据	
■ 药品名称	头孢克洛 Cefaclor
适应证	第二代口服头孢菌素。适用于敏感菌所致下列部位的轻、中度感染:呼吸系统感染、泌尿生殖系统感染、皮肤软组织感染、口腔科感染、眼科感染
制剂与规格	头孢克洛胶囊[保(乙)]:125mg;250mg 头孢克洛缓释胶囊[保(乙)]:187.5mg 头孢克洛片[保(乙)]:250mg 头孢克洛缓释片[保(乙)]:375mg 头孢克洛分散片[保(乙)]:①125mg;②375mg 头孢克洛颗粒[保(乙)]:①100mg;②125mg;③250mg 头孢克洛混悬液[保(乙)]:①30ml:0.75g;②60ml:1.5g
用法与用量	成人:口服,一次250mg,每8小时1次;较重的感染或敏感性较差的细菌引起的感染,剂量可加倍,但一日总量不超过4g 儿童:口服,一日20mg/kg,分3次(每8小时1次)给药,宜空腹服用;重症感染可增至一日40mg/kg,但一日总量不超过1g
注意事项	1. 对于有胃肠道病史(特别是结肠炎)的患者、使用抗生素(包括头孢菌素)要慎重 2. 长期使用的患者应细心观察,如发生二重感染,必须采取适当措施
禁忌	禁用于已知对头孢菌素类过敏者
不良反应	过敏反应(皮疹、瘙痒、荨麻疹等);腹泻等胃肠道反应
特殊人群用药	肝功能、肾功能不全患者:肾功能轻度不全者可不减量;肾功能中度和重度减退者的剂量应分别减为正常剂量的1/2和1/4 儿童:新生儿用药的安全性尚未确定 老年人:老年患者除虚弱、营养不良或严重肾功能损害外,一般不需要调整剂量 妊娠与哺乳期妇女:妊娠安全性分级为B级;哺乳期妇女应慎用或用药时暂停哺乳
药典	USP、Eur. P.、Chin. P.
国家处方集	CNF
其他推荐依据	
■ 药品名称	头孢呋辛酯 Cefuroxime Axetil
适应证	第二代口服头孢菌素。适用于溶血性链球菌、金黄色葡萄球菌(耐甲氧西林株除外)及流感嗜血杆菌、大肠埃希菌、肺炎克雷伯菌、奇异变形杆菌等肠杆菌科细菌敏感菌株所致成人

续　表

	急性咽炎或扁桃体炎、急性中耳炎、上颌窦炎、慢性支气管炎急性发作、急性支气管炎、单纯性尿路感染、皮肤软组织感染及无并发症淋病奈瑟菌性尿道炎和宫颈炎。儿童咽炎或扁桃体炎、急性中耳炎及脓疱病等
制剂与规格	头孢呋辛酯片[基,保(甲)]：①0.125g；②0.25g
用法与用量	口服： 成人：一般一日 0.5g；下呼吸道感染患者一日 1g；单纯性下尿路感染患者一日 0.25g。均分 2 次服用。单纯性淋球菌尿道炎单剂疗法剂量为 1g 5~12 岁小儿：急性咽炎或急性扁桃体炎，一日 20mg/kg（按体重），分 2 次服用，一日不超过 0.5g；急性中耳炎、脓疱病，一日 30mg/kg（按体重），分 2 次服用，一日不超过 1g
注意事项	1. 有胃肠道疾病史者，特别是溃疡性结肠炎、局限性肠炎或抗生素相关性结肠炎者慎用 2. 应于餐后服用，以增加吸收，提高血药浓度，并减少胃肠道反应
禁忌	对本品及其他头孢菌素类过敏者、有青霉素过敏性休克或即刻反应史者及胃肠道吸收障碍者禁用
不良反应	常见腹泻、恶心和呕吐等胃肠反应；少见皮疹、药物热等过敏反应
特殊人群用药	肝功能、肾功能不全患者：肾功能减退及肝功能损害者慎用 儿童：5 岁以下小儿禁用胶囊剂、片剂，宜服用头孢呋辛酯干混悬液 老年人：85 岁以上的老年患者的血浆消除半衰期可延至约 3.5 小时，因此应在医师指导下根据肾功能情况调整用药剂量或用药间期 妊娠与哺乳期妇女：仅在有明确指征时，孕妇方可慎用；哺乳期妇女应慎用或暂停哺乳
药典	USP、Eur. P.、Chin. P.、Jpn. P.
国家处方集	CNF
其他推荐依据	

三、第三代头孢菌素类

■ 药品名称	注射用头孢唑肟　Ceftizoxime for Injection
适应证	第三代注射用头孢菌素。用于治疗由敏感菌引起的下呼吸道感染、胆道感染、腹腔感染、盆腔感染。尿路感染、脑膜炎、皮肤软组织感染、骨和关节感染、败血症、感染性心内膜炎及创伤、烧伤、烫伤后的严重感染
制剂与规格	注射用头孢唑肟钠[保(乙)]：①0.5g；②1g；③2g
用法与用量	静脉滴注： 成人：一次 1~2g，每8~12 小时 1 次；严重感染，剂量可增至一次 3~4g，每 8 小时 1 次。治疗非复杂性尿路感染，一次 0.5g，每 12 小时 1 次 儿童：6 个月及 6 个月以上的婴儿和儿童常用量，一次 50mg/kg（按体重），每 6~8 小时 1 次 肾功能损害的患者在给予 0.5~1.0g 的首次负荷剂量后，需根据其损害程度调整剂量
注意事项	1. 青霉素类过敏史患者，有指征应用本品时，必须充分权衡利弊后在严密观察下慎用 2. 有胃肠道疾病病史者，特别是结肠炎患者慎用

续　表

禁忌	对本品及其他头孢菌素过敏者禁用
不良反应	皮疹、瘙痒和药物热等变态反应、腹泻、恶心、呕吐、食欲缺乏等
特殊人群用药	儿童：6 个月以下小儿使用本药的安全性和有效性尚未确定 老年人：老年患者常伴有肾功能减退，应适当减少剂量或延长给药时间 妊娠与哺乳期妇女：妊娠期妇女仅在有明确指征时应用，妊娠安全性分级为 B 级；哺乳期妇女应用本药时应暂停哺乳
药典	USP
国家处方集	CNF
其他推荐依据	
■ 药品名称	注射用头孢噻肟　Cefotaxime for Injection
适应证	第三代注射用头孢菌素。用于敏感细菌所致的肺炎及其他下呼吸道感染、尿路感染、脑膜炎、败血症、腹腔感染、盆腔感染、皮肤软组织感染、生殖道感染、骨和关节感染等。头孢噻肟可以作为小儿脑膜炎的选用药物
制剂与规格	注射用头孢噻肟钠^[保(甲)]：①0.5g；②1g；③2g
用法与用量	肌内注射或静脉给药： 成人：肌内注射 0.5~2g，每 8~12 小时 1 次。静脉给药，一日 2~6g，分 2~3 次给药；严重感染者，每 6~8 小时 2~3g，一日最高剂量为 12g。无并发症的肺炎链球菌肺炎或急性尿路感染，每 12 小时 1g 儿童：静脉给药，新生儿一次 50mg/kg，7 日内新生儿每 12 小时 1 次，7~28 日新生儿每 8 小时 1 次
注意事项	1. 有胃肠道疾病者慎用 2. 用药前须确定是否需进行过敏试验 3. 本品与氨基糖苷类抗生素不可同瓶滴注
禁忌	对头孢菌素过敏者及有青霉素过敏性休克或即刻反应史者禁用
不良反应	不良反应发生率低，3%~5%。有皮疹和药物热、静脉炎、腹泻、恶心、呕吐、食欲缺乏等
特殊人群用药	肝功能、肾功能不全患者：严重肾功能减退患者应用本药时须根据肌酐清除率调整减量 儿童：婴幼儿不宜做肌内注射 老年人：老年患者应根据肾功能适当减量 妊娠与哺乳期妇女：妊娠安全性分级为 B 级；哺乳期妇女用药时宜暂停哺乳
药典	USP、Eur. P.、Chin. P.
国家处方集	CNF
其他推荐依据	
■ 药品名称	注射用头孢曲松　Ceftriaxone for Injection
适应证	第三代注射用头孢菌素。用于敏感致病菌所致的下呼吸道感染、尿路、胆道感染，以及腹腔感染、盆腔感染、皮肤软组织感染、骨和关节感染、败血症、脑膜炎等及手术期感染预防。本品单剂可治疗单纯性淋病

续　表

制剂与规格	注射用头孢曲松钠[保(甲)]：①0.25g[基]；②0.5g[基]；③0.75g；④1g[基]；⑤1.5g；⑥2g[基]；⑦3g；⑧4g
用法与用量	成人：肌内注射或静脉给药，每24小时1~2g或每12小时0.5~1g。最高剂量一日4g 小儿：常用量静脉给药，一日20~80mg/kg（按体重）
注意事项	1. 对青霉素过敏患者应用本品时应根据患者情况充分权衡利弊后决定。有青霉素过敏性休克或即刻反应者，不宜再选用头孢菌素类 2. 有胃肠道疾病史者，特别是溃疡性结肠炎、局限性肠炎或抗生素相关性结肠炎（头孢菌素类很少产生抗生素相关性肠炎）者应慎用
禁忌	1. 禁用于对本品及其他头孢菌素抗生素过敏的患者。有青霉素过敏性休克史的患者避免应用本品 2. 头孢曲松不得用于高胆红素血症的新生儿和早产儿的治疗。体外研究显示头孢曲松可从血清蛋白结合部位取代胆红素，从而引起这些患者的胆红素脑病 3. 在新生儿中，不得与补钙治疗同时进行，否则可能导致头孢曲松的钙盐沉降的危险
不良反应	胃肠道反应、过敏反应等
特殊人群用药	儿童：出生体重<2kg的新生儿使用本药的安全性尚未确定。本药可将胆红素从血清白蛋白上置换下来，患有高胆红素血症的新生儿（尤其是早产儿），应避免使用本药 老年人：除非患者虚弱、营养不良或有重度肾功能损害时，老年人应用头孢曲松一般不需调整剂量 妊娠与哺乳期妇女：妊娠安全性分级为B级；哺乳期妇女应权衡利弊后应用
药典	USP、Eur. P.、Chin. P.
国家处方集	CNF
其他推荐依据	
■ 药品名称	**注射用头孢哌酮　Cefoperazone for Injection**
适应证	第三代注射用头孢菌素。用于治疗敏感菌所致的呼吸道感染、泌尿道感染、胆道感染、皮肤软组织感染、败血症、脑膜炎、创伤及手术后感染。与抗厌氧菌药联用，用于治疗敏感菌所致的腹膜炎、盆腔感染
制剂与规格	注射用头孢哌酮钠：①0.5g；②1g；③1.5g；④2g
用法与用量	肌内注射或静脉给药： 成人：一般感染，一次1~2g，每12小时1次；严重感染，一次2~3g，每8小时1次。一日剂量不宜超过9g，但免疫缺陷患者伴严重感染时剂量可增至一日12g 儿童：一日50~200mg/kg，分2~3次给药
注意事项	1. 肝病、胆道梗阻严重或同时有肾功能减退者，用药剂量应予以适当调整 2. 部分患者可引起维生素K缺乏和低凝血酶原血症，用药期间应进行出血时间、凝血酶原时间监测
禁忌	对头孢菌素过敏者及有青霉素过敏性休克史者禁用
不良反应	皮疹较为多见；少数患者尚可发生腹泻、腹痛；嗜酸性粒细胞增多，轻度中性粒细胞减少；暂时性AST及ALT、碱性磷酸酶、尿素氮或血肌酐升高等

续 表

特殊人群用药	儿童：新生儿和早产儿用药须权衡利弊 妊娠与哺乳期妇女：妊娠安全性分级为 B 级；哺乳期妇女用药时宜暂停哺乳
药典	USP、Eur. P.、Chin. P.
国家处方集	CNF
其他推荐依据	
■ 药品名称	注射用头孢他啶　Ceftazidime for Injection
适应证	第三代注射用头孢菌素。用于敏感革兰阴性杆菌所致的败血症、下呼吸道感染、腹腔和胆道感染、复杂性尿路感染和严重皮肤软组织感染等 对于由多种耐药革兰阴性杆菌引起的免疫缺陷者感染、医院内感染以及革兰阴性杆菌或铜绿假单胞菌所致中枢神经系统感染尤为适用
制剂与规格	注射用头孢他啶[保(乙)]：①0.25g；②0.5g[基]；③1g[基]；④2g
用法与用量	静脉注射或静脉滴注：①败血症、下呼吸道感染、胆道感染等，一日 4~6g，分 2~3 次静脉滴注或静脉注射；②泌尿系统感染和重度皮肤软组织感染等，一日 2~4g，分 2 次静脉滴注或静脉注射；③对于某些危及生命的感染、严重铜绿假单胞菌感染和中枢神经系统感染，可酌情增量至一日 0.15~0.2g/kg，分 3 次静脉滴注或静脉注射；④婴幼儿常用剂量为一日 30~100mg/kg，分 2~3 次静脉滴注
注意事项	在应用头孢他啶治疗前应仔细询问对头孢菌素类、青霉素类或其他药物的过敏反应史
禁忌	禁用于对本品及其他头孢菌素过敏的患者
不良反应	感染和侵袭性疾病，血液和淋巴系统紊乱，免疫系统紊乱等
特殊人群用药	肝功能、肾功能不全患者：肾功能不全患者用药时，剂量需根据肾功能的降低程度而相应减少 儿童：早产儿及 2 个月以内新生儿慎用 妊娠与哺乳期妇女：妊娠初期和妊娠早期 3 个月妇女应慎用，妊娠安全性分级为 B 级；哺乳期妇女须权衡利弊后用药
药典	USP、Eur. P.、Chin. P.
国家处方集	CNF
其他推荐依据	
■ 药品名称	头孢地尼　Cefdinir
适应证	第三代口服头孢菌素。用于对本品敏感的葡萄球菌、大肠埃希菌、克雷伯菌、奇异变形杆菌等引起的下列感染：咽喉炎、扁桃体炎、支气管炎急性发作、肺炎、中耳炎、鼻窦炎、肾盂肾炎、膀胱炎、淋菌性尿道炎、附件炎、宫内感染、前庭大腺炎、乳腺炎、肛门周围脓肿、外伤或手术伤口的继发感染、皮肤软组织感染、眼睑炎、睑板腺炎、猩红热
制剂与规格	头孢地尼胶囊[保(乙)]：①50mg；②100mg 头孢地尼分散片[保(乙)]：①50mg；②100mg
用法与用量	口服：成人，一次 100mg，一日 3 次。儿童，9~18mg/kg，分 3 次服用。严重肾功能障碍者应酌减剂量及延长给药间隔时间。血液透析患者，建议剂量为一次 100mg，一日 1 次

续　表

注意事项	1. 因有出现休克等过敏反应的可能，应详细询问过敏史 2. 下列患者应慎重使用：对青霉素类抗生素有过敏史者；本人或亲属中有易发生支气管哮喘、皮疹、荨麻疹等过敏症状体质者；患有严重基础疾病、不能很好进食或非经口摄取营养者、恶病质等患者
禁忌	对本品有休克史者禁用；对青霉素或头孢菌素有过敏史者慎用
不良反应	常见腹泻、腹痛、皮疹、瘙痒、AST 及 ALT 升高等
特殊人群用药	肝功能、肾功能不全患者：严重的肾功能障碍者慎用 儿童：新生儿和小于 6 个月婴儿的安全性和疗效尚未确定；可用于儿童急性上颌鼻窦炎 老年人：高龄者慎用；老年患者可能会有出血倾向，应根据对患者的临床观察调整剂量和给药间隔 妊娠与哺乳期妇女：妊娠安全性分级为 B 级；哺乳期妇女仅在利大于弊时，才能使用
药典	Chin. P.
国家处方集	CNF
其他推荐依据	
■ 药品名称	头孢克肟　Cefixime
适应证	第三代口服头孢菌素。用于敏感菌所致的咽炎、扁桃体炎、急性支气管炎和慢性支气管炎急性发作、中耳炎、尿路感染、单纯性淋病等
制剂与规格	头孢克肟片[保(乙)]：①0.05g；②0.1g 头孢克肟分散片[保(乙)]：0.1g 头孢克肟咀嚼片[保(乙)]：①0.05g；②0.1g 头孢克肟胶囊[保(乙)]：①0.05g；②0.1g 头孢克肟颗粒[保(乙)]：0.05g
用法与用量	口服： 成人：一次 50~100mg，一日 2 次；严重感染时，可增加至一次 200mg，一日 2 次 儿童：体重 30kg 以下一次 1.5~3mg/kg，一日 2 次；严重感染时，一次 6mg/kg，一日 2 次
注意事项	1. 因有出现休克等过敏反应的可能，应详细询问过敏史 2. 下列患者应慎重使用：对青霉素类抗生素有过敏史者；本人或亲属中有易发生支气管哮喘、皮疹、荨麻疹等过敏症状体质者；经口给药困难或非经口摄取营养者、恶病质等患者
禁忌	对头孢克肟及其成分或其他头孢菌素类药物过敏者禁用
不良反应	主要不良反应有腹泻等消化道反应、皮疹等皮肤症状、临床检查值异常，包括肝功能指标升高、嗜酸性粒细胞增多等
特殊人群用药	肝功能、肾功能不全患者：严重的肾功能障碍者应根据肾功能状况适当减量，给药间隔应适当增大 儿童：6 个月以下儿童使用本药的安全性和有效性尚未确定 老年人：老年人使用本药的血药浓度峰值和 AUC 可较年轻人分别高 26%和 20%，老年患者可以使用本品 妊娠与哺乳期妇女：妊娠安全性分级为 B 级；哺乳期妇女使用时应暂停哺乳

续　表

药典	USP、Eur. P.
国家处方集	CNF
其他推荐依据	

■ 药品名称	头孢泊肟酯　Cefpodoxime Proxetil
适应证	第三代口服头孢菌素。适用于敏感菌引起的下列轻至中度感染：①呼吸系统感染；②泌尿、生殖系统感染；③皮肤及皮肤附件感染：如毛囊炎、疖、痈、丹毒、蜂窝织炎、淋巴管（结）炎、化脓性甲沟（周）炎、皮下脓肿、汗腺炎、感染性粉瘤、肛周脓肿等；④耳鼻喉感染：中耳炎、鼻窦炎等；⑤其他：乳腺炎等
制剂与规格	头孢泊肟酯片：①100mg；②200mg 头孢泊肟酯分散片：100mg 头孢泊肟酯胶囊：100mg 头孢泊肟酯颗粒：40mg 头孢泊肟酯干混悬剂：①50mg；②100mg
用法与用量	餐后口服： 成人：上呼吸道感染，一次 0.1g，一日 2 次，疗程 5~10 天。下呼吸道感染：慢性支气管炎急性发作，一次 0.2g，一日 2 次，疗程 10 天；急性社区获得性肺炎，一次 0.2g，一日 2 次，疗程 14 天；单纯性泌尿道感染，一次 0.1g，一日 2 次，疗程 7 天；急性单纯性淋病，单剂 0.2g。皮肤和皮肤软组织感染，一次 0.4g，一日 2 次，疗程 7~14 天 儿童：急性中耳炎，每日剂量 10mg/kg，一次 5mg/kg，每 12 小时 1 次，疗程 10 天。每日最大剂量不超过 0.4g。扁桃体炎、鼻窦炎，每日剂量 10mg/kg，一次 5mg/kg，每 12 小时 1 次，疗程 5~10 天。每日最大剂量不超过 0.2g
注意事项	1. 避免与抗酸药、H_2 受体拮抗药、质子泵抑制药同时服用 2. 下列患者应慎重使用：易引起支气管哮喘、荨麻疹、湿疹等过敏症状体质的患者，全身营养状态不佳者
禁忌	对头孢菌素过敏者及有青霉素过敏性休克或即刻反应史者禁用
不良反应	严重不良反应包括休克、严重肠炎等，其他不良反应包括腹泻等消化道反应、皮疹等过敏反应等
特殊人群用药	肝功能、肾功能不全患者：严重的肾功能损害者应慎用，如必须使用时，应调节给药剂量和给药间隔 老年人：老年患者多见生理功能降低，易出现不良反应及维生素 K 缺乏引起的出血倾向，应慎用 妊娠与哺乳期妇女：妊娠安全性分级为 B 级；哺乳期妇女使用时应停止哺乳或换用其他药物
药典	USP、Jpn. P.
国家处方集	CNF
其他推荐依据	

四、第四代头孢菌素类

■ 药品名称	注射用头孢吡肟 Cefepime for Injection
适应证	第四代头孢菌素。用于治疗敏感菌所致的下列中、重度感染：下呼吸道感染，如肺炎、支气管炎等；泌尿系统感染；非复杂性皮肤或皮肤软组织感染；复杂性腹腔内感染；妇产科感染；其他，如败血症、儿童脑脊髓膜炎及中性粒细胞减少性发热患者的经验治疗
制剂与规格	注射用盐酸头孢吡肟[保(乙)]：①0.5g；②1g
用法与用量	肌内注射或静脉滴注： 成人：一次 1~2g，每 12 小时 1 次；轻、中度感染，一次 0.5~1g，每 12 小时 1 次；重度泌尿道感染，一次 2g，每 12 小时 1 次；严重感染、中性粒细胞减少性发热的经验治疗，一次 2g，每 8 小时 1 次。 儿童：对 2 月龄至 12 岁儿童或体重 < 40kg 的患儿，最大剂量不可超过成人剂量，一次 40mg/kg（按体重），每 12 小时 1 次，疗程 7~14 日
注意事项	1. 可诱发抗生素相关性肠炎 2. 有胃肠道疾患，尤其是肠炎患者慎用
禁忌	禁用于对头孢吡肟或 L-精氨酸，头孢菌素类药物，青霉素或其他 β-内酰胺类抗生素有过敏反应的患者
不良反应	常见腹泻、皮疹和注射局部反应，如静脉炎，注射部位疼痛和炎症；其他可见呕吐、恶心、过敏、瘙痒等
特殊人群用药	肝功能、肾功能不全患者：肝功能、肾功能不全患者应监测凝血酶原时间；对肾功能不全的患者，用量应根据肾功能调整 儿童：对 13 岁以下儿童的疗效尚不明确，须慎用 老年人：老年患者使用本药的半衰期延长，且 65 岁及以上老年患者的药物总清除率下降 妊娠与哺乳期妇女：妊娠安全性分级为 B 级；哺乳期妇女应慎用或用药时暂停哺乳
药典	USP、Jpn. P.
国家处方集	CNF
其他推荐依据	

■ 药品名称	注射用头孢匹罗 Cefpirome for Injection
适应证	第四代头孢菌素。适用于治疗敏感菌引起的下列严重感染：严重的下呼吸道感染，如大叶性肺炎、肺脓肿、支气管扩张合并感染等；严重的泌尿道感染，如复杂尿路感染；严重的皮肤及软组织感染；中性粒细胞减少患者所患严重感染；败血症、化脓性脑膜炎、腹腔内感染、肝胆系统感染、盆腔内感染
制剂与规格	注射用头孢匹罗[保(乙)]：①0.25g；②0.5g；③1g；④2.0g
用法与用量	静脉给药： 成人：①上、下泌尿道合并感染，严重皮肤及软组织感染：一次 1g，每 12 小时 1 次。②严重下呼吸道感染：一次 1~2g，每 12 小时 1 次。③败血症：一次 2g，每 12 小时 1 次；中性粒细胞减少患者所患严重感染：一次 2g，每 12 小时 1 次。④肾功能不全时剂量：先给予 1~2g 负荷剂量，再根据肌酐清除率进行剂量调整。⑤血液透析患者（肌酐清除率 < 5ml/min），一次 0.5~1.0g，一日 1 次，透析后再给予 0.25~0.50g 的补充剂量

续　表

注意事项	1. 本品与氨基糖苷类或袢利尿药合用时应监测肾功能 2. 一旦发生假膜性结肠炎,应立即停止用药并开始特异性的抗生素治疗 3. 应事先询问患者是否有 β-内酰胺抗生素过敏史 4. 疗程超过 10 日,应监测血象
禁忌	对头孢菌素过敏者、儿童、妊娠及哺乳期妇女禁用
不良反应	1. 超敏反应:过敏性皮肤反应如皮疹、荨麻疹、瘙痒、药物热;有可能发生严重的急性过敏反应;血管性水肿、支气管痉挛 2. 胃肠道反应:恶心、呕吐、腹泻 3. 局部反应:静脉壁炎性刺激及注射部位疼痛
特殊人群用药	儿童:小于 12 岁儿童用药的有效性及安全性尚未确定。不推荐在该年龄组使用本药 妊娠与哺乳期妇女:妊娠期间用药应权衡利弊。哺乳妇女用药应权衡利弊
药典	Jpn. P.
国家处方集	CNF
其他推荐依据	

第三节　其他 β-内酰胺类

■ 药品名称	注射用头孢美唑　Cefmetazole for Injection
适应证	第二代注射用头霉素类,抗菌活性与第二代头孢菌素相近。适用于葡萄球菌、大肠埃希菌、克雷伯菌、变形杆菌、脆弱拟杆菌、消化球菌等所致的下列感染:①呼吸道感染;②尿路感染;③胆管炎、胆囊炎;④腹膜炎;⑤女性生殖系统感染;⑥败血症;⑦颌骨周围蜂窝织炎、颌炎
制剂与规格	注射用头孢美唑钠^[保(乙)]:①1g;②2g
用法与用量	静脉给药: 成人:一日 1~2g,分 2 次给药;重度感染剂量可至一日 4g,分 2~4 次静脉滴注 儿童:一日 25~100mg/kg,分 2~4 次给药;重度感染一日 150mg/kg,分 2~4 次静脉滴注 肾功能不全者本药血药浓度升高,半衰期延长,应调整用量
注意事项	1. 下述患者慎用:对青霉素类抗生素有过敏史者,或双亲、兄弟姐妹等亲属属于过敏体质者,严重肾损害者(有可能出现血药浓度升高、半衰期延长),经口摄食不良患者或非经口维持营养者、全身状态不良者(通过摄食,可能出现维生素 K 缺乏)等 2. 给药期间及给药后至少 1 周内避免饮酒
禁忌	对本品有过敏性休克史者禁用
不良反应	过敏反应(如皮疹、瘙痒、荨麻疹、红斑、发热),罕见休克,肝功能异常等
特殊人群用药	儿童:早产儿、新生儿慎用 老年人:慎用 妊娠与哺乳期妇女:妊娠安全性分级为 B 级。哺乳妇女慎用

注: 制剂与规格中 [保(乙)] 为上标标注

续 表

药典	USP
国家处方集	CNF
其他推荐依据	

■ 药品名称	注射用头孢西丁 Cefoxitin for Injection
适应证	第二代注射用头霉素类。适用于治疗敏感菌所致的下呼吸道、泌尿生殖系统、骨、关节、皮肤软组织、心内膜感染以及败血症。尤适用于需氧菌和厌氧菌混合感染导致的吸入性肺炎、糖尿病患者下肢感染及腹腔或盆腔感染
制剂与规格	注射用头孢西丁钠[保(乙)]：①1g；②2g
用法与用量	肌内注射或静脉给药：成人，一次 1~2g，每 6~8 小时 1 次。①单纯感染：每 6~8 小时 1g，一日总量3~4g；②中、重度感染：每 4 小时 1g 或每 6~8 小时 2g，一日总量 6~8g；③严重感染：每 4 小时 2g 或每 6 小时 3g，一日总量 12g；④肾功能不全者，首次剂量为 1~2g，此后按其肌酐清除率制订给药方案
注意事项	1. 青霉素过敏者慎用 2. 有胃肠疾病史（特别是结肠炎）者慎用 3. 本品与氨基糖苷类抗生素配伍时，会增加肾毒性
禁忌	对本品及头孢菌素类抗生素过敏者禁用
不良反应	最常见的为局部反应，静脉注射后可出现血栓性静脉炎，肌内注射后可有局部硬结压痛；偶见变态反应、低血压、腹泻等
特殊人群用药	肝功能、肾功能不全患者：肾功能损害者慎用 儿童：3 个月以内婴儿不宜使用本药 妊娠与哺乳期妇女：妊娠安全性分级为 B 级；哺乳妇女应权衡利弊后用药
药典	USP、Eur. P.
国家处方集	CNF
其他推荐依据	

■ 药品名称	注射用头孢米诺 Cefminox for Injection
适应证	第三代头霉素类，抗菌活性与第三代头孢菌素相近。用于治疗敏感菌所致的下列感染：①呼吸系统感染；②腹腔感染；③泌尿生殖系统感染：肾盂肾炎、膀胱炎、盆腔腹膜炎、子宫附件炎、子宫内感染、子宫旁组织炎；④其他：败血症等
制剂与规格	注射用头孢米诺钠[保(乙)]：①0.5g；②1g；③1.5g；④2g
用法与用量	静脉给药： 成人：一次 1g，一日 2 次。败血症和重症感染，一日 6g，分 3~4 次给药 儿童：一次 20mg/kg，一日 3~4 次
注意事项	1. 对 β-内酰胺类抗生素有过敏史的患者慎用 2. 本人或双亲、兄弟姐妹为支气管哮喘、皮疹、荨麻疹等过敏体质者慎用 3. 用药期间及用药后至少 1 周避免饮酒
禁忌	对头孢米诺或头孢烯类抗生素过敏的患者禁用

续 表

不良反应	严重不良反应包括休克、全血细胞减少症、假膜性肠炎、史-约综合征、中毒性表皮坏死症、急性肾衰竭、溶血性贫血、间质性肺炎、肺嗜酸性粒细胞浸润症、变态反应（如皮疹、发红、瘙痒、发热等）等
特殊人群用药	肝功能、肾功能不全患者：肾功能不全者可调整剂量使用，严重肾功能损害患者慎用 儿童：新生儿、早产儿的用药安全尚未确定，满月后的小儿可参照体重用药 老年人：老年患者有可能出现维生素 K 缺乏引起的出血倾向 妊娠与哺乳期妇女：孕妇、哺乳期妇女用药应权衡利弊
药典	Jpn. P.
国家处方集	CNF
其他推荐依据	
■ 药品名称	**注射用拉氧头孢　Latamoxef for Injection**
适应证	第三代注射用头霉素类，抗菌性能与第三代头孢菌素相近。适用于治疗敏感菌所致的下列感染：呼吸系统感染，如肺炎、支气管炎、支气管扩张症继发感染、肺脓肿、脓胸等；消化系统感染，如胆囊炎、胆管炎等；腹腔内感染，如肝脓肿、腹膜炎等；泌尿生殖系统感染；骨、关节、皮肤和软组织感染等；其他严重感染，如败血症、脑膜炎等
制剂与规格	注射用拉氧头孢钠[保(乙)]：①1g；②2g
用法与用量	静脉给药： 成人：一次 0.5~1g，一日 2 次。重度感染，一日剂量可增加至 4g 儿童：一日 60~80mg/kg，分 3~4 次给药。危重病例剂量可递增至一日 150mg/kg
注意事项	1. 对青霉素有过敏史者、胆道阻塞患者慎用 2. 大量静脉注射应选择合适部位，缓慢注射，以减轻对管壁的刺激及减少静脉炎的发生
禁忌	对本品过敏者禁用
不良反应	常见皮疹、荨麻疹、瘙痒、恶心、呕吐、腹泻、腹痛等；少见过敏性休克，偶见 AST 及 ALT 升高，停药后均可自行消失
特殊人群用药	肝功能、肾功能不全患者：严重肾功能不全者慎用 儿童：新生儿、早产儿慎用 妊娠与哺乳期妇女：妊娠安全性分级为 C 级；哺乳期妇女慎用
药典	Jpn. P.
国家处方集	CNF
其他推荐依据	
■ 药品名称	**注射用舒巴坦　Sulbactam for Injection**
适应证	β-内酰胺酶抑制剂，与青霉素类或头孢菌素类药合用，治疗敏感菌所致的尿路感染、肺部感染、支气管感染、胆道感染、腹腔和盆腔感染、耳鼻喉科感染、皮肤软组织感染、骨和关节感染、周围感染、败血症等
制剂与规格	注射用舒巴坦[保(乙)]：①0.25g；②0.5g；③1.0g

续　表

用法与用量	舒巴坦与氨苄青霉素以 1:2 剂量比应用。一般感染，成人剂量为舒巴坦每日 1~2g，氨苄西林每日 2~4g，一日量分 2~3 次，静脉滴注或肌内注射；轻度感染可舒巴坦每日 0.5g，氨苄青霉素 1g，分 2 次，静脉滴注或肌内注射；重度感染可增大剂量至每日舒巴坦 3~4g，氨苄青霉素 6~8g，一日量分 3~4 次，静脉滴注
注意事项	1. 本品必须和 β-内酰胺类抗生素联合使用，单独使用无效 2. 本品配成溶液后必须及时使用，不宜久置 3. 当与青霉素类药物合用时，用药前须做青霉素皮肤试验，阳性者禁用
禁忌	对青霉素类药物过敏者禁用
不良反应	注射部位疼痛、皮疹，静脉炎、腹泻、恶心等反应偶有发生。偶见一过性嗜酸性粒细胞增多，血清 ALT、AST 升高等。极个别患者发生剥脱性皮炎、过敏性休克
特殊人群用药	肝功能、肾功能不全患者：肾功能减退者，根据血浆肌酐清除率调整用药 老年人：老年患者肾功能减退，须调整剂量 妊娠与哺乳期妇女：妊娠及哺乳期妇女应用仍须权衡利弊
药典	USP、Eur. P.、Chin. P.、Jpn. P.
国家处方集	CNF
其他推荐依据	
■ 药品名称	**注射用氨曲南　Aztreonam for Injection**
适应证	单环 β-内酰胺类，适用于治疗敏感需氧革兰阴性菌所致的多种感染，如败血症、下呼吸道感染、尿路感染、腹腔内感染、子宫内膜炎、盆腔炎、术后伤口及烧伤、溃疡等皮肤软组织感染等
制剂与规格	注射用氨曲南[保(乙)]：①0.5g；②1.0g；③2.0g
用法与用量	肌内注射或静脉给药： 成人：①泌尿道感染，一次 0.5~1g，每 8~12 小时 1 次。②中度感染，一次 1~2g，每 8~12 小时 1 次。③危重患者或由铜绿假单胞菌所致的严重感染，一次 2g，每 6~8 小时 1 次，一日最大剂量不宜超过 8g。④肾功能不全时剂量：应根据肌酐清除率调整剂量；每次血液透析后，除维持量外，应另给予起始量的 1/8
注意事项	1. 氨曲南与青霉素之间无交叉过敏反应，但对青霉素、头孢菌素过敏及过敏体质者仍需慎用 2. 有不同程度的抗生素相关性肠炎
禁忌	对氨曲南有过敏史者禁用
不良反应	常见为恶心、呕吐、腹泻及皮肤过敏反应等
特殊人群用药	儿童：婴幼儿的安全性尚未确立应慎用 老年人：老年人用药剂量应按其肾功能减退情况酌情减量 妊娠与哺乳期妇女：妊娠安全性分级为 B 级，哺乳期妇女使用时应暂停哺乳
药典	USP、Jpn. P.
国家处方集	CNF
其他推荐依据	

第四节　碳青霉烯类

■ 药品名称	注射用亚胺培南西司他丁　Imipenem and Cilastatin for Injection
适应证	对大多数革兰阳性、革兰阴性的需氧菌和厌氧菌有抗菌作用。适用于治疗敏感革兰阳性菌及革兰阴性杆菌所致的严重感染（如败血症、感染性心内膜炎、下呼吸道感染、腹腔感染、盆腔感染、皮肤软组织感染、骨和关节感染、尿路感染）以及多种细菌引起的混合感染
制剂与规格	注射用亚胺培南西司他丁钠（1∶1）[保(乙)]：①0.5g；②1g；③2g
用法与用量	静脉滴注： 成人：①轻度感染，每6小时0.25g；中度感染，一次1g，一日2次。②严重感染，每8小时1g。每日最高剂量不超过4g 儿童：体重<40kg，一次15mg/kg，每6小时1次。一日总剂量不超过2g。肾功能不全时剂量：肌酐清除率为30~70ml/min者，每6~8小时用0.5g；肌酐清除率为20~30ml/min者，每8~12小时用0.25~0.50g；肌酐清除率<20ml/min者，每12小时用0.25g。透析时建议血液透析后补充1次用量
注意事项	1. 患过胃肠道疾病尤其是结肠炎的患者，需慎用 2. 有癫痫史或中枢神经系统功能障碍者发生痉挛、意识障碍等不良反应增加
禁忌	本品禁用于对本品任何成分过敏的患者
不良反应	局部反应（红斑、局部疼痛和硬结、血栓性静脉炎）；过敏反应/皮肤（皮疹、瘙痒、荨麻疹、多形性红斑、史-约综合征等）；胃肠道反应（恶心、呕吐、腹泻等）等
特殊人群用药	肝功能、肾功能不全患者：严重肾功能不全患者应根据肌酐清除率调节用量 儿童：婴儿及肾功能不全的儿童使用本药须权衡利弊 妊娠与哺乳期妇女：妊娠安全性分级为C级，哺乳期妇女使用时应暂停哺乳
药典	USP、Eur. P.、Jpn. P.
国家处方集	CNF
其他推荐依据	
■ 药品名称	注射用帕尼培南倍他米隆　Panipenem Betamipron for Injection
适应证	用于敏感的金黄色葡萄球菌、表皮葡萄球菌、大肠埃希菌、肺炎杆菌、流感杆菌、阴沟杆菌、变形杆菌、枸橼酸杆菌、类杆菌属、铜绿假单胞菌等所致的下列感染：①呼吸系统感染；②腹腔感染；③泌尿、生殖系统感染；④眼科感染、皮肤、软组织感染；⑤耳、鼻、喉感染；⑥骨、关节感染；⑦其他严重感染，如败血症、感染性心内膜炎等
制剂与规格	注射用帕尼培南倍他米隆（1∶1）：①250mg（以帕尼培南计）；②500mg（以帕尼培南计）
用法与用量	静脉滴注： 成人：一日1g，分2次给药；重症或顽固性感染疾病，剂量可增至一日2g，分2次静脉滴注 儿童：一日30~60mg/kg，分3次静脉滴注；重症或顽固性感染疾病，剂量可增至一日100mg/kg，分3~4次静脉滴注。一日总量不超过2g

续　表

注意事项	1. 既往对碳青霉烯类、青霉素类及头孢菌素类等抗生素有过敏体质者，经口摄食品不足患者或非经口维持营养患者，全身状态不良者需慎用 2. 推荐使用前需进行皮试 3. 本品禁止与丙戊酸钠合并使用
禁忌	既往对本品的成分发生过休克反应或正在使用丙戊酸钠的患者
不良反应	腹泻、恶心、呕吐，肝功能损害，皮疹，抽搐等；临床检验值异常，如 ALT 及 AST 上升，嗜酸性粒细胞增多等
特殊人群用药	肝功能、肾功能不全患者：严重肾功能损害患者慎用 儿童：用药的安全性尚未确定，早产儿、新生儿不宜使用 老年人：慎用 妊娠与哺乳期妇女：孕妇用药的安全性尚未确定，用药应权衡利弊；对哺乳的影响尚不明确
药典	Jpn. P.
国家处方集	CNF
其他推荐依据	
■ 药品名称	注射用厄他培南　Ertapenem for Injection
适应证	用于敏感菌引起的下列感染：社区获得性肺炎，复杂性皮肤和/或皮下组织感染，复杂性腹部感染，复杂性泌尿道感染，急性盆腔感染
制剂与规格	注射用厄他培南[保(乙)]：1g
用法与用量	13 岁及以上患者中的常用剂量为 1g，每日 1 次。3 个月至 12 岁患者中的剂量是 15mg/kg，每日 2 次（每天不超过 1g） 静脉输注给药：最长可使用 14 天；肌内注射给药：最长可使用 7 天
注意事项	1. 治疗以前必须向患者仔细询问有关对青霉素、头孢菌素、其他 β-内酰胺类抗生素及其他过敏原的过敏情况 2. 肌内注射本品时应避免误将药物注入血管 3. 已知或怀疑中枢神经系统障碍（包括）癫痫病史者慎用
禁忌	1. 对本品中任何成分或对同类的其他药物过敏者 2. 由于使用盐酸利多卡因作为稀释剂，所以对酰胺类局麻药过敏的患者、伴有严重休克或心脏传导阻滞的患者禁止肌内注射本品
不良反应	最常见的有腹泻、输药静脉的并发症、恶心和头痛；常见的有头痛、静脉炎、血栓性静脉炎、腹泻、恶心、呕吐、皮疹、阴道炎；偶见的有头晕、嗜睡、失眠、癫痫发作等
特殊人群用药	儿童：不推荐用于儿童脑膜炎患者 妊娠与哺乳期妇女：妊娠安全性分级为 B 级；哺乳期妇女使用时应权衡利弊
药典	USP、Eur. P.、Jpn. P.
国家处方集	CNF
其他推荐依据	

续 表

■ 药品名称	法罗培南　Faropenem
适应证	用于由葡萄球菌、链球菌、肺炎球菌、肠球菌、柠檬酸杆菌、肠杆菌、消化链球菌、拟杆菌等所致的下列感染：①泌尿系统感染；②呼吸系统感染；③子宫附件炎、子宫内感染、前庭大腺炎；④浅表性皮肤感染症、深层皮肤感染症、痤疮；⑤淋巴管炎、淋巴结炎、乳腺炎、肛周脓肿、外伤、烫伤和手术创伤等继发性感染
制剂与规格	法罗培南钠片^[保(乙)]：①0.15g；②0.2g 法罗培南钠胶囊^[保(乙)]：0.1g
用法与用量	口服： 成人：①浅表性皮肤感染症、深层皮肤感染症等轻度感染，一次 150~200mg，一日 3 次。②肺炎、肺脓肿、肾盂肾炎、膀胱炎、前列腺炎、睾丸炎、中耳炎、鼻窦炎，一次 200~300mg，一日 3 次 老年人：老年患者应从一次 150mg 开始用药
注意事项	1. 对青霉素类、头孢菌素类或碳青霉烯类药有过敏史者慎用 2. 本人或亲属为易于发生支气管哮喘、皮疹、荨麻疹等过敏反应体质者慎用 3. 经口摄取不良的患者或正接受非口服营养疗法患者、全身状态不良患者（有时会出现维生素 K 缺乏症）慎用
禁忌	对本品过敏者禁用
不良反应	常见腹泻、腹痛、稀便、皮疹、恶心、ALT 及 AST 升高、嗜酸性粒细胞增多；偶见休克、过敏样症状、急性肾功能不全、假膜性肠炎、史-约综合征、中毒性表皮坏死症、间质性肺炎、肝功能不全、黄疸、粒细胞缺乏症、横纹肌溶解症
特殊人群用药	儿童：儿童的安全性尚未确立 老年人：老年患者用药可能因维生素 K 缺乏而发生出血倾向，应慎用 妊娠与哺乳期妇女：孕妇用药应权衡利弊；哺乳期用药应避免哺乳
药典	Jpn. P.
国家处方集	CNF
其他推荐依据	

第五节　β-内酰胺类复方制剂

■ 药品名称	阿莫西林克拉维酸钾　Amoxicillin and Clavulanate Potassium
适应证	用于：①上呼吸道感染，如鼻窦炎、扁桃体炎、咽炎等；②下呼吸道感染，如急性支气管炎、慢性支气管炎急性发作、肺炎、肺脓肿和支气管合并感染等；③泌尿系统感染，如膀胱炎、尿道炎、肾盂肾炎、前列腺炎、盆腔炎、淋病奈瑟菌尿路感染；④皮肤和软组织感染，如疖、脓肿、蜂窝织炎、伤口感染、腹内脓毒症等；⑤其他感染，如中耳炎、骨髓炎、败血症、腹膜炎和手术后感染等

续　表

制剂与规格	阿莫西林克拉维酸钾片^[保(甲)]：①375mg；②1g 阿莫西林克拉维酸钾分散片^[保(甲)]：①156.25 mg；②228.5mg 阿莫西林克拉维酸钾咀嚼片^[保(甲)]：228.5mg 阿莫西林克拉维酸钾颗粒^[保(甲)]：①156.25 mg；②187.5mg；③228.5 mg 阿莫西林克拉维酸钾干混悬剂^[保(甲)]：①1g：156.25mg；②1.5g：228.5mg；③2g：156.25mg 阿莫西林克拉维酸钾混悬液^[保(甲)]：①5ml：228mg；②5ml：312.5mg 注射用阿莫西林钠克拉维酸钾^[保(乙)]：①0.6g；②1.2g
用法与用量	口服： 成人：轻至中度感染，一次375mg，每8小时1次，疗程7~10日；肺炎及其他中度严重感染，一次625mg，每8小时1次，疗程7~10日 儿童：3个月以下婴儿，每12小时15mg/kg。儿童（40kg以下）；一般感染，每12小时25mg/kg，或每8小时20mg/kg；严重感染，每12小时45mg/kg，或每8小时40mg/kg，疗程7~10日。40kg以上儿童可按成人剂量给药 静脉滴注： 成人及12岁以上儿童：一次1.2g，一日2~3次，疗程7~14日；严重感染者可增加至一日4次 3个月以下婴儿：一次30mg/kg，每12小时1次，随后加至每8小时1次 3个月至12岁儿童：一次30mg/kg，一日2~3次，疗程7~14日
注意事项	1. 对头孢菌素类药物过敏者及有哮喘、湿疹、花粉症、荨麻疹等过敏性疾病史者慎用 2. 长期使用本品，应定期检查肝、肾、造血系统功能和检测血清钾或钠
禁忌	青霉素皮试阳性反应者、对本品及其他青霉素类药物过敏者及传染性单核细胞增多症患者禁用；孕妇禁用
不良反应	少数患者可见恶心、呕吐、腹泻等胃肠道反应；偶见荨麻疹、皮疹；可见过敏性休克、药物热和哮喘等
特殊人群用药	肝功能、肾功能不全患者：严重肝功能障碍者、中度或中度肾功能障碍者慎用，肾功能减退者应根据肌酐清除率调整剂量 老年人：老年患者应根据肾功能情况调整剂量 妊娠与哺乳期妇女：孕妇禁用；哺乳期妇女慎用或用药期间暂停哺乳
药典	USP、Eur. P.、Chin. P.、Jpn. P.
国家处方集	CNF
其他推荐依据	
■ 药品名称	**注射用氨苄西林钠舒巴坦钠**　Ampicillin Sodium and Sulbactam Sodium for Injection
适应证	1. 用于治疗敏感菌（包括产 β-内酰胺酶菌株）所致的呼吸道感染、肝胆系统感染、泌尿系统感染、皮肤软组织感染 2. 用于治疗需氧菌与厌氧菌混合感染（特别是腹腔感染和盆腔感染）
制剂与规格	注射用氨苄西林钠舒巴坦钠^[保(乙)]：①0.75g（氨苄西林钠0.5g、舒巴坦钠0.25g）；②1.5g（氨苄西林钠1g、舒巴坦钠0.5g）；③2.25g（氨苄西林1.5g、舒巴坦0.75g）；④3g（氨苄西林钠2g、舒巴坦钠1g）

续　表

用法与用量	深部肌内注射、静脉注射或静脉滴注： 成人：一次 1.5~3g，每 6 小时 1 次。肌内注射一日剂量不超过 6g，静脉用药一日剂量不超过 12g（舒巴坦一日剂量最高不超过 4g） 儿童：一日 100~200mg/kg（按体重），分次给药
注意事项	1. 传染性单核细胞增多症、巨细胞病毒感染、淋巴细胞白血病、淋巴瘤等患者不宜应用 2. 下列患者应慎用：有哮喘、湿疹、花粉症、荨麻疹等过敏性疾病史者
禁忌	禁用于对任何青霉素类抗生素有过敏反应史的患者
不良反应	注射部位疼痛，过敏性反应和过敏性休克，胃肠道反应（恶心、呕吐、腹泻等），皮肤反应（瘙痒、皮疹）等
特殊人群用药	肝功能、肾功能不全患者：肾功能减退者应根据血浆肌酐清除率调整剂量 老年人：老年患者肾功能减退，须调整剂量 妊娠与哺乳期妇女：孕妇及哺乳期妇女应用仍须权衡利弊
药典	USP、Eur. P.、Chin. P.、Jpn. P.
国家处方集	CNF
其他推荐依据	

■ 药品名称	注射用替卡西林钠克拉维酸钾　Ticarcillin Disodium and Clavulanate Potassium for Injection
适应证	适用于治疗敏感菌所致的败血症、腹膜炎、呼吸道感染、胆道感染、泌尿系统感染、骨和关节感染、术后感染、皮肤和软组织感染、耳鼻喉感染等
制剂与规格	注射用替卡西林钠克拉维酸钾[保(乙)]：①1.6g（替卡西林钠 1.5g、克拉维酸钾 0.1g）；②3.2g（替卡西林钠 3g、克拉维酸钾 0.2g）
用法与用量	成人：静脉滴注，一次 1.6~3.2g，每 6~8 小时 1 次；最大剂量，一次 3.2g，每 4 小时 1 次 肾功能不全时剂量：肌酐清除率> 30ml/min 者，每 8 小时 3.2g；肌酐清除率为 10~30ml/min 者，每 8 小时 1.6g；肌酐清除率< 10ml/min 者，每 16 小时 1.6g 儿童：小儿用量，一次 80mg/kg，每 6~8 小时 1 次；早产儿及足月新生儿，一次 80mg/kg，每 12 小时 1 次
注意事项	1. 对头孢菌素过敏者、凝血功能异常者慎用 2. 注射用溶液应随用随配，配制好的注射液应立即使用 3. 与氨基糖苷类抗生素合用治疗，两种药物应分别给药
禁忌	对 β-内酰胺类抗生素过敏者禁用
不良反应	低钾血症及出血时间延长；皮疹、瘙痒、药物热等过敏反应较多见；可发生胃肠道反应
特殊人群用药	肝功能、肾功能不全患者：严重肝功能、肾功能不全患者慎用 老年人：老年患者肾功能减退，须调整剂量 妊娠与哺乳期妇女：孕妇用药应权衡利弊；可用于哺乳期妇女
药典	USP、Eur. P.、Jpn. P.
国家处方集	CNF
其他推荐依据	

续　表

■ 药品名称	注射用哌拉西林舒巴坦　Piperacillinand Sulbactam for Injection
适应证	用于对哌拉西林耐药对本品敏感的产 β-内酰胺酶致病菌引起的感染： 1. 呼吸系统感染（如急性支气管炎、肺炎、慢性支气管炎急性发作、支气管扩张伴感染等） 2. 泌尿生殖系统感染（如单纯型泌尿系感染、复杂型泌尿系感染等）
制剂与规格	注射用哌拉西林钠舒巴坦钠^[保(乙)]：①1.25g；②2.5g
用法与用量	静脉滴注：成人，一次 2.5～50g，每 12 小时 1 次；严重或难治性感染时，每 8 小时 1 次。一日最大用量不得超过 20g（舒巴坦最大剂量为一日 4g）。疗程通常为 7～14 日。肾功能不全时应酌情调整剂量。老年患者剂量酌减
注意事项	1. 用前需做青霉素皮肤试验 2. 哌拉西林可能引起出血，有出血倾向的患者应检查凝血时间、血小板聚集时间和凝血酶原时间 3. 哌拉西林钠与溶栓药合用时可能发生严重出血，不宜同时使用
禁忌	对青霉素类、头孢菌素类或 β-内酰胺酶抑制药过敏或对上述药物有过敏史者禁用
不良反应	仅少数患者可能发生，包括胃肠道反应、皮肤反应、变态反应等
特殊人群用药	肝功能、肾功能不全患者：肾功能不全者慎用 老年人：老年患者（＞65 岁）由于肾功能减退，用药剂量宜酌减 妊娠与哺乳期妇女：用药应权衡利弊
药典	USP、Eur. P.、Chin. P.
国家处方集	CNF
其他推荐依据	
■ 药品名称	注射用哌拉西林钠他唑巴坦钠　Piperacillin Sodium and Tazobactam Sodium for Injection
适应证	用于对哌拉西林耐药，但对哌拉西林他唑巴坦敏感的产 β-内酰胺酶的细菌引起的中、重度感染： 1. 大肠埃希菌和拟杆菌属所致的阑尾炎、腹膜炎 2. 金黄色葡萄球菌所致的中、重度医院获得性肺炎、非复杂性和复杂性皮肤软组织感染 3. 大肠埃希菌所致的产后子宫内膜炎或盆腔炎性疾病 4. 流感嗜血杆菌所致的社区获得性肺炎
制剂与规格	注射用哌拉西林钠他唑巴坦钠：①1.125g（哌拉西林钠 1g、他唑巴坦钠 0.125g）；②2.25g（哌拉西林钠 2g、他唑巴坦钠 0.25g）^[基]；③3.375g（哌拉西林钠 3g、他唑巴坦钠 0.375g）；④4.5g（哌拉西林钠 4g、他唑巴坦钠 0.5g）^[基]
用法与用量	静脉滴注：成人，一般感染，一次 3.375g，每 6 小时 1 次，或 4.5g，每 8 小时 1 次，疗程 7～10 日。医院获得性肺炎，起始量 3.375g，每 4 小时 1 次，疗程 7～14 日，也可根据病情及细菌学检查结果进行调整。肾功能不全者应根据肌酐清除率调整剂量。血液透析者，一次最大剂量为 2.25g，每 8 小时 1 次，并在每次血液透析后可追加 0.75g
注意事项	1. 有出血史，溃疡性结肠炎、克罗恩病或假膜性肠炎慎用 2. 用药期间应定期检查血清电解质水平、造血功能等
禁忌	对青霉素类、头孢菌素类抗生素或 β-内酰胺酶抑制药过敏者禁用

续 表

不良反应	皮肤反应（皮疹、瘙痒等）；消化道反应（腹泻、恶心、呕吐等）；过敏反应；局部反应（注射局部刺激反应、疼痛等）
特殊人群用药	肝功能、肾功能不全患者：严重肝功能、肾功能障碍者慎用 妊娠与哺乳期妇女：妊娠安全性分级为 B 级；哺乳期妇女慎用
药典	USP、Eur. P.、Chin. P.
国家处方集	CNF
其他推荐依据	
■ 药品名称	**注射用头孢哌酮舒巴坦** Cefoperazone and Sulbactam for Injection
适应证	用于治疗敏感细菌所致的下列感染： 呼吸系统感染；腹内感染，如腹膜炎、胆囊炎、胆管炎；泌尿、生殖系统感染，如尿路感染、盆腔炎、子宫内膜炎、淋病等；皮肤、软组织感染；骨、关节感染；其他严重感染，如败血症、脑膜炎等
制剂与规格	注射用头孢哌酮钠舒巴坦钠（1∶1）[保(乙)]：①1g（头孢哌酮钠 0.5g、舒巴坦钠 0.5g）；②2g（头孢哌酮钠 1g、舒巴坦钠 1g） 注射用头孢哌酮钠舒巴坦钠（2∶1）[保(乙)]：①1.5g（头孢哌酮钠 1g、舒巴坦钠 0.5g）；②3g（头孢哌酮钠 2g、舒巴坦钠 1g）
用法与用量	静脉滴注： 成人：一日 2~4g，严重或难治性感染可增至一日 8g。分等量每 12 小时静脉滴注 1 次。舒巴坦每日最高剂量不超过 4g 儿童：常用量一日 40~80mg/kg，等分 2~4 次滴注。严重或难治性感染可增至一日 160mg/kg。等分 2~4 次滴注。新生儿出生第一周内，应每隔 12 小时给药 1 次。舒巴坦每日最高剂量不超过 80mg/kg
注意事项	接受 β-内酰胺类或头孢菌素类抗生素治疗的患者可发生严重的及偶可发生的致死性过敏反应。一旦发生过敏反应，应立即停药并给予适当的治疗
禁忌	已知对青霉素类、舒巴坦、头孢哌酮及其他头孢菌素类抗生素过敏者禁用
不良反应	皮疹较为多见；少数患者尚可发生腹泻、腹痛；一过性嗜酸性粒细胞增多，轻度中性粒细胞减少；暂时性 AST 及 ALT、碱性磷酸酶、尿素氮或血肌酐升高等
特殊人群用药	肝功能、肾功能不全患者：根据患者情况调整用药剂量 儿童：新生儿和早产儿用药须权衡利弊 老年人：老年人呈生理性的肝功能、肾功能减退，因此应慎用本药并需调整剂量 妊娠与哺乳期妇女：妊娠安全性分级为 B 级；哺乳期妇女用药时宜暂停哺乳
药典	USP、Eur. P.、Chin. P.
国家处方集	CNF
其他推荐依据	

第六节 氨基糖苷类

■ 药品名称	注射用链霉素 Streptomycin for Injection
适应证	1. 与其他抗结核药联合用于治疗结核分枝杆菌所致的各种结核病或其他分枝杆菌感染 2. 用于治疗土拉菌病，或与其他抗菌药联合用于治疗鼠疫、腹股沟肉芽肿、布鲁杆菌病、鼠咬热 3. 与青霉素联合用于预防或治疗草绿色链球菌或肠球菌所致的心内膜炎
制剂与规格	注射用硫酸链霉素[保(甲)]：①0.75g（75万U）[基]；②1g（100万U）[基]；③2g（200万U）；④5g（500万U）
用法与用量	肌内注射： 成人：①结核病，一次0.5g，每12小时1次；或一次0.75g，一日1次；②草绿色链球菌心内膜炎，一次1g，每12小时1次，连续用药1周；然后一次0.5g，每12小时1次，连续用药1周；③肠球菌心内膜炎，一次1g，每12小时1次，连续用药2周；然后一次0.5g，每12小时1次，连续用药4周；④土拉菌病、鼠疫，一次0.5~1g，每12小时1次；⑤布鲁菌病，一日1~2g，分2次给药
注意事项	下列情况应慎用链霉素：①脱水，可使血药浓度增高，易产生毒性反应；②第Ⅷ对脑神经损害，因本品可导致前庭神经和听神经损害；③重症肌无力或帕金森病，因本品可引起神经肌肉阻滞作用，导致骨骼肌软弱；④肾功能损害，因本品具有肾毒性
禁忌	对链霉素或其他氨基糖苷类过敏的患者禁用
不良反应	血尿、排尿次数减少或尿量减少、食欲减退、口渴等肾毒性症状，少数可产生血液中尿素氮及肌酐值增高。影响前庭功能时可有步履不稳、眩晕等症状；影响听神经出现听力减退、耳鸣、耳部饱满感
特殊人群用药	肝功能、肾功能不全患者：肾功能不全患者慎用 儿童：慎用 老年人：老年患者应采用较小治疗量，并且尽可能在疗程中监测血药浓度 妊娠与哺乳期妇女：妊娠安全性分级为D级；哺乳期妇女用药期间暂停哺乳
药典	USP、Eur. P.、Chin. P.、Jpn. P.
国家处方集	CNF
其他推荐依据	

■ 药品名称	庆大霉素 Gentamicin
适应证	1. 适用于治疗敏感革兰阴性杆菌，如大肠埃希菌、克雷伯菌属、肠杆菌属、铜绿假单胞菌以及甲氧西林敏感的葡萄球菌所致的严重感染，如败血症、下呼吸道感染、肠道感染、盆腔感染、腹腔感染、皮肤软组织感染、复杂性尿路感染等。治疗腹腔感染及盆腔感染应与抗厌氧菌药物合用。与青霉素（或氨苄西林）合用治疗肠球菌属感染 2. 用于敏感细菌所致中枢神经系统感染，可鞘内注射作为辅助治疗

续 表

制剂与规格	硫酸庆大霉素片（每 10mg 相当于 1 万 U）[保(乙)]：①20mg；②40mg 硫酸庆大霉素注射液[保(甲)]：①1ml：20mg；②1ml：40mg[基]；③2ml：80mg[基] 硫酸庆大霉素颗粒：10mg
用法与用量	肌内注射、静脉滴注：①成人，一次 80mg，或一次 1~1.7mg/kg（按体重），每 8 小时 1 次；体重<60kg 者，一日 1 次给药 3mg/kg；体重>60kg 者，总量不超过 160mg，每 24 小时 1 次。疗程为 7~10 日。②小儿，一次 2.5mg/kg，每 12 小时 1 次；或一次 1.7mg/kg，每 8 小时 1 次。疗程为 7~10 日 鞘内及脑室内给药：成人，一次 4~8mg，小儿（3 个月以上），一次 1~2mg，每 2~3 日 1 次 肾功能减退患者根据肌酐清除率调整剂量
注意事项	1. 下列情况应慎用：①脱水，可使血药浓度增高，易产生毒性反应；②第Ⅷ对脑神经损害，因本品可导致前庭神经和听神经损害；③重症肌无力或帕金森病，因本品可引起神经肌肉阻滞作用，导致骨骼肌软弱；④肾功能损害，因本品具有肾毒性 2. 长期应用可能导致耐药菌过度生长 3. 不宜用于皮下注射；本品有抑制呼吸作用，不得静脉注射
禁忌	对本品或其他氨基糖苷类过敏者禁用
不良反应	用药过程中可能引起听力减退、耳鸣或耳部饱满感等耳毒性反应，影响前庭功能时可发生步态不稳、眩晕。也可能发生血尿、排尿次数显著减少或尿量减少、食欲减退、极度口渴等肾毒性反应。发生率较低者有因神经肌肉阻滞或肾毒性引起的呼吸困难、嗜睡、软弱无力等。偶有皮疹、恶心、呕吐、肝功能减退、白细胞减少、粒细胞减少、贫血、低血压等
特殊人群用药	肝功能、肾功能不全患者：肾功能不全患者慎用 儿童：慎用 老年人：应采用较小治疗量且尽可能在疗程中监测血药浓度 妊娠与哺乳期妇女：妊娠安全性分级为 D 级；哺乳期妇女用药期间暂停哺乳
药典	USP、Eur. P.
国家处方集	CNF
其他推荐依据	
■ 药品名称	妥布霉素　Tobramycin
适应证	1. 适用于铜绿假单胞菌、大肠埃希菌、克雷伯菌属、沙雷菌属所致的新生儿脓毒血症、败血症、中枢神经系统感染、泌尿生殖系统感染、肺部感染、胆道感染、腹腔感染及腹膜炎、骨骼感染、烧伤感染、皮肤软组织感染、急性及慢性中耳炎、鼻窦炎等 2. 与其他抗菌药物联合用于治疗葡萄球菌所致感染（耐甲氧西林菌株感染除外）
制剂与规格	硫酸妥布霉素注射液（每 10mg 相当于 1 万 U）[保(乙)]：2ml：80mg
用法与用量	肌内注射或静脉滴注： 成人：一次 1~1.7mg/kg，每 8 小时 1 次，疗程 7~14 日 儿童：早产儿或 0~7 日小儿，一次 2mg/kg，每 12~24 小时 1 次；大于 7 日小儿，一次 2mg/kg，每 8 小时 1 次
注意事项	1. 前庭功能或听力减退者、脱水、重症肌无力或帕金森病慎用 2. 本品不宜皮下注射；不能静脉注射

续　表

禁忌	对本品或其他氨基糖苷类过敏者、本人或家族中有人因使用链霉素引起耳聋或其他耳聋者禁用；肾衰竭者禁用；孕妇禁用
不良反应	发生率较多者有听力减退、耳鸣或耳部饱满感（耳毒性）、血尿、排尿次数显著减少或尿量减少、食欲减退、极度口渴（肾毒性）、步态不稳、眩晕（耳毒性、影响前庭、肾毒性）。发生率较低者有呼吸困难、嗜睡、极度软弱无力（神经肌肉阻滞或肾毒性）。本品引起肾功能减退的发生率较庆大霉素低
特殊人群用药	肝功能、肾功能不全患者：肾功能不全、肝功能异常患者慎用 儿童：儿童慎用 老年人：慎用，老年患者应采用较小治疗量且尽可能在疗程中监测血药浓度 妊娠与哺乳期妇女：孕妇禁用；哺乳期妇女慎用或用药期间暂停哺乳
药典	USP
国家处方集	CNF
其他推荐依据	

■ 药品名称	阿米卡星　Amikacin
适应证	1. 对大肠埃希菌、铜绿假单胞菌及其他假单胞菌、变形杆菌、克雷伯菌、不动杆菌、沙雷杆菌和肠杆菌等敏感革兰阴性杆菌与葡萄球菌属所致严重感染，如下呼吸道感染，腹腔感染，胆道感染，骨、关节、皮肤及软组织感染，泌尿系统感染，细菌性心内膜炎，菌血症或败血症等 2. 对庆大霉素、妥布霉素和卡那霉素耐药菌株所致的严重感染
制剂与规格	硫酸阿米卡星注射液[基,保(甲)]：①1ml：100mg（10万U）；②2ml：200mg（20万U） 注射用硫酸阿米卡星[保(甲)]：200mg
用法与用量	肌内注射或静脉滴注： 成人：①单纯性尿路感染，每12小时200mg；②其他全身感染，每8小时5mg/kg，或每12小时7.5mg/kg，一日不超过1.5g；③烧伤合并感染，一次5~7.5mg/kg，每6小时1次。肾功能不全者根据肌酐清除率调整剂量 儿童：首剂10mg/kg，然后每12小时7.5mg/kg
注意事项	脱水患者、重症肌无力或帕金森患者慎用。其他见链霉素
禁忌	对阿米卡星或其他氨基糖苷类过敏的患者禁用
不良反应	患者可发生听力减退、耳鸣或耳部饱满感，少数患者亦可发生眩晕、步态不稳等症状。听力减退一般于停药后症状不再加重，但个别在停药后可能继续发展至耳聋
特殊人群用药	肝功能、肾功能不全患者：肾功能损害患者慎用 儿童：慎用 老年人：老年患者应用本药后较易产生各种毒性反应 妊娠与哺乳期妇女：孕妇使用前应充分权衡利弊，妊娠安全性分级为D级；哺乳期妇女在用药期间暂停哺乳
药典	USP、Eur. P.、Chin. P.
国家处方集	CNF
其他推荐依据	

续　表

■ 药品名称	注射用奈替米星　Netilmicin for Injection
适应证	1. 主要适用于治疗敏感革兰阴性杆菌所致的严重感染。如大肠埃希菌、肠杆菌属、变形杆菌、铜绿假单胞菌等所致的下呼吸道感染、复杂性尿路感染、腹腔感染、胃肠感染、骨及关节感染、皮肤软组织感染、烧伤或创伤感染、手术感染、败血症等 2. 与其他抗菌药物联合用于治疗葡萄球菌感染（耐甲氧西林葡萄球菌除外） 3. 某些耐庆大霉素菌株所致严重感染
制剂与规格	注射用硫酸奈替米星[保(乙)]：①1ml（5万U）；②2ml（10万U）
用法与用量	肌内注射或静脉滴注： 成人：1.3~2.2mg/(kg·8h) 或 2~3.25mg/（kg·12h），疗程7~14日。一日最高剂量不超过7.5mg/kg；复杂性尿路感染，一次1.5~2mg/kg，每12小时1次，疗程7~14日。一日最高剂量不超过7.5mg/kg。肾功能不全者，按照血药浓度进行调整，或根据肌酐清除率计算调整剂量
注意事项	脱水、第Ⅷ对脑神经损害、重症肌无力或帕金森病患者慎用
禁忌	对奈替米星或任何一种氨基糖苷类抗生素过敏或有严重毒性反应者禁用；孕妇和新生儿禁用
不良反应	1. 肾毒性轻微并较少见。常发生于原有肾功能损害者，或应用剂量超过一般常用剂量的感染患者 2. 神经系统毒性：可发生第Ⅷ对脑神经的毒性反应，但本品的毒性发生率较低，程度亦较轻，易发生在原有肾功能损害者，或治疗剂量过高、疗程过长的感染患者，表现为前庭及听力受损的症状，如出现头晕、眩晕、听觉异常等 3. 其他：偶可出现头痛、全身不适、视觉障碍、心悸、皮疹、发热、呕吐及腹泻等
特殊人群用药	肝功能、肾功能不全患者：肝功能、肾功能损害者慎用 儿童：儿童（尤其是早产儿及新生儿）慎用。新生儿禁用 老年人：老年患者使用时按轻度肾功能减退者减量用药，且尽可能在疗程中监测血药浓度 妊娠与哺乳期妇女：妊娠安全性分级为D级，孕妇禁用；哺乳期妇女在用药期间暂停哺乳
药典	USP、Eur. P.、Chin. P.
国家处方集	CNF
其他推荐依据	
■ 药品名称	注射用依替米星　Etimicin for Injection
适应证	用于敏感菌所致的感染：呼吸系统感染，如急性支气管炎、慢性支气管炎急性发作、社区肺部感染、支气管扩张并发肺部感染等；泌尿生殖系统感染，如急性肾盂肾炎、膀胱炎、前列腺炎、慢性肾盂肾炎或慢性膀胱炎急性发作等；皮肤软组织感染；创伤和手术后感染
制剂与规格	注射用硫酸依替米星[保(乙)]：①50mg（5万U）；②100mg（10万U）
用法与用量	静脉滴注：一次100~150mg，每12小时1次，疗程为5~10日。肾功能不全者，应调整剂量，并应监测本药血药浓度

续　表

注意事项	1. 在用本品治疗过程中应密切观察肾功能和第Ⅷ对脑神经功能的变化，并尽可能进行血药浓度检测 2. 本品可能发生神经肌肉阻滞现象 3. 大面积烧伤患者、脱水患者慎用
禁忌	对本品及其他氨基糖苷类抗生素过敏者禁用
不良反应	不良反应为耳、肾的毒性，发生率和严重程度与奈替米星相似
特殊人群用药	肝功能、肾功能不全患者：肾功能不全患者慎用 儿童：用药须权衡利弊 老年人：老人需调整给药剂量与用药间期 妊娠与哺乳期妇女：孕妇用药须权衡利弊；哺乳期妇女在用药期间暂停哺乳
药典	
国家处方集	CNF
其他推荐依据	

■ 药品名称	新霉素　Neomycin
适应证	1. 用于敏感菌所致肠道感染 2. 用于肠道感染和结肠手术前准备
制剂与规格	硫酸新霉素片（以新霉素计）[保(乙)]：①100mg（10 万 U）；②250mg（25 万 U）
用法与用量	口服给药： 成人：常用剂量一次 250~500mg，一日 4 次。①感染性腹泻，一次 8.75mg/kg，每 6 小时 1 次，疗程 2~3 日；②结肠手术前准备，每小时 700mg，用药 4 小时；继以每 4 小时 700mg，共 24 小时；③肝性脑病的辅助治疗，一次 500~1000mg，每 6 小时 1 次，疗程 5~6 日 儿童：一日 25~50mg/kg，分 4 次服用
注意事项	下列情况应慎用：脱水、第Ⅷ对脑神经损害、重症肌无力、帕金森病、溃疡性结肠炎及有口腔牙病患者（新霉素可引起口腔刺激或疼痛）
禁忌	对本品及其他氨基糖苷类抗生素过敏者、肠梗阻者禁用
不良反应	1. 可引起食欲减退、恶心、腹泻等 2. 较少发现听力缺乏、耳鸣或耳部饱满感；头晕或步态不稳；尿量或排尿次数显著减少或极度口渴 3. 偶可引起肠黏膜萎缩而导致吸收不良综合征及脂肪性腹泻，甚至抗生素相关性肠炎
特殊人群用药	肝功能、肾功能不全患者：肾功能损害患者慎用 儿童：慎用 老年人：应采用较小治疗量且尽可能在疗程中监测血药浓度 妊娠与哺乳期妇女：妊娠安全性分级为 D 级；哺乳期妇女用药期间暂停哺乳
药典	USP、Eur. P.、Chin. P.、Jpn. P.
国家处方集	CNF
其他推荐依据	

续　表

■ 药品名称	异帕米星　Isepamicin
适应证	用于治疗敏感菌所致肺炎、支气管炎、肾盂肾炎、膀胱炎、腹膜炎、败血症、外伤或烧伤创口感染
制剂与规格	硫酸异帕米星注射液^[保(乙)]：①2ml：200mg（20万U）；②2ml：400mg（40万U）
用法与用量	肌内注射或静脉滴注。成人，一日400mg，分1~2次注射。静脉滴注时一日400mg，分1~2次滴注
注意事项	1. 前庭功能或听力减退者、脱水、依靠静脉高营养维持生命的体质衰弱者、重症肌无力或帕金森病患者慎用 2. 本品不能静脉注射
禁忌	对本品或其他氨基糖苷类及杆菌肽过敏者、本人或家族中有人因使用其他氨基糖苷类抗生素引起耳聋者禁用；肾衰竭者及妊娠期妇女禁用；早产儿、新生儿和婴幼儿禁用
不良反应	常见听力减退、耳鸣或耳部饱满感（耳毒性）、血尿、排尿次数显著减少或尿量减少、食欲减退、极度口渴（肾毒性）、步态不稳、眩晕（耳毒性，影响前庭）、恶心或呕吐（耳毒性，影响前庭；肾毒性）
特殊人群用药	肝功能、肾功能不全患者：严重肝功能、肾功能不全者慎用，肾衰竭者禁用 儿童：儿童慎用。早产儿、新生儿和婴幼儿禁用 老年人：年老体弱者慎用 妊娠与哺乳期妇女：孕妇禁用；哺乳期妇女应慎用或暂停哺乳
药典	Jpn. P.
国家处方集	CNF
其他推荐依据	

第七节　四环素类

■ 药品名称	四环素　Tetracycline
适应证	适用于：立克次体病，包括流行性斑疹伤寒、地方性斑疹伤寒、落基山斑疹热、恙虫病和Q热；支原体属感染；回归热；布鲁菌病（与氨基糖苷类联合应用）；霍乱；鼠疫（与氨基糖苷类联合应用）；兔热病
制剂与规格	盐酸四环素片：①0.125g；② 0.25g 盐酸四环素胶囊：0.25g 注射用盐酸四环素：①0.125g；② 0.25g；③0.5g
用法与用量	口服：成人，一次0.25~0.50g，每6小时1次；8岁以上小儿，一日25~50mg/kg，分4次服用，疗程一般为7~14日 静脉滴注：成人，一日1.0~1.5g，分2~3次给药；8岁以上小儿，一日10~20mg/kg，分2次给药，一日剂量不超过1g。支原体肺炎、布鲁菌病需3周左右

续　表

注意事项	长期用药期间应定期随访检查血常规及肾功能
禁忌	有四环素类药物过敏史者禁用
不良反应	胃肠道症状如恶心、呕吐、上腹不适、腹胀、腹泻等，偶可发生胰腺炎等；可致肝毒性；变态反应，多为斑丘疹和红斑等
特殊人群用药	肝功能、肾功能不全患者：肝功能、肾功能不全者慎用 儿童：8 岁以下儿童不宜使用 老年人：慎用 妊娠与哺乳期妇女：孕妇应避免使用本药，如确有指征应用时每日静滴剂量以 1g 为宜，不应超过 1.5g，其血药浓度应保持在 15μg/ml 以下；妊娠安全性分级为 D 级。哺乳期妇女用药须权衡利弊或暂停哺乳
药典	USP、Eur. P.
国家处方集	CNF
其他推荐依据	

■ 药品名称	土霉素　Oxytetracycline
适应证	适用于：立克次体病，包括流行性斑疹伤寒、地方性斑疹伤寒、落基山斑疹热、恙虫病和 Q 热；支原体属感染；衣原体属感染，包括鹦鹉热、性病淋巴肉芽肿、非特异性尿道炎、输卵管炎、宫颈炎及沙眼；回归热；布鲁菌病（与氨基糖苷类药联用）；霍乱；鼠疫（与氨基糖苷类药联用）；兔热病；软下疳
制剂与规格	土霉素片：0.25g
用法与用量	口服给药： 成人：一次 250~500mg，每 6 小时 1 次 儿童：8 岁以上患儿，一次 6.25~12.5mg/kg，每 6 小时 1 次
注意事项	1. 长期用药期间应定期随访检查血常规及肝功能、肾功能 2. 口服本品时，宜饮用足量水（约 240ml） 3. 本品宜空腹口服，即餐前 1 小时或餐后 2 小时服用
禁忌	有四环素类药物过敏史者禁用；本品可导致恒牙黄染，牙釉质发育不良和骨生长抑制，8 岁以下小儿禁用；妊娠及哺乳期妇女禁用
不良反应	胃肠道症状如恶心、呕吐、上腹不适、腹胀、腹泻等，偶可发生胰腺炎等；可致肝毒性；变态反应，多为斑丘疹和红斑等；偶可引起溶血性贫血、血小板减少等
特殊人群用药	肝功能、肾功能不全患者：慎用 儿童：8 岁以下小儿禁用 老年人：慎用 妊娠与哺乳期妇女：孕妇应避免使用本药，妊娠安全性分级为 D 级；哺乳期妇女禁用
药典	USP、Eur. P.
国家处方集	CNF
其他推荐依据	

续　表

■ 药品名称	多西环素　Doxycycline
适应证	首选药用于立克次体病、支原体属感染、衣原体属感染、回归热、布鲁菌病（与氨基糖苷类药联用）、霍乱、鼠疫（与氨基糖苷类药联用）、兔热病、软下疳；可用于治疗对青霉素类过敏患者的破伤风、气性坏疽、梅毒、淋病和钩端螺旋体病；中、重度痤疮患者的辅助治疗
制剂与规格	盐酸多西环素片[基,保(甲)]：①50mg；②100mg 盐酸多西环素胶囊[保(甲)]：①250mg；②100mg
用法与用量	口服给药： 成人：①一般感染，首次 200mg，以后一次 100mg，一日 1~2 次，疗程为 3~7 日。②抗寄生虫感染，第 1 日，一次 100mg，每 12 小时 1 次；以后一次 100~200mg，一日 1 次（或一次 50~100mg，每 12 小时 1 次）。③淋病奈瑟菌性尿道炎和宫颈炎、沙眼衣原体所致的单纯性尿道炎、宫颈炎或直肠感染，一次 100mg，一日 2 次，疗程至少 7 日。④梅毒，一次 150mg，每 12 小时 1 次，疗程至少 10 日
注意事项	1. 应用本品时可能发生耐药菌的过度繁殖。一旦发生二重感染，即停用本品并予以相应治疗 2. 长期用药时应定期随访检查血常规及肝功能
禁忌	有四环素类药物过敏史者禁用
不良反应	胃肠道症状如恶心、呕吐、上腹不适、腹胀、腹泻等，偶可发生胰腺炎等；可致肝毒性；变态反应，多为斑丘疹和红斑等；偶可引起溶血性贫血、血小板减少等
特殊人群用药	肝功能、肾功能不全患者：原有肝病患者慎用；肾功能减退患者可以应用，不必调整剂量，应用时通常亦不引起血尿素氮的升高 儿童：8 岁以下小儿禁用 妊娠与哺乳期妇女：孕妇不宜使用本药，妊娠安全性分级为 D 级；本药可分泌入乳汁，哺乳期妇女应用时应暂停哺乳
药典	USP、Eur. P.
国家处方集	CNF
其他推荐依据	
■ 药品名称	米诺环素　Minocycline
适应证	用于对本品敏感的葡萄球菌、链球菌、肺炎球菌、淋病奈瑟菌、大肠埃希菌、克雷伯菌、变形杆菌、衣原体、梅毒螺旋体等引起的感染；浅表性化脓性感染；深部化脓性疾病；乳腺炎、淋巴管（结）炎、骨髓炎、骨炎等；呼吸道感染；痢疾、肠炎、感染性食物中毒、胆管炎、胆囊炎等；泌尿生殖道感染等；败血症、菌血症
制剂与规格	盐酸米诺环素片[保(乙)]：①50mg（5 万 U）[基]；②100mg（10 万 U） 盐酸米诺环素胶囊[基,保(乙)]：①50mg（5 万 U）；②100mg（10 万 U）
用法与用量	口服给药： 成人：每 12 小时 100mg；或每 6 小时 50mg 儿童：8 岁以上儿童，每日 2~4mg/kg，分 1~2 次服用，首剂量 4mg/kg

续　表

注意事项	1. 食管通过障碍者、口服吸收不良或不能进食者及全身状态恶化患者（因易引发维生素K缺乏症）慎用 2. 用药期间应定期检查肝功能、肾功能
禁忌	对本品及其他四环素类药物过敏者禁用
不良反应	米诺环素引起菌群失调较为多见；消化道反应如食欲减退、恶心、呕吐、腹痛、腹泻、口腔炎、舌炎、肛门周围炎等；影响牙齿和骨发育等
特殊人群用药	肝功能、肾功能不全患者：肝功能、肾功能不全者慎用 儿童：8岁以下小儿禁用 老年人：老年患者慎用本药，对有肾功能障碍者，推荐减少给药剂量 妊娠与哺乳期妇女：妊娠安全性分级为D级；哺乳期妇女须权衡利弊后用药或暂停哺乳
药典	USP、Eur. P.、Jpn. P.
国家处方集	CNF
其他推荐依据	

第八节　大环内酯类

■ 药品名称	红霉素　Erythromycin
适应证	作为青霉素过敏患者治疗下列感染的替代用药：溶血性链球菌、肺炎链球菌所致的急性扁桃体炎、急性咽炎、鼻窦炎；溶血性链球菌所致的猩红热、蜂窝织炎；白喉及白喉带菌者；气性坏疽、炭疽、破伤风；放线菌病；梅毒；李斯特菌病等；肺炎支原体肺炎、肺炎衣原体肺炎；军团菌病；百日咳；泌尿生殖系统感染；沙眼衣原体结膜炎；空肠弯曲菌肠炎；厌氧菌所致口腔感染
制剂与规格	红霉素片[基,保(甲)]：①0.125g；②0.25g 红霉素软膏[保(甲)]：①1%[基]；②0.5% 红霉素栓剂：①0.1g；②0.2g 红霉素硬脂酸红霉素片[保(甲)]：①0.05g；②0.125g；③0.25g 红霉素硬脂酸红霉素胶囊[保(甲)]：①0.1g；②0.125g 红霉素硬脂酸红霉素颗粒：50mg 注射用乳糖酸红霉素[基,保(甲)]：①0.25g；②0.3g
用法与用量	口服： 成人：一日0.75~2.0g，分3~4次服用；军团菌病，一日1~4g，分3次服用；风湿热复发的预防，一次250mg，一日2次；感染性心内膜炎的预防，术前1小时口服1g，术后6小时再服用500mg 儿童：一日20~40mg/kg，分3~4次服用 静脉滴注： 成人：一次0.5~1.0g，一日2~3次。军团菌病，一日3~4g，分4次

续　表

	儿童：一日 20~30mg/kg，分 2~3 次 栓剂直肠给药：成人，一次 0.1g，一日 2 次；儿童，一日 20~30mg/kg
注意事项	用药期间定期随访肝功能
禁忌	对红霉素类药物过敏者禁用
不良反应	胃肠道反应多见，有腹泻、恶心、呕吐、中上腹痛、口舌疼痛等；肝毒性少见，偶见黄疸；过敏性反应表现为药物热、皮疹等
特殊人群用药	肝功能、肾功能不全患者：慎用 妊娠与哺乳期妇女：孕妇用药应权衡利弊，妊娠安全性分级为 B 级；哺乳期妇女应慎用
药典	USP、Eur. P.、Chin. P.、Jpn. P.
国家处方集	CNF
其他推荐依据	
■ 药品名称	**阿奇霉素　Azithromycin**
适应证	1. 用于化脓性链球菌引起的急性咽炎、急性扁桃体炎以及敏感细菌引起的鼻窦炎、急性中耳炎、急性支气管炎、慢性支气管炎急性发作 2. 用于肺炎链球菌、流感杆菌以及肺炎支原体所致的肺炎 3. 用于衣原体及非多种耐药淋病奈瑟菌所致的尿道炎、宫颈炎及盆腔炎 4. 用于敏感菌所致的皮肤软组织感染
制剂与规格	阿奇霉素片（每 100mg 相当于 10 万 U）[保(甲)]：①250mg[基]；②500mg 阿奇霉素分散片[保(甲)]：①125mg；②250mg[基] 阿奇霉素胶囊[保(甲)]：①125mg；②250mg[基] 阿奇霉素颗粒[保(甲)]：①100mg[基]；②250mg；③500mg 阿奇霉素干混悬剂：2g：0.1g 阿奇霉素混悬剂：①0.125g；②0.25g 阿奇霉素糖浆[保(乙)]：25ml：500mg 注射用乳糖酸阿奇霉素（以阿奇霉素计）[保(乙)]：①125mg；②250mg；③500mg 阿奇霉素注射液[保(乙)]：①2ml：125mg；②2ml：250mg；③5ml：500mg 阿奇霉素葡萄糖注射液[保(乙)]：①100ml（阿奇霉素 125mg、葡萄糖 5g）；②100ml（阿奇霉素 200mg、葡萄糖 5g）
用法与用量	口服：饭前 1 小时或餐后 2 小时服用 1. 成人：沙眼衣原体、杜克嗜血杆菌或敏感淋球菌所致的性传播疾病，仅需单次口服 1g；其他感染的治疗，第一日，0.5g 顿服，第 2~5 日，一日 0.25g 顿服；或一日 0.5g 顿服，连服 3 日 2. 儿童：中耳炎、肺炎，第 1 日 10mg/kg 顿服，一日最大量不超过 500mg；第 2~5 日，一日 5mg/kg 顿服，一日最大量不超过 250mg；咽炎、扁桃体炎，一日 12mg/kg 顿服（一日最大量不超过 0.5g），连用 5 日 静脉滴注： 成人：社区获得性肺炎，静脉滴注至少 2 日后转为口服给药，一次 500mg，一日 1 次，7~10 日为一疗程；盆腔炎，静脉滴注 1~2 日后转为口服给药，一次 250mg，一日 1 次，7 日为一疗程

注意事项	1. 用药期间如果发生过敏反应（如血管神经性水肿、皮肤反应、Stevens-Johnson 综合征及中毒性表皮坏死松解症等），应立即停药，并采取适当措施 2. 进食可影响阿奇霉素的吸收，口服用药需在饭前 1 小时或餐后 2 小时服用
禁忌	对阿奇霉素、红霉素或其他任何一种大环内酯类药物过敏者禁用
不良反应	常见反应为胃肠道反应如腹泻、腹痛、稀便、恶心、呕吐等；局部反应如注射部位疼痛、局部炎症等；皮肤反应如皮疹、瘙痒；其他反应如畏食、头晕或呼吸困难等
特殊人群用药	肝功能、肾功能不全患者：严重肝功能不全者、严重肾功能不全者不应使用 儿童：用于 6 个月以下幼儿中耳炎或社区获得性肺炎及 2 岁以下小儿咽炎或扁桃体炎的疗效与安全性尚未确定 妊娠与哺乳期妇女：孕妇须充分权衡利弊后用药，妊娠安全性分级为 B 级；哺乳期妇女需充分权衡利弊后用药
药典	USP、Eur. P.、Chin. P.
国家处方集	CNF
其他推荐依据	

■ 药品名称	地红霉素 Dirithromycin
适应证	用于 12 岁以上患者，对本品敏感菌所致的轻、中度感染：慢性阻塞性肺疾病急性加重或慢性支气管炎急性发作、急性支气管炎、社区获得性肺炎、咽炎和扁桃体炎、单纯性皮肤和软组织感染
制剂与规格	地红霉素肠溶胶囊：250mg
用法与用量	口服： 慢性支气管炎急性发作：一次 500mg，一日 1 次，疗程 5~7 日 急性支气管炎：一次 500mg，一日 1 次，疗程 7 日 社区获得性肺炎：一次 500mg，一日 1 次，疗程 14 日 咽炎和扁桃体炎：一次 500mg，一日 1 次，疗程 10 日 单纯性皮肤和软组织感染：一次 500mg，一日 1 次，疗程 5~7 日
注意事项	可能产生假膜性结肠炎。轻度者停药即能奏效，对于中度至严重病例，应采取适当的治疗措施
禁忌	对地红霉素、红霉素和其他大环内酯类抗生素严重过敏的患者禁用；可疑或潜在菌血症患者禁用
不良反应	常见的有头痛、腹痛、腹泻、恶心、消化不良、眩晕/头晕、皮疹、呕吐等
特殊人群用药	肝功能、肾功能不全患者：轻度肝损伤、肾功能不全者，不必调整剂量。肝功能不全者慎用 妊娠与哺乳期妇女：孕妇慎用，妊娠安全性分级为 C 级；哺乳期妇女用药应权衡利弊后
药典	USP、Eur. P.
国家处方集	CNF
其他推荐依据	

续 表

■ 药品名称	琥乙红霉素　Erythromycin Ethylsuccinate
适应证	适用于治疗敏感菌或敏感病原体引起的下列感染性疾病： 1. 呼吸系统感染：轻、中度呼吸道感染；肺炎支原体及肺炎衣原体所致的肺炎；白喉（辅助抗毒素作用）；军团菌病；李斯特菌病；百日咳 2. 泌尿生殖系统感染：淋球菌引起的急性盆腔炎；梅毒；沙眼衣原体、衣原体引起的孕期泌尿生殖器感染及成人无并发症的尿道、宫颈或直肠感染等 3. 轻、中度皮肤和软组织感染 4. 其他：肠阿米巴病；空肠弯曲菌肠炎；厌氧菌所致口腔感染；沙眼衣原体结膜炎；放线菌病；猩红热；气性坏疽、炭疽；破伤风。预防风湿热初发或复发；细菌性心内膜炎
制剂与规格	琥乙红霉素片[保(乙)]：①200mg；②400mg
用法与用量	口服给药： 成人：一般用量，每6小时400mg；预防链球菌感染，一次400mg，一日2次；军团菌，一次400~1000mg，一日4次；沙眼衣原体和解脲脲原体引起的尿道炎，一次800mg，一日3次，连服7日 儿童：一般感染，一日30~50mg/kg，分4次服用，每6小时1次；可每12小时服药1次，一次服日剂量的一半；也可每8小时服药1次，一次服日剂量的1/3；对于更严重的感染，剂量可加倍；百日咳，一次10~12.5mg/kg，一日4次，疗程14日；肠阿米巴，一日40~50mg/kg，分4次服，连服5~14日
注意事项	用药期间定期检查肝功能
禁忌	对本品或其他红霉素制剂过敏者、慢性肝病患者、肝功能损害者及孕妇禁用
不良反应	服药数日或1~2周后患者可出现乏力、恶心、呕吐、腹痛、皮疹、发热等，有时出现黄疸，停药后常可恢复；胃肠道反应有腹泻、恶心、呕吐、中上腹痛、口舌疼痛、胃纳减退等
特殊人群用药	肝功能、肾功能不全患者：轻度肝功能不全者慎用，严重肝功能不全者禁用 妊娠与哺乳期妇女：孕妇用药应权衡利弊，妊娠安全性分级为B级；哺乳期妇女慎用或暂停哺乳
药典	USP、Eur. P.、Chin. P.、Jpn. P.
国家处方集	CNF
其他推荐依据	
■ 药品名称	罗红霉素　Roxithromycin
适应证	1. 呼吸道感染：化脓性链球菌引起的咽炎及扁桃体炎；敏感菌所致的鼻窦炎、中耳炎、急性支气管炎、慢性支气管炎急性发作；肺炎支原体或肺炎衣原体所致的肺炎 2. 泌尿生殖系统感染：沙眼衣原体引起的尿道炎和宫颈炎 3. 皮肤软组织感染
制剂与规格	罗红霉素片[保(乙)]：150mg 罗红霉素胶囊[保(乙)]：50mg；150mg 罗红霉素细粒剂[保(乙)]：50mg

用法与用量	口服： 成人：一次 150mg，一日 2 次；或一次 300mg，一日 1 次。疗程一般为 5～12 日。肾功能不全者可发生累计效应，肾功能轻度减退者不需调整剂量，严重肾功能不全者给药时间延长 1 倍（一次 150mg，一日 1 次）。严重肝硬化者的半衰期延长至正常水平 2 倍以上，如确实需要使用，则 150mg 一日 1 次给药 儿童：一次 2.5～5mg/kg，一日 2 次
注意事项	1. 进食后服药会减少吸收，与牛奶同服可增加吸收 2. 服用本品后可影响驾驶及机械操作
禁忌	对本药过敏者禁用
不良反应	常见腹痛、腹泻、呕吐等胃肠道反应；偶见皮疹、头晕、头痛等
特殊人群用药	肝功能、肾功能不全患者：慎用 妊娠与哺乳期妇女：慎用
药典	Eur. P.、Chin. P.、Jpn. P.
国家处方集	CNF
其他推荐依据	

■ 药品名称	乙酰螺旋霉素 Acetylspiramycin
适应证	适用于治疗敏感菌所致的呼吸系统感染和皮肤软组织感染，包括：咽炎、扁桃体炎、急性支气管炎、慢性支气管炎急性发作、肺炎、脓皮病、丹毒和猩红热等；适用于治疗敏感菌所致的口腔及耳鼻咽喉科感染，如中耳炎、牙周炎、急性鼻窦炎等；可作为治疗隐孢子虫病以及弓形虫病的选用药物
制剂与规格	乙酰螺旋霉素片：100mg（10 万 U）
用法与用量	口服： 成人：一日 800～1200mg，分 3～4 次服用；重症一日可用至 1600～2000mg 儿童：一日量为 20～30mg/kg，分 2～4 次给药
注意事项	如有变态反应，立即停药
禁忌	对本品、红霉素及其他大环内酯类药物过敏的患者禁用
不良反应	腹痛、恶心、呕吐等胃肠道反应，常发生于大剂量用药时，程度大多轻微，停药后可自行消失。变态反应极少，主要为药疹
特殊人群用药	肝功能、肾功能不全患者：严重肝功能、肾功能不全者慎用 妊娠与哺乳期妇女：本品可透过胎盘屏障，故孕妇慎用，妊娠安全性分级为 C 级；哺乳期妇女应用时应暂停哺乳
药典	Eur. P.、Jpn. P.
国家处方集	CNF
其他推荐依据	

续 表

■ 药品名称	克拉霉素 Clarithromycin
适应证	适用于敏感菌所致下列感染，①耳鼻咽喉感染，如急性中耳炎、扁桃体炎、咽炎、鼻窦炎；②下呼吸道感染，如急性支气管炎、慢性支气管炎急性发作、肺炎；③皮肤软组织感染，如脓疱病、丹毒、蜂窝织炎、毛囊炎、疖及伤口感染；④沙眼衣原体感染的尿道炎及宫颈炎；⑤与其他药物联用，可根除幽门螺杆菌，减低十二指肠溃疡复发率
制剂与规格	克拉霉素片^[基,保(乙)]：①125mg；②250mg 克拉霉素分散片^[保(乙)]：①50mg；②125mg^[基]；③250mg^[基] 克拉霉素缓释片：500mg 克拉霉素胶囊^[基,保(乙)]：①125mg；②250mg 克拉霉素颗粒^[保(乙)]：①2g：125mg；②2g：100mg 克拉霉素干混悬剂：①1g：125mg；②2g：125mg；③2g：250mg
用法与用量	口服： 成人：轻症一次250mg，一日2次；重症，一次500mg，一日2次。疗程5~14日 儿童：6个月以上的小儿，一般感染可一次7.5mg/kg，一日2次。根据感染的严重程度应连续服用5~10日
注意事项	1. 与红霉素及其他大环内酯类药物之间有交叉过敏和交叉耐药性 2. 可能出现真菌或耐药细菌导致的严重感染 3. 可空腹口服，也可与食物或牛奶同服，与食物同服不影响其吸收
禁忌	对克拉霉素或大环内酯类药物过敏者禁用；孕妇、哺乳期妇女禁用；严重肝功能损害者、水电解质紊乱患者、服用特非那丁者禁用；某些心脏病（包括心律失常、心动过缓、QT间期延长、缺血性心脏病、充血性心力衰竭等）患者禁用
不良反应	主要有口腔异味，腹痛、腹泻、恶心、呕吐等胃肠道反应，头痛，AST及ALT短暂升高
特殊人群用药	肝功能、肾功能不全患者：肝功能不全者、中度至重度肾功能不全者慎用 儿童：6个月以下小儿中的疗效和安全性尚未确定 妊娠与哺乳期妇女：妊娠安全性分级为C级，孕妇禁用；可分泌入乳汁，哺乳期妇女使用应暂停哺乳
药典	USP、Eur. P.、Chin. P.、Jpn. P.
国家处方集	CNF
其他推荐依据	

第九节 酰 胺 醇 类

■ 药品名称	氯霉素 Chloramphenicol
适应证	1. 用于敏感菌所致伤寒、副伤寒 2. 用于沙门菌属感染的胃肠炎合并败血症

	3. 用于耐氨苄西林的 B 型流感杆菌脑膜炎、青霉素过敏者的肺炎链球菌脑膜炎、脑膜炎球菌脑膜炎及敏感的革兰阴性杆菌脑膜炎 4. 用于需氧菌和厌氧菌混合感染的耳源性脑脓肿 5. 可与氨基糖苷类药联用治疗腹腔感染、盆腔感染以及敏感菌所致的其他严重感染，如败血症及肺部感染 6. 用于 Q 热、落基山斑疹热、地方性斑疹伤寒和立克次体病
制剂与规格	氯霉素片：0.25g 棕榈氯霉素片：0.05g 氯霉素胶囊：0.25g 棕榈氯霉素颗粒：0.1g 棕榈氯霉素混悬液：1ml∶25mg 氯霉素注射液[保(甲)]：①1ml∶0.125g；②2ml∶0.25g 注射用琥珀氯霉素：①0.125g；② 0.25g；③ 0.5g 氯霉素甘油滴耳液：10ml∶0.25g
用法与用量	成人：口服，一日 1.5~3.0g，分 3~4 次给药；静脉静滴，一次0.5~1g，一日 2 次 儿童：口服，一日 25~50mg/kg，分 3~4 次给药；新生儿必需用药时，一日不能超过 25mg/kg，分4 次给药；静脉静滴，一日 25~50mg/kg，分次给药
注意事项	1. 可能发生不可逆性骨髓抑制，应避免重复疗程使用 2. 体弱患者慎用
禁忌	对本品过敏者禁用；精神病患者禁用；妊娠和哺乳期妇女禁用
不良反应	血液系统反应如贫血、淤点、淤斑、鼻出血等；灰婴综合征；周围神经炎和视神经炎；过敏反应较少见；消化道反应如腹泻、恶心及呕吐等
特殊人群用药	肝功能、肾功能不全患者：肝功能、肾功能损害者慎用 儿童：新生儿（尤其早产儿）不宜应用本药，确有指征必须用药时应在监测血药浓度条件下使用 老年人：慎用 妊娠与哺乳期妇女：妊娠期尤其是妊娠末期或分娩期禁用，妊娠安全性分级为 C 级；禁用于哺乳期妇女，必须应用时应暂停哺乳
药典	USP、Eur. P.、Chin. P.、Jpn. P.
国家处方集	CNF
其他推荐依据	

第十节　林可霉素类

■ 药品名称	林可霉素　Lincomycin
适应证	适用于治疗敏感葡萄球菌属、链球菌属、肺炎球菌及厌氧菌所致的呼吸道感染、腹腔感染、女性生殖道感染、盆腔感染、皮肤软组织感染等；用于对青霉素过敏的或不适于用青霉素类药物的感染性疾病的治疗

续 表

制剂与规格	盐酸林可霉素片：①0.25g；②0.5g 盐酸林可霉素胶囊：①0.25g；②0.5g 盐酸林可霉素口服溶液：①10ml∶0.5g；②100ml∶5g 盐酸林可霉素注射液[保(甲)]①1ml∶0.2g；②2ml∶0.6g
用法与用量	成人：口服，一日1.5~2g，分3~4次给药；肌内注射，一日0.6~1.2g，分次注射；静脉滴注，严重感染时一次0.6~1.0g，每8~12小时1次 儿童：口服，一日30~60mg/kg，分3~4次给药；肌内注射，一日10~20mg/kg，分次注射；静脉滴注，剂量同肌内注射，分2~3次给药
注意事项	肠道疾病或有既往史者（特别如溃疡性结肠炎、局限性肠炎或抗生素相关肠炎）、既往有哮喘或其他过敏史者慎用，白念珠菌阴道炎和鹅口疮患者慎用。用药期间需密切注意抗生素相关性肠炎的可能
禁忌	对林可霉素和克林霉素有过敏史的患者禁用；新生儿、深部真菌感染者禁用
不良反应	消化系统反应如恶心、呕吐、腹痛、腹泻等症状，严重者有腹绞痛、腹部压痛、严重腹泻等；偶可发生白细胞计数减少、中性粒细胞计数减低等；过敏反应可见皮疹、瘙痒等；静脉给药可引起血栓性静脉炎，快速滴注可能发生低血压、心电图变化甚至心搏、呼吸停止
特殊人群用药	肝功能、肾功能不全患者：肝功能减退和肾功能严重减退者慎用 儿童：新生儿禁用 老年人：患有严重基础疾病的老年人用药时需密切观察 妊娠与哺乳期妇女：妊娠安全性分级为C级；哺乳期妇女用药时应暂停哺乳
药典	USP、Eur. P.、Chin. P.、Jpn. P.
国家处方集	CNF
其他推荐依据	
■ 药品名称	克林霉素　Clindamycin
适应证	用于革兰阳性菌和厌氧菌引起的感染：呼吸系统感染；泌尿系统感染；厌氧菌所致的妇产科感染，如子宫内膜炎、非淋病奈瑟球菌性卵巢-输卵管脓肿、盆腔炎等；皮肤软组织感染；骨、关节感染，如骨髓炎（是金黄色葡萄球菌性骨髓炎的首选治疗药物）、化脓性关节炎；腹腔内感染；其他，如心内膜炎、败血症、扁桃体炎和口腔感染等
制剂与规格	盐酸克林霉素胶囊[基,保(甲)]：①75mg；②150mg 注射用盐酸克林霉素[保(甲)]：0.5g 盐酸克林霉素注射液[保(甲)]：①2ml∶0.3g；②4ml∶0.3g；③8ml∶0.6g 注射用克林霉素磷酸酯[保(甲)]：①0.3g；②0.6g；③1.2g 克林霉素磷酸酯注射液[保(甲)]：①2ml∶0.3g；②4ml∶0.6g；③1ml∶0.15g 盐酸克林霉素棕榈酸酯颗粒[保(乙)]：①1g∶37.5mg；②2g∶75mg；③24g∶0.9g 盐酸克林霉素棕榈酸酯分散片[基,保(甲)]：75mg
用法与用量	成人：肌内注射或静脉滴注，一次量不宜超过600mg；中度感染或革兰阳性需氧菌感染，一日0.6~1.2g，分2~4次给药，每12或8或6小时1次；严重感染或厌氧菌感染，一日1.2~2.4g，分2~4次给药，每12或8或6小时1次。轻中度肾功能损害的患者不需调整剂量，无尿及重度肾功能损害患者的剂量应减至正常剂量的一半。中度以上肝功能损害患者应避免使用本药，如确有指征使用时应减量

	儿童：用于4周及4周以上患儿。静脉滴注，一日15~25mg/kg，分3~4次给药，每8或6小时1次；重度感染，一日25~40mg/kg，分3~4次给药，每8或6小时1次
注意事项	有胃肠疾病或病史者，特别是溃疡性结肠炎、克罗恩病或假膜性肠炎患者，有哮喘或其他过敏史者慎用
禁忌	本品与林可霉素有交叉耐药性，对克林霉素或林可霉素有过敏史者禁用
不良反应	消化系统反应如恶心、呕吐、腹痛、腹泻等症状，严重者有腹绞痛、腹部压痛、严重腹泻等；偶可发生白细胞计数减少、中性粒细胞计数减低等；过敏反应可见皮疹、瘙痒等；肝功能、肾功能异常；静脉滴注可能引起静脉炎，肌内注射局部可能出现疼痛、硬结和无菌性脓肿；其他如耳鸣、眩晕、念珠菌感染等
特殊人群用药	肝功能、肾功能不全患者：肝功能不全者、严重肾功能障碍者慎用 儿童：新生儿禁用，4岁以内儿童慎用，16岁以内儿童应用时应注意重要器官功能监测 老年人：用药时需密切观察 妊娠与哺乳期妇女：孕妇用药须充分权衡利弊，妊娠安全性分级为B级；哺乳妇女慎用，用药时宜暂停哺乳
药典	USP、Eur. P.、Chin. P.、Jpn. P.
国家处方集	CNF
其他推荐依据	

第十一节　多肽类抗生素

■ 药品名称	万古霉素　Vancomycin
适应证	1. 用于耐甲氧西林金黄色葡萄球菌、肠球菌所致严重感染（如心内膜炎、脑膜炎、骨髓炎、肺炎、败血症或软组织感染等）；亦用于对β-内酰胺类抗生素过敏者的上述严重感染 2. 用于血液透析患者发生葡萄球菌属所致的动静脉分流感染 3. 口服适用于对甲硝唑无效的难辨梭状芽胞杆菌相关性肠炎或葡萄球菌性肠炎
制剂与规格	注射用盐酸万古霉素[保(乙)]：①500mg（50万U）；②1000mg（100万U） 盐酸万古霉素胶囊：①125mg（12.5万U）；②250mg（25万U）
用法与用量	成人：口服，难辨梭状芽胞杆菌引起的假膜性结肠炎，经甲硝唑治疗无效者一次125~500mg，每6小时1次，治疗5~10日，每日剂量不宜超过4g；静脉滴注，通常用盐酸万古霉素每天2g（效价），可分为每6小时500mg或每12小时1g，每次静脉滴注在60分钟以上，可根据年龄、体重、症状适量增减。老年人每12小时500mg或每24小时1g，每次静脉滴注在60分钟以上 儿童：口服，肠道感染，一次10mg/kg，每6小时1次，治疗5~10日。静脉滴注，一次10mg/kg，每6小时1次；或一次20mg/kg，每12小时1次

续　表

注意事项	1. 听力减退或有耳聋病史者慎用
	2. 不宜肌内注射，静脉滴注时尽量避免药液外漏，且应经常更换注射部位，滴速不宜过快
	3. 在治疗过程中应监测血药浓度
	4. 治疗葡萄球菌性心内膜炎，疗程应不少于 4 周
禁忌	对万古霉素过敏者，严重肝功能、肾功能不全者，孕妇及哺乳期妇女禁用
不良反应	休克、过敏样症状、急性肾功能不全等
特殊人群用药	肝功能、肾功能不全患者：严重肝功能、肾功能不全者禁用
	儿童：儿童（尤其是低体重出生儿、新生儿）应监测血药浓度，慎重给药
	老年人：老年患者确有指征使用时必须调整剂量或调整用药间隔
	妊娠与哺乳期妇女：应充分权衡利弊
药典	USP、Eur. P.、Jpn. P.
国家处方集	CNF
其他推荐依据	

■ 药品名称	**去甲万古霉素**　Norvancomycin
适应证	1. 可用于对青霉素过敏的肠球菌、棒状杆菌属心内膜炎患者的治疗
	2. 可用于对青霉素类或头孢菌素类药过敏，或经上述抗生素治疗无效的严重葡萄球菌所致心内膜炎、骨髓炎、肺炎、败血症或软组织感染患者的治疗
	3. 可用于治疗血液透析患者发生葡萄球菌属所致动静脉分流感染
制剂与规格	注射用盐酸去甲万古霉素[保(乙)]：①400mg（40 万 U）；②800mg（80 万 U）
用法与用量	静脉滴注：
	成人：一日 800~1600mg，分 2~3 次给药。肾功能减退者需减少维持剂量。可延长给药间期，每次剂量不变，或减少每次剂量，给药间期不变
	儿童：一日 16~24mg/kg，一次或分次给药
注意事项	1. 听力减退或有耳聋病史者慎用
	2. 不可肌内注射或静脉注射
	3. 治疗期间应定期检查听力、尿液中蛋白、管型、细胞数及测定尿相对密度等
禁忌	对万古霉素类抗生素过敏者禁用
不良反应	可出现皮疹、恶心、静脉炎等；可引致耳鸣、听力减退，肾功能损害等
特殊人群用药	肝功能、肾功能不全患者：肾功能不全患者慎用，如有应用指征时需在治疗药物浓度监测下，根据肾功能减退程度减量应用
	儿童：新生儿、婴幼儿用药必须充分权衡利弊
	老年人：用于老年患者有引起耳毒性与肾毒性的危险（听力减退或丧失）。老年患者即使肾功能测定在正常范围内，使用时应采用较小治疗剂量
	妊娠与哺乳期妇女：妊娠期患者避免应用；哺乳期妇女慎用
药典	Chin. P.
国家处方集	CNF
其他推荐依据	

续　表

■ 药品名称	替考拉宁　Teicoplanin
适应证	1. 用于治疗严重的革兰阳性菌感染，尤其是不能用青霉素类及头孢菌素类抗生素治疗或用上述抗生素治疗失败的严重葡萄球菌感染，或对其他抗生素耐药的葡萄球菌感染。皮肤和软组织感染、泌尿道感染、呼吸道感染、骨和关节感染、败血症、心内膜炎及持续不卧床腹膜透析相关性腹膜炎 2. 作为万古霉素和甲硝唑的替代药
制剂与规格	注射用替考拉宁[保(乙)]：200mg
用法与用量	肌内、静脉滴注或静脉注射： 成人：中度感染，负荷量为第1日单次给药400mg；维持量为一次200mg，一日1次；严重感染，负荷量为一次400mg，每12小时1次，共给药3次；维持量为一次400mg，一日1次；严重烧伤感染或金黄色葡萄球菌心内膜炎，维持量可能需达一日12mg/kg 儿童：中度感染，推荐前3次剂量为10mg/kg，每12小时1次，随后剂量为6mg/kg，一日1次；严重感染和中性粒细胞减少的患儿（2个月以上），推荐前3次剂量为10mg/kg，每12小时1次，随后维持量为一次10mg/kg，一日1次；严重感染和中性粒细胞减少的新生儿，第1日的推荐剂量为16mg/kg，只用1剂；以后维持剂量为一次8mg/kg，一日1次
注意事项	治疗期间定期做血液及肝功能、肾功能的检查
禁忌	对本药过敏者，对万古霉素、去甲万古霉素等糖肽类抗生素过敏者禁用
不良反应	局部反应可见注射部位疼痛、血栓性静脉炎；过敏反应可见皮疹、瘙痒、支气管痉挛、药物热等；胃肠道反应可见恶心、呕吐、腹泻等；神经系统反应可见头痛、嗜睡等
特殊人群用药	肝功能、肾功能不全患者：肾功能不全患者慎用 儿童：可用于2个月以上儿童的革兰阳性菌感染 老年人：除非有肾损害，否则老年患者无需调整剂量 妊娠与哺乳期妇女：本药一般不应用于妊娠期或可能妊娠的妇女，除非权衡利弊后必须使用；建议哺乳期妇女用药时暂停哺乳
药典	Jpn. P.
国家处方集	CNF
其他推荐依据	
■ 药品名称	黏菌素　Colistin
适应证	用于肠道手术前准备，用于大肠埃希菌性肠炎和对其他药物耐药的菌痢
制剂与规格	硫酸黏菌素片[保(乙)]：①50万U；②100万U；③300万U 硫酸黏菌素颗粒：1g∶100万U 注射用黏菌素：50mg
用法与用量	成人：口服，一日（100~150）万U，分2~3次服用；肌内注射或静脉滴注，一日（100~150）万U 儿童：口服，一日（2~3）万U/kg，分2~3次服用。肌内注射或静脉滴注，一日（2~3）万U/kg
注意事项	不宜与其他肾毒性药物合用

续　表

禁忌	对黏菌素过敏者禁用
不良反应	食欲减退、恶心和呕吐等胃肠道反应和皮疹、瘙痒等过敏反应
特殊人群用药	肝功能、肾功能不全患者：肾功能不全患者慎用 妊娠与哺乳期妇女：孕妇用药应权衡利弊，妊娠安全性分级为 B 级
药典	USP、Eur. P.、Chin. P.、Jpn. P.
国家处方集	CNF
其他推荐依据	

第十二节　其他抗菌药

■ 药品名称	呋喃妥因　Nitrofurantoin
适应证	用于治疗敏感菌如大肠埃希菌、肠球菌属以及克雷伯菌属、肠杆菌属所致的急性单纯性下尿路感染；也可用于尿路感染的预防
制剂与规格	呋喃妥因片^[保(甲)]：50mg 呋喃妥因肠溶胶囊^[保(甲)]：50mg 呋喃妥因栓：①50mg；②100mg
用法与用量	口服给药： 成人：尿路感染，一次 50~100mg，一日 3~4 次；单纯性下尿路感染用低剂量，疗程不低于 1 周，或用至尿培养阴性后至少 3 日，不宜超过 14 日；预防尿路感染，对尿路感染反复发作者，可一日 50~100mg 作预防应用，临睡前服用 儿童：尿路感染，1 个月以上儿童，一日 5~7mg/kg，分 4 次服用；疗程不低于 1 周，或用至尿培养阴性后至少 3 日；预防尿路感染，一日 1mg/kg，临睡前服用
注意事项	1. 宜与食物同服，以减少对胃肠道的刺激 2. 疗程至少 7 日，或继续用药至尿液中细菌清除 3 日以上 3. 葡萄糖-6-磷酸脱氢酶缺乏症患者、周围神经病变者、肺部疾病患者慎用
禁忌	新生儿、孕妇、哺乳期妇女、肾功能减退及对硝基呋喃类药过敏者禁用
不良反应	常见恶心、呕吐、食欲减退和腹泻；少见药物热、皮疹、粒细胞减少等变态反应；偶见头痛、头晕、嗜睡、肌痛等
特殊人群用药	肝功能、肾功能不全患者：肾功能减退者禁用 儿童：新生儿禁用 老年人：慎用，必须使用时宜根据肾功能调整给药剂量。老年患者的前列腺感染不宜使用本药 妊娠与哺乳期妇女：孕妇不宜应用，妊娠晚期妇女禁用，妊娠安全性分级为 B 级；哺乳期妇女用药期间应暂停哺乳
药典	Eur. P.、Chin. P.

续　表

国家处方集	CNF
其他推荐依据	
■ 药品名称	呋喃唑酮　Furazolidone
适应证	主要用于治疗细菌性痢疾、肠炎、霍乱。也可用于治疗伤寒、副伤寒、梨形鞭毛虫病和阴道滴虫病。还可与制酸剂等药物合用于治疗幽门螺杆菌所致的胃窦炎
制剂与规格	呋喃唑酮片[保(甲)]：①10mg；②30mg；③100mg
用法与用量	口服：成人，一次100mg，一日3~4次；儿童，一日5~10mg/kg，分4次服用。肠道感染疗程为5~7日，梨形鞭毛虫病疗程为7~10日
注意事项	1. 不宜用于溃疡病或支气管哮喘患者 2. 用药期间和停药后5日内禁止饮酒 3. 葡萄糖-6-磷酸脱氢酶缺乏症患者、溃疡病患者、支气管哮喘患者慎用
禁忌	对本药或其他硝基呋喃类药过敏者、新生儿、哺乳妇女禁用
不良反应	主要有恶心、呕吐、腹泻、头痛、头晕、药物热、皮疹、肛门瘙痒、哮喘、直立性低血压、低血糖、肺浸润等，偶可出现溶血性贫血、黄疸及多发性神经炎
特殊人群用药	肝功能、肾功能不全患者：肾功能不全者慎用 儿童：新生儿禁用 妊娠与哺乳期妇女：妊娠安全性分级为C级；哺乳期妇女禁用
药典	USP、BP、Fr. P.
国家处方集	CNF
其他推荐依据	
■ 药品名称	甲硝唑　Metronidazole
适应证	1. 用于治疗阴道滴虫病 2. 可用于治疗肠道及组织内阿米巴病 3. 可用于治疗小袋虫病和皮肤利什曼病、麦地那龙线虫感染、贾第虫病等 4. 适用于治疗各种厌氧菌感染
制剂与规格	甲硝唑注射液[保(甲)]：①20ml：100mg；②100ml：200mg；③100ml：500mg[基]；④250ml：500mg；⑤250ml：1250mg 甲硝唑葡萄糖注射液[保(乙)]：250ml（甲硝唑0.5g、葡萄糖12.5g） 甲硝唑片[基,保(甲)]：0.2g 甲硝唑胶囊[基,保(甲)]：0.2g 甲硝唑阴道泡腾片[保(甲)]：0.5g 甲硝唑栓[保(甲)]：①0.5g[基]；②1g 甲硝唑口含片[保(甲)]：①2.5mg；②3mg

续　表

用法与用量	成人： 1. 口服：滴虫病，一次 0.2g，一日 4 次，疗程 7 日，可同时使用栓剂。厌氧菌感染，一次 0.5g，一日 3 次，疗程不低于 7 日。一日最大剂量不宜超过 4g 2. 静脉滴注：厌氧菌感染，首次剂量为 15mg/kg，继以 7.5mg/kg 维持，一次最大剂量不超过 1g，每 6~8 小时 1 次，疗程不低于 7 日 3. 阴道栓剂：用于滴虫病，每晚 0.5g 置入阴道内，连用 7~10 日 儿童： 1. 口服：滴虫病，一日 15~25mg/kg，分 3 次给药，服用 7~10 日。厌氧菌感染，一日 20~50mg/kg 2. 静脉滴注：剂量同成人
注意事项	1. 出现运动失调或其他中枢神经系统症状时应停药 2. 用药期间应戒酒，饮酒后出现腹痛、呕吐、头痛等症状
禁忌	对本药或其他硝基咪唑类药物过敏或有过敏史者、活动性中枢神经系统疾病者、血液病者、妊娠及哺乳期妇女禁用
不良反应	1. 消化系统：恶心、呕吐、食欲缺乏、腹部绞痛，一般不影响治疗 2. 神经系统：头痛、眩晕，偶有感觉异常、肢体麻木、共济失调、多发性神经炎等，大剂量可致抽搐 3. 少数病例发生荨麻疹、潮红、瘙痒、膀胱炎、排尿困难、口中金属味及白细胞计数减少等，均属可逆性，停药后自行恢复
特殊人群用药	肝功能、肾功能不全患者：肝功能不全患者慎用 老年人：应注意监测血药浓度并调整剂量 妊娠与哺乳期妇女：禁用，妊娠安全性分级为 B 级
药典	USP、Eur. P.、Chin. P.
国家处方集	CNF
其他推荐依据	
■ 药品名称	替硝唑　Tinidazole
适应证	1. 用于治疗多种厌氧菌感染，如败血症、骨髓炎、腹腔感染、盆腔感染、鼻窦炎、支气管感染、肺炎、皮肤蜂窝织炎、口腔感染及术后伤口感染 2. 用于结肠或直肠手术、妇产科手术及口腔手术的术前预防用药 3. 也可用于肠道及肠道外阿米巴病、阴道滴虫病、贾第虫病的治疗 4. 还可作为甲硝唑的替代药，用于治疗幽门螺杆菌所致的胃窦炎及消化性溃疡
制剂与规格	替硝唑片[基,保(甲)]：0.5g 替硝唑注射液[保(乙)]：①100ml：0.4g；②200ml：0.8g 替硝唑葡萄糖注射液[保(乙)]：①100ml：0.2g；②100ml：0.4g；③200ml：0.4g 替硝唑栓[保(乙)]：0.2g
用法与用量	成人： 口服：厌氧菌感染，常用量为一次 1g，一日 1 次，首剂加倍，疗程多为 5~6 日，口腔感染时疗程 3 日；外科预防用药，一次 2g，术前 12 小时单次服用。阴道滴虫病、贾第虫病，一次 2g，单次服用。必要时 3~5 日可重复 1 次。滴虫感染时也可一次 1g，一日 1 次，首剂加倍，连服 3 日

续　表

	静脉滴注：厌氧菌感染，一次 0.8g，一日 1 次。疗程为 5~6 日。外科预防用药，总量为 1.6g，分 1~2 次给药，第一次于术前 2 小时，第二次于术中或术后12~24 小时内给药 阴道给药：一次 0.2g，一日 2 次
注意事项	1. 如疗程中发生中枢神经系统不良反应，应及时停药 2. 用药期间不应饮用含乙醇的饮料，因可引起体内乙醇蓄积，干扰乙醇的氧化过程，导致双硫仑样反应，患者可出现腹部痉挛、恶心、呕吐、头痛、面部潮红等 3. 念珠菌感染者应用本品，其症状会加重，需同时抗真菌治疗 4. 治疗阴道滴虫病时，需同时治疗其性伴侣
禁忌	1. 对替硝唑或吡咯类药物过敏患者 2. 有活动性中枢神经疾病和血液病者
不良反应	1. 不良反应少见而轻微，主要为恶心、呕吐、上腹痛、食欲下降及口腔金属味，可有头痛、眩晕、皮肤瘙痒、皮疹、便秘及全身不适 2. 高剂量时也可引起癫痫发作和周围神经病变
特殊人群用药	肝功能、肾功能不全患者：肝功能不全者慎用 儿童：12 岁以下禁用 老年人：用药时应注意监测血药浓度并调整剂量 妊娠与哺乳期妇女：妊娠早期禁用本药，妊娠中、晚期应充分权衡利弊后谨慎使用。FDA 妊娠安全性分级为 C 级。哺乳妇女暂停哺乳，治疗结束 3 日后方可重新哺乳
药典	USP、Eur. P.、Chin. P.
国家处方集	CNF
其他推荐依据	
■ 药品名称	奥硝唑　Ornidazole
适应证	1. 用于由厌氧菌感染引起的多种疾病 2. 用于男女泌尿生殖道毛滴虫、贾第鞭毛虫感染引起的疾病（如阴道滴虫病） 3. 用于肠、肝阿米巴病（如阿米巴痢疾、阿米巴肝脓肿） 4. 用于手术前预防感染和手术后厌氧菌感染的治疗 5. 阴道栓用于细菌性阴道病、滴虫性阴道炎
制剂与规格	奥硝唑注射液[保(乙)]：5ml∶500mg 注射用奥硝唑[保(乙)]：250mg 奥硝唑氯化钠注射液[保(乙)]：100ml（奥硝唑 250mg、氯化钠 825mg） 奥硝唑葡萄糖注射液[保(乙)]：100ml（奥硝唑 500mg、葡萄糖 5g）
用法与用量	成人： 静脉滴注：①厌氧菌感染，手术前后预防感染，术前 1~2 小时滴注 1000mg，术后 12 小时滴注 500mg，术后 24 小时滴注 500mg。治疗厌氧菌引起的感染，初始剂量为 500~1000mg。然后每 12 小时滴注 500mg，连用 3~6 日。②治疗严重阿米巴病，初始剂量为500~1000mg，以后每 12 小时滴注 500mg，连用 3~6 日 阴道给药：一次 500mg，每晚 1 次，连续 5~7 日 儿童：静脉滴注，一日 20~30mg/kg，每 12 小时滴注 1 次，时间为 30 分钟
注意事项	中枢神经系统疾病患者、肝脏疾病患者、多毛性硬化症患者、酗酒者慎用

续　表

禁忌	对本药或其他硝基咪唑类药物过敏者、各种器官硬化症、造血功能低下、慢性酒精中毒患者、有脑和脊髓病变的患者禁用
不良反应	1. 消化系统：胃部不适、胃痛、口腔异味 2. 神经系统：头痛及困倦、眩晕、颤抖、运动失调、周围神经病、癫痫发作、痉挛等 3. 过敏反应：皮疹、瘙痒等 4. 局部反应：刺感、疼痛等
特殊人群用药	儿童：慎用，建议3岁以下儿童不用 妊娠与哺乳期妇女：建议孕妇（特别是妊娠早期）、哺乳期妇女慎用本药
药典	USP、Eur. P.、Chin. P.
国家处方集	CNF
其他推荐依据	
■ 药品名称	磷霉素　Fosfomycin
适应证	1. 口服制剂适用于治疗敏感菌所致的单纯性下尿路感染、肠道感染（包括细菌性痢疾）、呼吸道感染、皮肤软组织感染、眼科感染及妇科感染等 2. 注射制剂适用于治疗敏感菌所致的呼吸道感染、尿路感染、皮肤软组织感染等。也可与其他抗菌药联合用于治疗敏感菌所致的严重感染（如败血症、腹膜炎、骨髓炎等）
制剂与规格	磷霉素钙片[保(乙)]：①0.1g；②0.2g；③0.5g 磷霉素钙胶囊[保(乙)]：0.1g 磷霉素钙颗粒：0.5g 注射用磷霉素钠[基,保(甲)]：①1.0g；②2.0g；③4.0g
用法与用量	成人：①口服，治疗尿路感染等轻症感染，一日2~4g，分3~4次服用；②静脉给药，治疗中度或重度系统感染，一日4~12g，严重感染可增至16g，分2~3次静脉滴注或缓慢静脉推注；③肌内注射，一日2~8g，分3~4次肌内注射 儿童：①口服，一日0.05~0.10g/kg，分3~4次服用；②静脉滴注，一日0.1~0.3g/kg，分2~3次静脉滴注；③肌内注射，一日0.05~0.20g/kg，分3~4次肌内注射
注意事项	1. 静脉滴注速度宜缓慢，静脉滴注时间1~2小时 2. 应用较大剂量时应监测肝功能
禁忌	对磷霉素过敏者、妊娠及哺乳期妇女、5岁以下儿童
不良反应	主要有恶心、食欲减退、腹部不适、稀便或轻度腹泻；偶见皮疹，嗜酸性粒细胞增多，红细胞、血小板、白细胞降低，头晕、头痛等反应；注射部位静脉炎等
特殊人群用药	肝功能、肾功能不全者：肝功能、肾功能减退者慎用 儿童：5岁以上儿童应减量及慎用 老年人：应酌减剂量并慎用 妊娠与哺乳期妇女：建可透过胎盘屏障，迅速进入胎儿循环，但对胎儿的影响尚无足够和严密的对照观察，妊娠安全性分级为B级；哺乳期妇女应避免使用，必须用药时应暂停哺乳
药典	Eur. P.、Chin. P.、Jpn. P.
国家处方集	CNF
其他推荐依据	

■ 药品名称	夫西地酸　Fusidic Acid
适应证	1. 用于敏感菌所致的骨髓炎或皮肤、软组织感染 2. 用于其他抗菌药治疗失败的深部感染，如败血症、肺炎、心内膜炎等
制剂与规格	夫西地酸片：250mg 注射用夫西地酸[保(乙)]：①0.125g；②0.5g 夫西地酸混悬液：5ml：250mg 夫西地酸乳膏[保(乙)]：15g：0.3g
用法与用量	口服：成人，一次 500mg，一日 3 次；重症加倍。对 1 岁以下患儿，一日 50mg/kg，分 3 次给药。对 1~5 岁患儿，一次 250mg，一日 3 次。对 5~12 岁患儿，用法与用量同成人 局部给药：一日 2~3 次，涂于患处，疗程为 7 日。治疗疖疮时可根据病情需要延长疗程 静脉注射：成人，一次 500mg，一日 3 次；儿童及婴儿，一日 20mg/kg（按体重），分 3 次给药
注意事项	1. 早产儿、黄疸、酸中毒及严重病弱的新生儿使用时需留意有无胆红素脑病症状 2. 静脉注射时不能与卡那霉素、庆大霉素、万古霉素、头孢噻啶或阿莫西林混合；亦不可与全血、氨基酸溶液或含钙溶液混合
禁忌	对夫西地酸过敏者禁用；妊娠初始 3 个月内禁用
不良反应	静脉滴注可能导致血栓性静脉炎和静脉痉挛等
特殊人群用药	肝功能、肾功能不全者：肝功能不全者慎用 儿童：早产儿、严重病弱的新生儿使用时需留意有无胆红素脑病症状 妊娠与哺乳期妇女：在动物实验中有致胎仔畸形的报道，但目前尚无临床对照研究；可经皮肤吸收，哺乳期妇女禁止局部用于乳房部位的皮肤感染
药典	Eur. P.
国家处方集	CNF
其他推荐依据	
■ 药品名称	利奈唑胺　Linezolid
适应证	1. 用于由肺炎链球菌（包括多重耐药株）或金黄色葡萄球菌（甲氧西林敏感株）引起的社区获得性肺炎 2. 用于由肺炎链球菌（包括多重耐药株）或金黄色葡萄球菌（甲氧西林敏感和耐药株）引起的医院内获得性肺炎 3. 用于由金黄色葡萄球菌、化脓性链球菌或无乳链球菌引起的复杂性皮肤和皮肤组织感染 4. 用于由金黄色葡萄球菌或化脓性链球菌引起的非复杂性皮肤和皮肤组织感染 5. 用于耐万古霉素的粪肠球菌感染
制剂与规格	利奈唑胺注射液：①100ml：200mg；②300ml：600mg 利奈唑胺片[保(乙)]：①200mg；②600mg 利奈唑胺口服混悬液：5ml：100mg

续 表

用法与用量	口服或静脉滴注： 1. 复杂性皮肤或皮肤软组织感染、社区获得性肺炎，包括伴发的菌血症、院内获得性肺炎、甲氧西林耐药金葡菌感染：成人和青少年（12岁及以上）每12小时，600mg。儿童患者（出生至11岁）每8小时，10mg/kg 2. 万古霉素耐药的屎肠球菌感染，包括伴发的菌血症，成人和青少年（12岁及以上）每8小时，10mg/kg。儿童患者（出生至11岁）每8小时，10mg/kg 3. 非复杂性皮肤和皮肤软组织感染，成人每12小时口服400mg，青少年每12小时口服600mg；<5岁，每8小时，10mg/kg口服；5~11岁，每12小时，10mg/kg口服
注意事项	有骨髓抑制病史者、苯丙酮尿症患者、类癌综合征患者、未控制的高血压患者、嗜铬细胞瘤患者、未治疗的甲状腺功能亢进患者慎用
禁忌	对本药过敏者禁用
不良反应	常见失眠、头晕、头痛、腹泻、恶心、呕吐、便秘、皮疹、瘙痒、发热、口腔念珠菌病、阴道念珠菌病、真菌感染等
特殊人群用药	肝功能、肾功能不全者：肾功能不全者慎用 儿童：不推荐本品经验性用于儿童患者的中枢神经系统感染 妊娠与哺乳期妇女：孕妇慎用，妊娠安全性分级为C级；哺乳期妇女慎用
药典	
国家处方集	CNF
其他推荐依据	
■ 药品名称	小檗碱　Berberine
适应证	主要用于治疗敏感病原菌所致的胃肠炎、细菌性痢疾等胃肠道感染
制剂与规格	盐酸小檗碱片[保（甲）]：①50mg；②100mg
用法与用量	口服。胃肠道感染：成人，一次0.1~0.3g，一日3次
注意事项	本品静脉注射后可发生严重溶血性贫血和循环障碍，严格禁止静脉给药
禁忌	对本药过敏者禁用；溶血性贫血患者禁用；对葡萄糖-6-磷酸脱氢酶缺乏儿童禁用
不良反应	口服给药时有令人不快的鱼腥味，也偶见皮疹等过敏反应症状，但停药后可自行消退；静脉给药时有出现呼吸困难、过敏性休克的报道
特殊人群用药	妊娠与哺乳期妇女：慎用
药典	Chin. P.、Jpn. P.
国家处方集	CNF
其他推荐依据	
■ 药品名称	利福昔明　Rifaximin
适应证	治疗由敏感菌所致的肠道感染，包括急慢性肠道感染、腹泻综合征、夏季腹泻、旅行者腹泻和小肠结肠炎等
制剂与规格	利福昔明胶囊[保（乙）]：100mg

续　表

用法与用量	口服： 成人：一次 200mg，一日 3~4 次 儿童：6~12 岁，一次 100~200mg，一日 4 次；12 岁以上儿童，剂量同成人 一般连续用药不宜超过 7 日
注意事项	长期大剂量用药或肠黏膜受损时，会有极少量（＜1%）被吸收，导致尿液呈粉红色
禁忌	对本药或其他利福霉素类药过敏者、肠梗阻者、严重的肠道溃疡性病变者禁用
不良反应	常见恶心、呕吐、腹胀、腹痛；少见荨麻疹、足部水肿等
特殊人群用药	儿童：连续服用本药不能超过 7 日；6 岁以下儿童不要服用本药 妊娠与哺乳期妇女：妊娠期妇女需权衡利弊后用药；哺乳期妇女可在有适当医疗监测的情况下服用本药
药典	USP、Eur. P.、Chin. P.、Jpn. P.
国家处方集	CNF
其他推荐依据	

第十三节　磺胺类与甲氧苄啶

■ 药品名称	磺胺甲噁唑　Sulfamethoxazole
适应证	1. 治疗敏感菌所致的急性单纯性尿路感染 2. 与甲氧苄啶联用，治疗对其敏感的流感杆菌、肺炎链球菌和其他链球菌所致的中耳炎 3. 与乙胺嘧啶联用，治疗鼠弓形虫引起的弓形虫病 4. 治疗星形奴卡菌病 5. 作为治疗沙眼衣原体所致宫颈炎、尿道炎、新生儿包含体结膜炎的次选药物 6. 作为治疗杜克雷嗜血杆菌所致软下疳的可选药物 7. 预防敏感脑膜炎球菌所致的流行性脑脊髓膜炎 8. 作为对氯喹耐药的恶性疟疾治疗的辅助用药
制剂与规格	磺胺甲噁唑片：0.5g 复方磺胺甲噁唑片[基,保(甲)]：磺胺甲噁唑 0.4g 和甲氧苄啶 80mg
用法与用量	口服： 成人：一般感染，首次剂量为 2g，以后一日 2g，分 2 次服用。治疗尿路感染时疗程至少为 7~10日。肾功能不全患者用量应调整为常用量的 1/2 儿童：2 个月以上患儿的一般感染，首次剂量为 50~60mg/kg（总量不超过 2g），以后一日 50~60mg/kg，分 2 次服用
注意事项	1. 葡萄糖-6-磷酸脱氢酶缺乏者、血卟啉病患者、艾滋病患者、休克患者慎用 2. 治疗中须注意检查：全血象，尿液，肝功能、肾功能
禁忌	对磺胺类药过敏者、巨幼红细胞性贫血患者、孕妇、哺乳期妇女、小于 2 个月的婴儿和重度肝功能、肾功能损害者禁用

续 表

不良反应	过敏反应较为常见，可表现为药疹、剥脱性皮炎等；中性粒细胞减少或缺乏症、血小板减少症及再生障碍性贫血等
特殊人群用药	肝功能、肾功能不全患者：肝功能、肾功能损害者慎用 儿童：2 个月以下婴儿禁用 老年人：慎用 妊娠与哺乳期妇女：妊娠安全性分级为 C 级，孕妇、哺乳妇女禁用
药典	USP、Eur. P.、Chin. P.、Jpn. P.
国家处方集	CNF
其他推荐依据	

■ 药品名称	磺胺嘧啶　Sulfadiazine
适应证	1. 用于预防、治疗敏感脑膜炎球菌所致的流行性脑膜炎 2. 用于治疗敏感菌所致的急性支气管炎、轻症肺炎、中耳炎及皮肤软组织等感染 3. 用于治疗星形诺卡菌病 4. 作为治疗沙眼衣原体所致宫颈炎和尿道炎的次选药物 5. 作为治疗由沙眼衣原体所致的新生儿包含体结膜炎的次选药物 6. 可作为对氯喹耐药的恶性疟疾治疗的辅助用药 7. 与乙胺嘧啶联合用药治疗鼠弓形虫引起的弓形虫病
制剂与规格	磺胺嘧啶片^[基,保(甲)]：0.5g 注射用磺胺嘧啶钠^[保(甲)]：①0.4g；②1g 磺胺嘧啶混悬液：10%（g/ml）
用法与用量	成人： 1. 口服给药：一般感染，首剂量为 2g，以后一次 1g，一日 2 次。治疗流行性脑膜炎，首次量为 2g，维持量一次 1g，一日 4 次 2. 静脉给药：一般感染，一次 1~1.5g，一日 3 次。治疗流行性脑膜炎，首剂量为 50mg/kg，维持量一日 100mg/kg，分 3~4 次静脉滴注或缓慢静脉注射 儿童： 1. 口服给药：2 个月以上婴儿及儿童的一般感染，首次剂量为 50~60mg/kg（总量不超过 2g），以后一次 25~30mg/kg，一日 2 次 2. 静脉给药：一般感染，一日 50~75mg/kg，分 2 次静脉滴注或缓慢静脉注射。流行性脑膜炎，一日 100~150mg/kg，分 3~4 次静脉滴注或缓慢静脉注射
注意事项	葡萄糖-6-磷酸脱氢酶缺乏者、血卟啉病患者、艾滋病患者、休克患者慎用
禁忌	对本药或其他磺胺类药过敏者、严重肝功能、肾功能不全者、孕妇、哺乳期妇女、小于 2 个月的婴儿禁用
不良反应	过敏反应较为常见，可表现为药疹、剥脱性皮炎等；中性粒细胞减少或缺乏症、血小板减少症及再生障碍性贫血等；溶血性贫血及血红蛋白尿；高胆红素血症和新生儿胆红素脑病
特殊人群用药	肝功能、肾功能不全患者：轻、中度肝功能、肾功能损害者慎用 儿童：2 个月以下婴儿禁用 老年人：慎用 妊娠与哺乳期妇女：孕妇、哺乳妇女禁用，妊娠安全性分级为 B 级（妊娠早、中期）、D 级（妊娠晚期）

续　表

药典	USP、Eur. P.、Chin. P.
国家处方集	CNF
其他推荐依据	
■ 药品名称	甲氧苄啶　Trimethoprim
适应证	1. 可单独用于治疗敏感菌所致的急性单纯性尿路感染和细菌性前列腺炎 2. 与磺胺甲噁唑或磺胺嘧啶联用，可用于治疗敏感菌所致的败血症、脑膜炎、中耳炎、肺部感染、急慢性支气管炎、菌痢、尿路感染、肾盂肾炎、肠炎、伤寒等 3. 与磺胺-2,6-二甲氧嘧啶联用，还可用于治疗对氯喹耐药的疟疾
制剂与规格	甲氧苄啶片[保(乙)]：100mg 甲氧苄啶颗粒：1g：50mg
用法与用量	口服： 成人：治疗急性单纯性尿路感染，一次0.1g，每12小时1次；或一次0.2g，每12小时1次。疗程为7~10日。预防尿路感染，一次0.1g，一日1次。肾功能不全者根据肌酐清除率调整剂量。肌酐清除率<15ml/min，不宜使用 儿童：对6个月至5岁患儿，甲氧苄啶颗粒一次1g（含甲氧苄啶50mg）；一日2次；对6~12岁患儿，甲氧苄啶颗粒一次2g（含甲氧苄啶100mg）；一日2次
注意事项	1. 由于叶酸缺乏的巨幼细胞贫血或其他血液系统疾病患者慎用 2. 用药期间应定期进行周围血象检查
禁忌	对本药过敏者、早产儿、新生儿、严重肝肾疾病患者、严重血液病患者禁用
不良反应	可出现白细胞减少，血小板减少或高铁血红蛋白性贫血等；过敏反应：可发生瘙痒、皮疹，偶可呈严重的渗出性多形红斑；恶心、呕吐、腹泻等胃肠道反应等
特殊人群用药	肝功能、肾功能不全患者：轻、中度肝功能、肾功能损害者慎用 儿童：早产儿、新生儿、2个月以下婴儿禁用 老年人：老年患者应减少用量 妊娠与哺乳期妇女：妊娠期间应权衡利弊后用药，妊娠安全性分级为C级；哺乳期妇女用药应权衡利弊
药典	USP、Eur. P.、Chin. P.
国家处方集	CNF
其他推荐依据	

第十四节　氟喹诺酮类

■ 药品名称	吡哌酸　Pipemidic Acid
适应证	用于治疗敏感菌所致的尿路感染及肠道感染

续 表

制剂与规格	吡哌酸片[保(甲)]：①0.25g；②0.5g 吡哌酸胶囊[保(甲)]：0.25g
用法与用量	口服：成人，一次0.5g，一日总量1~2g，疗程不宜超过10日
注意事项	1. 本品可与饮食同服，以减少胃肠道反应 2. 长期应用，宜定期监测血常规和肝功能、肾功能 3. 有中枢神经系统疾病患者慎用
禁忌	禁用于对本品和萘啶酸过敏的患者；孕妇、哺乳期妇女禁用；18岁以下小儿及青少年禁用
不良反应	主要为恶心、嗳气、上腹不适、食欲减退、稀便或便秘等胃肠道反应；皮疹或全身瘙痒少见，偶见眩晕、头痛等。停药后可自行恢复
特殊人群用药	肝功能、肾功能不全患者：严重肝功能、肾功能损害者慎用 儿童：婴幼儿及18岁以下青少年不宜使用 老年人：应减少用量 妊娠与哺乳期妇女：禁用
药典	USP、Chin. P.、Jpn. P.
国家处方集	CNF
其他推荐依据	
■ 药品名称	诺氟沙星　Norfloxacin
适应证	主要用于敏感菌所致的下列感染：泌尿生殖道感染，消化系统感染，呼吸道感染如急性支气管炎、慢性支气管炎急性发作、肺炎，急慢性肾盂肾炎，膀胱炎，伤寒等
制剂与规格	诺氟沙星片[基,保(甲)]：100mg 诺氟沙星胶囊[基,保(甲)]：100mg 诺氟沙星注射液：100ml：200mg 诺氟沙星葡萄糖注射液：100ml（诺氟沙星200mg、葡萄糖5g） 诺氟沙星栓：200mg 诺氟沙星药膜：20mg
用法与用量	口服： 成人：①一般用法，一次100~200mg，一日3~4次；②下尿路感染，一次400mg，一日2次；③复杂性尿路感染，剂量同上，疗程10~21日；④单纯性淋菌性尿道炎，单次800~1200mg；⑤急、慢性前列腺炎，一次400mg，一日2次，疗程28日；⑥一般肠道感染，一次300~400mg，一日2次，疗程5~7日 静脉滴注：成人，一日200mg，分2次，急性感染7~14日为一疗程，慢性感染14~21日为一疗程
注意事项	1. 不宜静脉注射，静脉滴注速度不宜过快 2. 本类药物可引起中、重度光敏反应，应避免过度暴露于阳光，发生后需停药 3. 有癫痫病史者、有胃溃疡史者、重症肌无力患者慎用
禁忌	对本药及其他喹诺酮类药过敏者、糖尿病患者、孕妇、哺乳期妇女、18岁以下儿童禁用
不良反应	胃肠道反应较为常见，可表现为腹部不适或疼痛、腹泻、恶心或呕吐；中枢神经系统反应可有头晕、头痛、嗜睡或失眠；过敏反应有皮疹、皮肤瘙痒、面部潮红、胸闷等

续　表

特殊人群用药	肝功能、肾功能不全患者：肝功能、肾功能减退者慎用 儿童：不宜用于 18 岁以下患者。如感染由多重耐药菌引起者，细菌仅对喹诺酮类药呈敏感时，可在充分权衡利弊后应用 老年人：老年患者常有肾功能减退，因本品部分经肾排出，须减量应用 妊娠与哺乳期妇女：妊娠安全性分级为 C 级；哺乳期妇女应用时应停止哺乳
药典	USP、Eur. P.、Chin. P.、Jpn. P.
国家处方集	CNF
其他推荐依据	
■ 药品名称	氧氟沙星　Ofloxacin
适应证	用于敏感菌所致的下列感染：泌尿生殖系统感染，包括单纯性及复杂性尿路感染、细菌性前列腺炎、淋球菌尿道炎、宫颈炎（包括产酶株所致者）等；呼吸系统感染，包括急性支气管炎、慢性支气管炎急性发作、肺炎及其他肺部感染等；消化系统感染，包括胃肠道、胆道、腹腔的沙门菌属感染等；骨、关节、皮肤软组织感染及败血症；结核病，作为抗结核病的二线药物，多与异烟肼、利福平等合用
制剂与规格	氧氟沙星片：0.1g 氧氟沙星颗粒：0.1g 氧氟沙星注射液：100ml∶200mg 氧氟沙星氯化钠注射液：100ml（氧氟沙星 200mg、氯化钠 900mg）
用法与用量	口服或静脉给药。成人： 1. 下呼吸道感染：一次 300mg，一日 2 次，疗程 7~14 日 2. 急性单纯性下尿路感染：一次 200mg，一日 2 次，疗程 5~7 日 3. 复杂性尿路感染：一次 200mg，一日 2 次，疗程 10~14 日。缓释片，一次 400mg，一日 1 次，疗程 10 日 4. 细菌性前列腺炎：一次 300mg，一日 2 次，疗程 6 周 5. 衣原体宫颈炎或尿道炎：一次 300mg，一日 2 次，疗程 7~14 日 6. 单纯性淋病：单次口服 400mg 7. 铜绿假单胞菌感染或重度感染：一次 400mg，一日 2 次 8. 抗结核：一日 300mg，一日 1 次
注意事项	患有中枢神经系统疾病者（如癫痫、脑动脉硬化者）慎用
禁忌	对本药及其他喹诺酮类药过敏者、妊娠期及哺乳期妇女、18 岁以下儿童禁用
不良反应	胃肠道反应较为常见，可表现为腹部不适或疼痛、腹泻、恶心或呕吐；中枢神经系统反应可有头晕、头痛、嗜睡或失眠；过敏反应有皮疹、皮肤瘙痒、面部潮红、胸闷等
特殊人群用药	肝功能、肾功能不全患者：严重肝功能减退者、严重肾功能不全者慎用 儿童：18 岁以下患者用药的安全性尚未确立，不宜使用 老年人：老年患者多有肾功能减退，应减量给药 妊娠与哺乳期妇女：妊娠安全性分级为 C 级；哺乳期妇女全身用药时，应暂停哺乳
药典	USP、Eur. P.、Chin. P.、Jpn. P.
国家处方集	CNF
其他推荐依据	

续　表

■ 药品名称	环丙沙星　Ciprofloxacin
适应证	可用于敏感菌所致的下列感染：泌尿生殖系统感染：包括单纯性或复杂性尿路感染、细菌性前列腺炎、淋球菌尿道炎、肾盂肾炎、宫颈炎（包括产酶株所致者）等；呼吸系统感染：包括扁桃体炎、咽炎、急性支气管炎及肺部感染等；消化系统感染：包括胃肠道感染、胆囊炎、肛周脓肿等；还可用于骨关节感染、皮肤软组织感染及败血症等
制剂与规格	盐酸环丙沙星片[基,保(甲)]：0.25g 盐酸环丙沙星胶囊[基,保(甲)]：0.25g 乳酸环丙沙星注射液[保(甲)]：①100ml：0.1g；②100ml：0.2g；③250ml：0.25g 注射用乳酸环丙沙星[保(甲)]：0.2g 盐酸环丙沙星栓：0.2g 乳酸环丙沙星阴道泡腾片：0.1g
用法与用量	口服：成人，常用量：一日0.5~1.5g，分2~3次服用。①骨、关节感染，一日1~1.5g，分2~3次服用，疗程不低于4~6周；②肺炎、皮肤软组织感染，一日1~1.5g，分2~3次服用，疗程7~14日；③肠道感染，一日1g，分2次服用，疗程5~7日；④伤寒，一日1.5g，分2~3次服，疗程10~14日；⑤急性单纯性下尿路感染，一日0.5g，分2次服用，疗程5~7日；⑥复杂性尿路感染，一日1g，分2次服用，疗程7~14日 静脉滴注：成人，常用量：一次0.1~0.2g，每12小时1次。严重感染或铜绿假单胞菌感染可加大剂量至一次0.4g，一日2~3次
注意事项	1. 宜空腹服用 2. 患中枢神经系统疾病者（如癫痫、脑动脉硬化患者）慎用
禁忌	对环丙沙星及任何一种氟喹诺酮类药过敏的患者禁用；孕妇、哺乳期妇女及18岁以下者禁用
不良反应	胃肠道反应较为常见，可表现为腹部不适或疼痛、腹泻、恶心或呕吐；中枢神经系统反应可有头晕、头痛、嗜睡或失眠；过敏反应有皮疹、皮肤瘙痒、面部潮红、胸闷等
特殊人群用药	肝功能、肾功能不全患者：肝功能、肾功能不全患者慎用 儿童：18岁以下患者禁用 老年人：应减量给药 妊娠与哺乳期妇女：禁用
药典	USP、Eur. P.、Chin. P.
国家处方集	CNF
其他推荐依据	
■ 药品名称	左氧氟沙星　Levofloxacin
适应证	用于敏感细菌引起的下列中、重度感染：①呼吸系统感染；②泌尿系统感染；③生殖系统感染：急性前列腺炎、急性附睾炎、宫腔感染、子宫附件炎、盆腔炎（疑有厌氧菌感染时可合用甲硝唑）；④皮肤软组织感染；⑤肠道感染；⑥败血症、粒细胞减少及免疫功能低下患者的各种感染；⑦其他感染：乳腺炎、外伤、烧伤及手术后伤口感染、腹腔感染（必要时合用甲硝唑）、胆囊炎、胆管炎、骨与关节感染以及五官科感染等
制剂与规格	左氧氟沙星片[保(甲)]：①0.1g；②0.2g；③0.5g 甲磺酸左氧氟沙星片：100mg

	盐酸左氧氟沙星片：100mg
	盐酸左氧氟沙星分散片：100mg
	盐酸左氧氟沙星胶囊：0.1g
	盐酸左氧氟沙星注射液：①2ml：0.1g；②2ml：0.2g[基]；③3ml：0.3g；④100ml：0.1g；⑤100ml：0.2g；⑥100ml：0.3g
	左氧氟沙星注射液[保(甲)]：100ml
	乳酸左氧氟沙星注射液：①100ml：100mg；②100ml：200mg
	乳酸左氧氟沙星氯化钠注射液：100ml
	甲磺酸左氧氟沙星注射液100ml：200mg
	甲磺酸左氧氟沙星氯化钠注射液：250ml：500mg
	注射用盐酸左氧氟沙星：①100mg；②200mg
用法与用量	口服：成人，一日300~400mg，分2~3次服用，如感染较重或感染病原敏感性较差者剂量可增至一日600mg，分3次服用。①呼吸道感染，一次200mg，一日2次；或一次100mg，一日3次，疗程为7~14日；②急性单纯性下尿路感染，一次100mg，一日2次，疗程5~7日；③复杂性尿路感染，一次200mg，一日2次；或一次100mg，一日3次，疗程10~14日；④细菌性前列腺炎，一次200mg，一日2次，疗程6周 静脉滴注：成人，一次100~200mg，一日2次。重度感染患者或病原菌对本药敏感性较差者，一日剂量可增至600mg，分2次静脉滴注
注意事项	1. 癫痫史者、低钾血症或心肌病患者避免使用 2. 皮肤有药物过敏使者禁用本药软膏 3. 有中枢神经系统疾病史者慎用
禁忌	对左氧氟沙星及氟喹诺酮类药过敏者、妊娠及哺乳期妇女、18岁以下儿童禁用
不良反应	胃肠道反应较为常见，可表现为腹部不适或疼痛、腹泻、恶心或呕吐；中枢神经系统反应可有头晕、头痛、嗜睡或失眠；过敏反应有皮疹、皮肤瘙痒、面部潮红、胸闷等
特殊人群用药	肝功能、肾功能不全患者：肝功能、肾功能受损者慎用 儿童：18岁以下儿童禁用 老年人：应减量给药 妊娠与哺乳期妇女：禁用，妊娠安全性分级为C级
药典	USP、Eur. P.、Chin. P.
国家处方集	CNF
其他推荐依据	
■ 药品名称	氟罗沙星　Fleroxacin
适应证	用于敏感菌所致的下列感染： 1. 呼吸系统感染：急性支气管炎，慢性支气管炎急性发作及肺炎等 2. 泌尿生殖系统感染：膀胱炎、肾盂肾炎、前列腺炎、附睾炎、淋病奈瑟菌性尿道炎等 3. 消化系统感染：伤寒沙门菌感染、细菌性痢疾等 4. 其他：皮肤软组织、骨、关节、耳鼻喉、腹腔及盆腔感染
制剂与规格	氟罗沙星片：①100mg；②150mg；③200mg
用法与用量	口服：成人，一次200mg，一日1~2次，一般疗程为7~14日。重症患者，一次300~400mg，3~5日后剂量减至常用量

续　表

注意事项	有中枢神经系统疾病（包括脑动脉硬化或抽搐及癫痫史）者慎用
禁忌	对本品或喹诺酮类药物过敏者禁用；妊娠、哺乳期妇女及 18 岁以下儿童禁用
不良反应	胃肠道反应较为常见，可表现为腹部不适或疼痛、腹泻、恶心呕吐、食欲缺乏等；中枢神经系统反应可有头晕、头痛、兴奋、嗜睡或失眠；变态反应有皮疹、皮肤瘙痒等
特殊人群用药	肝功能、肾功能不全患者：肝功能、肾功能损害者慎用 儿童：18 岁以下儿童禁用 老年人：高龄患者慎用 妊娠与哺乳期妇女：禁用
药典	Chin. P.
国家处方集	CNF
其他推荐依据	
■ 药品名称	吉米沙星　Gemifloxacin
适应证	1. 慢性支气管炎急性发作 2. 社区获得性肺炎 3. 急性鼻窦炎
制剂与规格	甲磺酸吉米沙星片^[保(乙)]：320mg
用法与用量	口服：成人，一次 320mg，一日 1 次。慢性支气管炎急性发作、社区获得性肺炎和急性鼻窦炎的疗程分别为 5 日、7 日和 5 日。不应超过推荐的剂量和疗程
注意事项	1. 以下情况慎用：QT 间期延长、心动过缓、急性心肌缺血等心脏疾病患者，葡萄糖-6-磷酸脱氢酶缺乏症患者，患中枢神经系统疾病者，未治疗的电解质紊乱（低血钾或低血镁）者 2. 用药前后及用药时应当检查或监测：全血细胞计数及白细胞分类、细菌培养及药敏试验、血药浓度监测、尿液分析
禁忌	对本品或其他氟喹诺酮类抗生素过敏者，妊娠及哺乳期妇女，18 岁以下患者禁用
不良反应	可引起头痛、眩晕等中枢神经系统反应；腹泻、恶心、腹痛、呕吐等胃肠道症状；ALT、AST 升高，皮疹等
特殊人群用药	儿童：18 岁以下患者用药的安全性及有效性未确定 妊娠与哺乳期妇女：妊娠安全性分级为 C 级；哺乳期妇女用药应权衡利弊
药典	USP
国家处方集	CNF
其他推荐依据	
■ 药品名称	洛美沙星　Lomefloxacin
适应证	用于敏感菌所致的下列感染：泌尿生殖系统感染；呼吸系统感染；消化系统感染，包括肠炎、胆囊炎、肛周脓肿等；如结膜炎、角膜炎、角膜溃疡、泪囊炎等；中耳炎、外耳道炎、鼓膜炎；其他：伤寒、骨和关节、皮肤软组织感染以及败血症等全身感染

续 表

制剂与规格	盐酸洛美沙星片：①0.1g；②0.2g；③0.3g；④0.4g 盐酸洛美沙星胶囊：①0.1g；②0.2g 盐酸洛美沙星注射液：①2ml：100mg；②10ml：100mg；③10ml：200mg；④100ml：200mg；⑤250ml：200mg
用法与用量	口服：成人，一次 400mg，一日 1 次；或一次 300mg，一日 2 次。急性单纯性尿路感染，一次 400mg，一日 1 次；单纯性淋病，一次 300mg，一日 2 次 静脉滴注：一次 200mg，一日 2 次。尿路感染，一次 100mg，每 12 小时 1 次
注意事项	1. 中枢神经系统疾病患者（包括脑动脉硬化或癫痫病史者）慎用 2. 本品每次滴注时间不少于 60 分钟 3. 本品可引起光敏反应 4. 当出现皮肤灼热、发红、肿胀、水疱、皮疹、瘙痒及皮炎时应停药
禁忌	对本品或其他氟喹诺酮类抗生素过敏者，妊娠及哺乳期妇女，18 岁以下患者
不良反应	口服时个别患者可出现中上腹部不适、食欲缺乏、恶心、口干、轻微头痛、头晕等症状，偶可出现皮疹、皮肤瘙痒等过敏反应和心悸、胸闷等，偶有 ALT、AST 或尿素氮（BUN）值升高
特殊人群用药	肝功能、肾功能不全患者：肝功能不全者、肾功能减退者慎用 儿童：18 岁以下患者禁用 妊娠与哺乳期妇女：禁用。妊娠安全性分级为 C 级
药典	USP、Eur. P.、Chin. P.
国家处方集	CNF
其他推荐依据	
■ 药品名称	莫西沙星　Moxifloxacin
适应证	用于敏感菌所致的呼吸道感染，如慢性支气管炎急性发作、社区获得性肺炎（包括青霉素耐药的社区获得性肺炎）、急性鼻窦炎等；也可用于皮肤及软组织感染
制剂与规格	盐酸莫西沙星片[基,保(乙)]：0.4g 盐酸莫西沙星氯化钠注射液[保(乙)]：250ml（莫西沙星 0.4g、氯化钠 2.25g）
用法与用量	口服给药：成人，一次 0.4g，一日 1 次。慢性支气管炎急性发作疗程为 5 日；急性鼻窦炎、皮肤及软组织感染的疗程为 7 日；社区获得性肺炎的疗程为 10 日 静脉滴注：推荐剂量为一次 0.4g，一日 1 次，滴注时间为 90 分钟。慢性支气管炎急性发作疗程为 5 日；急性鼻窦炎、皮肤及软组织感染的疗程为 7 日；社区获得性肺炎采用序贯治疗，疗程为7~14 日
注意事项	1. 避免用于 QT 间期延长的患者、患有低钾血症及接受 I a 类（如奎尼丁、普鲁卡因胺）或Ⅲ类（如胺碘酮、索托洛尔）抗心律失常药物治疗的患者 2. 转氨酶高于正常值上限 5 倍以上者禁用 3. 在致心律失常的条件（如严重的心动过缓或急性心肌缺血）存在时慎用 4. 有或怀疑有可导致癫痫发作或降低癫痫发作阈值的中枢神经系统疾病的患者慎用
禁忌	对莫西沙星任何成分或其他喹诺酮类或任何辅料过敏者；妊娠和哺乳期妇女；18 岁以下儿童禁用

续 表

不良反应	常见腹痛、头痛、恶心、腹泻、呕吐、消化不良、肝功能实验室检查异常、眩晕等；少见乏力、口干、胃肠失调、便秘等
特殊人群用药	肝功能、肾功能不全患者：严重肝功能损害者禁用 儿童：18 岁以下儿童禁用 妊娠与哺乳期妇女：禁用。妊娠安全性分级为 C 级
药典	USP、Eur. P.、Chin. P.
国家处方集	CNF
其他推荐依据	
■ 药品名称	帕珠沙星 pazufloxacinctam
适应证	本品适用于敏感细菌引起的下列感染： 1. 慢性呼吸道疾病继发性感染，如慢性支气管炎、弥漫性细支气管炎、支气管扩张、肺气肿、肺间质纤维化、支气管哮喘、陈旧性肺结核、肺炎、肺脓肿 2. 肾盂肾炎、复杂性膀胱炎、前列腺炎 3. 烧伤创面感染，外科伤口感染 4. 胆囊炎、胆管炎、肝脓肿 5. 腹腔内脓肿、腹膜炎 6. 生殖器官感染，如子宫附件炎、子宫内膜炎、盆腔炎
制剂与规格	甲磺酸帕珠沙星注射液：①100ml：0.3g；② 100ml：0.5g
用法与用量	静脉滴注： （100ml：0.3g）：一次 0.3g，一日 2 次，静脉滴注时间为 30~60 分钟，疗程为 7~14 天。可根据患者的年龄和病情酌情调整剂量 （100ml：0.5g）：一次 0.5g，一日 2 次，静脉滴注时间为 30~60 分钟 可根据患者的年龄和病情酌情减量，如一次 0.3g，一日 2 次。疗程为 7~14 天
注意事项	下列情况下慎用：支气管哮喘、皮疹、荨麻疹等过敏性疾病家族史的患者，心脏或循环系统功能异常者，有抽搐或癫痫等中枢神经系统疾病的患者，葡萄糖-6-磷酸脱氢酶缺乏患者，有休克病史者
禁忌	对帕珠沙星及喹诺酮类药物有过敏史的患者禁用
不良反应	腹泻、皮疹、恶心、呕吐，实验室检查可见 ALT、AST、ALP、r-GTP 升高，嗜酸性粒细胞增加等
特殊人群用药	肝功能、肾功能不全患者：肾功能不全患者慎用或调整剂量 儿童：用药的安全性尚未确立，建议儿童禁用本品 老年人：应用本品时应注意剂量 妊娠与哺乳期妇女：孕妇及有可能怀孕的妇女禁用；因药物可通过乳汁分泌，哺乳期妇女应用时应停止哺乳
药典	USP、Eur. P.、Chin. P.
国家处方集	
其他推荐依据	

第十五节　抗结核药

■ 药品名称	利福平　Rifampicin
适应证	1. 与其他抗结核药联用于结核病初治与复治，包括结核性脑膜炎的治疗 2. 可与其他药物联合用于麻风、非结核分枝杆菌感染的治疗 3. 与万古霉素可联合用于耐甲氧西林金黄色葡萄球菌（MRSA）所致的感染 4. 可与红霉素合用治疗军团菌感染 5. 可用于无症状脑膜炎球菌带菌者，以消除鼻咽部奈瑟脑膜炎球菌
制剂与规格	利福平片[基,保(甲)]：150mg 利福平胶囊[基,保(甲)]：①150mg；②300mg 利福平注射液[保(甲)]：5ml：0.3g 注射用利福平[保(甲)]：①0.15g；②0.45g；③0.6g
用法与用量	成人：口服给药。抗结核，与其他抗结核药合用，一日 450~600mg，早餐前顿服；脑膜炎球菌带菌者（无症状），成人 5mg/kg，每 12 小时 1 次，连续 2 日；其他感染，一日 600~1000mg，分 2~3 次，餐前 1 小时服用。肝功能不全者，一日不超过 8mg/kg。严重肝功能不全者禁用 老年人：口服。一日 10mg/kg，顿服 儿童：口服。抗结核：1 个月以上患儿，一日 10~20mg/kg，顿服；新生儿，一次 5mg/kg，一日 2 次。脑膜炎球菌带菌者（无症状），1 个月以上患儿一日 10mg/kg，每 12 小时 1 次，连服 4 次
注意事项	1. 酒精中毒者慎用 2. 可能引起白细胞和血小板减少，并导致齿龈出血和感染、伤口愈合延迟等。用药期间应避免拔牙等手术，并注意口腔卫生、刷牙及剔牙。用药期间应定期检查周围血象 3. 应于餐前 1 小时或餐后 2 小时服用，最好清晨空腹一次服用，因进食影响吸收
禁忌	对本药及其他利福霉素类药物过敏者、严重肝功能不全者、胆道阻塞者、3 个月以内孕妇禁用
不良反应	1. 多见消化道反应，如厌食、恶心、呕吐、上腹部不适、腹泻等胃肠道反应，但均能耐受 2. 肝毒性为主要不良反应 3. 变态反应
特殊人群用药	肝功能、肾功能不全患者：肝功能不全者慎用，肾功能减退者不需减量 儿童：婴儿慎用，5 岁以下小儿慎用 老年人：老年患者肝功能有所减退用药应酌减 妊娠与哺乳期妇女：妊娠早期妇女禁用，妊娠中、晚期妇女应慎用，妊娠安全性分级为 C 级；哺乳期妇女慎用
药典	USP、Eur. P.、Chin. P.、Jpn. P.
国家处方集	CNF
其他推荐依据	

续　表

■ 药品名称	异烟肼　Isoniazid
适应证	1. 与其他抗结核药联合用于治疗重症或不能口服给药的多型结核病，包括结核性脑膜炎以及部分非结核分枝杆菌感染 2. 单用或与其他抗结核药联合用于预防结核病
制剂与规格	异烟肼片[基,保(甲)]：①50mg；②100mg；③300mg 异烟肼注射液[基,保(甲)]：①2ml：50mg；②2ml：100mg 异福片（胶囊）：0.25g 异福酰胺片（胶囊）：0.45g 异烟肼/利福平片[保(甲)]：①利福平150mg，异烟肼75mg；②利福平300mg，异烟肼150mg
用法与用量	成人： 1. 口服：①预防结核病，一日300mg，顿服。②治疗结核病，与其他抗结核药合用时，一日5mg/kg，最高日剂量为300mg。或一次15mg/kg，最高900mg，一周2~3次。③急性粟粒型肺结核、结核性脑膜炎：适当增加剂量，一日400~600mg。④间歇疗法：一日最高剂量为900mg或10~15mg/kg，一周2~3次，用前亦可先用正规剂量1~3个月 2. 肌内注射：结核病，一日5mg/kg，最高日剂量为300mg；或一日15mg/kg，最高900mg，一周2~3次 3. 静脉滴注：一日300~400mg，或5~10mg/kg 儿童： 1. 口服：一日10~20mg/kg，最高日剂量为300mg，顿服 2. 肌内注射和静脉滴注：治疗剂量为一日10~20mg/kg，最高日剂量为300mg；某些严重结核病患儿，一日剂量可增加至30mg/kg，但最高剂量为500mg
注意事项	1. 有精神病史者、癫痫病史者、嗜酒者慎用本品或剂量酌减 2. 如疗程中出现视神经炎症状，需立即进行眼部检查，并定期复查 3. 慢乙酰化患者较易产生不良反应，故宜用较低剂量
禁忌	对本药及乙硫异烟胺、吡嗪酰胺、烟酸及其他化学结构相关的药物过敏者，精神病患者，癫痫患者，有本药引起肝炎病史者禁用
不良反应	常用剂量的不良反应发生率低。剂量加大至6mg/kg时，不良反应发生率显著增加，主要为周围神经炎及肝脏毒性，加用维生素B_6虽可减少毒性反应，但也可影响疗效
特殊人群用药	肝功能、肾功能不全患者：有严重肾功能损害者慎用 儿童：新生儿用药时应密切观察不良反应 老年人：50岁以上患者使用本药肝炎的发生率较高 妊娠与哺乳期妇女：本品可透过胎盘，导致胎儿血药浓度高于母体血药浓度；孕妇应用时须权衡利弊，妊娠安全性分级为C级。在乳汁中浓度可达12μg/ml，与血药浓度相近，哺乳期妇女用药须权衡利弊，如需使用应暂停哺乳
药典	USP、Eur. P.、Chin. P.、Jpn. P.
国家处方集	CNF
其他推荐依据	

续　表

■ 药品名称	利福霉素　Rifamycin
适应证	用于治疗结核杆菌感染；用于治疗耐甲氧西林的金黄色葡萄球菌、表皮葡萄球菌的重症感染；用于难治性军团菌感染的联合治疗
制剂与规格	利福霉素钠注射液[保(乙)]：5ml：0.25g（25万U，以利福霉素计）
用法与用量	成人： 1. 静脉滴注：轻度感染，一次500mg，用5%葡萄糖注射液250ml溶解，一日2次；中、重度感染，一次1000mg，一日2次 2. 静脉注射：一次500mg，一日2~3次 儿童：静脉滴注，一日10~30mg/kg，一日2次
注意事项	1. 胆道阻塞者、慢性酒精中毒者慎用 2. 用药期间应监测肝功能 3. 本品不宜与其他药物混合使用，以免药物析出 4. 用药后患者尿液呈红色，属于正常现象
禁忌	对本药过敏者、肝病或严重肝损害者禁用
不良反应	滴注过快时可出现暂时性巩膜或皮肤黄染；少数患者可出现一过性肝脏损害、黄疸及肾损害；其他不良反应有恶心、食欲缺乏及眩晕，偶见耳鸣及听力下降、过敏性皮炎等
特殊人群用药	肝功能、肾功能不全患者：肝功能不全者慎用，肝病或严重肝损害者禁用 妊娠与哺乳期妇女：用药应权衡利弊
药典	Eur. P.
国家处方集	CNF
其他推荐依据	
■ 药品名称	乙胺丁醇　Ethambutol
适应证	1. 与其他抗结核药联合治疗结核分枝杆菌所致的肺结核和肺外结核，也适用于不能耐受链霉素注射的患者 2. 可用于治疗结核性脑膜炎及非典型结核分枝杆菌感染
制剂与规格	盐酸乙胺丁醇片[基,保(甲)]：0.25g 盐酸乙胺丁醇胶囊[基,保(甲)]：0.25g
用法与用量	口服： 成人： 1. 结核初治：①一次0.015g/kg，一日1次，顿服；②一次0.025~0.030g/kg，最高2.5g，一周3次；③一次0.05g/kg，最高2.5g，一周2次 2. 结核复治：一次0.025g/kg，一日1次，连续60日，继以一次0.015g/kg，一日1次，顿服 3. 非结核分枝杆菌感染：一日0.015~0.025g/kg，顿服 儿童：13岁以上用量与成人相同，13岁以下不宜应用本药
注意事项	1. 痛风患者、视神经炎患者、糖尿病已发生眼底病变者慎用 2. 治疗期间应检查眼部，如视野、视力、红绿鉴别力等，以及血清尿酸浓度 3. 单用时可迅速产生耐药性，必须与其他抗结核药联合应用

续　表

禁忌	对本药过敏者、已知视神经炎患者、酒精中毒者禁用
不良反应	常见视物模糊、眼痛、红绿色盲或视力减退、视野缩小等；少见畏寒、关节肿痛等
特殊人群用药	肝功能、肾功能不全患者：肝功能、肾功能减退患者慎用 儿童：13岁以下儿童禁用 老年人：老年患者因生理性肾功能减退，应按肾功能调整用量 妊娠与哺乳期妇女：妊娠安全性分级为B级；哺乳期妇女用药时须权衡利弊
药典	USP、Eur. P.、Chin. P.、Jpn. P.
国家处方集	CNF
其他推荐依据	

■ 药品名称	吡嗪酰胺　Pyrazinamide
适应证	本药对人型结核杆菌有较好的抗菌作用，而对其他非结核分枝杆菌不敏感。与其他抗结核药（如链霉素、异烟肼、利福平及乙胺丁醇）联合用于治疗结核病，也可用于结核性脑膜炎
制剂与规格	吡嗪酰胺片[保(甲)]：①0.25g[基]；②0.5g 吡嗪酰胺胶囊[基,保(甲)]：0.25g
用法与用量	口服。成人：与其他抗结核药联合，一日15~30mg/kg，顿服，或者一次50~70mg/kg，每周2~3次。每日服用者最大剂量为一日3g，每周服2次者最大剂量为一次4g。亦可采用间歇给药法，一周用药2次，一次50mg/kg
注意事项	糖尿病患者、痛风患者、血卟啉病患者、慢性肝病患者慎用
禁忌	对本药及乙硫异烟胺、异烟肼、烟酸或其他与本药化学机构相似的药物过敏者不宜使用，急性痛风患者、高尿酸血症患者、儿童禁用
不良反应	常见肝损害、关节痛，偶见过敏反应
特殊人群用药	肝功能、肾功能不全患者：慢性肝病及严重肝功能减退者、肾功能不全患者慎用 儿童：禁用 妊娠与哺乳期妇女：妊娠安全性分级为C级
药典	USP、Eur. P.、Chin. P.、Jpn. P.
国家处方集	CNF
其他推荐依据	

■ 药品名称	利福喷汀　Rifapentine
适应证	与其他抗结核药联合用于治疗各类型、各系统初治与复治的结核病；对骨关节结核疗效较好，但不宜用于治疗结核性脑膜炎；可用于治疗非结核性分枝杆菌感染；可与其他抗麻风药联合治疗麻风病；也可用于对其他抗金黄色葡萄球菌抗生素耐药的重症金黄色葡萄球菌感染
制剂与规格	利福喷汀胶囊[保(甲)]：①100mg；②150mg；③200mg；④300mg
用法与用量	口服。成人：抗结核，一次600mg，一日1次，空腹时用水送服（体重<55kg者应酌减），一周服药1~2次。需与其他抗结核药物联合应用，疗程6~9个月

续　表

注意事项	1. 嗜酒者及酒精中毒者慎用 2. 应用过程中，应经常检查血象和肝功能的变化情况 3. 应在空腹时（餐前 1 小时）用水送服；服利福平出现胃肠道刺激症状时患者可改服利福喷汀 4. 单独用于治疗结核病可能迅速产生细菌耐药性，必须与其他抗结核药合用
禁忌	对本药或其他利福霉素类抗菌药过敏者、胆道阻塞者、肝病及肝功能异常者（尤其是黄疸患者）、血细胞显著减少者、孕妇禁用
不良反应	少数病例可出现白细胞、血小板计数减少；AST 及 ALT 升高；皮疹、头晕、失眠等。少见胃肠道反应
特殊人群用药	儿童：5 岁以下小儿应用的安全性尚未确定 老年人：老年患者肝功能有所减退，用药量应酌减 妊娠与哺乳期妇女：孕妇禁用，妊娠安全性分级为 C 级；哺乳期妇女使用时须权衡利弊后决定，用药应暂停哺乳
药典	
国家处方集	CNF
其他推荐依据	
■ 药品名称	利福布汀　Rifabutin
适应证	用于耐药、复发性结核病治疗；用于鸟复合型分枝杆菌（MAC）感染；用于预防及治疗早期 HIV 感染患者中的 MAC 复合体疾病
制剂与规格	利福布汀胶囊[保(乙)]：150mg
用法与用量	口服。成人：抗结核，一日150~300mg，一日 1 次；抗鸟复合型分枝杆菌，一日 300mg，一日 1 次
注意事项	1. 中性粒细胞减少或血小板减少患者，肌炎或眼葡萄膜炎患者慎用 2. 胆管梗阻、慢性酒精中毒患者应适当减量
禁忌	对本药或其他利福霉素类药物过敏者、用药后出现过血小板减少性紫癜的患者禁用
不良反应	常见皮疹、胃肠道反应、中性粒细胞减少症等
特殊人群用药	肝功能、肾功能不全患者：肝功能不全患者慎用 妊娠与哺乳期妇女：慎用。妊娠初始 3 个月内应避免使用
药典	USP、Eur. P.
国家处方集	CNF
其他推荐依据	
■ 药品名称	对氨基水杨酸钠　Sodium Aminosalicylate
适应证	适用于结核分枝杆菌所致的肺及肺外结核病。静脉滴注可用于治疗结核性脑膜炎及急性血行播散型结核病

续 表

制剂与规格	对氨水杨酸钠片[保(甲)]：0.5g 对氨水杨酸钠肠溶片[基,保(甲)]：0.5g 注射用对氨水杨酸钠[保(甲)]：①2g[基]；②4g
用法与用量	成人： 1. 口服：结核病，一日8~12g，分4次服用 2. 静脉滴注：结核性脑膜炎及急性血行播散型结核病，一日4~12g 儿童： 1. 口服：一日0.2~0.3g/kg，分3~4次服用，一日剂量不超过12g 2. 静脉滴注：一日0.2~0.3g/kg
注意事项	充血性心力衰竭患者、消化性溃疡患者、葡萄糖-6-磷酸脱氢酶缺乏者慎用
禁忌	对本药及其他水杨酸类药过敏者禁用
不良反应	常见食欲缺乏、恶心、呕吐、腹痛、腹泻；过敏反应有瘙痒、皮疹、药物热、哮喘、嗜酸性粒细胞增多
特殊人群用药	肝功能、肾功能不全患者：严重肝功能、肾功能损害者慎用 妊娠与哺乳期妇女：妊娠安全性分级为C级；哺乳期妇女使用时须权衡利弊
药典	USP
国家处方集	CNF
其他推荐依据	

■ 药品名称	帕司烟肼 Pasiniazid
适应证	常与其他抗结核药合用于治疗结核病；可作为与结核相关手术的预防用药
制剂与规格	帕司烟肼片[保(乙)]：①100mg；②140mg 帕司烟肼胶囊[保(乙)]：100mg
用法与用量	口服： 成人：与其他抗结核药合用，一日10~20mg/kg，顿服 儿童：一日20~40mg/kg，顿服 预防：一日10~15mg/kg（按体重），顿服
注意事项	1. 精神病及癫痫患者、充血性心力衰竭患者、消化性溃疡患者、葡萄糖-6-磷酸脱氢酶缺乏者慎用 2. 用药期间应定期进行肝功能检查 3. 如疗程中出现视神经炎症状，需立即进行眼部检查，并定期复查
禁忌	对本药过敏者、曾因使用异烟肼而致肝炎的患者禁用
不良反应	偶见头晕、头痛、失眠、发热、皮疹、恶心、乏力、黄疸、周围神经炎、视神经炎及血细胞减少等不良反应发生
特殊人群用药	肝功能、肾功能不全患者：慢性肝病及肾功能不全患者慎用 儿童：12岁以下儿童慎用 妊娠与哺乳期妇女：孕妇使用应权衡利弊；哺乳期妇女应暂停哺乳
药典	
国家处方集	CNF

续　表

其他推荐依据	
■ 药品名称	**卷曲霉素　Capreomycin**
适应证	主要用于经一线抗结核药（如链霉素、异烟肼、利福平和乙胺丁醇等）治疗失败者，或用于因药物毒性或细菌产生耐药性而不适用上述一线抗结核药者
制剂与规格	注射用硫酸卷曲霉素[保(乙)]：①0.5g（50万U）；②0.75g（75万U）
用法与用量	肌内注射：成人，一日1g，连用60~120日，然后改为一次1g，每周2~3次。现多推荐一次0.75g，一日1次
注意事项	1. 脱水患者、听力减退者、重症肌无力患者、帕金森病患者慎用 2. 用药期间应注意检查：听力、前庭功能、肝功能、肾功能、血钾浓度 3. 卷曲霉素单用时细菌可迅速产生耐药，故只能与其他抗菌药物联合用于结核病的治疗 4. 注射时需作深部肌内注射，注射过浅可加重疼痛并发生无菌性脓肿
禁忌	对本药过敏者、孕妇、哺乳期妇女禁用
不良反应	具有肾毒性、对第Ⅷ对脑神经有损害、有一定神经肌肉阻滞作用等
特殊人群用药	肝功能、肾功能不全患者：肾功能不全患者慎用 儿童：不推荐在儿童患者中使用 老年人：需根据肾功能调整剂量 妊娠与哺乳期妇女：禁用
药典	USP、Chin. P.
国家处方集	CNF
其他推荐依据	
■ 药品名称	**丙硫异烟胺　Protionamide**
适应证	与其他抗结核药联合用于结核病经一线药物（如链霉素、异烟肼、利福平和乙胺丁醇）治疗无效者。本药仅对分枝杆菌有效
制剂与规格	丙硫异烟胺肠溶片[保(乙)]：100mg
用法与用量	口服： 成人：与其他抗结核药合用，一次250mg，每8~12小时1次 儿童：与其他抗结核药合用，一次4~5mg/kg，每8小时1次
注意事项	1. 糖尿病患者、营养不良者、酗酒者、卟啉病患者慎用 2. 治疗期间须进行丙氨酸氨基转移酶、天冬氨酸氨基转移酶及眼部检查
禁忌	对本药及异烟肼、吡嗪酰胺、烟酸或其他与本化学结构相近的药物过敏者禁用
不良反应	精神忧郁、步态不稳或麻木、针刺感、烧灼感等
特殊人群用药	肝功能、肾功能不全患者：严重肝功能减退者慎用 儿童：12岁以下儿童不宜服用 妊娠与哺乳期妇女：本药可致畸胎，孕妇禁用
药典	Jpn. P.、Chin. P.

续　表

国家处方集	CNF
其他推荐依据	

第十六节　抗病毒药

■ 药品名称	阿德福韦酯　Adefovir Dipivoxil
适应证	用于治疗乙型肝炎病毒活动复制并伴有 ALT 或 AST 持续升高的肝功能代偿的成年慢性乙型肝炎患者
制剂与规格	阿德福韦酯片^[保(乙)]：10mg
用法与用量	口服，饭前或饭后均可。成人（18~65 岁）推荐剂量为每日 1 粒，每粒 10mg
注意事项	1. 患者停止治疗会发生急性加重，停止治疗的患者应密切监测肝功能，若必要，应重新进行抗乙肝治疗 2. 使用前应进行人类免疫缺陷病毒（HIV）抗体检查。使用药物，可能出现 HIV 耐药 3. 单用核苷类似物或合用其他抗反转录病毒药物会导致乳酸性酸中毒和严重的伴有脂肪变性的肝大，包括致命事件 4. 建议用阿德福韦酯治疗的育龄妇女要采取有效的避孕措施
禁忌	对阿德福韦酯过敏者禁用
不良反应	常见虚弱、头痛、恶心、腹痛、腹胀、腹泻和消化不良
特殊人群用药	肝功能、肾功能不全患者：肾功能不全者慎用 儿童：不宜使用本药 老年人：65 岁以上患者用药的安全及有效性尚未确定
	妊娠与哺乳期妇女：妊娠安全性分级为 C 级；哺乳妇女用药期间应暂停哺乳
药典	
国家处方集	CNF
其他推荐依据	
■ 药品名称	拉米夫定　Lamivudine
适应证	用于乙型肝炎病毒（HBV）感染：治疗伴有 HBV 复制的慢性乙型肝炎；用于慢性肝硬化活动期；与其他抗反转录病毒药联用于治疗人类免疫缺陷病毒（HIV）感染
制剂与规格	拉米夫定片^[保(乙)]：100mg
用法与用量	口服： HBV：每日 1 次，每次 100mg。儿童，每日 3mg/kg 艾滋病患者合并慢性乙型肝炎：剂量需加大至每日 2 次，每次 150mg；并需与其他抗 HIV 药联合应用

	拉米夫定-齐多夫定片：齐多夫定 300mg，拉米夫定 150mg。用于治疗 HIV 感染。12 岁以上患者，一次 1 片，一日 2 次
注意事项	1. 治疗期间应对患者的临床情况及病毒学指标进行定期检查 2. 少数患者停止使用后，肝炎病情可能加重。因此如果停用，需对患者进行严密观察，若肝炎恶化，应考虑重新使用拉米夫定治疗 3. 肌酐清除率＜ 30ml/min，不建议使用。肝脏损害者不影响拉米夫定的药物代谢过程 4. 拉米夫定治疗期间不能防止患者感染他人，故应采取适当保护措施
禁忌	对拉米夫定或制剂中任何成分过敏者及妊娠早期 3 个月内的患者禁用
不良反应	常见上呼吸道感染样症状、头痛、恶心、身体不适、腹痛和腹泻，症状一般较轻并可自行缓解
特殊人群用药	肝功能、肾功能不全患者：严重肝大和肝脏脂肪变性者慎用 妊娠与哺乳期妇女：妊娠早期 3 个月内禁用；哺乳期妇女用药期间应暂停哺乳；妊娠安全性分级为 C 级
药典	USP、Eur. P.
国家处方集	CNF
其他推荐依据	
■ 药品名称	恩夫韦地　Enfuvirtide
适应证	本药为 HIV 融合抑制药，为 HIV-1 跨膜融合蛋白 gp41 内高度保守序列衍生而来的一种合成肽类物质，可防止病毒融合及进入细胞内。用于 HIV 感染，常与其他抗逆转录病毒药联用
制剂与规格	注射用恩夫韦地：每瓶内含恩夫韦肽 108mg
用法与用量	成人：恩夫韦地的推荐剂量为每次 90mg，每日 2 次。注射于上臂、前股部或腹部皮下。每次注射的部位应与前次不同，并且此部位当时没有局部注射反应 儿童：6~16 岁儿童患者，推荐剂量为一次 2mg/kg，最大剂量为一次 90mg，一日 2 次
注意事项	1. 与其他抗反转录病毒药物一样，本品必须作为联合方案中的一部分使用 2. 对非 HIV-1 感染个体（如用于暴露后预防）使用可能会诱导产生抗恩夫韦肽抗体，可能导致抗 HIV ELISA 测试出现假阳性结果
禁忌	已知对本品或所含成分过敏的患者禁用
不良反应	注射部位轻至中度疼痛或不适，不影响日常活动。少量引起的过敏反应，包括皮疹、发热、恶心呕吐、颤抖、僵直、低血压和血清 ALT 及 AST 升高等
特殊人群用药	肝功能、肾功能不全患者：慎用 儿童：6 岁以下儿童用药的安全性及有效性尚未确定 妊娠与哺乳期妇女：妊娠安全性分级为 B 级。正在使用本品者停止母乳喂养
药典	
国家处方集	CNF
其他推荐依据	
■ 药品名称	恩曲他滨　Emtricitabine
适应证	1. 用于成人人类免疫缺陷病毒 1 型（HIV-1）感染，常与其他抗逆转录病毒药联用 2. 用于慢性乙型肝炎

续　表

制剂与规格	恩曲他滨胶囊[保(乙)]：200mg
用法与用量	口服。成人，一次 200mg，一日 1 次或 2 次，空腹或餐后服用
注意事项	心功能不全者慎用
禁忌	对本品过敏者禁用
不良反应	常见有恶心、呕吐、腹泻、嗜睡、咽炎、疲乏、无力、感染、咳嗽、鼻炎等反应
特殊人群用药	肝功能、肾功能不全患者：肾功能不全者慎用 儿童：不推荐使用 老年人：慎用 妊娠与哺乳期妇女：妊娠安全性分级为 B 级；哺乳期妇女用药期间应避免哺乳
药典	
国家处方集	CNF
其他推荐依据	

■ 药品名称	恩替卡韦　Entecavir
适应证	用于治疗病毒复制活跃、血清丙氨酸氨基转移酶（ALT）持续升高或肝脏组织学显示有活动性病变的慢性成人乙型肝炎
制剂与规格	恩替卡韦片[基,保(乙)]：0.5mg
用法与用量	口服：一次 0.5mg，一日 1 次，餐前或餐后至少 2 小时空腹服用。拉米夫定治疗时发生病毒血症或出现耐药突变者，一次 1mg，一日 1 次
注意事项	1. 有慢性乙型肝炎患者停止治疗后，出现重度急性肝炎发作的报道。应在医师的指导下改变治疗方法 2. 核苷类药物在单独或与其他抗反转录病毒药物联合使用时，已经有乳酸型酸中毒和重度的脂肪性肝大，包括死亡病例的报道 3. 使用恩替卡韦治疗并不能降低经性接触或污染血源传播 HBV 的危险性。因此，需要采取适当的防护措施
禁忌	对恩替卡韦或制剂中任何成分过敏者禁用
不良反应	常见 ALT 升高、疲乏、眩晕、恶心、腹痛、腹部不适、肝区不适、肌痛、失眠和皮疹
特殊人群用药	肝功能、肾功能不全患者：接受肝移植者，脂肪性肝大者，肾功能损害者慎用 儿童：16 岁以下患儿用药的安全性和有效性尚未建立 妊娠与哺乳期妇女：妊娠安全性分级为 C 级；不推荐哺乳期妇女使用
药典	
国家处方集	CNF
其他推荐依据	

■ 药品名称	替比夫定　Telbivudine
适应证	本药用于有病毒复制证据以及有血清氨基转移酶（ALT 或 AST）持续升高或肝组织活动性病变证据的慢性乙型肝炎成人患者

续　表

制剂与规格	替比夫定片[保(乙)]：600mg
用法与用量	口服：推荐剂量为一次 600mg，一日 1 次。本品可用于有肾功能受损的慢性乙型肝炎患者。对于肌酐清除率≥50ml/min 的患者，无须调整推荐剂量。对于肌酐清除率＜50ml/min 的患者及正接受血透治疗的终末期肾病（ESRD）患者需要调整给药间隔。对于终末期肾病患者，应在血透后服用本品 替比夫定在肾功能不全患者中的给药间隔调整：肌酐清除率≥50ml/min，600mg，每天 1 次；肌酐清除率 30~49ml/min，600mg，每 48 小时 1 次；肌酐清除率＜30ml/min（无须透析），600mg，每 72 小时 1 次；终末期肾疾病患者，600mg，每 96 小时 1 次
注意事项	1. 停止治疗可能发生肝炎急性加重，停止治疗时应密切监测肝功能，若必要，应重新进行抗乙肝治疗 2. 单用核苷类药物或合用其他抗反转录病毒药物会导致乳酸性酸中毒和严重的伴有脂肪变性的肝大，包括致命事件 3. 在治疗过程中可出现肌无力、触痛或疼痛，应及时报告医师 4. 使用替比夫定治疗并不能降低经性接触或污染血源传播 HBV 的危险性，需要采取适当的防护措施 5. 服用本品期间，应当定期监测乙型肝炎生化指标、病毒学指标和血清标志物，至少每 6 个月 1 次
禁忌	对替比夫定及本品的其他任何成分过敏的患者禁用
不良反应	常见恶心、腹泻、腹胀、消化不良、头晕、头痛、皮疹、血淀粉酶升高、脂肪酶升高、ALT 升高、CK 升高等
特殊人群用药	肝功能、肾功能不全患者：在肾功能障碍或潜在肾功能障碍风险的患者，使用时应调整给药间隔，并密切监测肾功能 儿童：不推荐儿童使用本药 老年人：慎用 妊娠与哺乳期妇女：妊娠安全性分级为 B 级。对妊娠妇女只有在利益大于风险时，方可使用。建议用药时停止哺乳
药典	
国家处方集	CNF
其他推荐依据	
■ 药品名称	奥司他韦　Oseltamivir
适应证	1. 用于治疗成人和 1 岁及以上儿童的甲型和乙型流行性感冒 2. 用于预防成人和 13 岁及以上青少年的甲型和乙型流行性感冒
制剂与规格	磷酸奥司他韦胶囊[基,保(乙)]：75mg
用法与用量	口服： 成人和青少年（13 岁以上）：①预防，推荐用量为一次 75mg，一日 1 次。与感染者密切接触后，预防用药的时间不少于 7 日，流感流行期间则应为 6 周。②治疗，推荐用量为一次 75mg，一日 2 次，连用 5 日 儿童（1 岁以上）治疗用药：体重≤15kg，一次 30ml，一日 2 次，共 5 日。体重23~40kg，一次 60ml，一日 2 次，共 5 日。体重>40kg，一次 75mg，一日 2 次，共 5 日

续　表

注意事项	1. 奥司他韦不能取代流感疫苗；其使用不应影响每年接种流感疫苗；只有在可靠的流行病学资料显示社区出现了流感病毒感染后才考虑用于治疗和预防
	2. 对肌酐清除率 10~30ml/min 的患者，用于治疗和预防的推荐剂量应做调整。不推荐用于肌酐清除率<10ml/min 的患者和严重肾衰竭需定期进行血液透析和持续腹膜透析的患者
	3. 应对患者自我伤害和谵妄事件进行密切监测
禁忌	对奥司他韦及其制剂中任何成分过敏者禁用
不良反应	极少见皮肤发红、皮疹、皮炎和大疱疹、肝炎和 AST 及 ALT 升高、胰腺炎、血管性水肿、喉部水肿、支气管痉挛、面部水肿、嗜酸性粒细胞增多、白细胞减少和血尿
特殊人群用药	肝功能、肾功能不全患者：肌酐清除率（Ccr）<10ml/min 或严重肾衰竭需定期血液透析或持续腹膜透析者不推荐使用，肾功能不全者（Ccr 为 10~30ml/min）慎用 儿童：慎用 妊娠与哺乳期妇女：妊娠安全性分级为 C 级；哺乳期妇女应权衡利弊后使用
药典	
国家处方集	CNF
其他推荐依据	

■ 药品名称	利巴韦林　Ribavirin
适应证	1. 主要用于呼吸道合胞病毒（RSV）引起的病毒性肺炎与支气管炎
	2. 用于流感病毒感染
	3. 用于皮肤疱疹病毒感染
	4. 局部用于单纯疱疹病毒性角膜炎
	5. 与干扰素 α-2b 联用，用于治疗慢性丙型肝炎
制剂与规格	利巴韦林片[保(甲)]：①20mg；②50mg；③100mg[基] 利巴韦林含片[保(甲)]：①20mg；②100mg[基] 利巴韦林分散片[基,保(甲)]：100mg 利巴韦林胶囊[保(甲)]：①100mg[基]；②150mg 利巴韦林颗粒：①50mg；②100mg；③150mg 利巴韦林泡腾颗粒：①50mg；②150mg 利巴韦林口服液：5ml：150mg 利巴韦林滴眼液[保(甲)]：0.1%（8ml：8mg）
用法与用量	口服： 成人：①体重<65kg 者，一次 400mg，一日 2 次；②体重 65~85kg 者早 400mg，晚 600mg；③体重>85kg 者一次 600mg，一日 2 次
注意事项	长期或大剂量服用对肝功能、血象有不良反应。有严重贫血、肝功能异常者慎用
禁忌	对本药过敏者，有心脏病史或心脏病患者，肌酐清除率<50ml/min 的患者，有胰腺炎症状或胰腺炎患者，自身免疫性肝炎患者，活动性结核患者，地中海贫血和镰状细胞贫血患者，孕妇和可能妊娠的妇女，计划妊娠妇女的男性配偶禁用
不良反应	常见贫血、乏力等，停药后即消失。少见疲倦、头痛、失眠、食欲减退、恶心、呕吐、轻度腹泻、便秘等

续　表

特殊人群用药	肝功能、肾功能不全患者：肝功能、肾功能异常者慎用 老年人：不推荐使用 妊娠与哺乳期妇女：妊娠安全性分级为 X 级。孕妇及可能妊娠的妇女禁用，不推荐哺乳期妇女使用
药典	USP、Eur. P.、Chin. P.
国家处方集	CNF
其他推荐依据	
■ 药品名称	金刚烷胺　Amantadine
适应证	用于原发性帕金森病，脑炎、一氧化碳中毒、老年人合并脑动脉硬化所致的帕金森叠加综合征及药物诱发的锥体外系反应；也用于预防或治疗亚洲 A-Ⅱ型流感病毒引起的呼吸道感染
制剂与规格	盐酸金刚烷胺片[基(保(甲))]：100mg 盐酸金刚烷胺胶囊[保(甲)]：100mg
用法与用量	口服： 成人：①抗帕金森病，一次 100mg，一日 1~2 次。一日最大剂量为 400mg。②抗病毒，一次 200mg，一日 1 次；或一次 100mg，每 12 小时 1 次 儿童： 抗病毒：1~9 岁儿童，每 8 小时用 1.5~3mg/kg，或每 12 小时用 2.2~4.4mg/kg，也有推荐每 12 小时用 1.5mg/kg。一日最大量不宜超过 150mg。疗程 3~5 日，不宜超过 10 日。9~12 岁儿童，每 12 小时口服 100mg。12 岁或 12 岁以上儿童，同成人用量
注意事项	1. 有癫痫史、精神错乱、幻觉、充血性心力衰竭、肾功能不全、外周血管性水肿或直立性低血压的患者应在严密监护下使用 2. 治疗帕金森病时不应突然停药 3. 用药期间不宜驾驶车辆、操纵机械或高空作业 4. 每日最后一次服药时间应在下午 4 时前，以避免失眠
禁忌	对金刚烷胺过敏、新生儿和 1 岁以下婴儿、哺乳期妇女禁用
不良反应	常见眩晕、失眠和神经质，恶心、呕吐、畏食、口干、便秘
特殊人群用药	肝功能、肾功能不全患者：肾功能不全者，肝脏疾病患者慎用 老年人：慎用 妊娠与哺乳期妇女：妊娠安全性分级为 C 级；孕妇慎用；哺乳妇女禁用
药典	USP、Eur. P.、Chin. P.、Jpn. P.
国家处方集	CNF
其他推荐依据	
■ 药品名称	金刚乙胺　Rimantadine
适应证	1. 本药适用于预防成人 A 型（包括 H1N1、H2N2、H3N2）流感病毒感染 2. 本药适用于预防儿童 A 型流感病毒感染

续　表

制剂与规格	盐酸金刚乙胺片[保(乙)]：0.1g 盐酸金刚乙胺口服颗粒[保(乙)]：2g：50mg
用法与用量	口服： 成人及 10 岁以上儿童：预防，一次 100mg，一日 2 次；治疗，一次 100mg，一日 2 次。从症状开始连续治疗约 7 日。肾功能不全时剂量：对于肾衰竭（Ccr≤10ml/min）患者，推荐剂量为一日 100mg。肝功能不全时剂量：对于严重的肝功能不全患者，推荐剂量为一日 100mg 老年人：对于中老年家庭护理患者，推荐剂量为一日 100mg 儿童（10 岁以下）：用于预防，5mg/kg，一日 1 次，但总量不超过 150mg
注意事项	癫痫患者慎用。金刚烷类药物可改变患者的注意力和反应性
禁忌	对金刚烷类药物过敏者及严重肝功能不全者禁用
不良反应	1. 胃肠道反应：恶心、呕吐、腹痛、食欲缺乏、腹泻 2. 神经系统障碍：神经过敏、失眠、集中力差、头晕、头痛、老年人步态失调 3. 其他：无力、口干
特殊人群用药	肝功能、肾功能不全者：慎用 儿童：本药用于 1 岁以下儿童的有效性和安全性尚不明确 老年人：慎用 妊娠与哺乳期妇女：妊娠安全性分级为 C 级；哺乳期妇女用药应权衡利弊
药典	USP
国家处方集	CNF
其他推荐依据	

■ 药品名称	伐昔洛韦　Valaciclovir
适应证	1. 主要用于带状疱疹 2. 用于治疗单纯疱疹病毒感染及预防复发，包括生殖器疱疹的初发和复发
制剂与规格	盐酸伐昔洛韦片[保(乙)]：①150mg；②300mg
用法与用量	口服：一次 0.3g，一日 2 次，饭前空腹服用。带状疱疹连续服药 10 日，单纯性疱疹连续服药 7 日
注意事项	1. 严重免疫功能缺陷者长期或多次应用本品治疗后可能引起单纯疱疹和带状疱疹病毒对本品耐药 2. 服药期间应给予患者充分的水，防止药物在肾小管内沉淀 3. 生殖器复发性疱疹感染以间歇短程疗法给药有效。生殖器复发性疱疹的长期疗法也不应超过 6 个月
禁忌	对本品及阿昔洛韦过敏者禁用
不良反应	偶有头晕、头痛、关节痛、恶心、呕吐、腹泻、胃部不适、食欲减退、口渴、白细胞计数减少、蛋白尿及尿素氮轻度升高、皮肤瘙痒等
特殊人群用药	肝功能、肾功能不全患者：慎用 儿童：2 岁以下儿童禁用，2 岁以上儿童慎用 老年人：老年患者由于生理性肾功能衰退，剂量与用药间期需调整 妊娠与哺乳期妇女：孕妇禁用。妊娠安全性分级为 B 级；哺乳妇女应慎用

续　表

药典	Chin. P.
国家处方集	CNF
其他推荐依据	
■ 药品名称	沙奎那韦　Saquinavir
适应证	与其他抗反转录病毒药物联用，治疗 HIV-1 感染
制剂与规格	甲磺酸沙奎那韦片：600mg
用法与用量	口服。一次 600mg，一日 3 次，饭后服用
注意事项	糖尿病或高血糖症患者，A 型和 B 型血友病患者慎用
禁忌	对本药过敏者，严重肝功能受损者禁用
不良反应	腹泻、恶心和腹部不适
特殊人群用药	肝功能、肾功能不全患者：严重肝功能受损者禁用；中度肝功能受损者，严重肾功能不全者慎用 儿童：16 岁以下患者使用本药的安全性及有效性尚不明确 老年人：60 岁以上老年患者用药研究尚不充分 妊娠与哺乳期妇女：妊娠安全性分级为 B 级；用药妇女应暂停哺乳
药典	USP
国家处方集	CNF
其他推荐依据	
■ 药品名称	阿昔洛韦　Aciclovir
适应证	1. 单纯疱疹病毒（HSV）感染：①口服用于生殖器疱疹病毒感染初发和复发患者；对反复发作者可用作预防。②静脉制剂用于免疫缺陷者初发和复发性皮肤黏膜 HSV 感染的治疗以及反复发作者的预防；也用于单纯疱疹性脑炎的治疗。③外用可用于 HSV 引起的皮肤和黏膜感染 2. 带状疱疹病毒（HZV）感染：①口服用于免疫功能正常者带状疱疹和免疫缺陷轻症患者的治疗；②静脉制剂用于免疫缺陷者严重带状疱疹或免疫功能正常者弥散型带状疱疹的治疗；③外用可用于 HZV 引起的皮肤和黏膜感染 3. 免疫缺陷者水痘的治疗 4. 眼部疾病：①结膜下注射或全身用药（口服或静脉滴注）：用于急性视网膜坏死综合征（ARN）、视网膜脉络膜炎、HSV 性葡萄膜炎；②局部用药：滴眼液或眼膏，用于 HZV 性角膜炎、结膜炎、眼睑皮炎及 HSV 性角膜炎
制剂与规格	阿昔洛韦片[保(甲)]：①100mg；②200mg[基]；③400mg 阿昔洛韦咀嚼片[保(甲)]：①400mg；②800mg 阿昔洛韦胶囊[保(甲)]：①100mg；②200mg[基] 注射用阿昔洛韦[保(乙)]：①250mg；②500mg 阿昔洛韦氯化钠注射液：①100ml（阿昔洛韦 100mg、氯化钠 900mg）；②250ml（阿昔洛韦 250mg、氯化钠 2.25g）

续　表

	阿昔洛韦眼膏^[保(甲)]：2g：60mg 阿昔洛韦滴眼液^[基,保(甲)]：8ml：8mg
用法与用量	口服： 1. 急性带状疱疹：①片剂、分散片、咀嚼片，一次 200~800mg，每 4 小时 1 次，一日 5 次，连用 7~10 日；②缓释片，一次 1600mg，每 8 小时 1 次，连用 10 日 2. 生殖器疱疹： 初发：①片剂、分散片、咀嚼片，一次 200mg，每 4 小时 1 次，一日 5 次，连用 10 日；②缓释片、缓释胶囊，一次 400mg，每 8 小时 1 次，连用 10 日 慢性复发：①片剂、分散片、咀嚼片，一次 200~400mg，一日 2 次，持续治疗 4~6 个月或12 个月，然后进行再评价。根据再评价结果，选择一次 200mg，一日 3 次，或一次 200mg、一日 5 次的治疗方案。在症状初期，可及时给予间歇性治疗：一次 200mg，每 4 小时 1 次，一日 5 次，连用 5 日以上。②缓释片、缓释胶囊，一次 200~400mg，一日 3 次，持续治疗 6~12 个月，然后进行再评价。根据再评价结果，选择适宜的治疗方案 3. 水痘：①片剂、分散片、咀嚼片，一次 800mg，一日 4 次，连用 5 日；②缓释片，一次1600mg，一日 2 次，连用 5 日 静脉滴注：一日最大剂量为 30mg/kg 1. 重症生殖器疱疹初治：一次 5mg/kg，每 8 小时 1 次，共 5 日 2. 免疫缺陷者皮肤黏膜单纯疱疹或严重带状疱疹：一次 5~10mg/kg，每 8 小时 1 次，滴注 1 小时以上，共 7~10 日 3. 单纯疱疹性脑炎：一次 10mg/kg，每 8 小时 1 次，共 10 日 4. 急性视网膜坏死综合征：一次 5~10mg/kg，每 8 小时 1 次，滴注 1 小时以上，连用 7~10 日，然后改为口服给药，一次 800mg，一日 5 次，连续用药 6~14 周
注意事项	1. 对本品不能耐受者，精神异常或对细胞毒性药出现精神反应者（因静脉应用本药易产生精神症状），脱水者慎用 2. 宜缓慢静脉滴注，以避免本品在肾小管内沉淀，导致肾功能损害，并应防止药液漏至血管外，以免引起疼痛及静脉炎
禁忌	对阿昔洛韦过敏者禁用
不良反应	常见注射部位的炎症或静脉炎、皮肤瘙痒或荨麻疹、皮疹、发热、轻度头痛、恶心、呕吐、腹泻、蛋白尿、血液尿素氮和血清肌酐值升高、肝功能异常如 AST、ALT、碱性磷酸酶、乳酸脱氢酶、总胆红素轻度升高等
特殊人群用药	肝功能、肾功能不全者：慎用 儿童：儿童用药尚未发现特殊不良反应，但仍应慎用 老年人：无充分的研究资料表明对 65 岁以上老人用药和年轻人用药有明显不同，但老年人用药仍应谨慎 妊娠与哺乳期妇女：能透过胎盘，孕妇用药应权衡利弊，妊娠安全性分级为 B 级；哺乳妇女用药应权衡利弊
药典	USP、Eur. P.、Chin. P.
国家处方集	CNF
其他推荐依据	
■ 药品名称	泛昔洛韦　Famciclovir
适应证	用于治疗带状疱疹和原发性生殖器疱疹

续　表

制剂与规格	泛昔洛韦片[保(乙)]：①125mg；②250mg 泛昔洛韦胶囊[保(乙)]：125mg
用法与用量	口服：一次 250mg，每 8 小时 1 次。治疗带状疱疹的疗程为 7 日，治疗急性原发性生殖器疱疹的疗程为 5 日
注意事项	乏昔洛韦不能治愈生殖器疱疹，是否能够防止疾病传播尚不清楚
禁忌	对泛昔洛韦及喷昔洛韦过敏者禁用
不良反应	常见头痛、恶心。此外尚可见头晕、失眠、嗜睡、感觉异常、腹泻、腹痛、消化不良、疲劳、发热、寒战、皮疹、皮肤瘙痒等
特殊人群用药	肝功能、肾功能不全患者：肾功能不全者慎用 儿童：不推荐使用 老年人：需注意调整剂量 妊娠与哺乳期妇女：本药的妊娠安全性分级为 B 级；哺乳期妇女用药时应暂停哺乳
药典	Chin. P.
国家处方集	CNF
其他推荐依据	
■ 药品名称	**喷昔洛韦　Penciclovir**
适应证	用于口唇及面部单纯疱疹、生殖器疱疹等
制剂与规格	喷昔洛韦乳膏[保(乙)]：①2g：20mg；②5g：50mg；③10g：100mg 注射用喷昔洛韦：250mg
用法与用量	局部给药：外涂患处，一日 4~5 次，应尽早（有先兆或损害出现时）开始治疗 静脉滴注：一次 5mg/kg，每 12 小时 1 次
注意事项	1. 仅用静脉滴注给药，且应缓慢（1 小时以上），防止局部浓度过高，引起疼痛及炎症 2. 溶液配制后应立即使用，不能冷藏，用剩溶液应废弃，稀释药液时出现白色浑浊或结晶则不能使用 3. 软膏不用于黏膜，因刺激作用，勿用于眼内及眼周
禁忌	对喷昔洛韦及泛昔洛韦过敏者禁用
不良反应	注射后可见头痛、头晕、肌酐清除率少量增加，血压轻度下降等。外用时偶见头痛、用药局部灼热感、疼痛、瘙痒等
特殊人群用药	儿童：12 岁以下儿童用药的安全性和有效性尚未确立 妊娠与哺乳期妇女：妊娠安全性分级为 B 级
药典	
国家处方集	CNF
其他推荐依据	

续 表

■ 药品名称	更昔洛韦 Ganciclovir
适应证	1. 主要用于免疫缺陷患者（包括艾滋病患者）并发巨细胞病毒（CMV）视网膜炎的诱导期和维持期治疗 2. 也用于接受器官移植的患者预防 CMV 感染 3. 用于单纯疱疹病毒性角膜炎
制剂与规格	更昔洛韦胶囊^[保(乙)]：250mg 更昔洛韦注射液^[保(乙)]：①10ml：500mg；②5ml：250mg 注射用更昔洛韦^[保(乙)]：①50mg^[基]；②150mg^[基]；③250mg^[基]；④500mg 更昔洛韦滴眼液：8ml：8mg 更昔洛韦眼膏：2g：20mg 更昔洛韦眼用凝胶^[保(乙)]：5g：7.5mg
用法与用量	静脉滴注： 1. 治疗 CMV 视网膜炎：①初始剂量 5mg/kg，每 12 小时 1 次，连用 14~21 日；②维持剂量 5mg/kg，一日 1 次，一周 5 日；或 6mg/kg，一日 1 次，一周 5 日 2. 预防器官移植受者的 CMV 感染：①初始剂量 5mg/kg，每 12 小时 1 次，连用 7~14 日；②维持剂量 5mg/kg，一日 1 次，一周 7 日；或 6mg/kg，一日 1 次，一周 5 日 口服： 1. CMV 视网膜炎的维持治疗：在诱导治疗后，推荐维持量为一次 1000mg，一日 3 次。也可在非睡眠时一次服 500mg，每 3 小时 1 次，一日 6 次。维持治疗时若 CMV 视网膜炎有发展，则应重新进行诱导治疗 2. 晚期 HIV 感染患者 CMV 感染的预防：预防剂量为一次 1000mg，一日 3 次 3. 器官移植受者 CMV 感染的预防：预防剂量为一次 1000mg，一日 3 次。用药疗程根据免疫抑制的时间和程度确定。经眼给药：一次 1 滴，一日 4 次，疗程 3 周
注意事项	1. 本品可引起中性粒细胞减少、血小板减少，并易引起出血和感染，用药期间应注意口腔卫生 2. 用药期间应每 2 周进行血清肌酐或肌酐清除率的测定
禁忌	对本药或阿昔洛韦过敏者，严重中性粒细胞减少（<0.5×10^9/L）或严重血小板减少（<25×10^9/L）的患者禁用
不良反应	1. 常见的为骨髓抑制 2. 可出现中枢神经系统症状，如精神异常、紧张、震颤等 3. 可出现皮疹、瘙痒、药物热、头痛、头晕、呼吸困难等
特殊人群用药	儿童：由于本药有致癌和影响生殖能力的远期毒性，在儿童中静脉或口服使用本药应充分权衡利弊后再决定是否用药 妊娠与哺乳期妇女：孕妇应充分权衡利弊后再决定是否用药。妊娠安全性分级为 C 级；哺乳妇女在用药期间应停止哺乳
药典	USP、Chin. P.
国家处方集	CNF
其他推荐依据	

续 表

■ 药品名称	碘苷 Idoxuridine
适应证	用于治疗带状疱疹病毒感染、单纯疱疹性角膜炎和牛痘病毒性角膜炎
制剂与规格	碘苷滴眼液：①8ml：8mg；②10ml：10mg
用法与用量	经眼给药：滴于患侧结膜囊内，一次1~2滴，每1~2小时1次
注意事项	1. 碘苷对单纯疱疹病毒Ⅱ型感染无效 2. 可与睫状肌麻痹药、抗生素及肾上腺皮质激素合用。激素能促使病毒感染扩散，故禁用于浅层角膜炎，但可用于基质性角膜炎、角膜水肿或虹膜炎
禁忌	眼外科手术创伤愈合期，对本药及碘制剂过敏的患者禁用
不良反应	有畏光、局部充血、水肿、痒或疼痛等不良反应；也可发生过敏反应眼睑水肿。长期滴用，可引起接触性皮炎、点状角膜病变、滤泡性结膜炎、泪点闭塞等
特殊人群用药	儿童：儿童用药尚缺乏资料，一般不用于婴幼儿 妊娠与哺乳期妇女：孕妇不宜使用；哺乳期妇女不宜使用
药典	USP、Eur. P.、Chin. P.、Jpn. P.
国家处方集	CNF
其他推荐依据	
■ 药品名称	阿糖腺苷 Vidarabine
适应证	用于治疗疱疹病毒感染所致的口炎、皮疹、脑炎及巨细胞病毒感染
制剂与规格	注射用阿糖腺苷：200mg 注射用单磷酸阿糖腺苷：①100mg；②200mg
用法与用量	肌内注射或缓慢静脉注射：成人，一次5~10mg/kg（按体重），一日1次
注意事项	如注射部位疼痛，必要时可加盐酸利多卡因注射液解除疼痛症状
禁忌	妊娠与哺乳期妇女禁用
不良反应	可见注射部位疼痛
特殊人群用药	肝功能、肾功能不全患者：慎用 妊娠与哺乳期妇女：孕妇禁用。妊娠安全性分级为C级；哺乳妇女禁用
药典	USP
国家处方集	CNF
其他推荐依据	
■ 药品名称	酞丁安 Ftibamzone
适应证	用于各型沙眼；用于单纯疱疹、带状疱疹；用于尖锐湿疣、扁平疣；用于浅部真菌感染，如体癣、股癣、手足癣等

续 表

制剂与规格	酞丁安滴眼液：0.1%（8ml：8mg） 酞丁安搽剂：5ml：25mg 酞丁安软膏：①10g：100mg；②10g：300mg
用法与用量	经眼给药：摇匀后滴眼，一次1滴，一日2~4次 局部给药：①单纯疱疹、带状疱疹：涂于患处，一日3次；②尖锐湿疣、扁平疣：涂于患处，一日3次；③浅部真菌感染：涂于患处，早晚各1次，体癣、股癣连用3周，手足癣连用4周
注意事项	1. 软膏剂、搽剂使用时注意勿入口内和眼内 2. 涂布部位有灼烧感、瘙痒、红肿等，应停止用药，洗净
禁忌	对制剂药品中任何成分过敏者禁用
不良反应	少数病例有局部瘙痒刺激反应，如皮肤红斑、丘疹及刺痒感
特殊人群用药	儿童：儿童用药尚缺乏资料，一般不用于婴幼儿 妊娠与哺乳期妇女：哺乳期妇女不宜使用；孕妇禁用，育龄妇女慎用
药典	
国家处方集	CNF
其他推荐依据	
■ 药品名称	膦甲酸钠 Foscarnet Sodium
适应证	1. 主要用于免疫缺陷者（如艾滋病患者）的巨细胞病毒性视网膜炎 2. 免疫功能损害患者耐阿昔洛韦单纯疱疹病毒性皮肤黏膜感染
制剂与规格	膦甲酸钠注射液[保(乙)]：①100ml：2.4g；②250ml：3g；③250m：6g；④500ml：6g 膦甲酸钠氯化钠注射液[保(乙)]：①100ml：2.4g；②250ml：3g 膦甲酸钠乳膏：①5g：150mg；②10g：300mg
用法与用量	静脉滴注： 1. 艾滋病患者巨细胞病毒性视网膜炎：①诱导期，推荐初始剂量60mg/kg，每8小时1次，连用2~3周，视治疗后的效果而定，也可每12小时90mg/kg；②维持期，维持剂量一日90~120mg/kg，滴注时间不得少于2小时。如患者在维持期视网膜炎症状加重时，应仍恢复诱导期剂量 2. 艾滋病患者巨细胞病毒性鼻炎：初始剂量60mg/kg，每8小时1次，滴注时间至少1小时，连用2~3周。根据患者肾功能和耐受程度调整剂量和给药时间。维持量一日90~120mg/kg，滴注2小时 3. 耐阿昔洛韦的皮肤黏膜单纯疱疹病毒感染和带状疱疹病毒感染：推荐剂量一次40mg/kg，每8小时（或12小时）1次，滴注时间不得少于1小时，连用2~3周或直至治愈。外用：耐阿昔洛韦的皮肤黏膜单纯疱疹病毒感染：乳膏，一日3~4次，连用5日为一疗程
注意事项	1. 用药期间必须密切监测肾功能，根据肾功能情况调整剂量 2. 不能与其他肾毒性药物同时使用，不能与喷他脒联合静脉滴注，以免发生低钙血症 3. 注射剂避免与皮肤、眼接触，若不慎接触，应立即用清水洗净 4. 乳膏剂严格限用于免疫功能损害患者耐阿昔洛韦的单纯疱疹病毒性皮肤、黏膜感染
禁忌	对膦甲酸钠过敏者禁用

续　表

不良反应	肾功能损害、电解质紊乱、惊厥、贫血或血红蛋白降低、注射部位静脉炎、生殖泌尿道刺激症状或溃疡等
特殊人群用药	肝功能、肾功能不全患者：肌酐清除率＜0.4ml/min 者（以 kg 计）禁用。肝功能、肾功能不全者慎用 儿童：用药应权衡利弊 老年人：老年患者的肾小球滤过率下降，故用药前及用药期间应检查肾功能 妊娠与哺乳期妇女：妊娠安全性分级为 C 级；哺乳期妇女用药期间应暂停哺乳
药典	Eur. P.
国家处方集	CNF
其他推荐依据	

第十七节　抗真菌药

■ 药品名称	两性霉素 B　Amphotericin B
适应证	1. 用于治疗隐球菌病、北美芽生菌病、播散性念珠菌病、球孢子菌病、组织胞质菌病 2. 用于治疗由毛霉菌、根霉属、犁头霉菌属、内胞霉属和蛙粪霉属等所致的毛霉病 3. 用于治疗由申克孢子丝菌引起的孢子丝菌病 4. 用于治疗由烟曲菌所致的曲菌病 5. 外用制剂适用于着色真菌病、烧伤后皮肤真菌感染、呼吸道念珠菌、曲菌或隐球菌感染、真菌性角膜溃疡
制剂与规格	注射用两性霉素 B[基,保(甲)]：①5mg（5000U）；②25mg（2.5 万 U）；③50mg（5 万 U） 注射用两性霉素 B 脂质体[保(乙)]：①2mg（2000U）；②10mg（1 万 U）；③50mg（5 万 U）；④100mg（10 万 U）
用法与用量	静脉滴注：起始剂量为 1~5mg 或一次 0.02~0.10mg/kg（按体重），以后根据患者耐受情况每日或隔日增加 5mg，当增加至一次 0.6~0.7mg/kg 时即可暂停增加剂量。最高单次剂量不超过 1mg/kg，每日或隔 1~2 日给药 1 次，总累积量 1.5~3.0g，疗程 1~3 个月，视患者病情也可延长至 6 个月。治疗鼻脑毛霉病时，累积治疗量至少 3~4g，治疗白色念珠菌感染，疗程总量约为 1g；治疗隐球菌脑膜炎，疗程总量约为 3g。对敏感真菌所致的感染宜采用较小剂量，即一次 20~30mg，疗程也宜较长。鞘内注射对隐球菌脑膜炎，除静脉滴注外尚需鞘内给药。首次剂量为 0.05~0.10mg，以后逐渐增至一次 0.5mg，最大量一次不超过 1mg，每周 2~3 次，总量 15mg 左右。雾化吸入：5~10mg，一日分 2 次喷雾，疗程 1 个月。两性霉素 B 脂质体：静脉注射，起始剂量一日 0.1mg/kg，如无不良反应，第 2 日开始增加一日 0.25~0.50mg/kg，剂量逐日递增至维持剂量一日 1~3mg/kg。输液速度以不大于 0.15mg/ml 为宜
注意事项	1. 治疗期间定期严密随访血、尿常规，肝功能、肾功能，血钾，心电图等，如血尿素氮或血肌酐明显升高时，则需减量或暂停治疗，直至肾功能回复 2. 为减少不良反应，给药前可给非类固醇抗炎药和抗组胺药 3. 本品宜缓慢避光滴注，每剂滴注时间至少 6 小时 4. 药液静脉滴注时应避免外漏，因其可致局部刺激

续　表

禁忌	对两性霉素 B 过敏及严重肝病患者禁用
不良反应	1. 静脉滴注过程中或静脉滴注后发生寒战、高热、严重头痛、食欲缺乏、恶心、呕吐，有时可出现血压下降、眩晕等 2. 几乎所有患者在疗程中均可出现不同程度的肾功能损害，尿中可出现红细胞、白细胞、蛋白和管型、血尿素氮和肌酐增高，肌酐清除率降低，也可引起肾小管性酸中毒 3. 低钾血症 4. 血液系统毒性反应有正常红细胞性贫血，偶有白细胞或血小板减少
特殊人群用药	肝功能、肾功能不全患者：肝病患者，肾功能损害者慎用。严重肝病患者禁用 老年人：减量慎用 妊娠与哺乳期妇女：妊娠安全性分级为 B 级。哺乳期妇女应避免应用本药或用药时暂停哺乳
药典	USP、Eur. P.、Chin. P.、Jpn. P.
国家处方集	CNF
其他推荐依据	

■ 药品名称	氟康唑　Fluconazol
适应证	1. 念珠菌病：①全身性念珠菌病：如念珠菌败血症、播散性念珠菌病及其他非浅表性念珠菌感染等，包括腹膜、心内膜、肺部、尿路的感染；②黏膜念珠菌病：包括口咽部及食管感染、非侵入性肺及支气管感染、念珠菌尿症等；③阴道念珠菌病 2. 隐球菌病：用于治疗脑膜以外的新型隐球菌病；也用于两性霉素 B 与氟胞嘧啶联用初治后的维持治疗 3. 皮肤真菌病：如体癣、手癣、足癣、头癣、指（趾）甲癣、花斑癣等，还可用于皮肤着色真菌病 4. 用于真菌感染所引起的睑缘炎、结膜炎、角膜炎等 5. 预防真菌感染的发生，常见于恶性肿瘤、免疫抑制、骨髓移植、接受细胞毒类药化疗或放疗等患者 6. 球孢子菌病、芽生菌病、组织胞质菌病等
制剂与规格	氟康唑片^[保(甲)]：①50mg^[基]；②100mg^[基]；③150mg；④200mg 氟康唑胶囊^[保(甲)]：①50mg^[基]；②100mg^[基]；③150mg 氟康唑注射液^[保(乙)]：①50ml：100mg；②100ml：200mg^[基]
用法与用量	静脉滴注： 1. 念珠菌败血症、播散性念珠菌病及其他非浅表性念珠菌感染：常用剂量为第 1 日 400mg，以后一日 200mg。根据临床症状，可将日剂量增至 400mg 2. 口咽部念珠菌病：常用剂量为一次 50mg，一日 1 次，连用 7~14 日 3. 食管感染、非侵入性肺及支气管感染、念珠菌尿症等：剂量为一次 50mg，一日 1 次，连用 14~30 日。对异常难以治愈的黏膜念珠菌感染，剂量可增至一次 100mg，一日 1 次 4. 阴道念珠菌病：单剂 150mg 5. 隐球菌性脑膜炎及其他部位隐球菌感染：常用剂量为第 1 日 400mg，以后一日 200~400mg，疗程根据临床症状而定，但对隐球菌性脑膜炎，疗程至少为 6~8 周。为防止艾滋病患者的隐球菌性脑膜炎的复发，在完成基本疗程治疗后，可继续给予维持量，一日 200mg 6. 预防真菌感染（如恶性肿瘤患者等）：患者在接受化疗或放疗时，一次 50mg，一日 1 次

续　表

注意事项	1. 需定期监测肝功能、肾功能，用于肝功能、肾功能减退者需减量应用 2. 在免疫缺陷者中的长期预防用药，已导致念珠菌属等对氟康唑等吡咯类抗真菌药耐药性的增加，应避免无指征预防用药 3. 与肝毒性药物合用、需服用氟康唑 2 周以上或接受多倍于常用剂量的本品时，可使肝毒性的发生率增高，需严密观察
禁忌	对氟康唑或其他吡咯类药物有过敏史者禁用
不良反应	1. 常见恶心、呕吐、腹痛或腹泻等 2. 过敏反应，可表现为皮疹，偶可发生严重的剥脱性皮炎、渗出性多形红斑 3. 肝毒性，治疗过程中可发生轻度一过性 AST 及 ALT 升高 4. 可见头晕、头痛
特殊人群用药	肝功能、肾功能不全患者：肝功能、肾功能损害者慎用 儿童：本药对小儿的影响缺乏充足的研究资料，用药需谨慎 妊娠与哺乳期妇女：孕妇用药须权衡利弊。妊娠安全性分级为 C 级；不推荐哺乳期妇女使用
药典	USP、Chin. P.
国家处方集	CNF
其他推荐依据	
■ 药品名称	伊曲康唑　Itraconazole
适应证	1. 注射液：用于全身性真菌感染，如曲霉病、念珠菌病、隐球菌病（包括隐球菌性脑膜炎）、组织胞质菌病、孢子丝菌病、巴西副球孢子菌病、芽生菌病和其他多种少见的全身性或热带真菌病。用于口腔、咽部、食管、阴道念珠菌感染以及真菌性结膜炎、真菌性角膜炎 2. 胶囊：适用于治疗肺部及肺外芽生菌病；组织胞质菌病，包括慢性空洞性肺部疾病和非脑膜组织胞质菌病，以及不能耐受两性霉素 B 或两性霉素 B 治疗无效的肺部或肺外曲霉病。浅部真菌感染，如手足癣、体癣、股癣、花斑癣等。口腔、咽部、食管、阴道念珠菌感染，以及真菌性结膜炎、真菌性角膜炎。用于皮肤癣菌和/或酵母菌所致甲真菌病 3. 口服液：适用于粒细胞缺乏患者怀疑真菌感染的经验治疗，口咽部和食管念珠菌病的治疗 4. 静脉注射液：适用于粒细胞缺乏患者怀疑真菌感染的经验治疗，还适用于治疗肺部及肺外芽生菌病；组织胞质菌病，包括慢性空洞性肺部疾病和非脑膜组织胞质菌病；以及不能耐受两性霉素 B 或两性霉素 B 治疗无效的肺部或肺外曲霉病
制剂与规格	伊曲康唑胶囊[基,保(乙)]：100mg 伊曲康唑口服液[基,保(乙)]：150ml：1.5g 伊曲康唑注射液[基,保(乙)]：25ml：250mg
用法与用量	口服： 1. 体癣、股癣：一日 100mg，疗程 15 日；手足癣：一次 200mg，一日 2 次，疗程 7 日，或一日 100mg，疗程 30 日 2. 花斑癣：一次 200mg，一日 1 次，疗程 7 日 3. 甲真菌病：①冲击疗法：一次 200mg，一日 2 次，连服 1 周。指（趾）甲感染分别需要 2 个和 3 个冲击疗程，每个疗程间隔 3 周。②连续治疗：一次 200mg，一日 1 次，连用 3 个月 4. 真菌性角膜炎：一次 200mg，一日 1 次，疗程 21 日

续 表

	5. 曲霉病：一次 200mg，一日 1 次，疗程 2~5 个月；对侵袭性或播散性感染者，可增加剂量至一次 200mg，一日 2 次 6. 念珠菌病：①常用量一次 100~200mg，一日 1 次，疗程 3 周至 7 个月；②口腔念珠菌病：一次 100mg，一日 1 次，疗程 15 日；③念珠菌性阴道炎：一次 200mg，一日 1 次，疗程 3 日 7. 非隐球菌性脑膜炎：一次 200mg，一日 1 次，疗程 2 个月至 1 年 8. 隐球菌性脑膜炎：一次 200mg，一日 2 次，疗程 2 个月至 1 年。维持量一日 1 次
注意事项	1. 对持续用药超过 1 个月者，及治疗过程中出现畏食、恶心、呕吐、疲劳、腹痛或尿色加深的患者，建议检查肝功能。如出现异常，应停止用药 2. 发生神经系统症状时应终止治疗 3. 对有充血性心力衰竭危险因素的患者，应谨慎用药，并严密监测
禁忌	1. 禁用于已知对伊曲康唑及辅料过敏的患者 2. 注射液禁用于不能注射 0.9%氯化钠注射液的患者 3. 注射液禁用于肾功能损伤患者肌酐清除率<30ml/min 者 4. 禁止与特非那定、阿司咪唑、咪唑斯汀、西沙比利、多非利特、奎尼丁等合作
不良反应	1. 常见畏食、恶心、腹痛和便秘 2. 已有潜在病理改变并同时接受多种药物治疗的大多数患者，长疗程治疗时可见低钾血症、水肿、肝炎和脱发等症状
特殊人群用药	肝功能、肾功能不全患者：肝功能、肾功能不全者，肝酶升高、活动性肝病或有其他药物所致肝毒性史者不宜使用本药 儿童：用药应权衡利弊 老年人：慎用 妊娠与哺乳期妇女：孕妇用药应权衡利弊。本药的妊娠安全性分级为 C 级；哺乳期妇女用药应权衡利弊
药典	Eur. P.
国家处方集	CNF
其他推荐依据	
■ 药品名称	伏立康唑 Voriconazole
适应证	1. 侵袭性曲霉病 2. 对氟康唑耐药的念珠菌（包括克柔念珠菌）引起的严重侵袭性感染 3. 由足放线病菌属和镰刀菌属引起的严重感染 4. 非中性粒细胞减少患者的念珠菌血症 5. 应主要用于治疗免疫功能减退患者的进展性、可能威胁生命的感染
制剂与规格	伏立康唑薄膜衣片[保(乙)]：①50mg；②200mg 伏立康唑干混悬剂：40mg/ml 注射用伏立康唑[保(乙)]：200mg
用法与用量	口服： 1. 患者体重≥40kg：用药第 1 日给予负荷剂量：一次 400mg，每 12 小时 1 次；开始用药 24 小时后给予维持剂量：一次 200mg，一日 2 次 2. 患者体重<40kg：用药第 1 日给予负荷剂量：一次 200mg，每 12 小时 1 次；开始用药 24 小时后给予维持剂量：一次 100mg，一日 2 次

续　表

	静脉给药： 1. 用药第 1 日给予负荷剂量：一次 6mg/kg，每 12 小时 1 次 2. 开始用药 24 小时后给予维持剂量：一次 4mg/kg，一日 2 次 3. 如果患者不能耐受维持剂量，可减为一次 3mg/kg，一日 2 次
注意事项	1. 治疗前或治疗期间应监测血电解质，如有电解质紊乱应及时纠正 2. 连续治疗超过 28 日者，需监测视觉功能 3. 片剂应在餐后或餐前至少 1 小时服用，其中含有乳糖成分，先天性的半乳糖不能耐受者、Lapp 乳糖酶缺乏或葡萄糖-半乳糖吸收障碍者不宜应用片剂 4. 在治疗中患者出现皮疹需严密观察，如皮损进一步加重则需停药。用药期间应避免强烈的、直接的阳光照射
禁忌	已知对伏立康唑或任何一种赋形剂有过敏史者、孕妇禁用
不良反应	常见视觉障碍、发热、皮疹、恶心、呕吐、腹泻、头痛、败血症、周围性水肿、腹痛及呼吸功能紊乱、肝功能试验值增高
特殊人群用药	肝功能、肾功能不全患者：严重肝功能减退患者慎用 儿童：12 岁以下儿童的用药安全性和有效性尚未建立 妊娠与哺乳期妇女：孕妇用药应权衡利弊。妊娠安全性分级为 D 级。哺乳期妇女用药应权衡利弊
药典	
国家处方集	CNF
其他推荐依据	
■ 药品名称	卡泊芬净　Caspofungin
适应证	用于对其他药物治疗无效或不能耐受的侵袭性曲霉菌病；用于念珠菌所致的食管炎、菌血症、腹腔内脓肿、腹膜炎及胸膜腔感染；用于考虑系真菌感染引起的发热、中性粒细胞减少患者的经验治疗
制剂与规格	注射用醋酸卡泊芬净[基,保(乙)]：①50mg；②70mg
用法与用量	静脉滴注：首日给予单次 70mg 的负荷剂量；之后给予一日 50mg 的维持剂量。对疗效欠佳且对本药耐受较好的患者，可将维持剂量加至一日 70mg
注意事项	与环孢素同时使用，需权衡利弊
禁忌	对本品任何成分过敏者、哺乳期及妊娠期妇女禁用
不良反应	常见发热、头痛、腹痛、疼痛、恶心、腹泻、呕吐、AST 升高、ALT 升高、贫血、静脉炎/血栓性静脉炎。静脉输注并发症、皮肤皮疹、瘙痒等
特殊人群用药	肝功能、肾功能不全患者：肝功能不全或肝脏疾病患者，肾功能不全患者慎用 儿童：不推荐 18 岁以下的患者使用本药 妊娠与哺乳期妇女：除非必要，孕妇不得使用本药。妊娠安全性分级为 C 级；用药期间不宜哺乳
药典	
国家处方集	CNF

续 表

其他推荐依据	
■ 药品名称	米卡芬净　Micafungin
适应证	由曲霉菌和念珠菌引起的下列感染：真菌血症、呼吸道真菌病、胃肠道真菌病
制剂与规格	注射用米卡芬净钠[保(乙)]：50mg
用法与用量	静脉给药：成人，一次 50~150mg，一日 1 次，严重或难治性患者，可增加至一日 300mg。切勿使用注射用水溶解本品。剂量增加至一日 300mg 用以治疗严重或难治性感染的安全性尚未完全确立。体重为 50kg 或以下的患者，一日剂量不应超过 6mg/kg
注意事项	1. 可能出现肝功能异常或黄疸，应严密监测患者的肝功能 2. 溶解本品时勿用力摇晃输液袋，因易起泡，且泡沫不易消失 3. 本品在光线下可慢慢分解，给药时应避免阳光直射
禁忌	禁用于对本品任何成分有过敏史的患者
不良反应	1. 血液学异常：中性粒细胞减少症、血小板减少或溶血性贫血 2. 可能发生休克、过敏样反应 3. 可能出现肝功能异常或黄疸 4. 可能发生严重的肾功能不全，如急性肾衰竭
特殊人群用药	儿童：儿童静脉使用本药的安全性和有效性尚未建立 妊娠与哺乳期妇女：妊娠安全性分级为 C 级；哺乳妇女用药需权衡利弊
药典	
国家处方集	CNF
其他推荐依据	
■ 药品名称	特比萘芬　Terbinafine
适应证	1. 口服给药：①由毛癣菌、小孢子菌和絮状表皮癣菌等所致皮肤、头发和指（趾）甲的感染；②由念珠菌所致皮肤酵母菌感染；③多种癣病，如体癣、股癣、手癣、足癣和头癣等；④由丝状真菌引起的甲癣 2. 局部给药：由皮肤真菌、酵母菌及其他真菌所致体癣、股癣、手癣、足癣、头癣、花斑癣
制剂与规格	盐酸特比萘芬片[保(乙)]：①125mg；②250mg 特比萘芬乳膏：①1g：10mg（1%）；②10g：100mg（1%） 盐酸特比萘芬软膏[保(乙)]：①10g：100mg；②15g：150mg 特比萘芬溶液剂：30ml：300mg（1%） 盐酸特比萘芬搽剂：15ml：150mg 盐酸特比萘芬喷雾剂：15ml：150mg 盐酸特比萘芬散：10g：100mg
用法与用量	口服：一次 125mg~250mg，一日 1 次。疗程视感染程度及不同的临床应用而定：体、股癣 2~4 周；手、足癣 2~6 周；皮肤念珠菌病 2~4 周；头癣 4 周；甲癣 6~12 周 局部给药：涂（或喷）于患处及其周围。①乳膏、搽剂、散剂：一日 1~2 次。一般疗程：体癣、股癣 1~2 周；花斑癣 2 周；足癣 2~4 周。②溶液剂：用于体癣、股癣，一日 2 次，连用 1~2 周；用于手癣、足癣、花斑癣，一日 2 次，连用 2~4 周。③喷雾剂：一日 2~3 次，1~2 周为一疗程，喷于患处

续　表

注意事项	1. 口服对花斑癣无效 2. 使用过程中如出现不良反应症状，应停止用药 3. 软膏、凝胶及擦剂仅供局部皮肤使用皮肤涂敷后，可不必包扎。不宜用于开放性伤口，不能用于眼内，避免接触鼻、口腔及其他黏膜
禁忌	对特比萘芬或萘替芬及本药制剂中其他成分过敏者禁用
不良反应	1. 最常见胃肠道症状（腹满感、食欲减退、恶心、轻度腹痛及腹泻）或轻型的皮肤反应（皮疹、荨麻疹等） 2. 个别严重的有皮肤反应病例，如 Stevens-Johnson 综合征、中毒性表皮坏死松解症
特殊人群用药	肝功能、肾功能不全患者：肝功能、肾功能不全者慎用；严重肝功能、肾功能不全者禁用 儿童：不推荐用于 2 岁以下的儿童 老年人：适当调整给药剂量 妊娠与哺乳期妇女：孕妇用药应权衡利弊。本药的妊娠安全性分级为 B 级；哺乳期妇女用药期间应暂停哺乳
药典	Eur. P.
国家处方集	CNF
其他推荐依据	
■ 药品名称	氟胞嘧啶　Flucytosine
适应证	用于治疗念珠菌属心内膜炎、隐球菌属脑膜炎、念珠菌属或隐球菌属真菌败血症、肺部感染和尿路感染
制剂与规格	氟胞嘧啶片[保(乙)]：①250mg；②500mg 氟胞嘧啶注射液[保(乙)]：250ml∶2.5g
用法与用量	口服：一次 1000~1500mg，一日 4 次，用药疗程为数周至数月。为避免或减少恶心、呕吐，一次服药时间持续 15 分钟 静脉注射：一日 50~150mg/kg，分 2~3 次给药 静脉滴注：一日 100~150mg/kg，分 2~3 次给药，静脉滴注速度为 4~10ml/min
注意事项	1. 单用氟胞嘧啶在短期内可产生真菌对本品的耐药菌株。治疗播散性真菌病时通常与两性霉素 B 联合应用 2. 骨髓抑制、血液系统疾病或同时接受骨髓移植药物者慎用 3. 用药期间应检查周围血象、肝功能、肾功能，肾功能减退者需监测血药浓度
禁忌	对本品过敏者禁用
不良反应	1. 可致恶心、呕吐、畏食、腹痛、腹泻等胃肠道反应 2. 皮疹、嗜酸性粒细胞增多等变态反应 3. 可发生肝毒性反应，一般表现为 ALT 及 AST 一过性升高，偶见血清胆红素升高 4. 可致白细胞或血小板减少，偶可发生全血细胞减少，骨髓抑制和再生障碍性贫血
特殊人群用药	肝功能、肾功能不全患者：肝功能、肾功能损害者，尤其是同时应用两性霉素 B 或其他肾毒性药物时慎用；严重肝功能、肾功能不全者禁用 儿童：不宜使用 老年人：需减量

续　表

	妊娠与哺乳期妇女：孕妇用药应权衡利弊。妊娠安全性分级为 C 级；哺乳期妇女用药应暂停哺乳
药典	USP、Eur. P.、Chin. P.、Jpn. P.
国家处方集	CNF
其他推荐依据	
■ 药品名称	制霉菌素　Nystatin
适应证	用于念珠菌属引起的消化道、口腔、阴道、皮肤等念珠菌感染
制剂与规格	制霉菌素片：①10 万 U；②25 万 U；③50 万 U 制霉菌素阴道片：10 万 U 制霉菌素阴道泡腾片：10 万 U 制霉菌素阴道栓：10 万 U 制霉菌素口含片：10 万 U 制霉菌素软膏：①1g∶10 万 U；②1g∶20 万 U
用法与用量	口服： 1. 消化道念珠菌病：一次（50~100）万 U，一日 3 次，连用 7~10 日。小儿一日（5~10）万 U/kg（按体重） 2. 口腔念珠菌病：取适量糊剂涂抹，2~3 小时一次；口含片一次 1~2 片，一日 3 次。 外用：皮肤念珠菌病，应用软膏，一日1~2 次，一次 1~2g 或适量涂抹于患处 阴道给药： 1. 阴道片或栓剂：阴道念珠菌病，一次 10 万 U，一日 1~2 次 2. 阴道泡腾片：一次 10 万 U，一日 1~2 次，置于阴道深处，疗程 2 周或更久
注意事项	1. 本品对全身真菌感染无治疗作用 2. 本品混悬剂在室温中不稳定，临用前宜新鲜配制并于短期用完
禁忌	对本品过敏者禁用
不良反应	只服较大剂量时可发生腹泻、恶心、呕吐和上腹疼痛等消化道反应，减量或停药后迅速消失。局部应用可引起过敏性接触性皮炎
特殊人群用药	儿童：5 岁以下儿童慎用 妊娠与哺乳期妇女：妊娠安全性分级为 C 级。孕妇慎用；哺乳期妇女慎用
药典	USP、Eur. P.、Jpn. P.
国家处方集	CNF
其他推荐依据	

药品名称索引（汉英对照）

C

D

N

P

Q

W

X

名词缩略语

ACEI	血管紧张素酶抑制剂	FDA	美国食品和药物管理局
ACT	活化凝血时间	Fr. P.	法国药典（1982 版及 2003 现版）
ADE	药品不良事件	G6PD	葡萄糖-6-磷酸脱氢酶
ADR	药品不良反应	GBM	抗基底膜
AI	活动性指数	Ger. P.	德国药典（2007 版）
AKI	急性肾损伤	GHB	γ-羟丁酸
AKIN	急性肾损伤网络	HAART	高活性的抗反转录病毒治疗
ALT	丙氨酸转氨酶	HBV	乙型肝炎病毒
ANA	抗核抗体	HIV	人类免疫缺陷病毒
ARF	急性肾衰竭	HSV	单纯疱疹病毒
ARN	急性视网膜坏死综合征	HZV	带状疱疹病毒
AST	天冬氨酸转氨酶	ICD	国际代码标识符
BNF	英国国家处方集	Int. P.	国际药典（第 4 版及 2008 补充本 1）
BNFC	英国国家儿童处方集	IRRT	间歇性肾脏替代治疗
BP	英国药典（未特殊标明系指 2010 版）	It. P.	意大利药典（2002 版）
BPC	英国药方集	Jpn. P.	日本药典（2006 版及补充本 1）
BSA	体表面积	MAC	鸟复合型分枝杆菌
CF	亚叶酸钙	MHRA	英国药品和健康产品管理局
Chin. P.	中国药典（2005 版）	MRA	磁共振血管造影
CIOMS	国际医学科学组织委员会	MRI	磁共振成像
CMV	巨细胞病毒	NAG	尿 N-乙酰-β 氨基葡萄糖苷酶
CNB	安钠咖	NAPAN	乙酰卡尼
CNF	中国国家处方集（2020 版）	PE	血浆置换
CNFC	中国国家处方集（儿童版）2013 年版	PM	慢性代谢
CRP	C 反应蛋白	Pol. P.	波兰药典（2002 版及补充本 2005）
CRRT	连续性肾脏替代治疗	PPI	质子泵抑制药
CT	电子计算机 X 射线断层扫描技术	RF	原核生物蛋白合成的终止因子
CTA	多层面螺旋 CT 血管造影	RSV	呼吸道合胞病毒
DFPP	双重血浆置换	SLED	缓慢低效持续透析
DI	慢性指数	Span. P.	西班牙药典（2002 版及补充本 2.1）
DSA	数字减影血管造影	Swiss P.	瑞士药典（2006 版）
dsDNA	双链 DNA	TSAT	转铁蛋白饱和度
ELISA	酶联免疫吸附法	USNF	美国国家处方集（2010 及补充本 1）
ENA	抗可溶性抗原	USP	美国药典（2006 版及补充本 1）
ENA	多肽抗体谱	Viet. P.	越南药典（2002 版）
Eur. P.	欧洲药典（2008 版及补充本 6.1~6.8）	γ-GT	γ-谷氨酰转移酶

参考文献

［1］Ponikowski P, Voors AA, Anker SD, et al. 2016 ESC Guidelines for the diagnosis and treatment of acute and chronic heart failure: The Task Force for the diagnosis and treatment of acute and chronic heart failure of the European Society of Cardiology（ESC）Developed with the special contribution of the Heart Failure Association（HFA）of the ESC［J］. Eur Heart J. 2016, 37（27）: 2129-2200.

［2］Yancy CW, Jessup M, Bozkurt B, et al. 2013ACCF/ACC guidelines for the management of heart failure: a report of the American College of Cardiology Foundation/American Heart Association Task Force on Practice Guidelines［J］. J Am Coll Cardiol. 2013, 62: e147-e239.

［3］Yancy CW, Jessup M, Bozkurt B, et al. 2016 ACCF/ACC/HFSA focused update on the 2013 AC-CF/AHA guidelines for the management of heart failure: a report of the American College of Cardiology Foundation/American Heart Association Task Force on Practice Guidelines and the Heart Failure Society of America［J］. J Am Coll Cardiol. 2016, 68（13）: 1476-1488.

［4］Yancy CW, Jessup M, Bozkurt B, et al. 2017 ACC/AHA/HFSA Focused Update of the 2013 ACCF/AHA Guideline for the Management of Heart Failure: A Report of the American College of Cardiology/American Heart Association Task Force on Clinical Practice Guidelines and the Heart Failure Society of America［J］. Circulation. 2017, 136（6）: e137-e161.

［5］中华医学会心血管病学分会心力衰竭学组, 中国医师协会心力衰竭专业委员会, 中华心血管病杂志编辑委员会. 中国心力衰竭诊断和治疗指南 2018［J］. 中华心血管病杂志, 2018, 46（10）: 760-789.

［6］Rastogi A, Novak E, Platts AE, et al. Epidemiology, pathophysiology and clinical outcomes for heart failure patients with a mid-range ejection fraction［J］. Eur J Heart fail. 2017, 19（12）: 1597-1605.

［7］McMurray JJ, Packer M, Desai AS, et al. PARADIGM-HF Investigators and Committees. Angiotensin-neprilysin inhibition versus enalapril in heart failure［J］. N Engl J Med. 2014, 371（11）: 993-1004.

［8］Mebazaa A, Yilmaz MB, Levy P, et al. Recommendations on pre-hospital & early hospital management of acute heart failure: a consensus paper from the Heart Failure Association of the European Society of Cardiology, the European Society of Emergency Medicine and the Society of Academic Emergency Medicine［J］. Eur J Heart Fail. 2015, 17（6）: 544-558.

［9］McMurray JJ, Packer M, Desai AS, et al. Angiotensin-neprilysin inhibition versus enalapril in heart failure［J］. N Engl J Med. 2014, 371（11）: 993-1004.

［10］中华医学会心血管病学分会, 中华心血管病杂志编辑委员会. 洋地黄类药物临床应用中国专家共识［J］. 中华心血管病杂志, 2019, 47（11）: 857-864.

［11］国家卫生计生委合理用药专家委员会, 中国药师协会. 心力衰竭合理用药指南（第2版）［J］. 中国医学前沿杂志（电子版）, 2019, 11（7）: 1-78.

［12］McMurray JJV, Solomon SD, Inzucchi SE, et al. Dapagliflozin in Patients with Heart Failure and Reduced Ejection Fraction［J］. N Engl J Med. 2019, 381（21）: 1995-2008.

［13］Packer M, Anker SD, Butler, J, et al. Cardiovascular and Renal Outcomes with Empagliflozin in

Heart Failure [J]. N Engl J Med. 2020, 383 (15): 1413-1424.

[14] 中华医学会心血管病分会, 中华心血管病杂志编辑委员会. 中国心力衰竭诊断和治疗指南 2014 [J]. 中华心血管病杂志, 2014, 42 (2): 98-122.

[15] Hashim T, Sanam K, Revilla-Martinez M, et al. Clinical Characteristics and Outcomes of Intravenous Inotropic Therapy in Advanced Heart Failure [J]. Circulation Heart Failure. 2015, 8 (5): 880.

[16] 中华医学会心血管病学分会心力衰竭学组, 中国医师协会心力衰竭专业委员会, 中华心血管病杂志编辑委员会. 中国心力衰竭诊断和治疗指南 2018 [J]. 中华心血管病杂志, 2018, 46 (10): 760-789.

[17] 中华医学会, 中华医学会杂志社, 中华医学会全科医学分会, 等. 慢性心力衰竭基层诊疗指南 (2019 年) [J]. 中华全科医师杂志, 2019, 18 (10): 936-947.

[18] 中华医学会, 中华医学会杂志社, 中华医学会全科医学分会, 等. 急性心力衰竭基层诊疗指南 (2019 年) [J]. 中华全科医师杂志, 2019, 18 (10): 925-930.

[19] Kusumoto FM, Schoenfeld MH, Barrett C, et al. 2018 ACC/AHA/HRS Guideline on the Evaluation and Management of Patients With Bradycardia and Cardiac Conduction Delay: A Report of the American College of Cardiology/American Heart Association Task Force on Clinical Practice Guidelines and the Heart Rhythm Society [J]. J Am Coll Cardiol. 2019, 74 (7): e51-e156.

[20] Brignole M, Auricchio A, Baron-Esquivias G, et al. 2013 ESC Guidelines on cardiac pacing and cardiac resynchronization therapy: the Task Force on cardiac pacing and resynchronization therapy of the European Society of Cardiology (ESC). Developed in collaboration with the European Heart Rhythm Association (EHRA) [J]. Eur Heart J. 2013, 34 (29): 2281-2329.

[21] 张澍, 华伟, 黄德嘉, 等. 代表中华医学会心电生理和起搏分会起搏学组. 植入型心脏起搏器治疗-目前的认识和建议 (2010 年修订版). 中华心律失常学杂志, 2010, 14 (4): 245-259.

[22] 国家卫生健康委员会脑卒中防治专家委员会房颤卒中防治专业委员会, 中华医学会心电生理和起搏分会, 中国医师协会心律学专业委员会. 中国心源性卒中防治指南 (2019) [J]. 中华心律失常学杂志, 2019, 23 (6): 463-484.

[23] 李学斌. 2019 ESC 成人室上速管理指南解读 [J]. 临床心电学杂志, 2020, 29 (02): 81-96.

[24] 姚焰. 2019 EHRA 无症状性心律失常管理的专家共识解读 [J]. 中国循环杂志, 2019, 34 (S1): 31-33.

[25] 2020 ESC Guidelines for the diagnosis and management of atrial fibrillation developed in collaboration with the European Association of Cardio-Thoracic Surgery (EACTS). Eur Heart J. 2020; Online ahead of print.

[26] 中华医学会心电生理和起搏分会, 中国医师协会心律学专业委员会, 心房颤动防治专家工作委员会. 心房颤动: 目前的认识和治疗建议-2018 [J]. 中国心脏起搏与心电生理杂志. 2018, 32 (4): 315-368.

[27] 2014 AHA/ACC/HRS guideline for the management of patients with atrial fibrillation: a report of the American College of Cardiology/American Heart Association Task Force on Practice Guidelines and the Heart Rhythm Society [J]. J Am Coll Cardiol. 2014, 64 (21): e1-e76.

[28] 2018 ACC/AHA/HRS Guideline on the Evaluation and Management of Patients With Bradycardia and Cardiac Conduction Delay [J]. Circulation. 2019, 140 (8): e382-e482.

[29] Katritsis D G, Josephson M E. Differential diagnosis of regular, narrow-QRS tachycardias [J]. Heart Rhythm, 2015, 12 (7): 1667-1676.

[30] Chuang S F, Liao CC, Yeh C C, et al. Reduced risk of stroke in patients with cardiac arrhythmia receiving traditional Chinese medicine: A nationwide matched retrospective cohort study [J]. Com-

plementary Therapies in Medicine, 2016, 25: 34-38.

[31] Brugada J, Katritsis D G, Arbelo E, et al. 2019 ESC Guidelines for the management of patients with supraventriculartachycardiaThe Task Force for the management of patients with supraventricular tachycardia of the European Society of Cardiology (ESC) [J]. European heart journal, 2020, 41 (5): 655-720.

[32] 中华医学会, 中华医学会杂志社, 中华医学会全科医学分会, 等. 室上性心动过速基层诊疗指南 (2019 年) [J]. 中华全科医师杂志, 2020, 19 (8): 667-671.

[33] 中华医学会心电生理和起搏分会, 中国医师协会心律学专业委员会. 2020 室性心律失常中国专家共识 (2016 共识升级版) [J]. 中华心律失常学杂志, 2020, 24 (3): 188-258.

[34] Al-Khatib SM, Stevenson WG, Ackerman MJ, et al. 2017 AHA/ACC/HRS guideline for management of patients with ventricular arrhythmias and the prevention of sudden cardiac death: Executive summary: A Report of the American College of Cardiology/American Heart Association Task Force on Clinical Practice Guidelines and the Heart Rhythm Society [J]. Heart Rhythm. 2018, 15 (10): e190-e252.

[35] Cronin EM, Bogun FM, Maury P, et al. 2019 HRS/EHRA/APHRS/LAHRS expert consensus statement on catheter ablation of ventricular arrhythmias [J]. Europace. 2019, 21 (8): 1143-1144.

[36] Priori SG, Blomström-Lundqvist C, Mazzanti A, et al. 2015 ESC Guidelines for the management of patients with ventricular arrhythmias and the prevention of sudden cardiac death: The Task Force for the Management of Patients with Ventricular Arrhythmias and the Prevention of Sudden Cardiac Death of the European Society of Cardiology (ESC) Endorsed by: Association for European Paediatric and Congenital Cardiology (AEPC) [J]. Europace. 2015, 17 (11): 1601-1687.

[37] 王辰, 王建安. 内科学 [M]. 3 版. 北京: 人民卫生出版社, 2015.

[38] 陈源源, 王增武, 李建军. 高血压患者血压血脂综合管理中国专家共识 [J]. 中华高血压杂志, 2019, 27 (07): 605-614.

[39] 中国医师协会肾脏内科医师分会, 中国中西医结合学会肾脏疾病专业委员会. 中国肾性高血压管理指南 2016 (简版) [J]. 中华医学杂志, 2017, 97 (20): 1547-1555.

[40] 中国医疗保健国际交流促进会血管疾病高血压分会专家共识起草组. 肾动脉狭窄的诊断和处理中国专家共识 [J]. 中国循环杂志, 2017, 32 (9): 835-844.

[41] 中华医学会内分泌学分会肾上腺学组. 原发性醛固酮增多症诊断治疗的专家共识 [J]. 中华内分泌代谢杂志, 2016, 32 (3): 188-195.

[42] 阻塞性睡眠呼吸暂停低通气综合征诊治指南 (基层版) 写作组. 阻塞性睡眠呼吸暂停低通气综合征诊治指南 (基层版) [J]. 中国呼吸与危重监护杂志, 2015, 14 (4): 398-405.

[43] 中国垂体腺瘤协作组. 中国库欣病诊治专家共识 (2015) [J]. 中华医学杂志, 2016, 96 (11): 835-840.

[44] 中国中医药研究促进会中西医结合心血管病预防与康复专业委员会高血压专家委员会, 北京高血压防治协会, 中国高血压联盟等. 特殊类型高血压临床诊治要点专家建议 [J]. 中国全科医学, 2020, 23 (10): 1202-1228.

[45] 中华医学会内分泌学分会肾上腺学组. 嗜铬细胞瘤和副神经节瘤诊断治疗的专家共识 [J]. 中华内分泌代谢杂志, 2016, 32 (3): 181-187.

[46] 蒋雄京, 邹玉宝, 等. 肾动脉狭窄的诊断和处理中国专家共识 [J]. 中国循环杂志, 2017, 9: 835-844.

[47] Parikh SA, Shishehbor MH, Gray BH, et al. SCAI expert consensus statement for renal artery stenting appropriate use [J]. Catheter Cardiovasc Interv, 2014, 84: 1163-1171.

[48] Aboyans V, Ricco JB, Bartelink MEL, et al. ESC Scientific Document Group. 2017 ESC Guidelines on the Diagnosis and Treatment of Peripheral Arterial Diseases [J]. Eur Heart J. 2018, 39 (9):

763-816.

［49］中国高血压防治指南修订委员会高血压联盟（中国），中华医学会心血管病学分会，中国
医师协会高血压专业委员会，等. 中国高血压防治指南（2018 年修订版）［J］. 中国心血
管杂志，2019（1）：24-56.

［50］Fihn SD, Gardin JM, Abrams J, et al. 2012 ACCF/AHA/ACP/AATS/PCNA/SCAI/STS Guideline
for the diagnosis and management of patients with stable ischemic heart disease：a report of the Amer-
ican College of Cardiology Foundation/American Heart Association Task Force on Practice
Guidelines, and the American College of Physicians, American Association for Thoracic Surgery,
Preventive Cardiovascular Nurses Association, Society for Cardiovascular Angiography and Interven-
tions, and Society of Thoracic Surgeons［J］. J Am Coll Cardiol. 2012, 60（24）：e44-e164.

［51］Task Force Members. 2013 ESC guidelines on the management of stable coronary artery disease：
the Task Force on the management of stable coronary artery disease of the European Society of
Cardiology［J］. Eur Heart J. 2013, 34（38）：2949-3003.

［52］中华医学会心血管病学分会介入心脏病学组，中国医师协会心血管内科医师分会，血栓防治
专业委员会，中华心血管病杂志编辑委员会. 中国经皮冠状动脉介入治疗指南（2016）［J］.
中华心血管病杂志，2016, 44（05）：382-400.

［53］中国成人血脂异常防治指南修订联合委员会. 中国成人血脂异常防治指南（2016 年修订
版）［J］. 中国循环杂志，2016, 31（10）：937-953.

［54］中华医学会心血管病学分会. 慢性稳定性心绞痛诊断与治疗指南［J］. 中华心血管病杂志，
2007, 35（3）：195-206.

［55］胡元会. 中成药临床应用指南·心血管疾病分册［M］. 北京：中国中医药出版社. 2017.

［56］孟繁军，展倩丽. 通脉养心丸治疗冠心病心绞痛的临床疗效及其对血管内皮功能的影
响［J］. 实用心脑肺血管病杂志，2016, 24（5）：84-86.

［57］王佳坤，杨昌云，檀岭改，等. 大株红景天注射液治疗心绞痛的 Meta 分析［J］. 中国现代
应用药学，2015, 32（5）：607-612.

［58］中华医学会心血管病学分会，中华心血管病杂志编辑委员会. 非 ST 段抬高型急性冠状动脉
综合征诊断和治疗指南（2016）［J］. 中华心血管病杂志，2017, 45（5）：359-376.

［59］中华医学会心血管病学分会介入心脏病学组，中国医师协会心血管内科医师分会血栓防治专
业委员会，中华心血管病杂志编辑委员会. 中国经皮冠状动脉介入治疗指南（2016）［J］.
中华心血管病杂志，2016, 44（5）：382-400.

［60］Neumann FJ, Sousa-Uva M, Ahlsson A, et al. 2018 ESC/EACTS Guidelines on myocardial re-
vascularization［J］. Eur Heart J. 2019, 40（2）：87-165.

［61］Valgimigli M, Bueno H, Byrne RA, et al. 2017 ESC focused update on dual antiplatelet therapy in
coronary artery disease developed in collaboration with EACTS：The Task Force for dual antiplatelet
therapy in coronary artery disease of the European Society of Cardiology（ESC）and of the European
Association for Cardio-Thoracic Surgery（EACTS）［J］. Eur Heart J. 2018, 39（3）：213-260.

［62］Mach F, Baigent C, Catapano AL, et al. 2019 ESC/EAS Guidelines for the management of dys-
lipidaemias：lipid modification to reduce cardiovascular risk［J］. Eur Heart J. 2020, 41（1）：
111-188.

［63］中华医学会心血管病学分会动脉粥样硬化与冠心病学组，中华心血管病杂志编辑委员会.
超高危动脉粥样硬化性心血管疾病患者血脂管理中国专家共识［J］. 中华心血管病杂志，
2020, 048（004）：280-286.

［64］陈可冀，张敏州，霍勇. 急性心肌梗死中西医结合诊疗专家共识［J］. 中西医结合心脑血
管病杂志，2014（06）：389-395.

［65］胡爽. 冠状动脉支架置入术后患者心脏康复护理的干预效果分析［J］. 中国医药指南，

2019, 17 (20): 291.

[66] Task Force Members. 2013 ESC guidelines on the management of stable coronary artery disease: the Task Force on the management of stable coronary artery disease of the European Society of Cardiology [J]. Eur Heart J. 2013, 34 (38): 2949-3003.

[67] Knuuti J, Wijns W, Saraste A, et al. 2019 ESC Guidelines for the diagnosis and management of chronic coronary syndromes: The task force for the diagnosis and management of chronic coronary syndromes of the European Society of Cardiology [J]. Eur Heart J. 2020, 41 (3): 407-477.

[68] Neumann FJ, Sousa-Uva M, Ahlsson A, et al. 2018 ESC/EACTS Guidelines on myocardial revascularization: The Task Force on myocardial revascularization of the European Society of Cardiology (ESC) and European Association for Cardio-Thoracic Surgery (EACTS) [J]. Eur Heart J. 2019, 40 (2): 87-165.

[69] 中华医学会心血管病分会介入心脏病学组, 中国医师协会心血管内科医师分会血栓防治专业委员会, 中华心血管病杂志编辑委员会. 中国经皮冠状动脉介入治疗指南 (2016) [J]. 中华心血管病杂志. 2016; 44 (5): 392-400.

[70] 中华医学会心血管病学分会介入心脏病学组, 中华医学会心血管病学分会动脉粥样硬化与冠心病学组, 中华心血管病杂志编辑委员会, 等. 稳定性冠心病诊断与治疗指南 [J]. 中华心血管病杂志, 2018, 46 (9): 680-694.

[71] Otto CM, Nishimura RA, Bonow RO, et al. 2020 ACC/AHA Guideline for the Management of Patients With Valvular Heart Disease: A Report of the American College of Cardiology/American Heart Association Joint Committee on Clinical Practice Guidelines [published online ahead of print, 2020 Dec 17]. Circulation. 2020; CIR0000000000000923.

[72] 中华医学会心血管病学分会介入心脏病学组, 中国医师协会心血管内科医师分会血栓防治专业委员会, 中华心血管病杂志编辑委员会. 中国经皮冠状动脉介入治疗指南 (2016) [J]. 中华心血管病杂志, 2016, 44 (5): 382-400.

[73] Neumann FJ, Sousa-Uva M, Ahlsson A, et al. 2018 ESC/EACTS Guidelines on myocardial revascularization [J]. EuroIntervention. 2019, 14 (14): 1435-1534.

[74] Knuuti J, Wijns W, Saraste A, et al. 2019 ESC Guidelines for the diagnosis and management of chronic coronary syndromes [J]. Eur Heart J. 2020, 41 (3): 407-477.

[75] Ibánez B, James S, Agewall S, et al. 2017 ESC Guidelines for the management of acute myocardial infarction in patients presenting with ST-segment elevation [J]. Rev Esp Cardiol (Engl Ed). 2017, 70 (12): 1082.

[76] 中华医学会心血管病学分会心力衰竭学组, 中国医师协会心力衰竭专业委员会, 中华心血管病杂志编辑委员会. 中国心力衰竭诊断和治疗指南 2018 [J]. 中华心力衰竭和心肌病杂志 (中英文), 2018, 2 (4): 196-225.

[77] Thygesen K, Alpert JS, Jaffe AS, et al. Fourth universal definition of myocardial infarction (2018) [J]. J Am Coll Cardiol. 2018, 72 (18): 2231-2264 .

[78] Patrono C, Andreotti F, Arnesen H, et al. Antiplatelet agents for the treatment and prevention of atherothrombosis [J]. Eur Heart J. 2011, 32 (23): 2922-2932.

[79] 中华医学会心血管病学分会, 中华心血管病杂志编辑部. 急性 ST 段抬高心肌梗死的诊断与治疗指南 [J]. 中华心血管病杂志, 2019, 47 (10): 766-783.

[80] 国家卫生计生委合理用药专家委员会, 中国药师协会. 急性 ST 段抬高型心肌梗死溶栓治疗的合理用药指南 [J]. 中国医学前沿杂志: 电子版, 2016, 8 (8): 25-41.

[81] 陈可冀, 张敏州, 霍勇. 急性心肌梗死中西医结合诊疗专家共识 [J]. 中国中西医结合杂志, 2014 (4): 0389-0395.

[82] 王显. 经皮冠状动脉介入治疗 (PCI) 术后胸痛中医诊疗专家共识 [J]. 中医杂志, 2014,

55（13）：1167-1170.

［83］陈鹏，程江涛，朱明军，等. 丹参酮Ⅱa注射液联合益气复脉注射液对急性心肌梗死患者PCI术后心功能的影响［J］. 中华中医药杂志，2017，4：1886-1888.

［84］李晓飞，张彩霞，刘玲玲，等. 注射用益气复脉治疗急性心肌梗死合并左心力衰竭39例临床研究［J］. 河北中医，2016，38（2）：262-264.

［85］中国医师协会中西医结合医师分会，中国中西医结合学会心血管病专业委员会，中国中西医结合学会重症医学专业委员会，等. 急性心肌梗死中西医结合诊疗专家共识［J］. 中国中西医结合杂志，2014，34（4）：389-395.

［86］世界中医药学会联合会介入心脏病专业委员会，中华中医药学会介入心脏病学专家委员会，中国中西医结合学会，等. 经皮冠状动脉介入治疗围手术期心肌损伤中医诊疗专家共识［J］. 中国中西医结合杂志，2017，37（4）：389-393.

［87］Hongcai Shang，Junhua Zhang，Chen Yao，et al. Qi-Shen-Yi-Qi Dripping Pills for the Secondary Prevention of Myocardial Infarction：A Randomised Clinical Trial［J］. Evidence-Based Complementary and Alternative Medicine. 2013（7329）：738391.

［88］Ibanez B，James S，Agewall S，et al. 2017 ESC Guidelines for the management of acute myocardial infarction in patients presenting with ST-segment elevation：The Task Force for the management of acute myocardial infarction in patients presenting with ST-segment elevation of the European Society of Cardiology（ESC）［J］. Eur Heart J. 2018，39（2）：119-177.

［89］2013 ACCF/AHA guideline for the management of ST-elevation myocardial infarction：a report of the American College of Cardiology Foundation/American Heart Association Task Force on Practice Guidelines［J］. Circulation. 2013，127（4）：e362-e425.

［90］中华医学会心血管病学分会，中华心血管病杂志编辑委员会. 急性ST段抬高型心肌梗死诊断和治疗指南［J］. 中华心血管病杂志，2015，43（5）：380-393.

［91］中华医学会心血管病学分会介入心脏病学组，中国医师协会心血管内科医师分会血栓防治专业委员会，中华心血管病杂志编辑委员会. 中国经皮冠状动脉介入治疗指南（2016）［J］. 中华心血管病杂志，2016，44（5）：382-400.

［92］中国康复医学会心血管病专业委员会，中国营养学会临床营养分会，中华预防医学会慢性病预防与控制分会，等. 心血管疾病营养处方专家共识［J］. 中华内科杂志，2014，53（2）：151-158.

［93］胡占军，徐良，王利清，等. 参松养心胶囊对急性心肌梗死后临床疗效分析［J］. 解放军预防医学杂志，2016，34（4）：204-205.

［94］张璐，田宏亮，袁静敏，等. 麝香保心丸治疗心肌梗死的Meta分析［J］. 卫生职业教育，2012，30（2），114-116.

［95］Amsterdam EA，Wenger NK，Brindis RG，et al. 2014 AHA/ACC Guideline for the Management of Patients with Non-ST-Elevation Acute Coronary Syndromes：a report of the American College of Cardiology/American Heart Association Task Force on Practice Guidelines［J］. J Am Coll Cardiol，2014，64（24）：e139-e228.

［96］Roffi M，Patrono C，Collet JP，et al. 2015 ESC Guidelines for the management of acute coronary syndromes in patients presenting without persistent ST-segment elevation：Task Force for the Management of Acute Coronary Syndromes in Patients Presenting without Persistent ST-Segment Elevation of the European Society of Cardiology（ESC）［J］. Eur Heart J. 2016，37（3）：267-315.

［97］中华医学会心血管病学分会，中华心血管病杂志编辑委员会. 非ST段抬高型急性冠状动脉综合征诊断和治疗指南（2016）［J］. 中华心血管病杂志，2017，45（5）：359-376.

［98］中华医学会心血管病学分会介入心脏病学组，中国医师协会心血管内科医师分会血栓防治专业委员会，中华心血管病杂志编辑委员会. 中国经皮冠状动脉介入治疗指南（2016）［J］.

中华心血管病杂志，2016，44（5）：382-400.

［99］ 胡占军，徐良，王利清，等. 参松养心胶囊对急性心肌梗死后临床疗效分析［J］. 解放军预防医学杂志，2016，34（4）：204-205.

［100］ 张璐，田宏亮，袁静敏，等. 麝香保心丸治疗心肌梗死的 Meta 分析［J］. 卫生职业教育，2012，30（2），114-116.

［101］ 2020 ESC Guidelines for the management of acute coronary syndromes in patients presenting without persistent ST-segment elevation：Task Force for the Management of Acute Coronary Syndromes in Patients Presenting without Persistent ST-Segment Elevation of the European Society of Cardiology（ESC）［J］. Eur Heart J，2020，00：1-79.

［102］ Neumann FJ，Sousa-Uva M，Ahlsson A，et al. 2018 ESC/EACTS Guidelines onmyocardial revascularization［J］. European Heart Journal，2019，40（37）：3096.

［103］ 中国医师协会中西医结合医师分会. 急性心肌梗死中西医结合诊疗专家共识［J］. 中国中西医结合杂志，2014，34（4），389-395.

［104］ 中华医学会心血管病学分会和中华心血管病杂志编辑委员会. 非 ST 段抬高性急性冠脉综合征诊断与治疗指南［J］. 中华心血管病杂志，2012，40（5）：353-367.

［105］ 韩雅玲执笔代表中华医学会心血管病学分会. 中国经皮冠状动脉介入治疗指南 2016［J］. 中华心血管病杂志，2016，44（5）：382-400.

［106］ 葛均波，徐永健，王辰. 内科学（第 9 版）［M］. 北京：人民卫生出版社，2018.

［107］ 朱家祯，段虹宇，陈伟霞. 浅谈二尖瓣狭窄患者的内科护理措施《世界最新医学信息文摘（电子版）》［J］. 2013，（13）：463-463，457.

［108］ Brignole M，Auricchio A，Baron-Esquivias G，et al. 2013 ESC Guidelines on cardiac pacing and cardiac resynchronization therapy：the Task Force on cardiac pacing and resynchronization therapy of the European Society of Cardiology（ESC）. Developed in collaboration with the European Heart Rhythm Association（EHRA）［J］. Eur Heart J. 2013，34（29）：2281-2329.

［109］ Sherrid MV，Shetty A，Winson G，et al. Treatment of obstructive hypertrophic cardiomyopathy symptoms and gradient resistant to first-line therapy with beta-blockade or verapamil［J］. Circ Heart Fail. 2013，6：694-702.

［110］ 宋雷，邹玉宝，汪道文，等. 中国成人肥厚型心肌病诊断与治疗指南［J］. 中华心血管病杂志，2017，45（12）：1015-1032.

［111］ Adler Y，Charron P，Imazio M. Wytyczne ESC dotyczące rozpoznawania i leczenia chorób osierdzia w 2015 roku［2015 ESC Guidelines for the diagnosis and management of pericardial diseases］［J］. Kardiol Pol. 2015，73（11）：1028-1091.

［112］ Bnonow，R. O.（美·波诺）主编；陈灏珠译，Braunwald 心脏病学（第 9 版）［M］. 北京：人民卫生出版社，2015.

［113］ Baumgartner H，De Backer J，Babu-Narayan SV，et al. 2020 ESC Guidelines for the management of adult congenital heart disease［J］. Eur Heart J. 2020，00：1-83.

［114］ Stout KK，Daniels CJ，Aboulhosn JA，et al. 2018 AHA/ACC Guideline for the Management of Adults With Congenital Heart Disease：A Report of the American College of Cardiology/American Heart Association Task Force on Clinical Practice Guidelines［J］. Circulation. 2019，139（14）：e698-e800.

［115］ 中国医师协会心血内科分会先心病工作委员会. 常见先天性心脏病介入治疗中国专家共识三、动脉导管未闭的介入治疗［J］. 介入放射学杂志，2011，20（3）：172-176.

［116］ 中国医师协会心血内科分会先心病工作委员会. 常见先天性心脏病介入治疗中国专家共识一、房间隔缺损介入治疗［J］. 介入放射学杂志，2011，20（1）：3-9.

［117］ 中国医师协会心血内科分会先心病工作委员会. 常见先天性心脏病介入治疗中国专家共识

二、室间隔缺损介入治疗［J］. 介入放射学杂志，2011，20（2）：87-92.

[118] Stout KK, Daniels CJ, Aboulhosn JA, et al. 2018 AHA／ACC Guideline for the Management of Adults With CongenitalHeart Disease：A Report of the American College of Cardiology／American HeartAssociation Task Force on Clinical Practice Guidelines［J］. Circulation. 2019, 139（14）：e698-e800.

[119] Zhang ZG, Xu X, Bai Y, et al. Transcatheter closure of medium and large congenital coronary artery fistula using wire-maintaining technique［J］. J Cardiol. 2015, 66（6）：509-513.

[120] Erbel R, Aboyans V, Boileau C, et al. 2014 ESC guidelines on the diagnosis and treatment of aortic diseases：document covering acute and chronic aortic diseases of the thoracic and abdominal aorta of the adult. The Task Force for the Diagnosis and Treatment of Aortic Diseases of the European Society of Cardiology（ESC）［J］. Eur Heart J. 2014, 35：2873-2926.

[121] 中华医学会心血管病学分会肺血管病学组，中华心血管病杂志编辑委员会. 中国肺高血压诊断和治疗指南 2018［J］. 中华心血管病杂志，2018，46（12）：933-964.

[122] Galiè N, Humbert M, Vachiery JL, et al. 2015 ESC／ERS Guidelines for the diagnosis and treatment of pulmonary hypertension：The Joint Task Force for the Diagnosis and Treatment of Pulmonary Hypertension of the European Society of Cardiology（ESC）and the European Respiratory Society（ERS）：Endorsed by：Association for European Paediatric and Congenital Cardiology（AEPC），International Society for Heart and Lung Transplantation（ISHLT）［J］. Eur Heart J, 2016, 37（1）：67-119.

[123] Galiè N, Channick RN, Frantz RP, et al. Risk stratification and medical therapy of pulmonary arterial hypertension［J］. Eur Respir J, 2019, 53（1）：1800-1889.

[124] 中国国家处方集编委会. 中国国家处方集（儿童版）［M］. 北京：人民军医出版社，2012.

[125] 国家药典委员会. 中国药典［M］. 北京：中国医药科技出版社，2020.

[126] 厚生大臣津岛雄二. 韩国抗生物质医药品基准（韩抗基）［M］. 厚生省. 1990.

[127] 美国药典委员会. 美国药典［M］. 37 版. 克罗维尔：美国药典会展有限公司，2013.

[128] 欧洲药典委员会. 欧洲药典［M］. 8 版. 斯特拉斯堡：欧洲药品质量管理局，2010.

[129] 厚生省. 日本抗生物质医药品基准（日抗基）［M］. 东京都：厚生省，1998.

[130] 日本药局方编辑委员会. 日本药典［M］. 16 版. 东京都：日本厚生省，2011.

[131] 世界卫生组织专家委员会. 国际药典［M］. 日内瓦：世界卫生组织，2011.

[132] 希恩. C. 斯威曼（Sean C Sweetman），编. 李大魁，金有豫，汤光，等译. 马丁代尔大药典［M］. 北京：化学工业出版社，2008.

[133] 中国国家处方集编委会. 中国国家处方集（化学药品与生物制品卷）［M］. 北京：科学出版社，2020.

致读者

本系列图书中介绍的药物剂量和用法是编委专家根据当前医疗观点和临床经验并参考本书附录中的相关文献资料慎重制订的，并与通用标准保持一致，编校人员也尽了最大努力来保证书中所推荐药物剂量的准确性。但是，必须强调的是，临床医师开出的每一个医嘱都必须以自己的理论知识、临床实践为基础，以高度的责任心对患者负责。本书列举的药物用法和用量主要供临床医师作参考，并且主要是针对诊断明确的疾病的典型患者。读者在选用药物时，还应该认真研读药品说明书中所列出的该药品的适应证、禁忌证、用法、用量、不良反应等，并参考《中华人民共和国药典》《中国国家处方集》等权威著作为据。此书仅为参考，我社不对使用此书所造成的医疗后果负责。

中国协和医科大学出版社

《临床路径治疗药物释义》专家组